中医临床“三基”训练编委会

医院分级管理参考用书
医学继续教育参考用书

中医临床“三基”训练

医师分册

主审单位　国家中医药管理局
主编单位　中华中医药学会　湖南中医药大学

总主审　吴　刚　陈可冀
总主编　何清湖　李俊德

主　编　陈新宇　瞿岳云
副主编　谢海波　戴飞跃　李顺民　欧阳建军　陈　青
编　委（按姓氏笔画排序）
王　芬　文菊华　卢　青　朱镇华　伍春华　刘　干
刘文娥　刘旺华　刘越美　刘慧萍　严　建　李　花
李顺民　杨礼白　杨静怡　吴权龙　吴红娟　吴　琪
张　帆　张国民　张　琰　陈　青　陈新宇　陈锡军
欧阳建军　卓　耀　罗高俊　周于禄　周　亮　娄必丹
席建元　唐燕萍　陶　璇　龚志贤　游柏稳　谢海波
谭旭仪　谭洪毅　蔡虎志　戴飞跃　瞿岳云

湖南科学技术出版社

序　一

中医药是中国特色医疗卫生服务体系的重要组成部分，在历史上为中华民族的繁衍昌盛做出了重要贡献，至今，在维护人民群众健康中仍然发挥着不可替代的作用。

近年来，国家大力扶持中医药事业，我国中医医院都有了很大程度的发展，中医医院发挥中医药特色优势的措施逐步完善，重点专科建设取得较大进展，中药药事管理也取得明显成效。据统计，截至2009年底，我国有中医医院（包括中西医结合医院、民族医医院）3164家，占医院总数的15.6%，中医医院床位数量为42.7万张，每年提供3.3亿多人次诊疗服务，中医医院的住院人数也以年均16.4%的速度递增。这些数据表明，中医在我国医疗卫生资源中的比例不断增大，中医医院的服务能力也在不断加强。

随着中医医院的扩张和发展，广大中医医务人员的专业素养、业务能力、技能水平等内涵建设，日益显得重要。国内一些发展突出的中医医院的经验均证明，要使医院达标上等级，就必须狠抓中医“三基”建设。“三基”、“三严”是对科学治院、从严治院的高度概括，反映了为医之道的根本。不断提高中医医院中医、中药、护理与医技等四类人员的基础理论素养、基本知识水平和基本诊疗能力，是各级中医医院提高社会竞争力与服务能力必须重视的基本内涵建设，也是中医医院分级管理建设的重要内容。

湖南科学技术出版社多年来十分重视医学临床“三基”训练方面书籍的策划出版，该社出版的由原湖南医科大学组织编写西医的医学临床“三基”训练丛书，在全国有很大的影响。最近，该社又策划出版中医临床“三基”训练丛书，该书由中华中医药学会和湖南中医药大学精心组织各相关学科专家编写，根据中医医院专业技术人员学科的不同分为四个分册，即《医师分册》、《护士分册》、《医技分册》、《药师分册》。丛书强调权威性、系统性、规范性、准确性和先进性，旨在为全国广大中医医务人员在职教育、进修教育以及高等中医药院校学员的“三基”训练和“三基”考核提供一套指导用书。国家中医药管理局十分支持此项工作，并从管理角度审阅了本书的提纲和主要内容，希望本套丛书的出版，能成为各级中医医院“三基”训练的好助手。我们更加希望，广大中医医务人员能严格要求自己，终身学习，不断提高自身的专业素质和业务能力，为中医药事业的持续发展和繁荣做出更大贡献。

最后，我们向为本书编写、审稿和提供支持的专家表示诚挚的感谢！

国家中医药管理局　吴　刚

2011 年 5 月

序　二

荀子《劝学》篇云："不积跬步，无以至千里；不积小流，无以成江海。"强调打好基础于治学之重要，学中医自不例外。张仲景"勤求古训，博采众方"；李时珍"岁历三十稔，书考八百馀家"……他们或师承，或家传，其扎实的基础是成为名医不可或缺的关键条件。国家中医药管理局颁布了《中医医院分级管理办法与标准》、《中医医院管理评价指南（2008）》，将"三基"（中医基础理论、基础知识、基本技能）考核列入中医医院分级管理标准，用以强化中医、中西医结合医务人员进行中医临床"三基"训练的重要性。

言及中医基础理论，任应秋老认为，在中医的学术理论体系中，最足以称基本的，莫过于脏象、病机、诊法、治则四端；基础知识，当为中医临床内、外、妇、儿、骨伤、皮肤、肛肠、耳鼻咽喉、护理、医院管理等诸学科之基本知识；基本技能，简言之，也就是中医基础理论、基础知识在临证时的具体运用和措施，如望、闻、问、切之四诊，其技能的熟练与否，与中医基础理论、基础知识掌握的程度密切相关，这些都是中医"三基"训练的具体内容。

至于如何学好、练好中医临床"三基"，亦为中医大家们所思考，李聪甫老认为，当"由浅入深，知所选择"，先从《药性赋》、《汤头歌诀》、《濒湖脉学》等中医基本读物入手，尔后《伤寒论》、《金匮要略》、《温热经纬》、《素问》和《灵枢》，并通过临证来认识和证实所学，进一步提高自己的中医基本理论。汗牛充栋之经典著作、漫漫求证之临床实践，均非一日可及，倘若能从浩瀚典籍中总结提炼出精要理论，以简驭繁，"升岱岳"、"诣扶桑"，岂不快哉！

湖南中医药大学何清湖诸君，历数载寒暑，辑成中医临床“三基”训练丛书（《医师分册》、《护士分册》、《医技分册》、《药师分册》），细数中医基础理论、基础知识、基本技能，兼顾西医，内容全面系统，深浅适宜，实为中医各级医院进行临床“三基”训练的实用性参考书，也可作为中医、中西医结合初学者的启蒙指导书，相信本丛书对大家会有很大佐助，是以为序。

中国科学院院士　陈可冀

2011年5月

前　言

基础理论、基本知识、基本技能，合称为“三基”，是医药卫生专业技术人员必须掌握的基本功。加强医务人员的“三基”训练、考核，是保证医务人员专业素质，保证医院医疗质量的重要途径，同时也是医院分级管理的评审标准之一。为了提高各级中医医院专业技术人员的基础理论素养、基本知识水平和基本诊疗能力，我们与湖南科学技术出版社共同策划编纂此套适用于中医医院中医、中药、护理、医技等专业技术人员的“三基”系列丛书，旨在提高他们的专业素养与业务能力，作为医院质量管理、专业技术晋升考试所使用，也可供高等医药、中医院校相关专业教师、学生教与学中参考使用。

丛书分为四个分册，即《医师分册》、《护士分册》、《医技分册》、《药师分册》。内容既突出中医药的特色与优势，又坚持现代医药学基础知识与必要的诊疗技能的掌握。各具体分支学科（课程）的知识点根据工作岗位所需、相应专业本科教育教学大纲以及执业医师（或药师、护师、技师）考试大纲的需求设定，内容以相应本科专业最新国家规划教材为蓝本。

每分册包括专业知识点和相关自测试题（含参考答案）。自测试题题型包括 A 型题、B 型题、X 型题、是非判断题、填空题 5 种题型，各具体学科题型因学科的特点略有不同，各种题型的要求以国家相关考试标准题型为准。

本套丛书由国家中医药管理局指导，中华中医药学会与湖南中医药大学组织相关专家共同编纂而成，参与编写的各位专家为此付出了许多辛劳，在此向他们表示衷心的谢意！由于时间较紧，加上水平所限，错误疏漏之处难免，敬请专家和读者批评指正，以便再版时修改、充实与完善。

何清湖　李俊德

2011 年 5 月

目录

§1　基础理论问答与自测试题

§1.1　中医基础理论

基本知识问答

1. 何谓五行相侮？其次序如何？导致相侮的原因是什么？

五行相侮，是指五行中一行对其所不胜行的反向制约和克制，又称“反克”。五行相侮的次序是相克的反向，即木侮金，金侮火，火侮水，水侮土，土侮木。导致五行相侮的原因有二：一是所胜行太强，不但不受其所不胜行的克制，反而侮其所不胜，如木亢侮金；二是所不胜行太弱，不能制约其所胜，反而被其反向克制，如土虚水侮。

2. 何谓母病及子？一般规律是什么？举例说明之。

母病及子，是指母脏之病传及子脏。如肾属水，肝属木，水能生木，故肾为母脏，肝为子脏。肾病及肝，即属母病及子。母病及子的一般规律是：母脏虚弱，导致子脏也不足，终致母子皆虚。如肾精不足，引起肝血亦虚，终致肝肾精血亏虚。

3. 何谓五行制化？其规律如何？

五行制化，是指五行之间既相互资生，又相互制约，维持平衡协调，推动事物间稳定有序的变化与发展。五行制化的规律是：木生火，火生土，而木又克土；火生土，土生金，而火又克金；土生金，金生水，土又克水；水生木，木生火，而水又克火。如此循环往复。

4. 何谓五行胜复？其规律如何？

五行胜复，是指五行中的一行亢盛（即胜气），则引起其所不胜（即复气）的报复性制约，从而使五行之间复归于协调和稳定。五行胜复的规律是：“有胜则复。”五行中一行亢盛，则按相克次序克制，引起其所不胜（即复气）旺盛，以制约该行的亢盛，使之复归于常。如以木行亢盛为例，木旺克土引起土衰，土衰则制水不及而致水盛，水盛克火而使火衰，火衰则制金不及而致金旺，金旺则克木，使木行亢盛得以平复。

5. 五行相生理论在阐释五脏病变的传变方面有何意义？举例说明之。

以五行学说阐释五脏病变的相互传变，可分为相生关系的传变和相克关系的传变两类。相生关系的传变包括母病及子和子病及母两种情况。母病及子，即母脏之病传及子脏。如肾属水，肝属木，水能生木，故肾病及肝，即属母病及子；子病及母，是指疾病的传变，从子脏传及母脏。如肝属木，心属火，木能生火，故肝为母脏，心为子脏。心病及肝，即是子病及母。

6. 相克关系的传变有哪两种？

相克关系的传变，包括相乘和相侮两个方面。相乘，是相克太过致病。如肝属木，脾胃属土，正常情况下，肝木能克脾土。若肝气郁结，或肝气上逆，影响脾胃的受纳运化功能，称为“木旺乘土”。相侮，是反向克制致病。如肺金本能克制肝木，由于暴怒而致肝火亢盛，肺金不仅无力制约肝木，反遭肝火反向克制，称为“木火刑金”。

7. 何谓肝主疏泄？具体有哪些生理作用？

肝主疏泄指肝具有保持全身气机疏通畅达，通而不滞，散而不郁的作用。肝主疏泄对人体的影响，主要表现为5个方面：①调畅气机。②调畅情志。肝气的疏泄功能，能调畅气机，因而能使人心情舒畅，既无亢奋，也无抑郁。③促进血液与津液的运行输布。肝的疏泄功能，能调畅气机，使全身脏腑经络之气的运行畅达有序。气能运血，气行则血行，故说肝气的疏泄作用能促进血液的运行，使之畅达而无瘀滞。气又能行津，气行则津布，故说肝的疏泄作用能促进津液的输布代谢，使之无聚湿成水生痰化饮之患。④促进脾胃的运化功能和胆汁分泌排泄。肝气疏泄，调畅气机，有助于脾胃之气的升降，从而促进脾胃的运化功能。另一方面，肝气的疏泄功能正常发挥，能促进胆汁的分泌排泄。⑤促进男子排精与女子排卵行经。女子的排卵与月经来潮，男子的排精等，与肝气的疏泄功能有密切的关系。

8. 简述肝藏血的生理意义。

肝藏血，是指肝脏具有储藏血液、调节血量和防止出血的功能。肝藏血的生理意义有以下5个方面：①涵养肝气。肝储藏充足的血液，化生和涵养肝气使之冲和畅达，发挥其正常的疏泄功能，防止疏泄太过而亢逆。②调节血量。肝储藏充足的血液，可根据生理需要调节人体各部分血量的分配。③濡养肝及筋目。肝储藏充足的血液，濡养脏及其形体官窍，使其发挥正常的生理功能。④为经血之源。女子以血为本，肝藏血足冲脉血液充盛，是其月经按时来潮的重要保证。⑤防止出血。肝主凝血以防止出血。

9. 试述脾的运化功能。

脾主运化分为运化食物和运化水液两个方面。①运化食物：是指脾气促进食物的消化和吸收并转输其精微（谷精）的功能。食物须经脾气的推动、激发作用，才能被消化。其精微部分，经脾气的激发作用由小肠吸收，再由脾气的转输作用输送到其他四脏，分别化为精、气、血、津液，内养五脏六腑，外养四肢百骸、皮毛筋肉。②运化水液：是指脾气的吸收、转输水精，调节水液代谢的功能。脾居中焦，为水液升降输布的枢纽。凡水液的上腾下达，均赖于脾气的枢转使之上行下达，畅通无阻，从而维持了水液代谢的平衡。

10. 脾与精、气、血、津液在生理方面有何联系？

精有先天之精与后天之精之分，先天之精须依赖后天之精不断培育补充，才能保持充盈以发挥其正常生理功能。而后天之精主要由脾胃运化的水谷精微所化生，所以脾气健运才能使精气充盈。气血都是由脾胃消化饮食物，吸收水谷精微所化生的，故脾胃为气血生化之源。脾气健运，饮食营养得以消化吸收，气血生成来源充足。此外，血在脉中运行而不逸出脉外，还有赖于脾气的固摄作用。脾气健运，气的生成充足，固摄血液有力，则血不逸出脉外，故脾有统血以防止出血作用。津液的生成来源主要是脾胃消化饮食物后生成的水谷精微，所以脾气的运化功能正常，津液生成充足。津液的正常输布又有赖于脾气的运化功能，脾气有调节水液代谢以防止水液在体内停聚的作用。

11. 试述脾气主升的生理作用和病理表现。

脾气主升的生理作用表现为升清和升举内脏两个方面。①升清：指脾气的升动转输作用将胃肠道吸收的水谷精微和水液上输于心、肺等脏，通过心、肺的作用化生气血，以营养濡润全身。若脾气虚弱而不能升清，浊气亦不得下降，则上不得精气之滋养而见头目眩晕，精神疲惫，中有浊气停滞而见腹脘满闷，下有精气下流而见便溏、泄泻。②升举内脏：指脾气上升能起到维持内脏位置的相对稳定，防止下垂的作用。若脾气虚弱，无力升举而下陷，则可导致某些内脏下垂，如胃下垂、肾下垂、子宫脱垂、脱肛等病症。

12. 简述脾的生理特性及其含义。

①脾气主升：是指脾气的运动特点，以上升为主，具体表现为升清和升举内脏。②喜燥恶湿：内湿外湿皆易困遏脾气，致使脾气不升，脾阳不振，影响

正常功能的发挥，故脾欲求干燥清爽。

13. 简述肺的生理特性及其含义。

①肺为华盖：肺位于胸腔，覆盖五脏六腑之上，位置最高，因而有“华盖”之称。②肺为娇脏：肺脏生理上清虚而娇嫩，吸之则满，呼之则虚，为脏腑之华盖，百脉之所朝会；病理上，外感六淫之邪从皮毛或口鼻而入常易犯肺为病；其他脏腑病变，亦常累及于肺。③主宣发与肃降：肺主宣发是指肺气具有向上升宣和向外周布散的作用；肺主肃降是指肺气具有向内向下清肃通降的作用。

14. 肺主宣发与肺主肃降之间的关系如何?

二者对于维护肺的正常生理活动起着重要作用，它们在生理上相互为用，在病理上相互影响。正常宣发为正常肃降提供了条件；正常的肃降又为宣发的正常打下了基础。此关系主要表现在 3 个方面：①肺气能宣能降，能吸清，能呼浊，保证了呼吸运动的进行。若宣降失常，则清气吸入困难，浊气排出障碍，可致胸闷、咳嗽。②肺气宣，使津气布散于皮毛，令皮毛润泽光亮；肺气降，水津下布全身，以滋润濡养机体。③肺气宣发，精微得以布散，浊气得以排出，汗液排泄正常；肺气肃降，清气下纳，水液下行，无水湿痰浊之患，维持着肺的清肃之性。

15. 简述肺的宣发作用具体体现。

肺气的宣发作用主要体现在以下 3 个方面：①呼出体内浊气。②将脾所转输来的津液和部分水谷精微上输头面诸窍，外达于全身皮毛肌腠。③宣发卫气于皮毛肌腠，以温分肉，充皮肤，肥腠理，司开阖，将代谢后的津液化为汗液，并控制和调节其排泄。

16. 简述肺的肃降作用具体体现。

肺气的肃降作用主要体现在以下 3 个方面：①吸入自然界之清气，并将吸入之清气与谷气相融合而成的宗气向下布散至脐下，以资元气。②将脾转输至肺的津液及部分水谷精微向下向内布散于其他脏腑以濡润之。③将脏腑代谢后产生的浊液下输于肾或膀胱，成为尿液生成之源泉。

17. 肺主治节主要体现在哪些方面?

肺主治节，是指肺气具有治理调节肺之呼吸及全身之气、血、津液的作用。肺主治节的生理作用主要表现在 4 个方面：①治理调节呼吸运动。肺气的宣发与肃降作用协调，维持通畅均匀的呼吸，使体内外气体得以交换。②调理全身气机。通过呼吸运动，调节一身之气的升降出入，保持全身气机调畅。③治理调节血液的运行。通过肺朝百脉和气的升降出入运动，辅佐心脏，推动和调节血液的运行。④治理调节津液代谢。通过肺气的宣发与肃降，治理和调节全身水液的输布与排泄。

18. 简述肾主纳气的含义。

肾主纳气，是指肾气有摄纳肺所吸入的自然界清气，保持吸气的深度，防止呼吸表浅的作用。人体的呼吸功能，由肺所主，其中呼气主要依赖肺气的宣发作用，吸气主要依赖肺气的肃降作用。但吸入的清气，由肺气的肃降作用下达于肾，必须再经肾气的摄纳潜藏，使其维持一定的深度，以利于气体的交换。

19. 简述肾主水功能的具体作用。

肾的主水功能，主要体现在两方面：①肾气对参与水液代谢的脏腑的促进作用。肾气及肾阴肾阳对水液代谢过程中各脏腑之气的功能，尤其是脾肺之气的运化和输布水液的功能，具有促进和调节作用。②肾气的生尿和排尿作用。尿的生成和排泄是水液代谢的一个重要环节。水液代谢过程中各脏腑形体官窍代谢后产生的浊液，通过三焦水道下输于肾或膀胱，在肾气的蒸腾作用下，分为清浊，清者重吸收，由脾气的转输作用通过三焦水道上腾于肺，重新参与水液代谢；浊者则化为尿液，在肾与膀胱之气的推动作用下排出体外。

20. 何谓肾阴？与一身阴气的关系如何？

肾阴，是肾气中的具有凉润、宁静、抑制等作用的部分，为一身阴气之源，能滋养五脏六腑之阴，所谓“五脏之阴气，非此不能滋”。各脏腑之阴亏虚，日久必累及肾阴，导致肾阴不足，故病变发展到肾阴亏虚，则标志着一身阴气的亏虚。

21. 为什么说“肾者胃之关”？

肾者胃之关，是指肾能控制和调节水液和糟粕的排泄而言。饮食物和水饮入于胃后，水液的代谢及糟粕的排泄，需要多个脏腑协调完成，但主要依赖于肾气的蒸化和固摄作用。若肾气的蒸化和固摄作用协调，则水液和糟粕化为尿和粪便得以正常排出；若肾气衰弱，蒸化与固摄功能失常，则水液和糟粕排泄障碍，出现腹泻或便秘、尿闭或失禁，以及水肿等症。所以说“肾者胃之关”。

22. 试述肺、脾、肾三脏在津液代谢中的主要作用。

①脾：脾主运化，脾气散精转输。②肺：肺主行水，为水之上源。③肾：肾为水脏，主津液。④津液代谢，其标在肺，其制在脾，其本在肾。

23. 简述胆的主要生理功能。

①储藏和排泄胆汁：胆汁来源于肝，由肝精、肝血化生，或由肝之余气凝聚而成。胆汁生成后，进入胆腑，由胆腑浓缩并储藏。储藏于胆腑的胆汁，在肝气的疏泄作用下排泄而注入肠中，以促进饮食水谷的消化和吸收。②主决断：胆在精神意识思维活动中，具有判断事物、做出决定的作用。这对于防御和消除某些精神刺激的不良影响，维持精气血津液的正常运行和代谢，确保脏腑之间的协调关系，有着极为重要的作用。

24. 小肠的泌别清浊功能主要体现在哪些方面？

小肠泌别清浊是指小肠中的食糜在做进一步消化的过程中，随之分为清浊两部分：清者，即水谷精微和津液，由小肠吸收经脾气的转输作用输布全身；浊者，即食物残渣和部分水液，经胃和小肠之气的作用通过阑门传送到大肠。

25. 小肠的功能失调为何出现二便异常？

小肠的泌别清浊，不仅将泌别出来的水谷精微和津液上输于脾，而且又将剩余的食物残渣和水液向下输送到大肠和膀胱，化为粪便和尿，经魄门和溺窍排出体外。小肠的功能正常，糟粕和水液各行其道，则二便正常，若小肠泌别清浊功能异常，则清浊不分，不仅水谷精微得不到吸收，而出现便溏，而且水液在粪便内大量排出而致尿量减少，所以临床上常采用利小便法治疗腹泻，提出“利小便即所以实大便”的治法，就是这个道理。

26. 胃的主要生理功能是什么？

①受纳水谷：受纳，即接受和容纳。指胃有接受和容纳饮食物的作用。②腐熟水谷：即胃气对饮食物初步消化，并使之成为食糜的作用。

27. 胃有什么生理特性？

①主通降，以降为和：由于饮食必先受纳于胃，经胃气的初步消化后，又必须在胃气的通降作用下逐级向小肠和大肠传递，形成粪便经魄门排出体外，故说胃主通降，以降为和。②喜润恶燥：由于胃为腑，属阳土，必赖充足津液的滋养，才能正常发挥其受纳和腐熟水谷的生理功能，因而说胃喜润恶燥。

28. 大肠的传化糟粕功能与哪些脏腑有关？

大肠传化糟粕功能与肺、胃、脾、肾关系密切。肺与大肠互为表里，肺气的清肃下降能推动和促进大肠内糟粕的下行排泄；胃气的通降作用，包括大肠传化糟粕的功能在内，大肠的传导作用是胃气通降作用的延伸；脾气的运化作用，有助于大肠对食物残渣中水液的吸收；肾气的蒸化和固摄作用，主司二便的排泄。

29. 何谓膀胱气化？

膀胱气化实际上是指膀胱的储尿和排尿功能。尿液的生成，储藏于膀胱，并经尿道排出体外，全赖于肾气的蒸化和固摄作用，因而膀胱气化实际上是隶属于肾气的蒸化和固摄功能。

30. 上、中、下三焦的部位是如何划分的？其各自的生理功能特点是什么？

上焦是指横膈以上的部位，包括心、肺两脏和胸、头面、上肢，其生理特点是开发和宣散水谷精微、气血、津液等物质，使之布散全身，发挥营养和滋润的作用，故称“上焦如雾”。中焦是指横膈以下，脐以上的腹部，包括脾、胃、肝、胆等脏器，其生理特点为运化水谷，化生精微，“泌糟粕，蒸津液”，为升降之枢，气血生化之源，故称“中焦如沤”。下焦是指脐以下的部位和有关脏器，如小肠、大肠、肾和膀胱等，其生理特点为排泄糟粕和尿液，故称为“下焦如渎”。

31. 试述心与肝的关系。

心与肝之间的关系主要表现在血液的运行与储藏及神志活动两个方面。①心主血与肝藏血之间在血液运行方面的相互关系。心主血脉的功能正常，则肝有所藏；肝藏血，调节血量的功能正常，使心血充盈，则心有所主。同时，肝主疏泄，调畅气机，亦有助于心的行血。若心血不足，肝血亦因之而虚；肝血亏虚，心血亦因之而弱。②心主神志与肝主疏泄，在调畅情志方面亦密切相关。人的精神情志活动，虽由心所主，但亦有赖于肝之疏泄、调畅气机和调畅情志的作用；而肝的正常疏泄，有赖于心主神志的作用。

32. 心与肺的关系如何?

心与肺的关系主要体现在气与血的互根互用。①肺气助心行血：心主身之血脉，推动血液循环，百脉上朝于肺，肺主一身之气，肺气贯注心脉以行血。肺气助心行血，主要是通过宣发、肃降和朝百脉、生成宗气等生理功能来实现的。②心血载运肺气：血为气母，血载气行。肺吸入的清气必须得到血的运载才能输布全身。故心功能异常，如心气不足、心阳不振、瘀阻心脉等导致血行异常时，也会导致肺之功能异常，宣肃失职而出现咳嗽、气促等肺气上逆的病理表现。

33. 试述心与脾在生理、病理方面的联系。

心与脾在生理上的联系，主要表现在血液的生成和运行两个方面。①在血液的生成方面：血由水谷精微所化生，而脾主运化，为气血生化之源，心主血脉、化赤以生血，心脾共同协作，血液才能化生充足。脾气充足，则心血充盈；心血旺盛，脾得濡养，则脾气健运。②在血液运行方面：心行血，脾统血，心脾功能正常，则血行脉中而不外逸，共同维持着血液的正常运行。在病理上，心脾两脏常相互影响，如思虑过度，既暗耗心血，又影响脾之运化。若脾气虚弱，运化失职，气血生化乏源，致使血虚而心无所主；若脾不统血而致血液妄行，也会造成心血不足。

34. 试述心与肾的关系。

①水火既济：心在五行属火，位居于上而属阳；肾在五行属水，位居于下而属阴。心肾阴阳、水火、上下之间必须相互交通，即心火必须下降于肾，以助肾阳，共同温煦肾阴，使肾水不寒；肾阴必须上济于心，以滋心阴，共同涵养心阳，使心火不亢。②精神互用：心藏神，肾藏精。精能生神，神能御精。精足则神安，神清则精固。③君相安位：心为君火，肾寓相火。“君火以明，相火以位”。若心肾之间的水火互济失调，则为心肾不交，表现为心火不能下

降于肾而独亢，肾水不能上济于心而凝聚的一系列病理变化。

35. 肺与脾在生理方面有何联系？

①气的生成：脾气运化的水谷精微所化之谷气，与肺司呼吸所吸入的自然界清气，在肺中生成宗气。宗气是一身之气的重要组成部分，决定着一身之气的盛衰，故气虚一般责之脾肺两脏。脾气散精，上归于肺，使肺获得水谷精微的濡养；肺气宣发肃降，使脾气化生的津液和谷气得以布散全身。②水液代谢：肺气宣降以行水，有助于脾气的运化水液功能；脾气主升运化水液，有助于肺气的行水功能。两者相互为用，调节水液的输布。

36. 肺与肝在生理、病理方面有何联系？

肺与肝在生理方面的联系主要表现在气机升降的相互调节。肺气主降，肝气主升，两者相互协调。全身的气血升降，亦随之而协调。如果肺降不及或肝升太过，全身气血升降之间也会失去协调，而导致气血上逆，出现咳嗽、气逆或咯血等表现。如果肝失疏泄，木失条达，气机郁滞，亦能影响肺气的宣发。

37. 试述肝与肾的关系。

①精血同源：肝藏血，肾藏精，精血互生。肝血、肾精同源于水谷精微，而肝血的化生有赖于肾精的资助，肾精的充盛亦有赖血液的滋养，精血盛则同盛，衰则同衰，故称“精血同源”。②藏泄互用：肝主疏泄，肾主闭藏，二者“藏”与“泄”既相反又相成。肝气之疏泄可使肾气开合有度，生殖之精得以正常的化生与输泄；肾气的封藏则使精不妄泄，精足则能涵养肝气，使之正常疏泄而不致太过。这种肝肾藏泄互用的关系主要表现在女子月经、生育和男子排精等方面。肝肾藏泄失调，可致月经失调，男子泄精的异常。③肝肾之阴相互滋生：肾阴为一身阴气之源，肾阴滋补肝阴，共同制约肝阳，可使肝阳不致上亢，肾水与肝木的这种关系谓之“水能涵木”。

38. 肺与肾在病理方面有何联系？

①在水液代谢失常中：肺的宣发、肃降的异常，通调水道功能的减退，可致肾的气化失常，形成尿少、水肿等聚水而为病；反之，肾的气化失常，肾水上泛，出现水肿的同时，又可引起喘促，咳逆倚息，不得平卧等肺气上逆之证。②在呼吸功能失常中：肺失宣发、肃降，日久导致肾不纳气，加剧肺气的上逆；而肾精、肾气不足，固摄功能减退，肾不纳气而导致肺气上逆。③在肺肾阴虚方面：常常相互影响，而致阴虚的加剧。

39. 脾与肾的关系如何？

脾与肾之间的关系，也就是先天与后天之间的关系。脾为后天之本，肾为先天之本。先天与后天，相互资生，相互促进。先天激发资助后天，后天充养培育先天。如脾之运化，赖肾阳之温煦；肾藏之精，赖脾运化的水谷精微的培育和充养等。在病理上，则相互影响，互为因果。如肾阳不足，不能温煦脾阳，见少腹冷痛，下利清谷成水肿等症；脾气久虚，后天之精化生无源，不能充养先天之精，可致肾精虚亏而见机体的发育迟缓。另外，脾与肾的关系还表现在水液代谢方面：脾主运化水液，肾主水液代谢，二者相互为用，共同完成水液的输布和排泄。

40. 为什么说“脾为生痰之源，肺为储痰之器”?

停聚于肺中的痰饮，究其成因，一是因肺气宣发肃降失常，津液不得布散，停聚于肺而成痰；二是因脾失健运，津液不得正常输布，停聚于肺中为痰。“脾为生痰之源”，是指痰饮的生成主要因于脾气的运化功能失常。脾气具有运化水液的作用，脾气健运，则津液四布，以濡养全身脏腑组织，若脾气失于运化转输之能，则津液不得输布，聚而成痰。“肺为储痰之器”，主要是指肺是痰饮易停滞之所。

41. 试述脾与胃之间的关系。

脾与胃同居中焦，足太阴脾经属脾络胃，足阳明胃经属胃络脾，因而构成表里关系。脾与胃虽同司饮食物的消化、吸收和转输，但性能上各有不同。胃主受纳，脾主运化；胃气主降，脾气主升；胃为腑，属阳土，性喜润而恶燥；脾为脏，属阴土，性喜燥而恶湿。二者纳运协调，升降相因，燥湿相济，阴阳相合，共同完成饮食物的消化吸收及其精微的输布，故称脾胃为“后天之本”。若脾为湿困，运化失职，清气不升，可影响胃的受纳与和降，而胃失和降亦可影响脾的升清和运化，从而出现腹胀、泄泻等症。

42. 机体对饮食物的消化、吸收和排泄过程如何?

食物经口入胃，经胃的腐熟和初步消化，变成食糜向下传入小肠；食糜在小肠内经脾气的作用进一步消化后泌别清浊：其清者，即水谷之精和津液，由脾吸收而布散于肺、心、肝等脏，进而濡养全身，所谓“中央土以灌四傍”；其浊者，为食物残渣和部分水液，降入大肠，大肠吸收其中水液，变化为粪便，经魄门而排出体外。此外，饮食物的消化，还有赖于胆汁的分泌排泄，以助脾胃的运化。而水液的输布，除有赖于脾气的运化、肺气的宣降、肾气的蒸化、肝气的疏泄之外，还以三焦为通道，输布环流于周身。

43. 肾和膀胱在生理、病理方面有何联系?

肾和膀胱在组织结构上直接相通，足少阴肾经与足太阳膀胱经相互属络于肾和膀胱，互为表里。膀胱的储尿和排尿功能，实际上是肾气蒸化和固摄作用的延续，故膀胱的生理功能及其病理变化直接与肾有关。肾气充盈，蒸化和固摄有权，则膀胱既能固摄，又能通利，开合有度，以维持正常的储尿和排尿。反之，肾气不足，蒸化和固摄无权，则膀胱既缺乏固摄，又缺乏通利，开合不利，从而导致尿频、遗尿、失禁或小便不利、尿有余沥等。湿热下注膀胱时，日久亦必影响肾气的蒸化和固摄作用，而使病情加剧。

44. 气的温煦作用对人体有什么重要的生理意义？

气的温煦作用有重要生理意义：①使人体维持相对恒定的体温。②有助于各脏腑、经络、形体、官窍进行正常生理活动。③有助于精血津液的正常输布和运行。

45. 气的固摄作用具体表现在哪几个方面？

气的固摄作用具体表现在：①统摄血液在脉中运行，防止逸出脉外。②固摄汗液、尿液、唾液、胃肠液，控制其分泌量。③固摄精液和月经，防止妄加排泄或经量过多。

46. 宗气有什么生理功能？

宗气的生理功能，一是推动肺的呼吸，与呼吸、语言、发声有关；二是促进心脏推动血液运行，与气血运行、心搏的力量及节律有关；三是作为后天生成之气，对先天之气有重要资助作用。

47. 卫气有什么生理功能？

卫气的生理功能，一是防御外邪入侵；二是温煦全身，内而脏腑，外而肌肤均得到卫气的温养；三是调节控制腠理的开阖，促使汗液有节制地排泄。

48. 影响血液运行的因素有哪些？

影响血行的因素主要有：①气的推动和温煦作用。②气的宁静和凉润作用。③气的固摄作用。④脉道的完整与通畅。⑤血液质量的清浊及黏稠度。⑥病邪的入侵。

49. 血液有什么生理功能？

血液具有濡养作用，滋润和濡养各脏腑组织，以利其发挥生理功能。同时，血液是机体精神活动的主要物质基础。概而言之，血液有濡养和化神两方面生理功能。

50. 气与血之间的密切关系有哪几个方面？

气对于血而言，有气能生血、气能行血、气能摄血三方面，统称“气为血之帅”。血对于气而言，有血能养气、血能载气两方面，统称“血为气之母”。

51. 气与津液之间的密切关系有哪几个方面？

气与津液之间的密切关系有气能生津、气能行津、气能摄津、津能生气、津能载气等方面。

52. 试述精的生理功能。

首先，精是生命本原，由精化生的生殖之精可以繁衍生命。其次，精能滋润濡养人体各脏腑形体官窍，以保证其生理功能的正常进行。此外，精可以转化为气、转化为血，使气血充盛，以保持生命活动的旺盛。同时，精是神化生的物质基础，积精全神是生命存在的根本保证。

53. 为什么说营气与卫气之间既有联系又有区别？

营气与卫气均由水谷精微所化生，有其共同之处，也可称为“同源”。但二者有一定区别：营气由水谷之精中的精专部分化生，其性精纯，行于脉中，具有营养和化血作用；卫气由水谷之精中的悍烈部分化生，其性滑利，行于脉外，具有防卫、温养和调控腠理等作用。二者相对而言，营属阴，卫属阳。营卫之间必须相互协调，相偕运行，才能发挥防御外邪和调节脏腑生理活动的作用。

54. 试述在血液化生中相关脏腑的共同作用。

由脾胃运化水谷精微所化生的营气和津液，向上输于心肺，与肺吸入的清气相结合，贯注心脉，在心气的作用下变化而成为血液。此外，脏腑之精，包括肾精也可融入血脉中而化为血液；肾气充沛也利于脾、胃、心、肺的功能发挥。因此，血液的化生主要依赖于脾胃的运化，并且在心、肺、肾等脏的生理功能配合作用下才能充盛不衰。

55. 血液的正常运行与哪些脏腑的功能密切相关？

血液的正常运行依赖于心主血脉的功能，心、脉、血构成独立的系统，心气能推动血液在脉中运行。肺主气，朝百脉，肺气宣发肃降辅助心气推动血行。肝主疏泄，有储藏血液和调节血量的功能，调畅气机，保证血行通畅，也可以防止血逸脉外的出血。脾主统血，能控制血液在脉中运行而不逸出脉外。因此，血液的正常运行依靠于心气、肺气、肝气的推动促进，又依靠于脾气、肝气的固摄控制，它们之间的相互协调和密切配合是血行正常的保证。

56. 试述津液在体内生成后的输布过程。

津液的输布是多个脏腑生理功能密切协调，相互配合的结果。一是脾一方面将津液上输于肺，另一方面向四周散至全身；二是肺脏通过宣发将津液向体表和上部布散，并通过肃降将津液向下部内脏输布；三是肾将肺下送的津液经过升清降浊，清者重新吸收。在津液的输布过程中，肾气的蒸化起着主导作用。此外，还需要肝气疏泄、调畅气机以推动水液运行的作用，以及三焦水道的通利，如此方保证津液的正常输布。

57. 津液代谢后的废物是如何向体外排泄的？

津液代谢后的废物排泄主要通过排出尿液和汗液来完成。肾气的蒸化，升清降浊，将浊者下送膀胱成为尿液，并且肾气的推动和控摄使尿液储存一定量后正常排出。肺气宣发津液至体表，并通过卫气的控摄调节，将汗液排出体表。此外，呼出气体以及排出粪便时也排出一定水液。因此津液的排泄也与肾、肺、脾胃的功能密切相关。

58. 试述十二正经在头面部的分布情况。

头为诸阳之会。六条阳经均行经头面部：阳明经主要行于面部，其中足阳明经行额部；少阳经主要行侧头部；手太阳经行面颊部，足太阳经行头顶和后头部。六条阴经除手太阴经、手厥阴经不上头面外，其余均达头面之深部（目系、舌下、舌根）或巅顶。

59. 试述十二正经在四肢部的分布情况。

十二经脉在四肢部的分布特点是：阴经行内侧面，一般太阴经在前，厥阴经在中，少阴经在后，唯足厥阴经和足太阴经在内踝尖上8寸以下交换位置，变成厥阴经在前，太阴经在中。阳经行外侧面，阳明经在前，少阳经在中，太阳经在后。

60. 冲脉与女子月经有何联系？

女子月经来潮及孕育功能，皆以血为基础。冲脉起于胞中，分布广泛，为“十二经脉之海”，又为“血海”，因此女子月经来潮及妊娠与冲脉盛衰密切相关。只有当冲脉气血旺盛时，其血才能下注胞中，或泻出为月经，或妊娠时以养胎。

61. 别络如何加强十二经脉中表里两经在体表的联系？

十二经脉的别络行于身体的浅表部位，从肘膝关节以下分出后，均走向相表里的经脉，并与其相通。如此，阴经之别络络于阳经，阳经之别络络于阴经，加强了十二经脉中表里两经在体表的联系。

62. 试述手、足阳经的交接规律。

同名的手足阳经有3对，都在头面部交接。如手阳明大肠经与足阳明胃经交接于鼻翼旁，手太阳小肠经与足太阳膀胱经交接于目内眦，手少阳三焦经与足少阳胆经交接于目外眦。

63. 十二经脉的走向规律如何？

十二经脉的走向有一定规律可循，手三阴经从胸腔内脏走向手指端，交手三阳经；手三阳经从手指走向头面部，交足三阳经；足三阳经从头面部走向足趾端，交足三阴经；足三阴经从足趾走向腹部和胸部，复交手三阴经。

64. 试述十二经脉的交接规律是什么？

十二经脉按一定的循行走向，相互联系，有3种交接方式：①相为表里的阴经与阳经共6对，均在四肢末端交接。其中相为表里的手三阴经和手三阳经交接在上肢末端（手指），相为表里的足三阳经和足三阴经交接在下肢末端（足趾）。②同名的手、足阳经有3对，都在头面部交接：手足阳明经在鼻翼旁，手足太阳经在目内眦，手足少阳经在目外眦。③足、手阴经，又称“异名经”，有3对，交接部位均在胸部内脏：足太阴经注心中而交手少阴，足少阴注胸中而交手厥阴，足厥阴注肺中而交手太阴。

65. 奇经八脉的主要功能是什么？

①密切十二经脉之间的联系。奇经八脉在分布过程中与十二经脉交叉相

接，加强十二经脉之间的联系，补充十二经脉循行分布的不足，并对十二经脉的联系起分类组合作用。②调节十二经气血。奇经八脉对十二经气血进行涵蓄和溢出式的双向调节，十二经气血满溢则流入奇经，十二经气血不足时，奇经气血溢入十二经给以补充。③与某些脏腑关系密切。如督脉的“入颅络脑”、“行脊中”、“属肾”，任、督、冲脉同起胞中，相互交通等。

66. 阴跷、阳跷脉有何功能？

①主司下肢运动：阴、阳跷脉分起于足内、外踝下，从下肢内、外侧分别上行头面，具有交通一身阴阳之气和调节肢体肌肉运动功能，主要使下肢运动灵活矫捷。②司眼睑开合：阴、阳跷脉交会于目内眦，阳跷主一身左右之阳，阴跷主一身左右之阴，阳气盛则瞠目，阴气盛则瞑目，故阴、阳跷脉有司眼睑开合的功能。

67. 经络学说如何阐释人体的病理变化？

经络能运行气血，濡养脏腑组织，起着抗御外邪、保卫机体的作用。病理状态下，经络是病邪传注的途径。①体表受邪，可通过经络由表及里，由浅入深，从皮毛、孙脉、络脉、经脉，逐次传变而波及脏腑。②脏腑病变可通过经络的传导反映于外。临床上常用经络学说阐释五脏六腑病变所出现的体表特定部位或相应官窍的症状和体征，并可用“以表知里”的思维方法诊察疾病。③脏腑病变相互传变，亦可用经络学说理论解释。

68. 经络学说如何指导疾病的诊断？

运用经络学说，可根据经脉的循行部位和所属络脏腑的生理病理特点来分析各种临床表现，推断疾病发生于何经、何脏、何腑，并可根据症状性质和先后次序判断病情轻重及发展趋势。常用的方法有：①循经诊断，即根据疾病表现症状和体征，结合经络循行分布部位及属络脏腑进行诊断。②分经诊断，即根据病变所在部位，详细区分疾病所属经脉进行诊断。③其他如络脉诊察、观察小儿指纹、耳郭视诊等，均以经络学说为理论基础。

69. 经络学说如何指导疾病的治疗？

经络学说被广泛用于指导临床各科疾病的治疗，是针灸、推拿及药物疗法的理论基础。①指导针灸推拿治疗：利用经络通行气血、感应传导、联系沟通、传送病邪等特性，用针灸、推拿等方式刺激腧穴，以达调理经络气血及脏腑功能、扶正祛邪之目的，并以经络学说指导针灸处方配穴。②指导药物治疗：口服和外用的中药以经络为通道，气血为载体，通过经络传输，到达病所，发挥治疗作用。经络学说还是药物四气五味及归经理论的基础，是指导方剂组成的主要理论之一。

70. 督脉有何功能？

①调节阳经气血，为“阳脉之海”。督脉行背部正中，其脉多次与手足三

阳经及阳维脉相交会，与各阳经都有联系，为“阳脉之海”，对全身阳经气血起调节作用。②反映脑髓和肾的功能。督脉行脊里，入络脑，又络肾，与脑、髓、肾关系密切，可反映脑、髓、肾的生理功能和病理变化。肾为先天之本，主体通脑，主生殖，故脊强、厥冷及精冷不育等生殖系统疾患与督脉有关。

71. 试述手太阴肺经在人体的循行分布情况。

手太阴肺经起于中焦，下络大肠，还循胃的上、下口，过膈肌，属肺，从肺系横行胸部外上方，出腋下，沿上肢内侧前缘下行，过肘窝，入寸口，上鱼际，直出拇指桡侧端。分支从腕后列缺分出，沿掌背侧达食指桡侧端，交肠经。

72. 试述皮部的含义、生理功能以及皮部理论在中医诊断治疗上的意义。

皮部，是十二经脉及其所属络脉在体表的分区，受十二经脉及其络脉气血的濡养滋润而维持正常功能。皮部位于人体最浅表部位，与外界直接接触，对外界变化具有调节作用，并依赖布散于体表的卫气，发挥抗御外邪的作用。观察皮部的色泽和形态变化，有助于诊断某些脏腑、经络的病变。在皮肤一定部位施行针、灸、贴、熨等疗法，可治疗内脏病变。这是皮部理论在诊断和治疗方面的应用。

73. 试述风邪的性质和致病特点。

①风为阳邪，其性开泄，易袭阳位：因风善动而不居，具有向上、向外、升发的特性，故为阳邪。人体的头面及肌表部位为阳位，也是风邪易侵之处，即易袭阳位。其性开泄是指风邪侵袭人体，易使腠理疏松、开泄，可见汗出、恶风等症状。②风性善行而数变：风邪致病具有病位游移、行无定处的特点，故风性善行，如风痹证。风邪致病具有发病急骤，变幻无常的特点，故风邪数变，如风疹病。③风为百病之长：风邪是外感邪气致病的先导，寒、湿、燥、热等邪气多依附于风邪而侵犯人体，如风寒、风湿、风热等。临床上风邪犯人，致病范围广泛，病种繁多，是引起各种疾病的一个重要因素。

74. 试述湿邪的性质和致病特点。

①湿为阴邪，易损伤阳气，阻遏气机：湿为重浊有质之邪，与水同类，故属阴邪。阴邪侵入，机体阳气与之抗争，故湿邪侵入，易伤阳气。因湿为重浊有质之邪，侵入机体最易留滞于脏腑经络，阻遏气机，使脏腑气机升降失常。②湿性重浊：“重”，即沉重、重着，指湿邪致病，出现以沉重感为特征的临床表现，如头身困重、四肢酸楚沉重等。“浊”，即秽浊不清，指湿邪为患，易呈现分泌物和排泄物秽浊不清的现象。③湿性黏滞：“黏”，即黏腻；“滞”即停滞。湿邪致病，其黏腻停滞的特性主要表现在两个方面：一是症状的黏滞性。二是病程的缠绵性。④湿性趋下，易袭阴位：湿邪为重浊有质之邪，类水属阴而有趋下之势，人体下部亦属阴，同类相求，故湿邪为病，多易伤及人体

下部。

75. 如何理解“大实有羸状”？

“大实有羸状”是指病机的本质为“实”，但表现出“虚”的临床现象。一般是由于邪气亢盛，结聚体内，阻滞经络，气血不能外达所致，故真实假虚又称为“大实有羸状”。如热结胃肠的里热炽盛证，一方面有大便秘结、腹痛硬满、谵语等实热症状，同时因阳气被郁，不能四布，而见面色苍白、四肢逆冷、精神委顿等状似虚寒的假象。

76. 何谓异病同治？试举例说明。

异病同治，指几种不同的疾病，在其发展变化过程中出现了大致相同的病机，大致相同的证，故可用大致相同的治法和方药来治疗。如胃下垂、肾下垂、子宫脱垂、脱肛等不同的病变，在其发展变化过程中，可能出现大致相同的“中气下陷”的病理机制，表现为大致相同的证候，故皆可用补益中气的方法来治疗。

77. 何谓阳盛格阴？试述其临床表现及治则治法。

阳盛格阴是指阳热偏盛至极，深伏于里，阳气被遏，郁闭于内，不能外达于肢体而将阴气排斥于外的一种病理状态。临床表现：可在原有壮热、面红、气粗、烦躁、舌红、脉数有力等邪热内盛表现的基础上，又出现四肢厥冷、脉象沉伏等假寒之象，故称为真热假寒证。治法治则：反治法，寒因寒用。

78. 怎样运用阴阳理论来概括分析药物的性味及功能？

中药的性能，主要依据药物的四气、五味和升降浮沉而定。四气中的寒凉属阴，温热属阳；五味中的辛甘（淡）属阳，酸苦咸属阴；升降浮沉中的升浮属阳，沉降属阴。

79. 依据五行相生规律确定的治则和治法是什么？

依据五行相生规律确定的治则是：补母和泻子，即“虚则补其母，实则泻其子”。依据五行相生规律确定的治法主要有：滋水涵木法、益火补土法、培土生金法、金水相生法 4 种。

80. 何谓乙癸同源？

乙癸同源是指肝肾之间的关系，以天干配五行，肝属乙木，肾属癸水，故称。又称“肝肾同源”。肝主藏血而肾主藏精，肝主疏泄而肾主封藏，肝为水之子而肾为木之母。故肝肾之间的关系，主要表现在精血同源、藏泄互用以及阴阳互滋互制等方面。

81. 何谓水火既济？

心居上焦属阳，在五行中属火；肾居下焦属阴，在五行中属水。心位居上，故心火（阳）必须下降于肾，使肾水不寒；肾位居下，故肾水（阴）必须上济于心，使心火不亢。心与肾之间的水火升降互济，维持了两脏之间生理功能的协调平衡。

82. 何谓通因通用？试举例运用之。

通因通用即以通治通，是指用通利的药物来治疗具有通泄症状的实证。适用于因实邪内阻出现通泄症状的真实假虚证。如食滞内停，阻滞胃肠，致腹痛泄泻，泻下物臭如败卵时，不仅不能止泻，相反当消食而导滞攻下，推荡积滞，使食积去而泻自止。

自测试题（附参考答案）

【A 型题】

1. “无阴则阳无以化，无阳则阴无以生”，说明了下列何种关系
A. 阴阳对立　B. 阴阳互根　C. 阴阳消长　D. 阴阳转化　E. 阴阳交感
2. 阴损及阳，阳损及阴，说明了阴阳之间的哪种关系
A. 阴阳对立制约　B. 阴阳互根互用　C. 阴阳相互转化　D. 阴阳消长平衡　E. 阴阳自和与平衡
3. “阴胜则阳病，阳胜则阴病”说明了阴阳之间的哪种关系
A. 阴阳交感　B. 对立制约　C. 互根互用　D. 消长平衡　E. 相互转化
4. 按五行生克规律，五味入五脏，多食酸则伤
A. 心　B. 肺　C. 肝　D. 脾　E. 肾
5. 以下不属于五行相克关系传变的是
A. 木旺乘土　B. 土虚木乘　C. 木火刑金　D. 水不涵木　E. 土虚水侮
6. 以下不属于五行相生关系传变的是
A. 肝火犯肺　B. 肾病及肝　C. 心病及肝　D. 脾病传肺　E. 肺病及肾
7. 根据五行生克乘侮规律，以下哪种说法是错误的
A. 心火不足，肾水可乘之　B. 木火刑金　C. 肝木乘土　D. 心火过亢，可以反侮肺金　E. 岁土太过，雨湿流行，肾水受邪
8. 根据五行的生克乘侮规律，若土气不足，则
A. 木乘土，金侮土　B. 木乘土，水侮土　C. 木侮土，水乘土　D. 土乘木，水侮土　E. 土乘水，木侮土
9. 以下不属于五行相克关系传变的是
A. 木旺乘土　B. 土虚木乘　C. 木火刑金　D. 水不涵木　E. 土虚水侮
10. “见肝之病，知肝传脾”，从五行之间的关系看，其所指内容是
A. 木疏土　B. 木克土　C. 木乘土　D. 土侮木　E. 木侮土
11. 根据五行的生克乘侮规律制定的治疗法则以下哪种方法不妥
A. 培土生金　B. 培土制水　C. 泻南补北　D. 补金以生水　E. 益火制土
12. 根据五行相克规律确立的治法是
A. 培土生金　B. 滋水涵木　C. 金水相生　D. 佐金平木　E. 益火补土

13. 泻南补北法适用于

A. 肾阴虚而相火妄动　B. 心阴虚而心阳亢　C. 肾阴虚而心火旺　D. 肾阴虚而肝阳上亢　E. 肾阳虚而心火旺

14.《素问·五脏别论》称为"满而不能实"者是指

A. 五脏　B. 六腑　C. 奇恒之腑　D. 脑　E. 脉

15. 六腑具有的共有特点是

A. 藏精气而不泻，实而不能满　B. 传化物而不藏，实而不能满　C. 传化物而不藏，满而不能实　D. 藏精气而不泻，满而不能实　E. 为实体性器官，病则多虚证

16. 下列不属于肝的主要生理功能的是

A. 调节全身水液代谢　B. 调节全身血量　C. 调节全身阴阳　D. 调畅全身气机　E. 调节一切心理活动

17. 下列哪一项与肝的疏泄功能关系最不密切

A. 情志的舒畅　B. 脾胃的运纳　C. 血液的循行　D. 津液的输布　E. 呼吸运动的正常

18. 脾虚可致下列哪一项血行异常

A. 出血　B. 血瘀　C. 血行加速　D. 血行迟缓　E. 血脱

19. 将肺称为"娇脏"的主要依据是

A. 肺主一身之气　B. 肺外合皮毛　C. 肺气通天，不耐寒热　D. 肺为水之上源　E. 肺朝百脉

20. 下列那一项不是肺的主要生理功能

A. 主气、司呼吸　B. 主宣发卫气　C. 主通调水道　D. 主运化水液　E. 主治节

21. 肺的行水功能主要依赖于

A. 肺主一身之气　B. 肺主呼吸　C. 肺输精于皮毛　D. 肺朝百脉　E. 肺主宣发肃降

22. 以下哪项不属于肺的宣发功能

A. 排出体内浊气　B. 宣散卫气　C. 将津液输布全身，外达皮毛　D. 将代谢后的津液化为汗液排出体外　E. 使全身的血液会聚于肺

23. 以下哪项不属于肺的肃降功能

A. 吸入自然界清气　B. 排出体内的浊气　C. 水液的向下输送　D. 津液的向下布散　E. 全身的血液会聚于肺

24. "天癸"的产生取决于

A. 先天禀赋的强弱　B. 元气的充沛　C. 肾阴肾阳的协调平衡　D. 肾中精气的充盈　E. 后天之精的充养

25. 在肾的闭藏功能中，最具有生理意义的是

A. 纳气归肾　B. 固摄二便　C. 固摄水液　D. 固摄精气　E. 摄纳阳气

26. 下列哪项不属于“肾气不固”的临床表现

A. 浮肿 B. 遗精 C. 小便失禁 D. 早泄 E. 带下清稀量多

27. 以下哪项有误

A. 心在液为汗 B. 肝在液为泪 C. 脾在液为涎 D. 肺在液为涕 E. 肾在液为尿

28. 与脑髓充盈密切相关的脏腑是

A. 心 B. 肝 C. 脾 D. 肾 E. 髓

29. “中焦如沤”是描绘

A. 胃的受纳功能 B. 脾的散精功能 C. 小肠泌别清浊功能 D. 脾胃肝胆等脏腑的消化饮食物的生理过程 E. 心肺输布气血的作用

30. 泄泻初期采用“利小便而实大便”方法的根据是

A. 小肠主分清别浊 B. 大肠主传导糟粕 C. 膀胱主存泄小便 D. 小肠主受盛化物 E. 胃气主通降下行

31. 膀胱储存和排泄小便，主要依赖于

A. 肝的疏泄 B. 肺的宣发 C. 膀胱的气化 D. 肾的气化 E. 肺的肃降

32. 大肠功能失常，可直接影响

A. 肾失气化 B. 肝失疏泄 C. 肺失肃降 D. 脾失健运 E. 脾失升清

33. 女子胞的生理主要与下列哪些脏腑关系最密切

A. 肾、肝、脾 B. 肺、肝、肾 C. 脾、胃、肝 D. 肺、脾、肾 E. 肺、脾、心

34. “肝肾同源”，是因为

A. 同居下焦 B. 先天之本 C. 精血互生 D. 津血同源 E. 水能涵木

35. 肺与心的关系主要表现在

A. 气与血相互依存相互为用的关系 B. 气机升降方面 C. 血液运行方面 D. 神与魄的关系 E. 心气与宗气的关系

36. 肺和脾的关系主要体现在

A. 血的生成和津液的输布代谢 B. 气的生成和津液的输布代谢 C. 气血的生成和津液的输布 D. 气血的运行和气机的调畅 E. 水液的代谢和呼吸运动

37. 肺和肾的关系主要体现在

A. 精液的生成和气机调畅 B. 精液的生成和呼吸运动 C. 水液的代谢和呼吸运动 D. 水液的代谢和气机调畅 E. 精气的相互资生、促进

38. 《素问·上古天真论》指出男子“五八”的生理表现是

A. 面始焦，发始堕 B. 面皆焦，发始白 C. 筋骨劲强，真牙生而长极 D. 天癸至，精气溢泻 E. 发堕齿槁

39. 激发和调节各个脏腑经络等生理功能的气是

A. 元气　B. 卫气　C. 营气　D. 宗气　E. 中气

40. 维持人体相对恒定的体温，属于气的哪项功能

A. 推动　B. 温煦　C. 凉润　D. 防御　E. 中介

41. 宗气生成与哪些脏腑有关

A. 脾、肺、肾　B. 脾、肝、心　C. 脾、胃、肺　D. 脾、胃、肾　E. 脾、肾、肝

42. 营气的生理功能是

A. 调节体温　B. 气化功能　C. 构成血液　D. 抗御病邪　E. 温煦脏腑

43. 化生血液的最基本的物质是

A. 先天之精　B. 津液　C. 水谷精微　D. 营气　E. 肾精

44. 血运行于脉中而不逸出脉外，主要依赖于气的

A. 防御作用　B. 温煦作用　C. 推动作用　D. 固摄作用　E. 气化

45. “血为气之母”主要是指

A. 气能生血　B. 气能摄血　C. 血能养气　D. 血能摄气　E. 气随血脱

46. “吐下之余，定无完气”是因为

A. 气能生津　B. 气能行津　C. 气能摄津　D. 津能生气　E. 津能载气

47. “夺血者无汗，夺汗者无血”的理论依据是

A. 气为血帅　B. 血为气母　C. 气能摄血　D. 津血同源　E. 津能载气

48. 血虚引起气虚病变的理论根据是

A. 气能生血　B. 气能行血　C. 气为血帅　D. 血能养气　E. 血能载气

49. 下列哪一项对人体的滋润作用较为明显

A. 精　B. 津　C. 液　D. 阴液　E. 血

50. 与津液输布排泄关系最为密切的是哪一组脏腑

A. 大肠、肝、肾、膀胱　B. 小肠、脾、肾、膀胱　C. 脾、肝、肾、膀胱　D. 脾、肺、肾、膀胱　E. 脾、胃、肾、膀胱

51. 下列因素中，易于蒙蔽心神的是

A. 瘀血　B. 痰饮　C. 结石　D. 积食　E. 瘀血

52. 分布于面颊部的经脉是

A. 足阳明胃经　B. 足少阳胆经　C. 手少阳三焦经　D. 手太阳小肠经　E. 手阳明大肠经

53. 循行于下肢内侧前缘内踝上 8 寸以下的经脉是

A. 足太阴脾经　B. 足厥阴肝经　C. 足少阴肾经　D. 足阳明胃经　E. 足少阳胆经

54. 起于胞中，出于会阴的经脉有

A. 督、任、带　B. 督、冲、带　C. 督、任、冲　D. 督、任、跷　E. 督、任、维

55. 主司关节运动，联系四肢百骸的是

A. 十二正经 B. 十二皮部 C. 十二经别 D. 十二经筋 E. 奇经八脉

56. 在头面部，手太阳经主要行于

A. 头顶 B. 头后 C. 侧头部 D. 面颊部 E. 额部

57. 足少阳胆经接交的经脉为

A. 接肺经交大肠经 B. 接三焦经交肝经 C. 接胃经交脾经 D. 接肝经交肺经 E. 接肝经交三焦经

58. 十二经脉中，行于躯干胸腹面的阳经是

A. 手太阳经 B. 足少阳经 C. 足太阳经 D. 手阳明经 E. 足阳明经

59. 起于目外眦的经脉是

A. 三焦经 B. 小肠经 C. 胆经 D. 胃经 E. 大肠经

60. 奇经八脉中，与任脉在咽喉部相会的经脉是

A. 督脉 B. 冲脉 C. 阴跷脉 D. 阳维脉 E. 阴维脉

61. 按循经诊断，在胸前“虚里”处疼痛，痛连左手臂及小指，应考虑哪脏疾病

A. 肝胆疾病 B. 肺脏疾病 C. 心脏疾病 D. 肾脏疾病 E. 脾胃疾病

62. 以下那条经络入下齿

A. 足少阳胆经 B. 手太阳小肠经 C. 手阳明大肠经 D. 足阳明胃经 E. 手少阳三焦经

63. 风性善行而数变是指风邪致病

A. 易行遍全身而致各脏腑同时发病 B. 善于向上向外 C. 善于迫血妄行 D. 病位行无定处 E. 善于运行气血

64. 寒主收引是指

A. 寒性重浊黏滞 B. 寒邪损伤阳气 C. 寒邪阻滞气机 D. 收敛气机，使经络筋脉挛急 E. 寒为阴邪，易伤下部

65. 寒痹又称痛痹，主要反映了哪一致病特点

A. 寒为阴邪 B. 寒邪易伤阳气 C. 寒主收引 D. 寒性凝滞 E. 湿性重浊

66. 火邪、暑邪共同的致病特点是

A. 易耗气伤津 B. 易于动血 C. 易于挟湿 D. 易于生风 E. 易致痈疡

67. 干咳少痰，或痰液胶黏难咯，多因感受哪种病邪

A. 风邪 B. 寒邪 C. 暑邪 D. 燥邪 E. 热邪

68. “内燥”病变，多见于

A. 肺、肾、三焦 B. 肺、脾、肾 C. 肺、胃、大肠 D. 肝、胃、大肠 E. 肺、胃、三焦

69. 易于阻碍气机而见胸闷脘痞的邪是

A. 寒邪 B. 瘀血 C. 湿邪 D. 暑邪 E. 痰邪

70. 湿邪与寒邪的共同致病特征是

A. 损伤阳气　B. 阻遏气机　C. 黏腻重浊　D. 凝滞吸引　E. 易袭阳位

【B 型题】

问题 1～2

A. 阳中之阳　B. 阴中之阳　C. 阳中之阴　D. 阴中之阴　E. 阴中之至阴

1. 以五脏分阴阳则心为
2. 以五脏分阴阳则脾为

问题 3～4

A. 实热证　B. 虚热证　C. 虚寒证　D. 真寒假热证　E. 阴阳两虚证

3. 阴阳互损可形成
4. 阴盛格阳可形成

问题 5～6

A. 阴阳的对立　B. 阴阳的互根　C. 阴阳的转化　D. 阴阳的消长　E. 阴阳的平衡

5. 寒极生热，热极生寒，说明
6. “阴在内，阳之守也；阳在外，阴之使也”说明

问题 7～8

A. 肝病及心　B. 肝病及肾　C. 肝病及肺　D. 肝病及脾　E. 脾病及肝

7. 属母病及子的是
8. 属子病及母的是

问题 9～10

A. 肝　B. 心　C. 脾　D. 肺　E. 肾

9. “水火之宅”是指
10. 五脏之中，最易出现阳气亢逆的是

问题 11～12

A. 心　B. 脾　C. 肝　D. 肾　E. 肺

11. 称“先天之本”的是
12. 称“罢极之本”的是

问题 13～14

A. 心　B. 脾　C. 肝　D. 肾　E. 肺

13. 主调节血量的是
14. 主统血的是

问题 15～16

A. 心　B. 脾　C. 肝　D. 肾　E. 肺

15. 气之主是
16. 气之根是

问题 17～18

A. 肺　B. 脾　C. 三焦　D. 肾　E. 膀胱

17. 主通调水道的是
18. 主宰水液代谢的是

问题 19～20

A. 心　B. 脾　C. 肝　D. 肾　E. 肺

19. 喜燥恶湿指上述哪脏
20. 体阴而用阳是指

问题 21～22

A. 皮肤　B. 汗孔　C. 头发　D. 津液　E. 卫气

21. 与肺的宣发关系不密切者是
22. 与人体抵御外邪关系最密切的是

问题 23～24

A. 君主之官　B. 将军之官　C. 作强之官　D. 仓廪之官　E. 相傅之官

23. 肺为
24. 肝为

问题 25～26

A. 心　B. 肝　C. 脾　D. 肺　E. 肾

25. 血的生化之源是
26. 推动血液运行的是

问题 27～28

A. 脾　B. 胃　C. 大肠　D. 小肠　E. 胆

27. “水谷之海”是指
28. “传导之官”是指

问题 29～30

A. 孤府　B. 中精之府　C. 精明之府　D. 血之府　E. 筋之府

29. 三焦为
30. 胆为

问题 31～32

A. 胆　B. 脑　C. 脉　D. 头　E. 骨

31. “元神之府”指的是
32. “血之府”指的是

问题 33～34

A. 膀胱　B. 大肠　C. 小肠　D. 三焦　E. 胃

33. 州都之官是指
34. 受盛之官是指

问题 35～36

A. 阑门　B. 幽门　C. 贲门　D. 吸门　E. 魄门

35. 大肠与小肠交接处是
36. 小肠与胃交接处是

问题 37～38

A. 肾与肝　B. 心与肺　C. 脾与肾　D. 肝与肺　E. 肺与肾

37. 主要表现为气血关系的两脏是
38. 哪两个脏腑与机体阳气不足关系最密切

问题 39～40

A. 肺与肾　B. 肺与脾　C. 脾与肝　D. 肺与肝　E. 心与肺

39. 哪两个脏与呼吸功能关系最密切
40. 输布水液对机体水液代谢起重要作用的两脏是

问题 41～42

A. 心与肾　B. 心与脾　C. 肝与肺　D. 脾与肾　E. 肝与脾

41. 主要是先后天互相资生的两脏是
42. 以调节气机升降为主要关系的两脏是

问题 43～44

A. 阴阳升降，相互既济　B. 气机升降　C. 精血互生，精神互用　D. 气血互用　E. 血液津液运行

43. 肺与肝的关系主要表现在
44. 心和肾的关系主要体现在

问题 45～46

A. 大肠　B. 小肠　C. 三焦　D. 膀胱　E. 肾

45. 主运行水液的是
46. 主传化糟粕的是

问题 47～48

A. 心　B. 肾　C. 脾　D. 肺　E. 膀胱

47. 与水液代谢和呼吸运动关系密切的是
48. 与气的生成和津液的输布关系密切的是

问题 49～50

A. 精　B. 气　C. 血　D. 津液　E. 神

49. 具有繁衍生命作用的是
50. 具有主宰生命活动的是

问题 51～52

A. 肝　B. 心　C. 脾　D. 肺　E. 肾

51. 称为生气之根的是
52. 称为生气之源的是

问题53～54

A. 元气　B. 谷气　C. 宗气　D. 营气　E. 卫气

53. 具有“贯心脉行血气”功能的是

54. 称为水谷之悍气的是

问题55～56

A. 推动力与防御力　B. 防御力与温煦力　C. 推动力与温煦力　D. 温煦力与固摄力　E. 固摄力与推动力

55. 与血液正常循行有关的两种力量应是

56. 控制人体体液有规律地排泄和分泌，属于气的哪项功能

问题57～58

A. 津不化气　B. 气不摄津　C. 气不化津　D. 气不摄血　E. 气随津脱

57. “吐下之余，定无完气”说明哪一项病理变化

58. 脾虚体弱患者皮下青紫色斑块的病理是

问题59～60

A. 气能生血　B. 气能行津　C. 气能摄血　D. 气能摄津　E. 气能行血

59. 治疗血虚病变，常常补气，源于什么理论

60. 利水药与补气药配合治疗痰饮水肿，源于什么理论

问题61～62

A. 心经　B. 脾经　C. 肺经　D. 肝经　E. 肾经

61. 上肢内侧前缘的是

62. 在内踝尖上8寸以上，循行于内侧前缘的经脉是

【X型题】

1. 以下病邪属阴邪的有

A. 风邪　B. 寒邪　C. 湿邪　D. 热邪　E. 暑邪

2. 下列声息中哪几项属阳

A. 语声高亢　B. 呼吸微弱　C. 语音低怯　D. 呼吸气粗　E. 呼吸有力

3. 下列各项中，属于阴阳相互转化的是

A. 重寒则热　B. 重热则寒　C. 阴损及阳　D. 阳损及阴　E. 重阳必阴

4. 根据阴阳互根互用原理确定的治疗原则是

A. 阳病治阴　B. 阴病治阳　C. 泻阳益阴　D. 阳中求阴　E. 阴中求阳

5. 根据阴阳相互制约原理确定的治法是

A. 阴阳双补　B. 阴病治阳　C. 阳中求阴　D. 阴中求阳　E. 寒者热之

6. 属于五行相乘的是

A. 气有余，则制己所胜　B. 气不及，己所胜者轻而侮之　C. 气有余，则侮所不胜　D. 气不足，则己所不胜，侮而乘之　E. 有余反侮其母

7. 在五行关系中，木气有余可以导致

A. 克土　B. 乘土　C. 生火　D. 侮金　E. 侮水

8. 下列各项中，不符合五行生克规律的是

A. 木为水之子　B. 火为土之母　C. 水为火之所胜　D. 金为木之所胜　E. 金为土之胜

9. 下列各项中，依据五行相生规律确定的治法是

A. 滋水涵木法　B. 益火补土法　C. 佐金平木法　D. 金水相生法　E. 壮水制火法

10. 下列各项中，依据五行相克规律确定的治法是

A. 滋水涵木法　B. 佐金平木法　C. 培土制水法　D. 泻南补北法　E. 益火补土法

11. 肝的疏泄功能关系到

A. 气机的调畅　B. 情志活动　C. 脾胃运化功能　D. 胆汁的分泌和排泄　E. 男子排精和女子排卵行经

12. 肝气郁结后可导致的病理变化有

A. 冲任失调　B. 胃气上逆　C. 血行不利　D. 脾不升清　E. 气滞血瘀

13. 肝的藏血功能主要体现于以下哪些方面

A. 调畅情志　B. 调节血量　C. 促进消化　D. 储藏血液　E. 防止出血

14. 脾的主要生理功能是

A. 运化食物　B. 运化水液　C. 主升清　D. 主统血　E. 主四肢

15. "中气下陷"主要表现为

A. 久泻脱肛　B. 腹部胀满　C. 皮下出血　D. 恶心呕吐　E. 内脏下垂

16. 脾气主升，主要表现在

A. 配合胃腐热水谷　B. 上输水谷精气　C. 在体合肉，主四肢　D. 维系脏器正常位置　E. 运化水液

17. 有防止出血功能的脏是

A. 肝　B. 心　C. 脾　D. 肺　E. 肾

18. 肺气的宣发生理作用表现为

A. 呼出浊气　B. 宣散卫气　C. 布散津液于体表　D. 将水谷精微上输头面　E. 生成宗气

19. 与呼吸功能密切相关的脏腑有

A. 心　B. 肺　C. 脾　D. 肝　E. 肾

20. 肺主一身之气主要体现于

A. 宗气的生成　B. 宣发津液　C. 通调水道　D. 朝百脉　E. 调节全身气机

21. 肾精亏虚可出现

A. 小儿囟门迟闭　B. 女子月经量少　C. 脑转耳鸣　D. 老年人骨质脆弱

E. 发脱齿摇

22. 肾主闭藏与肝主疏泄之间的关系，主要体现于
A. 生长发育 B. 月经来潮 C. 排精 D. 精血相互化生 E. 输布津液

23. 补肾以治脱发的理论依据是
A. 发为血之余 B. 精血互生 C. 发之生机在肾 D. 肾主纳气 E. 滋水涵木

24. 推动血行的生理功能是
A. 心主血脉 B. 肝主疏泄 C. 肾主气化 D. 肺朝百脉 E. 脾主统血

25. 属于胆的生理功能有
A. 化生胆汁 B. 储藏胆汁 C. 排泄胆汁 D. 调节胆汁 E. 控制胆汁排泄

26. 小肠生理功能体现在
A. 受纳水谷 B. 受盛化物 C. 传化水谷 D. 泌别清浊 E. 升清降浊

27. 胃失和降可出现
A. 口臭 B. 腹胀 C. 便秘 D. 腹泻 E. 呃逆

28. 以下哪些属于大肠的生理功能
A. 分清别浊 B. 主津 C. 主液 D. 进一步消化饮食物 E. 传化糟粕

29. 膀胱的生理功能为
A. 化生尿液 B. 储存尿液 C. 排泄尿液 D. 吸收水分 E. 蒸化尿液

30. 三焦的功能是
A. 通行诸气 B. 决渎行水 C. 水液运行之道路 D. 布散精微 E. 化生诸气

31. 下列哪两项既属“五体”，又属奇恒之腑
A. 胆 B. 脉 C. 脑 D. 髓 E. 骨

32. 女子胞与哪些脏腑经络关系密切
A. 脾 B. 肾 C. 肝 D. 带脉 E. 冲任督脉

33. 下列属于七冲门范畴的有
A. 吸门 B. 气门 C. 户门 D. 贲门 E. 魄门

34. 肝与脾在哪些方面有密切联系
A. 血的储藏 B. 血的运行 C. 血的生成 D. 气的生成 E. 津液的生成

35. 脾与胃的生理联系主要体现在
A. 纳运协调 B. 升降相因 C. 燥湿相济 D. 津血同源 E. 以膜相连

36. 肺与肾的关系体现在
A. 呼吸运动 B. 血液运行 C. 水液代谢 D. 气的布散 E. 气的生成

37. 人体之气的生成来源有
A. 先天之气 B. 水谷之气 C. 脏腑之气 D. 清气 E. 经络之气

38. 气机失调主要包括

A. 气滞　B. 气逆　C. 气陷　D. 气闭　E. 气脱

39. 气的固摄作用减弱，可以出现

A. 小便失禁　B. 自汗　C. 皮下出血　D. 四肢不温　E. 滑精

40. 气的哪些功能对尿液、汗液的排泄有控制调节作用

A. 温煦　B. 防御　C. 固摄　D. 推动　E. 气化

41. 卫气的生理功能有

A. 推动血行　B. 防御外邪　C. 调控腠理　D. 化生血液　E. 温养全身

42. 与宗气生理功能相关的方面有

A. 呼吸　B. 语音　C. 发声　D. 心律　E. 视听

43. 与血液正常运行密切相关的脏腑有

A. 肝　B. 心　C. 脾　D. 肺　E. 肾

44. 下列哪几项是血液的生理功能

A. 濡养全身脏腑组织　B. 滋润全身脏腑组织　C. 神志活动的物质基础　D. 推动全身脏腑功能活动　E. 促进人体生长发育

45. 血液在脉中正常运行的 3 个基本条件是

A. 心气充沛　B. 脉道的畅通　C. 神志正常　D. 三焦通利　E. 血液充盈

46. “气为血之帅”，具体表现为

A. 气能生血　B. 气能行血　C. 气能摄血　D. 血能载气　E. 血能生气

47. 瘀血形成的因素包括

A. 出血　B. 气滞　C. 血寒　D. 血热　E. 气虚

48. 与痰饮形成有关的脏腑是

A. 肝　B. 脾　C. 肺　D. 肾　E. 三焦

49. 汗出过多，可以损耗下列中哪几项

A. 气　B. 血　C. 精　D. 津液　E. 营气

50. 下列哪些属于伤津为主的表现

A. 口渴引饮　B. 形瘦肉脱　C. 口鼻干燥　D. 目陷螺瘪　E. 口干舌燥而不引饮

51. 形成“气随津脱”病变的原因有

A. 过用发汗方法　B. 剧烈呕吐　C. 大量泄泻　D. 过度使用下法　E. 滥用补液法

52. 头发的生成和润泽与下列哪些物质有关

A. 气　B. 血　C. 津　D. 液　E. 精

53. 上达巅顶的经脉有

A. 膀胱经　B. 胆经　C. 肝经　D. 心经　E. 督脉

54. 手足太阳经在头面部分布于

A. 头顶　B. 耳前　C. 面颊　D. 头侧　E. 头后

55. “络脑”的经脉有

A. 膀胱经　B. 胆经　C. 肝经　D. 督脉　E. 心经

56. 进入耳中的经脉有

A. 手少阳　B. 手太阳　C. 足少阳　D. 足太阳　E. 手阳明

57. 到达目内眦的经脉有

A. 阳跷脉　B. 膀胱经　C. 肝经　D. 阴跷脉　E. 脾经

58. 环绕口唇的经脉有

A. 冲脉　B. 胃经　C. 督脉　D. 大肠经　E. 肝经

59. 下列与牙齿有联系的经脉是

A. 肾经　B. 大肠经　C. 脾经　D. 胃经　E. 肝经

60. 经脉循行过程中，入缺盆的有

A. 胃经　B. 大肠经　C. 膀胱经　D. 胆经　E. 小肠经

61. 十二经脉中，会大椎、入缺盆的经脉是

A. 手阳明经　B. 手少阳经　C. 足阳明经　D. 手太阳经　E. 足少阳经

62. 分布于胸腹部的经脉是

A. 肾经　B. 任脉　C. 胃经　D. 脾经　E. 肝经

63. 分别循行于躯干前后正中线的是

A. 任脉　B. 冲脉　C. 督脉　D. 带脉　E. 膀胱经

64. 到达足大趾的经脉有

A. 胃经　B. 脾经　C. 肝经　D. 胆经　E. 冲脉

65. 起于足外踝之下的经脉有

A. 足太阳　B. 阳维脉　C. 足少阳　D. 阳跷脉　E. 足阳明

66. 下列属于肝经循行部位的是

A. 胁肋部　B. 足中趾　C. 阴器　D. 下肢内侧后缘　E. 小腹

67. 足阳明经到达的部位有

A. 足大趾　B. 足二趾　C. 足中趾　D. 足四趾　E. 足小趾

68. 足少阴肾经到达的部位有

A. 足跟　B. 舌根　C. 气街　D. 小腿内侧后缘　E. 腰部

69. 经过“气街”的经脉有

A. 冲脉　B. 肝经　C. 脾经　D. 胃经　E. 胆经

70. 起于胞中的经脉有

A. 任脉　B. 冲脉　C. 督脉　D. 带脉　E. 心包经

【是非判断题】

1. 肾病影响到肝脏，即是“母病及子”。（　）

2. 相生即是指五行之间有相互资生，相互促进的关系。（　）

3. “泻南补北法”即是根据五行相生规律而确立的治疗方法。（　）

4. “重阴必阳”“重阳必阴” 属于阴阳的消长。 ( )
5. 肝病及肾属于“子病犯母”。 ( )
6. 肝火犯肺，属于木侮金。 ( )
7. 肝为“罢极之本”。 ( )
8. 既恶湿又能化湿的脏腑是胃。 ( )
9. 肝与肺能协调气机的升降。 ( )
10. 肾能维持呼吸深度。 ( )
11. 三焦不属于奇恒之腑。 ( )
12. 精和血与毛发的荣枯关系最密切。 ( )
13. 肝和冲脉皆为血海，肺为气海。 ( )
14. 主藏血是脾的主要生理功能之一。 ( )
15. 脾主运化就是指运化食物。 ( )
16. 肾主水是指肾为水液运行之道路。 ( )
17. 心和肝的关系主要体现在血液运行和精神情志活动方面。 ( )
18. 肝储藏血液和调节血量的功能，需要依赖肝的疏泄才能实现。 ( )
19. 血液归藏于肝，故称肝为“血府”。 ( )
20. 心主血、肝藏血，临床上心肝血虚常同时并见。 ( )
21. 三焦为“孤府”。 ( )
22. 小肠为“传导之官”。 ( )
23. 脾统血和肝藏血是固摄血液的重要因素。 ( )
24. 肺气肃降能清洁呼吸道，且有助于大肠之传导。 ( )
25. 肾主纳气是指肾有主持呼吸运动的功能。 ( )
26. 肾阳虚损，气化无权，既可致便秘，又可致泄泻。 ( )
27. 冲、任二脉的盛衰，受天癸的调节。 ( )
28. 血虚和肾精亏损均表现为阴虚证候。 ( )
29. 呕吐嗳气属于气逆的表现。 ( )
30. 肺金的肃降制约肝气、肝火的上升，称为金克木。 ( )
31. 脾之所以能统血，与脾为气血生化之源密切相关。 ( )
32. 在五脏中，脾、肾两脏与阳虚内寒的产生关系最为密切。 ( )
33. 肺、脾、肾三脏与水液代谢密切相关，三焦的气化则贯穿于整个水液代谢的始终。 ( )
34. 脾气散精，上归于肺，属于脾主升清作用。 ( )
35. 维系内脏正常位置属于肺的宣发功能。 ( )
36. 肾为气之本。 ( )
37. 对机体各脏腑组织起着推动温煦作用的主要是肾阳。 ( )
38. 气的固摄作用就是固护体内的阴液。 ( )
39. 以水谷精微为主要物质来源而生成的气只有卫气和营气。 ( )

40. 人体内最根本、最重要的气是宗气。 ( )
41. 气虚患者皮下紫癜的病理属于气不摄血。 ( )
42. 津液是人体内一切水液的总称。 ( )
43. 肺气虚患者出现痰饮病变，属于气不行津。 ( )
44. 具有主持全身津液代谢作用的是肾。 ( )
45. 肺为气之主，肾为气之根。 ( )
46. 血虚患者神疲乏力，言语低微，提示血不能生气，气血两虚。 ( )
47. 水谷精微化生血液的过程需通过心肺作用才能完成。 ( )
48. 足三阴经的走向规律是从胸腹走足。 ( )
49. 经络系统具有协调机体阴阳平衡的作用。 ( )
50. 通常所说的“十四经”，是指十二正经和奇经中的冲脉、带脉而言。 ( )
51. 足厥阴肝经起于肝，布胁肋，止于目系。 ( )
52. 经络有传导信息的作用，但不能传递病邪。 ( )
53. 燥性干涩，最易伤津耗气。 ( )
54. 火性上炎，故易致肿疡。 ( )
55. 湿性黏滞，故头重如裹，身体困重。 ( )
56. 湿邪致病，病程较长，或反复发作，是由于湿性重浊的缘故。 ( )
57. 六淫邪气致病与季节变化有关。 ( )
58. 最易伤及人体下部的邪气是寒邪。 ( )
59. 风性轻扬，火性炎上，故易致上部病变。 ( )
60. 六淫致病与工作环境无关。 ( )
61. 风邪袭表导致汗孔开张而汗出，是因风性善行之故。 ( )
62. 寒、湿邪气只伤阳气，不会化火。 ( )
63. 火邪伤人，不导致瘀血形成。 ( )
64. 七情致病不一定直接伤及脏腑。 ( )
65. 结石的形成与地方水土有关。 ( )
66. 饮食失宜，可致聚湿生痰。 ( )
67. 瘀血日久不去可以影响血液的生成。 ( )
68. 血热使血行加速，不会导致瘀血形成。 ( )
69. 阴阳失调是疾病发生、发展的内在原因。 ( )
70. 温燥多见于深秋近冬之季。 ( )

【填空题】

1. 气的根本属性是________，气的运动称为________。
2. 根据阴阳的属性与可分性，一天之中属于阴中之阳的时间是________，属于阳中之阴的时间是________。
3. 脏腑分阴阳，则五脏属________，六腑属________。
4. 阴阳学说的主要内容包括________，阴阳对立制约，阴阳互根互用，________和阴阳相互转化。

5. 阴阳偏盛的治疗原则是________或________。
6. 阴阳偏衰的治疗原则是________或________。
7. 根据阴阳属性及可分性，五脏之中，脾为________，肝为________。
8. “益火之源，以消阴翳”的治法适用于________证，《内经》称之为________。
9. “壮水之主，以制阳光”的治法适用于________证，《内经》称之为________。
10. 以五行学说来分析，肝病及脾称为________，肺病传心称为________。
11. 阴胜则________，阳胜则________。
12. 以五行学说来分析，心病及肝称为________，肺病传肾称为________。
13. 五行相生关系又称________，相克关系又称________。
14. 五行相生关系的传变，包括________和________两个方面。
15. 五行相克关系的传变，包括________和________两个方面。
16. 根据五行相生规律确定的治则是________和________。
17. 根据五行相克关系确定的治则是________和________。
18. 心火之气有余，既可乘袭________，又可反侮________。
19. 滋水涵木法又称________法、________法。
20. 按五行生克规律，脾的所不胜是________，肾所生是________。
21. 心主神志最主要的物质基础是________，对心主血脉起最关键作用的是________。
22. “州都之官”是________，“泌别清浊”的是________。
23. 受纳和腐熟水谷的是________，受盛和化物的是________。
24. 人体之气的运动称作________，气的上升运动太过，称为________。
25. 主要体现在先天和后天的相互资生、促进的两脏是________和________。
26. 与男子精液的正常排泄关系最密切两个脏是________和________。
27. 肝的主要生理功能是主________和主________。
28. 肝藏血，是指肝脏具有________和________的功能。
29. 肝的生理特性是________和________。
30. “血海”既指________，又指________。
31. 血液在脉中正常运行，必须以脉管通利、________、________为基本条件。
32. 心的生理功能主要有两个方面，一是主________，二是________。
33. 脾为________之本，________之源。
34. 脾的生理特性包括________和________。
35. 通行诸气和运行水液的脏腑是________，喜润恶燥属于________的生理特性。
36. 脾的运化功能包括________和________两个方面的生理作用。
37. 藏象学说中常以________和________来概括整个消化系统的生理功能。
38. 《素问·灵兰秘典论》说：“脾胃者________之官，________出焉。”
39. 肺开窍于________，在志为悲，在体合皮，其华在毛，在液为________。

40. 肺气的基本运动形式是________和________。
41. 肾气调节机体的代谢和生理功能活动，这一过程是通过肾气的两种成分________和________来实现的。
42. 肾藏先天之精，主生殖，故称肾为________之本；肾藏精，主蛰，又称为________之本。
43. 肾在志为________，与之通应的季节是________季。
44. 肾开窍于________和________。
45. 人动则血运于________，人卧则血归于________。
46. 五志归属五脏，思为________之志，恐为________之志。
47. 五脏六腑之大主是指________，娇脏是指________。
48. 五脏与五体的关系，肝主________，肾主________。
49. 五脏化五液，其中心之液为________，脾之液为________。
50. ________为水谷之海，________十二经脉之海。
51. 六腑以________为用，腑病以________为补。
52. 胆储藏________，是由肝的精气分泌而来，又称为________。
53. 既为六腑之一，又为奇恒之腑之一的是________，中精之府即________。
54. 四海即________为髓海，胃为水谷之海，________为气海，冲脉为血海。
55. 小肠的主要生理功能是________和________。
56. ________主液，________主津。
57. 大肠的生理功能是________、________。
58. 膀胱的功能是________，全赖于________的气化功能。
59. ________有“传导之官”之称，膀胱有________之称。
60. ________称之为孤府。________为元神之府。
61. 上焦如雾，中焦如________，下焦如________。
62. 既属于五体，又属于奇恒之腑的是________、________。
63. 女子胞的主要生理功能是________、________。
64. 心与脾的关系主要表现在________和________两个方面。
65. 心肾相交在理论上认为________必须下降于肾，________必须上济于心。
66. 脾与肾的关系主要体现在________和________两个方面。
67. 肺与肾的关系，主要表现在________、________。
68. 肝肾之间的关系，主要表现在________和________两个方面。
69. 肝肾之间的关系称________同源，又称________同源。
70. 参与机体水液代谢的主要脏腑有________、________、肾。
71. 气道通畅，呼吸匀调是________和________两脏共同作用的结果。
72. 在呼吸运动中，肺主________气，肾主________气。
73. ________为主气之源，________为主气之枢。
74. ________为生痰之源，________为储痰之器。

75. 人体生命活动的原动力是指________，对血运和呼吸运动均有推动作用的是________。
76. ________乃气中之精粹，是生命产生的________，是神化生的物质基础。
77. 气的运动称作________，简单地归纳为________四种基本形式。
78. 气的运动而产生的各种变化称为________，元气通过________而流行于全身。
79. 运行于脉外，具有慓悍滑疾特性的气是________，脾统血是属于气的________作用。
80. 能行气血，司呼吸的气是________，与肢体寒温和活动关系密切的气是________。

参考答案

【A 型题】

1. B	2. B	3. B	4. C	5. D	6. A	7. D	8. B	9. D	10. C
11. E	12. D	13. C	14. A	15. B	16. C	17. E	18. A	19. C	20. D
21. E	22. E	23. E	24. D	25. D	26. A	27. E	28. D	29. D	30. A
31. D	32. C	33. A	34. C	35. A	36. B	37. C	38. E	39. A	40. B
41. C	42. C	43. C	44. D	45. C	46. E	47. D	48. D	49. B	50. D
51. B	52. A	53. B	54. C	55. D	56. D	57. B	58. E	59. C	60. E
61. C	62. C	63. D	64. D	65. D	66. A	67. D	68. C	69. C	70. A

【B 型题】

1. A	2. E	3. E	4. D	5. C	6. B	7. A	8. B	9. E	10. A
11. D	12. C	13. C	14. B	15. E	16. D	17. A	18. D	19. B	20. C
21. C	22. E	23. E	24. B	25. C	26. A	27. B	28. C	29. A	30. B
31. B	32. C	33. A	34. C	35. A	36. B	37. B	38. C	39. A	40. B
41. D	42. C	43. B	44. A	45. C	46. A	47. B	48. D	49. A	50. E
51. E	52. C	53. C	54. E	55. E	56. E	57. E	58. D	59. A	60. B
61. C	62. B								

【X 型题】

1. BC	2. ADE	3. ABE	4. DE	5. BE
6. AD	7. BD	8. CD	9. ABD	10. BCD
11. ABCDE	12. ABCE	13. BDE	14. ABCD	15. AE
16. BD	17. AC	18. ABCD	19. BE	20. AE
21. ABCDE	22. BC	23. BC	24. ABD	25. BC
26. BD	27. ABCE	28. BE	29. BC	30. ABC
31. BE	32. ABCDE	33. ACDE	34. ABC	35. ABC
36. AC	37. ABD	38. ABCDE	39. ABCE	40. CDE
41. BCE	42. ABCDE	43. ABCDE	44. ABC	45. ABE

46. ABC	47. ABCDE	48. ABCDE	49. ABD	50. ACD
51. ABCD	52. ABCDE	53. ACE	54. ACDE	55. AD
56. ABC	57. ABD	58. ABCDE	59. BD	60. ABDE
61. ABCDE	62. ABCDE	63. AC	64. ABCDE	65. BD
66. ACE	67. ABC	68. ABDE	69. ADE	70. ABC

【是非判断题】

1. √	2. ×	3. ×	4. ×	5. √	6. √	7. √	8. ×	9. √	10. √
11. √	12. √	13. ×	14. ×	15. ×	16. ×	17. √	18. √	19. ×	20. √
21. √	22. ×	23. √	24. √	25. ×	26. √	27. √	28. ×	29. √	30. √
31. √	32. √	33. ×	34. √	35. ×	36. ×	37. √	38. ×	39. ×	40. ×
41. √	42. ×	43. √	44. √	45. √	46. √	47. √	48. ×	49. √	50. ×
51. ×	52. ×	53. ×	54. ×	55. ×	56×	57. √	58. ×	59. √	60. ×
61. ×	62. ×	63. ×	64. ×	65. √	66. √	67. √	68. ×	69. √	70. ×

【填空题】

1. 运动　气机　2. 后半夜　下午　3. 阴　阳　4. 阴阳交感　阴阳消长　平衡　5. 损其有余　实则泻之　6. 补其不足　虚则补之　7. 阴中至阴　阴中之阳　8. 虚寒　阴病治阳　9. 虚热　阳病治阴　10. 相乘　反侮　11. 阳病　阴病　12. 子病及母　母病及子　13. 母子关系　所胜所不胜关系　14. 母病及子　子病及母　15. 相乘　相侮　16. 补母　泻子　17. 抑强　扶弱　18. 肺金　肾水　19. 滋肾养肝　乙癸同源　20. 肝　肝　21. 血液　心气　22. 膀胱　小肠　23. 胃　小肠　24. 气机　气逆　25. 脾　肾　26. 肝　肾　27. 疏泄　藏血　28. 储藏血液　调节血流量　29. 肝为刚脏　肝主升发　30. 肝　冲脉　31. 血液充盈　心气充沛　32. 血脉　藏神　33. 后天　气血生化　34. 主升　喜燥恶湿　35. 三焦　胃　36. 运化食物　运化水液　37. 脾升　胃降　38. 仓廪　五味　39. 鼻　涕　40. 宣发　肃降　41. 肾阴　肾阳　42. 先天　封藏　43. 恐　冬　44. 耳　二阴　45. 诸经　肝脏　46. 脾　肾　47. 心　肺　48. 筋　骨　49. 汗　涎　50. 脾胃　冲脉　51. 通　通　52. 胆汁　精汁　53. 胆　胆　54. 脑　膻中　55. 受盛化物　泌别清浊　56. 小肠　大肠　57. 传化糟粕　主津　58. 储尿和排泄尿液　肾　59. 大肠　州都之官　60. 三焦　脑　61. 沤　渎　62. 骨　脉　63. 主月经　孕育胎儿　64. 心主血　脾统血　65. 心火　肾水　66. 脾肾先后天互济　脾主运化水液，肾为水脏　67. 水液代谢　呼吸运动及阴阳互资　68. 精血同源　藏泄互用及阴阳互滋互制　69. 精血　乙癸　70. 肺　脾　71. 肺　肾　72. 摄　纳　73. 脾　肺　74. 脾　肺　75. 原气　宗气　76. 精气　本原　77. 气机　升降出入　78. 气化　三焦　79. 卫气　固摄　80. 宗气　宗气

§1.2　中医诊断学

基本知识问答

1. 中医诊断的基本原理有哪些?

(1) 司外揣内：外，指疾病表现于外的症状、体征；内，指脏腑内在的病理本质。即通过诊察疾病反映于外部的种种现象，则能测知内在的病理变化。

(2) 见微知著：微，指微小、局部的变化；著，指明显的、整体的情况。即通过观察局部微小的变化，可测知整体的状况。

(3) 以常衡变：常，指健康的、生理的状态；变，指异常的病理的状态。即指在认识正常的基础上，发现太过、不及的异常变化。

2. 中医诊断应遵循的基本原则有哪些?

(1) 整体审察：人体局部与整体、内脏与官窍、人与自然是一个有机的统一整体。人体内外环境在一定范围内不能维持和谐统一，便可能发生疾病。因此，在对疾病进行诊察时，要从整体上综合审察。

(2) 诊法合参：由于疾病是一个复杂的过程，其临床表现可体现于多个方面，因而为详尽地获取临床资料，必须把望、闻、问、切四诊从不同角度收集到的病理信息进行综合，互参互校，四诊之间只能相互补充，不可相互取代。四诊合参，方可为正确的诊断提供可靠的客观依据。

(3) 病证结合：中医对每一疾病的诊断，包括病名诊断和证候辨识两方面。病是对疾病全过程的特点与规律所作的高度病理概括，而证是对疾病所处一定阶段的病因、病性、病位等所作的病理概括。故辨病有利于从疾病全过程、特征上认识疾病的本质，辨证则重在从疾病当前的表现中判断病位与性质，抓住当前的主要矛盾，所以中医强调辨病与辨证相结合，从而有利于对疾病本质的全面认识。

3. 请简述症状、体征、证候及辨证的基本含义。

“症状”是指患者主观感到的痛苦或不适；“体征”是指客观能检测出来的异常征象；“证”是对疾病过程中所处一定（当前）阶段的病因、病性、病位以及病势等所作的病理性概括。“证候”是指每个证所表现的、具有内在联系的症状及体征，即证候为证的外候。“辨证”是在中医学理论的指导下，对患者的症状和体征进行分析、综合，从而对疾病当前阶段的病因病性与病位等作出判断，并概括为完整证名的诊断思维过程。

4. 何谓主诉？记录主诉时应注意什么？

患者就诊时所陈述的最主要症状或体征及其持续时间称为主诉。记录主诉注意事项是：①抓准主诉。②问清主诉所述症状或体征的部位、性质、程度、时间。③不要使用病名和病程，文字要精练。

5. 恶寒和发热同时并见有何临床意义？

恶寒与发热同时并见是外感病初期（即表证）的重要诊断依据。根据恶寒、发热的轻重不同，临床又可分为：①恶寒重，发热轻，主风寒表证。②发热重，恶寒轻，主风热表证。③发热轻，兼恶风自汗，是太阳中风证。

6. 表证有汗与无汗各见于哪些情况？

①表证无汗，多属外感寒邪所致的伤寒表实证，因寒性收引，汗孔闭塞。②表证有汗，有3种情况：其一，属外感风邪之证，因风性开泄，腠理疏松而汗出；其二，外感风热之证，因热性升散，使腠理疏松而汗出；其三，为气虚外感之表证，因卫阳不足，肌表不固而汗出。

7. 亡阴、亡阳之汗各有何特点？为什么？

亡阴之汗是大汗不止，汗出如油，热而黏手，由于体内津液枯涸，相对浓缩，邪热通过黏稠阴液从汗而泄，故热而黏手；亡阳之汗是大汗淋漓，汗稀而凉，因阳气将绝，元气欲脱，卫外不固，故津液自泄而见汗稀而凉。

8. 阴虚潮热与阳明潮热有何异同？

阴虚潮热与阳明潮热均为发热定时而如潮汐，二者不同点是：①病机上，阴虚潮热是阴虚生内热；阳明潮热是阳热亢盛所致，二者有虚实之别。②时间上，阴虚潮热以午后或入夜发热较甚，晨起消退；阳明潮热每至日晡热增。③程度上，阴虚潮热多见烦热、低热；而阳明热盛以大热身热为主。④兼症上，阴虚潮热多兼颧红、盗汗、失眠等症；而阳明潮热兼见面赤、口渴、便秘、神昏等实热症状。

9. 试述失神的特征及临床意义。

失神即无神，是精亏神衰或邪盛神乱的重病表现，临床见于久病虚证和邪实患者。久病虚证表现为两目晦暗，目无光彩，面色无华，晦暗暴露，精神委靡，意识模糊，反应迟钝，手撒尿遗，骨枯肉脱，形体羸瘦为精亏失神的特征。提示精气大伤，功能衰减，多见于慢性久病重病之人，预后不良。邪实患者表现为神昏谵语，循衣摸床，撮空理线，或猝倒神昏，两手握固，牙关紧闭为邪盛失神的特征。提示邪气亢盛，热扰神明，邪陷心包，肝风夹痰蒙蔽清窍，阻闭经络，多见于急性患者，属病重。

10. 试述面部赤色的主病及临床意义。

赤色主热，是血液充盈于皮肤脉络所致。若满面通红，多属外感发热或脏腑热盛之实热证；若久病两颧潮红，则属阴虚阳亢之虚热证；如重病面白，时而泛红如妆，则为虚阳浮越于上，阴盛格阳之假热证。

11. 如何从望痰辨别疾病的性质？

若痰稀色白，是外感风寒之征；痰黄而稠，为外感风热所致；若痰少而黏，难于咯出，为燥邪犯肺所致；痰白滑量多，易于咯出，因脾失健运，湿聚为痰，上犯于肺所致；痰中带血，色红者，因肺阴亏虚和肝火犯肺，火热灼伤肺络，常见于肺痨、肺络张、肺癌患者；若吐脓血痰，气腥臭者，多为热毒蕴肺之肺痈。

12. 试述中医舌诊原理。

舌与许多脏腑之间通过经络和经筋的循行直接或间接地联系起来；舌为心之苗，且为呼吸、消化的共同通道之要冲，为多气多血的器官；口腔之唾液系肾胃津液上潮所致；舌苔乃胃气所生，胃为水谷之海，故脏腑精气上荣于舌。综上所述，由于舌与人体脏腑、气血、津液都广有联系，故人体的生理、病理变化反映于舌。

13. 胖嫩舌与肿胀舌如何区别？

胖嫩舌和肿胀舌均属舌形胖大的病理形态，其区别在于：胖嫩舌舌质纹理细致，舌形浮胖娇嫩，其舌色多浅淡，主病多为虚为寒；肿胀舌舌体肿大而不嫩，若舌红而肿多因心脾热盛；若青紫舌而肿胀，多为毒邪上攻于舌。

14. 举例说明望舌可辨别病邪的性质、病势的进退。

①辨别病邪的性质：红舌为热证，舌淡多主虚主寒，青紫舌为瘀血内阻；黄苔主热，白苔主寒，腐苔多食积，腻苔为痰湿。②判断病势的进退：舌苔由润转燥，是热盛伤津，主病进；舌苔由燥转润，由厚变薄，多为津液复生，病邪渐退；苔色由白转黄变黑，提示病邪由表入里，由寒化热，由轻变重。

15. 腐苔和腻苔怎样鉴别？各主何病？

腐苔颗粒疏松，粗大而厚，揩之可去，如豆腐渣布于舌面，因阳热有余，蒸腾胃中腐浊邪气上升而成，多为食积痰浊，亦见于内痈或湿热口糜。腻苔颗粒致密、细腻，揩之不去，若舌面涂布一层油腻状黏液，多因湿浊内盛，阳气被遏，湿浊停积于舌面，主病为湿浊、痰饮、食积、湿热、顽痰等。

16. 红舌、绛舌临床各主哪些病证？

红舌是指舌质颜色较淡红色为深，甚者鲜红。临床上多主热证。因为热盛则气血沸涌，舌体脉络充盈，故色鲜红。其中，舌鲜红而起芒刺，兼舌苔黄厚者，多属实热证。若鲜红而少苔，或有裂纹，或光红无苔者，则属虚热证。

绛舌较红舌更深，即为深红色。临床亦多主热证。其中外感热病，舌绛或有红点、芒刺，为热入营血；内伤杂病，舌绛少苔或无苔，或有裂纹，则是阴虚火旺；另外，舌绛少苔而津润者，为内有瘀血。

17. 强硬舌和短缩舌在形态主病上有何不同？

强硬舌的形态表现是：舌体板直强硬，运动不灵，以致语言謇涩。其临床主病有：①外感热病中为热入心包，扰乱心神，使舌无主宰。②高热伤津，筋脉失养，舌体失其灵活与柔和，呈现强硬。③痰浊内阻，舌络受阻。④中风或中风先兆。

短缩舌的形态表现是：舌体紧缩，不能伸长，不能抵齿。其临床主病有：①寒凝筋脉，舌多淡白或青紫而湿润。②痰浊内阻，舌质胖而苔黏腻。③热盛伤津动风，舌多红绛而干。④气血俱虚，舌多淡白而胖嫩。

18. 何谓喘、哮？临床怎样鉴别喘、哮？

患者呼吸困难，短促急迫，甚至鼻翼煽动，张口抬肩者，称为喘。喘有虚实之别。若呼吸急促似喘，且喉中有哮鸣声音者为哮，哮有寒热之分。喘哮常并称，其区别在于喘以气息急促为主，哮以喉中鸣响而言。哮在发作期间，每与喘相兼，而喘则不一定兼哮。

19. 如何从咳嗽辨别寒热虚实？

咳嗽的声音、痰的性状及兼见症状可鉴别证候的寒热虚实。咳声重浊，痰清色白，鼻塞不通，多为外感风寒；若咳声不扬，痰稠色黄，不易咯出者，多为肺热壅盛；若咳痰声低，痰多易咯，是寒咳或湿咳；如无力作咳，咳则气促，口吐白沫，是肺气亏虚；若咳声阵发，发则连声不绝，甚至呕恶咯血，是肺实病候；干咳无痰，是肺燥咳嗽或肺阴亏虚。

20. 切脉独取寸口的理论依据是什么？

①肺朝百脉：寸口乃手太阴肺经搏动之处，肺朝百脉，经肺气的作用运行全身，故五脏六腑的气血盛衰皆反映于寸口。②肺经为十二经的始终，故可反映诸经脉之气血。③肺脉与脾胃关系密切，手太阴肺经起于中焦脾胃，而脾胃又为气血生化之源，气血在肺气作用下运行于全身，故寸口部可反映脏腑气血情况。

21. 正常脉象的特点是什么？

①脉位：不浮不沉，中取即得。②脉数：节律一致，一息四五至（70～90次/min）。③脉形：三部有脉，不大不小。④脉势：从容和缓，应指有力，尺部沉取有力。⑤变异：常随生理活动、气候、季节、环境等不同而有相应的变化。其中尤以“三部有脉，和缓有力”最为重要，它反映了正常脉象的胃（和缓）、神（有力）、根（三部有脉）的特点。

22. 试比较濡、细、弱脉的脉象特点？

濡脉是浮细而软之脉；细脉是细小如线，但应指明显之脉；弱脉是沉细而软之脉。可见三者皆有脉体细小，力量较弱之共性。但濡、弱二脉较之细脉更细更软；从脉位上看，濡脉偏浮，弱脉偏沉，三者同中有异，须当细辨。

23. 弦脉和紧脉各自的脉象特征如何？

弦脉端直以长，如按弓弦；紧脉脉形紧急，左右弹指，如按转索。不同之处在于：弦脉脉体在一直线上，直上直下，如按弓弦；紧脉较弦脉更有力，屈曲不直，如转动绳索，这是两脉的鉴别要点。

24. 试比较促、结、代三脉的异同。

促脉、结脉、代脉三脉皆为节律不整之脉，皆动有歇止。其中，促脉是脉数而有歇止，歇止无规律，歇止时间较短；结脉是脉迟而有歇止，歇止亦无规律，歇止时间较短；代脉较慢，歇止规律，且歇止时间较长。

25. 何谓相兼脉？举例说明其主病规律。

由两个或两个以上的单一脉相兼组合而成的脉象称相兼脉，或复合脉。其主病规律是组成该相兼脉的各单一脉主病的综合。例如，浮紧脉，浮脉主表，紧脉主寒，浮紧脉主表寒证。又如沉细数脉，沉脉主里，细脉主阴血亏虚，数脉主热，沉细数脉则主里虚热证，即阴虚内热证。

26. 常见的迟脉类脉象有哪些？临证如何鉴别？

常见的迟脉类脉象有迟脉、缓脉、涩脉、结脉和代脉，其共同点是脉率较慢。其中，迟脉的特点是一息不足四至；缓脉的特点是脉来一息四至，但脉势纵缓无力；涩脉的特点是脉道偏细，脉来迟缓且滞涩不畅；结脉的特点是脉来迟缓，且有不规则的停顿；代脉的特点是脉来迟缓，但出现有规则的停顿。

27. 何谓半表半里证？有何临床表现？

半表半里证是指病变既未完全离表，又未完全入里，而是处于表里之间的证候。主要临床表现是：寒热往来，胸胁苦满，神情默默，不欲饮食，心烦喜呕，口苦，咽干，目眩，脉弦。

28. 简述寒热错杂证候的特点。

所谓寒热错杂，是在同一患者身上，既有寒证，又有热证，寒热交错，同时出现。结合寒热出现的病位不同，临床又可分为：①上寒下热证，如胃中虚寒，下焦湿热。②上热下寒证，如胸中有热，肠中有寒。③表寒里热证，如外感风寒，食积内热。④表热里寒证，如脾肾阳虚，外感风热。

29. 怎样鉴别虚寒证与实寒证？

虚寒证患者畏寒肢冷，腹痛喜按，神疲乏力，大便稀薄，小便清长，舌嫩少苔，脉沉细无力。实寒证患者畏寒肢冷，腹痛拒按，大便秘结，痰多喘促，舌苔厚腻，脉沉弦或弦紧有力。

30. 何谓真寒假热证、真热假寒证？其辨证要点及病机如何？

真寒假热证：指内在本质属寒，而外见假热的寒极似热证候。其辨证要点是内部、下部的寒证（体温偏低，胸腹欠温，下肢厥冷，小便清长，脉沉无力等）为真象，而外部、上部的“热象”（如面红如妆，咽痛而干，烦躁不安，脉浮数等）为假象。病机为阴盛于内，格阳于外。

真热假寒证：指内在本质属热，而外见假寒的热极似寒证候。其辨证要点是内部深层、躯干中心的热象（如口、肛温甚高，胸腹灼热，小便短赤，脉沉有力等）为真，而外部、肢末的寒象（如四肢厥冷，面白唇紫，脉沉而细等）为假。病机为阳热内郁，格阴于外。

31. 八纲证候之间的关系有哪些？各自概念如何？

八纲证候并不是彼此孤立、静止不变的，它们之间的相互联系，可归纳为“相兼”、“转化”、“错杂”、“真假”四种关系。

（1）证候相兼：指八纲之中的两种证候相兼并见。其类型有表证兼寒、热、虚、实，里证兼寒、热、虚、实。它的实质就是从表里病位、寒热病因、虚实病性等不同角度对疾病进行综合辨别。

（2）证候转化：是指疾病在其发展过程中，其病位、病性或邪正盛衰的状态发生变化，由一种证候转化为对立的另一种证候。

（3）证候错杂：是指在疾病的某一阶段，不仅表现为病位的表里同时受病，而且呈现寒、热、虚、实性质相反的证候。

（4）证候真假：某些疾病在其发展过程中，尤其在病情危重的阶段，可以出现一些与疾病本质相反的假象，而掩盖着病情真象，即疾病的本质和现象不相一致的证候，谓之“证候真假”。其类型主要有寒热真假、虚实真假两种。

32. 如何鉴别寒证、热证？

寒证与热证，是机体阴阳盛衰的反映，其鉴别应对疾病的全部表现进行综合观察，尤其是对寒热的喜恶、口渴与否、面色的赤白、四肢的温凉、二便、舌象、脉象等的鉴别。一般而言，寒证患者多恶寒喜温、口不渴、面色白、四肢冷、大便稀溏、小便清长、舌质淡苔白润、脉迟或紧；热证患者多恶热喜凉、渴喜冷饮、面色红、四肢热、大便秘结、小便短赤、舌红苔黄、脉数。

33. 何谓阴虚证？其临床表现的特点如何？

阴虚证是在慢性病过程中，由于阴津亏损，阴不制阳的虚热证候。其临床表现是：由于阴精亏虚，肌体失养，则见形体消瘦，口燥咽干，头晕目眩，心悸失眠，脉细等；由于阴不制阳，虚热内生则见五心烦热，潮热，盗汗，颧红，舌红少苔，脉细数。

34. 阴虚发热、阴虚火旺、阴虚阳亢、阴虚阳浮有何异同？

四证均属阴虚之变，俱因体内精血津液亏损所致，但病理趋势不同。①概念区别：阴虚而生内热者是阴虚发热；若发热过盛者称阴虚火旺；阴虚不能制约阳气，阳亢于上为阴虚阳亢；若阴不制阳，阳气轻浮于上则是阴虚阳浮。②症状差别：阴虚发热以潮热、烦热、咽干、消瘦、舌红、脉细数为主；阴虚火旺是在上述症状的基础上兼见遗精、梦交等性欲亢进，相火妄动之症；若在阴虚的同时，出现头晕、目眩、耳鸣等症，是阴虚阳亢；若阴虚于下，且表现口燥咽干、目赤、牙痛等上焦虚火，则属阴虚阳浮。

35. 试述痰、饮、水、湿的异同。

湿、水、饮、痰在形质、流动性、证候表现上有异有同，四者之间的关系密切。四者均属体内水液停聚所形成的病理性产物，其形成均常与肺、脾、肾等脏腑功能失调和对水液的气化失常有关。“湿”无明显形质可见而呈“气态”，弥漫性大，以肢体闷重酸困等为主要表现；“水”质清稀为液态，流动性大，以水肿、少尿为主症；“饮”是一种较水浊而较痰稀的液态病理产物，常停聚于某些腔隙及胃肠，以停聚处的症状为主要表现；“痰”的质地稠浊而黏，常呈半凝固乳胶状态，流动性小，多停于肺，但可随气流窜全身，见症复杂，一般有吐痰多的主症。由于湿、水、饮、痰本属一类，难以截然划分，且可相互转化、兼并，故又常互相通称，如有痰饮、痰湿、水饮、水湿、湿饮、湿痰等名。

36. 温燥与凉燥的临床表现有何异同?

温燥与凉燥两者皆有恶寒发热症状及津液耗损症状。但温燥多发于初秋，乃燥热犯表所致，其症状恶寒轻，发热重，口干渴，少汗出，鼻咽干燥，咳痰黏稠，舌苔薄黄，脉浮数。凉燥多发于晚秋，乃燥寒犯表所致，其症状恶寒重，发热轻，头痛，无汗，咳痰稀白，舌苔薄白，脉浮紧。

37. 何谓气虚证、血虚证? 各有何临床表现?

由于元气不足，脏腑组织的功能活动减退所表现的证候称为气虚证。临床表现为少气懒言，神倦乏力，声低气怯，呼吸气短，自汗，动则加剧，舌淡嫩，脉虚软无力。

由于血液亏虚，脏腑、经络、组织失其濡养而表现的证候称为血虚证。临床表现为颜面、嘴唇、舌质、眼睑、爪甲淡白少华，头晕心悸，手足发麻，妇女经少色淡，甚至闭经、脉细无力等。

38. 何谓血瘀证? 有何临床表现?

凡是由于瘀血内阻所导致的病证称为血瘀证。血瘀证患者的表现是：①疼痛，其疼痛如刺，固定不移，痛处拒按，夜晚加重。②肿块，多为外伤瘀肿，或内伤癥积。③出血，反复难止，色暗有血块。④发绀，如舌紫，瘀斑、青筋。⑤涩滞，即脉细涩，肌肤甲错。

39. 气不摄血证和气随血脱证有何异同?

两证均有出血和气之亡失症状，其区别在于：气不摄血是由于气虚而不能摄血而致出血，其气虚在前，出血在后，出血呈小量持续；气随血脱是由于大量出血而致气随之暴脱，其出血在前，而气脱在后，出血呈大量出血，气脱亦呈亡阳之危候。

40. 外风证与内风证如何鉴别？

外风证主要是感受外界风邪所致，可表现为恶风、微热、汗出、脉浮缓，或突起风团、瘙痒、麻木、肢体关节游走疼痛等症。而内风证则是由于机体内部的病理变化，如热盛、阳亢、阴虚、血虚等所致，以肢体抽搐、眩晕、震颤等为主要表现的证候。

41. 火热证与阴虚证有何异同，如何鉴别？

火热证是指外感火热等邪，或饮食不当，或情志过极等，导致阳热内盛，以发热、口渴、面红、便秘、尿黄等为主要表现的证候；而阴虚证则是由于病久体内阴液亏虚，表现为低热、五心烦热、口渴、盗汗、脉细数、舌红少津等症。两者虽同属热证范畴，但本质上有虚实的不同，火热证以阳热之邪有余为主，发热较甚，病势较剧，脉洪滑数有力。

42. 何谓阳虚证？其有何临床表现？

阳虚证指体内阳气亏虚，其温养、推动等作用减退，以畏冷肢凉为主要表现的虚寒证候。其临床表现为畏寒，肢凉，口淡不渴，或喜热饮，或自汗，小便清长或尿少不利，大便稀薄，面色淡白，舌淡胖，苔白滑，脉沉迟无力。可兼有神疲乏力，气短等气虚的表现。

43. 饮邪根据其停积部位不同各有何称谓？

饮邪根据其停积部位不同有痰饮、悬饮、支饮、溢饮四种不同称谓。饮邪停留于胃肠，阻滞气机，胃失和降，可见泛吐清水，脘腹痞胀，腹部水声辘辘，是为狭义的“痰饮”；饮邪停于胸胁，阻碍气机，压迫肺脏，则有肋间饱满，咳唾引痛，胸闷息促等症，是为悬饮；饮邪停于心包，阻遏心阳，阻滞气血运行，则见胸闷心悸，气短不得卧等症，是为支饮；饮邪流行，归于四肢，当汗出而不汗出，身体、肢节疼重等，是为溢饮。

44. 怎样鉴别心气虚证与心阳虚证？

心气虚证和心阳虚证的共同表现是心悸，气短，活动后加重，脉虚无力。心气虚证在上述基础上兼见颜面淡白，神疲体倦，自汗少气，舌淡胖嫩，苔白；而心阳虚证在共同表现的基础上还有畏寒，肢冷，面色暗滞，心胸憋闷，心前区作痛，舌质或见紫暗，脉涩或脉结、代。

45. 心血虚证和肝血虚证有何异同？

心血虚证和肝血虚证均属血虚，在脉症上均有眩晕，多梦，面白少华，舌淡，脉细等。心血虚证还可有心悸，怔忡，少寐，健忘，脉细弱等心血不足，心神失养的表现；肝血虚证还可见到爪甲不荣，视力减退，肢体麻木，筋脉拘急，月经量少色淡，甚至闭经等肝血亏虚，肝经失养的表现。

46. 心阴虚证与心血虚证有何异同？

心血和心阴都具有滋养心脏和心神的作用。二证共同之处为心悸，怔忡，失眠，多梦。不同之处是：心血虚证兼见眩晕，面白，健忘，唇舌甲淡，脉细弱等心失血养的表现；心阴虚证则可出现烦热盗汗，两颧潮红，舌红少津，脉细而数等虚热症状。

47. 痰迷心窍证和痰火扰心证有何异同？

痰迷心窍和痰火扰心证二证的病因均与痰浊有关，病位均以心神为主，症状上均出现神志错乱的表现，但性质上有寒热属性之别。痰迷心窍证因寒痰所致，多见神识痴呆，表情淡漠，喃喃自语，哭笑无常，舌苔白腻，脉缓或滑。痰火扰心证因痰热所致，其轻者心烦不寐，重者胡言乱语，打人毁物，哭闹无常，多兼里实热证的症状、体征。

48. 试述风热犯肺证与肺热壅盛证的区别。

二证的致病原因均为热邪，病位与肺有关，其区别在于：风热犯肺证为风热之邪初犯肺卫，为表里同病，故其症状有身热，恶风寒，鼻塞流涕，咳嗽痰黄，伴口干咽痛，舌尖红，苔薄黄，脉浮数；肺热壅盛证之病位在肺，病情较重，症状有咳嗽气喘，痰黄而稠，息粗胸痛，甚至脓痰腥臭，但无恶寒、脉浮之卫表症状。

49. 怎样鉴别燥邪犯肺证与肺阴虚证？

燥邪犯肺证属实、属表，起病急，是因外感燥邪，耗伤肺津所致。本证多见于秋令，除干咳少痰，痰黏难咯，胸痛咯血之外，尚兼发热，恶寒，舌苔薄，脉浮等表证现象。肺阴虚证属虚、属里，起病慢，是由于肺阴不足，虚热内生所致，本证可见于四时，除干咳少痰，痰黏难咯，胸痛咯血之外，常兼消瘦，潮热，盗汗颧红，舌红少苔，脉细而数。

50. 脾气虚证、中气下陷证、脾不统血证、脾阳虚证在临床上有何异同？

上述四证中脾气虚证是基本证候，其他三证均是在脾气虚证的基础上发展而成。故均可出现腹胀纳少，大便稀溏，体倦乏力，少气懒言，舌淡苔白等症。在此基础上若兼有脘腹重坠，便意频数，肛门重坠，久泄脱肛，子宫下垂或其他内脏下垂，即为中气不足证；若见吐衄便崩等出血症时，即为脾不统血证；若脘腹隐痛，喜温喜按，四肢欠温，舌淡而胖，苔白滑，脉沉迟无力时，即为脾阳虚证。

51. 寒湿困脾与脾阳虚证有何异同？

二证均可见到脘腹冷痛，食少便溏，口淡不渴，肢体浮肿，小便短少，舌淡苔白等症。但寒湿困脾因外感寒湿所致，故有脘腹痞闷，泛恶欲吐，头身困重，脉濡缓等；而脾阳虚证因寒湿内生所致，故有四肢不温，脘腹疼痛，喜温喜按，舌淡胖，苔白滑，脉沉迟无力等。

52. 怎样鉴别肝火炽盛证与肝阳上亢证？

二证均有肝之阳热向上之征。肝火上炎证一般以肝经循行部位如头、目、耳、胁的实火炽盛为主要症状，表现为目赤，口苦，急躁易怒，胁肋灼痛，突发耳鸣耳聋，头痛头胀等；而肝阳上亢证一般以肝阳亢于上，肾阴亏于下作为辨证要点，表现为眩晕耳鸣，头目胀痛，头重脚轻，腰膝酸软，急躁易怒，失眠多梦。肝阳上亢之病势不如肝火上炎之急，但病程较长久。

53. 肝风内动四证有何异同？

肝风内动四证均有眩、麻、抽、颤等动风的表现。①肝阳化风证：眩晕欲仆，头摇肢颤，舌强言謇，卒然倒地，半身不遂，常兼头痛项强，腰膝酸软，脉弦细，证属下虚上实证。②热极生风证：手足抽搐，颈项强直，角弓反张，两目上视，牙关紧闭，多兼见高热神昏，躁热如狂，舌红，脉弦数，证属里实热证。③血虚生风证：手足震颤，肌肉瞤动，关节拘急，四肢麻木，多兼眩晕耳鸣，面白甲淡，舌淡苔白，脉细无力，证属里虚证。④阴虚动风证：手足蠕动或瘈疭，常兼潮热，消瘦，咽干，舌红少津，脉细而数，证属阴虚内热证。

54. 如何鉴别肾阴虚证与肾阳虚证？

二证均有腰膝酸痛，眩晕耳鸣，发落齿松，两尺脉弱等肾虚之象，其区别在于：肾阳虚证患者有全身虚寒之象，且由于肾阳不足，气化失权而出现男女生殖、二便、水液代谢障碍。肾阴虚患者有全身虚热的表现，同时伴有虚火内灼，性欲亢进的表现。

55. 肾精不足证与肾阴虚证如何鉴别？

二证均为肾之阴精不足所致病证，均可出现腰膝酸软，眩晕耳鸣，发落齿松，健忘，经闭等症。其区别在于：①肾精不足证一般并无虚热之象，主要表现在生长、发育、生殖功能低下之病变。②肾阴虚证大多有虚热症状，具有阴虚火旺，性欲亢进的表现。

56. 心肾阳虚水肿与脾肾阳虚水肿如何鉴别？

二证水肿都是以肾阳虚衰，气化失司为病理基础，临床均可见到肢体浮肿，腰以下肿甚，小便不利等症状。但心肾阳虚之水肿是由于肾虚寒水上凌于心所致，故尚可见心悸怔忡，唇舌青紫等心阳虚的见症；而脾肾阳虚之水肿是脾肾水液代谢障碍所致，故常兼见腹胀，便溏等脾阳亏虚，运化失职的症状。

57. 肝火犯肺和肺肾阴虚证均可咳血，临床如何进行鉴别？

肝火犯肺证之咳血是因肝火上炎，灼伤肺络，其发病急，病程短，咳血量多，血色鲜红，常伴有胸胁灼痛，烦热口苦等症。肺肾阴虚证之咳血是因阴虚火旺，灼伤肺络，其发病较缓，病程较长，咳血多为痰中带血，血色鲜红或晦暗，常伴有干咳少痰，潮热盗汗，腰膝酸软，咽干音哑等症。

58. 引起心脉痹阻证的原因有哪些？怎样鉴别？

心脉痹阻的主症为心悸怔忡，心胸憋痛，痛引肩臂，其常见的原因为瘀阻、痰凝、寒凝、气滞。若痛如针刺，舌紫暗、紫斑，脉细涩或结代，为瘀阻心脉；若心胸闷痛，体胖痰多，身重困倦，舌苔白腻，脉沉滑或沉涩者，为痰阻心脉；若剧痛暴作，得温痛缓，四肢厥冷，舌淡苔白，脉沉迟或沉紧者，为寒凝心脉；若胸心胀痛，胸胁胀闷，与情志有关，舌淡红，苔薄白，脉弦者，为气滞心脉之证。

59. 肾阳虚证、肾阴虚证、肾精不足证和肾气不固证的男女患者，在生殖障碍方面各有何临床表现？

①肾阳虚证：男子阳痿、精冷；女子宫寒不孕。②肾阴虚证：男子遗精、早泄；女子梦交、性欲亢进。③肾精不足证：男子精少不育；女子经闭不孕。④肾气不固证：男子滑精、早泄；女子月经淋漓不尽，或带下清稀量多，或胎动易滑。

60. 试述肝阳上亢的临床表现。

肝阳上亢症见眩晕耳鸣，头目胀痛，面红目赤，急躁易怒，失眠多梦，头重脚轻，腰膝酸软，舌红少津，脉弦有力或弦细数。

61. 试述风水相搏证的临床表现。

风水相搏证症见眼睑头面先肿，继而遍及全身，上半身肿甚，来势迅猛，皮肤薄而发亮，小便短少。或见恶寒重发热轻，无汗，舌苔薄白，脉浮紧；或见发热重恶寒轻，咽喉肿痛，舌苔薄黄，脉浮数。

62. 导致肠道湿热的病因有哪些？湿热蕴脾证与肠道湿热证有何异同？

肠道湿热证多因夏秋之季，暑湿热毒之邪侵犯肠道；或饮食不节、进食腐败不洁之物，湿热秽浊之邪蕴结肠道而成。

湿热蕴脾证与肠道湿热证，均属湿热为病，可见发热、口渴、尿黄、舌红、苔黄腻、脉滑数等症。前者病势略缓，除腹胀、纳呆、呕恶、便溏等胃肠症状外，有身热不扬、汗出热不解、肢体困重、口腻、渴不多饮，或有黄疸、肤痒等症；后者病势较急，病位以肠道为主，腹痛、暴泻如水、下痢脓血、大便黄稠臭秽为突出表现。

63. 膀胱湿热证的主要辨证依据有哪些？其与心火下移证有何异同？

本证以小便频急，灼涩疼痛等与湿热症状共见为辨证的主要依据。心火下移证与膀胱湿热证均可见小便频急、灼涩疼痛等症。但前者为火热炽盛、灼伤津液，兼有心烦、口舌生疮等症；后者为湿热蕴结膀胱，气机不畅，见有舌苔黄腻、脉滑数等湿热证候。

64. 心脾血虚证与心肝血虚证有何异同？

二者均有心血不足，心及心神失养，而见心悸、失眠多梦等症，但前者兼有脾虚失运，血不归经的表现，常见食少、腹胀、便溏、慢性失血等症；后者兼有肝血不足，失于充养的表现，常见眩晕、肢麻、视力减退、经少等症。

65. 比较心肺气虚、脾肺气虚、肺肾气虚三证的异同？

三者均有肺气虚，呼吸功能减退，而见咳喘无力、气短、咯痰清稀等症。心肺气虚证兼有心悸怔忡、胸闷等心气不足的证候；肺脾气虚证则兼有食少、腹胀便溏等脾失健运的证候；肺肾气虚证则兼有呼多吸少、腰酸耳鸣、尿随咳出等肾失摄纳的证候。

66. 如何鉴别肝胃不和、肝郁脾虚、胃肠气滞三证？

前二者均有肝气郁结，见胸胁胀满疼痛、情志抑郁或烦躁等表现，但肝胃不和证兼胃失和降，常有胃脘胀痛、嗳气、呃逆等症；肝郁脾虚证兼脾失健运，常有食少、腹胀、便溏等症；胃肠气滞证则肝气郁结的证候不明显，但见胃肠气机阻滞的症状，以脘腹胀痛走窜、嗳气、肠鸣、矢气等为主要表现。

67. 脾肾阳虚证与心肾阳虚证各自的辨证依据是什么？如何鉴别？

脾肾阳虚以久泻久痢、水肿、腰腹冷痛等与虚寒症状共见为辨证主要依据，心肾阳虚以心悸、水肿与虚寒症状共见为辨证的主要依据。二者均有畏寒肢冷、舌淡胖、苔白滑等虚寒证候，且有腰膝酸冷、小便不利、浮肿等肾阳虚水湿内停的表现。但前者有久泄久痢、完谷不化等脾阳虚、运化无权的表现；后者则心悸怔忡、胸闷气喘、面唇紫暗等心阳不振、血行不畅的症状突出。

68. 试述肾阴虚证的常见病因。

肾阴虚证多因禀赋不足，肾阴素亏；虚劳久病，耗伤肾阴；年老体弱，阴液自亏；情欲妄动，房事不节，阴精内损；温热后期，消灼肾阴；过服温燥，劫夺肾阴所致。

69. 风寒犯肺证与风热犯肺证如何鉴别诊断？

风寒犯肺证与风热犯肺证均属外感新病，均有咳嗽及表证症状。但后者为发热重恶寒轻，痰少色黄，流浊涕，舌苔薄黄，脉浮数；前者为恶寒重发热轻，痰白清稀，流清涕，舌苔薄白，脉浮紧。

70. 怎样判断肾阴亏虚已发展到阴虚火旺？

肾阴亏虚的患者一般可见形体消瘦，眩晕耳鸣，失眠健忘，腰膝酸软，女子经少，咽干口燥，舌红少津，脉细等。若在此基础上出现颧红唇赤，五心烦热，潮热盗汗，虚烦不寐，男子梦遗，女子梦交，溲黄便结，脉细而数，则可判定肾阴虚证已发展到阴虚火旺的阶段。

71. 为什么说“肾多虚证”、“肾多兼病”？

①肾精为全身生命活动的物质基础，宜藏不宜泄，故肾主藏精是肾的生理特性。若肾有病，则易致封藏失职，不藏则泄，不足则虚，故肾病多虚证。②由于肾阴为全身阴液的基础，肾阳为全身阳气的根本，故肾在生理上与其他脏腑关系密切，易与其他脏腑病变兼并而见，故肾多兼病。

72. 寒滞胃肠证与胃肠气滞证的异同点是什么?

寒滞胃肠证有气滞的病机，故二者均有脘腹痞胀，疼痛，呕泻等症，但寒滞胃肠证还有寒邪刺激的原因，有冷痛喜温，恶寒肢冷，脉紧等属寒的表现；胃肠气滞证以胀痛为主，嗳气，肠鸣，矢气等症明显，而无寒因寒症。

73. 何谓六经辨证？与八纲辨证有何关系?

六经辨证是张仲景在《素问·热论》的基础上，结合伤寒病证传变的特点总结出来的外感病辨证方法。六经辨证中，贯穿着八纲辨证的精神。它将外感病的演变情况，根据证候的属性，以阴阳为总纲分为两大类证，即太阳病证、阳明病证和少阳病证，合称为三阳病证；太阴病证、少阴病证和厥阴病证，合称为三阴病证。凡正盛邪实，抗病力强，病势亢奋，表现为热、为实的，多属三阳病证；凡正气虚衰，病邪未除，抗病力衰减，病势虚衰，表现为寒、为虚的，多属三阴病证。

74. 太阳伤寒证和太阳中风证的鉴别要点是什么？为什么?

太阳伤寒证与太阳中风证两证鉴别的要点在于“有汗”、“无汗”，“脉浮缓”或“脉浮紧”。太阳伤寒证以寒邪犯表为主，寒性收引，腠理闭塞，故无汗；卫气不宣，故脉浮而紧。太阳中风证以外感风邪为主，因风性开泄，使腠理疏松，故见汗出；营阴受损，故见脉浮缓。

75. 怎样鉴别阳明病经证和阳明病腑证?

阳明病见于外感病邪热炽盛的极期阶段。如果无形之邪热弥漫全身，充斥于阳明之经，以大热、大渴、大汗、脉洪大为主症者，是阳明病经证；如果邪热由经入腑，与肠中糟粕搏结，致成燥屎内结，同时出现潮热，汗出，腹满而痛，热扰心神则循衣摸床，神昏谵语等，是阳明病腑证之征。

76. 心肾不交证与少阴热化证有何异同?

两证皆为心肾水火既济失调，心阳偏亢，肾水不足所致之证，故其临床表现多有相似，均可出现心烦不眠，咽干咽痛，舌红，脉细数等症。但心肾不交多见于内伤久病，肾水久虚，故其肾阴虚损明显，腰膝酸软，头晕、耳鸣等症状突出，而少阴热化证多见于外感病的后期，因病邪从阳化热，热伤营阴，故火热之症明显，咽喉疼痛，口舌生疮等症突出。

77. 何谓卫气营血辨证？简述卫气营血的意义。

卫气营血辨证是清代医家叶天士借用卫气营血的概念来概括外感温热病整个病程、发展演变的一种辨证方法。其意义是以卫、气、营、血分别代表着温热病发展过程中四类不同的证候类型，也标志着病邪浅深、病情轻重的不同层次及传变规律，并以此作为临床立法处方的依据。

78. 临床怎样鉴别卫分证与太阳伤寒证?

①病因：卫分证因温热之邪所犯；太阳伤寒证因风寒之邪外袭。②途径：

卫分证外邪多从口鼻而入，手太阴肺经受邪；太阳伤寒证外邪从皮毛而入，侵犯足太阳膀胱经。③症状：卫分证以发热重，恶寒轻，头痛，口渴，脉浮数为主症；太阳伤寒证以发热轻，恶寒重，头项强痛，口不渴，脉浮紧为主症。

79. 辨口渴在卫气营血辨证中有何指导意义？

口渴是温病过程中常见症状之一，辨口渴可判断津伤的轻重及病邪的性质。一般邪在卫分，伤津不甚，故口渴不甚；邪入气分，热盛津伤，故口渴较甚；其中口渴喜冷饮为感受温热病邪；若渴喜热饮或渴饮不多则为湿温所致；若自觉口不甚干渴多提示邪热入营，因营阴蒸腾上潮于口所致。

80. 辨发热在卫气营血辨证中有何意义？

发热为温病过程中必有症状，并且随着病程不同，发热的表现也不尽相同。若发热与恶寒并见，是温病初起之卫分证；若身热不恶寒，反恶热者，是气分热盛标志；若日晡潮热为热结肠腑；身热不扬为湿温蕴积气分之象；身热夜甚是热入营分；夜热早凉是邪留阴分之血热伤阴证；低热不退是温病后期，肝肾阴虚，邪少虚多之证。

81. 试述卫气营血辨证与三焦辨证的关系。

二者都是关于温热病的辨证方法。卫气营血辨证是将温热病的发展变化概括为四个层次，以气血病变为核心；三焦辨证是将温病发展规律概括为三个阶段，以脏腑病变为主线。卫气营血辨证与脏腑的关系不甚密切，而三焦辨证则未能详尽阐释温热病的病理过程，所以临床应用时两种辨证方法应结合起来，才能指导温病的辨证施治。

82. 三焦辨证之逆传心包证与卫气营血辨证之营分证皆有“神昏谵语”，临证有何区别？

①病机：逆传心包证因热陷心包，痰热阻窍所致；热入营血证是邪热入营，扰及心神所致。②症状：逆传心包证之谵语神昏较重，常伴有身体灼热，四肢厥冷，舌謇语塞等；热入营血证的神昏谵语较轻，常伴有身热夜甚，心烦不寐，且无肢厥舌謇。

自测试题（附参考答案）

【A 型题】

1. 确立辨证论治理论的著作是

A.《黄帝内经》 B.《伤寒杂病论》 C.《诸病源候论》 D.《景岳全书》
E.《温病条辨》

2. 患者就诊时最感痛苦的症状、体征及其持续时间，属

A. 现在症 B. 现病史 C. 主诉 D. 生活史 E. 既往史

3. 现病史应除外哪一项

A. 发病情况　B. 病变过程　C. 诊治情况　D. 现在症状　E. 预防接种情况

4. 新起恶寒重，发热轻，最常见于

A. 里寒证　B. 伤风证　C. 表热证　D. 表寒证　E. 半表半里证

5. 寒热往来见于

A. 表热证　B. 虚热证　C. 实热证　D. 里热证　E. 半表半里证

6. 渴不多饮，身热不扬，多属

A. 阳明腑实　B. 阴虚内热　C. 湿热内蕴　D. 热入营血　E. 血瘀发热

7. 长期低热，劳累则甚，少气乏力，多为

A. 血虚发热　B. 阴虚发热　C. 气虚发热　D. 气郁发热　E. 气阴两虚

8. 温病或伤寒邪正剧争阶段，病变发生转折时，可表现为

A. 大汗　B. 自汗　C. 盗汗　D. 战汗　E. 心胸汗

9. 下列何项是战汗向愈的表现

A. 身热不减　B. 烦躁不安　C. 脉静身凉　D. 脉疾数　E. 精神委靡

10. 除中的表现是

A. 食欲逐渐恢复　B. 食量逐渐增加　C. 重病突然暴食　D. 虽饥但不欲食　E. 食量逐渐减少

11. 巅顶痛属于

A. 太阳经　B. 阳明经　C. 少阳经　D. 少阴经　E. 厥阴经

12. 前额及眉棱骨痛属于

A. 太阳经　B. 阳明经　C. 少阳经　D. 少阴经　E. 厥阴经

13. 壮热胸痛，咳嗽气喘，舌苔黄燥，多因

A. 肺热炽盛　B. 痰热壅肺　C. 肺胃热盛　D. 风热犯肺　E. 肺阴亏虚

14. 头晕，目赤肿痛，口苦易怒，脉弦数者，多为

A. 痰湿内阻　B. 肝阳上亢　C. 肝火上炎　D. 瘀阻脉络　E. 肾虚精亏

15. 头晕空痛，腰膝酸软者，多因

A. 痰湿内阻　B. 气血不足　C. 肾精亏虚　D. 肝阳上亢　E. 肝火上炎

16. 脘痞，嗳腐吞酸，多见于

A. 食积胃脘　B. 湿邪困脾　C. 饮邪停胃　D. 脾胃气虚　E. 胃阴亏虚

17. 患者视物昏暗，模糊不清者，多属

A. 目眩　B. 目昏　C. 雀目　D. 视歧　E. 眼花

18. 患者精神不振，思维迟钝，少气懒言，肌肉松软，动作迟缓，属于

A. 得神　B. 失神　C. 少神　D. 假神　E. 神乱

19. 阳热亢盛的患者，其面色常见

A. 红黄隐隐　B. 两颧潮红　C. 泛红如妆　D. 满面通红　E. 白里透红

20. 面色淡黄，枯槁无华，称为

A. 苍黄　B. 萎黄　C. 黄胖　D. 阳黄　E. 阴黄

21. 颜面㿠白虚浮，其病因多属

A. 血虚 B. 寒凝 C. 气虚 D. 阳虚 E. 气滞

22. 吐痰清稀色白者，属

A. 寒痰 B. 湿痰 C. 风痰 D. 燥痰 E. 热痰

23. 舌体软弱，不能随意伸缩回旋者，称

A. 短缩舌 B. 痿软舌 C. 吐弄舌 D. 强硬舌 E. 颤动舌

24. 咽喉鲜红娇嫩，肿痛不甚，原因是

A. 肺胃积热 B. 痰湿停滞 C. 胃热亢盛 D. 虚火上炎 E. 热毒深极

25. 按五轮学说，上下眼睑属于

A. 血轮 B. 风轮 C. 气轮 D. 水轮 E. 肉轮

26. 肝经风热患者易出现

A. 眼胞赤烂 B. 目眦红赤 C. 白睛发黄 D. 全目赤肿 E. 目窠微肿

27. 患者突然昏倒，口吐涎沫，四肢抽搐，醒后如常，见于

A. 狂病 B. 痫病 C. 癫病 D. 脏躁 E. 痴呆

28. 面色黧黑而肌肤甲错属于

A. 血瘀 B. 肾虚 C. 水饮 D. 肾绝 E. 血虚

29. 舌绛苔少或无苔者，多提示

A. 实热证 B. 血瘀证 C. 胃肾阴伤 D. 气滞证 E. 胃气匮乏

30. 舌质淡胖而嫩，苔白而润，见于

A. 气虚 B. 血虚 C. 气血两虚 D. 阳虚 E. 气阴两虚

31. 下列属于“假神”的症状是

A. 言语失伦 B. 两颧潮红 C. 反应迟钝 D. 突然能食 E. 表情淡漠

32. 患者出现瞳仁散大，多属

A. 肾精耗竭 B. 动风先兆 C. 津液亏耗 D. 肝经风热 E. 气血不足

33. 舌苔黄燥，主病为

A. 表热证 B. 实热证 C. 湿热证 D. 虚热证 E. 假热证

34. 舌质中部生芒刺，常提示

A. 心火上炎 B. 肝胆热盛 C. 胃阴不足 D. 胃肠热盛 E. 疫疠初起

35. 在客色中，冬天的面色相应为

A. 稍白 B. 稍赤 C. 稍青 D. 稍黑 E. 稍黄

36. 患者呕吐清水痰涎，伴胸闷苔腻者，多属

A. 寒呕 B. 热呕 C. 痰饮 D. 食积 E. 气滞

37. 舌体胖大有齿痕，主病为

A. 脾阳虚 B. 脾虚湿盛 C. 脾气虚 D. 肾虚水泛 E. 肾阳虚

38. 观察舌苔辨邪之浅深，主要依据

A. 舌苔有无 B. 舌苔厚薄 C. 舌苔润燥 D. 舌苔颜色 E. 舌苔腐腻

39. 患者颈肿眼突，多由于

A. 精气将绝　B. 脾胃虚弱　C. 肾气将衰　D. 肝郁气结痰凝　E. 肝阳上亢

40. 面部口眼㖞斜，或肌肤不仁，并无其他疾苦者，属

A. 风中脏腑　B. 热极生风　C. 阴虚生风　D. 风中经络　E. 血虚生风

41. 患者神识不清，语言重复，时断时续，声音低弱者，是

A. 谵语　B. 郑声　C. 独语　D. 错语　E. 狂言

42. 燥咳的特点应为

A. 干咳无痰　B. 咳声重浊　C. 咳声轻清　D. 咳嗽痰多　E. 咳声不扬

43. 切脉时用较轻指力诊于寸口皮肤上称

A. 举法　B. 按法　C. 寻法　D. 切法　E. 摸法

44. 脉来缓慢而时止，止无定数者，是

A. 促脉　B. 结脉　C. 代脉　D. 涩脉　E. 缓脉

45. 气滞血瘀证患者其脉象常见

A. 虚脉　B. 实脉　C. 紧脉　D. 迟脉　E. 涩脉

46. 患者素体痰盛而又感受外邪者之脉象是

A. 浮滑　B. 滑数　C. 弦滑　D. 浮数　E. 弦紧

47. 脉搏出现在寸口背侧者，称之为

A. 六阳脉　B. 六阴脉　C. 真脏脉　D. 斜飞脉　E. 反关脉

48. 下列属于弦脉形态特点的是

A. 端直以长　B. 脉来绷急　C. 浮而搏指　D. 沉按实大　E. 状如波涛

49. 脉势来去俱盛，三部举按均有力者属

A. 洪脉　B. 滑脉　C. 紧脉　D. 实脉　E. 弦脉

50. 脉来缓怠，一息不足四至，是

A. 缓脉　B. 结脉　C. 迟脉　D. 代脉　E. 涩脉

51. 弦细脉的主病为

A. 肝郁气滞　B. 阴虚有热　C. 血虚肝郁　D. 寒滞肝脉　E. 肝郁血瘀

52. 下列诸脉之中不主虚证之脉是

A. 细脉　B. 微脉　C. 紧脉　D. 浮脉　E. 濡脉

53. 脉象沉而细软，为

A. 细脉　B. 濡脉　C. 弱脉　C. 虚脉　E. 代脉

54. 下列相兼脉象中，不可能相兼的脉象是

A. 弦细脉　B. 细涩脉　C. 迟滑脉　D. 沉细脉　E. 结代脉

55. 痰饮内积的患者，其脉象多为

A. 弦滑脉　B. 弦紧脉　C. 弦数脉　D. 弦细脉　E. 弦缓脉

56. 下列症状中，诊断表证最具意义的是

A. 脉浮　B. 恶寒　C. 头身痛　D. 舌苔薄白　E. 流涕

57. 邪在半表半里的特征性症状是

A. 胸胁苦满 B. 口苦咽干 C. 寒热往来 D. 脉弦 E. 目眩

58. 表证之恶寒，是由于

A. 风性开泄，腠理疏松 B. 外邪束表，卫阳闭郁 C. 卫阳不固，腠理疏松 D. 肺卫气虚，风寒外袭 E. 素体阳虚，寒自内生

59. 真寒假热证的病机是

A. 阴盛格阳 B. 阴盛阳衰 C. 阳盛阴衰 D. 真阴欲竭 E. 阳盛格阴

60. “至虚有盛候”、“大实有羸状”均是

A. 虚实转化 B. 虚实错杂 C. 虚实真假 D. 真虚假实 E. 真实假虚

61. 阴虚患者在渴饮方面的表现是

A. 咽干少饮 B. 渴喜冷饮 C. 渴喜热饮 D. 漱水不咽 E. 大渴引饮

62. 下列诸症中与里证无关的是

A. 但热不寒 B. 但寒不热 C. 舌苔黄厚 D. 脉沉而迟 E. 恶寒发热

63. 下述症状中，阳虚证患者一般不见

A. 神疲乏力 B. 形寒肢冷 C. 口淡不渴 D. 大便溏薄 E. 脉细苔少

64. 患者身热恶热，汗多尿黄，口渴乏力，多属

A. 火热证 B. 湿淫证 C. 暑淫证 D. 风淫证 E. 温燥证

65. 患者久泻不愈，腹部坠胀，少气倦怠，头晕眼花，舌淡脉弱，证属

A. 气虚证 B. 气陷证 C. 气血两虚证 D. 血虚证 E. 气滞证

66. 患者头痛，眩晕，甚至昏厥，证属

A. 胃气上逆 B. 肺气上逆 C. 肝气上逆 D. 肝胃不和 E. 肝火上炎

67. 某女患者月经经期错乱，经色紫暗，夹有血块，且少腹冷痛，形寒肢冷，舌紫暗，属

A. 血瘀证 B. 气滞血瘀证 C. 血寒证 D. 气虚血瘀证 E. 气滞证

68. 患者咳嗽吐痰，量多清稀，且气喘，胸闷，辨证是

A. 悬饮 B. 痰饮 C. 支饮 D. 溢饮 E. 水饮

69. 气滞证中出现疼痛，其性质一般为

A. 胀痛 B. 刺痛 C. 隐痛 D. 酸痛 E. 空痛

70. 临床以出血和气虚共见为辨证要点者属

A. 气不摄血证 B. 气阴两虚证 C. 气血两虚证 D. 气滞血瘀证 E. 气虚血瘀证

【B 型题】

问题 1～2

A. 胀痛 B. 刺痛 C. 隐痛 D. 掣痛 E. 空痛

1. 气滞证出现的疼痛，其特征为
2. 血瘀证出现的疼痛，其特征为

问题 3～5

A. 日晡发热，热势较高 B. 自觉发热，渴欲饮水 C. 午后低热，骨蒸发

热 D. 身热夜甚，舌绛脉数 E. 身热不扬，头身困重

3. 湿温病发热的特点是
4. 阴虚发热的特点是
5. 阳明潮热的特点是

问题 6～8

A. 口不渴饮 B. 渴不多饮 C. 饮不欲咽 D. 口渴多饮 E. 饮入即吐

6. 消渴患者口渴饮水的特点是
7. 湿热内蕴患者口渴饮水的特点是
8. 水逆证患者口渴饮水的特点是

问题 9～11

A. 恶风 B. 恶寒 C. 寒战 D. 畏寒 E. 肢厥

9. 外感寒邪表证，常表现为
10. 真热假寒证的患者，常见
11. 阳虚证的患者，常表现为

问题 12～14

A. 太阳经 B. 少阳经 C. 阳明经 D. 太阴经 E. 厥阴经

12. 患者前额部疼痛，属何经头痛
13. 患者头巅顶部疼痛，属何经头痛
14. 患者头后部疼痛，属何经头痛

问题 15～16

A. 目眩 B. 目昏 C. 雀盲 D. 视歧 E. 眼花

15. 患者视物昏暗，模糊不清者，多属
16. 视一为二，模糊不清者，称为

问题 17～19

A. 苍黄 B. 萎黄 C. 黄胖 D. 阳黄 E. 阴黄

17. 面色淡黄，枯槁无华，称为
18. 面黄而青者，称为
19. 面目肌肤黄而色泽鲜明者，称为

问题 20～22

A. 气轮 B. 血轮 C. 风轮 D. 肉轮 E. 水轮

20. 按照五轮学说，上下眼睑属于
21. 按照五轮学说，黑睛属于
22. 按照五轮学说，白睛属于

问题 23～25

A. 稍白 B. 稍赤 C. 稍青 D. 稍黄 E. 稍黑

23. 在客色中，冬天的面色相应为

24. 在客色中，春天的面色相应为
25. 在客色中，夏天的面色相应为

问题 26～27

A. 分表里　B. 定虚实　C. 辨寒热　D. 测轻重　E. 估预后

26. 望小儿示指指纹，指纹淡滞的意义是
27. 望小儿示指指纹，指纹红紫的意义是

问题 28～30

A. 促脉　B. 结脉　C. 代脉　D. 涩脉　E. 缓脉

28. 脉来迟而时止，止无定数者，是
29. 脉来迟而时止，止有定数者，是
30. 脉来数而时止，止无定数者，是

问题 31～32

A. 干咳无痰　B. 咳声重浊　C. 咳声轻清　D. 咳嗽痰多　E. 咳声不扬

31. 燥咳的特点应为
32. 湿痰咳嗽的特点应为

问题 33～35

A. 六阳脉　B. 六阴脉　C. 真脏脉　D. 斜飞脉　E. 反关脉

33. 寸口的寸、关、尺三部脉皆显现在寸口背侧者，称为
34. 左右两手寸、关、尺六脉洪大等同而无病候者，称为
35. 左右两手寸、关、尺六脉沉细等同而无病候者，称为

问题 36～38

A. 但热不寒　B. 但寒不热　C. 寒热往来　D. 五心烦热　E. 恶寒发热

36. 阴虚火旺者，常见
37. 半表半里的患者，常见
38. 表证患者，常见

问题 39～41

A. 悬饮　B. 痰饮　C. 支饮　D. 溢饮　E. 水饮

39. 患者咳嗽吐痰，量多清稀，且气喘、心悸、胸闷，辨证是
40. 患者肋间饱满，咳唾引痛，胸闷息促，辨证是
41. 患者脘腹痞胀，泛吐清水，胃脘水声辘辘，辨证是

问题 42～44

A. 高热不退，汗出甚多　B. 寐则汗出，醒则汗止　C. 病情危重，大汗不止　D. 昼常汗出，活动尤甚　E. 先战栗抖动，而后汗出

42. 盗汗是指
43. 自汗是指

44. 绝汗是指

问题 45～47

A. 舌苔的有无　B. 舌苔的润燥　C. 舌苔的厚薄　D. 舌苔的颜色　E. 苔的有根无根

45. 观察舌苔辨别病邪的性质主要是依据
46. 观察舌苔辨别病位的浅深主要是依据
47. 观察舌苔辨别津液的盈亏主要是依据

问题 48～50

A. 浮细无力而软　B. 沉细无力而软　C. 脉细如线，应指明显　D. 极细极软，按之欲绝　E. 脉来迟缓，时有中止

48. 弱脉的特征是
49. 濡脉的特征是
50. 微脉的特征是

问题 51～53

A. 端直以长，如按琴弦　B. 脉来绷急，如转绳索　C. 脉形宽大，来盛去衰　D. 脉来急速，一息五六至　E. 脉来急疾，一息七八至

51. 紧脉的特征是
52. 弦脉的特征是
53. 疾脉的特征是

问题 54～57

A. 心气虚证　B. 肺气虚证　C. 脾气虚证　D. 胃气虚证　E. 肾气虚证

54. 以食欲不振，腹胀便溏，食后痞胀更甚为特征者，多属
55. 以腰膝酸软，小便余沥不尽为特征者，多属
56. 以咳嗽气短，声音低怯，常自汗出为特征者，多属
57. 以心悸不宁，神疲，舌淡，脉弱为特征者，多属

问题 58～61

A. 心阴虚证　B. 肺阴虚证　C. 肝阴虚证　D. 肾阴虚证　E. 胃阴虚证

58. 以干咳痰少，声音嘶哑，咽喉干燥为特征者，多属
59. 以胁肋隐痛，视物模糊，两目干涩为特征者，多属
60. 以心烦心悸，失眠多梦为特征者，多属
61. 以胃脘隐痛，干呕呃逆，饥不欲食为特征者，多属

问题 62～65

A. 心阳虚证　B. 脾阳虚证　C. 肾阳虚证　D. 胃阳虚证　E. 心肾阳虚证

62. 以食少便溏，腹胀腹痛，畏寒怕冷为特征者，多属

63. 以腰膝酸软冷痛，性欲减退，夜尿频多为特征者，多属

64. 以心悸怔忡，心胸憋闷，畏冷肢凉为特征者，多属

65. 以胃脘冷痛，喜温喜按，泛吐清水为特征者，多属

问题 66～68

A. 心血虚证　B. 肝血虚证　C. 心肝血虚证　D. 心脾两虚证　E. 气血两虚证

66. 以头晕眼花，视力减退，妇女月经量少色淡，肢麻脉细为特征者，多属

67. 以心悸失眠，健忘多梦，舌淡脉细为特征者，多属

68. 以神疲乏力，心悸健忘，食少便溏，舌淡脉弱为特征者，多属

问题 69～70

A. 心火亢盛证　B. 肝胆火盛证　C. 肺热炽盛证　D. 胃热炽盛证　E. 肝火犯肺证

69. 以胸痛，咳喘气粗，咽喉红肿，舌红苔黄脉洪为特征者，多属

70. 以胁肋灼痛，烦躁耳鸣，面红目赤，口干口苦为特征者，多属

【X 型题】

1. 现病史主要包括

A. 现在症状　B. 以往生病情况　C. 发病情况　D. 病变经过　E. 诊断治疗经过

2. 微热的病因可有

A. 里热炽盛　B. 正气亏虚　C. 血液亏虚　D. 阴液亏少　E. 气机郁滞

3. 瘀血可见哪些性质的疼痛

A. 固定痛　B. 胀痛　C. 刺痛　D. 走窜痛　E. 痛拒按

4. 长期耳鸣失聋的病因有哪些

A. 气血瘀阻　B. 肾虚精亏　C. 肝火上扰　D. 肝肾阴虚　E. 痰湿蒙窍

5. 主诉的记录，应注意症状体征的

A. 部位　B. 类别　C. 性质　D. 程度　E. 时间

6. 但热不寒的热型有

A. 壮热　B. 郁热　C. 潮热　D. 微热　E. 烦热

7. 表证有汗，可见于

A. 表寒证　B. 表热证　C. 表虚证　D. 表实证　E. 伤湿证

8. 肾阳虚证患者小便异常，常有

A. 余沥不尽　B. 小便清长　C. 小便失禁　D. 尿少浮肿　E. 小便短赤

9. 妇女月经先期的常见原因是

A. 血虚　B. 血瘀　C. 血热　D. 寒滞　E. 气虚

10. 患者口渴喜热饮，饮量不多，见于

A. 痰饮内停　B. 湿热内蕴　C. 热入营血　D. 阳气虚弱　E. 瘀血内阻

11. 导致疼痛的原因常有

A. 感受外邪　B. 气滞血瘀　C. 痰浊凝滞　D. 虫积食积　E. 气血精亏

12. 五更泄泻常见于

A. 脾阳虚证　B. 肾阳虚证　C. 脾肾阳虚证　D. 肝脾不调证　E. 脾胃气虚证

13. 患者口渴多饮，常见于

A. 热盛伤津　B. 消渴病　C. 吐泻耗津　D. 湿温病　E. 阴虚内热

14. 阳明潮热的特点是

A. 发热具有规律　B. 热自内向外透发　C. 热势较高　D. 伴腹胀便秘　E. 下午 3～5 时热甚

15. 五色诊中，黄色主

A. 寒证　B. 痛证　C. 虚证　D. 瘀证　E. 湿证

16. 五色主病中，主虚证的病色有

A. 赤色　B. 白色　C. 黄色　D. 青色　E. 黑色

17. 舌色中，主热证的舌色有

A. 青舌　B. 紫舌　C. 红舌　D. 绛舌　E. 淡红舌

18. 腐苔的辨苔要点是

A. 颗粒疏松　B. 刮之不脱　C. 揩之可去　D. 形如豆腐渣堆积　E. 状如油腻黏液

19. 颜面发赤，可能相关的证候是

A. 实热证　B. 虚热证　C. 假热证　D. 痛证　E. 湿证

20. 有神的表现为

A. 肌肉不削　B. 目光精彩　C. 神志清楚　D. 面红如妆　E. 语言洪亮

21. 眼眶周围色黑是因为

A. 瘀血　B. 肾虚　C. 水饮　D. 痛证　E. 寒湿带下

22. 舌质青紫可见于

A. 气滞　B. 血瘀　C. 热炽　D. 寒凝　E. 外伤

23. 红绛舌，常见于

A. 里实热证　B. 阴虚火旺证　C. 气虚血瘀证　D. 痰瘀内阻证　E. 气滞血瘀证

24. 腻苔主病为

A. 湿浊　B. 痰饮　C. 食积　D. 胃气虚　E. 邪热有余

25. 阳气虚证患者的舌象可出现

A. 齿痕舌　B. 芒刺舌　C. 裂纹舌　D. 胖大舌　E. 嫩舌

26. 与肝风内动有关的舌态是

A. 痿软舌　B. 强硬舌　C. 震颤舌　D. 歪斜舌　E. 吐弄舌

27. 白苔的主病包括

A. 寒证　B. 虚证　C. 表证　D. 实证　E. 里证

28. 强硬舌的主病是
A. 热扰心神　B. 热盛伤津　C. 气血亏虚　D. 阴津不足　E. 中风先兆
29. 胃阴虚证患者的舌象可出现
A. 舌质红　B. 胖嫩舌　C. 瘦薄舌　D. 少苔　E. 少津
30. 舌体短缩可见于
A. 寒凝经脉　B. 痰湿内阻　C. 气血亏虚　D. 热盛伤津　E. 疫毒攻心
31. 舌淡胖大，舌苔滑，多由于
A. 脾肾阳虚　B. 寒湿内侵　C. 心脾热盛　D. 酒毒上攻　E. 湿热内盛
32. 喘证的临床特点是
A. 呼吸困难　B. 短促急迫　C. 喉中哮鸣　D. 张口抬肩　E. 鼻翼煽动
33. 因心神病变所致语言错乱，包括
A. 狂言　B. 郑声　C. 独语　D. 呻吟　E. 谵语
34. 虚脉的脉象特点是
A. 来去怠缓　B. 举之无力　C. 按之空虚　D. 极软沉细　E. 按之欲绝
35. 弱脉实际上是相兼脉，包括
A. 细脉　B. 缓脉　C. 虚脉　D. 沉脉　E. 微脉
36. 沉脉的脉象特点是
A. 重按始得　B. 重按稍减　C. 轻取不应　D. 按之空虚　E. 推筋按骨
37. 弦细数脉可见于
A. 肝阴虚证　B. 肝血虚证　C. 肝肾阴虚证　D. 肝火上炎证　E. 肝阳上亢证
38. 弦脉的主病包括
A. 肝病　B. 胆病　C. 疟疾　D. 疼痛　E. 痰饮
39. 脉象弦数，可见于
A. 肝火上炎证　B. 热极生风证　C. 肝郁气滞证　D. 肝胆湿热证　E. 肝阳上亢证
40. 某患者脉象艰涩不畅，如轻刀刮竹，其主病可是
A. 伤精　B. 血少　C. 气滞血瘀　D. 亡阳　E. 湿盛
41. 洪数脉多见于
A. 痰热证　B. 食积证　C. 阳明经证　D. 气分证　E. 湿热证
42. 里证的寒热变化一般是
A. 但热不寒　B. 寒热往来　C. 但寒不热　D. 寒热并见　E. 寒热转化
43. 亡阳证患者临床可见到
A. 冷汗淋漓　B. 四肢厥冷　C. 舌红而干　D. 脉微欲绝　E. 呼吸短促
44. 阳虚证患者小便改变，可见到
A. 尿清　B. 尿少　C. 夜尿多　D. 尿涩痛　E. 尿后余沥不尽
45. 半表半里证的临床表现有

A. 寒热往来　B. 目眩　C. 口苦咽干　D. 胸胁苦满　E. 脉浮数

46. 寒证的临床表现可见

A. 面白　B. 畏寒　C. 肢冷　D. 便稀恶臭　E. 尿清

47. 寒热错杂证包括

A. 上热下寒证　B. 上寒下热证　C. 真寒假热证　D. 真热假寒证　E. 表寒里热证

48. 八纲证候之间的关系包括

A. 证候相兼　B. 证候错杂　C. 证候真假　D. 证候转化　E. 真寒假热

49. 热入营血，迫血妄行，故见

A. 烦躁　B. 衄血　C. 口渴欲饮　D. 舌质红绛　E. 皮肤发斑

50. 风淫证患者可出现

A. 发热恶风　B. 皮肤瘙痒　C. 颜面麻木　D. 口眼㖞斜　E. 关节疼痛

51. 寒淫证患者可出现

A. 恶寒无汗　B. 手足拘急　C. 脘腹冷痛　D. 胸闷苔滑　E. 身体强直

52. 气逆证常见的病变脏腑是

A. 心　B. 肝　C. 脾　D. 肺　E. 肾

53. 血瘀证疼痛的特点是

A. 痛如针刺　B. 痛有定处　C. 痛处拒按　D. 与情志有关　E. 夜间加重

54. 血寒证的辨证要点是

A. 手足冷痛　B. 口淡欲饮　C. 少腹冷痛　D. 肤色紫暗　E. 舌红脉迟

55. 气陷证的主要临床表现是

A. 少气倦怠　B. 四肢不温　C. 头晕眼花　D. 月经过多　E. 内脏下垂

56. 胃气上逆证的临床表现有

A. 嗳气　B. 呃逆　C. 恶心　D. 呕吐　E. 叹息

57. 肺气上逆证的临床表现有

A. 喘息　B. 呃逆　C. 咳嗽　D. 嗳气　E. 少气

58. 气不摄血与气随血脱证均可出现

A. 面色苍白　B. 舌质淡白　C. 出血　D. 大汗淋漓　E. 四肢厥冷

59. 痰证的临床证型包括

A. 痰停于肺　B. 痰停局部　C. 痰浊中阻　D. 痰蒙清窍　E. 痰蒙心神

60. 痰停积于局部，则可见

A. 瘰疬　B. 癫病　C. 瘿瘤　D. 乳癖　E. 痫病

61. 阴虚证可见

A. 盗汗　B. 五心烦热　C. 口渴多饮　D. 便干尿黄　E. 肢寒畏冷

62. 亡阴证的临床表现有

A. 汗冷味淡　B. 口渴喜饮　C. 唇舌干红　D. 汗出如油　E. 身热恶热

63. 气虚证的常见表现有
A. 神疲乏力　B. 少气懒言　C. 自汗　D. 盗汗　E. 面白无华
64. 以下何为脾病常见症状
A. 腹胀腹痛　B. 不欲饮食　C. 便溏浮肿　D. 身体困重　E. 慢性出血
65. 痰火扰心证的辨证要点是
A. 发热　B. 心烦　C. 舌苔黄　D. 痰盛　E. 神志错乱
66. 痰湿阻肺证的辨证要点是
A. 胸闷　B. 痰多色白　C. 咳嗽　D. 舌苔白腻　E. 脉滑
67. 胃寒证的诊断要点是
A. 胃脘冷痛　B. 口泛清涎　C. 感寒病史　D. 舌苔白滑　E. 脉沉迟
68. 寒湿困脾与湿热蕴脾两证均可见
A. 口淡不渴　B. 脘腹痞闷　C. 身目发黄　D. 头身困重　E. 肢体浮肿
69. 肝风内动的常见原因有
A. 热极　B. 阳亢　C. 气虚　D. 血虚　E. 阴虚
70. 肾气不固患者的小便改变，可见
A. 尿频清长　B. 余沥不尽　C. 遗尿　D. 小便失禁　E. 小便短少

【是非判断题】

1. 证是指代表某证的主要症状和体征。（　）
2. 肾不纳气证即心肾的阴虚阳亢之征。（　）
3. 患者恶寒发热同时并见，多属外感表证。（　）
4. 耳鸣如潮，按之可减，属阴虚火旺。（　）
5. 肝阳上亢既能引起头胀痛，又能导致头重痛。（　）
6. 汗液形成的基本条件是津液和阳气。（　）
7. 因肝属木，味酸，所以口酸只见于肝胃郁热。（　）
8. 胀痛虽是气滞的主要表现，但并非所有胀痛都属气滞证。（　）
9. 寒热往来是少阳证主症之一，故凡出现寒热往来，就应诊断为少阳证。（　）
10. 感受外邪出现恶寒重发热轻者，一般多属风寒表证。（　）
11. 只要口渴就提示体内津液不足。（　）
12. 主诉是患者就诊时所陈述的最主要的症状或体征。（　）
13. 畏寒的特点是自觉怕冷，加衣取暖不解其寒。（　）
14. 阳明潮热的特点是热势较高，日晡热甚，腹胀便秘。（　）
15. 所谓盗汗，即夜间出汗。（　）
16. 饥不欲食是因胃阴亏虚，虚火内扰所致。（　）
17. 患者腰痛绵绵，酸软无力者，属寒湿腰痛。（　）
18. 既往史是指除主诉所述疾病以外的患病或健康状况。（　）
19. 患者头痛连及项部痛属厥阴经头痛。（　）
20. 患者口干，但欲漱水不欲咽，属瘀饮内停之征。（　）

21. 小便失禁，余沥不尽均为肾阳亏虚，开合失度所致。（　）
22. 五更泄泻、完谷不化、滑泄失禁等均由肾阳亏虚所致。（　）
23. 人的面部皮肤的色泽即为常色。（　）
24. 面黑干焦为肾阴虚；面黑暗淡为肾虚水寒。（　）
25. 患者颈前颌下，肿块如垒，累如串珠者，是谓瘰疬。（　）
26. 根据五轮学说，黑睛属肝，称"风轮"。（　）
27. 善色是指健康人的肤色，其特点明润有光泽。（　）
28. 绛舌主热不主寒证。（　）
29. 舌生芒刺，必是邪热亢盛。（　）
30. 黄苔主热和痰证。（　）
31. 舌苔干燥，必是伤津。（　）
32. 察舌苔腐腻可了解津液的变化。（　）
33. 舌苔颜色由白转黄，为表邪化热入里的征象。（　）
34. 舌质鲜红起芒刺，多为热入营血。（　）
35. 青紫舌质和灰黑舌苔既主热证又主寒证。（　）
36. 患者神识昏糊，胡言乱语，声高有力，谓之谵语，因热扰心神所致。（　）
37. 患者咳声如犬吠，是白喉病的表现。（　）
38. 凡两手寸口部寸关尺六脉常见沉细等同者，称为六阴脉。（　）
39. 已婚妇女停经而见滑脉，可能为受孕征象。（　）
40. 春季见弦脉，夏季见洪脉，皆属四季平脉。（　）
41. 病和证均以症作为诊断的基础。（　）
42. 表证见恶寒，是因外邪袭表，卫阳被遏，肌表失煦所致。（　）
43. 寒证，是感受寒邪所表现的证候。（　）
44. 所谓"热深厥亦深"是指真热假寒证。（　）
45. 患者恶风、汗出、脉浮缓，因脾肺气虚，肌表疏松所致。（　）
46. 寒证化热，指患者先有寒证，后出现热证的证候。（　）
47. 半表半里证即病变一半在表，一半在里的证候。（　）
48. 临床所见的亡阳证，一般是指心肾阳气虚脱。（　）
49. 真寒假热证的表现有四肢厥冷、小便清长、下利清谷、口渴喜热饮等。（　）
50. 由于瘀血内阻所引起的病证称为血瘀证。（　）
51. 气逆证主要表现为肺胃肝之气上逆而所引起的病症。（　）
52. 胁间饱满，咳唾引痛，胸闷息促，是为支饮。（　）
53. 肢体浮肿，沉重酸痛，小便不利，称为溢饮。（　）
54. 气陷证的本质是脾气亏虚，清阳下陷。（　）
55. 气不固证是以自汗或大便、小便、经血、胎元、精液等不固为主要表现的虚弱证候。（　）
56. 气滞证以胸胁脘腹或损伤部位的胀闷、胀痛、窜痛为主要表现。（　）

57. 血热证常表现为身热口渴、谵语、斑疹吐衄、舌淡白、脉数等症状。（　）
58. 血寒证主要因寒邪侵犯血脉，或阴寒内盛，凝滞脉络而成。（　）
59. 痰阻心脉的疼痛以刺痛为特点。（　）
60. 脾阳虚证与寒湿困脾证均有纳呆食少、腹胀、便溏等表现。（　）

【填空题】

1. 我国现存最早的舌诊专著是________，最早的脉诊专著是________。
2. 中医诊断学的基本原理有司外揣内、________和________。
3. “十问歌”中，三问________，九问________。
4. 重痛，多因________而致；走窜痛多因________所致。
5. 寒热往来，发无定时，可见于________病，主________证。
6. 但热不寒，多属阳盛阴虚的里热证，可分为________、________和________3种类型。
7. 黄疸色泽鲜明如橘色者，称________；色泽晦暗如烟熏者，称________。
8. 消谷善饥多见于________；饥不欲食是________的表现。
9. 因实致痛的病机是________；因虚致痛的病机是________。
10. 潮热是指________，或________，如潮汐之有定时的症状。
11. 大便先干后稀，多属________。
12. 但头汗出的病理性原因有上焦热盛、________和________。
13. 临床常见的寒热类型有________、________、________、________。
14. 消谷善饥多见于消渴病，多因________所致；饥不欲食是________的表现。
15. 小便余沥不尽和失禁多因________所致；尿短赤频数多属________。
16. 久病本不能食，突然暴食，称为________，是________征象。
17. 望神色包括得神、失神、________、假神和________。
18. 常色的特点________、________；病色的特点是________、________。
19. 五色主病，黑色主________、寒证、________、血瘀。
20. 得神的表现为神志清楚，两目精彩，面色________，动作________。
21. 患者面色萎黄为________证；面色黄而虚浮为________证。
22. 满面通红为________证；两颧潮红为________证。
23. 望舌主要观察舌的________和________两方面。
24. 据舌面分候五脏理论，舌尖红赤多属________，舌边红赤多属________。
25. 舌质红绛起芒刺，多属________证；若舌质鲜红而少苔，则属________证。
26. 舌色淡白，舌体胖大者多为________、________；舌胖大而色红者多为________。
27. 舌苔的厚薄变化，主要反映________。
28. 正常脉象的特点是________，________，有根。
29. 久病阴虚内热，其脉________；若阳虚内寒，其脉________。
30. 弦脉的主病是________、________、痰饮。

31. 弱脉实质是三合相兼脉，由沉、________、________脉所组成。
32. 细脉的脉象特征是________，________。
33. 太阳中风证者脉象多见________；太阳伤寒证者脉象多见________。
34. 细脉、微脉、弱脉、濡脉指感的共同点是脉形________，脉势________。
35. 虚与实主要反映病变过程中________的强弱和________的盛衰。
36. 八纲证候之间相互联系，可出现证候的相兼、错杂、________和________等。
37. 按诊的手法主要是触、________、按、________四法。
38. “至虚有盛候”的本质是________证；“大实有羸状”的本质是________证。
39. 真热假寒证又称为________证、________证。
40. 阳虚证患者舌淡胖，脉沉迟无力；阴虚证患者舌________，脉________。
41. 燥淫证候因气候偏热偏寒的不同，又有________、________之分。
42. 七情病证中，过悲则伤________，过思则伤________。
43. 亡阳证的表现，以冷汗淋漓、汗质稀淡，神情淡漠，肌肤________，面色________，脉________等为证候特点。
44. 气虚类证包括________、气陷、________、气脱。
45. 临床常见的气滞证有肝郁气滞证、________、________。
46. 血瘀证的临床表现以疼痛、________、________和舌紫、脉涩为主症。
47. 血虚类证包括________和________。
48. 气不摄血证以________和________为辨证要点。
49. 根据饮停部位的不同，主要可以分为寒饮停肺证、________、饮停胸胁证、________。
50. 痰浊内阻患者的舌苔________，脉象________，是痰证的主症。
51. 饮停胸胁间，称之为________饮；饮停于心肺，称为________饮。
52. 气逆证相关的脏腑主要是胃、________和________。
53. 七情致病中，喜则气缓，悲则气________，恐则气________。
54. 血虚证以患者肌肤黏膜的颜色________、脉________为主要表现。
55. 心病的实证包括心火亢盛证、心脉痹阻证、________证和________证。
56. 肾气不固证以________或________不能固摄的临床表现为审证要点。
57. 心血虚以________、________、多梦、血虚症状共见为辨证依据。
58. 饮停胸胁证以胸胁胀闷疼痛、________为审证要点。
59. 肝风内动证临床常分为________、________、阴虚动风证和血虚生风证。
60. 肝脾不调证的本质是肝________，脾________。
61. 肝胆湿热证表现以________和________为主的证候。
62. 脾气虚证以________、________及气虚证为主要辨证依据。
63. 肝病的虚证包括________证和________证。
64. 膀胱湿热证以________、________，并伴见湿热之象为审证依据。
65. 血分证病变主要累及________、________、________三脏。

66. 心肺气虚证除见气虚症外，以________和________为主症。
67. 心脾两虚证实质是心________和脾________并存的证候。
68. 心肾不交证的本质是________和________并存的证候。
69. 六经病证中的三阳病证以________的病变为基础；三阴病证以________的病变为基础。
70. 少阳病证以________、________、________等为辨证依据。

参考答案

【A 型题】

1. B	2. C	3. E	4. D	5. E	6. C	7. C	8. D	9. C	10. C
11. E	12. B	13. A	14. C	15. C	16. A	17. B	18. C	19. D	20. B
21. D	22. A	23. B	24. D	25. E	26. D	27. B	28. A	29. C	30. D
31. D	32. A	33. B	34. D	35. D	36. C	37. D	38. B	39. D	40. D
41. B	42. A	43. A	44. B	45. E	46. A	47. E	48. A	49. D	50. A
51. C	52. C	53. C	54. E	55. A	56. B	57. C	58. B	59. A	60. C
61. B	62. E	63. E	64. C	65. B	66. C	67. C	68. C	69. A	70. A

【B 型题】

1. A	2. B	3. E	4. C	5. A	6. D	7. B	8. E	9. B	10. E
11. D	12. C	13. E	14. A	15. B	16. D	17. B	18. A	19. D	20. D
21. C	22. A	23. E	24. C	25. B	26. B	27. C	28. B	29. C	30. A
31. A	32. D	33. E	34. A	35. B	36. D	37. C	38. E	39. C	40. A
41. B	42. B	43. D	44. C	45. D	46. C	47. B	48. B	49. A	50. D
51. B	52. A	53. E	54. C	55. E	56. B	57. A	58. B	59. C	60. A
61. E	62. B	63. C	64. A	65. D	66. B	67. A	68. D	69. C	70. B

【X 型题】

1. ACDE	2. BDE	3. ACE	4. BD	5. ACDE
6. ACD	7. BC	8. BD	9. BCE	10. AD
11. ABCDE	12. BC	13. ABCE	14. ACDE	15. CE
16. ABCE	17. BCD	18. ACD	19. ABC	20. ABCE
21. BCE	22. ABCDE	23. AB	24. ABC	25. ADE
26. BCDE	27. AC	28. ABE	29. ACDE	30. ABCD
31. AB	32. ABDE	33. ABCE	34. BC	35. ACD
36. AC	37. ACE	38. ABDE	39. ABE	40. ABC
41. CD	42. AC	43. ABD	44. ABC	45. ABCD
46. ABCE	47. ABE	48. ABCD	49. ABDE	50. ABCDE
51. ABCE	52. BD	53. ABCE	54. ACD	55. ACE
56. ABCD	57. AC	58. ABC	59. ABCDE	60. ACD

61. ABCD　62. BCDE　63. ABCE　64. ABCDE　65. ADE
66. ABCDE　67. ABCDE　68. BCD　69. ABDE　70. ABCD

【是非判断题】

1. ×　2. ×　3. √　4. √　5. ×　6. √　7. ×　8. √　9. ×　10. √
11. ×　12. ×　13. ×　14. √　15. ×　16. √　17. ×　18. √　19. ×　20. ×
21. ×　22. ×　23. ×　24. √　25. √　26. √　27. ×　28. √　29. √　30. ×
31. ×　32. ×　33. √　34. ×　35. √　36. √　37. √　38. ×　39. √　40. ×
41. √　42. √　43. ×　44. √　45. ×　46. ×　47. ×　48. √　49. √　50. √
51. √　52. ×　53. √　54. √　55. √　56. √　57. ×　58. √　59. ×　60. √

【填空题】

1.《伤寒金镜录》《脉经》　2. 见微知著　以常衡变　3. 头身　旧病　4. 湿邪困阻气机　气滞　5. 少阳　半表半里　6. 壮热　潮热　微热　7. 阳黄　阴黄　8. 胃火炽盛　胃阴虚证　9. 不通则痛　不荣则痛　10. 按时发热　按时热加重　11. 脾胃虚弱　12. 中焦湿热　虚阳上越　13. 恶寒发热　但寒不热　但热不寒　寒热往来　14. 胃火炽盛　胃阴亏虚　15. 肾气不足　膀胱湿热　16. 除中　胃气将绝　17. 少神　神乱　18. 明润　含蓄　晦暗　暴露　19. 肾虚　水饮　20. 荣润　自如　21. 脾胃气虚　脾虚水停　22. 实热　虚热　23. 舌苔　舌质　24. 心火亢盛　肝胆火盛　25. 实热　虚热　26. 气虚　阳虚　里热　27. 邪正的盛衰　28. 有胃　有神　29. 沉细数　沉迟无力　30. 肝胆病　诸痛症　31. 细　虚　32. 细小如线　应指明显　33. 浮缓　浮紧　34. 细小　软弱无力　35. 人体正气　致病邪气　36. 转化　真假　37. 摸　叩　38. 真虚假实　真实假虚　39. 热极肢厥　阳盛格阴　40. 红绛　细数　41. 温燥　凉燥　42. 肺　脾　43. 不温　苍白　微欲绝　44. 气虚　气不固　45. 胃肠气滞证　肝胃气滞证　46. 肿块　出血　47. 血虚　血脱　48. 出血　气虚　49. 饮停心包证　饮停胃肠证　50. 腻　滑　51. 悬支　52. 肝　肺　53. 消　下　54. 淡白　细　55. 痰蒙心神　痰火扰神　56. 膀胱　肾　57. 心悸　失眠　58. 咳唾引痛　59. 肝阳化风证　热极生风证　60. 失疏泄　失健运　61. 胁肋胀痛　黄疸　62. 食少腹胀　便溏　63. 肝血虚　肝阴虚　64. 尿频尿急　排尿灼痛　65. 心　肝　肾　66. 心悸　咳喘　67. 血虚　气虚　68. 心阴虚　肾阴虚　69. 六腑　五脏　70. 寒热往来　胸胁苦满　脉弦

§1.3　中药学

基本知识问答

1. 什么是中药性能?

中药性能是指药物与疗效有关的性质和功能，是药物作用于人体后发挥治疗作用所体现出来的特点，用四气、五味、升降浮沉、归经、有毒无毒等方面来表示。中药性能亦称之为药物的偏性，是药物治病的基础。

2. 中药治病的原理是什么?

利用药物的性能（即药物偏性），扶正祛邪，消除病因，纠正脏腑经络气血失调的病理状况，使失调的阴阳重新恢复平衡。亦即“以偏纠偏”。

3. 什么是四气? 四气确定依据是什么?

四气，也称四性，即药物具有的寒热温凉四种不同的药性。它反映药物在影响人体阴阳盛衰、寒热变化方面的作用倾向。

四气的确立是从药物作用于机体所发生的反应概括出来的，是与所治疾病的寒热性质相对而言的。凡能够减轻或消除热证的药物，一般属于寒性或凉性；反之，能够减轻或消除寒证的药物，一般属于温性或热性。

4. 什么是中药的五味?

五味的本义是指药物和食物的真实滋味。药物和食物的滋味不止五种，辛甘酸苦咸是五种最基本的滋味。中药的五味既表示药物的实际滋味，同时也反映药物的实际功能。

5. 中药五味各有何作用?

辛：能散、能行。有发散、行气、活血等作用。

甘：能补、能缓、能和。有补益、缓急止痛、调和药性、和中等作用。

酸：能收、能涩。有收敛固涩作用。

苦：能泄、能燥、能坚。泄指通泄、降泄、清泄作用；燥指燥湿的作用；坚指泻火坚阴作用。

咸：能软、能下。有软坚散结和泻下的作用。

6. 什么是归经? 药物归经是怎样确定的?

归经是药物作用的定位概念，是指药物对于机体不同脏腑经络的选择性作用。归经的确立是以脏腑、经络理论为基础，以所治疗的具体病证为依据，通过临床实践，从药物的实际疗效观察中归纳总结出来的。

7. 什么是升降浮沉？

升降浮沉反映药物作用的趋向性，是与所治疾病的病势和病位相对而言的。能治疗病势向下，病位在上、在表病证的药物多具有升浮性；能治疗病势向上，病位在下、在里病证的药物多具有沉降性。

8. 影响药物升降浮沉的因素有哪些？

（1）药物质地和性味：花、叶、皮、枝等质轻的药物大多升浮；种子、果实、矿物、贝壳等质重者大多沉降。具辛甘之味和温热之性的药多升浮；具酸苦咸涩之味和寒凉之性的药物多沉降。

（2）炮制和配伍：就炮制而言，酒炒则升，姜汁炒则散，醋炒则收敛，盐水炒则下行。就配伍而言，性属升浮的药物在同较多沉降药配伍时，其升浮之性受到一定的制约；反之，性属沉降的药物同较多的升浮药同用，其沉降之性亦能受到一定程度的制约。

9. 什么是毒性？什么是毒药？

毒性是指药物对机体的损害性，是衡量药物安全性的一个指标。具有毒性作用的药物叫毒药。毒药根据其对人体损害性程度的不同，分为大毒、有毒、小毒三类。

10. 什么是中药的配伍？配伍可达到什么目的？

配伍是按病情需要和药性的特点，将两种以上的药物配合使用。药物通过配伍，可以增强药物作用，提高疗效；抑制、消除药物的毒副作用；扩大药物治疗范围，全面兼顾复杂病情。

11. 什么是中药“七情”？

中药“七情”是指单味药的应用，及药物组合后药物间相互作用可能产生的几种情况，前人用单行、相须、相使、相畏、相杀、相恶、相反 7 个方面来概括。

12. 什么是单行、相须、相使、相畏、相杀、相恶、相反？

单行：是指用单味药治疗某种病情单一的疾病。

相须：是指两种功效类似的药物配合应用，可以增强原有药物功效的关系。

相使：是以一种药为主，另一种药为辅，两药合用，辅药可以提高主药功效的关系。

相畏：一药的毒副作用，被另一药抑制或消除的关系。

相杀：一种药物能减轻或消除另一种药物的毒副作用的关系。

相恶：两药合用，一种药物能使另一种药物功效降低、甚至丧失的关系。

相反：两种药物合用，能产生或增强毒副作用的关系。

13. 中药“七情”用药的原则是什么？

药物“七情”中，相须、相使属于增强疗效的配伍关系；相畏、相杀属于降低或消除毒副作用的配伍关系，是组方用药时应充分利用的。单行是单方的基础，虽不属于配伍关系，也是临床用药的常用形式。而相恶、相反降低药物疗效或产生增强毒性，属于配伍禁忌。

14. 中药用药禁忌包括哪些方面？

用药禁忌主要包括：配伍禁忌、妊娠用药禁忌、证候禁忌和服药时的饮食禁忌4个方面。

15. 中药配伍禁忌的内容是什么？

配伍禁忌，是指某些药物合用会产生毒副作用，或降低破坏药效，因而应该避免配合应用的药物。中药配伍禁忌的主要内容是“十八反”和“十九畏”。

“十八反”是指：甘草反甘遂、大戟、海藻、芫花；乌头反贝母、瓜蒌、半夏、白蔹、白及；藜芦反人参、沙参、丹参、玄参、苦参、细辛、芍药。

“十九畏”是指：硫黄畏朴硝，水银畏砒霜，狼毒畏密陀僧，巴豆畏牵牛，丁香畏郁金，川乌、草乌畏犀角，牙硝畏三棱，官桂畏赤石脂，人参畏五灵脂。

16. 妊娠用药禁忌的内容是什么？

有损害胎元或引起堕胎等副作用的药物属于妊娠用药禁忌的范围。根据其程度不同又分为禁用和慎用两类。禁用药大多系剧毒药，或药性作用峻猛之品，及堕胎作用较强的药，如巴豆、牵牛等；慎用药则主要是通经破瘀、行气破滞、辛热、滑利药，如桃仁、枳实、附子、瞿麦等。

17. 什么是剂量？

剂量，又称为用药量，即每味药干燥饮片入汤剂成人的一天剂量。也指在方剂中药与药之间的比较分量，即相对剂量。

18. 确定剂量的因素有哪些？

(1) 药物方面：①药材质量，质优力足，量小；质次，量大。②药材质地，质轻者量轻，质重者量重。③药物性味，性弱，味淡，量重；性强，味浓，量轻；无毒者量大，有毒者量严格控制。

(2) 应用方面：①配伍，单方量大，复方量小；主药量大，辅药量小。②剂型，汤剂量大，丸散量小。③用药目的，如槟榔消积行气利水6～15g，驱虫60～120g。

(3) 患者方面：①年龄，小儿、老年人量小，5岁以下小儿用1/4成人量，5岁以上小儿1/2成人量。②性别，经期、妊娠期用活血药量小。③体质，体强者量宜大，体弱者量宜小。④病程，新病量宜大，久病量宜小。⑤病势，病重者量宜大，病轻者量宜小。

(4) 其他方面：根据地区、季节、居处等方面情况区别用药量，做到“因时制宜”、“因地制宜”。

19. 常用的特殊煎药法有哪些?

有先煎、后下、包煎、另煎、溶化（烊化）、泡服、冲服等。

（1）先煎：适用于矿物、贝壳类质硬有效成分难于煎出者，如磁石、牡蛎；或毒烈性药久煎可减毒，如乌头、附子等。

（2）后下：适用于成分易挥发、易破坏者，不耐煎煮者，如薄荷、青蒿、砂仁、大黄等。

（3）包煎：适用于粉末、细小种子、花粉类易混浊药液，刺激咽喉者，如滑石、车前子、旋覆花等。

（4）另煎：适用于贵重药，以更好的煎出有效成分，如人参等。

（5）溶化（烊化）：适用于胶质、黏性大的药，如阿胶、饴糖等。

（6）泡服：适用于易溶解、易破坏的药物，如藏红花、番泻叶等。

（7）冲服：适用于贵重药、不耐高热、难溶解和汁液性的药，如牛黄、雷丸、三七、竹沥等。

20. 解表药的性能有何特点? 具有何功效? 分为哪两类? 各适应于何病证?

解表药多味辛轻扬升浮，入肺、膀胱经。有发汗解表作用，兼能利尿消肿、止咳平喘、透疹、止痛、消疮等。

解表药根据其性味功效的不同分为发散风寒药和发散风热药，分别适用于风寒表证和风热表证。

21. 麻黄与桂枝功效应用有何异同?

麻黄与桂枝味辛性温，均能发汗解表，用治外感风寒，恶寒发热、头身疼痛、无汗、脉浮的风寒表实证。麻黄发汗力强，用治外感风寒无汗的表实证；兼宣肺平喘，利水消肿，用治肺气不宣的咳喘，水肿初起。

桂枝发汗之力较缓，外感风寒表实证、表虚证均用；兼温通经脉，助阳化气，用治胸痹心痛、风寒湿痹、经闭痛经、脘腹冷痛、眩晕、心悸、水肿、小便不利等。

22. 荆芥与防风功效应用有何异同?

荆芥与防风均能祛风解表，用治风寒感冒、风热感冒及风疹瘙痒。

荆芥透散发汗之力较强，兼能透疹，消疮，止血（炒炭），用治疮疡初起、麻疹初起、吐血、衄血、便血、崩漏等证。

防风祛风之力较强，用治外风、内风多种风证；兼能胜湿止痛、止痉、止泻，用治外感风湿表证、风寒湿痹、破伤风及腹痛、泄泻等证。

23. 桑叶与菊花功效应用有何异同?

桑叶与菊花均能疏散风热，平抑肝阳，清肝明目，用治风热感冒或温病初起，肝阳上亢的头痛眩晕，风热或肝火的目赤肿痛等。

桑叶疏散风热力较强，兼清肺润燥，凉血止血，用治燥热咳嗽、血热的吐血、衄血等证。菊花平抑肝阳，清肝明目力较强，兼能清热解毒，用治疔疮肿毒。

24. 柴胡与葛根的功效应用有何异同?

柴胡与葛根均能发表，退热，升阳，用治风热感冒及清阳不升等证。

柴胡升阳长于举陷，用治气虚下陷的食少便溏、久泻脱肛等；兼疏肝解郁，用治少阳发热、肝郁之胸胁胀痛、月经不调、痛经等症。

葛根升阳长于止泻，用治湿热泻痢，脾虚泄泻；兼生津止渴、透疹，用治热病烦渴、阴虚消渴、麻疹初起。

25. 清热药分为几类? 各适应于何病证?

清热药根据其功效、适用证的不同，分为五类：清热泻火药、清热燥湿药、清热解毒药、清热凉血药、清虚热药。

清热泻火药能清气分热，用于高热烦渴等气分实热证；清热燥湿药能清热燥湿，用于泻痢、黄疸等湿热病证；清热解毒药，能清解热毒，用于痈肿疮疡等热毒炽盛的病证；清热凉血药，能清解营分、血分热邪，用于吐衄发斑等血分实热证；清虚热药，能清虚热、退骨蒸，用于温邪伤阴、夜热早凉，阴虚发热、骨蒸劳热等证。

26. 石膏与知母功效应用有何异同?

石膏与知母均能清热泻火，除烦止渴，用治气分实热证、肺胃实热证。

石膏生用清热泻火力强，偏重于清泻肺胃实火，用治肺热咳喘，胃火牙龈肿痛等；煅用能收敛生肌，外用于治疮疡溃烂、久不收口，湿疹湿疮，水火烫伤。

知母长于滋阴润燥，用治肺胃肾阴虚燥证；兼能润肠通便，用治肠燥便秘。

27. 黄芩、黄连与黄柏功效应用有何异同?

黄芩、黄连、黄柏均能清热燥湿，泻火解毒，用治湿热证、热毒证。

黄芩善于清上焦湿热、清肺火，兼凉血止血，除热安胎，用治肺热咳嗽、中上焦郁热、血热吐血、衄血、便血、崩漏、胎热胎动不安、胎漏下血等证。

黄连清热燥湿、泻火解毒力最强，善于清中焦湿热，清心、胃肝火，用治肠湿热泻痢、心烦呕吐、高热神昏、口舌生疮、吐血、衄血、胁肋胀痛、呕吐吞酸、耳痛流脓，目赤肿痛、疔疮走黄等证。

黄柏善于清下焦湿热，用治湿热带下、热淋、湿热脚气、痿证等；兼退虚热，用治阴虚发热、骨蒸潮热、盗汗遗精。

28. 金银花与连翘功效应用有何异同?

金银花与连翘均能清热解毒、疏散风热，用于热毒痈肿疔疮，外感风热或温病初起。

金银花疏散之力较强，兼能凉血止痢，用治热毒血痢。

连翘消痈散结之力较强，兼能清心利尿，用治高热神昏、热淋、瘰疬痰核等。

29. 生地黄与玄参功效应用有何异同？

生地黄与玄参均能清热凉血、养阴生津，用治热入营血、热病伤阴、阴虚消渴、阴虚发热、肠燥便秘等。

生地黄清热凉血、养阴生津力较强，用治血热的吐血、衄血、便血、崩漏。

玄参泻火解毒，散结消痈力较强，用治咽喉肿痛、大头瘟、瘰疬痰核、疮疡肿毒、脱疽等。

30. 牡丹皮与赤芍功效应用有何异同？

牡丹皮与赤芍均能清热凉血、活血祛瘀，用治温热病热入营血、血热出血、多种瘀血、疮疡肿毒等。

牡丹皮清热凉血力较强，兼清虚热，用治阴虚发热。

赤芍活血散瘀力较强，兼清泻肝火，用治肝火目赤肿痛、目生翳障等。

31. 牡丹皮与地骨皮的功效应用的异同？

牡丹皮与地骨皮均能清热凉血、退虚热，用治热入营血、阴虚发热。

牡丹皮长于清热凉血，用治热入营血证；兼活血散瘀，用治瘀血证、痈疡肿毒、肠痈腹痛。

地骨皮长于清虚热，用治阴虚发热；兼清肺降火、生津，用治肺热咳喘、内热消渴。

32. 泻下药分为几类？各有何特点？使用时应注意哪些问题？

泻下药根据作用强弱的不同，分为攻下药、润下药、峻下逐水药三类。

攻下药性味多苦寒，泻下力较强，主要适用于大便秘结，燥屎坚结及实热积滞之证。

润下药多为种子、种仁类，味甘质润，泻下作用和缓，主要适用于年老津枯、产后血虚、热病伤津及失血的肠燥津枯便秘。

峻下逐水药多苦寒有毒，泻下作用峻猛，主要适用于全身水肿，腹部胀满及胸胁停饮等邪盛正气未衰之证。

使用时注意：攻下药、峻下逐水药，其作用峻猛，或具有毒性，易伤正气及脾胃，故年老体虚、脾胃虚弱者当慎用；妇女胎前产后及经期应当忌用；使用作用较强的泻下药时，当奏效即止，慎勿过剂，以免损伤胃气；使用有毒性泻下药，一定要严格炮制法度，控制用量，避免中毒现象发生，确保用药安全。

33. 大黄与芒硝功效应用有何异同？

大黄与芒硝均能泻下通便，用治肠胃实热积滞、大便秘结；外用都能清热消肿，用治痈肿疮毒，红肿热痛。

大黄泻下攻积力强，配伍后用于多种便秘；兼清热泻火、止血、解毒、活血祛瘀、清泄湿热，用治热毒证、血热出血证、火热上炎、多种瘀血、湿热黄疸、热淋涩痛等证。

芒硝长于润燥软坚，善治肠胃燥热便秘；清热消肿多外用。

34. 祛风湿药常与哪些药配伍同用？使用时应注意什么问题？

根据邪气的偏甚及病程的不同，祛风湿药常配伍活血养血药、燥湿药、利湿药、温经药、解表药、补肝肾药同用。

使用时注意：多作酒剂或丸剂服用；药性多燥，易耗伤阴血，故阴虚血亏者应慎用。

35. 羌活与独活功效应用有何异同？

羌活与独活均能祛风湿、止痛、解表，用治风寒湿痹、外感风寒挟湿的表证。羌活发散力强，作用偏上偏表，用治外感风寒表证及上半身的风寒湿痹、肩背疼痛者。

独活祛风湿力较强，作用偏下偏里，善治下半身的风寒湿痹、腰膝腿足关节疼痛及少阴伏风头痛者。

36. 化湿药适应于哪些病证？使用时应注意什么问题？

化湿药主要适用于湿浊内阻，脾为湿困，运化失常所致的脘腹痞、呕吐泛酸、大便溏薄、食少体倦、口甘舌苔白腻等症。湿温、暑湿证亦可选用。

使用时注意：本类药物多属辛温香燥之品，易于耗气伤阴，故阴虚血虚及气虚者宜慎用；因其芳香，多含挥发油，故入煎剂宜后下，不宜久煎，以免降低疗效。

37. 苍术与厚朴功效应用有何异同？

苍术与厚朴均能燥湿运脾，用治湿阻中焦证。

苍术燥湿健脾力强，脾湿偏盛者多用；兼祛风湿、发汗解表、明目，用治风寒湿痹、外感风寒挟湿之表证、夜盲症等。

厚朴兼下气、消积、平喘，用治湿阻、食积气滞的脘腹胀满者及痰饮喘咳、气逆痰多等症。

38. 利水渗湿药有何功效？主要适应于哪些病证？

利水渗湿药具有利水消肿、利尿通淋、利湿退黄等功效，主要适用于小便不利、水肿、淋证、黄疸、湿疮、泄泻、带下、湿温、湿痹等水湿所致的各种病证。

39. 茯苓和薏苡仁功效应用有何异同?

茯苓与薏苡仁均能利水渗湿、健脾，用治脾虚湿盛的水肿、小便不利、泄泻、带下、淋证等。

茯苓健脾力较强，兼宁心安神，用治心悸怔忡、失眠多梦。

薏苡仁利湿力较强，兼能除痹、清热排脓，用治风湿痹痛、肺痈、肠痈、湿温初起等。

40. 温里药适用于哪些病证? 使用时注意什么问题?

温里药适用于里寒证，包括脾胃受寒或脾胃虚寒证的脘腹冷痛、呕吐泄泻；肺寒痰饮证的痰鸣咳喘、痰白清稀、舌淡苔白滑；肝经受寒的少腹冷痛、寒疝作痛或厥阴头痛；肾阳不足的阳痿宫冷、腰膝冷痛、夜尿频多、滑精遗尿；心肾阳虚的心悸怔忡、畏寒肢冷、小便不利、肢体浮肿；亡阳厥逆的畏寒蜷卧、汗出神疲、四肢厥逆、脉微欲绝等。

使用时注意：温里药性多辛热燥烈，易耗阴助火，凡实热证、阴虚火旺、津血亏虚者忌用；孕妇及气候炎热时慎用。

41. 附子与干姜功效应用有何异同?

附子与干姜均能温中散寒、回阳救逆，用治脾胃虚寒证及亡阳厥逆证。

附子回阳救逆力较强，兼补火助阳，散寒止痛，用治肾阳不足之阳痿宫冷、脾肾阳虚之水肿、小便不利，心阳衰弱之胸痹心痛，阳虚外感风寒证及寒湿痹证。

干姜温中力较强，兼温肺化饮，用治寒饮咳喘。

42. 附子与肉桂功效应用有何异同?

附子与肉桂均能补火助阳，散寒止痛，用治阳虚火衰，中寒腹痛，寒痹疼痛等。

附子力猛效速，长于回阳救逆，用治亡阳厥逆证。

肉桂味甘力缓，能引火归元，温通经脉，用治经闭痛经、胸痹寒疝、阴疽、虚阳上浮等。

43. 理气药适用于哪些病证? 使用时应注意哪些问题?

理气药适用于气机不畅所致的气滞、气逆证。气滞证主要包括脾胃气滞的脘腹胀痛、嗳气吞酸、恶心呕吐、腹泻或便秘等；肝气郁滞之胁肋胀痛、抑郁不乐、疝气疼痛、乳房胀痛、月经不调等；肺气壅滞之胸闷胸痛、咳嗽气喘等。气逆证主要是胃气上逆的呕吐嗳气等。

使用时注意：理气药多辛温香燥，易耗气伤阴，故气阴不足者慎用。

44. 陈皮与青皮的功效有何异同?

陈皮与青皮均能行气除胀，可用治脾胃气滞实证。

陈皮行气力缓，长于理气健脾，脾虚气滞亦用；兼燥湿化痰，用治湿痰和寒痰咳嗽。

青皮行气力强，偏于疏肝破气，散结止痛，用治肝气郁滞之胁肋胀痛、乳房胀痛、疝气疼痛，食积气滞之脘腹胀痛，气滞血瘀之癥瘕积聚、久疟痞块等。

45. 木香与香附的功效应用有何异同？

木香与香附均能行气止痛，用治气滞疼痛证。

木香行气止痛力较强，用治多种气滞疼痛病证；尤善于行脾胃大肠之气滞，用治脾胃肠道气滞之脘腹胀痛、食欲不振，泻痢腹痛、里急后重。

香附行气力缓和，偏于疏肝理气、调经止痛，用治肝气郁滞之胁肋脘腹胀痛、月经不调、痛经、乳房胀痛及疝气疼痛等。

46. 消食药常与哪些药配伍同用？

由于证候和病程的不同，消食药多配伍理气药、清热药、温里药、化湿药和健脾药同用。

47. 驱虫药适用于何病证？使用时应注意什么问题？

驱虫药主要用治肠道寄生虫病，如蛔虫病、蛲虫病、绦虫病、钩虫病、姜片虫病等。对人体其他部位的寄生虫，如血吸虫、阴道滴虫等，亦有驱杀作用。

使用时注意：驱虫药一般应在空腹时服用，使药物充分作用于虫体而保证疗效；多加服泻下药，以促进虫体的排出；应用毒性较大的驱虫药时，要注意用量、用法，以免中毒或损伤正气；孕妇、年老体弱者应当慎用；发热或腹痛剧烈者，暂时不宜使用驱虫药。

48. 止血药常与哪些药配伍同用？使用时注意哪些问题？

止血药根据出血原因和病情不同，多配伍清热凉血药、滋阴潜阳药、行气活血药、温阳益气健脾药及大补元气药；为增强止血效果，上部出血多配沉降之品，下部出血多配升浮之品。

使用时注意：凉血止血药、收敛止血药易留瘀，出血有瘀血者不宜单独使用；药物炒炭后多增强止血效果，但少数药以生品止血为佳；若出血过多，气随血脱者，当配大补元气药。

49. 小蓟与大蓟功效应用有何异同？

小蓟与大蓟均能凉血止血，散瘀解毒消痈，用治血热出血，热毒疮痈。

大蓟解毒消痈力稍强，用治吐血、咳血、崩漏为优。

小蓟兼能利尿，善治尿血、血淋。

50. 活血祛瘀药常与哪些药配伍？使用时注意什么问题？

根据导致瘀血原因的不同，使用活血祛瘀药时常配伍温里药、清热药、祛风湿药、行气药、补益药同用。

使用时注意：活血祛瘀药易耗血动血，对妇女月经过多及其他出血证无瘀血现象者忌用；孕妇慎用或忌用。

51. 红花与桃仁功效应用有何异同？

桃仁与红花均能活血祛瘀通经，用治内、外、妇、伤科等多种瘀血证。

桃仁性平，活血能消内痈，常用治肺痈、肠痈。兼能润肠通便，止咳平喘，用治肠燥便秘，咳嗽气喘等。

红花性温，活血通经、祛瘀止痛之力较强，可用治热郁血滞所致的斑疹色暗。

52. 化痰止咳平喘药常与哪些药配伍同用？使用时注意哪些问题？

化痰药根据其兼证及症状的不同，常配伍解表药、清热药、温里药、补虚药、平肝药、开窍药、安神药同用。

使用时注意：痰中带血者，不宜使用温燥刺激性的化痰药；有表邪的咳嗽，不宜单止咳，宜疏解清宣为主。

53. 川贝母与浙贝母功效应用有何异同？

川贝母与浙贝母均能清热化痰，散结消肿，用治痰热咳嗽、风热咳嗽、燥热咳嗽、胸闷心烦及疮痈肿毒、瘰疬、肺痈等证。

川贝母味甘质润，长于润肺止咳，多用于虚劳咳嗽、阴虚燥咳、劳嗽咳血等证。

浙贝母苦寒较甚，清热开郁散结力强，用治外感风热、痰热咳嗽、疮肿乳痈、瘿瘤瘰疬、肺痈等证。

54. 苦杏仁与紫苏子功效应用有何异同？

苦杏仁与紫苏子均能降气止咳平喘、润肠通便，用治咳嗽气喘、肠燥便秘等。

苦杏仁兼宣肺止咳，性微温不燥，多种咳嗽气喘均用。

紫苏子兼化痰止咳，性温，以治寒痰咳喘证为宜。

55. 桑白皮与葶苈子功效应用有何异同？

桑白皮与葶苈子均能泻肺平喘，利水消肿，用治咳嗽气喘、水肿、小便不利之实证。

桑白皮重在泻肺火，兼泻肺中水气而平喘，用治肺热咳喘，其利水消肿力较缓，多用治皮水、风水。

葶苈子重在泻肺中水气、痰涎而平喘，用治痰涎壅盛，喘咳不得平卧、二便不利之实证，其利水消肿之力较强，多用治悬饮、胸腔积液、腹部水肿等证。

56. 安神药常与哪些药配伍？使用时注意哪些问题？

安神药多与养血补阴药、平肝潜阳药、清热药配伍。

使用时注意：矿物类药物作丸散剂服用时易伤胃，须酌情配伍养胃健脾药，且不宜久服；作煎剂时，应打碎先煎、久煎；个别有毒药须慎用。

57. 朱砂与磁石功效应用有何异同？

朱砂与磁石均能镇惊安神，用治实火内盛或阳气躁动所致的心神不安之证。

朱砂有毒，既能镇心安神，又能清心安神，心神不宁者无论虚实皆可配伍选用。兼清热解毒，用治疮痈肿毒、咽喉肿痛、口舌生疮等证。

磁石兼能平肝潜阳、聪耳明目、纳气定喘，用治肾虚耳鸣耳聋，肝肾亏虚的目暗不明，肾不纳气的虚喘等证。

58. 平肝熄风药有何功效？适应于哪些病证？

平肝熄风药具有平肝潜阳，熄风止痉的功效，主治肝阳上亢之头晕目眩、头痛、耳鸣、烦躁易怒等证和肝风内动惊痫抽搐之证。

59. 平肝熄风药常与哪些药配伍？使用时注意什么问题？

平肝熄风药根据其病因和兼证的不同，常配伍清热泻火药、滋阴补血药、开窍药、安神药、祛痰药等同用。

使用时注意：本类药性多寒凉，个别偏温燥，应区别使用；脾虚慢惊者不宜寒凉之品，阴虚血亏者忌温燥之品。

60. 龙骨与牡蛎功效应用有何异同？

龙骨与牡蛎生用均能平肝潜阳，煅用均可收敛固涩，用治肝阳上亢的头晕目眩、烦躁易怒及正虚滑脱证。

龙骨镇惊安神力较强，用治心神不宁之惊痫癫狂。煅后外用，能收湿敛疮生肌，用治湿疮痒疹、疮疡久溃不愈等。

牡蛎长于益阴潜阳，用治热病伤阴、虚风内动之手足蠕动。兼软坚散结，用治瘰疬痰核，癥瘕积聚。煅后能收敛制酸，用治胃痛泛酸。

61. 代赭石与磁石功效应用有何异同？

代赭石与磁石均能平肝潜阳、平喘，用治肝阳上亢的头痛眩晕、烦躁易怒及气喘证。

代赭石长于重镇降逆，用治胃气上逆的呕吐、呃逆、噫气不止及肺肾两虚的气逆喘息。兼能凉血止血，用治血热妄行的吐血、衄血、崩漏下血。

磁石长于镇惊安神，用治阴虚阳亢之心神不宁、恐怯怔忡，心悸失眠、惊风癫痫。兼能聪耳明目、纳气平喘，用治肾虚耳鸣、耳聋、肝肾不足的目暗不明及肾不纳气的虚喘等证。

62. 钩藤与天麻功效应用有何异同？

钩藤与天麻均能平抑肝阳、熄风止痉，用治肝阳上亢之头痛眩晕、烦躁易怒，肝风内动之惊痫抽搐等证。

钩藤性凉长于清热熄风，用治小儿急惊风之壮热不退、手足抽搐等。

天麻性平长于平肝熄风，用治多种眩晕头痛及肝风内动之惊痫抽搐，不论寒热虚实皆可配伍应用。兼祛风通络，用治风中经络之手足不遂、肢体麻木，以及风湿痹痛、关节屈伸不利者。

63. 开窍药的性能有何特点？其功效、适用证如何？

开窍药味辛气芳香，善于走窜，入心经。有通关开窍、启闭回苏、醒脑复神的作用。主要用治温病热陷心包、痰浊蒙蔽清窍之神昏谵语，以及惊风、癫痫、中风等猝然昏厥、痉挛抽搐等实证神昏者。

64. 开窍药常与哪些药配伍？使用时注意什么问题？

开窍药常与清热药、温里药、平肝熄风药、安神药配伍同用。

使用时注意：开窍药辛香走窜，为救急、治标之品，且能耗伤正气，故只宜暂服，不可久用；本类药物其有效成分易于挥发，内服不宜入煎剂，多入丸散剂服用；孕妇忌用；神昏的脱证忌用。

65. 麝香与冰片功效应用有何异同？

麝香与冰片均能开窍醒神，用治窍闭神昏证。

麝香有极强的开窍通闭醒神作用，为醒脑回苏之要药，无论是热闭、寒闭神昏者，皆可配伍使用。兼能活血通经、止痛、催产，用治疮疡肿毒、咽喉肿痛、血瘀经闭、癥瘕、心腹暴痛、跌打损伤、风寒湿痹、难产、死胎、胞衣不下等。

冰片开窍醒神力较缓，性凉宜用治热闭神昏证。兼能清热止痛，用治目赤肿痛、咽喉肿痛、口舌生疮、耳痛流脓、疮疡肿痛、溃后不敛、烫火伤等。

66. 补益药常与哪些药配伍？使用时注意什么问题？

气虚常致阳虚，血虚常致阴虚，故补气药与补阳药、补血药与补阴药常互相配伍；气血双亏、阴阳两虚者则补气与补血药同用，补阴与补阳药同用；虚实夹杂者配祛邪药；为促进吸收，提高补益效果，多配行气健脾药同用。

使用时注意：补益药为虚证而设，无虚者不用；邪盛正未衰者不宜；宜作丸、煎膏、片剂、口服液、酒剂等以便保存和服用；作汤剂时宜久煎。

67. 人参与党参功效应用有何异同？

人参与党参均能补脾益肺、生津止渴，用治脾气虚之倦怠乏力、食少便溏，肺气虚之短气喘促、懒言声微、自汗脉虚，气津两伤之气短口渴等。

人参补益力强，长于大补元气，用治元气虚脱证。兼安神益智、益气壮阳，用治气虚血亏的心神不安、失眠多梦、惊悸健忘及阳痿。

党参益气生津力较缓。兼能养血，用治血虚及气血双亏的面色萎黄，头晕心悸。

68. 黄芪与白术功效应用有何异同?

黄芪和白术均能补气、止汗、利水，用治脾气虚、虚汗、气虚水肿等。

黄芪脾肺双补，长于补气升阳。兼益卫固表、托疮毒，用治表虚自汗、中气下陷、疮疡兼正虚者。

白术只补脾气，长于健脾燥湿。兼益气安胎，用治脾虚湿阻、气虚胎动不安。

69. 白术与苍术功效应用有何异同?

白术与苍术均能燥湿健脾，用治脾湿偏盛的大便溏泻、水肿、带下、痰饮等证。

白术长于补气健脾，脾虚湿阻偏虚者多用。兼能固表止汗、安胎，用治气虚自汗、气虚胎动不安等。

苍术长于燥湿健脾，湿阻中焦实证多用。兼能祛风湿、发汗、明目，用治风湿痹证、外感风寒挟湿之表证、夜盲症等。

70. 杜仲与续断功效应用有何异同?

杜仲与续断均能补肝肾、强筋骨、安胎，用治肝肾不足的腰膝酸痛、下肢痿软无力、胎动不安、胎漏下血或习惯性流产。

杜仲补益、安胎力较强，用治肾虚腰痛。

续断善于行血脉、续筋骨，兼能止血，用治跌扑损伤、骨折肿痛、冲任失调之崩漏、月经过多。

71. 生地黄与熟地黄功效应用有何异同?

生地黄、熟地黄均能补阴，用治阴虚证。

生地黄长于清热凉血、养阴生津，用治热入营血、热病津伤口渴、肠燥便秘等。

熟地黄长于补血滋阴、益精填髓，用治血虚证、肝肾精血亏虚的腰膝酸软、须发早白等证。

72. 龟甲与鳖甲功效应用有何异同?

龟甲与鳖甲均能滋阴潜阳、退虚热，用治阴虚阳亢之头晕目眩，虚风内动之手足蠕动，阴虚发热之骨蒸潮热等。

龟甲滋阴力较强，兼能益肾健骨、固经止血、养血补心，用治肾虚腰膝痿软、小儿囟门不合、冲任不固的崩漏、月经过多、心虚惊悸失眠、健忘等。

鳖甲清虚热之力较强，兼软坚散结，用治阴虚发热、经闭、癥瘕积聚、久疟疟母、肝脾大等证。

73. 收涩药有何功效？适应何病证？常配伍哪些药物同用?

收涩药具有固表止汗、敛肺止咳、涩肠止泻、固精缩尿、收敛止血、止带等作用。

适用于久病体虚、正气不固、脏腑功能衰退所致的自汗、盗汗、久咳虚喘、久泻、久痢、遗精、滑精、遗尿、尿频、崩带不止等滑脱不禁的病证。

收涩药只治标，为治病求本，达到标本同治目的，多配伍补益药同用。

74. 五味子与乌梅功效应用有何异同?

五味子与乌梅均能敛肺止咳、涩肠止泻，生津止渴，用治肺虚久咳，久泻久痢，虚热消渴。

五味子既能敛肺，又能滋肾，兼宁心安神，用治肺肾两虚之喘咳，阴血亏虚之心神不安、心悸、失眠、多梦等证。

乌梅兼安蛔止痛、止血，用治蛔虫的腹痛、呕吐、四肢厥冷、崩漏下血等证。外敷能消疮毒，治胬肉外突、头疮。

75. 解毒杀虫燥湿止痒药使用时应注意什么问题?

解毒杀虫燥湿止痒药大都具有不同程度的毒性，无论外用或内服，均应严格控制剂量和用法，不宜过量或持续使用，以防发生中毒；制剂时，应严格遵守炮制及制剂的法度，以减轻其毒性，确保临床用药安全。

76. 硫黄与雄黄功效应用有何异同?

雄黄与硫黄均能解毒杀虫，外用治疥癣恶疮等证。

雄黄解毒疗疮力强，用治痈疽疔疮以及毒蛇咬伤。内服兼能杀虫、燥湿祛痰、截疟，用治虫积腹痛、哮喘、疟疾、惊痫等证。有毒，内服宜慎。

硫黄外用杀虫止痒力强，用治疥癣、湿疹、皮肤瘙痒。内服兼能补火助阳通便，用治肾阳不足的寒喘、阳痿、小便频数、虚寒便秘等证。有毒，内服需炮制。

自测试题（附参考答案）

【A型题】

1. 寒凉药具有的作用是
   A. 暖肝散结　B. 温里散寒　C. 清热解毒　D. 补火助阳　E. 回阳救逆
2. 温热药的作用是
   A. 清热泻火　B. 凉血解毒　C. 滋阴除蒸　D. 补火助阳　E. 泻热通便
3. 甘味药的作用是
   A. 能补　B. 能行　C. 能散　D. 能涩　E. 能下
4. 苦味药的作用是
   A. 能和能缓　B. 能燥能泄　C. 能下能软　D. 能收能涩　E. 能行能散
5. 治疗筋脉拘急疼痛的药物多具有
   A. 辛味　B. 甘味　C. 酸味　D. 苦味　E. 咸味
6. 具有沉降趋向的药物是
   A. 解表药　B. 祛风药　C. 温里药　D. 平肝药　E. 开窍药
7. 具有沉降性质的性味是

A. 苦温 B. 辛温 C. 苦寒 D. 甘寒 E. 咸温

8. 具有升浮性质的性味是

A. 甘辛凉 B. 辛苦热 C. 辛甘温 D. 淡甘寒 E. 咸苦温

9. 确定归经学说的理论基础是

A. 阴阳学说 B. 脏腑经络理论 C. 药性理论 D. 药味理论 E. 五行学说

10. 心悸失眠宜选用归何经的药物

A. 肝经 B. 心经 C. 肺经 D. 脾经 E. 肾经

11. 现代毒性的含义是

A. 药物的总称 B. 药物的疗效 C. 药物的偏性 D. 药物对机体的不良反应及损害性 E. 药物的副作用

12. 人参配莱菔子，莱菔子能消减人参的补气作用，这种关系属于

A. 相须 B. 相使 C. 相畏 D. 相恶 E. 相杀

13. 使用毒副作用较强的药物应考虑利用的配伍关系是

A. 相须 B. 相使 C. 相恶 D. 相杀 E. 相反

14. 相恶的含义是

A. 两药合用，增强疗效 B. 两药合用，降低疗效 C. 两药合用，增强毒性 D. 两药合用，降低毒性 E. 两药合用，扩大治疗范围

15. 两药合用能产生剧烈的毒性反应或副作用，这种关系属于

A. 相须 B. 相使 C. 相反 D. 相恶 E. 相杀

16. 两药合用可以增强疗效的配伍关系是

A. 相须相使 B. 相须相恶 C. 相使相畏 D. 相恶相反 E. 相杀相畏

17. 两药合用可以降低毒性的配伍关系是

A. 相须相使 B. 相须相恶 C. 相使相畏 D. 相恶相反 E. 相杀相畏

18. 黄芪与茯苓配伍，茯苓能增强黄芪补气利水的功效，这种配伍关系属于

A. 相须 B. 相使 C. 相反 D. 相恶 E. 相杀

19. 下列哪些不属于十九畏的内容

A. 丁香畏郁金 B. 天南星畏生姜 C. 巴豆畏牵牛 D. 水银畏砒霜 E. 官桂畏石脂

20. 除下列哪项外，均为十八反的内容

A. 甘草反甘遂 B. 乌头反白薇 C. 海藻反甘草 D. 细辛反藜芦 E. 藜芦反丹参

21. 属于十八反的药物是

A. 陈皮配半夏 B. 石膏配牛膝 C. 乌头配半夏 D. 生姜配黄芩 E. 丁香配郁金

22. 下列何药不属于妊娠禁用药

A. 牵牛子 B. 巴豆 C. 水蛭 D. 桃仁 E. 莪术

23. 妊娠慎用药不包括

A. 牛膝　B. 大黄　C. 白术　D. 红花　E. 桃仁

24. 下列除何者外均属于服药期间忌食的食物

A. 生冷的　B. 油腻的　C. 腥膻的　D. 刺激性的　E. 易消化的

25. 下列除何者外，均为肝阳上亢患者应忌食的食物

A. 胡椒　B. 大蒜　C. 稀饭　D. 辣椒　E. 白酒

26. 入汤剂宜先煎的药物是

A. 桂枝　B. 菊花　C. 磁石　D. 钩藤　E. 大黄

27. 入汤剂宜后下的药物是

A. 牡蛎　B. 附子　C. 磁石　D. 砂仁　E. 决明子

28. 宜另煎的药物是

A. 蒲黄、薄荷　B. 鹿茸、人参　C. 党参、人参　D. 鹿茸、杜仲　E. 附子、乌头

29. 胶类药应当

A. 先煎　B. 后下　C. 包煎　D. 烊化　E. 另煎

30. 细小种子、黏性强、粉末状及带绒毛类的药物入汤剂宜

A. 先煎　B. 后下　C. 包煎　D. 另煎　E. 烊化

31. 宜饭后服用的药物是

A. 驱虫药　B. 安神药　C. 补益药　D. 对胃肠有刺激的药　E. 截疟药

32. 与中药剂量无关的因素是

A. 药物性质　B. 药物剂型　C. 药物颜色　D. 患者的年龄　E. 患者的体质

33. 解表药主归

A. 肺肾经　B. 肺肝经　C. 肺膀胱经　D. 肺脾经　E. 肺大肠经

34. 辛凉解表药最主要作用是

A. 宣肺气　B. 利咽喉　C. 清头目　D. 透麻疹　E. 散风热

35. 麻黄治疗风寒表实证，常与其相须为用的药是

A. 荆芥　B. 防风　C. 细辛　D. 桂枝　E. 香薷

36. 外感风寒的咳嗽气喘，宜选用何药

A. 麻黄　B. 葛根　C. 荆芥　D. 白芷　E. 桂枝

37. 解表又善理气安胎的药物是

A. 砂仁　B. 紫苏　C. 陈皮　D. 白芷　E. 羌活

38. 既能发汗解肌，又能温经通脉的药物是

A. 麻黄　B. 桂枝　C. 薄荷　D. 葛根　E. 荆芥

39. 夏日乘凉饮冷，外感风寒，而致发热恶寒，头痛无汗及腹痛吐泻等症，最宜选用的药物是

A. 苍术　B. 紫苏　C. 荆芥　D. 香薷　E. 麻黄

40. 患者素体阳虚，外感风寒而见恶寒发热，脉反沉迟，宜以麻黄、细辛配伍何药为佳

A. 人参 B. 桂枝 C. 附子 D. 干姜 E. 鹿茸

41. 兼有止血作用的解表药是

A. 荆芥 B. 紫苏 C. 羌活 D. 麻黄 E. 桂枝

42. 柴胡用于何种头痛最佳

A. 少阳头痛 B. 巅顶头痛 C. 前额头痛 D. 少阴头痛 E. 太阳头痛

43. 白芷用于何种头痛最佳

A. 少阳头痛 B. 厥阴头痛 C. 阳明头痛 D. 少阴头痛 E. 太阳头痛

44. 细辛用于何种头痛最佳

A. 少阳头痛 B. 巅顶头痛 C. 前额头痛 D. 少阴头痛 E. 太阳头痛

45. 羌活宜用于何种病证最佳

A. 风寒表证 B. 风热表证 C. 风湿表证 D. 风寒湿表证 E. 风湿热表证

46. 下列哪项不属防风的功效

A. 祛风解表 B. 胜湿止痛 C. 解痉 D. 行气宽中 E. 止血

47. 下列何组药物既能解表，又能疏肝

A. 藿香、佩兰 B. 荆芥、防风 C. 柴胡、薄荷 D. 菊花、桑叶 E. 麻黄、桂枝

48. 外散风热，内解热毒的药物是

A. 薄荷 B. 牛蒡子 C. 蝉蜕 D. 桑叶 E. 柴胡

49. 治疗疮疡肿痛，宜选用的药物是

A. 羌活 B. 白芷 C. 藁本 D. 细辛 E. 防风

50. 具有透疹作用的药物是

A. 蝉蜕、金银花、菊花 B. 薄荷、葛根、升麻 C. 紫草、牛蒡子、防风 D. 桑叶、菊花、薄荷 E. 荆芥、升麻、连翘

51. 能祛风解表，胜湿止痛，止痉的药物是

A. 防风 B. 桂枝 C. 羌活 D. 藁本 E. 白芷

52. 能散风热，利咽的药物是

A. 薄荷、牛蒡子 B. 牛蒡子、葛根 C. 蝉蜕、升麻 D. 葛根、薄荷 E. 升麻、牛蒡子

53. 药性微温，能祛风解表的药物是

A. 羌活、防风 B. 白芷、荆芥 C. 藁本、香薷 D. 细辛、紫苏 E. 荆芥、防风

54. 能疏散风热兼清肺润燥的药物是

A. 菊花 B. 桑叶 C. 薄荷 D. 紫苏 E. 辛夷花

55. 解表药中兼清肝、平肝，清热解毒的药物是

A. 菊花　B. 桑叶　C. 薄荷　D. 紫苏　E. 防风

56. 具有升阳止泻功效的药物是

A. 柴胡　B. 葛根　C. 升麻　D. 黄连　E. 木香

57. 具有升阳举陷功效的解表药是

A. 柴胡、黄芪　B. 葛根、柴胡　C. 升麻、葛根　D. 黄芪、升麻　E. 柴胡、升麻

58. 既能清热泻火，又能除烦止渴的药物是

A. 石膏　B. 柴胡　C. 夏枯草　D. 决明子　E. 蔓荆子

59. 上清肺热，中清胃热，下泻肾火的药物是

A. 石膏　B. 知母　C. 夏枯草　D. 芦根　E. 天花粉

60. 既清热泻火，又凉血止血的药物是

A. 石膏　B. 芦根　C. 栀子　D. 夏枯草　E. 淡竹叶

61. 能生津止渴，消肿排脓的药物是

A. 天花粉　B. 芦根　C. 菊花　D. 升麻　E. 白芷

62. 芦根具有的功效是

A. 除烦止呕利尿　B. 除烦止泻利尿　C. 泻火止泻利尿　D. 泻火止汗利尿　E. 清热燥湿止呕

63. 夏枯草具有的功效是

A. 散结消肿　B. 润肠通便　C. 祛风明目　D. 疏散风热　E. 清热利湿

64. 石膏的归经是

A. 肺、肝经　B. 心、肝经　C. 肝、胃经　D. 肺、胃经　E. 肺、心经

65. 石膏治疗温热病邪在气分，壮热、烦渴、汗出、脉洪大等实热证，常与其相须为用的是

A. 知母　B. 栀子　C. 天花粉　D. 芦根　E. 夏枯草

66. 既能泻火解毒，又能清热安胎的药物是

A. 紫苏　B. 栀子　C. 砂仁　D. 黄柏　E. 黄芩

67. 善泻心、胃之火，治疗疮的药物是

A. 黄芩　B. 黄连　C. 黄柏　D. 秦皮　E. 苦参

68. 治湿热泻痢、里急后重，最宜选

A. 陈皮、黄连　B. 木香、黄连　C. 青皮、黄连　D. 吴茱萸、黄连　E. 金银花、黄连

69. 清热燥湿，兼除骨蒸的药物是

A. 黄芩　B. 黄连　C. 黄柏　D. 秦皮　E. 苦参

70. 既治湿热痢疾，又治湿热小便不利的药物是

A. 栀子　B. 淡竹叶　C. 黄连　D. 秦皮　E. 苦参

71. 下列哪组药物治疗肺痈最佳

A. 金银花、黄芩、紫花地丁　B. 鱼腥草、桔梗、芦根　C. 茯苓、蒲公英、

菊花 D. 浙贝母、瓜蒌、半边莲 E. 石膏、知母、栀子

72. 大青叶、板蓝根、青黛的共同功效是
A. 清热解毒，燥湿 B. 清热解毒，利湿 C. 清热解毒，凉血 D. 清热解毒，活血 E. 清热解毒，利水

73. 既可治咽喉肿痛，又能用于痰盛咳喘的药物是
A. 山豆根 B. 射干 C. 马勃 D. 薄荷 E. 牛蒡子

74. 治疗热毒血痢，当首选的药物是
A. 苦参 B. 葛根 C. 白头翁 D. 穿心莲 E. 黄柏

75. 既能清热解毒，又能疏散风热的药物是
A. 薄荷 B. 蒲公英 C. 金银花 D. 桑叶 E. 穿心莲

76. 治疗瘰疬痰核，宜选用的药是
A. 金银花 B. 连翘 C. 蒲公英 D. 紫花地丁 E. 野菊花

77. 穿心莲的功效是
A. 清热解毒，燥湿 B. 清热解毒，明目 C. 清热解毒，凉血 D. 清热解毒，杀虫 E. 清热解毒，养阴

78. 能解毒、除湿、利关节，善治梅毒、汞中毒的药物是
A. 鱼腥草 B. 土茯苓 C. 败酱草 D. 蒲公英 E. 大青叶

79. 山豆根的功效是
A. 清热解毒，利咽 B. 清热解毒，利关节 C. 清热解毒，利湿 D. 清热解毒，止血 E. 清热解毒，明目

80. 清热解毒，而能凉血、杀虫的药物是
A. 栀子 B. 生地黄 C. 贯众 D. 苦参 E. 野菊花

【B 型题】

问题 1～2

A. 四气 B. 五味 C. 归经 D. 毒性 E. 升降浮沉

1. 表示药物作用部位的药性理论是
2. 表示药物作用趋势的药性理论是

问题 3～4

A. 半夏 B. 瓜蒌 C. 白芍 D. 海藻 E. 贝母

3. 不宜与甘草同用的药物是
4. 不宜与藜芦同用的药物是

问题 5～6

A. 辛味 B. 甘味 C. 酸味 D. 苦味 E. 咸味

5. 解表药多具有的药味是
6. 开窍药多具有的药味是

问题 7～8

A. 相须 B. 相使 C. 相反 D. 相恶 E. 相杀

7. 麻黄与桂枝配伍属于

8. 生姜与半夏配伍属于

问题 9～10

A. 紫苏　B. 生姜　C. 香薷　D. 辛夷　E. 藁本

9. 发散风寒，温中止呕的药物是

10. 发散风寒，除湿止痛的药物是

问题 11～12

A. 发散风寒，利水消肿　B. 发散风寒，温中止呕　C. 发散风寒，温化痰饮　D. 发散风寒，祛风除湿　E. 发散风寒，宣通鼻窍

11. 麻黄、香薷都具有的功效是

12. 白芷、细辛都具有的功效是

问题 13～14

A. 散风寒，通鼻窍　B. 利咽喉开音，明目退翳　C. 散风热，清利头目　D. 散风热，透麻疹　E. 透疹，生津止渴

13. 蝉蜕具有的功效是

14. 蔓荆子具有的功效是

问题 15～16

A. 疏肝解郁　B. 清热解毒　C. 解表、除烦　D. 熄风止痉　E. 生津止渴

15. 淡豆豉具有的功效是

16. 升麻具有的功效是

问题 17～18

A. 和解退热　B. 解肌退热　C. 平肝明目　D. 宣肺祛痰　E. 熄风止痉

17. 菊花具有的功效是

18. 葛根具有的功效是

问题 19～20

A. 知母　B. 栀子　C. 淡竹叶　D. 夏枯草　E. 芦根

19. 清热泻火，凉血解毒的药物是

20. 清热泻火，除烦，利尿的药物是

问题 21～22

A. 栀子　B. 天花粉　C. 淡竹叶　D. 芦根　E. 决明子

21. 清热生津，止呕，除烦的药物是

22. 清热生津，消肿排脓的药物是

问题 23～24

A. 苦参　B. 黄连　C. 龙胆草　D. 黄柏　E. 秦皮

23. 清热燥湿兼能杀虫的药物是

24. 清热燥湿兼能止痢，止带，明目的药物是

问题 25～26

A. 马勃　B. 穿心莲　C. 青黛　D. 板蓝根　E. 山豆根

25. 能清热解毒，凉血消斑的药物是
26. 能清热解毒，凉血利咽的药物是

问题 27～28

A. 马勃　B. 白花蛇舌草　C. 紫花地丁　D. 白头翁　E. 山豆根

27. 清热解毒，凉血消肿的药物是
28. 清热解毒，利湿通淋的药物是

问题 29～30

A. 土茯苓　B. 射干　C. 鸦胆子　D. 白头翁　E. 山豆根

29. 治热毒血痢的首选药物是
30. 治咽喉肿痛，牙龈肿痛的首选药物是

问题 31～32

A. 热毒泻痢　B. 毒蛇咬伤　C. 疟疾寒热　D. 津伤口渴　E. 外感发热

31. 生地黄的适用病证是
32. 玄参的适用病证是

问题 33～34

A. 银柴胡、柴胡　B. 黄连、胡黄连　C. 银柴胡、胡黄连　D. 牡丹皮、赤芍　E. 玄参、生地黄

33. 能清退虚热，消疳热的药物是
34. 能清热凉血，活血祛瘀的药物是

问题 35～36

A. 麻子仁　B. 紫苏子　C. 郁李仁　D. 决明子　E. 松子仁

35. 肠燥便秘兼阴血不足宜选用
36. 肠燥便秘兼大肠气滞宜选用

问题 37～38

A. 芦荟　B. 牵牛子　C. 巴豆　D. 甘遂　E. 芫花

37. 泻下，逐水，消积，杀虫的药物是
38. 峻下冷积，逐水消肿的药物是

问题 39～40

A. 蕲蛇　B. 五加皮　C. 豨莶草　D. 木瓜　E. 防己

39. 能祛风，通络，止痉的药物是
40. 能祛风湿，利关节，解毒的药物是

问题 41～42

A. 和胃化湿　B. 通络止痉　C. 凉血消肿　D. 清退虚热　E. 祛风湿

强腰膝

41. 络石藤的功效是
42. 狗脊的功效是

问题 43～44

A. 草果　B. 苍术　C. 砂仁　D. 白豆蔻　E. 干姜

43. 燥湿健脾，祛风散寒的药物是
44. 燥湿温中，除痰截疟的药物是

问题 45～46

A. 虎杖　B. 五加皮　C. 香加皮　D. 石韦　E. 附子

45. 利湿退黄，清热解毒，散瘀止痛，化痰止咳的药物是
46. 利尿通淋，清肺止咳，凉血止血的药物是

问题 47～48

A. 热淋　B. 石淋　C. 血淋　D. 膏淋　E. 劳淋

47. 萆薢善治的淋证是
48. 金钱草善治的淋证是

问题 49～50

A. 滑石　B. 瞿麦　C. 地肤子　D. 通草　E. 木通

49. 能利尿通淋，破血通经的药物是
50. 能利尿清心，通经下乳的药物是

问题 51～52

A. 1～2g　B. 1～4.5g　C. 3～9g　D. 3～15g　E. 15～30g

51. 肉桂入汤剂的用量是
52. 附子入汤剂的用量是

问题 53～54

A. 丁香　B. 吴茱萸　C. 花椒　D. 高良姜　E. 小茴香

53. 既散寒止痛，又能理气和胃的药物是
54. 既能温中止痛，又能杀虫止痒的药物是

问题 55～56

A. 生用　B. 煨用　C. 炒用　D. 煅用　E. 炙用

55. 木香治疗泻痢宜
56. 青皮疏肝止痛宜

问题 57～58

A. 枳实　B. 乌药　C. 香附　D. 陈皮　E. 木香

57. 常与黄连配伍治疗湿热泻痢、里急后重的药物是
58. 常与薤白配伍治疗痰湿阻闭，胸阳不振之胸痹的药物是

问题 59～60

A. 川楝子　B. 乌药　C. 香附　D. 沉香　E. 陈皮

59. 治肝郁化火的诸痛证宜选用的药物是
60. 治月经不调，痛经，乳房胀痛宜选用的药物是

问题 61～62

A. 温肾散寒 B. 降气止呃 C. 活血止痛 D. 燥湿化痰 E. 调经止痛

61. 佛手的功效是
62. 乌药的功效是

问题 63～64

A. 山楂 B. 神曲 C. 麦芽 D. 谷芽 E. 鸡内金

63. 脾虚无积滞或胃酸分泌过多者慎用的药物是
64. 妇女断乳，或乳房胀痛宜选用的药物是

问题 65～66

A. 使君子 B. 槟榔 C. 雷丸 D. 苦楝皮 E. 榧子

65. 能杀虫但有毒，不宜过量或持续久服的药物是
66. 能杀虫消积，脾虚便溏、气虚下陷者忌用的药物是

问题 67～68

A. 大蓟 B. 白及 C. 侧柏叶 D. 白茅根 E. 仙鹤草

67. 凉血止血兼能化痰止咳的药物是
68. 收敛止血兼能消肿生肌的药物是

问题 69～70

A. 小蓟 B. 三七 C. 茜草 D. 白茅根 E. 白及

69. 外伤瘀血、出血肿痛，宜选用
70. 血热夹瘀的出血宜选用

问题 71～72

A. 土鳖虫 B. 自然铜 C. 苏木 D. 骨碎补 E. 血竭

71. 具有接骨疗伤，破血逐瘀功效的药物是
72. 具有活血疗伤，补肾强骨功效的药物是

问题 73～74

A. 天竺黄 B. 昆布 C. 黄药子 D. 海蛤壳 E. 瓜蒌

73. 清热化痰，清心定惊的药物是
74. 化痰散结消瘿，清热解毒的药物是

【X 型题】

1. 寒凉药具有的作用是

A. 清热 B. 滋阴 C. 凉血 D. 平肝 E. 回阳

2. 下列药物的炮制方法哪些是错误的

A. 龙骨火煅用 B. 雄黄火煅用 C. 石决明火煅用 D. 石膏火煅用 E. 朱砂煅用

3. 麻黄用治水肿，其作用机制与下列哪几项有关

A. 发汗　B. 平喘　C. 利水　D. 宣肺　E. 透疹

4. 下列哪些属桂枝的功效

A. 发汗解肌　B. 祛风止痛　C. 温通经脉　D. 透疹止痒　E. 助阳化气

5. 紫苏具有的功效包括有

A. 解表散寒　B. 理气安胎　C. 疏散风热　D. 行气宽中　E. 祛风胜湿

6. 解表药中兼能疏肝的药物是

A. 柴胡　B. 防风　C. 蝉蜕　D. 桑叶　E. 薄荷

7. 下列何项不属葛根的主治证

A. 项背强痛　B. 寒热往来　C. 湿热泄痢　D. 脏器下垂　E. 阴虚骨蒸

8. 桑叶与菊花的共同功效是

A. 疏散风热　B. 凉血止血　C. 清肝明目　D. 平抑肝阳　E. 清肺润燥

9. 既能解表又有升阳作用的药物是

A. 柴胡　B. 升麻　C. 葛根　D. 桑叶　E. 牛蒡子

10. 既能疏散风热，又能利咽，透疹的药物是

A. 桑叶　B. 菊花　C. 薄荷　D. 蝉蜕　E. 牛蒡子

11. 知母的适应证有

A. 气分实热　B. 肺热咳嗽　C. 阴虚燥咳　D. 骨蒸潮热　E. 肠燥便秘

12. 下列哪些药物既可用治实热，又可用治虚热

A. 黄柏　B. 生地黄　C. 知母　D. 地骨皮　E. 黄芩

13. 黄芩有下列哪些作用

A. 凉血止血　B. 清热安胎　C. 清热泻火　D. 清肝明目　E. 燥湿解毒

14. 黄连主治哪些病证

A. 肺热咳嗽　B. 湿热泻痢　C. 高热神昏　D. 目赤肿痛　E. 痈肿疮疖

15. 清热解毒兼能凉血的药物是

A. 贯众　B. 青黛　C. 大青叶　D. 紫花地丁　E. 穿心莲

16. 火毒炽盛的疮痈肿毒、咽喉肿痛，治疗宜选用下列哪些药物

A. 牛蒡子　B. 板蓝根　C. 山豆根　D. 马勃　E. 熊胆

17. 清热解毒，凉血止痢的药物是

A. 马齿苋　B. 土茯苓　C. 白头翁　D. 鸦胆子　E. 青黛

18. 青蒿的适用病证包括有

A. 阴虚发热　B. 疟疾寒热　C. 温邪伤阴发热　D. 外感暑热　E. 气分实热

19. 白薇的功效是

A. 清热明目　B. 清热凉血　C. 利尿通淋　D. 解毒疗疮　E. 活血祛瘀

20. 大黄的适应证是

A. 实热便秘　B. 血热出血　C. 热毒疮疡　D. 湿热痢疾　E. 瘀血证

21. 泻下药中兼有杀虫功效的药物有
    A. 巴豆 B. 甘遂 C. 芫花 D. 牵牛子 E. 芦荟
22. 能润肠通便的药物有
    A. 麻仁 B. 决明子 C. 桃仁 D. 郁李仁 E. 砂仁
23. 巴豆的功效有
    A. 峻下冷积 B. 逐水退肿 C. 祛痰利咽 D. 杀虫 E. 蚀疮
24. 既能祛风湿，又能解表的药物是
    A. 防己 B. 羌活 C. 藁本 D. 独活 E. 秦艽
25. 木瓜可治疗下列哪些病证
    A. 风湿痹证 B. 吐泻转筋 C. 风寒表证 D. 虫积腹痛 E. 脚气水肿
26. 祛风湿宜用治风湿热痹证的药物是
    A. 蕲蛇 B. 防己 C. 豨莶草 D. 络石藤 E. 五加皮
27. 秦艽的适应病证是
    A. 风湿痹痛 B. 水肿、痰饮 C. 骨蒸潮热 D. 湿热黄疸 E. 中风不遂
28. 具有祛风湿、强筋骨功效的药物是
    A. 五加皮 B. 桑寄生 C. 狗脊 D. 杜仲 E. 鹿茸
29. 藿香、佩兰均具有的功效是
    A. 化湿 B. 止呕 C. 解暑 D. 止泻 E. 解毒
30. 砂仁、白豆蔻的功效是
    A. 化湿行气 B. 温中止呕 C. 温中止泻 D. 行气安胎 E. 燥湿行气
31. 厚朴的功效有
    A. 下气 B. 消痰 C. 燥湿 D. 除满 E. 平肝
32. 下列哪些药物具有行气作用
    A. 厚朴 B. 砂仁 C. 白豆蔻 D. 草豆蔻 E. 苍术
33. 利水渗湿药适用病证是
    A. 小便不利 B. 水肿 C. 淋证 D. 黄疸 E. 湿疮
34. 既能利水，又能健脾的药物有
    A. 茯苓 B. 薏苡仁 C. 泽泻 D. 白术 E. 黄芪
35. 祛风湿，强筋骨，利水消肿的药物有
    A. 苍术 B. 桑寄生 C. 五加皮 D. 防己 E. 香加皮
36. 车前子的功效是
    A. 利尿通淋 B. 清热解暑 C. 渗湿止泻 D. 清肝明目 E. 清肺化痰
37. 虎杖的功效是
    A. 利胆退黄 B. 利尿通淋 C. 清热解毒 D. 活血祛瘀 E. 祛痰止咳
38. 下列哪些药物能活血、清热、退黄
    A. 大黄 B. 虎杖 C. 川芎 D. 郁金 E. 茵陈

39. 附子、肉桂的共同功效为

A. 补火　B. 助阳　C. 散寒　D. 止痛　E. 回阳

40. 吴茱萸的功效是

A. 温肝　B. 养肝　C. 温中　D. 助阳　E. 止泻

41. 附子的助阳作用为

A. 助肾阳　B. 助脾阳　C. 助肝阳　D. 助卫阳　E. 助心阳

42. 下列哪些药物可用治胃寒呕吐

A. 干姜　B. 生姜　C. 高良姜　D. 丁香　E. 吴茱萸

43. 具有回阳作用的药物是

A. 附子　B. 肉桂　C. 干姜　D. 桂枝　E. 吴茱萸

44. 主治脾胃气滞，脘腹胀满疼痛的药物是

A. 木香　B. 陈皮　C. 川楝子　D. 枳实　E. 青皮

45. 能疏理肝气的药物有

A. 香附　B. 青皮　C. 陈皮　D. 枳实　E. 佛手

46. 既能理气，又能化痰的药物是

A. 陈皮　B. 青皮　C. 枳实　D. 香附　E. 佛手

47. 理气药中长于行气止痛的药物是

A. 乌药　B. 沉香　C. 川楝子　D. 荔枝核　E. 木香

48. 山楂的功效是

A. 消食化积　B. 行气止痛　C. 活血祛瘀　D. 解毒散结　E. 杀虫止痒

49. 鸡内金可治疗

A. 小儿疳积　B. 饮食积滞　C. 泻痢腹痛　D. 肾虚遗精　E. 砂石淋证

50. 槟榔的适应证是

A. 虫积　B. 食积　C. 水肿　D. 疟疾　E. 腹泻

51. 莱菔子的功效是

A. 消食健胃　B. 消食除胀　C. 降气化痰　D. 燥湿化痰　E. 清热化痰

52. 既能凉血止血，又能解毒消痈的药物有

A. 大蓟　B. 小蓟　C. 地榆　D. 槐花　E. 苎麻根

53. 止血药的作用机制是

A. 化瘀　B. 补血　C. 凉血　D. 收敛　E. 温经

54. 具有收敛止血作用的药物是

A. 三七　B. 白及　C. 仙鹤草　D. 棕榈炭　E. 血余炭

55. 蒲黄的功效包括有

A. 止血　B. 止咳　C. 化瘀　D. 化痰　E. 利尿

56. 艾叶的适应证是

A. 虚寒性崩漏　B. 寒性痛经　C. 胎动不安　D. 虚寒腹痛　E. 宫寒不孕

57. 川芎的功效是

A. 活血 B. 凉血 C. 止痛 D. 行气 E. 祛风

58. 延胡索的适应证有

A. 心痛 B. 胃痛 C. 胁痛 D. 痛经 E. 痹痛

59. 郁金具有的功效是

A. 活血 B. 行气 C. 凉血 D. 退黄 E. 祛风

60. 乳香、没药共有的功效是

A. 消肿生肌 B. 收敛生肌 C. 活血止痛 D. 行气止痛 E. 祛风止痛

61. 丹参的功效是

A. 活血调经 B. 凉血消痈 C. 祛瘀止痛 D. 行气止痛 E. 除烦安神

62. 牛膝的引火（血）下行作用主要适用于

A. 血热吐血衄血 B. 肝阳上亢头痛眩晕 C. 腰膝酸痛乏力 D. 热淋、血淋 E. 虚火上炎齿痛口疮

63. 破血行气，兼能消积止痛的药物是

A. 水蛭 B. 莪术 C. 土鳖虫 D. 青皮 E. 三棱

64. 马钱子的适应证包括

A. 骨折肿痛 B. 咽喉肿痛 C. 风湿顽痹 D. 腰膝酸软 E. 痈疽疮毒

65. 下列活血祛瘀药中标明具有毒性的药物是

A. 红花 B. 桃仁 C. 马钱子 D. 土鳖虫 E. 水蛭

66. 能治疗湿痰、寒痰的药物是

A. 青皮 B. 陈皮 C. 天南星 D. 瓜蒌 E. 半夏

67. 桔梗可用于治疗的病证是

A. 咳嗽 B. 喉痹 C. 咽痛 D. 肺痈 E. 呕吐

68. 能用治瘰疬的药物有

A. 半夏 B. 浙贝母 C. 昆布 D. 瓜蒌 E. 夏枯草

69. 具有润肺止咳作用的药物有

A. 川贝母 B. 百部 C. 紫菀 D. 桔梗 E. 款冬花

70. 具有清肺止咳作用的药物是

A. 枇杷叶 B. 杏仁 C. 紫苏子 D. 马兜铃 E. 白果

【是非判断题】

1. 寒凉性药物具有助阳、益气的作用。 （ ）
2. 贵重药材，为了更好地煎出有效成分，宜采取另煎的方法。 （ ）
3. 药物合用后能增强和产生毒性的药物关系是相反。 （ ）
4. 风寒湿的表证，宜选羌活与藁本配伍同用。 （ ）
5. 紫苏安胎主要用于胎热的胎动不安。 （ ）
6. 生姜既能止呕，又能解毒。 （ ）
7. 桑叶酒制能增加润肺止咳的作用。 （ ）

8. 柴胡既能疏散解表，又能疏理肝气。（ ）
9. 葛根升阳止泻宜生用。（ ）
10. 蔓荆子解表力较弱，偏于清利头目、疏散头面之邪。（ ）
11. 生石膏为敛疮生肌的要药。（ ）
12. 栀子善泻三焦之火，上清心火，中泻胃火，下泻肾火。（ ）
13. 夏枯草长于清肺胃之热。（ ）
14. 淡竹叶有清热泻火、除烦、利尿之功。（ ）
15. 黄芩善清心、胃之火。（ ）
16. 龙胆清热燥湿力强，主要用于上焦的湿热和实热。（ ）
17. 黄柏能清热燥湿，泻火解毒，除骨蒸。（ ）
18. 金银花、连翘均有清热解毒和散结消肿的功效。（ ）
19. 板蓝根清热解毒，凉血止痢，善治热毒血痢。（ ）
20. 土茯苓能解毒，善治杨梅毒疮。（ ）
21. 熊胆具有清热解毒，熄风止痉，清肝明目的功效。（ ）
22. 既能清热凉血，又能活血祛瘀的药物是赤芍和玄参。（ ）
23. 水牛角既能清热凉血，又能解毒，定惊。（ ）
24. 紫草为清热凉血药，兼能活血和解毒透疹。（ ）
25. 地骨皮有凉血除蒸、清泻肝火之功。（ ）
26. 芒硝的功效是泻下攻积，润燥软坚，攻逐水饮。（ ）
27. 芦荟既能泻下通便，又能清肝，清心。（ ）
28. 甘遂与京大戟均有毒，内服需醋制后使用。（ ）
29. 独活具有祛风湿，止痛，利水消肿的功效。（ ）
30. 威灵仙辛散走窜，气血虚弱者慎服。（ ）
31. 雷公藤有大毒，能治疗风湿顽痹、麻风、疔疮等。（ ）
32. 防己性寒主要用于治疗风寒湿痹证。（ ）
33. 桑寄生善于治疗脚气水肿，吐泻转筋。（ ）
34. 白豆蔻有化湿行气，温肺止咳，安胎的功效。（ ）
35. 薏苡仁能治疗肺痈、肠痈，是因其有利水渗湿之功。（ ）
36. 泽泻性味甘寒，能利水渗湿，泄热。（ ）
37. 香加皮既能利水消肿，又能祛风湿，强筋骨。（ ）
38. 茯苓、猪苓均能利水、健脾。（ ）
39. 滑石的功效是利尿通淋、清热解暑，除湿止痛。（ ）
40. 萹蓄、地肤子均能利尿通淋，杀虫止痒。（ ）
41. 金钱草的功效是利湿退黄，活血化瘀，解毒消肿。（ ）
42. 附子与干姜均能回阳救逆，补火助阳。（ ）
43. 吴茱萸降逆止呕，善治胃热呕吐。（ ）
44. 花椒具有温中止痛，杀虫止痒的功效。（ ）

45. 小茴香不宜与郁金配合使用。（　）
46. 陈皮理气，主要适用于肝郁气滞证。（　）
47. 木香善行胃肠气滞，为行气止痛的要药。（　）
48. 川楝子有毒，不宜过量或持续服用。（　）
49. 薤白能通阳散结，是治疗胸痹胸痛的要药。（　）
50. 消食散瘀宜选用焦山楂。（　）
51. 哺乳期妇女不宜使用麦芽。（　）
52. 使君子可治疗小儿虫积和疳积。（　）
53. 虫积兼有便秘者宜选用榧子治疗。（　）
54. 雷丸不宜煎服，宜入丸散服用。（　）
55. 侧柏叶既能凉血止血，兼能收敛止血。（　）
56. 大蓟、小蓟均能凉血止血，清肠消痔。（　）
57. 三七除能化瘀止血外，还兼有补虚强壮的作用。（　）
58. 地榆凉血止血，尤善治上焦出血。（　）
59. 炮姜具有温经止血，温中止痛的功效。（　）
60. 艾叶温经止血，尤宜于血热崩漏下血。（　）
61. 川芎、延胡索都能活血、行气、止痛。（　）
62. 姜黄具有活血行气止痛，清心凉血的功效。（　）
63. 血竭内服能活血定痛，外用能敛疮生肌。（　）
64. 水蛭有破血通经，逐水消肿的功效。（　）
65. 郁金和香附均能疏肝解郁，治肝气郁结证。（　）
66. 牛膝和肉桂均能引火下行。（　）
67. 土鳖虫能破血逐瘀，续筋接骨。（　）
68. 半夏为止呕要药，对痰饮呕吐及胃热呕吐尤宜。（　）
69. 白芥子有温肺化痰，利气散结，通络止痛的功效。（　）
70. 桔梗的功效为润肺，祛痰，利咽，排脓。（　）

【填空题】

1. 清热药多具有________之性；补阳药多具________之性。
2. 甘味的功效是补益、________、________。
3. 辛味的功效是发散、________、________。
4. 两药合用，能增强药物疗效的配伍关系是________、________。
5. 两药合用，能降低药物毒性的配伍关系是________、________。
6. 中药配伍禁忌的主要内容是________、________。
7. 升降浮沉与疾病病位和病势的关系是________、________。
8. 使用贵重药和有毒药时分别宜采用的特殊煎药法是________、________。
9. 一般老年人、小儿、体质虚弱人的用药量宜________；病情重、病势急、病程短者用药量宜________。

10. 麻黄主归________经，除发汗解表外，又能________，利水消肿。
11. 解表散寒兼温肺化饮的药物是________；解表散寒兼行气宽中的药物是________。
12. 荆芥与防风、羌活同用，治________；与金银花、连翘同用，治________。
13. 生姜配半夏治________呕吐，配黄连治________的呕吐。
14. 既可解表散寒，又可通窍止痛的药物有________、________。
15. 羌活与独活均能________、________。
16. ________和________配伍能调和营卫。
17. 生姜善于________止呕，藿香善于________止呕。
18. 葛根升阳重在________；柴胡升阳重在________。
19. 柴胡、升麻共同的功效是________、________。
20. 石膏、知母同用有________功效，用于________证。
21. 能泻火除烦，清热利湿，凉血解毒的药物是________；能清热燥湿，泻肝胆火的药物是________。
22. 清热善治乳痈的要药是________，清热善治肺痈的要药是________。
23. 射干和山豆根的功效是________、________。
24. 牡丹皮和赤芍的共同功效是________、________。
25. 能清热凉血、养阴生津的药物是________、________。
26. 既退虚热，又消疳热的药物有________、________。
27. 大黄、芒硝均有________、________的功效。
28. 酒制大黄功效长于________；大黄炒炭则多用于________证。
29. 火麻仁主治________便秘证；芒硝主治________便秘证。
30. 甘遂、大戟、芫花的共同功效是________，三药均反________。
31. 既能祛风湿，又能退虚热的药物是________；既能祛风湿，止痛，又能利水消肿的药是________。
32. 能舒筋活络，和胃化湿的药物是________；能祛风湿，利关节，解毒的药物是________。
33. 祛风湿，补肝肾，强筋骨，利水的药物是________；祛风湿，补肝肾，强筋骨，安胎的药物是________。
34. 芳香化湿药________慎用，入汤剂应________。
35. 苍术的功效是________、________。
36. 既能化湿，又能祛暑解表的药是________、________。
37. 茯苓主治________泄泻，黄连主治________泄泻。
38. 均能利水渗湿健脾的药物有________、________。
39. 能利尿通淋，止痛的药物是________；利尿通淋，通经下乳的药物是________。
40. 温里药中善能温中降逆止呕的药物有________、________。
41. 附子回阳救逆时配伍________，补火助阳时配伍________。

42. 温里药能治疗中焦虚寒气滞、寒疝腹痛的药物是________；温里药治疗胃寒呕吐呃逆，阳痿宫冷的药物是________。
43. 行气药中，行气力强的破气药有________、________。
44. 在行气药中，长于疏肝破气的药是________，为妇科调经止痛的要药是________。
45. 沉香的功效是行气止痛、________、________。
46. 陈皮的功效是________、________。
47. 莱菔子的功效是________、________。
48. 回乳要药是________，其用量可用至________克。
49. 凉血止血，治便血、痔血常相须而用的药物是________、________。
50. 能止血，化瘀，利尿的药物是________；能化瘀止血，消肿止痛的药是________。
51. 收敛止血，并能止痢、补虚的药是________；收敛止血，并长于消肿生肌的药是________。
52. 收敛止血兼化瘀利尿的药物是________；温经止血，安胎的药物是________。
53. 丹参、郁金的共同功效是________、________。
54. 五灵脂、蒲黄的共同适用病证是________、________。
55. 功能引火归元的药物是________，引血下行的药物是________。
56. 马钱子的功效是________、________。
57. 既能活血疗伤，又能祛瘀通经的药物是________；既能活血续伤，又能补肾强骨的药物是________。
58. 活血祛瘀药物中，兼能清心的药有________、________。
59. 川牛膝功效长于________，怀牛膝功效长于________。
60. 化痰药治痰证时，常与________和________药配伍同用。
61. 化痰药中，既能化痰，又能止呕的药是________、________。
62. 半夏与天南星均能________、________。
63. 川贝母性能长于________；浙贝母性能长于________。
64. 苦杏仁、紫苏子共有的功效是________、________。
65. 能润肺化痰止咳，常相须而用的药物是________、________。
66. 桑白皮泻肺长于泻________；葶苈子泻肺长于泻________。
67. 能消痰散结、利水消肿，尤善治瘿瘤的药物有________、________等。
68. 黄芩、枇杷叶同清________热；黄柏、知母同清________火。
69. 磁石、龙骨共有的功效是________、________。
70. 朱砂安神作用包括________和________安神两方面。

参考答案

【A 型题】

1. C　2. D　3. A　4. B　5. B　6. D　7. C　8. C　9. B　10. B

11. D	12. D	13. D	14. B	15. C	16. A	17. E	18. B	19. B	20. B
21. C	22. D	23. C	24. E	25. C	26. C	27. D	28. B	29. D	30. C
31. D	32. C	33. C	34. E	35. D	36. A	37. B	38. B	39. D	40. C
41. A	42. A	43. C	44. D	45. D	46. D	47. C	48. B	49. B	50. B
51. A	52. A	53. E	54. B	55. A	56. B	57. E	58. A	59. B	60. C
61. A	62. A	63. A	64. D	65. A	66. E	67. B	68. B	69. C	70. E
71. B	72. C	73. B	74. C	75. C	76. B	77. A	78. B	79. A	80. C

【B 型题】

1. C	2. E	3. D	4. C	5. A	6. A	7. A	8. E	9. B	10. E
11. A	12. E	13. B	14. C	15. C	16. B	17. C	18. B	19. B	20. C
21. D	22. B	23. A	24. E	25. C	26. D	27. C	28. B	29. D	30. E
31. D	32. D	33. C	34. D	35. A	36. C	37. B	38. C	39. A	40. C
41. C	42. E	43. B	44. A	45. A	46. D	47. D	48. B	49. B	50. E
51. B	52. D	53. E	54. C	55. B	56. E	57. E	58. A	59. A	60. C
61. D	62. A	63. A	64. C	65. D	66. B	67. C	68. B	69. B	70. C
71. A	72. D	73. A	74. C						

【X 型题】

1. ABCD	2. BE	3. ACD	4. ACE	5. ABD
6. AE	7. BE	8. ACD	9. ABC	10. CDE
11. ABCDE	12. ABCD	13. ABCE	14. BCDE	15. ABCDE
16. ABCD	17. ACD	18. ABCD	19. BCD	20. ABCDE
21. CDE	22. ABCD	23. ABCE	24. BCD	25. ABE
26. BCD	27. ACDE	28. ABC	29. AC	30. ABC
31. ABCD	32. ABCD	33. ABCDE	34. ABDE	35. CE
36. ACDE	37. ABCDE	38. ABD	39. ABCD	40. ACDE
41. ABE	42. ABCDE	43. AC	44. ABDE	45. ABE
46. ACE	47. ABCDE	48. ABC	49. ABCDE	50. ABCD
51. BC	52. AB	53. ACDE	54. BCDE	55. ACE
56. ABCDE	57. ACDE	58. ABCDE	59. ABCD	60. AC
61. ABCE	62. ABE	63. BE	64. ABCE	65. BCDE
66. BCE	67. ABCD	68. BCE	69. ABCE	70. AD

【是非判断题】

1. ×	2. √	3. √	4. √	5. ×	6. √	7. ×	8. √	9. ×	10. √
11. ×	12. ×	13. ×	14. √	15. ×	16. ×	17. √	18. ×	19. ×	20. √
21. √	22. ×	23. √	24. √	25. ×	26. ×	27. √	28. √	29. ×	30. √
31. √	32. ×	33. ×	34. ×	35. ×	36. √	37. √	38. ×	39. ×	40. √
41. ×	42. ×	43. ×	44. √	45. ×	46. ×	47. √	48. √	49. √	50. ×

51. √ 52. √ 53. √ 54. √ 55. √ 56. × 57. √ 58. × 59. √ 60. ×
61. √ 62. × 63. × 64. × 65. √ 66. × 67. √ 68. × 69. √ 70. ×

【填空题】

1. 寒凉 温热 2. 缓急 和中 3. 行气 活血 4. 相须 相使 5. 相畏 相杀 6. 十八反 十九畏 7. 同病位 逆病势 8. 另煎 先煎 9. 小 大 10. 肺、膀胱经 宣肺平喘 11. 细辛 紫苏 12. 风寒表证 风热表证 13. 痰饮 胃热 14. 白芷 细辛 15. 解表散寒 祛风除湿 16. 桂枝 白芍 17. 温胃 和中 18. 止泻 举陷 19. 解表 升阳 20. 清热泻火 气分实热 21. 栀子 龙胆 22. 蒲公英 鱼腥草 23. 清热解毒 利咽 24. 清热凉血 活血祛瘀 25. 生地黄 玄参 26. 银柴胡 胡黄连 27. 泻下攻积 清热 28. 活血祛瘀 血热出血 29. 肠燥津枯 实热燥结 30. 峻下逐水 甘草 31. 秦艽 防己 32. 络石藤 豨莶草 33. 五加皮 桑寄生 34. 气阴亏虚者 后下 35. 燥湿健脾 祛风散寒 36. 藿香 佩兰 37. 脾虚 湿热 38. 茯苓 薏苡仁 39. 海金沙 木通 40. 吴茱萸 丁香 41. 干姜 肉桂 42. 小茴香 丁香 43. 青皮 枳实 44. 青皮 香附 45. 温中止呕 纳气平喘 46. 理气健脾 燥湿化痰 47. 消食除胀 降气化痰 48. 麦芽 30～120 49. 地榆 槐花 50. 蒲黄 三七 51. 仙鹤草 白及 52. 血余炭 艾叶 53. 活血 凉血清心 54. 瘀血 出血 55. 肉桂 牛膝 56. 散结消肿 通络止痛 57. 苏木 骨碎补 58. 郁金 丹参 59. 活血通络 补肝肾强筋骨 60. 健脾 理气 61. 半夏 旋覆花 62. 燥湿化痰 散结消肿 63. 甘润 苦泄 64. 止咳平喘 润肠通便 65. 款冬花 紫菀 66. 肺热 痰水 67. 海藻 昆布 68. 肺 肾 69. 重镇安神 平肝潜阳 70. 镇心 清心

§1.4 方剂学

基本知识问答

1. 方剂组成的基本结构是什么？

(1) 君药：即针对主病或主证起主要治疗作用的药物，是方中不可缺少的主要部分。一般来说，君药的药力居方中之首，用量比较重。

(2) 臣药：有两重意义。①辅助君药加强治疗主病或主证作用的药物。②针对重要的兼病或兼证起主要的治疗作用的药物。

(3) 佐药：有三种意义。①佐助药，即配合君、臣药以加强治疗作用，或

直接治疗次要兼证的药物。②佐制药，即用以消除或减缓君、臣药的毒性，或能制约君、臣药峻烈之性的药物。③反佐药，即病重邪甚，可能拒药时，配用与君药性味相反而又能在治疗中起相成作用的药物，以防止病药格拒。

（4）使药：有两种意义。①引经药，即能引领方中诸药至特定病所的药物。②调和药，即具有调和方中诸药作用的药物。

2. 成方在临床运用时变化的形式有几种？

（1）药味加减的变化：是指增加或减少方中药物，以适应病情变化的需要。一般有两种情况，一是指主病、主证、基本病机以及君药不变的前提下，随兼夹证（症）的不同而变化方中的次要药物，即“随证加减”；一是通过方剂药物的增减变化，改变了君药或君、臣之间的主要配伍关系，致使其功用与主治不尽相同，这种变化又叫“异证加减”。

（2）药量增减的变化：是指方剂中组成药物不变，仅增加或减少其药物用量。有两种情况，一种是方中药量发生改变，君药或君臣之间的配伍关系不变，主治病证与主要病机基本相同，通过增减药量来使药力发生改变，以适应病情轻重不同的需要；一是随着药量的增减，改变了方中的君药或君、臣的配伍关系，使功用、主治发生了变化。

（3）剂型更换的变化：是指方剂组成药物、药量相同，由于配制的剂型不同，其功用和主治也就有所区别。汤剂内服，则作用快而力峻，适应于病情较急重者。反之，如病情较轻或缓者，不能急于求效，则多易汤为丸，取丸剂的作用慢而力缓，且便于储藏和携带。临床上经常将传统的汤、丸、散、膏等剂型根据病情缓急的不同，结合服用方便等加以考虑而进行不同剂型之间的转换。至于注射剂、气雾剂、胶囊等许多新的剂型，由于制备工艺和使用的途径不同，同一方剂因剂型更换变化所引起的差异性就很大。

以上三种变化方式，可以分别应用，也可以结合运用。

3. 何谓解表剂？其主治范围有哪些？

凡以解表药为主组成，具有发汗、解肌、透疹等作用，用以治疗表证的方剂，统称解表剂。解表剂主要用治表证，故凡风寒所伤或温病初起，以及麻疹、疮疡、水肿、痢疾等病初之时，见恶寒、发热、头疼、身痛、无汗或有汗、舌苔薄白、脉浮等表证者，均可用解表剂治疗。

4. 银翘散与桑菊饮都有辛凉解表之功，临床如何区别运用？

银翘散与桑菊饮都属辛凉解表的方剂，治疗温病初起，组成中都有连翘、桔梗、薄荷、芦根、甘草五药。但银翘散用金银花配伍荆芥、豆豉、牛蒡子、淡竹叶，解表清热之力强，所治之证发热重，恶寒轻等表证明显，为“辛凉解表之平剂”；桑菊饮用桑叶、菊花配伍杏仁，肃肺止咳之力较大，所治之证咳嗽明显，而解表清热的作用较弱，故发热等表证较轻，为“辛凉解表之轻剂”。

5. 临床使用解表剂应注意哪些事项？

（1）解表剂多由辛散轻扬之品组方，故不宜久煎，以免药性耗散，作用减弱。

（2）服法上一般宜温服，服后宜避风寒，或增衣被，或辅之以粥，以助汗出。

（3）取汗程度以遍身持续微汗为佳。

（4）汗出病瘥，即当停服，不必尽剂。

（5）应注意忌食生冷、油腻之品，以免影响药物的吸收和药效的发挥。

（6）若外邪已经入里，或麻疹已透，或疮疡已溃，或虚证水肿，均不宜使用。

6. 泻下剂按功用分为几类？各适用何种证型？

（1）寒下剂：适用于里热积滞实证。症见大便秘结，腹部胀满疼痛，甚或潮热，舌苔黄厚，脉实等。

（2）温下剂：适用于里寒积滞实证。症见大便秘结，脘腹胀满，腹痛喜温，手足不温，甚或厥冷，脉沉紧等。

（3）润下剂：适用于肠燥津亏，大便秘结证。症见大便干结，小便短赤，舌苔黄燥，脉滑实；或大便秘结，小便清长，面色青白，腰膝酸软，手足不温，舌淡苔白，脉迟。

（4）逐水剂：适用于水饮壅盛于里的实证。常见胸胁引痛或水肿腹胀，二便不通，脉实有力等症。

（5）攻补兼施剂：适用于里实正虚之大便秘结证。常以脘腹胀满，大便秘结兼气血阴津不足为主要表现。

7. 何谓和解剂？

凡具有和解少阳、调和肝脾、调和肠胃等作用，治疗伤寒邪在少阳、肝脾不和、肠胃不和等证的方剂，统称和解剂。

8. 清热剂按功用分为几类？各适用何种证型？

（1）清气分热剂：适用于热在气分证。症见身热不恶寒，反恶热，多汗，口渴饮冷，舌红苔黄，脉数有力等。

（2）清营凉血剂：适用于邪热传营，或热入血分诸证。邪热传营见有身热夜甚，心烦不寐，时有谵语，斑疹隐隐，舌绛而干，脉数等；热入血分则见出血，发斑，昏狂，谵语，舌绛起刺，脉数等。

（3）清热解毒剂：适用于瘟疫、温毒、火毒及疮疡疔毒等证。若瘟疫热毒充斥内外，症见大热渴饮、谵语神昏、吐衄发斑、舌绛、唇焦；温毒上攻头面，气血壅滞，症见头面红肿热痛、咽喉肿痛、舌苔黄燥等；三焦火毒炽盛，见烦热错语、吐衄发斑及外科的热毒痈疡等；热毒聚于胸膈，见身热面赤、胸膈烦热、口舌生疮，便秘溲赤等。

（4）清脏腑热剂：适用于邪热偏盛于某一脏腑所产生的火热证。

（5）清虚热剂：适用于阴虚发热证。或由温病后期，邪伏阴分，阴液已伤所致，见暮热早凉、舌红少苔；或因肝肾阴虚，虚火内扰引起，见骨蒸潮热、盗汗面赤、久热不退等症。

9. 清热剂的应用原则是什么?

一般是在表证已解，热已入里，或里热已盛尚未结实的情况下使用。

10. 临床应用清热剂要注意什么?

（1）辨别里热所在部位。若热在气而治血，将引邪深入；热在血而治气，则无济于事。

（2）辨别热证真假，勿为假象所迷惑。

（3）辨别热证之虚实。“寒之不寒，是无水也”。

（4）权衡轻重，量证投药。热重而药量轻，无异于杯水车薪；热轻而用量太重，势必热去寒生，或损伤阳气。若素体脾气弱者，应慎用或加醒脾和胃之品。

（5）对于热邪炽盛，服药入口即吐者，可于清热剂中少佐温热药，或以凉药热服之反佐法防止拒药现象的发生。

11. 清胃散与玉女煎同治胃热牙痛、牙宣，如何区别运用?

清胃散与玉女煎同治胃热牙痛、牙宣。但清胃散重在清胃火，以黄连为君，属苦寒之剂，配伍升麻，意在升散解毒，兼用生地黄、牡丹皮等凉血散瘀之品，功在清胃凉血，主治胃火炽盛的牙痛、牙宣，兼见口气热臭，红肿，舌红苔黄，脉滑数；玉女煎清胃热而滋肾阴，用石膏为君，配伍熟地黄、麦冬、知母等滋肾阴，属清润之剂，功能清胃火，滋肾阴，主治胃火旺而肾水不足的牙痛、牙宣，伴齿松，或消渴，消谷善饥，舌红苔黄而干等。

12. 芍药汤与白头翁汤都能治疗痢疾，如何区别使用?

芍药汤与白头翁汤都能清肠热，治痢疾。但芍药汤所治痢疾为湿热蕴结肠道，兼气血不调畅之湿热痢，症见痢下赤白相兼，舌苔黄腻，脉弦数，治之以清热燥湿与调和气血并进；白头翁汤所治为热毒深陷肠道血分之热毒痢，症见痢下赤多白少，或纯为鲜血，舌红苔黄，脉弦数，治之以清热解毒中兼凉血止痢。

13. 何谓温里剂?为什么温里剂常配补气药?

以温热药为主组成，具有温里助阳、散寒通脉作用，治疗里寒证的方剂，统称温里剂。

寒为阴邪，易伤阳气，故温里剂多配伍补气药物，以使阳气得复。

14. 温里剂按功用分为几类？各适用何种证型？

（1）温中祛寒剂：适用于中焦虚寒证。症见脘腹疼痛，呕恶下利，不思饮食，肢体倦怠，手足不温，舌苔白滑，脉沉细或沉迟。

（2）回阳救逆剂：适用于阳气衰微，阴寒内盛，甚或阴盛格阳、戴阳的危重病证。症见四肢厥逆，精神委靡，恶寒蜷卧，甚或冷汗淋漓，脉微欲绝等。

（3）温经散寒剂：适用于寒凝经脉证。临床多表现为手足厥寒，或肢体疼痛，或发阴疽等。

15. 临床使用温里剂应注意什么事项？

（1）温里剂多由辛温燥热之品组成，临床使用时必须辨别寒热之真假，真热假寒证禁用；素体阴虚或失血之人亦慎用，以免重伤阴血。

（2）若阴寒太盛或真寒假热，服药入口即吐者，可反佐少量寒凉药物，或热药冷服，避免格拒。

（3）使用温里剂尚需注意药物用量，当因人、因时、因地，随时变通。

16. 补血剂中为什么常配益气之药？

（1）血虚者补血时，宜加入补气之品，以助生化，或着重补气以生血。《脾胃论》中说：“血不自生，须得生阳气之药，血自旺矣。”《温病条辨》中说：“血虚者，补其气而血自生。”

（2）大失血而致血虚时，尤当补气以固脱，使气旺则血生。即“有形之血不能速生，无形之气所当急固”，且有形之血生于无形之气。

17. 补法中何为“阴中求阳”？何为“阳中求阴”？

（1）阴阳互根，孤阴不生，独阳不长。

（2）阳虚补阳，常佐以补阴之品，或重用补阴之品，使阳有所附，并可藉阴药滋润之性以制阳药之温燥，使补阳而不伤津。

（3）阴虚补阴，常少佐补阳之品，使阴有所化，并可藉阳药温运之力以制阴药之凝滞，使滋阴而不碍气。

（4）张介宾在《类经》卷 14 中说：“善补阳者，必于阴中求阳，则阳得阴助而生化无穷；善补阴者，必于阳中求阴，则阴得阳升而泉源不竭。”

18. 补益剂按功用分为几类？各适用何种证型？

（1）补气剂：适用于脾肺气虚证。症见肢体倦怠乏力，少气懒言，语音低微，动则气促，面色萎白，食少便溏，舌淡苔白，脉虚弱，甚或虚热自汗，或脱肛，或子宫脱垂等。

（2）补血剂：适用于血虚证。症见面色无华，头晕眼花，心悸失眠，唇甲色淡，舌淡，脉细等。

（3）气血双补剂：适用于气血两虚证。症见面色无华，头晕目眩，心悸怔忡，食少体倦，气短懒言，舌淡，脉虚细无力等。

（4）补阴剂：适用于阴虚证。症见形体消瘦，头晕耳鸣，潮热颧红，五心烦热，盗汗失眠，腰酸遗精，咳嗽咳血，口燥咽干，舌红少苔，脉细数等。

（5）补阳剂：适用于阳虚证。症见面色苍白，形寒肢冷，腰酸膝痛，下肢软弱无力，小便不利，或小便频数，尿后余沥，少腹拘急，男子阳痿早泄，女子宫寒不孕，舌淡苔白，脉沉细，尺部尤甚等。

（6）阴阳双补，适用于阴阳两虚证。症见头晕目眩，腰膝酸软，阳痿遗精，畏寒肢冷，午后潮热等。

19. 一贯煎与逍遥散临床均能治疗胁痛，如何区别使用？

一贯煎与逍遥散都能疏肝理气，均可治疗肝郁气滞之胁痛。不同之处：逍遥散疏肝养血健脾作用较强，主治肝郁血虚之胁痛，并伴有神疲食少等脾虚症状；一贯煎滋养肝肾的作用较强，主治肝肾阴虚之胁痛，且见吞酸吐苦等肝气犯胃症状。

20. 临床使用补益剂要注意什么事项？

（1）要辨清虚实的实质和具体病位，即首先区分气血阴阳究竟哪方面不足，再结合脏腑相互资生关系，予以补益。

（2）辨清虚实真假，《景岳全书》曾说："至虚之病，反见盛势；大实之病，反有羸状。"前者是指注意真虚假实，若误用攻伐之剂，则虚者更虚；后者是指真实假虚，若误用补益之剂，则实者更实。

（3）要注意脾胃功能，补益药易于壅中滞气，如脾胃功能较差，可适当加入理气醒脾之品，以资运化，使之补而不滞。

（4）注意煎服法，补益药宜慢火久煎。务使药力尽出；服药时间以空腹或饭前为佳，若急症则不受此限。

21. 何谓固涩剂？为什么固涩剂常配补益药？

（1）凡以固涩药为主组成，具有收敛固涩作用，治疗气、血、精、津滑脱散失之证的方剂统称固涩剂。

（2）固涩剂所治的气、血、精、津滑脱散失之证，皆由正气亏虚而致，故应根据气血、阴阳、精气、津液耗伤程度的不同，配伍相应的补益药，使之标本兼顾。

22. 固涩剂的分类及其适应证是什么？

（1）固表止汗剂：适用于体虚卫外不固，阴液不能内守而致的自汗、盗汗。

（2）敛肺止咳剂：适用于久咳肺虚、气阴耗伤证。症见咳嗽，气喘，自汗，脉虚数等。

（3）涩肠固脱剂：适用于脾肾虚寒所致之泻痢日久、滑脱不禁的病证。

（4）涩精止遗剂：适用于肾虚封藏失职，精关不固所致的遗精滑泄；或肾气不足，膀胱失约所致的尿频、遗尿等症。

（5）固崩止带剂：适用于妇女血崩暴注或漏血不止，以及带下淋漓等症。

23. 金锁固精丸与桑螵蛸散临床均能治疗肾虚遗精，如何区别使用？

金锁固精丸与桑螵蛸散均为涩精止遗之方，但金锁固精丸纯用补肾涩精之品组成，专治肾虚精关不固之遗精滑泄；桑螵蛸散以固精止遗之桑螵蛸配伍菖蒲、远志交通心肾，为调补心肾、涩精止遗兼顾之方，主治心肾两虚、水火不交所致的尿频、遗尿、遗精。

24. 临床使用固涩剂的注意事项有哪些？

（1）固涩剂为正虚无邪者设，故凡外邪未去，误用固涩，则有“闭门留寇”之弊。

（2）对于热病多汗、痰饮咳嗽、火扰遗泄、热痢初起、伤食泄泻、实热崩带等，禁用固涩剂。

25. 何谓安神剂？其分类及适应范围有哪些？

凡以安神药为主组成，具有安神定志作用，治疗神志不安的方剂，统称为安神剂。

（1）重镇安神剂：适用于心肝阳亢，热扰心神证。症见心烦神乱，失眠多梦，惊悸怔忡，癫痫等。

（2）滋养安神剂：适用于阴血不足，心神失养证。症见虚烦不眠，心悸怔忡，健忘多梦，舌红少苔等。

26. 临床使用安神剂的注意事项有哪些？

（1）重镇安神剂多由金石、贝壳类药物组方，易伤胃气，不宜久服。

（2）脾胃虚弱者，宜配伍健脾和胃之品。

（3）某些安神药，如朱砂等有一定的毒性，久服能引起中毒，亦应注意。

27. 何谓开窍剂？

凡以芳香开窍药为主组成，具有开窍醒神作用，治疗窍闭神昏的方剂，统称开窍剂。

28. 开窍剂的分类及其适应证有哪些？

（1）凉开剂：适用于温热邪毒内陷心包的热闭证。症见高热，神昏，谵语，甚或痉厥等。

（2）温开剂：适用于中风、中寒、气郁、痰厥等属于寒邪痰浊内闭之证。症见突然晕倒，牙关紧闭，不省人事，舌苔白，脉迟。

29. 何谓“凉开三宝”？临床如何区别使用？

安宫牛黄丸、紫雪丹、至宝丹三方均可清热开窍，临床用于热闭证的治疗，故合称“凉开三宝”。就寒凉之性而言，吴瑭指出：“安宫牛黄丸最凉，紫雪次之，至宝丹又次之。”但从功用、主治两方面分析，则各有所长。其中安宫牛黄丸长于清热解毒，适用于邪热偏盛而身热较重者；紫雪丹长于熄风止痉，适用于兼有热动肝风而痉厥抽搐者；至宝丹长于芳香开窍，化痰避秽，适用于痰浊偏盛而昏迷较重者。

30. 临床使用开窍剂的注意事项有哪些？

(1) 首先应辨别闭证和脱证。凡邪盛气实而见神志昏迷，口噤不开，两手握固，二便不通，脉实有力的闭证方可使用开窍剂；而对汗出肢冷，呼吸气微，手撒遗尿，口开目合，脉象虚弱无力或脉微欲绝的脱证，即使神志昏迷也不宜使用。

(2) 辨清闭证之寒热属性，正确选用凉开剂还是温开剂。对于阳明腑实证而见神昏谵语者，只宜寒下，不宜用开窍剂；至于阳明腑实而兼见邪陷心包之证则应根据病情缓急，先予开窍，或先投寒下，或寒下与开窍并用，才能切合病情。

(3) 开窍剂大多为芳香药物，善于辛散走窜，只宜暂用，不宜久服，以免损伤元气，故临床多用于急救，中病即止，待患者神志苏醒后需重新辨证施治。

(4) 开窍剂中麝香等药，有碍胎元，孕妇慎用。

(5) 开窍剂多已制成丸散剂或注射液，丸散剂在使用时宜温开水化服或鼻饲，不宜加热煎煮，以免药性挥发，影响疗效。

31. 何谓理气剂？

凡以理气药为主组成，具有行气或降气作用，治疗气滞或气逆证的方剂，统称为理气剂。

32. 理气剂的分类及其适应证是哪些？

(1) 行气剂：适用于气机郁滞证。一般为脾胃气滞和肝气郁滞。脾胃气滞常见脘腹胀痛，嗳气吞酸，呕恶食少，大便失常等症；肝气郁滞常见胸胁胀痛，或疝气痛，或月经不调，或痛经等症。

(2) 降气剂：适用于肺胃气逆不降，以致咳喘、呕吐、嗳气、呃逆等症。

33. 临床使用理气剂的注意事项有哪些？

(1) 应辨清气病之虚实，勿犯虚虚实实之戒。若气滞实证，当须行气，误用补气，则使气滞愈甚；若气虚之证，当补其虚，误用行气，则使其气更虚。

(2) 辨有无兼夹，若气机郁滞与气逆不降相兼为病，应分清主次，行气与降气配合使用；若兼气虚者，则需配伍适量补气之品。

(3) 理气药多属芳香辛燥之品，容易伤津耗气，应适可而止，勿使过剂，尤其是老年体弱、阴虚火旺、孕妇或素有崩漏吐衄者，更应慎之。

34. 越鞠丸中为何少治痰之药而能治疗痰郁？

(1) 因痰郁乃气滞湿聚而成，方中香附子行气解郁，使气行湿化痰消；又有苍术燥湿运脾以治生痰之源。若气行湿化，则痰郁随之而解。

（2）所治气、血、火、湿、食、痰六郁证为轻证，以气郁为先，痰郁不重。

故越鞠丸中五味药治六郁证，少治痰之品而能治疗痰郁，此亦治病求本之意。

35. 苏子降气汤与定喘汤临床都能治疗咳喘，如何区别运用？

苏子降气汤与定喘汤均为降气平喘之常用方。苏子降气汤以苏子降气平喘为君药，配以下气祛痰之品，更用肉桂温肾纳气，当归养血润燥，用以治“上实下虚”之咳喘，以胸膈满闷，痰多色白，咳喘短气，呼多吸少，舌苔白腻或白滑为临床使用要点；定喘汤以麻黄、白果与黄芩、紫苏子相配，功能宣肺散寒，清热化痰，降气平喘，主治风寒外束，痰热蕴肺的哮喘，临床以哮喘咳嗽，痰多色黄质稠，微恶风寒，舌苔黄腻，脉滑数为临床使用要点。

36. 何谓理血剂？

凡以理血药为主组成，具有活血祛瘀或止血作用，治疗血瘀或出血病证的方剂，统称理血剂。

37. 理血剂的分类及其适应证有哪些？

（1）活血祛瘀剂：适用于各种血瘀证。如瘀热互结下焦之蓄血证；瘀血内停胸腹之诸痛；瘀阻经脉之半身不遂；妇女经闭、痛经或产后恶露不行；瘀积包块、外伤瘀肿、痈肿初期等。

（2）止血剂：适用于血溢脉外，离经妄行而出现的吐血、衄血、咳血、便血、尿血、崩漏等各种出血证。

38. 活血祛瘀的方剂中为什么常配“气药”？

（1）常配补气药：①气血之间互相依存，气虚血少运行无力而易致瘀，即“气虚血瘀”，由此应治以补气，使气旺血行，“补气活血”。②逐瘀过猛或是久用逐瘀，又或者瘀久必虚，均易耗血伤正气，常辅以养血益气之品，祛瘀血而不伤正。

（2）常配行气药：气为血之帅，气行则血行，气滞则血瘀。行气药一则能行气，使气行而促血行以加强活血祛瘀的功效，即“理气活血”；一则行气药能消除因气滞而血瘀或因血瘀而气滞的气滞之病机，使“理气活血”配合而达气血同治的目的。

39. 止血剂中为什么配化瘀之品？

（1）止血太过或单独止血易产生留瘀、致瘀的弊端，可在止血剂中辅以适当的活血祛瘀之品，或选用兼有活血祛瘀作用的止血药，使血止不留瘀。

（2）已有瘀血内阻，血不循经所致的出血，法当祛瘀为先，因瘀血不去血道不畅则出血不止，故祛瘀可以间接止血，即“活血止血”。

（3）所谓瘀血不去，新血不生，止血剂中适当配以祛瘀之品，可以祛瘀生新，加快恢复。

40. 临床使用理血剂应注意哪些事项？

（1）首先必须辨清造成瘀血或出血的原因，分清标本缓急，做到急则治标，缓则治本，或标本兼顾。

（2）峻猛逐瘀，只能暂用，不可久服，中病即止，勿使过之。

（3）活血祛瘀剂虽能促进血行，但其性破泄，易于动血、伤胎，故凡妇女经期、月经过多及孕妇均当慎用或忌用。

（4）"见血休治血"，治血要治气。若气随血脱之大出血者，需大补元气，以挽救气脱危证为先。

41. 王清任的血府逐瘀汤、通窍活血汤、膈下逐瘀汤、少腹逐瘀汤、身痛逐瘀汤都能活血祛瘀，临床如何区别使用？

以上五方为王清任创制的活血化瘀的名方，常称五逐瘀汤。各方均以桃仁、红花、川芎、赤芍、当归等为基础药物，都有活血祛瘀止痛作用，主治瘀血所致的病证。其中血府逐瘀汤中配伍行气宽胸的枳壳、桔梗、柴胡以及引血下行的牛膝，故宣通胸胁气滞，引血下行之力较好，主治胸中瘀阻之胸痛，头痛，痛有定处等；通窍活血汤中配伍通阳开窍的麝香、老葱等，故活血通窍作用较优，主治瘀阻头面之头痛昏晕，耳聋，脱发，酒渣鼻等；膈下逐瘀汤中配伍香附、乌药、枳壳等疏肝行气止痛药，故行气止痛作用较大，主治瘀血结于膈下，肝郁气滞之两胁及腹部胀痛有痞块者；少腹逐瘀汤中配伍温通下气之小茴香、官桂、干姜，故温经止痛作用较强，主治血瘀少腹之积块，痛经，月经不调等；身痛逐瘀汤中配伍通络宣痹止痛的秦艽、羌活、地龙等，祛风除湿，通痹止痛效果更好，故多用于瘀血痹阻经络所致的肢体痹痛或周身疼痛等。

42. 补阳还五汤中如何用黄芪？有什么意义？

（1）黄芪要重用，大补元气，其意义在于：①补气，起痿废，因王清任认为半身不遂，口眼㖞斜，语言謇涩，小便频数或遗尿失禁，舌淡暗，苔白，脉缓无力之中风病证的出现是由于正气亏虚，启动无力，气虚血瘀络脉阻滞所致。②使气旺以促血行，瘀去络通，即"补气活血"。③补气防止方中其他活血祛瘀的药物损伤正气。

（2）黄芪要生用，使其气锐善行，其意义在于：①补气而能周行全身，有益于对半身不遂、口眼㖞斜、语言謇涩等中风的治疗。②黄芪能补能行有助于活血祛瘀。

43. 黄土汤与归脾汤都能治疗脾不统血的出血证，如何区别运用？

黄土汤与归脾汤都能治疗脾不统血之便血、崩漏等出血证。黄土汤中以灶心黄土合炮附子、白术为主，配伍生地黄、阿胶等，温阳健脾而摄血，滋阴养血而止血，适用于脾阳不足，统摄无权之出血证；归脾汤重用黄芪、龙眼肉，配伍人参、白术、当归、茯神、酸枣仁、远志补气健脾，养心安神，适用于脾气不足，气不摄血之出血证。

44. 何谓祛风剂？

凡以辛散祛风或熄风止痉药为主组成，具有疏散外风或平熄内风作用，治疗风病的方剂，统称为祛风剂。

45. 祛风剂的分类及其适应证有哪些？

（1）疏散外风剂，适用于外风所致病证。如风邪上犯所致的头痛、眩晕；风邪郁于肌腠所致的风疹、湿疹；风中经络所致的口眼㖞斜、半身不遂；风邪着于筋骨、肌肉、经络、关节等处所致的关节疼痛、麻木不仁、屈伸不利等。

（2）平熄内风剂，适用于内风病证，即《素问·至真要大论》谓：“诸风掉眩，皆属于肝。”内风的产生主要与肝有关，其病证又有虚实之分。如肝经热盛，热极生风所致的高热、抽搐、痉厥等；肝阳偏亢，风阳上扰的眩晕、头部热痛或昏仆不知人事、口眼㖞斜等；温病过后，阴液亏虚，虚风内动所致的筋脉挛急、手足蠕动等。

46. 使用祛风剂应注意哪些事项？

（1）应辨清风病之属内、属外。外风治宜疏散，而不平熄；内风只宜平熄，而忌用疏散。但外风与内风之间，亦可相互影响，外风可以引动内风，内风亦可兼感外风，对这种错综复杂的证候，应分清主次，或以疏散为主兼以平熄，或以平熄为主兼以疏散。

（2）宜分清病邪的兼夹以及病情的虚实，进行相应的配伍，如兼寒、兼热、兼湿，或夹痰、夹瘀等，则应与散寒、清热、祛湿、化痰以及活血化瘀等法配合使用，以切合具体的病情。

47. 何谓治燥剂？

凡以轻宣辛散或甘凉滋润药为主组成，具有轻宣外燥或滋阴润燥等作用，治疗燥证的方剂，统称为治燥剂。

48. 治燥剂的分类及其适应证有哪些？

（1）轻宣外燥剂，适用于外感凉燥或温燥之证。凉燥症见头痛恶寒，咳嗽痰稀，鼻塞咽干，舌苔薄白；温燥症见头痛身热，干咳少痰，或气逆而喘，口渴鼻燥，舌边尖红，苔薄白而燥或薄黄。

（2）滋阴润燥剂，适用于脏腑津伤液耗之内燥证。症见干咳少痰，咽干鼻燥，口中燥渴，干呕少食，消渴，便秘。

49. 使用治燥剂要注意哪些事项？

（1）要分清外燥和内燥，治疗上外燥宜清宣，内燥宜滋润。外燥中又须分清是凉燥还是温燥。然而人体内外、脏腑之间相互联系，故临床上所见燥证亦多内外相兼，上下互见，治法亦须随证而施。

（2）燥邪最易化热，伤津耗气，故运用治燥剂有时还须酌情配伍清热泻火或益气生津之品，但总以甘寒或咸寒者为宜。至于辛香耗津、苦寒化燥之品，均非燥证所宜。

（3）甘凉滋润药物易于助湿滞气，脾虚便溏或素体湿盛者忌用。

50. 杏苏散与桑杏汤均可治疗外燥，如何区别运用？

杏苏散与桑杏汤均可清宣外燥，用治外燥咳嗽。杏苏散所治为外感凉燥证，故以杏仁与紫苏叶为君，配以半夏、前胡、桔梗、枳壳等化痰利气之品，意在轻宣凉燥，理肺化痰，临床以恶寒无汗，咳嗽痰稀，咽干，苔白，脉弦为辨证要点；桑杏汤所治系外感温燥证，故以杏仁与桑叶为君，配伍沙参、贝母、栀子皮等清热润燥，止咳生津之品，意在轻宣温燥，凉润肺金，临床以身热不甚，干咳无痰或痰少而黏，右脉数大为辨证要点。

51. 桑杏汤与清燥救肺汤均可治疗温燥，如何区别运用？

桑杏汤与清燥救肺汤均可治疗温燥，但邪气有深浅，病情有轻重。桑杏汤所治为外感温燥之轻证，症见身热、咳嗽不甚，右脉数大，治以轻宣清透合以凉润为主；清燥救肺汤所治为外感温燥伤肺之重证，症见身热较高，干咳无痰，气逆而喘，胸膈满闷，舌红少苔，脉虚大而数，治以轻宣润肺与养阴益气并进。

52. 桑杏汤与桑菊饮都能治疗外感咳嗽，如何区别运用？

桑杏汤与桑菊饮均用桑叶、杏仁，皆可治疗外感咳嗽、受邪轻浅、身热不甚、口渴等。但两方同中有异，桑菊饮中配伍薄荷、连翘、菊花、桔梗、芦根，偏于疏散风热，辛凉解表，适用于风温初起，津伤不甚，故见恶风、头痛、口微渴之风热表证；桑杏汤虽也配有豆豉、栀子皮能透邪清热，但更用沙参、梨皮润燥养肺生津，主治外感温燥，津伤相对较为明显，症见口渴明显，并伴咽干鼻燥等。

53. 何谓祛湿剂？

凡以祛湿药为主组成，具有化湿利水、通淋泄浊等作用，治疗湿病证的方剂，统称为祛湿剂。

54. 祛湿剂的分类及其适应证有哪些？

（1）燥湿和胃剂，适用于湿浊内阻，脾胃失和证。症见脘腹痞满，嗳气吞酸，呕吐泄泻，食少体倦等。

（2）清热祛湿剂，适用于外感湿热，或湿热内郁，或湿热下注所致的湿温、黄疸、霍乱、热淋、痢疾、泄泻、痿痹等病证。

（3）利水渗湿剂，适用于水湿壅盛所致的水肿、泄泻等证。

（4）温化寒湿剂，适用于阳虚不能化水或湿从寒化所致的痰饮、水肿等。

（5）祛风胜湿剂，适用于风湿在表所致的头痛身重，或风湿侵袭痹阻经络所致的腰膝顽麻痛痹等证。

55. 使用祛湿剂要注意什么事项？

祛湿剂多由芳香温燥或甘淡渗利之药组成，易于耗伤阴津，故素体阴虚津亏、病后体弱，以及孕妇均应慎用。

56. 祛湿剂中为什么常配理气药？

（1）湿为阴邪，其性重着黏腻，最易阻碍气机，而气机阻滞，又使湿邪不得运化，故祛湿剂中常配理气药，以求气化则湿化，加强祛湿的疗效。

（2）祛湿剂中配理气药物可以治疗气滞之证。

57. 八正散与小蓟饮子均可治疗淋证，如何区别运用？

八正散与小蓟饮子两方中均用药物栀子、滑石、木通、甘草，具有清热利水通淋之功，故均可用于淋证的治疗，表现为尿频、尿急、尿涩、尿痛。但八正散为湿热蕴结膀胱气分，水道不利，故方中以滑石、木通为君药，配以瞿麦、萹蓄、车前子、煨大黄、灯心，功用偏于清热泻火而利水通淋，症见尿色深黄混赤，口燥咽干，舌苔黄腻，脉滑数，称为热淋；小蓟饮子系瘀热互结膀胱血分，损伤膀胱血络，故方中以小蓟为君药，配合蒲黄、藕节、生地黄、当归、淡竹叶，功能偏于凉血止血而利水通淋，症见尿中带血、舌红、苔黄，若尿时涩痛明显者称为血淋，若尿时涩痛不明显者称尿血。

58. 五苓散与猪苓汤都能渗湿利水，治疗小便不利，如何区别使用？

猪苓汤与五苓散两方均为利水渗湿之常用方，其中泽泻、猪苓、茯苓为两方所共有的药物，皆治小便不利、身热、口渴。然五苓散证乃外邪不解内陷于里，膀胱气化不利，水湿内盛而致的膀胱蓄水证，症见小便不利、身热头痛、口渴、舌苔白、脉浮，故配伍桂枝温阳化气兼解太阳未尽之邪，白术健脾燥湿，共成温阳化气利水之剂；猪苓汤主治之证乃邪气入里化热，灼伤阴津而成里热阴虚，水气不利之水热互结证，症见小便不利、身热、口渴、舌红、脉细数，故配伍滑石清热利湿，阿胶滋阴润燥，共成利水清热养阴之方。

59. 真武汤与实脾散均能温阳利水治疗水肿，如何区别使用？

真武汤与实脾散两方中均含有药物附子、茯苓、白术、生姜，功能温阳利水，治阳虚水肿。但真武汤以附子为君，不用干姜，故偏于温肾阳，温阳利水之中又佐以芍药敛阴柔筋，缓急止痛，故其主治偏肾阳不足，水停外泛之阳虚水肿，症见浮肿，小便不利，腹痛下利，四肢沉重疼痛，身体筋肉跳动，舌质淡胖，边有齿痕，舌苔白滑，脉沉细等；实脾散以附子、干姜共为君药，故温脾阳之力胜于真武汤，且佐入木香、厚朴、槟榔、草果等消行之品，能行气祛湿导滞，主治偏脾阳虚，水气内停湿阻之阴水证，症见身半以下肿甚，手足不温，口中不渴，胸腹胀满，大便溏泻，舌苔白腻，脉沉弦而迟。

60. 羌活胜湿汤、九味羌活汤两方均可祛风胜湿，止头身痛，如何区别运用？

羌活胜湿汤与九味羌活汤两方都用羌活、川芎、防风、甘草四味药物，均可祛风胜湿，止头身痛。但九味羌活汤以羌活为君，配以细辛、白芷、苍术，散寒祛湿解表之力较羌活胜湿汤著，且辛散温燥之中佐以寒凉清热之黄芩、生地黄，故主治外感风寒湿邪兼有里热之证，以恶寒发热为主，兼口苦微渴；而羌活胜湿汤以羌活、独活为君，善祛一身上下之风湿，而解表之力较弱，但配以善治头痛的蔓荆子、藁本，故主治风湿客表之痹证，以头身重痛为主，表证不著。

61. 何谓祛痰剂？其分类及适应范围有哪些？

凡以祛痰药为主组成，具有消除痰涎作用，治疗各种痰证的方剂，统称为祛痰剂。

(1) 燥湿化痰剂：适用于湿痰证。症见咳吐多量稠痰，痰滑易咳，胸脘痞闷，恶心呕吐，眩晕，肢体困重，食少口腻，舌苔白腻或白滑，脉缓或滑等。

(2) 清热化痰剂：适用于热痰证。症见咳吐黄痰，咯吐不利，舌红苔黄腻，脉滑数；以及由痰热所致的胸痛，眩晕，惊痫等。

(3) 润燥化痰剂：适用于燥痰证。症见咳嗽甚或呛咳，咯痰不爽，或痰黏成块，或痰中带血，胸闷胸痛，口鼻干燥，舌干少津，苔干，脉涩等。

(4) 温化寒痰剂：适用于寒痰证。症见咳吐白痰，胸闷脘痞，气喘哮鸣，畏寒肢冷，舌苔白腻，脉弦滑或弦紧等。

(5) 化痰熄风剂：适用于内风夹痰证。症见眩晕头痛，或发癫痫，甚则昏厥，不省人事，舌苔白腻，脉弦滑等。

62. 使用祛痰剂应注意哪些事项？

(1) 应辨别痰病的性质，分清寒热燥湿的不同；同时应注意病情，辨清标本缓急。

(2) 有咳血倾向者，不宜使用燥热之剂，以免引起大量出血；表邪未解或痰多者，慎用滋润之品，以防壅滞留邪，病久不愈。

63. 祛痰剂中为什么常配健脾的药？

(1) 痰生于湿，湿生于脾，故“脾为生痰之源”，健脾可杜生痰之源，祛痰剂中配健脾药，以图标本同治。

(2)“脾无留湿不生痰”，健脾可振奋脾的功能，可加强祛痰之功。

64. 祛痰剂中为什么常配伍理气的药？

(1) 痰随气而升降，气逆则痰上，气滞则痰聚，气顺则痰消。

(2)“善治痰者，不治痰而治气，气顺则一身之津液亦随气而顺矣”。

(3) 理气药之消行之性可以加强祛痰药的祛痰之功。

（4）理气药可以治疗气滞之证。

65. 何谓消食剂？其分类及适应范围有哪些？

凡以消食药组成，具有消食健脾或化积导滞作用，治疗食滞的方剂，统称消食剂。属于“八法”中的“消法”。

（1）消食化滞剂：适用于食积内停之证。症见胸脘痞闷，嗳腐吞酸，恶食呕逆，腹痛泄泻等。

（2）健脾消食剂：适用于脾胃虚弱，食积内停之证。症见脘腹痞满，不思饮食，面黄体瘦，倦怠乏力，大便溏薄等。

66. 使用消食剂的注意事项有哪些？

（1）食积有兼寒或化热之异，处方用药亦应有温清之别。

（2）消食剂虽较泻下剂缓和，但毕竟属于攻伐之剂，故不宜久服，纯虚无实者禁用。

67. 消食剂为什么配理气药？

食积内停，易使气机阻滞，气机阻滞又可导致积滞不化。故消食剂中又常配伍理气药，使气行而积消。并可治疗气滞之证。

自测试题（附参考答案）

【A 型题】

1. 被后世誉为“方书之祖”的著作是
A.《黄帝内经》　B.《伤寒杂病论》　C.《伤寒明理论》　D.《太平惠民和剂局方》　E.《五十二病方》

2. 被称为“辛温发汗之峻剂”的方剂是
A. 麻黄汤　B. 桂枝汤　C. 九味羌活汤　D. 败毒散　E. 参苏饮

3. 桂枝汤中桂枝与芍药的用量比例是
A. 2∶1　B. 5∶1　C. 8∶3　D. 6∶1　E. 1∶1

4. 患者恶寒发热，无汗，头痛项强，肢体酸楚疼痛，口苦微渴，舌苔白或微黄，脉浮。宜选下列何方治疗
A. 参苏饮　B. 麻黄汤　C. 九味羌活汤　D. 香苏散　E. 止嗽散

5. 患者身热不解，咳逆气急，甚则鼻煽，口渴，有汗或无汗，舌苔薄白或黄，脉浮而数。宜选下列何方治疗
A. 麻黄杏仁甘草石膏汤　B. 桑菊饮　C. 银翘散　D. 柴葛解肌汤　E. 升麻葛根汤

6. 患者头痛身热，微恶风寒，无汗或有汗不多，咳嗽，心烦，口渴，咽干，舌红，脉数。宜选下列何方治疗
A. 加减葳蕤汤　B. 麻黄细辛附子汤　C. 败毒散　D. 参苏饮　E. 正柴胡饮

7. 方中药物大黄要生用、后下的方剂是
   A. 大黄牡丹汤　B. 大承气汤　C. 小承气汤　D. 黄龙汤　E. 调胃承气汤
8. 症见心下疼痛，拒按，按之硬，或从心下至少腹硬满疼痛，手不可近，伴见短气烦躁，大便秘结，舌上燥而渴，日晡小有潮热，舌红，苔黄腻或兼水滑，脉沉紧或沉迟有力。宜选下列何方治疗
   A. 大黄牡丹汤　B. 大承气汤　C. 小承气汤　D. 黄龙汤　E. 大陷胸汤
9. 患者腹痛便秘，脐下绞结，绕脐不止，手足不温，舌苔白不渴，脉沉弦而迟。宜选下列何方治疗
   A. 黄龙汤　B. 温脾汤　C. 十枣汤　D. 麻子仁丸　E. 济川煎
10. 下列何项属小柴胡汤的药物组成
   A. 黄连、黄芩　B. 大黄、半夏　C. 柴胡、竹茹　D. 人参、甘草　E. 干姜、大枣
11. 症见往来寒热，胸胁苦满，呕不止，郁郁微烦，心下痞硬，或心下满痛，大便不解或协热下利，舌苔黄，脉弦数有力。宜选下列何方治疗
   A. 小承气汤　B. 小柴胡汤　C. 调胃承气汤　D. 大柴胡汤　E. 大陷胸汤
12. 患者寒热如疟，寒轻热重，口苦胸闷，吐酸苦水，或呕黄涎而黏，甚则干呕呃逆，胸胁胀痛，小便黄少，舌红苔白腻，间现杂色，脉数而右滑左弦。宜选下列何方治疗
   A. 小柴胡汤　B. 大柴胡汤　C. 大陷胸汤　D. 四逆散　E. 蒿芩清胆汤
13. 症见心下痞，但满而不痛，或呕吐，肠鸣下利，舌苔腻而微黄。宜选下列何方治疗
   A. 半夏泻心汤　B. 四逆散　C. 逍遥散　D. 痛泻要方　E. 大柴胡汤
14. 患者壮热面赤，烦渴引饮，汗出恶热，神昏谵语，抽搐，脉洪大有力。可选白虎汤加下列何项药物治疗
   A. 天麻、白术　B. 石决明、钩藤　C. 代赭石、怀牛膝　D. 水牛角、羚羊角　E. 胆南星、全蝎
15. 症见身热多汗，心胸烦闷，气逆欲呕，口干喜饮，或虚烦不寐，舌红苔少，脉虚数。宜选下列何方治疗
   A. 导赤散　B. 竹叶石膏汤　C. 凉膈散　D. 白虎汤　E. 清营汤
16. 症见身热夜甚，神烦少寐，斑疹隐隐，口渴或不渴，时有谵语，舌绛而干，脉数。宜选下列何方治疗
   A. 大承气汤　B. 清营汤　C. 犀角地黄汤　D. 黄连解毒汤　E. 仙方活命饮
17. 患者发热盗汗，面赤心烦，口干唇燥，大便干结，小便黄赤，舌红苔黄，脉数。选下列何方治疗最佳

A. 青蒿鳖甲汤　B. 清骨散　C. 当归六黄汤　D. 六味地黄丸　E. 竹叶石膏汤

18. 烦热干渴欲饮，消谷善饥，牙痛齿松，舌红苔黄而干。选下列何方治疗最佳

A. 增液承气汤　B. 清胃散　C. 玉女煎　D. 凉膈散　E. 增液汤

19. 患者身热下利，胸脘烦热，口干作渴，喘而汗出，舌红苔黄，脉数。选下列何方治疗最佳

A. 大柴胡汤　B. 葛根黄芩黄连汤　C. 芍药汤　D. 白头翁汤　E. 半夏泻心汤

20. 患者恶寒发热，头面焮肿疼痛，目不能开，咽喉不利，舌燥口渴，舌红苔白兼黄，脉浮数有力。选下列何方治疗最佳

A. 银翘散　B. 普济消毒饮　C. 黄连解毒汤　D. 仙方活命饮　E. 导赤散

21. 症见气喘咳嗽，皮肤蒸热，日晡尤甚，舌红苔黄，脉细数。选下列何方治疗最佳

A. 桑菊饮　B. 麻黄杏仁甘草石膏汤　C. 止嗽散　D. 泻白散　E. 千金苇茎汤

22. 患者夏月出现恶寒发热，头重身痛，无汗，腹痛吐泻，胸脘痞闷，舌苔白腻，脉浮。选下列何方治疗最佳

A. 麻黄汤　B. 杏苏散　C. 桂枝汤　D. 参苏饮　E. 香薷散

23. 患者夏月出现身热汗多，口渴心烦，小便短赤，体倦少气，精神不振，脉虚数。选下列何方治疗最佳

A. 王氏清暑益气汤　B. 竹叶石膏汤　C. 清营汤　D. 六一散　E. 桂苓甘露饮

24. 症见脘腹绵绵作痛，呕吐便溏，畏寒肢冷，舌淡，苔白，脉沉细。选下列何方治疗最佳

A. 理中丸　B. 小建中汤　C. 吴茱萸汤　D. 温脾汤　E. 济川煎

25. 患者手足厥寒，或腰、股、腿、足、肩臂疼痛，口不渴，舌淡苔白，脉沉细或细而欲绝。选下列何方治疗最佳

A. 四逆汤　B. 四逆散　C. 当归四逆汤　D. 温经汤　E. 九味羌活汤

26. 患处漫肿无头，皮色不变，酸痛无热，口中不渴，舌淡苔白，脉沉细或迟细。选下列何方治疗最佳

A. 阳和汤　B. 银翘散　C. 仙方活命饮　D. 当归四逆汤　E. 败毒散

27. 症见饮食不化，胸脘痞闷，肠鸣泄泻，四肢乏力，形体消瘦，面色萎黄，舌淡苔白腻，脉虚缓。选下列何方治疗最佳

A. 四君子汤　B. 参苓白术散　C. 藿香正气散　D. 补中益气汤　E. 归脾汤

28. 患者饮食减少，体倦肢软，少气懒言，面色萎黄，大便溏稀，舌淡脉虚。选下列何方治疗最佳

A. 四君子汤　B. 参苓白术散　C. 藿香正气散　D. 补中益气汤　E. 归脾汤

29. 患者身热自汗，渴喜冷饮，气短乏力，舌淡，脉虚大无力。选下列何方治疗最佳

A. 四君子汤　B. 参苓白术散　C. 玉屏风散　D. 补中益气汤　E. 归脾汤

30. 症见汗多神疲，体倦乏力，气短懒言，咽干口渴，舌干红少苔，脉虚数。选下列何方治疗最佳

A. 四君子汤　B. 参麦散　C. 玉屏风散　D. 补中益气汤　E. 归脾汤

31. 患者干咳少痰，短气自汗，口干舌燥，脉虚细。选下列何方治疗最佳

A. 四君子汤　B. 参麦散　C. 玉屏风散　D. 补中益气汤　E. 归脾汤

32. 患者带下色白，清稀如涕，面色㿠白，倦怠便溏，舌淡苔白，脉缓或濡弱。选下列何方治疗最佳

A. 四君子汤　B. 完带汤　C. 玉屏风散　D. 补中益气汤　E. 归脾汤

33. 症见妇人月经不调，量少或经闭不行，脐腹作痛，甚或瘕块硬结舌淡，口唇、爪甲色淡，脉细弦或细涩。选下列何方治疗最佳

A. 温经汤　B. 桃核承气汤　C. 四物汤　D. 补中益气汤　E. 归脾汤

34. 患者肌热面赤，烦渴欲饮，脉洪大而虚，重按无力。选下列何方治疗最佳

A. 四物汤　B. 当归补血汤　C. 白虎汤　D. 补中益气汤　E. 归脾汤

35. 患者心悸怔忡，健忘失眠，盗汗，体倦食少，面色萎黄，舌淡，苔薄白。选下列何方治疗最佳

A. 四物汤　B. 当归补血汤　C. 酸枣仁汤　D. 补中益气汤　E. 归脾汤

36. 患者干咳无痰，或咳吐涎沫，量少，形瘦短气，虚烦不眠，自盗汗，咽干舌燥，大便干结，脉虚数。选下列何方治疗最佳

A. 麦门冬汤　B. 当归补血汤　C. 酸枣仁汤　D. 复脉汤　E. 归脾汤

37. 症见胸脘胁痛，吞酸吐苦，咽干口燥，舌红少津，脉细弱或虚弦。选下列何方治疗最佳

A. 一贯煎　B. 左金丸　C. 逍遥散　D. 六味地黄丸　E. 左归丸

38. 症见腰痛脚软，身半以下常有冷感，少腹拘急，小便不利，或小便反多，入夜尤甚，阳痿，舌淡而胖，脉虚弱，尺部沉细。选下列何方治疗最佳

A. 济川煎　B. 肾气丸　C. 地黄饮子　D. 六味地黄丸　E. 右归丸

39. 患者骨蒸潮热，盗汗遗精，咳嗽咳血，心烦易怒，足膝疼热，舌红少苔，尺脉数而有力。选下列何方治疗最佳

A. 一贯煎　B. 左归丸　C. 大补阴丸　D. 六味地黄丸　E. 右归丸

40. 患者常自汗出，夜卧更甚，心悸警惕，气短烦倦，舌淡红，脉细弱。选下列何方治疗最佳

A. 玉屏风散　B. 补中益气汤　C. 当归六黄汤　D. 参麦散　E. 牡蛎散

41. 症见泻痢无度，滑脱不禁，甚至脱肛坠下，脐腹疼痛，喜温喜按，倦怠食少，舌

淡苔白，脉迟细。选下列何方治疗最佳
A. 真人养脏汤 B. 芍药汤 C. 四神丸 D. 理中丸 E. 参苓白术散
42. 症见遗精滑泻，神疲乏力，腰痛耳鸣，舌淡苔白，脉细弱。选下列何方治疗最佳
A. 六味地黄丸 B. 大补阴丸 C. 金锁固精丸 D. 肾气丸 E. 左归丸
43. 失眠多梦，惊悸怔忡，心烦神乱，或胸中懊憹，舌尖红，脉细数。选下列何方治疗最佳
A. 朱砂安神丸 B. 天王补心丹 C. 酸枣仁汤 D. 甘麦大枣汤 E. 归脾汤
44. 心悸怔忡，虚烦失眠，神疲健忘，或梦遗，手足心热，口舌生疮，大便干结，舌红少苔，脉细数。选下列何方治疗最佳
A. 朱砂安神丸 B. 天王补心丹 C. 酸枣仁汤 D. 甘麦大枣汤 E. 归脾汤
45. 虚烦失眠，心悸不安，头目晕眩，咽干口燥，舌红，脉弦细。选下列何方治疗最佳
A. 朱砂安神丸 B. 天王补心丹 C. 酸枣仁汤 D. 甘麦大枣汤 E. 归脾汤
46. 症见高热烦躁，神昏谵语，舌謇肢厥，舌红或绛，脉数有力。选下列何方治疗最佳
A. 至宝丹 B. 紫雪 C. 安宫牛黄丸 D. 大承气汤 E. 苏合香丸
47. 症见突然昏倒，牙关紧闭，不省人事，舌苔白，脉迟。选下列何方治疗最佳
A. 至宝丹 B. 紫雪 C. 安宫牛黄丸 D. 大承气汤 E. 苏合香丸
48. 症见神昏谵语，身热烦躁，痰盛气粗，舌绛苔黄垢腻，脉滑数。选下列何方治疗最佳
A. 至宝丹 B. 紫雪 C. 安宫牛黄丸 D. 大承气汤 E. 苏合香丸
49. 患者出现胸膈痞闷，脘腹胀痛，嗳腐吞酸，恶心呕吐，饮食不消。选下列何方治疗最佳
A. 半夏厚朴汤 B. 越鞠丸 C. 枳实薤白桂枝汤 D. 厚朴温中汤 E. 以上都不是
50. 患者出现胸满而痛，甚或胸痛彻背，喘息咳唾，短气，气从胁下冲逆，上攻心胸，舌苔白腻，脉沉弦或紧。选下列何方治疗最佳
A. 半夏厚朴汤 B. 越鞠丸 C. 枳实薤白桂枝汤 D. 厚朴温中汤 E. 苏子降气汤
51. 患者出现咽中如有物阻，咯吐不出，吞咽不下，胸膈满闷，或咳或呕，舌苔白润或白滑，脉弦缓或滑。选下列何方治疗最佳
A. 半夏厚朴汤 B. 金铃子散 C. 枳实薤白桂枝汤 D. 厚朴温中汤 E. 苏子降气汤
52. 症见小肠疝气，少腹引控睾丸而痛，偏坠肿胀，或少腹疼痛，舌苔白，脉弦。选

下列何方治疗最佳

A. 天台乌药散　B. 金铃子散　C. 枳实薤白桂枝汤　D. 厚朴温中汤　E. 暖肝煎

53. 症见睾丸冷痛，或小腹疼痛，疝气痛，畏寒喜暖，舌淡苔白，脉沉迟。选下列何方治疗最佳

A. 枳实薤白桂枝汤　B. 暖肝煎　C. 天台乌药散　D. 厚朴温中汤　E. 金铃子散

54. 患者咳喘痰多，胸膈满闷，咳喘气短，呼多吸少，或腰疼脚弱，肢体倦怠，或肢体浮肿，舌苔白滑或白腻，脉弦滑。选下列何方治疗最佳

A. 枳实薤白桂枝汤　B. 小青龙汤　C. 定喘汤　D. 参苏饮　E. 苏子降气汤

55. 咳喘痰多气急，质稠色黄，或微恶风寒，舌苔黄腻，脉滑数者。选下列何方治疗最佳

A. 枳实薤白桂枝汤　B. 小青龙汤　C. 定喘汤　D. 参苏饮　E. 苏子降气汤

56. 呃逆或干呕，虚烦少气，口干，舌红嫩，脉虚数。选下列何方治疗最佳

A. 吴茱萸汤　B. 旋覆代赭汤　C. 小半夏汤　D. 厚朴温中汤　E. 以上都不是

57. 患者出现胃脘痞闷或胀满，按之不痛，频频嗳气，或见纳差、呃逆、恶心，甚或呕吐，舌苔白腻，脉缓或滑。选下列何方治疗最佳

A. 吴茱萸汤　B. 旋覆代赭汤　C. 小半夏汤　D. 半夏泻心汤　E. 以上都不是

58. 桃核承气汤的药物组成是

A. 小承气汤加桃仁、桂枝而成　B. 调胃承气汤加桃仁、桂枝而成　C. 大承气汤加桃仁、桂枝而成　D. 增液承气汤加桃仁、桂枝而成　E. 以上都不是

59. 患者胸痛，头痛，日久不愈，痛如针刺而有定处，或呃逆日久不止，或饮水即呛，干呕，或内热瞀闷，或心悸怔忡，失眠多梦，急躁易怒，入暮潮热，唇暗或两目暗黑，舌质暗红，或舌有瘀斑、瘀点，脉涩或弦紧。选下列何方治疗最佳

A. 血府逐瘀汤　B. 通窍活血汤　C. 复原活血汤　D. 补阳还五汤　E. 身痛逐瘀汤

60. 症见半身不遂，口眼㖞斜，语言謇涩，口角流涎，小便频数或遗尿失禁，舌暗淡，苔白，脉缓无力。选下列何方治疗最佳

A. 血府逐瘀汤　B. 通窍活血汤　C. 复原活血汤　D. 补阳还五汤　E. 身痛逐瘀汤

61. 临床出现因跌打损伤，瘀血阻滞而引起的胁肋瘀肿，痛不可忍。选下列何方治疗最佳

A. 血府逐瘀汤 B. 通窍活血汤 C. 复原活血汤 D. 补阳还五汤 E. 身痛逐瘀汤

62. 临床上既能治疗漏下不止，血色暗而有块，淋漓不畅，或月经超前或延后，或逾期不止，或一月再行，或经停不至，而见少腹里急，腹满，傍晚发热，手心烦热，唇口干燥，舌质暗红，脉细而涩。又能治疗妇人宫冷，久不受孕的方剂是

A. 理中丸 B. 当归建中汤 C. 当归四逆汤 D. 温经汤 E. 补阳还五汤

63. 妇人素有癥块，妊娠漏下不止，或胎动不安，血色紫黑晦暗，腹痛拒按，或经闭腹痛，或产后恶露不尽而腹痛拒按者，舌质紫暗或有瘀点，脉沉涩。选下列何方治疗最佳

A. 失笑散 B. 生化汤 C. 桂枝茯苓丸 D. 温经汤 E. 鳖甲煎丸

64. 症见咳嗽痰稠带血，咯吐不爽，心烦易怒，胸胁作痛，咽干口苦，颊赤便秘，舌红苔黄，脉弦数。选下列何方治疗最佳

A. 咳血方 B. 十灰散 C. 小蓟饮子 D. 四生丸 E. 以上都不是

65. 尿中带血，小便频数，赤涩热痛，舌红，脉数。选下列何方治疗最佳

A. 导赤散 B. 十灰散 C. 小蓟饮子 D. 四生丸 E. 以上都不是

66. 大便下血，先便后血，以及吐血、衄血、妇人崩漏，血色暗淡，四肢不温，面色萎黄，舌淡苔白，脉沉细无力。选下列何方治疗最佳

A. 导赤散 B. 十灰散 C. 小蓟饮子 D. 四生丸 E. 以上都不是

67. 患者偏正头痛，或巅顶作痛，目眩鼻塞，或恶风发热，舌苔薄白，脉浮。选下列何方治疗最佳

A. 大秦艽汤 B. 小活络丹 C. 消风散 D. 牵正散 E. 川芎茶调散

68. 患者口眼㖞斜，或面肌抽动，舌淡红，苔白。选下列何方治疗最佳

A. 大秦艽汤 B. 小活络丹 C. 消风散 D. 牵正散 E. 川芎茶调散

69. 患者皮肤瘙痒，疹出色红，或遍身云片斑点，抓破后渗出津水，舌苔白或黄，脉浮数。选下列何方治疗最佳

A. 大秦艽汤 B. 小活络丹 C. 消风散 D. 牵正散 E. 川芎茶调散

70. 患者口眼㖞斜，舌强不能语，手足不能运动，或恶寒发热，舌苔白或黄，脉浮数或弦细。选下列何方治疗最佳

A. 大秦艽汤 B. 小活络丹 C. 消风散 D. 牵正散 E. 川芎茶调散

【B 型题】

问题 1～2

A. 饭前 1 小时服药 B. 饭后服用 C. 睡前服用 D. 空腹服用 E. 不拘时间服用

1. 一般来说，临床运用方药时，服药的时间宜选
2. 治疗重证急证时，方药服用的时间宜选

问题 3～4

A. 外感风寒表实证　B. 外感风寒表虚证　C. 风寒夹湿痹证　D. 外感风寒湿邪，内有蕴热证　E. 外感风寒，气郁不舒证

3. 九味羌活汤的主治证是
4. 麻黄加术汤的主治证是

问题 5～6

A. 辛凉透表，清热解毒　B. 宣利肺气，疏风止咳　C. 解肌发表，调和营卫　D. 辛凉疏表，清肺平喘　E. 解肌清热

5. 止嗽散的功用是
6. 柴葛解肌汤的功用是

问题 7～8

A. 寒积里实证　B. 悬饮　C. 阳明腑实，气血不足证　D. 胃肠燥热，脾约便秘证　E. 热结里实证

7. 十枣汤的主治证是
8. 大黄附子汤的主治证是

问题 9～10

A. 芍药　B. 黄芩　C. 半夏　D. 生姜　E. 薄荷

9. 四逆散的药物组成中有
10. 痛泻要方的药物组成有

问题 11～12

A. 身热夜甚　B. 骨蒸潮热　C. 身热多汗　D. 身热恶寒　E. 夜热早凉

11. 清营汤的发热特点是
12. 青蒿鳖甲汤的发热特点是

问题 13～14

A. 大头瘟　B. 三焦火毒证　C. 上中二焦邪郁生热证　D. 阳证痈疡肿毒初起　E. 血分证

13. 黄连解毒汤的主治是
14. 凉膈散的主治是

问题 15～16

A. 干姜　B. 附子　C. 桂枝　D. 当归　E. 生姜

15. 小建中汤的药物组成中有
16. 吴茱萸汤的药物组成有

问题 17～18

A. 温阳补血，散寒通滞　B. 温经散寒，养血通经　C. 回阳固脱，益气生脉　D. 温中补虚，降逆止呕　E. 温中补虚，和缓里急

17. 阳和汤的功用是

18. 吴茱萸汤的功用是

问题 19～20

A. 益气健脾　B. 益气健脾，渗湿止泻　C. 补中益气，升阳举陷　D. 益气生津，敛阴止汗　E. 益气固表止汗

19. 参苓白术散的功用是
20. 参麦散的功用是

问题 21～22

A. 补气生血　B. 甘温除热　C. 培土生金　D. 引药保肺　E. 固表止汗

21. 当归补血汤的治法特点是
22. 玉屏风散的功用特点是

问题 23～24

A. 川楝子　B. 防风　C. 柴胡　D. 薄荷　E. 黑芥穗

23. 完带汤中升清阳而止带下的药物是
24. 一贯煎中疏肝止痛的药物是

问题 25～26

A. 温补肾阳，填精益髓　B. 补肾助阳　C. 滋阴疏肝　D. 滋阴补肾，填精益髓　E. 滋补肝肾

25. 右归丸的功用是
26. 左归丸的功用是

问题 27～28

A. 培本清源　B. 滋水涵木　C. 培土生金　D. 阴中求阳　E. 补后天充先天

27. 大补阴丸的治法特点是
28. 肾气丸的治法特点是

问题 29～30

A. 补火暖土　B. 滋水涵木　C. 培土生金　D. 逆流挽舟　E. 甘温除热

29. 败毒散的治法特点是
30. 四神丸的治法特点是

问题 31～32

A. 养心安神，和中缓急　B. 镇心安神，清热养血　C. 滋阴清热，养血安神　D. 养血安神，清热除烦　E. 补肾宁心，益智安神

31. 朱砂安神丸的功用是
32. 酸枣仁汤的功用是

问题 33～34

A. 清热解毒，开窍醒神　B. 化浊开窍，清热解毒　C. 芳香开窍，行气止

痛 D. 清热开窍，熄风止痉 E. 化痰开窍，消肿止痛

33. 紫雪的功用是
34. 苏合香丸的功用是

问题 35～36

A. 胃气虚寒证 B. 呃逆之胃虚有热证 C. 胃虚痰阻气逆证 D. 痰饮呕吐证 E. 胃反证

35. 旋覆代赭汤的主治是
36. 橘皮竹茹汤的主治是

问题 37～38

A. 降气 B. 清热 C. 补肾 D. 纳气 E. 润燥

37. 定喘汤的功用有
38. 苏子降气汤的功用有

问题 39～40

A. 乌药、小茴香 B. 川楝子、肉桂 C. 当归、高良姜 D. 青皮、枸杞子 E. 木香、茯苓

39. 暖肝煎的药物有
40. 天台乌药散的药物有

问题 41～42

A. 疏肝泄热，活血止痛 B. 行气散结，降逆化痰 C. 通阳散结，祛痰下气 D. 行气除满，温中燥湿 E. 行气疏肝，散寒止痛

41. 金铃子散的功用是
42. 厚朴温中汤的功用是

问题 43～44

A. 活血化瘀，行气止痛 B. 补气，活血，通络 C. 活血祛瘀，疏肝通络 D. 温经散寒，养血祛瘀 E. 养血祛瘀，温经止痛

43. 生化汤的功用是
44. 温经汤的功用是

问题 45～46

A. 柴胡、地龙 B. 黄芪、枳壳 C. 牛膝、归尾 D. 人参、生地黄 E. 川芎、赤芍

45. 血府逐瘀汤的药物组成有
46. 补阳还五汤的药物组成有

问题 47～48

A. 瘀阻胞宫证 B. 疟母，癥瘕 C. 血热妄行之上部出血证 D. 肝火犯肺之咳血证 E. 风热湿毒，壅遏肠道，损伤血络证

47. 十灰散的主治是
48. 槐花散的主治是

问题 49～50

A. 桂枝　B. 炮姜　C. 生姜　D. 细辛　E. 肉桂

49. 温经汤中温经散寒的药物是
50. 生化汤中温经散寒的药物是

问题 51～52

A. 疏风止痛　B. 祛风除湿，化痰通络，活血止痛　C. 疏风除湿，清热养血　D. 祛风化痰，通络止痉　E. 疏风清热，养血活血

51. 消风散的功用是
52. 大秦艽汤的功用是

问题 53～54

A. 镇肝熄风，滋阴潜阳　B. 祛风化痰，通络止痉　C. 滋阴熄风　D. 凉肝熄风，增液舒筋　E. 平肝熄风，清热活血，补益肝肾

53. 镇肝熄风汤的功用是
54. 羚角钩藤汤的功用是

问题 55～56

A. 养阴清肺，解毒利咽　B. 清燥润肺，养阴益气　C. 滋养肺肾，止咳化痰　D. 清宣温燥，润肺止咳　E. 轻宣凉燥，理肺化痰

55. 杏苏散的功用是
56. 百合固金汤的功用是

问题 57～58

A. 紫苏叶　B. 桑叶　C. 连翘　D. 薄荷　E. 菊花

57. 养阴清肺汤的药物有
58. 清燥救肺汤的药物有

问题 59～60

A. 温燥伤肺，气阴两伤证　B. 肺肾亏虚，虚火上炎证　C. 白喉之阴虚燥热证　D. 阳明温病，津亏便秘证　E. 虚热肺痿

59. 麦门冬汤的主治是
60. 增液汤的主治是

【X 型题】

1. 常用治疗“八法”指的是
A. 升、降　B. 汗、下　C. 吐、和　D. 温、清　E. 补、消
2. 银翘散中用量最重的药物是
A. 金银花　B. 连翘　C. 薄荷　D. 芦根　E. 荆芥
3. 桑菊饮临床使用的辨证要点是
A. 咳嗽　B. 发热不甚　C. 微渴　D. 脉浮数　E. 汗出
4. 济川煎的临床表现有
A. 大便秘结　B. 小便清长　C. 腰膝酸软　D. 头目眩晕　E. 脉沉迟

5. 逍遥散的药物有

A. 柴胡　B. 薄荷　C. 煨姜　D. 茯苓　E. 芍药

6. 犀角地黄汤的主治有

A. 热扰心神　B. 热在三焦　C. 蓄血瘀热　D. 热伏阴分　E. 热伤血络

7. 普济消毒饮的药物有

A. 黄连　B. 薄荷　C. 陈皮　D. 板蓝根　E. 升麻

8. 导赤散的主治有哪些

A. 心经火热证　B. 肝火上炎证　C. 心热移于小肠证　D. 肝火犯胃证　E. 肝胆湿热证

9. 龙胆泻肝汤的临床症状有

A. 头痛　B. 阴痒　C. 耳聋　D. 筋痿　E. 淋浊

10. 理中丸的主治有哪些

A. 阳虚失血　B. 小儿慢惊　C. 病后喜唾　D. 脾胃虚寒　E. 脾胃阳虚的胸痹

11. 当归四逆汤的功用有哪些

A. 温经　B. 养血　C. 活血　D. 解表　E. 通脉

12. 回阳救急汤的药物含有

A. 增液汤　B. 六君子汤　C. 四物汤　D. 参麦散　E. 四逆汤

13. 补中益气汤的主治有哪些

A. 脾虚气陷证　B. 气阴两虚证　C. 脾虚肝郁证　D. 营血虚滞证　E. 气虚发热证

14. 完带汤的功用有

A. 补脾　B. 疏肝　C. 止带　D. 升清　E. 化湿

15. 归脾汤的药物组成有

A. 远志　B. 木香　C. 大枣　D. 生姜　E. 酸枣仁

16. 炙甘草汤的功用有

A. 益气　B. 补血　C. 复脉　D. 通阳　E. 滋阴

17. 六味地黄丸的主治有哪些

A. 牙齿动摇　B. 形体消瘦　C. 小便淋沥　D. 耳鸣耳聋　E. 消渴

18. 肾气丸的主治有哪些

A. 痰饮　B. 转胞　C. 脚气　D. 消渴　E. 水肿

19. 大补阴丸的药物有哪些

A. 生地黄　B. 龟甲　C. 黄柏　D. 牡丹皮　E. 猪脊髓

20. 地黄饮子的药物有

A. 石斛　B. 五味子　C. 芍药　D. 当归　E. 肉桂

21. 固冲汤中补气健脾摄血的药物是

A. 人参　B. 山药　C. 莲肉　D. 黄芪　E. 白术

22. 天王补心丹药物中的“三参”是

A. 海参 B. 人参 C. 丹参 D. 沙参 E. 玄参

23. 所谓的“凉开三宝”是

A. 苏合香丸 B. 安宫牛黄丸 C. 紫金锭 D. 紫雪 E. 至宝丹

24. 越鞠丸的药物有

A. 半夏 B. 香附子 C. 栀子 D. 神曲 E. 白术

25. 苏子降气汤当归的作用有

A. 治咳逆上气 B. 补下虚 C. 养血 D. 润燥 E. 引血归经

26. 定喘汤中散收相配的药物是

A. 桂枝 B. 五味子 C. 芍药 D. 麻黄 E. 白果

27. 桃核承气汤中大黄的作用是

A. 泻热 B. 祛湿热 C. 下瘀 D. 通便 E. 助退黄

28. 血府逐瘀汤的主治有

A. 头痛 B. 胸痛 C. 呃逆 D. 心悸 E. 失眠

29. 补阳还五汤中黄芪的作用有

A. 补气 B. 止汗 C. 利水 D. 升阳 E. 祛瘀

30. 小蓟饮子的药物有

A. 蒲黄 B. 藕节 C. 生地黄 D. 当归 E. 茯苓

31. 黄土汤的药物有

A. 生地黄 B. 阿胶 C. 附子 D. 白术 E. 黄芩

32. 川芎茶调散的药物有

A. 薄荷 B. 羌活 C. 生地黄 D. 当归 E. 菊花

33. 大秦艽汤中清热的药物有

A. 黄芩 B. 栀子 C. 石膏 D. 黄连 E. 生地黄

34. 消风散的主治有

A. 风水 B. 湿疹 C. 风湿 D. 风疹 E. 肠风

35. 羚角钩藤汤的药物有

A. 竹茹 B. 龟甲 C. 黄芩 D. 桑叶 E. 菊花

36. 镇肝熄风汤中清泄肝热，疏肝理气的药物是

A. 柴胡 B. 生麦芽 C. 薄荷 D. 川楝子 E. 茵陈

37. 杏苏散中紫苏叶的作用是

A. 解表 B. 宣肺 C. 止呕 D. 透邪 E. 润燥

38. 清燥救肺汤中人参的作用有

A. 补气 B. 养肺 C. 培土 D. 生津 E. 固脱

39. 麦门冬汤的药物有

A. 人参 B. 粳米 C. 大枣 D. 半夏 E. 甘草

40. 百合固金汤中化痰止咳的药物是

A. 前胡 B. 桔梗 C. 半夏 D. 瓜蒌 E. 贝母

41. 平胃散的功用有

A. 燥湿 B. 清热 C. 理气 D. 和胃 E. 运脾

42. 藿香正气散中藿香的作用有

A. 清利湿热 B. 解表散寒 C. 芳香化浊 D. 燥湿运脾 E. 和中止呕

43. 八正散中清热泻火的药物有

A. 黄柏 B. 石膏 C. 黄连 D. 大黄 E. 栀子

44. 三仁汤中化湿畅中焦的药物有

A. 杏仁 B. 滑石 C. 白蔻仁 D. 厚朴 E. 半夏

45. 防己黄芪汤中黄芪的作用是

A. 祛瘀 B. 益气 C. 托毒 D. 固表 E. 利水

46. 真武汤中芍药的作用是

A. 利小便 B. 益阴敛营 C. 缓急止痛 D. 敛阴舒筋 E. 养血补虚

47. 独活寄生汤的功用是

A. 祛风湿 B. 益肝肾 C. 止痹痛 D. 补气血 E. 利湿热

48. 下列具有消食作用的方剂有

A. 越鞠丸 B. 保和丸 C. 健脾丸 D. 乌梅丸 E. 枳实消痞丸

49. 下列具有化痰作用的方剂是

A. 半夏白术天麻汤 B. 温胆汤 C. 越鞠丸 D. 半夏厚朴汤 E. 百合固金汤

【是非判断题】

1. 方剂中用量最重的药物就是君药。（ ）
2. 临床治疗真热假寒证时，宜寒药热服。此谓反佐服药法。（ ）
3. 麻黄汤临床使用以恶寒发热，无汗而喘，脉浮紧为辨证要点。（ ）
4. 银翘散所治之温病初起，无汗不可使用。（ ）
5. 小青龙汤的临床使用以恶寒发热，汗出，喘咳，痰少质稀，舌苔白，脉浮为辨证要点。（ ）
6. 败毒散可治疗外邪陷里而成的痢疾。（ ）
7. 泻下剂专为通导大便而设。（ ）
8. 麻子仁丸为润肠缓下之剂，故年老体弱，津亏血少者可经常服用。（ ）
9. 四逆散原治阳郁厥逆证，后世多用作疏肝理脾的基础方。（ ）
10. 逍遥散为疏肝健脾的代表方，又是妇科调经的常用方。临床应用以两胁作痛，神疲食少，月经不调，脉弦而虚为辨证要点。（ ）
11. 凉膈散重用连翘为君，清热解毒，透散上焦之热。（ ）
12. 仙方活命饮被称为“疮疡之圣药，外科之首方”，适用于阳证而体实的各类疮疡肿毒的各期。（ ）
13. 龙胆泻肝汤临床也可治疗阴虚阳亢证。（ ）

14. 小建中汤由桂枝汤倍芍药，重加饴糖而成，变解表之方为温里之剂。（　）
15. 为了增加四逆汤回阳救逆的功效，方中宜使用熟附子。（　）
16. 小建中汤既是温中补虚，缓急止痛之剂；又为调和阴阳，柔肝理脾之常用方。临床应用以腹中拘急疼痛，喜温喜按，舌淡，脉细弦为辨证要点。（　）
17. 阳和汤为治疗阴疽的代表方，可用于阴疽溃破之后。（　）
18. 四逆散是回阳救逆的基础方。临床应用以四肢厥逆，神衰欲寐，面色苍白，脉微细为辨证要点。（　）
19. 理中丸温中祛寒，益气健脾的作用不及汤剂。（　）
20. 四君子汤为治疗脾胃气虚证的基础方，后世众多补脾益气方剂多从此方衍化而来。临床应用以面白食少，气短乏力，舌淡苔白，脉虚弱为辨证要点。（　）
21. 参苓白术散配伍体现了“培土生金”之治法，故凡肺气虚咳嗽有痰者亦可用之。（　）
22. 玉屏风散为治疗表虚自汗的常用方剂。临床应用以自汗恶风，面色㿠白，舌淡脉虚为辨证要点。（　）
23. 归脾汤既可以治疗心脾气虚不足的心神不安证，也可以治疗脾阳不足，脾不统血的出血证。（　）
24. 炙甘草汤又叫复脉汤。（　）
25. 左归丸的药物组成由六味地黄丸去“三泻”，加菟丝子、鹿角胶、枸杞子、当归、龟甲胶而成。（　）
26. 肾气丸少量使用温阳之药于大队滋阴之品当中，目的在于微微生火，取少火生气之意。（　）
27. 地黄饮子为补阴阳的代表方。（　）
28. 牡蛎散既可治疗自汗，也可治疗盗汗。（　）
29. 九仙散药物中含有罂粟壳，久服成瘾，故应中病即止。（　）
30. 天王补心丹服用方便，可以长期服用。（　）
31. 苏合香丸既是温开剂的代表方，也可以治疗寒凝气滞的心腹疼痛。（　）
32. 越鞠丸所治为六郁轻证。（　）
33. 半夏厚朴汤临床也可治疗痰气郁结，肺气不畅所致的咳嗽有痰，胸胁满闷，或胃失和降之恶心呕吐等。（　）
34. 金铃子散止痛效果好，能治胸腹胁肋等一切疼痛之证。（　）
35. 天台乌药散、暖肝煎能行气疏肝治疗疝气，均体现了“诸疝皆归肝经”，“治疝必先治气”的观点。（　）
36. 苏子降气汤能温肾纳气，对于肺肾阴虚的咳喘有很好的治疗作用。（　）
37. 旋覆代赭汤中旋覆花质地轻反而用量重，代赭石质地重反而用量轻。（　）
38. 临床服用桃核承气汤后若出现“微利”，是瘀血除，瘀热清，邪有出路的表现。（　）
39. 血府逐瘀汤可广泛用于因瘀血阻于胸中所引起的多种病证。（　）

40. 补阳还五汤为治疗一切中风的代表方。 （ ）
41. 妇女经行不畅、闭经、痛经，以及产后恶露不尽等属于瘀阻胞宫者，均可以桂枝茯苓丸加减治之。 （ ）
42. 温经汤为妇科调经的常用方。主要用于冲任虚寒而有瘀滞的月经不调、痛经、崩漏、不孕等。 （ ）
43. 十灰散能治一切上部出血之证。 （ ）
44. 咳血方寓止血于清热泻火之中，虽不专用止血药，火热得清则血不妄行，为图本之法。 （ ）
45. 小蓟饮子既能治疗血淋，也能治疗血尿。 （ ）
46. 黄土汤既能治疗便血，也能治疗崩漏。 （ ）
47. 川芎茶调散临床运用时若为外感风热头痛，可加菊花、僵蚕、蔓荆子。 （ ）
48. 大秦艽汤所治为正气不足，风邪入络所致。 （ ）
49. 消风散服药期间应禁食辛辣、鱼腥、烟酒、蔬菜、浓茶等，以免影响疗效。（ ）
50. 羚角钩藤汤清热凉血解毒之力不足，运用时可酌加水牛角、牡丹皮等。 （ ）
51. 镇肝熄风汤所治之中风，无论是中风之前，还是中风之时，抑或中风之后，皆可运用。 （ ）
52. 天麻钩藤饮是治疗肝阳偏亢，肝风上扰的常用方。临床应用以头痛，眩晕，失眠，舌红苔黄，脉弦为辨证要点。 （ ）
53. 大定风珠所治之证为阴液亏损而热邪尤盛者。 （ ）
54. 杏苏散虽为外感凉燥而设，但临床也可用于治疗外感风寒咳嗽。 （ ）
55. 桑杏汤也可治疗外感温燥之重证。 （ ）
56. 增液汤为治疗多种阴虚液亏病证的基础方。 （ ）
57. 麦门冬汤既可治疗虚热肺痿之咳喘，也可治疗胃阴不足之呕吐。 （ ）
58. 百合固金汤既可治疗肺肾阴虚，虚火上炎而致的咳嗽痰血证，也可治疗“金破不鸣”的音暗。 （ ）
59. 茵陈蒿汤为治疗湿热黄疸之第一要方。 （ ）
60. 藿香正气散重在化湿和胃，解表散寒之力较弱，故临床运用时，表证不一定必须具备，只要有内伤湿浊，胃肠不和，升降紊乱之呕泻、腹痛、舌苔白腻就可使用。 （ ）

【填空题】

1. 冲剂具有作用迅速、________、体积较小、________等特点。
2. 注射液具有________、药效迅速、________、不受消化系统影响的特点。
3. 桂枝汤的临床表现是恶风发热，________，鼻鸣干呕，________，脉浮缓或浮弱。
4. 被称为“辛凉平剂”的方剂是________；被称为“辛凉轻剂”的方剂是________。
5. 参苏饮的主治证是________；加减葳蕤汤的主治证是________。
6. 败毒散中益气扶正鼓邪外出的药物是________；银翘散中辛温助透邪外出的药物是________。

7. 泻下逐水的代表方是________；麻子仁丸又名________。
8. 黄龙汤的功用是________；大黄牡丹汤的功用是________。
9. 小柴胡汤中柴胡的作用是________；逍遥散中柴胡的作用是________。
10. 普济消毒饮的主治是________；苇茎汤的主治是________。
11. 清胃散主治________牙痛；玉女煎主治________牙痛。
12. 治疗湿热痢疾的代表方是________；治疗热毒痢疾的代表方是________。
13. 青蒿鳖甲汤的功用是________；清骨散的功用是________。
14. 主治血虚寒厥证的方剂是________；主治心肾阳衰寒厥证的方剂是________。
15. 吴茱萸汤中用量最重的药物是________；小建中汤中桂枝与芍药的用量比例是________。
16. 参苓白术散的药物组成中含有________方；异功散的药物组成中含有________方。
17. 体现“甘温除热”治法的方剂是________；体现“引药保肺”治法的方剂是________。
18. 完带汤中用量最重的药物是________；完带汤中用量最轻的药物是________。
19. 炙甘草汤中温阳复脉的药物是________；小建中汤中温建中阳的药物是________。
20. 六味地黄丸中的“三补”是________；六味地黄丸中的“三泻”是________。
21. 肾气丸中用量最重的药物是________；肾气丸中用量最轻的药物是________。
22. 大补阴丸中清热降火的药物是________；右归丸中温补肾阳的主要药物是________。
23. 治喑痱的代表方是________；治气虚肌表不固自汗的代表方是________。
24. 主治阴虚血热之崩漏的方剂是________；主治肾虚湿热带下的方剂是________。
25. 朱砂安神丸的主治证型是________；天王补心丹的主治证型是________。
26. “凉开三宝”中功效长于熄风止痉的方剂是________；“凉开三宝”中功效长于化痰开窍的方剂是________。
27. 越鞠丸所治之六郁为气郁、痰郁、湿郁、食郁与________郁；治疗梅核气的代表方是________。
28. 苏子降气汤所治之病机特点是________；半夏厚朴汤所治之病机特点是________。
29. 旋覆代赭汤中用量最重的药物是________；厚朴温中汤用量最轻的药物是________。
30. 苏子降气汤中温肾纳气的药物是________；定喘汤中清泄肺热的药物是________。
31. 治疗下焦蓄血证的代表方是________；治疗胸中血府血瘀证的代表方是________。
32. 体现“补气活血”治疗中风的代表方是________；体现“刚柔互济，甘苦合用”

配伍特点的方是________。

33. 复原活血汤中用量最重的药物是________；补阳还五汤中用量最重的药物是________。
34. 治疗脾气虚，脾不统血之崩漏、便血等的代表方是________；治疗脾阳虚，脾不统血之崩漏、便血等的代表方是________。
35. 川芎茶调散中用量最重的药物是________；镇肝熄风汤中用量最轻的药物是________。
36. 治疗真中风的代表方是________；治疗类中风的代表方是________。
37. 天麻钩藤饮中平肝潜阳的药物是________；大定风珠中的“三甲”是________。
38. 治疗破伤风的代表方是________；治疗外感风邪头痛的代表方是________。
39. 治疗外感凉燥证的代表方是________；治疗外感温燥轻证的代表方是________。
40. 清燥救肺汤中用量最重的药物是________；麦门冬汤中麦门冬与半夏的用量比例是________。
41. 养阴清肺汤中引药上行利咽喉的药物是________；百合固金汤中引药上行利咽喉的药物是________。
42. 三仁汤的“三仁”是________；茵陈蒿汤中通利二便，分消前后的药物是________。
43. 治疗湿热内蕴之热淋的代表方是________；治疗瘀热内结，膀胱络伤之血淋的代表方是________。
44. 治疗湿温初起湿重于热的方剂是________；治疗暑温夹湿之湿重于热的方剂是________。
45. 当归拈痛汤中用量最重的药物是________；独活寄生汤中用量最重的药物是________。
46. 五苓散的主治是________；猪苓汤的主治是________。
47. 治疗阳虚水泛证的代表方是________；治疗脾肾阳虚，水气内停之阴水的方剂是________。
48. 治疗热痰的代表方是________；治疗风痰上扰的代表方是________。
49. 保和丸中的“三消”是________；健脾丸中的“三消”是________。
50. 健脾丸中苦寒清热的药物是________；乌梅丸中“苦能下蛔”的药物是黄柏和________。

参考答案

【A 型题】

1. B	2. A	3. E	4. C	5. A	6. A	7. B	8. E	9. B	10. D
11. D	12. E	13. A	14. D	15. B	16. B	17. C	18. C	19. B	20. B
21. D	22. E	23. A	24. A	25. C	26. A	27. B	28. D	29. D	30. B
31. B	32. B	33. C	34. B	35. E	36. D	37. A	38. B	39. C	40. E

41. A　42. C　43. A　44. B　45. C　46. C　47. E　48. A　49. B　50. C
51. A　52. A　53. B　54. E　55. C　56. E　57. B　58. B　59. A　60. D
61. C　62. D　63. C　64. A　65. C　66. E　67. E　68. D　69. C　70. A

【B型题】

1. A　2. E　3. D　4. C　5. B　6. E　7. B　8. A　9. A　10. A
11. A　12. E　13. B　14. C　15. C　16. E　17. A　18. D　19. B　20. D
21. A　22. E　23. E　24. A　25. A　26. D　27. A　28. D　29. D　30. A
31. B　32. D　33. D　34. C　35. C　36. B　37. A　38. A　39. A　40. A
41. A　42. D　43. E　44. D　45. E　46. E　47. C　48. E　49. A　50. B
51. C　52. E　53. A　54. D　55. E　56. C　57. D　58. B　59. E　60. D

【X型题】

1. BCDE　2. AB　3. ABCD　4. ABCDE　5. ABCDE
6. ACE　7. ABCDE　8. AC　9. ABCDE　10. ABCDE
11. ABE　12. BE　13. AE　14. ABCDE　15. ABCDE
16. ABCDE　17. ACDE　18. ABCDE　19. BCE　20. AB
21. DE　22. BCE　23. BDE　24. BCD　25. ABCD
26. DE　27. AC　28. ABCDE　29. AE　30. ABCD
31. ABCDE　32. AB　33. ACE　34. BD　35. ADE
36. BDE　37. ABD　38. ABCD　39. ABCDE　40. BE
41. ACDE　42. BCE　43. DE　44. CDE　45. BDE
46. ACD　47. ABCD　48. ABCE　49. ABDE

【是非判断题】

1. ×　2. √　3. √　4. ×　5. ×　6. √　7. ×　8. ×　9. √　10. √
11. √　12. ×　13. ×　14. √　15. ×　16. √　17. ×　18. ×　19. √　20. √
21. √　22. √　23. ×　24. √　25. ×　26. √　27. √　28. √　29. √　30. ×
31. √　32. √　33. √　34. ×　35. √　36. ×　37. √　38. √　39. √　40. ×
41. √　42. √　43. ×　44. √　45. √　46. √　47. √　48. √　49. ×　50. √
51. √　52. √　53. ×　54. √　55. ×　56. √　57. √　58. √　59. √　60. √

【填空题】

1. 味道可口　服用方便　2. 剂量准确　适于急救　3. 汗出头痛　舌苔白不渴　4. 银翘散　桑菊饮　5. 气虚外感风寒，内有痰湿证　素体阴虚，外感风热证　6. 人参、甘草　荆芥、淡豆豉　7. 十枣汤　脾约丸　8. 攻下通便，补气养血　泻热破瘀，散结消肿　9. 透少阳半表之邪　疏肝解郁　10. 大头瘟　肺痈　11. 胃火　胃热阴虚　12. 芍药汤　白头翁汤　13. 养阴透热　清虚热，退骨蒸　14. 当归四逆汤　四逆汤　15. 生姜　1∶2　16. 四君子汤　四君子汤　17. 补中益气汤　参苓白术散　18. 白术、山药　柴胡、陈皮、黑芥穗　19. 桂枝　桂枝　20. 熟地黄、山茱萸、山药　泽泻、牡丹皮、茯苓　21. 干地

黄　附子、桂枝　22. 黄柏、知母　附子、肉桂、鹿角胶　23. 地黄饮子　玉屏风散　24. 固经丸　易黄汤　25. 心火亢盛，阴血不足证　阴虚血少，神志不安证　26. 紫雪　至宝丹　27. 火　半夏厚朴汤　28. 上实下虚　痰气搏结于咽喉　29. 生姜　干姜　30. 肉桂　黄芩、桑白皮　31. 桃核承气汤　血府逐瘀汤　32. 补阳还五汤　黄土汤　33. 酒制大黄　黄芪　34. 归脾汤　黄土汤　35. 薄荷　川楝子、生麦芽、茵陈　36. 大秦艽汤　镇肝熄风汤　37. 石决明　生牡蛎、生龟甲、生鳖甲　38. 玉真散　川芎茶调散　39. 杏苏散　桑杏汤　40. 桑叶　7∶1　41. 薄荷　桔梗　42. 杏仁、白蔻仁、薏苡仁　茵陈、栀子、大黄　43. 八正散　小蓟饮子　44. 三仁汤　三仁汤　45. 羌活、茵陈　独活　46. 膀胱蓄水证　水热互结证　47. 真武汤　实脾散　48. 清气化痰丸　半夏白术天麻汤　49. 山楂、神曲、莱菔子　山楂、神曲、炒麦芽　50. 黄连　黄连

§1.5　中医经典

§1.5.1　内　　经

基本知识问答

1. 如何理解“长夏善病洞泄寒中”？

泄泻无度谓之洞泄，寒积于内谓之寒中。病机为：脾主长夏，而长夏多湿，湿邪困阻脾土，以致脾阳衰微，中焦虚寒，脾气不能升清，致泄泻无度。故曰：“长夏善病洞泄寒中。”

2. 《素问·太阴阳明论》是如何阐述“脾病而四支不用”？有何临床指导意义？

《素问·太阴阳明论》云：“四支皆禀气于胃，而不得至经，必因于脾，乃得禀也。今脾病不能为胃行其津液，四支不得禀水谷气，气日以衰，脉道不利，筋骨肌肉，皆无气以生，故不用焉。”此段原文明确指出，四肢必须依赖胃中精气的充养，肌肉才能充实，屈伸有力。但胃所化生的水谷精气不能直接到达四肢，必须经过脾的转输，方可布达于四肢，若脾病则不能为胃输布水谷精气，四肢就不能得到水谷之气的滋养，造成四肢经脉空虚，筋骨肌肉得不到营养供给，以致筋骨肌肉屈伸无力，日渐消瘦，倦怠不用。

“脾病而四支不用”从病理方面反证了“脾主四支”的生理功能，对指导临床认识和治疗疾病，具有深刻的指导作用。提示对四肢软弱、不能随意运动或肌肉萎缩等病证的治疗应注重从脾胃入手，即“治痿独取阳明”之意。

3. 为什么“夺血者无汗”、“夺汗者无血”？有何临床指导意义？

无者，勿也。是说失血的患者，勿再发其汗；大汗伤津的患者，勿再耗其血。这是根据血与营卫之气异名同类的理论，提出的治疗原则。

汗为津液所化，血由营气所生，二者均来源于水谷精微。而津液又是血液的重要成分，故二者关系密切。在病理上两者相互影响。若出汗太多，必然伤津，化血无源而血少；而失血之人必伤津液，津液亏损，汗出无源而少汗。在治疗上，对失血、血虚患者，不能妄夺其汗；对于脱汗者，也不宜用动血之品或针刺放血等疗法。

此论点对临床实践有着重要指导意义。如《伤寒论》中的“衄家不可汗”、“疮家不可汗”、“亡血家不可发汗”等汗法禁忌原则，即导源于此，告诫医师对血虚或失血感受外邪者，当用养荣发汗的治法。后世医家据这一理论，提出了“血汗同源”的论点。

4. 试据《素问·生气通天论》，比较煎厥与薄厥的异同。

煎厥是烦劳伤阴，阴虚阳亢，逢夏季阳盛，以致煎熬阴精而昏厥的病证。病因：过劳。病机：因过劳而致阳气亢盛，煎熬阴精；阳亢阴虚，至夏阳盛之时，更使体内阴虚阳亢，阴不制阳而发病。病位：肝、肾。症状：目盲不可以视、耳闭不可以听、昏厥。病性：本虚标实。

薄厥是因大怒而迫使气血上逆于头部所致的昏厥之证。病因：大怒。病机：大怒伤肝，肝气上逆，血随气涌，郁积于上而发病。病位：肝。症状：昏厥、头痛、眩仆，可伴见偏枯的后遗症。病性：实证。

5. 热病遗复的原因与病机是什么？

《素问·热论》指出：“病热少愈，食肉则复，多食则遗，此其禁也。”“病热少愈”，指热病后期，热势已减，但余热未尽。“复”，指热病复发。“遗”，指热病缠绵难愈。“禁”，即禁忌。热病虽有好转，但余热未尽，胃气尚虚，这时若不注意饮食的调理、节制，强食肉食、脂膏类食物，易使阳气郁而化热。助长体内余热邪气，使热病复发。胃气尚虚，若多食则更伤脾胃之气，食积化热，资助邪热，使邪留不去。以上两种情况造成两热相合，热病缠绵难愈。因此，热病后期，在余热未尽之时，应当注意饮食的护理，一是要少食（“多食则遗”）；二是饮食要清淡（“食肉则复”）。

6. 联系《素问·举痛论》原文，阐述五脏猝痛之病因病机。

①寒邪是导致五脏猝痛之主要病因。②寒邪入经，经脉阻滞、气血凝涩、运行不畅甚则不通，故发为五脏猝痛。③寒邪犯人引起猝痛的病变均不离经脉与血气，在经脉则脉寒、脉绌急、脉涩、脉不通等；在血气则血涩、血气稽留、血不得散、脉涩血虚、血气乱等。

7. 简述《灵枢·百病始生》对外感发病机制的认识。

原文“两虚相得，乃客其形”、“两实相逢，众人肉坚”，清楚地阐明了外感发病的机制，指出人体正气强弱是发病与否的关键。疾病的发生必须具备两个因素：一是正气虚弱，一是邪气侵袭。《灵枢·百病始生》篇认为虽有邪气侵袭，如果正气不虚，也不会使人生病，即“风雨寒热不得虚，邪不能独伤人”。当正气虚弱之时，又受邪气侵袭，则可使人发病，即文中说：“必因虚邪之风，与其身形，两虚相得，乃客其形；两实相逢，众人肉坚。”由此可见，本篇把邪气的侵袭看作是发病的条件，而正气虚弱才是发病的决定因素。从而突出了正气在发病中的主导作用。这是《内经》发病学的一贯思想，这不仅为中医发病观奠定了理论基础，对后世产生了深远的影响，还提示人们必须注重摄生、保养正气，避免邪气侵袭，以防止疾病的发生。一旦发病，在治疗中则应当注意扶正以驱邪。

8. 简释《素问·至真要大论》中“诸厥固泄，皆属于下”的机制。

厥，指手足逆冷或手足心发热的厥证。固，指二便固闭不通，即大便秘结与小便癃闭。泄，指二便泻利不禁。下，指位于下部的肝、肾、大肠、小肠、膀胱等脏腑。“诸厥固泄，皆属于下”句的意思是多种手足逆冷或手足心发热的厥证、二便固闭不通或泻利不禁的病证，其病机大都属于下部的病变。《素问·厥论》云：“阳气衰于下则为寒厥，阴气衰于下则为热厥。”《灵枢·本神》又说“肾气虚则厥”，说明厥证与肾相关。肾、膀胱、大肠皆位于下焦，肾主前后二阴，司二便，所以肾的盛衰之变，或影响膀胱气化，或影响大肠传导，因此可见二便不通或二便泻利不禁的病证。

9. 结合《素问·热论》简述外感热病的治疗原则。

《素问·热论》曰：“治之各通其藏脉，病日衰已矣。其未满三日者，可汗而已；其满三日者，可泄而已。”三日，非固定日数。未满三日，是指病尚在三阳之表，可用发汗法，使邪从表解。已满三日者，指邪已入三阴之里，可用针刺泄热之法，泄越其热。泄越其热，并非攻下之意。《伤寒论》在《素问·热论》基础上，进一步提出汗、吐、下、和、温、清、消、补诸法，丰富和发展了外感热病的治法内容。

10. 根据《素问·痿论》简述痿证的治疗原则。

《素问·痿论》中指出痿证的治疗原则有三：①独取阳明，阳明主肌肉，五脏六腑之海。取阳明经资其化源。②各补其荥而通其俞，调其虚实，和其逆顺，即根据具体情况，进行辨证论治。③各以其时受月，各以脏腑所主的季节进行针刺治疗，即要“因时制宜”，此法对后世子午流注等治法有一定的启发。

11. 据《素问·奇病论》简述脾瘅的病因病机、主要症状及治法。

脾瘅是由于过食肥甘厚味，化湿酿热，湿热困脾，五谷精气上泛所致，故以湿热困脾为其主要病机。由于五谷精气上泛则口甘，过食肥甘则中满，故以口甘、中满为其主要症状。湿热困脾，其治理应清热化湿，而原文指出“治之以兰”，如佩兰之类，这是因为佩兰芳香辛散，长于化湿醒脾，使湿浊得去，脾气健运，则蕴热自去，此乃不治热而热自除之。

12. 结合《素问·痿论》，谈谈你对“治痿独取阳明”是怎样理解的？

治痿独取阳明是《素问·痿论》中提出的治疗痿证的重要原则之一：①因痿证的主要病机是五脏热而导致津液气血亏少，以致筋脉痿废不用，而足阳明胃是五脏六腑之海，气血生化之源，若要筋骨皮肉恢复其正常的功能，就必须有充足的气血营养，所以必须重视阳明。②人身阴阳诸经，皆会合于阳明经之气街穴处，并且连属于带脉，故称阳明为“十二经之长”。如果“阳明虚则宗筋纵，带脉不引，故足痿不用”，所以治疗阳明经，则诸经皆可得以调治。可见，“取阳明”是治疗痿证的关键。

本篇“独取阳明”，是强调诸种痿证的治疗皆应重视阳明，并非仅取阳明之义。因经文中还指出了“各补其荥而通其俞”，“各以其时受月”两条基本治疗原则，说明“取阳明”的同时，还必须对痿证相关脏腑进行辨证论治，还应按脏腑所主旺时来取穴论治，才会收到良好的效果。

13. 结合《素问·五藏别论》原文，试论诊脉独取寸口的道理。

《素问·五藏别论》曰：“气口何以独为五脏主？岐伯曰：胃者，水谷之海，六腑之大源也。五味入口，藏于胃，以养五脏气，气口亦太阴也。是以五脏六腑之气味，皆出于胃，变见于气口。”此段原文说明了诊脉独取寸口的道理。

（1）从寸口与胃气的密切关系来看，脾胃为后天之本，水谷精微之化源，五脏六腑、四肢百骸都是依靠脾胃所化生的水谷精微来供养的，胃气的强弱对脏腑精气的盛衰有直接的影响，胃气在机体生命活动中起着极其重要的作用。而寸口为手太阴肺经所过之处，肺经起于中焦，并环循于胃口，故寸口与胃气关系密切，胃气盛衰的变化可直接反映到寸口脉上来，故原文说“变见于气口”。气口，即寸口。

（2）从寸口与肺经的关系来看，手太阴肺经为十二经脉流注之始，且肺朝百脉，主一身之气。手太阴肺经与十二经脉、五脏六腑、全身气血有着密切的关系。而寸口部位又是手太阴经的经穴“经渠”和输穴“太渊”所在，是气血流注最为显现的浅表部位。因此，全身气血的盛衰及运行情况都可反映到寸口上来。

综上所述，寸口脉与肺、胃有直接关系，且通过肺胃又与五脏六腑、经脉气血乃至周身上下有密切关系。因此临床上切寸口脉可以测知人体脏腑组织的活动状况和病理变化，判断其病变情况，预测其预后转归，成为中医重要的诊断方法之一。

自测试题（附参考答案）

【A 型题】

1. 《素问·生气通天论》云“因于气为肿”，此气为
A. 风气　B. 寒气　C. 湿气　D. 水气　E. 阳气
2. 因阳热亢盛，损伤阴精而出现的昏厥病证，《素问·生气通天论》称之为
A. 薄厥　B. 煎厥　C. 热厥　D. 血厥　E. 大厥
3. 因大怒使气血逆乱而致的昏厥病证，《素问·生气通天论》称之为
A. 气厥　B. 血厥　C. 煎厥　D. 薄厥　E. 热厥
4. 邪风之至，疾如风雨，故善治者治
A. 肌肤　B. 筋脉　C. 皮毛　D. 六腑　E. 五脏
5. 《素问·五脏别论》认为诊脉独取寸口的原理与下列哪项有关
A. 心、肺　B. 肺、脾　C. 肺、肾　D. 肺、肝　E. 心、肝
6. 根据《素问·痹论》所述，肝痹的症状特点是
A. 烦满喘而呕　B. 烦则心下鼓　C. 多饮数小便　D. 善胀　E. 四肢懈惰
7. 《素问·痹论》指出，冬季感受痹邪，易发生
A. 行痹　B. 痛痹　C. 着痹　D. 肌痹　E. 骨痹
8. 一患者感受风寒，又复冒雨，病延月余，症见四肢关节游走疼痛，屈伸不利，舌淡苔薄，脉浮而缓，投以防风汤，服后症状明显缓解，此病当为
A. 寒痹　B. 湿痹　C. 热痹　D. 风痹　E. 肌痹
9. 下列哪条不属于痹证的基本病因病机
A. 营卫失调　B. 风寒湿邪杂至　C. 远行劳倦　D. 饮食自倍　E. 居处失宜
10. 一患者年届花甲，常年头晕目眩，时有上肢麻木、肌肉颤动，根据“病机十九条”，其病位当在
A. 心　B. 肝　C. 脾　D. 肺　E. 肾

【B 型题】

问题 1～2

A. 食气　B. 生气　C. 使阳气虚　D. 使阴气虚　E. 使津液伤

1. 根据《素问·阴阳应象大论》，少火能
2. 根据《素问·阴阳应象大论》，壮火能

问题 3～4

A. 轻而扬之　B. 重而减之　C. 因而越之　D. 引而竭之　E. 按而收之

3. 根据《素问·阴阳应象大论》，邪高者，治宜
4. 根据《素问·阴阳应象大论》，病邪在下者治宜

问题5～6

A. 味过于酸　B. 味过于咸　C. 味过于苦　D. 味过于甘　E. 味过于辛

5. 根据《素问·生气通天论》，上述哪项可引起“肝气以津，脾气乃绝”
6. 根据《素问·生气通天论》，上述哪项可引起“大骨气劳”

问题7～8

A. 肝气衰　B. 三阳脉衰　C. 天癸竭　D. 发始白　E. 任脉虚

7.《素问·上古天真论》指出男子八八
8.《素问·上古天真论》指出女子七七

问题9～10

A. 风　B. 寒　C. 湿　D. 热　E. 燥

9.《素问·痹论》指出，以游走性疼痛为特点的痹证，是何种邪气偏胜
10.《素问·痹论》指出，以痛处重滞固定为特点的痹证，是何种邪气偏胜

【X型题】

1.《灵枢·百病始生》认为虚邪传舍于络脉，则症状表现为
A. 皮肤疼痛　B. 痛于肌肉　C. 其痛之时息　D. 肢节疼痛　E. 腰脊乃强
2. 在《素问·举痛论》的九气为病中，涉及下列哪些病因
A. 饮食　B. 七情　C. 外伤　D. 劳伤　E. 外感
3. 五脏气热致痿的原因有
A. 情志所伤，气郁化热　B. 劳伤太过，伤阴耗液，阴不制阳　C. 湿邪浸淫，久而致痿　D. 触冒暑热，伤津耗液　E. 饮食不节，损伤脾胃
4.《素问·阴阳应象大论》认为人体清阳之气在人体内分布的趋向是
A. 出上窍　B. 发腠理　C. 实四肢　D. 布上焦　E. 走经脉
5.《素问·痹论》“痹热”形成的机制，包括下列哪几项
A. 阳气多　B. 阴气少　C. 阳胜阴　D. 感受风寒湿邪　E. 感受热邪
6.《素问·水胀》描述石瘕的症状是
A. 日以益大，状如怀子　B. 其坚如石，按之痛剧　C. 月事不以时下　D. 按之则坚，推之则移　E. 皆生于女子
7. 据《素问·标本病传论》所述，下列情况中，当先治本的是
A. 先热而后生病者　B. 先热而后生中满者　C. 小大利　D. 先小大不利而后生病者　E. 小大不利
8.《灵枢·水胀》论述肠覃与石瘕的主要鉴别点在于
A. 腹内皆有肿块　B. 病变部位一在肠外，一在胞中　C. 石瘕只见女子，肠覃男女皆可患　D. 两者皆有腹大　E. 两者均见腹色苍黄
9.《灵枢·水胀》提出臌胀，臌胀的刺法是
A. 泻其胀之血络　B. 调其经　C. 刺去其血络　D. 盛者泻之　E. 虚者

补之

10. 据《素问·痹论》所述，心痹证的症状是

A. 恐　B. 烦则心下鼓　C. 喘　D. 嗌干　E. 善噫

【是非判断题】

1. 济泌别汁是下焦的主要功能。（ ）
2. "上焦如雾"是指上焦主司呼吸之气。（ ）
3. 漏泄是大便泄泻之症。（ ）
4. 《灵枢·营卫生会》谓老年人"五脏之气相搏"，是指五脏的气机不协调。（ ）
5. 石瘕的形成主要由于寒气与卫气相搏结。（ ）
6. 肠覃的产生是由于寒气与瘀血相搏结。（ ）
7. 据《灵枢·痈疽》，化脓的病机是寒气郁而化热，热胜则肉腐，肉腐则成脓。（ ）
8. 《素问·阴阳应象大论》说"清气在下，则生飧泄"，其病机是脾阳虚衰不能运化水谷。（ ）
9. 《素问·阴阳应象大论》中"腹满，死"的机制是脾胃之气内绝。（ ）
10. 据《素问·金匮真言论》，长夏善病洞泄寒中。（ ）

【填空题】

1. 《素问·生气通天论》说："阳气者，________则张，________，辟积于夏，使人煎厥。"
2. 《素问·平人气象论》说："妇人手________动甚者，________也。"
3. 《素问·痿论》说："五藏因________，发为________。"
4. 《素问·玉机真藏论》认为形气________，谓之可治；形气________，谓之难治。
5. 《素问·平人气象论》说："人以水谷为本，故人绝________则死，脉无________亦死。"
6. 《素问·阴阳应象大论》认为"喜怒伤________，寒暑伤________。"
7. 《灵枢·百病始生》："忧思________；重寒________。"
8. 据《素问·咳论》所论肺咳的病因，一是________，二是________，外内合邪。
9. 《素问·痹论》曰："痛者，________多也，________故痛也。"
10. 《灵枢·百病始生》曰："积之始生，________乃生，________成积也。"
11. 《素问·热论》曰："阳明者，________，其________，故不知人三日，其气乃尽，故死矣。"
12. 《素问·痹论》曰："风寒湿三气杂至合而为痹也。其风气胜者为行痹，寒气胜者为________，湿气胜者为________。"
13. 《素问·痹论》曰："其热者，阳气多，________，病气胜，________，故为痹热。"
14. 《素问·痿论》指出痿病的治疗法则是"各补其荥而________，调其虚实，和其顺逆，筋脉骨肉，________，则病已矣。"
15. 《素问·厥论》认为："阳气衰于下，则为________；阴气衰于下，则为________。"

参考答案

【A型题】

1.A 2.B 3.D 4.C 5.B 6.C 7.E 8.D 9.C 10.B

【B型题】

1.B 2.A 3.C 4.D 5.A 6.B 7.C 8.E 9.A 10.C

【X型题】

1.BC 2.BDE 3.ABCD 4.ABC 5.ABCD
6.ACE 7.ACD 8.BC 9.ABC 10.ABCDE

【是非判断题】

1.× 2.× 3.√ 4.× 5.× 6.√ 7.× 8.√ 9.√ 10.×

【填空题】

1. 烦劳 精绝 2. 少阴脉 妊子 3. 肺热叶焦 痿躄 4. 相得 相失 5. 水谷 胃气 6. 气 形 7. 伤心 伤肺 8. 风寒外伤皮毛 寒饮冷食内伤于胃 9. 寒气 有寒 10. 得寒 厥乃 11. 十二经脉之长 血气盛 12. 痛痹 着痹 13. 阴气少 阳遭阴 14. 通其俞 各以其时受月 15. 寒厥 热厥

§1.5.2 伤寒论

基本知识问答

1. 试比较阳明蓄血证与太阳蓄血证。

二证均为蓄血证。太阳蓄血证，为太阳之邪不解，随经入腑，热与血结于下焦，以致出现少腹急结或硬满，小便自利，如狂或发狂。阳明蓄血证，为阳明邪热与久有之瘀血相结于肠内，心神失养，故见喜忘，大便虽硬而易出，其色必黑。太阳蓄血多为“新瘀”，而阳明蓄血为“本有久瘀血”，也即内有“宿瘀。”两者成因和临床表现虽有差异，病机均为邪热与瘀血相结，故治疗均用抵挡汤。

2. 试述少阳病变的治法禁忌及其理由。

少阳病禁用汗、吐、下三法。因少阳为半表半里之热证，病不在太阳之表，故不可发汗，误汗则津液外泄，化燥伤津，胃中干燥，促使邪气内传阳明；又不在阳明之里，故不可攻下；也非胸膈实邪阻滞，故不可涌吐。误用吐下之法，势必耗伤气血，胆气内虚，心失所养，而内传厥阴；又因少阳邪热，已伤耗津液，利小便只能更下竭其津，故亦禁用利小便。邪在少阳，胆火上炎，枢机不利，治法惟宜和解，故以小柴胡汤为其主方。

3. 试比较柴胡加芒硝汤证与大柴胡汤证的证治异同。

两证均为少阳兼里实证，治以和解兼下。不同之处在于，大柴胡汤证，方用大黄、枳实、芍药，而去人参、甘草，其泻热通腑之力较强，故宜用于正气未虚，里实较甚者；柴胡加芒硝汤证，方用人参、甘草扶养正气，芒硝重在软坚润燥，而其破结去壅之力较弱，故多用于正气已伤，燥热内结者，可谓和解枢机兼通下实热的轻剂，多用于大柴胡汤证之体虚者。

4. 阳明病腹胀满与太阴病腹满有何区别?

①病机虚实不同：阳明腹满属实，为阳明燥热与胃肠糟粕相搏结而成实；太阴病腹胀满属虚，为脾气亏虚，运化无力，寒湿内停，胃肠气机壅滞而成腹满。②症状有异：阳明腹满当伴发热，汗出，口渴，舌苔黄焦起刺，脉滑数；其满痛不减，或减不足言，伴大便秘结，下之则大便可通，腹满疼痛即减，余症也随之减轻或消除。太阴腹胀满当见畏寒，倦怠，乏力，大便初硬后溏，舌淡苔白，脉虚弱无力；其腹满疼痛可与吐利并见，且时痛时减，复如故。吐利而腹满不减，反而日增，则余症也随之加剧。

5. 试述大陷胸汤与小陷胸汤的证治异同。

大陷胸汤与小陷胸汤均治热实结胸证。不同之处：①从药物组成上看，针对里热，大陷胸汤用大黄且用量大，小陷胸汤用黄连且用量小，泻热之力有强弱之异。②针对痰水，大陷胸汤用甘遂以逐水，小陷胸汤用半夏以涤痰，逐邪之力有轻重之分。③针对邪结，大陷胸汤用芒硝以破结，小陷胸汤用瓜蒌实以开结，二者又有缓急之别。大陷胸汤为峻逐攻下之剂，小陷胸汤为化痰涤痰之方。

6. 太阴病发黄与阳明病发黄如何鉴别?

阳明发黄多属湿热遏于中焦，症见黄色鲜明如橘子色，伴见汗出不畅，或但头汗出，发热，口渴，心烦，大便秘结或不畅，小便黄赤不利，舌苔黄腻，脉多滑数；太阴发黄为寒湿壅滞所致，症见黄色晦暗，身无热或身冷汗出，口不渴，大便稀溏，舌淡苔白，脉沉迟。

7. 少阴阳虚寒饮内生与胸中实邪阻滞都可出现心中温温欲吐，二者如何区别?

少阴阳虚，失于气化，浊阴上逆与实邪阻滞，胸膈不利，气机上逆，均可出现心中温温而吐。两证的辨别要点在于：①少阴寒化证为脾肾阳虚，不能运化，以致寒饮不化，停于膈上，而出现心中温温欲吐。少阴为病，阳虚为本，寒饮为标，脉弦迟必无力，全身亦当表现为一派阳虚征象。故不可用吐法，如误用吐法则更伤正气，致虚虚之变。当温之，可选用四逆汤等方温阳化饮，阳复饮去则病愈。②实邪阻滞，多正气不虚，病程较短，痰涎等实邪阻于胸膈，气机上逆，也可出现心中温温欲吐，但实邪阻滞，脉道不利，脉虽弦迟而必有力。邪结在上，治当因势利导，故治宜吐，不可下。可选用瓜蒂散类的涌吐剂，吐则实邪去、胸阳通，病则愈。

8. 猪苓汤证和真武汤证在病机、证治方面有何异同?

相同：病机上，二方证均有水气为患，证候上都有水邪浸渍肺胃大肠之咳、呕、下利，治法上皆需利水，方药中同用茯苓。

不同：真武汤证为肾阳虚，水气泛滥，因此主症有腹痛、小便不利、四肢沉重疼痛或小便清长等，治宜温阳化气行水，药用附子、白术、茯苓、生姜、芍药；猪苓汤证为阴虚有热，水热互结，故而主症有心烦不得眠，小便不利，渴等，治宜清热育阴利水，药用茯苓、猪苓、泽泻、阿胶、滑石。

9. 水厥为什么“宜先治水”? 它在临床上有什么指导意义?

伤寒厥而心下悸，为水停心下胃脘所致。厥与悸皆因水饮为患，故而当先治水，水饮得去，阳气得通，厥逆可愈。若饮去厥不回，再议治厥。若不先治水，却治其厥，不仅厥与悸不得愈，水饮还可渗入肠中，续发下利，故而当先治水。其充分体现了治病求本的治疗原则，在临床上有重要的指导意义，即治病当辨清标本，治法当治本而达标。

10. 试比较白头翁汤证与桃花汤证区别。

白头翁汤证与少阴病桃花汤证，皆可见有下利便脓血，但病机有寒热之异、虚实之分。桃花汤证下利为滑泄失禁，脓血颜色晦暗，口不渴或渴喜热饮，属脾肾阳虚，下焦不固，治宜温中祛寒，涩肠固脱。白头翁汤证为里急后重，肛门灼热，脓血颜色鲜艳，口渴喜冷饮，舌红苔黄，属肝经湿热，下迫大肠所致，治宜清热燥湿，凉肝止利。

11. 试述除中的病因病机及临床特征。

除中指胃气垂绝之时，本当不能食，而反突然求食，是病情恶化的表现。多为疾病后期疾病恶化，或由误治，而致中阳虚衰，受纳腐熟无权，衰败之胃气与欲绝之正气作最后挣扎而出现假象。其临床表现为在疾病的后期，真脏之气将竭之时，患者突然能食，或神昏骤然转清，均为假象，是疾病迅速恶化的表现。

12. 实热下利与厥阴热利如何区分?

二者均属热利，前者为阳明燥热结滞，热结旁流，下清稀臭秽之粪水，必有谵语，腹满而胀痛，以及舌苔黄燥等阳明热盛之象，治疗当通因通用，用小承气汤泻下里实；而厥阴热利则属于肝经湿热，下迫大肠，多便下脓血，且伴有里急后重，以及舌红、苔黄等热性症状，治疗当用白头翁汤凉肝解毒、清热燥湿。

13. 病后初愈，日暮微烦，为什么损谷则愈?

病后初愈，出现日暮微烦之象，是因为病后脾胃气弱，不慎饮食，或勉强进食导致饮食难化，积滞胃肠之故。人与天地之气相应，日暮乃傍晚时分，此时体内脾胃之虚阳，得不到天阳之气资助，消化能力因之减弱，食积而生热，上扰神明，故表现心中微烦。本证非宿食停滞，故不须药物治疗，只要节制饮食，即可自愈，即“损谷则愈”。

14. 试述牡蛎泽泻散证与真武汤证的异同。

相同：牡蛎泽泻散证与真武汤证，在主症上均有肢体浮肿、小便不利，病机上都有水湿停聚，治法上都应利水消肿。

不同：牡蛎泽泻散证主症突出腰以下肿，膝胫足跗皆肿，大腹肿满；病机为湿热壅滞，气化不行，水湿之邪凝聚于下，属实证；治法为逐水清热，软坚散结；药用牡蛎、泽泻、葶苈子、蜀漆、商陆根、海藻、瓜蒌根等逐水清热。真武汤证主症除肢体浮肿、小便不利外，尚有水湿泛滥于全身之症，如咳、心下悸等；病机为阳虚水泛，属虚证；治疗以附子、白术、茯苓、白芍、生姜等温阳利水。

15. 痞证与结胸证的鉴别要点是什么?

痞证与结胸证均因太阳病误下，邪陷于里而成，都以心下为主要病变部位。二者的鉴别要点是：痞证为无形之邪气内陷心下，气机痞塞，故其证以心下痞，按之濡，不硬不痛为特点，治以理气消痞为主；结胸证为内陷之邪与有形痰水结于胸胁，故其证以心下胸胁硬满疼痛为特点，治宜攻下破结之法。

16. 试比较黄连汤证与栀子干姜汤证的异同。

黄连汤证与栀子干姜汤证病机同为上热下寒，其区别在于病位稍异，轻重有别，症状各有特点。黄连汤证病位涉及胸膈、胃肠，胸胃有热而气逆，故欲呕；肠中有寒而气滞，故腹中痛，即“腹中痛，欲呕吐”为其症状要点。栀子干姜汤证病位涉及胸、肠，热邪郁扰胸膈，故见身热不去，微烦；肠中有寒故见腹痛、下利、食少；而心烦、下利为其症状要点。

自测试题（附参考答案）

【A 型题】

1. 下列哪一种是对《伤寒论》中广义伤寒概念的正确论述

   A. 以发热为主要症状的疾病　B. 一切外感热病的总称　C. 感受寒邪，感而即发的疾病　D. 由伤寒沙门菌引起的疾病　E. 以恶寒、发热、头痛、无汗为主要临床表现的证候

2. 太阳中风证发热的特点是

   A. 蒸蒸发热　B. 翕翕发热　C. 时发热　D. 或已发热，或未发热　E. 往来寒热

3. 桂枝加葛根汤的煎服法以下哪项是错误的

A. 啜热粥　B. 温覆取汗　C. 如桂枝汤将息　D. 如桂枝汤禁忌　E. 先煮麻黄，去上沫

4. “淋家，不可发汗”是因为

A. 失血过多，气血两虚　B. 热盛伤阴，阴伤火炽　C. 阴精亏损，营血不足　D. 湿热下注，久则伤阴　E. 阳气虚损，营阴不化

5. 发热、恶寒、汗出、腹满痛、不大便，治当

A. 峻下　B. 过经乃下　C. 轻下　D. 急下　E. 润下

6. “腹满不减，减不足言”提示

A. 热实腹满　B. 寒实腹满　C. 虚寒腹满　D. 虚热腹满　E. 瘀血腹满

7. 头汗出，大便硬，心下满，手足冷者，宜用

A. 大陷胸汤　B. 柴胡桂枝干姜汤　C. 栀子豉汤　D. 小柴胡汤　E. 茵陈蒿汤

8. 心烦呕吐，发热下利，口苦咽干者，宜用

A. 吴茱萸汤　B. 理中汤　C. 黄芩加半夏汤　D. 大柴胡汤　E. 小柴胡汤

9. 引起太阴病的主要病机是

A. 脾阳亏虚，饮食内停　B. 脾气下陷，阴血不足　C. 湿邪内盛，脾胃不和　D. 脾运失职，清阳不升　E. 中阳不足，寒湿内盛

10. 太阴虚寒腹痛的特点是

A. 时腹自痛　B. 腹满而痛　C. 下腹部疼痛　D. 上腹部疼痛　E. 下利腹痛

【B 型题】

问题 1～2

A. 恶寒，发热，无汗，咳而微喘，脉浮紧　B. 头痛，发热，无汗，项背强几几，脉浮紧　C. 恶寒，发热，头痛，无汗，烦躁，脉浮紧　D. 恶寒，发热，头痛，汗出，项背强，脉浮缓　E. 恶风寒，头痛，无汗，身疼痛，脉阴阳俱紧

1. 可用大青龙汤治疗
2. 可用小青龙汤治疗

问题 3～4

A. 葛根黄芩黄连汤　B. 白头翁汤　C. 麻黄杏仁甘草石膏汤　D. 大青龙汤　E. 以上都不是

3. 喘而汗出伴利遂不止，脉促者，选用何方治疗
4. 喘而汗出伴痰涎壅者，选用何方治疗

问题 5～6

A. 湿热蕴结，熏蒸肝胆，兼腑气壅滞　B. 湿热相合，熏蒸肝胆　C. 湿热内蕴，熏蒸肝胆，兼风寒束表　D. 枢机不利，湿热内蕴，胆胃不和　E. 寒

湿内蕴，中阳不足，肝胆失疏

5. 茵陈蒿汤证的病机是

6. 麻黄连翘赤小豆汤证的病机是

问题 7～8

A. 真武汤　B. 茵陈蒿汤　C. 苓桂术甘汤　D. 大承气汤　E. 小柴胡汤

7. 头眩，心下逆满，气上冲胸者，宜用

8. 头眩，口苦，胁下满者，宜用

问题 9～10

A. 理中汤　B. 四逆汤　C. 桂枝人参汤　D. 干姜黄芩黄连人参汤　E. 白头翁汤

9. 太阴病，见腹满而吐，腹痛，食不下，自利益甚者，宜选用

10. 少阴病，见脉微细，但欲寐，恶寒蜷卧，下利清谷者，选用

【X 型题】

1. 影响六经病传变的主要因素有

A. 正气的盛衰　B. 发病的季节　C. 邪气的轻重　D. 治疗的当否　E. 感邪的性质

2. 太阳中风与太阳伤寒的鉴别要点是

A. 发热高与低　B. 恶寒与恶风　C. 身痛有无　D. 汗出与否　E. 脉浮紧与浮缓

3. 据原文，峻汗禁例包括

A. 亡血家　B. 疮家　C. 喘家　D. 风家　E. 衄家

4. 栀子豉汤证见“饥不能食”的病机是

A. 胃热阴虚　B. 热扰胸膈　C. 脾失健运　D. 胃气呆滞　E. 胃虚肠实

5. 脉浮而紧可见于

A. 太阳表证　B. 阳明热实证　C. 阳明中风证　D. 少阴热化证　E. 少阳经热证

6. 阳明兼少阳，而症见如下哪个症候者，不宜攻下，可以小柴胡汤治从和解

A. 发潮热　B. 不大便而呕　C. 腹满谵语　D. 舌上白苔　E. 胁下硬满

7. 柴胡桂枝干姜汤证中，反映其水饮内停的主要表现有

A. 胸胁满微结　B. 往来寒热　C. 小便不利而渴　D. 不呕　E. 但头汗出

8. 太阴病的基本表现包括

A. 自利不渴　B. 时腹自痛　C. 腹满而吐　D. 不欲饮食　E. 胸下结硬

9. 太阴病的兼变证包括

A. 太阴兼表证　B. 太阴兼呕吐证　C. 太阴兼腹痛证　D. 寒湿发黄证　E. 湿热发黄证

10. 少阴寒化证的辨证要点是

A. 欲吐不吐　B. 心烦但欲寐　C. 自利而渴　D. 小便色白　E. 四肢厥逆

【是非判断题】

1. 六经的实质是指外感热病的六个不同阶段。（　）
2. 大青龙汤证的病机是：伤寒表虚，兼内有郁热。（　）
3. 太阳与阳明合病者，必自发热，葛根汤主之。（　）
4. 见腹满身重，难以转侧即可诊为阳明腑实证。（　）
5. 白虎加人参汤证可见恶风、恶寒。（　）
6. 少阳中风证病机既与风邪有关也与火气有关。（　）
7. 小柴胡汤方中和解少阳之邪热的首要药物是柴胡。（　）
8. 太阴中风的特点是四肢烦疼。（　）
9. 太阴病腹满与厚朴生姜半夏甘草人参汤证的腹胀满病机相同，都属虚满。（　）
10. 通脉四逆汤证中的面色赤，是由于少阴阴液亏虚，阴虚则热所致。（　）

【填空题】

1. 一般而言，三阳病的治则是以________为主，而三阴病的治则是以________为主。
2. 患者脏无他病，时发热自汗出而不愈者，________，________，宜桂枝汤。
3. 太阳病，________，________，桂枝加葛根汤主之。
4. 若脉浮发热，________，________，猪苓汤主之。
5. 阳明病，________，________，可与调胃承气汤。
6. 伤寒六七日，无大热，其人________者，此为________故也。
7. 伤寒三日，三阳为尽，三阴当受邪，其人________而不呕，此为________也。
8. “太阴中风，________，________者，为欲愈。”
9. “太阴病，欲解时，从________至________上。”
10. “患者________，________，亡阳也，此属少阴，法当咽痛而复吐利。”
11. “少阴病，得之二三日，________，________，宜大承气汤。”
12. “少阴病，始得之，________，________，麻黄细辛附子汤主之。”
13. “凡厥者，________，便为厥。厥者，________者是也。”
14. “呕家有痈脓者，不可________，________自愈。”
15. 伤寒解后，________，________，竹叶石膏汤主之。

参考答案

【A 型题】

1. B　2. B　3. A　4. D　5. B　6. A　7. D　8. C　9. E　10. A

【B 型题】

1. C　2. A　3. A　4. C　5. A　6. C　7. C　8. E　9. A　10. B

【X型题】

1. ACD	2. DE	3. ABE	4. BD	5. AB
6. ABDE	7. ABCDE	8. ABCD	9. ACD	10. ABCD

【是非判断题】

1. × 2. × 3. × 4. × 5. √ 6. √ 7. √ 8. √ 9. √ 10. ×

【填空题】

1. 祛邪　扶正　2. 此卫气不和也　先其时发汗则愈　3. 项背强几几　反汗出恶风者　4. 渴欲饮水　小便不利者　5. 不吐不下　心烦　6. 躁烦　阳去入阴　7. 反能食　三阴不受邪　8. 四肢烦疼　阳微阴涩而长　9. 亥　丑　10. 脉阴阳俱紧　反汗出者　11. 口燥咽干者　急下之　12. 反发热　脉沉者　13. 阴阳气不相顺接　手足逆冷　14. 治呕　脓尽　15. 虚羸少气　气逆欲吐

§1.5.3　金匮要略

基本知识问答

1. 试述“厥阳独行”的含义和临床意义。

“厥阳独行”指阴气衰竭，阳失所附，有升无降，独盛于上的病机。在正常情况下，人体处于“阴平阳秘”的状态，阴与阳相互维系，其升降保持相对平衡。如果阳盛阴竭，则会导致阴不敛阳，阳气上逆，所谓“有阳无阴”，即形成了“厥阳独行”的病理状态。《金匮要略》论述厥阳的意义，是为了强调阴阳失衡是一切疾病发生的基本病机。临床上见到的肝阳上亢而面赤、眩晕，跌仆，甚至昏不识人，即属这一类性质的病证，如果进一步发展到阴阳离决，就会导致死亡。

2. 试述《金匮要略》对肝虚证的具体治法。

《金匮要略》云：“夫肝之病，补用酸，助用焦苦，益用甘味之药调之。”说明了肝虚证的治法。肝虚之证，多为肝阴血不足，除直补本脏外，还应根据五行相生方面来养肝体。酸入肝，肝虚当补之以本味，故补用酸。焦苦入心，因心为肝之子，子能令母实，且肝虚易受肺金之侮，用焦苦助心火可制约肺金。甘药调和脾土，目的在于补土制水以助火，从而制金防其侮肝木；且肝苦急，急食甘以缓之；另外，酸甘相合，又可化阴以养肝体。说明治疗肝虚证不仅要补肝之本脏，且要从相生方面滋养肝体。这对于临床有一定的指导意义，后世根据酸甘焦苦合用的原则，选用芍药、五味子、当归、丹参、地黄等药，配以炙甘草、淮小麦、大枣之属来治疗头目眩晕，失眠多梦，舌光红，脉弦细之肝虚证，有较好的疗效。

3. 如何理解“湿痹之候，小便不利，大便反快，但当利其小便”?

湿痹之候，是以“小便不利，大便反快”为特征的湿病，不同于一般的湿邪在表之候，而是内湿与外湿相合的指征性表现，说明外湿内趋，病程已迁延一定时日，正气无力抗邪。既有外湿流注关节、筋脉造成的关节烦疼之症，又有内湿为重引起的“小便不利，大便反快”之症，湿邪内阻影响膀胱气化而小便不利；湿趋大肠则大便反快，故宜取利小便法。小便得利则内湿去，阳气通，外湿亦可随之祛除。此即“利小便，所以实大便”，“治病求本”之谓。

4. 如何理解百合病“百脉一宗，悉致其病”？

“百脉一宗，悉致其病”是对百合病病机的高度概括。人身之血脉，分之为百脉，合之为一宗，由于心主血脉，肺主治节、朝百脉，故心肺为人体百脉之主管和统辖，“一宗”实际上就是指心肺。若心肺功能正常，则气血通畅，百脉调和；若心肺阴虚内热，则气血失调而百脉受累，症状百出，形成百合病。

5. 阴阳毒的病因病机、主症、治法、方药是什么？

病因病机：感受疫毒、侵入血分。阳毒：热毒壅盛于血分；阴毒：毒滞血凝。症状：阳毒是面赤斑斑如锦纹，咽喉痛，唾脓血；阴毒是面目青，身痛如被杖，咽喉痛。治法：清热解毒、活血化瘀。方剂：阳毒用升麻鳖甲汤，阴毒用升麻鳖甲汤去雄黄、蜀椒。

6. 狐惑病的病因病机如何？临床表现有何特点？如何辨证施治？

狐惑病由湿热虫毒蕴结所致，临床症状以目赤、咽喉及前后二阴蚀烂为特征，伴默默欲眠、目不得闭、卧起不安、不欲饮食、恶闻食臭，面目乍赤、乍黑、乍白等症。治法是清热解毒除湿。狐惑病发病未久，尚未成脓，用甘草泻心汤清热化湿、安中解毒；蚀于前阴者用苦参汤外洗；蚀于后阴者用雄黄外熏；狐惑病酿脓者，用赤豆当归散清热利湿、解毒排脓。

7. 简述历节病的病因病机、病位及证候特点。

历节病系内外合邪致病，以肝肾气血不足为内因，风寒湿邪外袭为诱因。尚有气血不足，外邪内侵，伤及血脉，浸淫筋骨，流注关节，阻碍气血运行，以致经脉痹阻，邪正相搏。其病位在关节，筋骨，血脉。证候特点为疼痛遍历关节，疼痛剧烈，不可屈伸，甚则肿大变形。

8. 简述虚劳失精的证治。

虚劳失精的病机是阴阳两虚，阳虚失其固摄，阴虚不能内守。主症可见梦遗，滑精，目眩发落，畏寒肢冷，少腹弦急，梦交等症。方用桂枝加龙骨牡蛎汤调和阴阳，潜镇摄纳，桂枝汤调和阴阳，加龙骨牡蛎潜镇摄纳，阳能固摄，阴能内守，则精不致外泄。

9. 试述厚朴麻黄汤证与泽漆汤证的异同。

二方证均由水饮为患，均以咳喘为主症，均以寒饮夹热为主要病机。不同之处在于：①病机不同。厚朴麻黄汤证为寒饮夹热迫肺，病位近表偏上；泽漆汤证为水饮内结生热，病位偏里。②主症不同。厚朴麻黄汤证见咳喘，胸满，烦躁，不能平卧，口渴，脉浮数；泽漆汤证见咳喘，胸中引胁痛，小便不利，脘痞，身肿，脉沉细。③治法不同。厚朴麻黄汤证治宜宣降散饮除热，止咳平喘；泽漆汤治宜逐水通阳，止咳平喘。

10. 试述奔豚汤证的病因病机、主症、治法与方药。

奔豚汤证是因惊恐恼怒，情志不遂，肝气郁结化热，气逆上冲所致。冲脉起于胞中，循腹上行，至胸中而散，会于咽喉。肝郁化热，随冲气上逆，故气上冲胸；肝郁则气滞，气滞则血行不畅，故腹痛；又肝胆互为表里，肝郁化热则少阳之气不和，故往来寒热。但此往来寒热是奔豚气发于肝的特征，并非奔豚气病必具之症。治宜清热降逆，调肝和血。方用奔豚汤。方中甘李根白皮清肝泄热，平冲降逆，专治奔豚气病。黄芩、葛根清热，芍药、甘草酸甘化阴，柔肝缓急止痛，当归、川芎调肝和血，半夏、生姜和胃降逆。

11. 瓜蒌薤白半夏汤与乌头赤石脂丸均治“心痛彻背”，试述其区别。

瓜蒌薤白半夏汤与乌头赤石脂丸证均有“心痛彻背”症状，病机均为“阳微阴弦”。但前者病属胸痹，为胸阳不振、痰浊壅盛所致，病位偏上，位在胸背，虽有心痛彻背，但疼痛较轻，中有休止，并有喘息咳唾、短气、不得卧之症。故用瓜蒌薤白半夏汤宣痹通阳、降逆逐饮。而后者病为心痛，乃由阴寒痼结、寒气攻冲所致，病位偏中，位在心背，病无休止，心窝部与背部牵引作痛，痛势剧烈，并伴肢冷汗出等症。故用乌头赤石脂丸峻逐阴邪、扶阳止痛。

12. 试比较附子粳米汤证与大建中汤证的证治的异同。

附子粳米汤证和大建中汤证均为虚寒腹满证，均治以散寒止痛。但二者在病机、症状及病位上不尽相同。其区别在于前者以“雷鸣切痛”为主症，病机为脾胃虚寒，水湿内停，治法为散寒止痛、化饮降逆，方中重用半夏以化饮降逆；后者以寒气攻冲，“上下痛而不可触近，呕而不能食”为主症，病机为脾胃阳虚，中虚寒甚，治法为温中散寒，建立中气，方中重用干姜以温中散寒。

13. 试述肾着的病因病机、主症、治法与方药。

本病多因“身劳汗出，衣里冷湿”等，使寒湿侵袭腰部肌肉腠理，留着不去，而引起腰部冷痛、沉重之症。因寒湿留着肾之外府，痹阻阳气，故“其人身体重，腰中冷，如坐水中”，“腹重如带五千钱”，即腰部冷痛、沉重。治以甘姜苓术汤温中散寒、健脾除湿。

14. 痰饮病的治疗大法是什么？如何理解？

痰饮病的治疗大法是“病痰饮者，当以温药和之”。痰饮的形成与阳虚有关，且饮邪阴凝又最易伤人阳气，而温药则可温复阳气。同时，饮邪为阴邪，得阳则能运化，得温则行，饮亦自除，故当以温药和之。另一方面，温药具有振奋阳气、开发腠理、通行水道的作用。所以治疗痰饮当以温药。“和之”指用温药不能太过，非燥之、补之，而是以温运温化为主，寓调和治本之意。

15. 试述猪苓汤与五苓散二方证的异同。

五苓散证与猪苓汤证都有小便不利，发热脉浮，渴欲饮水之症，病机共同之处为水饮内停，用药均有茯苓、猪苓、泽泻。但五苓散证小便清淡，舌质淡苔薄白，脉多浮缓；猪苓汤证小便短赤，甚则灼热疼痛，舌红少苔，脉细数。病机上，五苓散证为寒水互结，水蓄膀胱；而猪苓汤证为水热互结，郁热伤阴。治法上，五苓散治法为温阳化气利水为主，而猪苓汤重在清热滋阴利水，两方利水相同，温阳、滋阴则异。用药上，前者又用白术、桂枝以化气行水，后者又用阿胶、滑石滋阴清热。

16. 如何鉴别风水与皮水？

《金匮要略·水气病》篇云：“风水其脉自浮，外证骨节疼痛，恶风；皮水其脉亦浮，外证胕肿，不恶风，其腹如故，不渴，当发其汗。”风水与皮水二病皆有脉浮，身肿等症，关键在风水恶风，皮水不恶风。这是因为风水属感受风邪，肺失通调，水溢肌肤；皮水则外感湿邪，病属脾失运化，肺失宣化，水溢肌肤。所以风水的病势急，发展快，肿势由上向下发展，且有脉浮，骨节疼痛，恶风等表证；而皮水则起病慢，病程长，以肿势较重不兼表证为特点。前者病位主要在肺与皮毛，为表中之表；后者责之于脾、肺与肌肤，为表中之里。

17. 简述小建中汤所治黄疸的病机与临床表现。

小建中汤为仲景治疗虚劳之方，在黄疸篇用治“男子黄，小便不利”。黄疸的形成多与湿有关，而小便不利，小建中汤治黄而小便自利，可知此黄与湿无关，乃因中焦虚寒，气血不足，肌肤失荣所致，其证除身面黄外，尚可见纳呆少气，身倦肢困、腹痛便溏等，故用小建中汤补脾建中，以资化源，中气旺盛，气血充盈，则虚黄自愈。

18. 试比较柏叶汤证和泻心汤证。

二方均可治疗吐血。柏叶汤治中气虚寒，血不归经所致之虚寒吐血，症见吐血淡红或紫暗，面白无华或萎黄，舌淡，脉微弱或虚数无力，治以温中散寒止血，方中取柏叶之清肃，折其逆上之热而又能收敛止血，干姜、艾叶温阳守中，使阳气振奋而能止血。泻心汤治心火亢盛，扰乱心神，迫血妄行的实热吐血，症见心烦不安，吐血鲜红，面赤口渴，大便秘结，舌红，脉数有力，治以清热泻火止血，方中取大黄、黄连、黄芩苦寒清泄，直折其热，使火降则血亦自止。

自测试题（附参考答案）

【A 型题】

1.《金匮要略》中“治未病”的含义是指下列何项
A. 未病先防，未雨绸缪　B. 注意调养，增强体质　C. 内养正气，外慎风寒
D. 已病防传，截断传变　E. 早期诊断，早期治疗

2.“坐被围腰法”是下列何方中的护理方法
A. 麻黄加术汤　B. 麻杏薏甘汤　C. 防己黄芪汤　D. 越婢加术汤
E. 白术附子汤

3. 治疗百合病的主方是下列何项
A. 百合知母汤　B. 百合地黄汤　C. 百合鸡子汤　D. 百合滑石散
E. 滑石代赭汤

4. 中风病邪在于络的临床表现特征是下列何项
A. 肌肤麻木不仁　B. 肢体重滞不易举动　C. 神昏不识人　D. 口眼㖞斜
E. 舌强语謇

5. 治疗虚劳失精证的主治方剂是下列哪一项
A. 小建中汤　B. 黄芪建中汤　C. 八味肾气丸　D. 桂枝加龙骨牡蛎汤
E. 炙甘草汤

6. 胸痹病，心痛彻背，背痛彻心者宜选用下列何方治疗
A. 瓜蒌薤白白酒汤　B. 瓜蒌薤白半夏汤　C. 薏苡附子散　D. 乌头汤
E. 乌头赤石脂丸

7. 腹中寒气，雷鸣切痛，胸胁逆满，呕吐者宜选用下列何方主治
A. 厚朴七物汤　B. 厚朴三物汤　C. 附子粳米汤　D. 大建中汤　E. 大柴胡汤

8. 旋覆花汤主治下列何种病证
A. 肾着　B. 肝着　C. 脾约　D. 积聚　E. 奔豚气

9. 咳逆倚息，短气不得卧，其形如肿者是下列何证的主要临床表现
A. 痰饮　B. 悬饮　C. 支饮　D. 溢饮　E. 留饮

10. 脉浮、肤肿按之没指，其腹如鼓、不渴不恶风者是下列何证的主要临床表现
A. 风水　B. 皮水　C. 正水　D. 石水　E. 黄汗

【B 型题】

问题 1～3

A. 百合地黄汤　B. 百合知母汤　C. 百合鸡子汤　D. 百合滑石散
E. 滑石代赭汤

1. 百合病误汗伤津致心烦、口干燥者宜选用何方治疗
2. 百合病误下致逆而见呕吐、哕逆者宜选用何方治疗
3. 百合病误吐而致虚烦不眠、胃中嘈杂不安者宜选用何方法治疗

问题 4～5

A. 桂枝芍药知母汤 B. 桂枝加龙骨牡蛎汤 C. 乌头桂枝汤 D. 乌头煎 E. 乌头汤

4. 风湿历节宜选用何方治疗
5. 寒湿历节宜选用何方治疗

问题 6～8

A. 桂枝加龙骨牡蛎汤 B. 八味肾气丸 C. 炙甘草汤 D. 酸枣仁汤 E. 大黄䗪虫丸

6. 虚劳病阴阳两虚而致失精梦交者宜选用何方治疗
7. 虚劳病症，见汗出胸闷、脉结代者宜选用何方治疗
8. 虚劳腰痛，少腹挛急，小便不利者宜选用何方治疗

问题 9～10

A. 滋阴清热，止逆下气 B. 散寒宣肺，降逆化痰 C. 散饮除热，止咳平喘 D. 涤痰利窍，降逆除浊 E. 解表化饮，清热除烦

9. 厚朴麻黄汤的功效是
10. 射干麻黄汤的功效是

【X 型题】

1. 下列治法中哪些是《金匮要略》首篇提出的内容
A. 虚实必须异治 B. 表里当分缓急 C. 新旧宜有先后 D. 治病当随其所得 E. 治病当辨清标本
2. 《金匮要略》的脉法十分灵活，张仲景常用脉象来
A. 阐述病机 B. 鉴别病证 C. 确定治则 D. 指导处方 E. 判断预后
3. 小青龙汤由下列哪些药物组成
A. 麻黄、桂枝 B. 当归、人参 C. 五味子、芍药 D. 细辛、半夏 E. 干姜、甘草
4. 下列哪些是茵陈蒿汤的主治证候
A. 寒热不食 B. 食谷即眩 C. 心胸不安 D. 身目发黄鲜明 E. 小便不利
5. 下列哪些药物是黄土汤的组成
A. 灶中黄土 B. 干地黄、阿胶 C. 附子、黄芩 D. 大黄、黄连 E. 白术、甘草
6. 当归生姜羊肉汤可用于治疗下列哪些病症
A. 血虚寒疝腹痛 B. 血虚而寒之胁痛里急 C. 产后血虚腹中疞痛 D. 虚劳不足 E. 瘀血腹痛
7. 肾气丸可用于治疗下列哪些病症
A. 虚劳腰痛，少腹拘急、小便不利 B. 男子消渴，小便多、饮一溲一 C. 脚气上入、少腹不仁 D. 痰饮病，短气微饮者 E. 妇人转胞不得溺

8. 桂枝芍药知母汤的适应证有哪些

A. 诸肢节疼痛 B. 身体魁羸 C. 脚肿如脱 D. 头眩短气 E. 温温欲吐

9. 小建中汤主治的证候有哪些

A. 腹痛里急 B. 心悸衄血 C. 梦失精、四肢酸痛 D. 咳嗽气喘 E. 手足烦热，咽干口燥

10. 谷疸服用茵陈蒿汤后有哪些反应

A. 小便通利，尿赤如皂角汁 B. 汗出如虫行皮肤中 C. 腹软 D. 大便通畅 E. 热退身凉

11.《金匮要略》中指出疾病的治疗、护理方面，应根据脏腑特性而调治，以下何者符合此原则

A. 肝病虚者食用辛辣 B. 脾病湿困用辛燥 C. 胃阴不足用甘寒 D. 肺病气虚而食寒凉 E. 肾虚水泛而居温暖之处

12. 治风湿在表，大汗不愈的原因是

A. 汗不得法 B. 过汗伤阳 C. 过汗伤阴 D. 汗后又受寒湿 E. 风湿未能俱去

13. 狐惑病的外治法有

A. 甘草泻心汤 B. 苦参汤 C. 赤豆当归散 D. 雄黄熏法 E. 升麻鳖甲汤

14. 温疟的病机是

A. 素体阳虚 B. 里热炽盛 C. 痰饮阻滞 D. 表有寒邪 E. 阴液不足

【是非判断题】

1. 以未得甲子，而天温和，此为至而不至。 ( )
2. 夫病痼疾加以猝病，当先治其痼疾，后乃治其猝病。 ( )
3. 治疗风湿证，当用发汗法，但只宜微微似欲出汗者，方能使风湿俱去。 ( )
4. 百合地黄汤须用泉水煎服，赤小豆当归散宜用浆水送服。 ( )
5. 大黄䗪虫丸有缓中补虚的作用，麦门冬汤有止逆下气的作用。 ( )
6. 瓜蒌薤白半夏汤是用酒煎煮药物，炙甘草汤的药物则是水、酒同煮。 ( )
7. 大柴胡汤的药物组成是柴胡、黄连、芍药、半夏、枳实、芒硝、大枣、生姜。 ( )
8. 小青龙汤的药物组成是麻黄、桂枝、芍药、五味子、干姜、炙甘草、细辛、半夏。 ( )
9. 酒疸，症见心中懊侬而热痛者，可选用栀子大黄汤治疗。 ( )
10. 产后下利虚极者，宜选用白头翁汤主治。 ( )

【填空题】

1. 干呕________，________者，吴茱萸汤主之。
2. 皮水夹热者用________方，风水夹热者用________方。

3. 五邪中人，各有法度，风中于前，寒中于暮，湿伤于________，雾伤于________。
4. 浸淫疮，从口起流向四肢者________，从四肢流来入口者________。
5. 邪在于络，肌肤不仁，邪在于经，即重不胜，邪入于________，即不识人，邪入于________，舌即难言，口吐涎。
6. 风湿历节宜选用________方主治，寒湿历节宜选用________方主治。
7. 虚劳腰痛宜选用________方主治，虚劳失眠宜选用________方主治。
8. 水气病的治疗原则是：腰以下肿，________；腰以上肿，________。
9. 下血，先便后血，此________也，黄土汤主之，下血先血后便，此________也，赤小豆当归散主之。
10. 胶艾汤用于治疗冲任脉虚所致的三种下血证是指崩漏，________和________。

参考答案

【A 型题】

1. D　2. C　3. B　4. A　5. D　6. E　7. C　8. B　9. C　10. B

【B 型题】

1. B　2. E　3. C　4. A　5. E　6. A　7. C　8. B　9. C　10. B

【X 型题】

1. ABCD　2. ABCDE　3. ACDE　4. ABCDE　5. ABCE　6. ACD　7. ABCDE　8. ABCDE　9. ABCE　10. ACD　11. BCE　12. ABCE　13. BD　14. BD

【是非判断题】

1. ×　2. ×　3. √　4. √　5. √　6. √　7. ×　8. √　9. √　10. ×

【填空题】

1. 吐涎沫　头痛　2. 越婢加术汤　越婢汤　3. 下　上　4. 可治　不可治　5. 脏　腑　6. 桂枝芍药知母汤　乌头汤　7. 八味肾气丸　酸枣仁汤　8. 当利小便　发汗乃愈　9. 远血　近血　10. 半产下血　胞阻下血

§1.5.4　温病学

基本知识问答

1. 试述新感温病初起的临床表现、病机传变及治疗原则。

新感温病初起病多在表，以发热、恶寒、无汗或少汗、头痛、咳嗽、舌苔薄白、脉浮数等卫表证候为主要表现。其传变趋向是由表入里，由浅至深。一般病情较轻，病程较短。初起治疗以透解表邪为基本大法。代表性病种如风温、秋燥等。

2. 试述伏邪温病初起的临床表现、病机传变及治疗原则。

伏邪温病病发于里，初起以郁热在里为主要表现，如灼热、烦躁、口渴、溲赤、舌红苔黄等。其传变趋向一是伏热由里外达，病情趋于好转；二是里热进一步内陷深传，病情随之加重。伏邪温病一般病情较重，病程较长，初起治疗以清泻里热为主。主要病种如春温、伏暑。

3. 试述温病气分证的基本病机、临床特点、辨证要点和传变趋向。

温病气分证病变部位较广泛，其中以热盛阳明较为常见。其基本病机为邪盛而正气亦较强，邪正剧争，里热蒸迫，津液耗伤。临床特点是：壮热不恶寒，但恶热，汗多，渴欲冷饮，舌苔黄燥，脉洪大等。辨证要点是：但发热，不恶寒，口渴，苔黄。其传变趋向是：①病邪顿挫不传，邪去病愈。因正气未衰，抗邪有力，如治疗及时、恰当，则邪去而病愈。②内陷营血。如邪盛正伤，气分之邪则内陷营血分。③邪盛正衰而危。

4. 试述温病营分证的基本病机、临床特点、辨证要点和传变趋向。

温病营分证的基本病机是：营热阴伤，心神受扰。临床特点是：身热夜甚，口干不甚渴饮，心烦不寐，时有谵语，斑疹隐隐，舌质红绛，脉细数。辨证要点是：身热夜甚，心烦谵语，舌质红绛。传变趋向：①外转气分。②内传血分。

5. 风温邪传气分包括哪些常见证型？简述其治法。

风温表邪不向外透解而向内传气分，其病变以肺及胃肠为主。常见证型及治法如下：①邪热壅肺证，以麻杏石甘汤清热宣肺平喘。②肺热移肠证，以银翘散去豆豉，加生地黄、牡丹皮、大青叶，倍玄参宣肺泄热，凉营透疹。③热炽阳明证，以白虎汤清热保津。④热结肠腑证，调胃承气汤软坚泻下。⑤胃热阴伤证，以竹叶石膏汤泻热救津。⑥肺热兼腑实证，以宣白承气汤宣肺化痰，泄热攻下。

6. 风温热陷心包证与热结肠腑证均可出现神昏，二证如何鉴别？

热结肠腑证的神昏主要是由于热结于内，腑气不通，里热浊气上熏，神明被扰所致，而非心包本身病变。其病位在肠，证属气分，故虽有神昏，但神昏程度较轻，而以潮热便秘，腹满硬痛，苔焦黄而燥，脉沉而有力为主要临床特征，无舌蹇、语言不利之症，治以攻下泄热，方宜调胃承气汤。

热陷心包证的神昏主要是由于邪热内陷心包，堵塞窍机，扰乱神明所致，病位在心包，证属营分，故神昏程度重，以神昏谵语，甚则昏聩不语，舌謇肢厥，舌鲜绛脉细数为主要临床特征，无腹满硬痛，便秘，舌苔黄燥的腑实证。治以清心开窍，方宜清宫汤、醒脑静注射液、安宫牛黄丸、紫雪丹、至宝丹等。

7. 春温发斑是怎样形成的？如何辨治？

春温气分邪热未解，营血分热毒又盛，形成气营两燔之病理。若阳明热毒内郁营血，血热炽盛，阴伤血瘀，损络迫血即可出现肌肤发斑。春温发斑宜用化斑汤治疗，以两清气营。临证亦可根据病情酌加竹茹、蝉蜕等清热化斑解毒。若斑出色深，证情严重者，可选用清瘟败毒饮以大解热毒，两清气血；若斑色紫黑成片成块，舌质深绛，脉数而无大渴苔黄之气热表现者，宜凉血散血，清热解毒，方选用犀角地黄汤。

8. 春温阴虚火炽与肾阴耗损的证治有何区别？

春温阴虚火炽证，为热伤肾阴，心火亢盛所致，症见身热，心烦不得卧，舌红苔黄或薄黑而干，脉细数等，治宜育阴清热，黄连阿胶汤主之。

肾阴耗损证乃热毒余邪久羁，耗伤肝肾真阴，以致精血耗伤，虚热不退，邪少虚多之候，症见身热不甚，久留不退，手足心热甚于手足背，咽干齿黑，舌质干绛，甚则紫晦，或耳聋，脉虚软或结代，治宜滋阴养液，方选加减复脉汤。

9. 试比较黄连阿胶汤证与连梅汤证之异同。

黄连阿胶汤证与连梅汤证均系心肾不交，水火不济所致，病位同在心肾，但二者主症不同，故治法亦异。黄连阿胶汤证之主症为心烦不得卧，即以失眠为主，此因邪热扰心所致，故黄连、黄芩同用，以清热泻火。连梅汤证之主症为消渴不已，其邪热较黄连阿胶汤证弱而阴伤显著，故以生地黄、麦冬、乌梅与黄连同用，侧重酸苦泄热，酸甘化阴而生津止渴。

10. 暑湿弥漫三焦有哪些临床表现？病机特点是什么？如何治疗？

暑湿弥漫三焦的临床表现为身热，面赤耳聋，胸闷脘痞，下利稀水，小便短赤，咯痰带血，不甚渴饮，舌红赤，苔黄滑。其病机特点：①病在气分，以三焦气化不利为主。②病机涉及上、中、下三焦，但重心以肺为主，肺气壅塞则三焦气化不行。治宜清热利湿，宣通三焦，方用三石汤，杏仁宣开上焦肺气，气化则暑湿易化，石膏、竹茹泄中焦邪热，滑石、寒水石、通草清利湿热，另用金银花涤暑解毒。本方具有清暑泄热利湿之功，为三焦同治之方。

11. “治湿之法，不利小便，非其治也”在湿温病的治疗中有何意义？

①湿温病为感受湿热病邪所致，通过利小便以祛除湿邪，是治疗湿温病的基本治法。所以在湿温病中利小便的首要作用是通利水道，使湿邪随小便而去。②湿与热相合，则氤氲难解。故通过利小便可使湿热分离，以便于热邪的清除。③利小便之法多用淡渗分利之品，此法的运用范围很广，既可单独使用，也可与其他祛湿法配合。在湿温病的治疗中，无论湿热在上、中、下焦，均可酌情使用淡渗利尿之品，以加强其祛湿的作用。

12. 湿温邪阻膜原与伏暑邪在少阳两者如何辨治？

两证在临床表现上均有寒热似疟的特点，但湿温邪阻膜原的病邪性质为湿浊偏盛，而伏暑邪在少阳的病邪性质为暑重湿轻。故前者以寒甚热微、身痛有汗、手足沉重、舌苔白厚浊或如积粉垢腻、脉缓为特征；后者则以口渴心烦，身热午后为甚、入暮尤剧，天明得汗诸症稍减，但胸腹灼热始终不除为特征。湿温邪阻膜原应治以疏利透达膜原湿浊之邪，方用达原饮或雷氏宣透膜原法；伏暑邪在少阳则应治以清泄少阳、和解化湿，方用蒿芩清胆汤。

13. 伏暑邪结肠腑为何以轻法频下？

伏暑邪结肠腑为湿热挟滞搏结之证，非阳明腑实证可比，故不宜用三承气汤苦寒下夺或咸寒软坚之法。若误投承气，以其行速，正气徒伤，湿热之邪仍胶结不去，又本证为湿热挟滞肠道，非一次攻下即能使病邪排除，故需要连续攻下，但所用之剂宜轻，因势利导，缓消渐散，不宜重剂猛攻，此所谓“轻法频下”。临床常见下后不久，邪气复聚，热势又作，大便再见溏而不爽者，此时可再行轻剂消导，泄热下行，总以胃肠邪尽，湿热积滞之证消失为度。

14. 如何理解“上燥治气，中燥增液，下燥治血”？

“上燥治气，中燥增液，下燥治血”是秋燥初、中、末期的治疗大法。所谓上燥治气是指秋燥初起，燥热之邪首犯上焦肺，治宜辛凉甘润，清肺润燥，方如清燥救肺汤。中燥增液是指秋燥中期，燥热之邪损伤胃肠津液，治宜甘寒濡润之品，方如增液汤。下燥治血是指秋燥后期，燥热之邪多损伤下焦肝肾之阴，治宜甘寒、咸寒之品滋补肝肾之阴，方如三甲复脉汤。

15. 试述大头瘟的辨证及治疗原则。

大头瘟的辨证首先当辨其邪毒郁结局部的证候，如头面肿胀的部位、肿胀的先后、肿核硬度等，以辨明风热外毒的轻重，邪毒蕴结经络的范围。其次辨明传变病机，本病初起多犯肺卫，继而以肺胃热毒壅盛为主要病机。

大头瘟的治疗原则以疏风清热、解毒消肿为主。初起邪犯肺卫，治宜疏风达邪，兼以解毒消肿；后期胃阴耗伤则当滋养胃阴。此外，可配合清热解毒、散瘀止痛之方药外敷，以增强内服药之功效。

自测试题（附参考答案）

【A 型题】

1. 全面发展了温病辨舌、验齿、辨斑疹等诊断方法的医家是
   A. 戴天章　B. 叶天士　C. 王孟英　D. 吴鞠通　E. 余师愚
2. 论述湿热病的病因、病机、辨证施治的专著是
   A.《温热论》　B.《疫病篇》　C.《湿热病篇》　D.《温疫论》
   E.《外感温热病篇》
3. 温毒与其他温病的主要区别在于
   A. 发热　B. 头痛　C. 脉数　D. 口渴　E. 局部红肿热痛
4. 温邪特异性的体现，下列哪项提法不对
   A. 从外侵袭人体　B. 温热性质显著　C. 易消耗人体阴津　D. 具有特定

的侵犯部位 E. 直接导致精神异常

5. 下列哪项不属暑湿病邪的致病特点

A. 易困阻脾胃 B. 弥漫三焦 C. 伤络动血 D. 耗损元气 E. 易直中心包

6. 湿热病邪致病是

A. 起病徐缓，化热转化较慢 B. 易直中心包，闭窍动风 C. 伤人急速，经犯阳明 D. 首先犯肺，伤外伤上 E. 攻窜留走，毒瘀互结

7. 温病症见身体灼热，昏聩不语，舌謇肢厥，其病变属于

A. 气分证 B. 卫气同病 C. 营分证 D. 血分证 E. 气血两燔

8. 斑色紫赤，类鸡冠花色者为

A. 热毒轻浅 B. 热毒炽盛 C. 火郁内伏 D. 热毒深重，但气血尚充 E. 热毒极盛，最为险要

9. 症见神识昏蒙，时清时昧，时有谵语，舌苔腻，脉濡，宜选

A. 安宫牛黄丸 B. 至宝丹 C. 紫雪丹 D. 清宫汤 E. 菖蒲郁金汤

10. 风温症见发热少汗，头微痛，咳嗽，咽肿痛，口微渴，舌边尖红，脉浮数，最适合的处方是银翘散

A. 不加减 B. 加知母、黄芩 C. 加杏仁、山豆根 D. 去荆芥，加玄参、马勃 E. 加天花粉、石斛

【B 型题】

问题 1～2

A. 叶天士 B. 吴鞠通 C. 吴又可 D. 王孟英 E. 喻嘉言

1. 提出卫气营血辨证的医家是
2. 提出三焦辨证的医家是

问题 3～4

A. 身热汗出 B. 日晡热甚 C. 身热不扬 D. 身热颧红，手足心热甚于手足背 E. 往来寒热

3. 肠道热结，腑气不通的热型是
4. 湿遏热伏的热型是

问题 5～6

A. 胃阴亡 B. 胃气衰败 C. 湿浊盛 D. 肾阴耗竭 E. 胃热盛

5. 温病苔黄燥，舌红，病机为
6. 温病绛舌光亮如镜，病机为

问题 7～8

A. 银翘散 B. 麻杏石甘汤 C. 桑菊饮 D. 翘荷汤 E. 桑杏汤

7. 风热侵袭肺卫，咳嗽较甚者，治宜
8. 风热客表，发热恶寒，无汗者，治宜

问题 9～10

A. 水不涵木　B. 肺胃阴伤　C. 肝热动风　D. 心肾不交　E. 血虚动风

9. 春温热盛动风的病机是
10. 春温虚风内动的病机是

【X 型题】

1. 温病的险恶证候是指

A. 斑疹　B. 动风　C. 动血　D. 闭窍　E. 癌变

2. 伏邪温病的特点是

A. 病情较轻，病程较短　B. 感邪后邪气伏藏，逾时而发　C. 邪自里发，由里达表或进一步内陷深入，病情反复，变证迭起　D. 初起即现里热证，如无外感引发则无表证　E. 初起治疗以直清里热为主

3. 气分证涉及的病变部位有

A. 肺　B. 脾胃　C. 膜原　D. 肠　E. 胸膈

4. 斑疹的顺证可见

A. 色红活荣润　B. 分布稀疏均匀　C. 松浮洒洒于皮面　D. 斑出热不退，或即出即隐，神志昏聩　E. 斑疹透发，热降身凉，神情清爽

5. 气营两清法的代表方剂有

A. 普济消毒饮　B. 白虎加人参汤　C. 化斑汤　D. 清瘟败毒饮　E. 加减玉女煎

6. 风温肺热发疹的症状是

A. 肌肤红疹　B. 舌光绛　C. 咳嗽胸闷　D. 舌红苔薄白　E. 身热不恶寒

7. 春温热与血结证的主要临床表现有

A. 少腹坚满，按之疼痛　B. 口渴引饮　C. 小便不利　D. 大便色黑，神志如狂　E. 脉沉实而涩

8. 暑秽临床可见

A. 头痛而胀　B. 身发斑疹　C. 胸脘痞闷　D. 大便泄泻　E. 烦躁呕恶

9. 湿热困阻中焦的症状特点是

A. 发热汗出不解　B. 口渴不欲多饮　C. 脘痞呕恶，便溏色黄　D. 心中烦闷　E. 苔黄腻

10. 伏暑之暑湿郁蒸气分，积滞阻于肠道的治疗，应遵循下列哪些原则

A. 重剂猛攻　B. 轻法频下　C. 大便溏为邪已尽，不可再下　D. 大便溏为邪未尽，必大便硬，慎不可再攻也　E. 清热化湿

【是非判断题】

1. 温病都具有传染性。（　）
2. 形成于春季的温热病邪可导致风温和春温。（　）

3. 营分证既可由气分传入，也可由血分病变变化而来。 （ ）
4. 战汗的预后都很好。 （ ）
5. 温病津枯肠燥便秘者，可用增液承气汤治疗。 （ ）
6. 痰热结胸证的主方是苇茎汤。 （ ）
7. 夜热早凉、热退无汗是邪留阴分的独特表现。 （ ）
8. “夏暑发自阳明”，所以暑病初起没有表证。 （ ）
9. 湿温病因有湿邪，故不可用滋阴之法。 （ ）
10. 伏暑的病因虽多挟湿，但其起病急骤。 （ ）

【填空题】

1. 温病是由温邪引起的以________为主症，具有________、易化燥伤阴等特点的一类急性外感病。
2. 新感温病包括风温、暑温、________、秋燥；伏邪温病包括春温、________。
3. 邪入下焦为病，病变部位包括________和________。
4. 血分热毒极盛，其舌________；肝肾阴竭，其舌________。
5. 宣气化湿法的代表方是________；凉血散血法的代表方是________。
6. 风温病初起的治疗禁忌是：邪在肺卫者，忌用________，也不可________。
7. 春温见身热，烦躁，胸膈灼热如焚，唇焦咽燥口渴，或便秘，舌红苔黄欠润，脉滑数。病机为________，方选________。
8. 暑入阳明的治疗主方是________，若兼有津气受伤者，则可选用________。
9. 湿温初起的治疗三禁忌是指禁汗，禁________，禁________。
10. 冬地三黄汤的适应证是________；导赤清心汤的适应证是________。

参考答案

【A 型题】

1. B　2. C　3. E　4. E　5. E　6. A　7. C　8. B　9. E　10. D

【B 型题】

1. A　2. B　3. B　4. C　5. E　6. A　7. C　8. A　9. C　10. A

【X 型题】

1. ABCD　2. BCDE　3. ABCDE　4. ABCE　5. CDE　6. ACDE　7. ADE　8. ACE　9. ABCDE　10. BDE

【是非判断题】

1. ×　2. ×　3. ×　4. ×　5. ×　6. ×　7. √　8. ×　9. ×　10. √

【填空题】

1. 发热　热象偏重　2. 湿温　伏暑　3. 足厥阴肝　足少阴肾　4. 焦燥起刺，状如杨梅　紫晦而痿，状如猪肝　5. 三仁汤　犀角地黄汤　6. 辛温发汗　过用寒凉　7. 热灼胸膈　凉膈散　8. 白虎汤　白虎加人参汤　9. 下　润　10. 热炽阴伤　热在心营，下移小肠

§1.6　西医基础

§1.6.1　生 理 学

基本知识问答

1. 何谓内环境的稳态？

内环境即细胞外液。当外环境不断发生变化，正常机体在神经系统和体液的调节下，通过各个器官、系统的协调活动，使内环境的理化特性处于相对稳定的状态，叫做内环境的稳态。包括两方面的含义：一方面是指内环境的各种理化特性总在一定水平上保持相对恒定，不会出现明显变化；另一方面是指这种恒定状态不是完全固定不变的，它是一个动态平衡。内环境的稳态是机体进行正常生命活动的必要条件。当稳态遭到破坏时，就会引起细胞新陈代谢紊乱，并导致疾病。

2. 试比较细胞膜的主动转运和被动转运，并各举一例说明。

主动转运是逆电化学梯度，借助于载体并需额外耗能的跨膜转运，如 Na^+-K^+泵的排 Na^+摄 K^+作用。被动转运是顺电化学梯度不需额外耗能的跨膜转运，如 O_2 和 CO_2 的溶解扩散，葡萄糖、氨基酸的易化扩散，Na^+、K^+离子的通道扩散。

3. 何谓静息电位？简述其产生机制。

静息电位是指安静时存在于细胞膜内外两侧的电位差。安静状态下细胞膜对 K^+有较高的通透能力而对其他离子的通透能力较小，细胞膜内外离子呈现不均衡分布，细胞内 K^+浓度大于细胞外而细胞外 Na^+浓度大于细胞内，因此 K^+就会顺浓度差由细胞内移向细胞外，造成膜内电变负而膜外变正。外正内负的电位差一方面可随 K^+的外移而增加，另一方面，它又阻碍 K^+的进一步外移。最后驱使 K^+外移的浓度差和阻止 K^+外移的电位差达到相对平衡的状态，这时相对稳定的膜电位称为静息电位，它接近于 K^+平衡电位。

4. 何谓动作电位？简述其形成的机制。

动作电位是可兴奋细胞受到有效刺激时，其膜电位在静息电位的基础上产生的一次快速、短暂、可逆的电位波动。包括锋电位和后电位，其中锋电位的上升支主要由 Na^+大量内流形成，锋电位的下降支主要由 K^+外流形成。后电位又分为负后电位和正后电位，前者主要是 K^+外流形成（K^+外流速度减慢），

正后电位是通过 Na^+ 泵的作用（发生超极化）恢复膜内外的 Na^+、K^+ 浓度至静息水平。

5. 试比较局部电位和动作电位的不同。

①所需刺激强度不同。局部电位是细胞受到阈下刺激时产生的；而动作电位的产生必须受到阈刺激或阈上刺激。②膜反应性不同。局部电位只引起少量的 Na^+ 通道开放，在受刺激的局部出现一个较小的去极化；而动作电位发生时，大量的 Na^+ 通道开放，出现一个较大的去极化过程。③局部电位具有反应等级性，而动作电位是“全或无”的。④局部电位没有不应期，可以有时间总和或空间总和；动作电位有不应期，不能总和。⑤局部电位只能在局部形成电紧张扩布；而动作电位能沿细胞膜向周围进行不衰减传导。

6. 何谓血浆晶体渗透压和血浆胶体渗透压，各有何作用？

渗透压指溶质分子具有的吸引和保留水分子的能力。由血浆中的晶体化合物（主要是 NaCl）产生的渗透压称晶体渗透压，它主要影响细胞内外水的平衡，维持细胞的正常形态和功能。由血浆中的胶体化合物（主要是白蛋白）产生的渗透压称胶体渗透压，它主要影响毛细血管内外水的平衡，维持正常的血浆容量。

7. 简述引起贫血的可能原因。

①出生以后主要由红骨髓造血。若骨髓造血功能受物理或化学因素影响而抑制时，将使血细胞生成减少，引起再生障碍性贫血。②合成血红蛋白所需的原料主要是铁和蛋白质。若长期慢性失血或食物中长期缺铁，均可导致体内缺铁，使血红蛋白合成减少，引起缺铁性贫血。③红细胞在发育成熟过程中，维生素 B_{12} 和叶酸作为辅酶参与核酸代谢。当维生素 B_{12} 和叶酸缺乏时，红细胞的分裂成熟过程延缓，可导致巨幼红细胞性贫血。④胃黏膜壁细胞分泌的内因子，即保护维生素 B_{12} 不被破坏，还能促进其吸收。内因子缺乏可引起维生素 B_{12} 吸收减少，导致巨幼红细胞性贫血。⑤衰老或受损的红细胞在肝脾处被巨噬细胞所吞噬（血管外破坏）。当脾大或功能亢进时，红细胞的破坏增加，可引起脾性贫血。⑥红细胞的生成主要受促红细胞生成素（EPO）等体液因素的调节。当肾衰竭时，肾脏分泌 EPO 减少，可能引起肾性贫血。

8. 何谓红细胞比容？有何临床意义？

红细胞占全血的容积百分比，叫红细胞比容。成年男性正常值为 40%～50%，女性为 37%～48%。红细胞比容同血红蛋白测定或红细胞计数，常作为贫血诊断和分类的指标。红细胞比容的大小，一般反映血中红细胞数量的多少，如贫血患者的血细胞比容大都比正常人为小。

9. 何谓交叉配血？为什么输血前要做交叉配血试验？

所谓交叉配血，是指输血前不仅要把供血者的红细胞与受血者的血清进行试验（试验主侧）；还要把受血者的红细胞与供血者的血清作配合试验（试验次侧）。只有主、次反应均无凝集时才可输血。输血前一定要做交叉配血，其目的是：①复查血型。避免原来有血型检查的错误。②发现亚型。如A型有 A_1 和 A_2 型，AB型有 A_1B 和 A_2B 型。③保证输血安全。检测是否还存在一些其他的凝集原或凝集素。

10. 心室肌细胞动作电位可分为哪几个期？各期形成的主要原因是什么？

心室肌细胞动作电位分为0、1、2、3、4期5个时期：0期为 Na^+ 内流为主；1期为 K^+ 外流为主；2期为 K^+ 外流与 Ca^{2+} 内流；3期 K^+ 外流为主；4期膜电位稳定，由 Na^+-K^+ 泵和 Na^+-Ca^{2+} 交换共同恢复膜内外离子水平。

11. 心肌在一次兴奋过程中其兴奋性有哪些周期性变化？有何特点与生理意义？

其兴奋性变化可分为以下几个时期：①有效不应期，指膜电位由0期除极到3期复极至－60mV为止的这段时期，不论给予多么强大的刺激，都不能产生动作电位。②相对不应期，膜电位从－60mV复极到－80mV的期间，用阈上刺激才能产生动作电位。此期心肌兴奋性逐渐恢复，但仍低于正常。③超常期，膜电位由－80mV复极到－90mV这一时间内，膜电位的水平较接近阈电位，引起兴奋所需的刺激较小，即兴奋性较高。

特点：有效不应期长，相当于整个收缩期和舒张早期。

生理意义：使心肌不会发生强直收缩，而有节律地进行舒缩活动，保证了心脏的泵血。

12. 简述动脉血压的形成及其影响因素。

动脉血压形成，前提是要有足够的血液充盈，即有一定的循环系统平均充盈压，还应有心脏射血和外周阻力两个必要条件及大动脉弹性储器作用这一重要条件。

影响动脉血压的因素有：搏出量、心率、外周阻力、大动脉弹性储器作用及循环血量与血管容量的关系。

13. 支配心脏活动的传出神经有哪些？简述它们对心脏的作用及机制。

支配心脏活动的传出神经有心交感神经和心迷走神经。心交感神经对心脏是正性的变时变力变传导作用，心迷走神经对心脏则是负性的变时变力变传导作用。心交感神经兴奋→节后纤维释放去甲肾上腺素→与心肌膜上 β_1 受体结合→主要促进 Ca^{2+} 内流→心率加快，房室交界传导速度加快，心房、心室肌收缩力增强作用。心迷走神经兴奋→节后纤维释放乙酰胆碱→与心肌膜上的M受体结合→主要使膜对 K^+ 通透性增高，Ca^{2+} 内流减少→心率减慢，房室传导速度减慢，心房肌收缩力减弱作用。

14. 人体由平卧位突然站立时，当时的循环功能将发生什么变化？机体是

通过什么机制来维持循环功能的相对恒定？

当体位由卧位变为立位时，身体心脏水平以下部位的静脉因跨壁压增大而扩张，和卧位时相比容纳的血量增多，导致回心血量减少，动脉血压降低。这些变化会引发机体的神经和体液调节机制，主要是通过降压反射的减弱，心交感神经中枢和交感缩血管神经中枢紧张性增高，心迷走中枢紧张性降低，使阻力血管收缩，心率加快，搏出量增加，回心血量及动脉血压可快速恢复，从而维持动脉血压的相对稳定。

15. 切断家兔双侧迷走神经后对呼吸有何影响？为什么？

切断家兔双侧迷走神经后，动物呼吸深而慢。正常吸气时牵张感受器兴奋，冲动沿迷走神经传入到延髓，使吸气切断机制兴奋，吸气停止并及时转入呼气，从而使呼吸保持一定的深度和频率。当切断迷走神经后，上述反射弧被破坏，使家兔吸气不能及时转入呼气，因而呼吸出现吸气延长、加深，变为深而慢的呼吸。

16. 吸入气中二氧化碳增加对呼吸运动有何影响？并阐述其作用机制。

当吸入含一定浓度 CO_2 的混合气，将使肺泡气 PCO_2 升高，动脉血 PCO_2 也随之升高，呼吸加深加快，肺通气量增加。通过肺通气量的增加可以加快 CO_2 的清除，肺泡气和动脉血 PCO_2 维持于接近正常水平。CO_2 在呼吸调节中是经常起作用的最重要的化学刺激，CO_2 刺激呼吸是通过两条途径实现的，一是通过刺激中枢化学感受器再兴奋呼吸中枢：二是刺激外周化学感受器，冲动沿窦神经和迷走神经传入延髓，反射性地使呼吸加深、加快，增加肺通气。两条途径中前者是主要的。当吸入气 CO_2 浓度过高时，可直接抑制呼吸中枢，表现为呼吸抑制。

17. 人体的散热方式有哪几种？根据散热原理，如何降低高热患者的体温？

①辐射散热：散热量与皮肤温度和环境温度的温度差及有效辐射面积有关。②传导散热：散热量与物体的导热性有关。③对流散热：受风速的影响。④蒸发散热：有不感蒸发和发汗两种方式，是环境温度等于或高于皮肤温度时的唯一散热途径。⑤其他：随呼吸、尿、粪排泄物以及加温吸入气等。

降温措施：冷敷、冰帽增加传导散热；通风、减衣增加对流散热；乙醇擦浴增加蒸发散热。

18. 抗利尿激素（ADH）有何生理功能？它的分泌受哪些因素的调节？

ADH 可提高远曲小管与集合管的上皮细胞对水的通透性，促进水的重吸收，尿量减少；且可增加内髓部集合管对尿素的通透性。

调节因素：①血浆晶体渗透压的改变。血浆晶体渗透压升高，刺激晶体渗透压感受器，促进 ADH 分泌，反之则下降。②循环血量的改变。循环血量增多，通过刺激左心房容量感受器，冲动经由迷走神经传入下丘脑，抑制 ADH 释放。③动脉血压升高。通过减压反射，使 ADH 分泌减少；血压下降，则 ADH 分泌增多。

19. 动物实验中，静脉注射 20%的葡萄糖溶液 50mL 或甘露醇溶液，尿量各有何变化？为什么？

尿量均增多。因为静脉注射 20%的葡萄糖溶液，血糖浓度会明显升高，超过肾糖阈，又由于近曲小管不能将原尿中的葡萄糖全部重吸收，多余的葡萄糖在流经肾小管时，使小管液渗透压升高，对抗了肾小管对水的重吸收，使尿量增多，即渗透性利尿。

甘露醇入血后，肾小球可滤过，但不被肾小管重吸收，这样就增加了肾小管小管液的溶质浓度，使小管液渗透压升高，水的重吸收减少，尿量增多。

20. 一次口服大量 0.9%NaCl 溶液或静脉快速注入大量 0.9%NaCl 溶液，尿量各有何变化？为什么？

一次口服大量 0.9%NaCl 溶液后，尿量变化不大。因为生理盐水通过消化道吸收入血，过程较为缓慢，不会引起血浆胶体渗透压和血容量快速、明显的变化。

静脉快速注入大量 0.9%NaCl 溶液后，尿量明显增多。快速注入大量生理盐水，血液被稀释，血浆胶体渗透压降低，肾小球有效滤过压升高，肾小球滤过率随之增加，尿量增多。其次，大量注射生理盐水，使血容量增加，肾血浆流量增加，滤过平衡靠近出球小动脉端，肾小球滤过率随之增加，也使尿量增多。此外，大量注射生理盐水，循环血量增多，通过刺激左心房容量感受器，反射性地抑制 ADH 的分泌，使远曲小管和集合管对水的重吸收减少，尿量增多。

21. 试述地方性甲状腺肿的发病机制和原因。

地方性甲状腺肿的发病原因与食物中缺碘有关。碘是合成甲状腺激素不可缺少的重要原料；促甲状腺素是调节甲状腺功能的主要激素，能促进 T_3、T_4 的合成与释放，并能刺激甲状腺腺细胞增生，使腺体增大。当食物中缺碘时，T_3、T_4 合成、释放减少，对腺垂体的负反馈作用减弱，腺垂体合成和释放的促甲状腺素增多，长期作用致使甲状腺增生肥大，导致甲状腺肿的发生。

22. 长期大量使用糖皮质激素类药物的患者，能否突然停药？为什么？

不能。长期使用糖皮质激素时，由于这些激素对腺垂体及下丘脑的强大抑制作用，促肾上腺皮质激素（ACTH）的分泌受到抑制，患者肾上腺皮质渐趋萎缩。如果骤然停药，将引起肾上腺皮质功能不全，引起低血糖、低血钠及血压下降等严重情况，因此应逐渐减量，使患者的肾上腺皮质功能能够逐渐恢复正常。

23. 试比较兴奋性突触和抑制性突触传递原理的异同。

兴奋性突触与抑制性突触传递时，其相同点是：①动作电位到达突触前神经元的轴突末梢时，引起突触前膜对 Ca^{2+} 通透性增加。②神经递质与特异性受体结合后，导致突触后膜离子通道状态改变。③突触后电位都是局部电位，该电位经总和可引起突触后神经元的活动改变。不同点是：①突触前膜释放的递质性质不同，兴奋性突触前膜释放兴奋性递质，抑制性突触前膜释放的是抑制性递质。②兴奋性递质与受体结合后主要导致突触后膜对 Na^+ 通透性增高；抑制性递质与其受体结合后，使突触后膜主要对 Cl^- 通透性增高。③兴奋性突触传递时，突触后膜产生局部去极化即 EPSP；抑制性突触传递时，突触后膜产生局部超极化即 IPSP。④EPSP 经总和可达阈电位，能使突触后神经元兴奋，IPSP 使突触后神经元不易产生兴奋。

24. 试用胆碱能受体学说，说明有机磷中毒发生的症状及主要治疗药物原理。

有机磷中毒是因为它抑制胆碱酯酶的活性，使神经末梢释放的递质 Ach 不能及时降解失活，造成 Ach 堆积过多而出现胆碱能神经活动过度增强的症状。如 Ach 与瞳孔括约肌、支气管平滑肌、胃肠道平滑肌、逼尿肌、涎腺、汗腺及心肌等细胞膜上的 M 受体结合，导致瞳孔缩小、支气管痉挛、肠胃运动增强、腹痛、腹泻、大小便失禁、流涎、大汗淋漓、心跳减慢甚至停搏等症状。Ach 还可与骨骼肌细胞膜上的 N 受体结合，引起全身肌肉颤动。临床上可使用大剂量阿托品阻断 M 受体，同时使用氯磷定等药物恢复胆碱酯酶的活性，以达到救治的目的。

25. 近视眼与远视眼看远物时在调节上有何不同？

近视眼与远视眼都属于非正视眼。近视眼的发生是由于眼球的前后径过长，或折光系统的折光能力过强，使远物发出的平行光线被聚焦在视网膜的前方，在视网膜上形成的是模糊的图像。所以近视眼需戴凹透镜矫正，使平行光线经辐散后进入眼内，使光线正好聚焦在视网膜上，形成清晰的图像。远视眼的发生是由于眼球的前后径过短，或折光系统的折光能力太弱，使来自远物的平行光线聚焦在视网膜的后方，不经调节也不能形成清晰的图像。所以与近视眼相反，远视眼需戴凸透镜矫正。

自测试题（附参考答案）

【A 型题】

1. 内环境是指

A. 体液　B. 细胞外液　C. 细胞内液　D. 胃肠腔液　E. 细胞内液和细胞外液

2. 人体功能调节中最重要的是

A. 全身性体液调节　B. 局部性体液调节　C. 神经-体液调节　D. 神经调节　E. 自身调节

3. 低温、缺氧或代谢抑制影响细胞的钠离子-钾离子泵活动时，将导致

A. 静息电位值增大，动作电位幅度减小　B. 静息电位值减小，动作电位幅度增大　C. 静息电位值增大，动作电位幅度增大　D. 静息电位值减小，动作电位幅度减小　E. 静息电位值不变，动作电位幅度减小

4. 根据离子学说，神经细胞动作电位的上升支产生主要是由

A. K^+突然迅速外流　B. K^+外流逐渐衰减　C. Na^+迅速大量内流　D. Cl^-大量内流　E. Na^+-K^+泵的活动

5. 一个神经细胞的静息电位为－70mV，应用药物使其变为－80mV，即细胞发生了

A. 除极化　B. 复极化　C. 反极化　D. 超极化　E. 极化

6. 下列有关局部兴奋的叙述，错误的是

A. 除极化反应随阈下刺激的强度增大而增大　B. 可由产生部位向周围作短距离扩布　C. 不表现不应期　D. 不能引起时间性和空间性总和　E. 传播过程中会发生衰减

7. 将骨骼肌放到含有甘油的高渗任氏液中浸浴一段时间，以破坏横管系统，再给予刺激，将会出现

A. 收缩增强　B. 只有动作电位，无收缩活动　C. 收缩减弱　D. 先有动作电位，后有收缩活动　E. 先有收缩活动，后出现动作电位

8. 内源性凝血途径的始动因子是

A. Ⅴ因子　B. Ⅲ因子　C. Ⅹ因子　D. Ⅻ因子　E. Ⅶ因子

9. 以下哪种情况可能发生溶血症

A. Rh（＋）母亲所怀 Rh（＋）胎儿　B. Rh（＋）母亲所怀 Rh（－）胎儿　C. Rh（－）母亲所怀 Rh（＋）胎儿　D. Rh（－）母亲所怀 Rh（－）胎儿　E. 父亲是 Rh（－）、母亲为 Rh（＋）胎儿

10. 某人的红细胞与B型血的血清凝集，而其血清与B型血的红细胞不凝，此人的血型为

A. A型　B. B型　C. AB型　D. O型　E. 无法判断

11. 工作心肌细胞动作电位1期的形成，主要是由于

A. Cl^-内流　B. K^+外流　C. Na^+内流　D. Ca^{2+}内流　E. K^+内流

12. 心肌自律细胞自律性形成的基础是

A. 4期自动除极化　B. 1期复极化　C. 3期快速复极化　D. 0期除极化　E. 2期复极化

13. 窦房结能成为心脏正常起搏点的原因是

A. 0期除极化速度快　B. 4期除极化速度快　C. 静息电位仅为－70mV　D. 阈电位为－40mV　E. 3期复极化速度快

14. 在一个心动周期中，左心室内压最低是在
A. 等容收缩期 B. 等容舒张期 C. 快速射血期 D. 快速充盈期 E. 减慢充盈期
15. 正常人心率超过 180 次/min，心排血量减少的原因主要是
A. 快速充盈期缩短 B. 减慢充盈期缩短 C. 等容收缩期缩短 D. 快速射血期缩短 E. 减慢射血期缩短
16. 当血钾浓度逐步升高时，心肌的兴奋性
A. 逐步升高 B. 逐步降低 C. 先降低后升高 D. 先升高后降低 E. 基本不变
17. 下列组织代谢产物中，舒张冠状血管作用较强的是
A. CO_2 B. 乳酸 C. 腺苷 D. H^+ E. K^+
18. 能使心肌细胞“膜反应曲线”右移的物质是
A. 肾上腺素 B. 强心苷 C. 三磷腺苷（ATP） D. 奎尼丁 E. 苯妥英钠
19. 临床常用的强心急救药是
A. 三磷腺苷（ATP） B. 肾上腺素 C. 阿托品 D. 去甲肾上腺素 E. 维拉帕米（异搏定）
20. 房室延搁的生理意义是
A. 使心室肌不会产生完全强直收缩 B. 增强心肌收缩力 C. 使心室有效不应期延长 D. 使心房、心室不会同时收缩，有利于心室充盈 E. 使心室肌动作电位幅度增加
21. 老年人，主动脉弹性减退，并伴有小动脉硬化时，动脉血压的变化是
A. 收缩压降低，舒张压升高 B. 收缩压升高，舒张压降低 C. 收缩压升高，舒张压升高 D. 收缩压变化不大，舒张压升高 E. 收缩压升高，舒张压变化不大
22. 当血浆蛋白显著减少时，引起水肿的主要原因是
A. 血浆晶体渗透压下降 B. 血浆胶体渗透压下降 C. 毛细血管壁通透性增加 D. 醛固酮分泌减少 E. 组织液胶体渗透压升高
23. 当颈动脉窦压力感受器的传入冲动增多时，可引起
A. 心迷走紧张减弱 B. 心交感紧张加强 C. 交感缩血管紧张减弱 D. 心率加快 E. 动脉血压升高
24. 促使液体回流至毛细血管内的有效胶体渗透压是
A. 毛细血管血压减去组织间液胶体渗透压 B. 血浆胶体渗透压减去组织间液胶体渗透压 C. 毛细血管血压减去组织间液流体静压 D. 血浆胶体渗透压减去组织间液流体静压 E. 毛细血管血压减去血浆胶体渗透压
25. 某人肺通气量为 7.5 L/min，呼吸频率为 20 次/min，无效腔容量为 125mL，每分心排血量为 5 L，他的通气血流比值是

A. 0.8　B. 0.7　C. 1.0　D. 0.9　E. 0.5

26. 切断家兔双侧迷走神经后，呼吸的改变是

A. 呼吸幅度减小　B. 深而慢的呼吸　C. 频率加快　D. 浅而快的呼吸　E. 血液 CO_2 张力暂时升高

27. 正常情况下，维持呼吸中枢兴奋性的最有效刺激是

A. 一定程度的缺氧　B. $[H^+]$ 升高　C. 一定浓度的 CO_2　D. 一定浓度的 O_2　E. 以上全错

28. 慢性肺心病患者经常有 CO_2 潴留，若吸入纯 O_2 可致呼吸暂停，因为这种患者呼吸中枢兴奋性的维持主要靠

A. 高 CO_2 刺激外周化学感受器　B. 高 CO_2 刺激中枢化学感受器　C. 缺 O_2 刺激中枢化学感受器　D. 缺 O_2 刺激外周化学感受器　E. 缺 O_2 直接刺激呼吸中枢

29. 基础体温随月经周期变化，与哪种激素有关

A. 甲状腺激素　B. 孕激素　C. 雌激素　D. 催乳素　E. ACTH

30. 三大营养物质从胃排空的速度由快到慢的顺序是

A. 蛋白质、脂肪、糖　B. 糖、蛋白质、脂肪　C. 糖、脂肪、蛋白质　D. 脂肪、蛋白质、糖　E. 蛋白质、糖、脂肪

31. 胃蛋白酶原转变成胃蛋白酶的激活物是

A. Cl^-　B. Na^+　C. K^+　D. HCl　E. 内因子

32. 唾液分泌的调节主要是

A. 神经反射　B. 体液调节　C. 神经反射和体液调节　D. 自身调节　E. 体液调节和自身调节

33. 支配小汗腺的交感神经节后纤维末梢释放的递质是

A. 肾上腺素　B. 去甲肾上腺素　C. 乙酰胆碱　D. 甘氨酸　E. 三磷腺苷（ATP）

34. 食物特殊动力效应最强的食物是

A. 蛋白质　B. 糖　C. 脂肪　D. 矿物质　E. 无机盐

35. 肾小球滤过率是指

A. 两侧肾脏生成的原尿量　B. 每分钟两肾生成的超滤液量　C. 每分钟一侧肾脏的血浆滤过量　D. 每分钟两肾生成的尿量　E. 每分钟肾的血浆流量

36. 一般情况下，肾小球滤过率主要取决于

A. 肾血浆流量的改变　B. 囊内压的改变　C. 滤过膜的通透性　D. 滤过膜的面积　E. 血浆晶体渗透压的改变

37. 正常人体内近端小管的重吸收率总是肾小球滤过率的

A. 80%～90%　B. 65%～70%　C. 50%～65%　D. 65%～75%　E. 10%～20%

38. 肾血流量与全身血液循环相配合主要靠下列哪项来调节

A. 自身调节　B. 神经、体液调节　C. 器官血流量调节　D. 负反馈调节　E. 局部体液性调节

39. 酸中毒时常伴有高血钾，主要是因为

A. H^+-Na^+ 交换增强　B. K^+-Na^+ 交换增强　C. 肾小管重吸收 K^+ 增加　D. H^+-K^+ 交换增强　E. NH_3 的分泌减弱

40. 引起抗利尿激素分泌的最敏感的因素是

A. 循环血量减少　B. 血浆晶体渗透压增高　C. 血浆胶体渗透压增高　D. 疼痛刺激　E. 寒冷刺激

【B 型题】

问题 1～3

A. 单纯扩散　B. 易化扩散　C. 主动转运　D. 胞纳作用　E. 胞吐作用

1. 葡萄糖进入红细胞膜是属于
2. 神经细胞的轴突末梢把神经递质分泌突触间隙中去属于
3. 肠上皮细胞由肠腔吸收葡萄糖是属于

问题 4～6

A. 河豚毒　B. 四乙铵　C. 阿托品　D. 筒箭毒　E. 维拉帕米

4. 选择性的阻断 Na^+ 通道的物质是
5. 选择性的阻断 K^+ 通道的物质是
6. 选择性的阻断 Ca^{2+} 通道的物质是

问题 7～8

A. 绝对不应期　B. 相对不应期　C. 超常期　D. 低常期　E. 静息期

7. 兴奋性为零的时相是
8. 阈值最低的时相是

问题 9～10

A. 葡萄糖　B. Na^+　C. K^+　D. 球蛋白　E. 白蛋白

9. 血浆胶体渗透压主要来源是
10. 血浆晶体渗透压主要来源是

问题 11～12

A. Cl^- 内流　B. K^+ 外流　C. Na^+ 内流　D. Ca^{2+} 内流　E. K^+ 内流

11. 心室肌细胞动作电位 0 期除极化的产生主要是由于
12. 窦房结细胞动作电位 0 期除极化的产生主要是由于

问题 13～14

A. 每搏输出量　B. 心排血量　C. 心指数　D. 射血分数　E. 心力储备

13. 心排血量随机体代谢需要而增加的能力称为
14. 比较不同个体心脏功能时常用的评定指标是

问题 15～16

A. 毛细血管压升高　B. 血浆胶体渗透压降低　C. 组织胶体渗透压升高　D. 组织静水压降低　E. 淋巴回流受阻

15. 右心衰引起组织水肿的主要原因是
16. 慢性肾病引起组织水肿的主要原因是

问题 17～18

A. 血液 PO_2 升高，PCO_2 降低　B. 血液 PO_2 升高，PCO_2 升高　C. 血液 PO_2 降低，PCO_2 降低　D. 血液 PO_2 降低，PCO_2 升高　E. 血液 PO_2、PCO_2 正常

17. 初到高原时
18. 贫血患者

问题 19～20

A. 血液 pH 值升高，PCO_2 升高　B. 血液 pH 值升高，PCO_2 降低　C. 血液 pH 值降低，PCO_2 升高　D. 血液 pH 值降低，PCO_2 降低　E. 血液 pH 值、PCO_2 正常

19. 糖尿病酸中毒时
20. 过度通气可导致

问题 21～22

A. 刺激外周化学感受器　B. 刺激中枢化学感受器　C. 直接抑制呼吸中枢　D. 直接刺激呼吸中枢　E. 直接刺激脑桥呼吸调整中枢

21. 给动物吸入 CO_2 气体引起呼吸加强的主要机制是
22. 给动物静脉注入一定量乳酸引起呼吸加强是通过

问题 23～24

A. 胆固醇　B. 胆红素　C. 胆盐　D. 胆绿素　E. 脂肪酸

23. 胆汁中有利胆作用的成分是
24. 胆汁中与消化有关的成分中主要是

问题 25～26

A. 辐射散热　B. 对流散热　C. 传导散热　D. 蒸发散热　E. 辐射、传导、对流与蒸发散热

25. 给高热患者乙醇擦浴是增加
26. 给高热患者冰袋和冰帽是增加

问题 27～29

A. 尿素　B. 酚红　C. 菊粉　D. 肾小球滤过率　E. 血浆清除率

27. 测定肾小管滤过率常用的物质是
28. 测定肾小管排泄功能的物质是
29. 测定肾功能常用的重要指标是

【X 型题】

1. 下列中属于正反馈调节的有
A. 降压反射 B. 血液凝固过程 C. 分娩过程 D. 排便反射 E. 神经细胞动作电位去极化期的 Na^+ 内流
2. 关于神经-肌肉接头信息传递，正确的描述是
A. 接头前膜释放的递质是乙酰胆碱 B. 接头后膜是 N 型胆碱能受体 C. 产生的终板电位具有局部反应的特征 D. 终板电位可刺激周围的肌膜形成动作电位 E. 兴奋传递是一对一的
3. 下列哪些情况使红细胞沉降率加快
A. 红细胞沉降率加快的红细胞置入正常血浆 B. 正常红细胞置入红细胞沉降率加快的血浆 C. 血液中的白蛋白增加 D. 血液中的球蛋白增加 E. 血浆中的球蛋白减少
4. 下列凝血因子合成需要维生素 K 参与的有
A. 因子Ⅱ B. 因子Ⅴ C. 因子Ⅶ D. 因子Ⅸ E. 因子Ⅹ
5. 小血管损伤后，生理止血过程包括
A. 受损小血管收缩 B. 血小板聚集形成止血栓 C. 受损局部血液凝固形成血凝块 D. 血管壁修复、伤口愈合 E. 以上都对
6. 哪些情况可延缓或防止凝血
A. 血液中加入柠檬酸钠 B. 血液置于硅胶管中 C. 血液中加入肝素 D. 血液中加入双香豆素 E. 将血液置于冰水混合物中
7. 中心静脉压的高低主要取决于
A. 心脏射血能力 B. 静脉血回流速度 C. 外周阻力 D. 搏出量 E. 血管壁弹性
8. 下列各种因素中能使心脏每搏输出量增加的有
A. 在一定范围内心率加快 B. 动脉血压降低 C. 交感神经兴奋 D. 心室舒张末期容积增加 E. 心肌收缩力增强
9. 对颈动脉窦和主动脉弓压力感受性反射的叙述中，错误的有
A. 为人体内典型的负反馈调节机制之一 B. 因只有降压效应，故又叫降压反射 C. 调节血压有一定范围 D. 它对搏动性血压调节敏感 E. 平常对血压调节作用不大
10. 在心肌收缩能力和前负荷不变的条件下，增加心肌的后负荷可使
A. 搏出量减少 B. 等容收缩期延长 C. 射血速度减慢 D. 心室充盈期延长 E. 等容收缩期缩短

【是非判断题】

1. 神经纤维对单个阈下电刺激不产生动作电位，是因为没有发生 Na^+ 内流。 （ ）
2. 易化扩散顺浓度梯度进行，所以不再需要消耗任何形式的能量。 （ ）
3. 静息电位值的大小正好等于 K^+ 的电化学平衡电位，所以静息电位的产生是因为

K^+外流。 （ ）

4. 100mL 0.9%NaCl 溶液加入 100mL 5%葡萄糖溶液便成了低渗溶液。 （ ）
5. 心肌不会产生强直收缩，其原因是心肌是功能上的合胞体。 （ ）
6. 若静息电位不变，阈电位上移，心肌的自律性、传导性和兴奋性均降低。 （ ）
7. 直捷通路经常处于开放状态而有血液流通，所以其功能主要是进行物质交换。 （ ）
8. 人体内的多数血管直接受交感缩血管纤维的单一支配。 （ ）
9. 输血时用O型血很安全的。 （ ）
10. 肺泡表面活性物质可以降低肺泡表面张力，减小肺的顺应性。 （ ）

【填空题】

1. 判断组织兴奋性高低常用的指标是________。
2. 骨骼肌兴奋-收缩耦联的关键部位是________，关键物质是________。
3. 动作电位的最基本的特征是________。
4. 血浆的正常 pH 值范围是________，它取决于血浆中的主要缓冲对________，正常值为________。
5. 心率变慢，冠状血管血流量将________。
6. 一般来说，舒张压的高低主要反映________。
7. 调节呼吸运动的中枢化学感受器位于________，它对细胞外液中________变化敏感。
8. 在血液中 CO_2 运输的主要形式是________。
9. 表面活性物质是由________分泌的。其主要化学成分是________，作用是________。
10. 人体最重要的消化液是________，营养物质消化和吸收的主要部位是________。
11. 体温调节中枢的调定点位于________。
12. 微循环包括三条通路，即________、________和________。
13. 肾脏外髓部的渗透压梯度主要由________形成，内髓部的渗透压梯度主要由________和________共同形成。
14. 肾小球毛细血管血压较________，有利于________。肾小管周围的毛细血管血压较________，有利于________。
15. 营养不良的老年人尿量常________，多半是由于________生成减少。

参考答案

【A 型题】

1. B	2. D	3. D	4. C	5. D	6. D	7. B	8. D	9. C	10. C
11. B	12. A	13. B	14. D	15. A	16. D	17. C	18. D	19. B	20. D
21. C	22. B	23. C	24. B	25. C	26. B	27. C	28. D	29. B	30. B
31. D	32. A	33. C	34. A	35. B	36. A	37. B	38. B	39. A	40. B

【B型题】

1. B　2. E　3. C　4. A　5. B　6. E　7. A　8. C　9. E　10. B
11. C　12. D　13. E　14. C　15. A　16. B　17. C　18. E　19. D　20. B
21. B　22. A　23. C　24. C　25. D　26. C　27. C　28. B　29. D

【X型题】

1. BCDE　2. ABCDE　3. BD　4. ACDE　5. ABC
6. ABCDE　7. AB　8. CDE　9. BE　10. ABC

【是非判断题】

1. ×　2. ×　3. ×　4. √　5. ×　6. √　7. ×　8. √　9. ×　10. ×

【填空题】

1. 阈值　2. 三联管　Ca^{2+}　3. 全或无现象　4. 7.35～7.45　$NaHCO_3/H_2CO_3$　20∶1　5. 增加　6. 外周阻力的大小　7. 延髓腹外侧浅表部位　H^+　8. 碳酸氢盐　9. 肺泡Ⅱ型上皮细胞　二棕榈酰卵磷酯（DPL或DPPC）　降低肺泡表面张力　10. 胰液　小肠　11. 下丘脑　12. 迂回通路　直捷通路　动-静脉短路　13. NaCl　NaCl　尿素　14. 高　滤过　低　重吸收　15. 增多　尿素

§1.6.2 病理学

基本知识问答

1. 简述病理性钙化的常见类型及特点。

（1）营养不良性钙化：无全身钙、磷代谢障碍，血钙不升高，常见于变性、坏死组织发生钙盐沉积。

（2）转移性钙化：由于全身钙、磷代谢障碍，使血钙或血磷升高，使钙盐在未受损的组织上沉积。

2. 列表比较干性坏疽与湿性坏疽的区别。

	好发部位	发病条件	病变特点
干性坏疽	四肢末端	动脉阻塞 静脉回流通畅	干枯皱缩，黑褐色 边界清楚
湿性坏疽	内脏器官	动脉阻塞 静脉回流受阻	明显肿胀，蓝绿色、恶臭 边界不清

3. 列出血栓形成的条件，简述血栓的类型及构成。

血栓形成必须具备的条件是：心血管内膜的损伤、血流状态的改变、血液凝固性增加。血栓大致有 4 种类型：①白色血栓，构成延续性血栓的头部，主要由血小板组成。②红色血栓，构成延续性血栓的尾部，镜下见纤维素的网眼内充满红细胞。③混合血栓，构成延续性血栓的体部。④透明血栓，这种血栓主要由纤维素构成，见于弥散性血管内凝血。

4. 血栓的结局有哪些？血栓形成对机体有什么影响？

血栓的结局有溶解与吸收、机化与再通、钙化。血栓形成在多数情况下，给机体造成严重的后果甚至危及生命。①阻塞血管：血栓阻塞动脉，又缺乏有效的侧支循环代偿时，引起局部组织或器官的缺血性坏死。血栓阻塞静脉，若未能建立有效的侧支循环，引起局部组织的淤血、水肿、出血，甚至坏死。②栓塞：血栓脱落后随血流运行，栓塞于相应大小的血管。③形成心瓣膜病：反复发生在心瓣膜上的血栓，机化后引起瓣膜粘连、增厚、变硬，造成瓣膜口狭窄或关闭不全。

5. 简述梗死的类型及病变的特点。

①贫血性梗死：多发生于肾、脾、心肌等组织结构比较致密的器官。梗死灶呈灰白色，早期梗死灶的周围可形成暗红色出血带。②出血性梗死：常发生于肺、肠等组织疏松的脏器。梗死灶呈暗红色，有多量出血。

6. 何谓化脓性炎症？简述其常见类型并举例。

以中性粒细胞大量渗出为主，伴有不同程度的组织坏死和脓液形成的炎症。常见 3 种类型：脓肿、蜂窝织炎和表面化脓与积脓。脓肿是发生于组织内的局限性化脓性炎症，如肺脓肿和皮肤疖等；蜂窝织炎常发生于疏松组织内，如蜂窝织炎性阑尾炎；表面化脓发生于浆膜、黏膜，若脓液不能排出，在浆膜或管腔内蓄积称积脓。

7. 简述炎症局部的临床表现和全身反应。

①红：炎症局部血管扩张，血量增加。②肿：由于充血及渗出物的积聚。③热：炎症局部动脉性充血，血流加快、代谢增强。④痛：渗出物的压迫及炎症介质的刺激。⑤功能障碍：局部组织受致炎因子损伤，发生一系列病理改变，影响功能。炎症的全身反应主要有发热、白细胞增加、单核吞噬细胞系统增生、实质器官的病变。

8. 简述急性炎症的结局。

①痊愈，包括完全痊愈和不完全痊愈。②迁延不愈为慢性炎症。③炎症的蔓延与播散，包括局部蔓延、淋巴道扩散、血行扩散。血行扩散可有 4 种情况：菌血症、毒血症、败血症、脓毒败血症。

9. 肿瘤性增生与炎症、损伤修复后的病理性增生有何本质上的区别？

肿瘤性增生，属异常增生，主要表现为：①细胞分化不成熟，具有异常结构和功能。②生长旺盛，相对无止境，与机体需要不协调。③致瘤因素清除，肿瘤仍继续生长。

炎症、损伤修复的增生，是机体的一种适应性反应，主要表现为：①组织、细胞分化成熟，具有原组织的结构与功能。②是对一定的刺激作出的反应性增生，与机体需要相协调。③原因消除，修复完成，增生即停止。

10. 简述恶性肿瘤的异型性。

恶性肿瘤异型性明显，组织结构极度紊乱，与起源组织相差甚远。肿瘤细胞表现为：①细胞的多形性：细胞大小、形态不一致。②细胞核的多形性：核大小、形态不一致，可出现双核、多核，核分裂像增多，可出现病理性核分裂像。③细胞质多呈嗜碱性。

11. 列表比较良性肿瘤与恶性肿瘤的区别。

	良性肿瘤	恶性肿瘤
异型性	小	大
生长方式	膨胀性或外生性生长，有包膜或境界清楚	浸润性或外生性生长，无包膜，境界不清楚
生长速度	慢	快
继发改变	出血、坏死少见	出血、坏死、溃疡多见
转移	不转移	可转移
对机体影响	较小	较大、甚至死亡
治疗效果	术后不易复发	术后常易复发

12. 列表比较癌与肉瘤的区别。

	癌	肉　瘤
组织起源	上皮组织	间叶组织
发病率及年龄	较高，多为40岁以上	较低，多见于青少年
镜下特点	癌细胞形成巢状结构	肉瘤细胞弥漫分布
肉眼特点	质硬、灰白、干燥	质软、灰红、湿润、鱼肉状
转移	淋巴道转移为主	血行转移为主

13. 何谓转移？其途径有几种？

恶性肿瘤细胞从原发部位侵入淋巴管，血管或体腔，被带至他处而继续生长，形成与原发瘤同类型的继发性肿瘤，称为转移。常见途径有：淋巴道转移，血行转移，种植性转移。

14. 试述二尖瓣狭窄时，心脏及血流动力学的变化特点。

二尖瓣狭窄时，左心房代偿性扩张、肥大，后期代偿失调；肺淤血，水肿，肺动脉高压；右心室及右心房代偿性扩张、肥大，衰竭，引起体循环淤血。左心室内血流量减少，心室腔一般无明显变化。

15. 主动脉瓣关闭不全、冠心病均可导致心绞痛发作，二者在发病机制上有何不同?

主动脉瓣关闭不全时，在舒张期，主动脉内部分血液反流入左心室，使舒张压下降，导致冠状动脉供血不足，心肌缺血缺氧，引起心绞痛。冠心病时，由于动脉粥样硬化，使冠状动脉管腔狭窄，特别是有血栓形成或粥样斑块内出血等继发改变时，常可致管腔完全闭塞，导致心肌缺血缺氧引起心绞痛。

16. 简述恶性高血压的病变特点。

主要是全身各脏器的细小动脉壁发生纤维素样坏死和闭塞性小动脉内膜炎。临床表现起病急，进展快，预后差，血压显著升高，患者多于一年内死于急性肾衰竭、脑出血或心力衰竭。

17. 简述重要器官的动脉粥样硬化对机体的影响。

冠状动脉粥样硬化引起冠心病；主动脉粥样硬化使管壁僵硬、失去弹性，甚至形成动脉瘤；脑动脉粥样硬化可引起脑萎缩、脑软化、脑出血；肾动脉粥样硬化引起肾实质萎缩、肾梗死；四肢动脉粥样硬化可引起相应组织萎缩甚至梗死。

18. 试分析高血压病时，肾脏出现原发性颗粒性固缩肾改变的原因。

原发性颗粒性固缩肾，双侧肾脏体积对称性缩小，重量减轻，表面呈均匀、弥散分布的细小颗粒状。病变的原因是由于高血压病时，肾小球入球小动脉玻璃样变，使肾小球缺血并纤维化，所属肾小管萎缩，间质纤维组织增生及淋巴细胞浸润。纤维化的肾小球和增生的纤维组织收缩，使肾表面形成小的凹陷。相对正常的肾小球代偿肥大，肾小管扩张，使肾表面突起，形成肉眼可见的肾表面的细小颗粒。

19. 简述大叶性肺炎红色肝样变期主要临床表现及病理学基础。

①呼吸困难、发绀：肺叶实变，肺泡换气功能下降。②咳嗽、咯铁锈色痰：肺泡腔内红细胞破坏，血红蛋白变性使痰液呈铁锈色。③胸痛：病变累及胸膜。

20. 列表比较大叶性肺炎与小叶性肺炎的区别。

	大叶性肺炎	小叶性肺炎
病原菌	肺炎球菌	多种细菌，常见毒力弱的肺炎球菌
发病年龄	青壮年	小儿、老人、体弱久病卧床者
炎症特点	急性纤维素性炎	急性化脓性炎
病变范围	累及一个肺段或一个大叶或一侧肺脏	以细支气管为中心的小叶性病变、大小不一，病变多发、散在于两肺
结局	绝大多数痊愈	多数痊愈，少数体弱者预后差，常并发呼吸衰竭、心力衰竭

21. 列表比较小叶性肺炎与支原体肺炎的区别。

	支原体肺炎	小叶性肺炎
病原菌	支原体	多种细菌
发病情况	小儿、青少年	小儿、老人、体弱久病卧床者
炎症特点	非化脓性炎	急性化脓性炎
病变特点	肺间质性炎	细支气管化脓性炎及周围肺组织炎症
预后	痊愈良好	多数痊愈，少数体弱者预后差，常并发呼吸衰竭，心力衰竭

22. 慢性纤维空洞型肺结核的病变特点怎样？

慢性纤维空洞型肺结核的病变特点：肺内有新旧不一，大小不等，病变类型不同的病灶，肺内有数目不等，形态不规则，大小不一的厚壁空洞，肺组织广泛纤维化。

23. 继发性肺结核的病变特点怎样？

继发性肺结核的病变特点：①早期病变多位于肺尖。②病变易发生干酪样坏死。③肺内主要通过支气管播散。④病程长，病情时好时坏，呈波浪式起伏。

24. 结核病的发展与结局怎样？

主要取决于机体抵抗力和结核分枝杆菌致病力之间的斗争，当机体抵抗力增强时，病变转向愈合，即吸收消散，纤维化，纤维包裹，钙化；反之则转向恶化，即病灶扩大，溶解播散。

25. 简述病毒性肝炎的传播途径及基本病变。

传播途径：甲型肝炎多经粪—口传染；乙型肝炎主要经血传染，也可经其他途径传播；丙型肝炎主要经血传染，丁型肝炎经血传播，戊型肝炎经粪—口传播。基本病变：①肝细胞变性坏死。变性表现为肝细胞细胞质疏松化和气球样变、嗜酸性变；坏死表现为嗜酸性坏死和溶解坏死。②炎性细胞浸润：主要是淋巴细胞、单核细胞。③间质反应性增生及肝细胞再生。

26. 简述门脉性肝硬化的病因、肉眼及镜下病变特点。

①病因：病毒性肝炎、慢性酒精中毒、肝脂肪变、毒物中毒。②肉眼特点：早期，肝体积可正常或略大；晚期肝体积明显缩小，硬度增加，肝表面及切面多数大小不等的结节，结节之间有狭窄、均匀的纤维间隔。③镜下特点：弥漫性肝细胞损害，正常的肝小叶结构破坏，假小叶形成，纤维结缔组织广泛增生。

27. 试分析肝硬化引起门静脉高压的原因。

肝硬化引起门静脉高压的原因：①假小叶的形成，使肝窦内血流受阻。②中央静脉透明变和闭塞，纤维组织增生压迫、扭曲小叶下静脉。③肝动脉与门静脉分支发生异常吻合。

28. 肝硬化晚期，腹水形成的因素有哪些?

肝硬化晚期，腹水形成的因素有：①肠壁及肠系膜等处液体及血浆蛋白漏入腹腔。②血浆胶体渗透压降低。③肝淋巴液经肝表面漏入腹腔。④肝灭活激素能力下降，抗利尿激素（ADH）升高和醛固酮升高，钠水滞留。

29. 简述肝硬化时主要的侧支循环和合并症。

肝硬化时主要的侧支循环和合并症：①食管下段静脉丛曲张，食管下段静脉丛破裂，可引起致命性大出血，是肝硬化患者常见的死亡原因之一。②脐周静脉丛曲张，脐周围的浅静脉高度扩张，形如“海蛇头”。③痔静脉丛曲张，破裂可引起便血，长期便血可引起贫血。

30. 毛细血管内增生性肾小球肾炎水肿和高血压的发生机制怎样?

（1）水肿：肾小球滤过率降低，肾小管功能正常致使水钠潴留，变态反应使全身毛细血管通透性增高。

（2）高血压：水钠潴留使血容量增多，肾缺血肾素分泌增多。

31. 慢性硬化性肾小球肾炎高血压和贫血的发生机制怎样?

高血压：大量肾单位纤维化，肾组织缺血，而使肾素分泌增加，持续高血压又使全身细动脉硬化，加重高血压。

贫血：大量肾单位破坏，肾脏分泌促红细胞生成素减少，影响骨髓红细胞生成，代谢产物在体内蓄积，抑制骨髓造血和促进溶血。

32. 简述毛细血管内增生性肾小球肾炎的病理变化。

镜下观：病变弥漫累及双肾，肾小球毛细血管内皮细胞及系膜细胞增生肿胀，有多量中性粒细胞浸润，甚或有坏死。肾小管上皮细胞水肿。

肉眼观：可表现为大红肾或蚤咬肾。

33. 慢性肾衰竭时肾脏内分泌功能及维生素代谢紊乱的表现怎样？

慢性肾衰竭时肾脏内分泌功能及维生素代谢紊乱的表现：①肾素分泌增多或前列腺素分泌减少致肾性高血压。②促红细胞生成素减少致肾性贫血。③1,25－二羟维生素 D_3 生成减少，使钙吸收与骨质钙化发生障碍。

34. 肾衰竭时继发性甲状旁腺功能亢进症是如何产生的？其后果如何？

由于肾小球滤过率下降，使血磷升高，血钙降低。血钙降低可刺激甲状旁腺分泌过多的甲状旁腺激素而形成甲状旁腺功能亢进症。由于甲状旁腺激素增多，可加强溶骨活性，骨磷释放增多，血磷增高，并致肾性骨营养不良，钙在皮肤沉着，致皮肤瘙痒。

35. 急性肾衰竭少尿期发生高钾血症的机制怎样？

①少尿和肾小管损害使钾排出减少。②组织损伤，细胞内钾释放到细胞外。③酸中毒时，H^+ 进入细胞内，而钾从细胞内释出；④钾的摄入或输入过多。

自测试题（附参考答案）

【A 型题】

1. 慢性萎缩性胃炎时，胃黏膜上皮可化生为
   A. 鳞状上皮　B. 移行上皮　C. 软骨　D. 骨　E. 肠上皮
2. 风湿性肉芽肿中的坏死为
   A. 干酪样坏死　B. 固缩性坏死　C. 液化性坏死　D. 纤维素样坏死　E. 坏疽
3. 老年人心肌细胞内常出现的色素是
   A. 胆色素　B. 含铁血黄素　C. 脂褐素　D. 黑色素　E. 甲醛色素
4. 有关坏疽下列哪项是错误的
   A. 坏疽是一种坏死　B. 坏疽易见于肝脏　C. 坏疽局部颜色变黑　D. 坏疽分为干性、湿性和气性　E. 坏疽发生在与外界相通的脏器
5. 关于结核病引起的干酪样坏死，下列哪一项是错误的
   A. 坏死灶呈淡黄色，均匀细腻　B. 坏死中心结核菌少　C. 容易钙化　D. 容易液化，容易吸收　E. 镜下，坏死彻底，呈无结构的颗粒状物质
6. 下列哪一项不是化生
   A. 食管由柱状上皮取代了正常的鳞状上皮　B. 胃黏膜中出现了胰腺组织　C. 膀胱黏膜出现鳞状上皮　D. 胆囊黏膜出现鳞状上皮　E. 外伤的骨骼肌中

出现骨组织

7. 按组织再生能力的强弱来比较，下列哪组排列是正确的

A. 结缔组织＞神经细胞＞肝细胞　B. 软骨＞心肌＞结缔组织　C. 上皮＞横纹肌＞神经纤维　D. 骨＞平滑肌＞神经细胞　E. 心肌＞骨＞脂肪细胞

8. 关于健康肉芽组织下列哪项是错的

A. 肉芽组织中淤血常较重，水肿明显　B. 生长速度较快　C. 对痛常不敏感　D. 创伤表面的肉芽组织呈颗粒状　E. 易出血

9. 下列哪一项不是引起萎缩的原因

A. 肾盂积水　B. 脑积水　C. 垂体功能低下　D. 四氯化碳中毒　E. 慢性肝淤血

10. 心肌的脂变可表现为

A. 绒毛心　B. 装甲心　C. 虎斑心　D. 心脏缩小　E. 心脏苍白

11. 下列哪项不是肉芽组织的功能

A. 保护创面　B. 填补创口　C. 收缩创口　D. 抗感染　E. 机化

12. 动脉性充血的主要病理变化是

A. 组织器官的体积增大　B. 组织器官重量增加　C. 局部呈鲜红色　D. 小动脉和毛细血管扩张，充满红细胞　E. 局部温度升高

13. 门静脉回流受阻时，可引起下列哪个脏器淤血

A. 脑　B. 肝　C. 肾　D. 肺　E. 脾

14. 槟榔肝是指

A. 肝脂肪变性　B. 肝细胞肿胀　C. 肝细胞萎缩　D. 肝慢性淤血　E. 肝硬化

15. 脂肪栓塞易发生于

A. 静脉注射时　B. 分娩时　C. 外伤骨折时　D. 输血时　E. 潜水作业时

16. 左心衰最易引起

A. 肺淤血　B. 肝淤血　C. 脾淤血　D. 下肢淤血　E. 肾淤血

17. 潜水员从深水中快速升到水面易发生

A. 肿瘤细胞栓塞　B. 氮气栓塞　C. 脂肪栓塞　D. 空气栓塞　E. 血栓栓塞

18. 贫血性梗死常发生于

A. 脾、肾、肠　B. 肺、肾、脑　C. 肾、心、脾　D. 脾、肝、肺　E. 肠、脑、心

19. 心肌梗死灶的肉眼形状常为

A. 楔形　B. 不规则形　C. 锥形　D. 节段性　E. 点灶状

20. 血栓形成是指

A. 血液成分凝固的过程　B. 活体组织内血液成分凝固的过程　C. 活体心

血管内血液成分凝集成固体的过程 D. 活体组织内红细胞凝固的过程 E. 活体组织内血小板凝集的过程

21. 在循环血液中出现不溶性异物，随血流到某部阻塞相应大小的血管腔的现象称
A. 梗死 B. 血栓形成 C. 血栓 D. 栓子 E. 栓塞

22. 下面哪项不是淤血的病变的后果
A. 水肿 B. 血压降低 C. 出血 D. 细胞变性，坏死 E. 硬化

23. 关于血栓形成，哪一项是错的
A. 血液凝集成固体状态的过程称血栓形成 B. 静脉血栓多于动脉血栓 C. 血小板的黏集是血栓形成的关键 D. 下肢血栓多于上肢血栓 E. 微循环内的微血栓多为纤维素性血栓

24. 下列哪一项不属于血栓的结局
A. 软化脱落 B. 机化 C. 增生 D. 钙化 E. 溶解吸收

25. 急性化脓性炎症时，组织中最多见的是哪种细胞浸润
A. 嗜酸性粒细胞 B. 中性粒细胞 C. 巨噬细胞 D. 淋巴细胞 E. 浆细胞

26. 肉芽肿中哪种细胞是主要细胞
A. 泡沫细胞 B. 巨噬细胞 C. 淋巴细胞 D. 成纤维细胞 E. 浆细胞

27. 关于纤维素渗出的描述，哪项是错误的
A. 可引起纤维性粘连 B. 见于细菌性痢疾 C. 见于绒毛心 D. 见于病毒性肝炎 E. 见于白喉

28. 慢性炎症组织内浸润的细胞主要是
A. 淋巴细胞 B. 中性粒细胞 C. 嗜酸性粒细胞 D. 嗜碱性粒细胞 E. 肥大细胞

29. 细菌进入血液中并大量繁殖，引起全身中毒症状，称之为
A. 菌血症 B. 病毒血症 C. 毒血症 D. 败血症 E. 脓毒败血症

30. 下列哪种炎性介质具有化学趋化作用
A. 组胺 B. C_{5a} C. C_{3b} D. 缓激肽 E. 活性氧代谢产物

31. 结核分枝杆菌感染的炎症反应中，最多见的细胞是
A. 淋巴细胞 B. 肥大细胞 C. 嗜酸性粒细胞 D. 中性粒细胞 E. 巨噬细胞

32. 炎症中血管通透性升高的速发反应主要是受下列哪种因素影响
A. 补体 B. 细菌毒素 C. 过敏毒素 D. 组胺 E. 坏死分解产物

33. 下列哪项病变不是浆液性炎
A. 胸膜炎积液 B. 感冒引起的鼻黏膜炎 C. 肾盂积水 D. 昆虫毒素引起的皮下水肿 E. 皮肤烧伤引起的水疱

34. 以下哪种属癌前病变
A. 十二指肠溃疡 B. 慢性萎缩性胃炎 C. 乳腺纤维腺瘤 D. 肠结核

E. 肝血管瘤

35. 以下不属于癌前疾病的是

A. 子宫颈糜烂　B. 慢性萎缩性胃炎　C. 甲状腺腺瘤　D. 结肠腺瘤性息肉病　E. 纤维囊性乳腺病

36. 下列哪一种形态的肿块，癌的可能性最大

A. 乳头状　B. 火山口状溃疡　C. 质软　D. 灰白色　E. 肿块大

37. 诊断肉瘤的主要依据是

A. 恶性肿瘤细胞弥漫性分布，并与间质分界不清　B. 青年人　C. 异型性明显　D. 无包膜　E. 肺部转移

38. 下列哪一项最符合鳞状细胞癌的特征

A. 发生于鳞状上皮的覆盖部位　B. 呈外生性生长　C. 癌细胞的排列及形态仍保留鳞状上皮的某些特性　D. 角化物形成　E. 主要经淋巴道转移

39. 下列哪一项不符合良性肿瘤

A. 生长缓慢　B. 不发生转移　C. 异型性小、核分裂少见　D. 多呈浸润性生长　E. 术后不复发

40. 交界性肿瘤是指

A. 介于良性与恶性肿瘤之间的肿瘤　B. 具有癌变潜能的良性肿瘤　C. 同时具有癌和肉瘤结构的肿瘤　D. 发生于表皮与真皮交界处的肿瘤　E. 既有鳞癌，又有腺癌的肿瘤

41. 下列哪一项不符合硬癌的特征

A. 发生于腺上皮　B. 癌巢呈实体性，无腺腔形成　C. 癌巢小而少，间质纤维组织多　D. 可弥漫性浸润　E. 分化较好，转移较少

42. 下列哪项不是恶性肿瘤细胞的形态特点

A. 核大，大小形状不一　B. 细胞质呈嗜酸性　C. 多核，奇异形核　D. 核仁大　E. 出现病理性核分裂

43. 诊断肉瘤的主要依据是

A. 无包膜　B. 常发生于青年人　C. 质软　D. 切面灰红色湿润，似鱼肉状　E. 肉瘤细胞弥漫分布与间质分界不清

44. 下列哪一种肿瘤恶变以后不能称为癌

A. 囊腺瘤　B. 乳头状瘤　C. 肠腺瘤　D. 甲状腺腺瘤　E. 血管瘤

45. 心冠状动脉粥样硬化，最常受累的动脉分支是

A. 左主干　B. 左回旋支　C. 左前降支　D. 右主干　E. 右回旋支

46. 有关原发性高血压的记述，哪一项是错误的

A. 高血压病常引起左心肥大　B. 脑出血是高血压病的主要致死原因　C. 高血压晚期的肾脏常为颗粒性萎缩肾　D. 高血压可继发糖尿病　E. 高血压常引起下肢坏疽

47. 二尖瓣关闭不全不会导致

A. 右心房增大 B. 右心室增大 C. 左心房增大 D. 左心室增大 E. 血管枪击音

48. 关于动脉粥样硬化性肾萎缩的记述中，哪一项是错误的

A. 常引起肾衰竭 B. 部分肾组织萎缩，纤维组织增生 C. 病变严重时可发生肾组织梗死 D. 病变可累及单侧，亦可双侧 E. 受累的肾脏出现大的凹陷瘢痕

49. 慢性风湿性心瓣膜病常见的联合瓣膜损害

A. 二尖瓣、主动脉瓣及三尖瓣 B. 二尖瓣和三尖瓣 C. 二尖瓣和主动脉瓣 D. 主动脉瓣和肺动脉瓣 E. 主动脉瓣和三尖瓣

50. 高血压病常累及

A. 细小动脉 B. 小静脉 C. 毛细血管 D. 大中动脉 E. 大静脉

51. 高血压病时细动脉硬化是由于

A. 细动脉痉挛 B. 细动脉玻变 C. 细动脉纤维增生 D. 细动脉粥样硬化 E. 细动脉平滑肌增生

52. 风湿病增生的特点是

A. 胶原纤维肿胀 B. 形成风湿小体 C. 纤维增生 D. 胶原纤维发生纤维素样坏死 E. 成纤维细胞增生

53. 联合瓣膜病表现为

A. 2 个以上瓣膜变形 B. 瓣膜口狭窄并关闭不全 C. 瓣膜增厚和粘连 D. 瓣膜缩短和增厚 E. 3 个以上瓣膜变形

54. 风湿性心内膜炎早期形成的血栓为

A. 红色血栓 B. 白色小血栓 C. 微血栓 D. 混合血栓 E. 大血栓

55. 小叶性肺炎病变多为

A. 纤维素性炎 B. 浆液性炎 C. 化脓性炎 D. 出血性炎 E. 卡他性炎

56. 大叶性肺炎红色肝样变期的主要病变为

A. 大量的浆液渗出 B. 大量的纤维素渗出 C. 大量的中性粒细胞渗出 D. 大量的巨噬细胞渗出 E. 大量的纤维素及红细胞渗出

57. 大叶性肺炎合并肺肉质变的机制是

A. 病变范围太广 B. 纤维素渗出太多 C. 中性粒细胞渗出太少 D. 肺组织结构被炎症破坏 E. 病程太长

58. 下列哪一种病变能反映大叶性肺炎的本质

A. 扩展到整个肺大叶的炎症 B. 肺泡的纤维素性炎症 C. 肺的化脓性炎症 D. 肺的肉质变 E. 肺的出血性炎症

59. 确诊支原体肺炎的依据是

A. 患者多为儿童和青年 B. 起病急，多有发热、头痛、咽痛及剧烈干性呛咳 C. X 线检查，肺部呈段性分布的纹理增加及网状阴影 D. 病变呈间质性炎症，

肺泡腔内可无渗出物　E. 痰液中培养出支原体

60. 结核病最具特征的病变是

A. 液化性坏死　B. 结核性肉芽肿　C. 浆液性炎　D. 结核球　E. 纤维化和空洞形成

【B型题】

问题1～5

A. 蓝色钙盐颗粒　B. 含铁血黄素　C. 脂褐素　D. 黑色素　E. 胆色素

1. 干酪样坏死纤维包裹、钙化
2. 老年萎缩心脏的心肌细胞内色素
3. 慢性肺淤血的心力衰竭细胞
4. 病毒性肝炎毛细胆管内橘黄色色素
5. 表皮基底层细胞内黑褐色颗粒

问题6～10

A. 梗死灶呈节段性　B. 梗死易液化　C. 梗死灶呈锥形　D. 梗死灶呈地图状　E. 梗死灶呈化脓性

6. 肠梗死
7. 脑梗死
8. 心肌梗死
9. 脾梗死
10. 肾栓塞性小脓肿

问题11～15

A. 活体心血管内，血液某些成分形成固体质块　B. 组织内过多的体液潴留　C. 大量气体迅速进入血液　D. 局部组织血流阻断　E. 下肢静脉血栓脱落

11. 水肿
12. 气体栓塞
13. 肺动脉栓塞
14. 血栓形成
15. 梗死

问题16～20

A. 疏松组织的弥漫性化脓性炎　B. 体腔内蓄积大量脓液　C. 黏膜的浆液性炎　D. 局限性化脓性炎　E. 白喉的假膜

16. 蜂窝织炎
17. 脓肿
18. 纤维素性炎
19. 卡他性炎
20. 积脓

问题21～25

A. 分叶状　B. 乳头状　C. 息肉状　D. 结节状　E. 囊状

21. 甲状腺腺瘤
22. 皮下脂肪瘤
23. 大肠腺瘤
24. 卵巢良性畸胎瘤
25. 皮肤乳头状瘤

问题26～30

A. 黏液聚集于癌细胞内，将核挤向一侧　B. 癌细胞形成腺体结构　C. 癌细胞团漂浮于黏液湖内　D. 癌细胞形成实性团或条索状　E. 癌巢小而少，结缔组织丰富

26. 实性癌
27. 腺癌
28. 硬癌
29. 黏液腺癌
30. 印戒细胞癌

【X型题】

1. 肉芽组织的功能有
   A. 抗感染　B. 保护创面　C. 机化　D. 填补创口　E. 形成结节状
2. 再生能力强的不稳定细胞有
   A. 表皮　B. 造血细胞　C. 黏膜　D. 淋巴细胞　E. 腺体
3. 液化性坏死常发生于
   A. 心　B. 脑　C. 阿米巴肝病　D. 脾　E. 肾
4. 凝固性坏死常发生于
   A. 心　B. 肝　C. 脾　D. 肺　E. 肾
5. 肉芽组织的构成成分有
   A. 成纤维细胞　B. 炎细胞　C. 郎罕巨细胞　D. 肉芽肿　E. 毛细血管
6. 出血性梗死好发于
   A. 心　B. 肾　C. 肝　D. 肠　E. 肺
7. 淤血的病变后果是
   A. 水肿　B. 实质细胞损伤　C. 硬化　D. 血压降低　E. 出血
8. 出血性梗死的条件有
   A. 严重淤血　B. 双重血液循环　C. 动脉阻塞　D. 组织致密　E. 组织疏松
9. 血栓的结局有
   A. 软化脱落　B. 机化　C. 钙化　D. 溶解吸收　E. 分离排出
10. 炎症时液体渗出的原因有

A. 血管内流体静压升高 B. 血管壁通透性升高 C. 血浆胶体渗透压升高
D. 组织渗透压升高 E. 肉芽组织形成

11. 化脓性炎有
A. 浆液性炎 B. 积脓 C. 蜂窝织炎 D. 脓肿 E. 表面化脓

12. 下列哪些疾病可见肉芽肿
A. 结核病 B. 风湿病 C. 高血压病 D. 病毒性肝炎 E. 肾小球肾炎

13. 炎症时引起局部疼痛是由于
A. 血中红细胞增多 B. 发热 C. 血液中白细胞增多 D. 神经末梢受压
E. 渗出物中的化学物质刺激

14. 良性肿瘤多呈
A. 结节状 B. 分叶状 C. 溃疡状 D. 树根状 E. 菜花状

15. 恶性肿瘤多呈
A. 分叶状 B. 树根状 C. 包膜完整的囊状 D. 菜花状 E. 结节状

16. 转移瘤少见的部位有
A. 肺 B. 心肌 C. 骨骼肌 D. 肝 E. 骨

17. 腺上皮发生的恶性肿瘤有
A. 腺癌 B. 单纯癌 C. 甲状腺癌 D. 黏液癌 E. 囊腺癌

18. 下列哪些是消化道的癌前病变
A. 口腔黏膜白斑 B. 慢性萎缩性胃炎有肠上皮化生 C. 结肠多发性息肉
D. 慢性胃溃疡 E. 纤维囊性乳腺病

19. 脑动脉粥样硬化可引起
A. 脑萎缩 B. 脑软化 C. 脑肿瘤 D. 脑出血 E. 脑脓肿

20. 高血压脑病的出血机制
A. 血管壁通透性增高，血液漏出 B. 管壁变脆 C. 小动脉瘤形成
D. 血管内压力增大 E. 血流变慢

21. 风湿性心内膜炎可侵犯
A. 二尖瓣 B. 主动脉瓣 C. 三尖瓣 D. 肺动脉瓣 E. 腱索

22. 心衰时心脏及血流动力学的变化有
A. 心排血量下降 B. 心脏指数下降 C. 射血分数下降 D. 静脉淤血
E. 静脉压升高

23. 间质性肺炎是指发生在下列哪些部位的炎症
A. 肺泡壁 B. 细支气管周围 C. 小叶间隔 D. 气管 E. 胸膜

24. 大叶性肺炎的可能并发症有
A. 肺肉质变 B. 肺脓肿 C. 脓胸 D. 肺褐色硬变 E. 败血症

25. 下列哪些符合小叶性肺炎
A. 多为化脓性炎症 B. 病变常见于两肺下叶 C. 可由多种细菌引起
D. 多见于小儿、年老体弱或久病卧床者 E. 多继发于其他疾病

26. 继发性肺结核的病变特点

A. 病变好发于肺尖 B. 易沿淋巴道及血行播散 C. 病程波浪起伏，新旧病变交杂 D. 可形成空洞 E. 病变在肺内易沿支气管播散

27. 原发性肺结核的病变特点是

A. 肺内原发病灶 B. 结核性淋巴管炎 C. 肺门淋巴结结核 D. 病变易形成空洞 E. 多为再次感染结核分枝杆菌

28. 胃溃疡肉眼的特点是

A. 溃疡多为一个 B. 切面呈斜的漏斗状 C. 溃疡边缘整齐 D. 直径一般小于 2cm E. 溃疡底部平滑

29. 病毒性肝炎的病变有

A. 细胞质疏松化 B. 气球样变 C. 嗜酸性变 D. 嗜酸性小体形成 E. 假小叶形成

30. 急性重型肝炎的病变有

A. 肝细胞大片坏死 B. 肝细胞再生 C. 纤维增生 D. 炎细胞浸润 E. 假小叶形成

【是非判断题】

1. 器官或组织内细胞数目增多，使该组织器官体积增大，称为增生。（ ）
2. 血液供应中断及组织受压迫是引起萎缩的常见原因。（ ）
3. 凡是器官组织或细胞体积缩小称为萎缩。（ ）
4. 一种分化成熟的组织转变为另一种组织的过程称为化生。（ ）
5. 心肌梗死，梗死灶常呈锥体形。（ ）
6. 贫血性梗死镜下坏死区呈液化性坏死。（ ）
7. 出血性梗死好发于心、肝、肾等器官。（ ）
8. 血液凝固性增高表现为血小板增多和纤溶系统活性增强。（ ）
9. 发生于黏膜处的较轻的渗出性炎称为卡他性炎。（ ）
10. 组织内的弥漫性化脓性炎叫脓肿。（ ）
11. 肉瘤多先经血行转移，是因为其间质内血管丰富。（ ）
12. 经血行途径形成转移癌时，最常受累器官为肺、肝、脾、心肌。（ ）
13. 乳腺癌，乳腺纤维腺瘤常先转移到同侧腋窝淋巴结。（ ）
14. 冠状动脉粥样硬化最常发生于左冠状动脉旋支和右冠状动脉干。（ ）
15. 风湿性心内膜炎最常侵犯的瓣膜是二尖瓣。（ ）

【填空题】

1. 脂肪变性最为常见的器官是________，其发生的原因为________的合成障碍、________合成过多、________氧化障碍。
2. 肉芽组织主要由新生________和________构成，并伴有________的浸润。肉芽组织在创伤愈合过程中的作用，主要包括：________、________、________。
3. 肥大是指细胞、组织和器官的________，可分为________和________两种类型。

4. 栓子的主要类型有________、________、________和________。
5. 根据梗死灶颜色的不同将梗死分为________和________。
6. 出血性梗死形成的原因除动脉阻塞外，还须有________、________和________等条件。
7. 贫血性梗死常发生于________、________器官。
8. 出血性梗死常发生于________、________器官或（组织）。
9. 引起炎症的原因有________因素、________因素、________因素、________因素、________因素。其中________因素是最常见的原因。
10. 深部组织的脓肿向________溃破，形成一端开口的排脓通道，称为________。如两端均有开口，即一端向体表或体腔穿破，另一端开口于________，称为________。
11. 常见的肿瘤转移途径有________、________和________3种。
12. 血行转移途径与栓子运行途径相同，下肢骨肉瘤常转移到________，胃肠道肿瘤常转移至________，若肿瘤细胞侵入肺静脉，可发生________转移。
13. 由子宫及胃肠道平滑肌发生的恶性肿瘤称________，发生于成人四肢肌肉，并向横纹肌分化的恶性肿瘤称________。
14. 二尖瓣关闭不全时，收缩期左心室部分血液________入左心房，左心房内血量________；舒张期左心室接受左心房内________。
15. 主动脉瓣狭窄使左心室血液排出________，早期左心室________，晚期左心室________，而发生________。

参考答案

【A 型题】

1. E	2. D	3. C	4. B	5. D	6. B	7. D	8. A	9. D	10. C
11. C	12. D	13. E	14. D	15. C	16. A	17. B	18. C	19. B	20. C
21. E	22. B	23. A	24. C	25. B	26. B	27. D	28. A	29. D	30. B
31. E	32. D	33. C	34. B	35. C	36. B	37. A	38. C	39. D	40. A
41. E	42. B	43. E	44. E	45. C	46. E	47. E	48. A	49. C	50. A
51. B	52. B	53. A	54. B	55. C	56. E	57. C	58. B	59. E	60. B

【B 型题】

1. A	2. C	3. B	4. E	5. D	6. A	7. B	8. D	9. C	10. E
11. B	12. C	13. E	14. A	15. D	16. A	17. D	18. E	19. C	20. B
21. D	22. A	23. C	24. E	25. B	26. D	27. B	28. E	29. C	30. A

【X 型题】

1. ABCD	2. ABCDE	3. BC	4. ACE	5. ABE
6. DE	7. ABCE	8. ADE	9. ABCD	10. ABD
11. BCDE	12. AB	13. DE	14. AB	15. BD

16. BC　17. ABCDE　18. ABCD　19. ABD　20. ABCD
21. ABCDE　22. ABCDE　23. ABC　24. ABCE　25. ABCDE
26. ACDE　27. ABC　28. ABCDE　29. ABCD　30. AD

【是非判断题】

1. √　2. ×　3. ×　4. √　5. ×　6. ×　7. ×　8. ×　9. √　10. ×
11. √　12. ×　13. ×　14. ×　15. √

【填空题】

1. 肝脏　脂蛋白　中性脂肪　脂肪酸　2. 毛细血管　成纤维细胞　炎性细胞　抗感染和保护创面　机化血凝块坏死组织　填补创伤的缺损　3. 体积增大　代偿性肥大　内分泌性肥大　4. 血栓栓子　脂肪栓子　气体栓子　羊水栓子　5. 贫血性梗死　出血性梗死　6. 严重的淤血　双重血液循环　组织疏松　7. 组织致密　侧支循环不丰富（如心、肾、脾）　8. 组织疏松　有双重血液循环（或肺、肠）　9. 生物　物理　化学　免疫　生物　10. 体表或自然管道　窦道　自然管道　瘘管　11. 淋巴道转移　血行转移　种植性转移　12. 肺　肝　全身性　13. 平滑肌肉瘤　横纹肌肉瘤　14. 反流　增多　较正常多的血液　15. 受阻　向心性肥大　代偿失调　离心性肥大

§1.6.3 药 理 学

基本知识问答

1. 简述地高辛＋氢氯噻嗪＋KCl治疗慢性心功能不全的机制。

地高辛抑制心肌细胞膜上 Na^+-K^+-ATP 酶，而使细胞质内 Ca^{2+} 浓度升高，增强心肌收缩力。但过量易致心肌细胞内缺 K^+，使异位点自律性增强，引起心律失常；氢氯噻嗪（DHCT）促进水、钠排出，消除心性水肿，但久用易致低血钾，故应同用 KCl。

2. 试述β受体阻滞药的药理作用和临床应用范围。

药理作用：①心血管：阻滞心脏 β_1 受体，可使心率减慢，心肌收缩力减弱，心排血量减少，心肌耗氧量下降。支气管平滑肌：阻滞 β_2 受体，可诱发或加剧支气管哮喘。代谢：可抑制脂肪分解，部分拮抗肾上腺素的升高血糖作用，可掩盖低血糖症状。肾素：抑制肾素的释放。②内在拟交感作用。③膜稳定作用。

临床应用：①快速型心律失常。②高血压。③心绞痛和心肌梗死。④甲状腺功能亢进症、偏头痛。⑤青光眼。

3. 试述噻嗪类利尿药和髓襻利尿药利尿作用机制的差别。

①噻嗪类利尿药主要作用于远曲小管近端 Na^+-Cl^- 同向转运载体，减少 Na^+　Cl^- 的重吸收，影响肾脏的稀释功能而产生利尿作用；噻嗪类药物对尿

液的浓缩过程无影响，故利尿效能中等。②髓襻利尿药主要作用于髓襻升支粗段，既可抑制 Na^{+}-K^{+}-$2Cl^{-}$ 共同转运载体，减少 Na^{+}、Cl^{-} 重吸收，降低肾脏稀释功能，使 NaCl 排出量增多，同时又使肾髓质间液渗透压降低，影响肾脏浓缩功能，集合管对水的重吸收减少，从而产生强大的利尿作用。

4. 简述抗菌药物抗菌的作用机制。

①干扰细菌细胞壁合成。②增加细菌细胞质膜的通透性。③抑制细菌蛋白质合成。④抗叶酸代谢。⑤抑制核酸代谢。

5. 试述抗菌药物联合用药的目的以及滥用抗菌药物的联合应用有何不良后果?

联用目的：提高疗效，降低毒性，扩大抗菌谱，延缓或减少抗药性的产生。

滥用抗菌药物的联合应用的不良后果是：增加不良反应的发生率；易出现二重感染；抗药菌株增加；浪费药物；给人一种虚伪的安全感延误正确治疗。

6. 糖皮质激素有哪些基本的生理作用和药理作用?

生理作用：①糖代谢，促进糖原异生，抑制分解。②蛋白质代谢，抑制合成，促进分解。③脂肪代谢，抑制合成，促进分解。④水盐代谢，水钠潴留、水肿、高血压、低血钾、低血钙等。

药理作用：①抗炎。②免疫抑制与抗过敏。③抗毒。④抗休克。⑤影响血液与造血系统：增强骨髓造血功能，减少淋巴细胞、单核细胞，使红细胞、白细胞、血小板增加。⑥其他：退热、中枢兴奋、促进消化等。

7. 试述头孢菌素类抗生素分几代及各代特点。

头孢菌素类抗生素分四代，它们特点如下表所示。

头孢菌素类抗生素	特　点
第一代	①对革兰阳性菌强于第二、第三代（对金黄色葡萄球菌产生的β内酰胺酶的稳定性强）。②对革兰阴性菌的作用弱于第二、第三代（对革兰阴性杆菌产生的β内酰胺酶不稳定）。③对肾脏有一定毒性。④对铜绿假单胞菌、耐药肠杆菌和厌氧菌无效。⑤血清半衰期仅 0.5～1.0 小时，脑脊液中浓度低
第二代	①对革兰阳性球菌作用相似或弱于第一代，强于第三代。②对革兰阴性杆菌作用较第一代强（对革兰阴性杆菌产生的β内酰胺酶较第一代稳定）。③对肾的毒性较第一代低。④对厌氧菌有一定作用，对铜绿假单胞菌无效

续表 1

头孢菌素类抗生素	特　点
第三代	①对革兰阳性菌作用不及第一、第二代。②对革兰阴性菌抗菌谱增宽，包括肠杆菌属、铜绿假单胞菌及厌氧菌如脆弱拟杆菌均有较强的作用，对流感嗜血杆菌、淋球菌也有良好的抗菌活性（对革兰阴性杆菌产生的β内酰胺酶高度稳定）。③对肾基本无毒性。④血浆半衰期长，体内分布广，组织穿透力强，可在各组织、体液、体腔中达到有效浓度
第四代	①对革兰阳性球菌作用增强。②对革兰阴性杆菌产生的β内酰胺酶高度稳定，对耐第三代头孢菌素的革兰阴性杆菌仍有效。所以对肠杆菌属、沙雷菌属、摩根杆菌、铜绿假单胞菌等革兰阴性菌作用均强大，超过第三代头孢菌素。③对铜绿假单胞菌作用与头孢他定相似或稍差

8. 比较一级和零级动力学消除的特点。

一级动力学消除：药物的消除按恒比方式进行（等比消除）；半衰期固定不变；单位时间内药物消除量与血药浓度有关，血药浓度越高药物消除量越大；药物剂量小于机体最大消除能力情况下发生。零级动力学消除：药物的消除按恒量方式进行，即单位时间内消除的药量相等（等差或等量消除）；半衰期不恒定，与给药剂量有关，剂量越大半衰期越长；单位时间内药物消除量与血药浓度无关；一般是给药剂量超过机体最大消除能力时发生；当体内药量下降到机体最大消除能力以下时，可转为一级动力学消除。

9. 列表比较阿司匹林和氯丙嗪对体温的影响。

	阿司匹林	氯丙嗪
降温机制	抑制PG的合成，使体温调定点降至正常	直接抑制体温调节中枢，使体温调定点失灵，使体温随环境温度改变而改变人的体温
降温程度	只能降低发热患者的体温，不能使体温降至正常以下	能使体温降至正常以下
降温方式	增加散热	抑制产热，增加散热
临床应用	一般性发热患者的降温	人工冬眠和低温麻醉

10. 列举 4 种通过受体机制降压的抗高血压药，简述其降压机制。

抗高血压药：①氯沙坦。选择性的阻断 AT_1 受体，拮抗血管紧张素Ⅱ的缩血管效应而降压。②哌唑嗪。阻断血管平滑肌 α_1 肾上腺素受体，使血管舒张，血压下降。③普萘洛尔。阻断心脏、肾小球旁器、突触前膜和中枢β肾上腺素受体，使血压降低。④可乐定。主要激动中枢咪唑啉受体和 α_2 受体，降低外周交感神经活性而降压。

降压机制：①减少心排血量：阻滞心脏β受体。②抑制肾素分泌：阻滞肾小球旁器部位的β受体。③降低外周交感神经活性：阻滞去甲肾上腺素能神经突触前膜β受体，消除正反馈作用，减少去甲肾上腺素的释放。④中枢性降压。⑤促进前列环素生成。

11. 简述强心苷的毒性反应及防治。

不良反应：①胃肠道反应。②神经系统反应，黄视症、绿视症等视色障碍及视力模糊等。③心脏毒性反应，室性期前收缩、室性心动过速，房室传导阻滞、窦性心动过缓等。

防治：防止高钙、低钾、低镁及缺氧等诱发中毒因素，对中毒者应补钾、使用地高辛抗体 Fab 片断，对快速型心律失常可用苯妥英钠、利多卡因。对缓慢型心律失常可用阿托品等。

12. 简述普萘洛尔和硝酸甘油合用治疗心绞痛增加疗效的道理及应用时的注意事项。

硝酸甘油可扩张静脉和动脉而降低心脏的前后负荷，降低心肌耗氧量及增加心肌氧的供应，但可反射性使心率加快和心肌收缩力加强从而增加心肌耗氧量；普萘洛尔阻滞β受体，可抑制心肌收缩力，减慢心率而降低心肌耗氧量，但可扩大心室容积，延长射血时间。两药合用可协同降低心肌耗氧量的作用，又可相互抵消不利作用，从而增强抗心绞痛的疗效。但二药均可使血压降低，合用时应注意剂量不宜过大。

13. 比较肝素和香豆素类的抗凝作用特点。

①肝素体内、体外均有抗凝作用，而香豆素类仅体内有效。②肝素激活抗凝血酶Ⅲ，加速凝血因子的灭活，抗凝作用与其带负电荷有关，而香豆素类仅能对抗维生素 K 参与的 4 种凝血因子的合成，使凝血因子合成减少。③肝素口服不吸收，需注射给药，显效迅速，但持续时间短，而香豆素类口服有效，显效慢，持续时间长，停药后尚能维持作用 3～4 天，更适于预防血栓形成。

14. 试述奥美拉唑的药理作用、机制及临床应用。

奥美拉唑口服后，在壁细胞分泌小管周围转变为有活性的次磺酸和亚磺酰胺，与 H^+-K^+-ATP 酶上的巯基结合，形成复合物，不可逆地抑制 H^+ 泵功能，抑制胃酸分泌，作用强大而持久。还能使贲门、胃体、胃窦处黏膜血流量增加，使幽门螺杆菌数量下降。胃酸分泌减少，可促进胃窦 G 细胞分泌促胃液素，引起血浆胃泌素升高。用于胃、十二指肠溃疡。对幽门螺杆菌阳性患者，合用抗菌药物效果好。还可用于反流性食管炎和卓-艾综合征（胃泌素瘤）。

15. 甲状腺功能亢进症（简称甲亢）治疗药物有哪几类？作用机制是什么？举例说明。

主要有四类：①硫脲类，如丙硫氧嘧啶，通过抑制过氧化酶活性，使甲状腺素合成减少，同时抑制外周血 T_4 转为 T_3。作用较强、快，可用于甲亢内科治疗、甲亢术前准备和甲亢危象辅助用药等。②碘和碘化物，如碘化钾或卢戈液，大剂量碘可抑制甲状腺激素蛋白水解酶，使甲状腺激素释放减少并抑制TSH分泌。用于甲亢危象和甲亢术前准备。③受体阻断药，如普萘洛尔，主要通过阻断β受体而改善甲亢症状，尤其是甲亢所致的心率加快等交感神经活性增强的表现。并可减少甲状腺素分泌和 T_3 生成。用于甲亢治疗、甲亢危象辅助治疗及术前准备，单用作用有限，与硫脲类合用作用更显著。④放射性碘，如 ^{131}I，利用产生射线破坏甲状腺组织来治疗甲亢。此外，射线可用于甲状腺功能测定。

16. 列表比较胰岛素和磺脲类、双胍类口服降糖药的降糖作用及其优缺点。

药名	胰岛素	磺脲类	双胍类
对正常人	作用较强	有作用	无明显作用
对糖尿病患者	作用强、快	作用明显	作用明显
对胰岛功能完全丧失者	有效	无效	有效
作用方式	直接补充	促进胰岛素释放	促进糖利用，抑制异生
用法	注射	口服	口服
优点	作用强、快，控制症状好	可口服，使用方便	可口服，使用方便
缺点	使用不方便；可有过敏反应	作用较弱仅对轻、中型有效	作用较弱仅对轻、中型有效

自测试题（附参考答案）

【A 型题】

1. 药物是

A. 一种能治病的化学物质　B. 能预防疾病的化学物质　C. 能影响机体生理功能的物质　D. 具有滋补营养、保健康复作用的物质　E. 预防、治疗、诊

断疾病及某些具有特殊用途的化学物质

2. 下列关于药物选择性的正确叙述是

A. 选择性高，不良反应少　B. 选择性高，不良反应多　C. 药理作用多少与选择性无关　D. 选择性高低与不良反应无关　E. 药理作用多，选择性高

3. 药物不良反应是指

A. 不良反应和毒性反应　B. 不良反应和过敏反应　C. 毒性反应和过敏反应　D. 毒性反应和特殊反应　E. 不符合用药目的给患者带来不利的反应

4. 使用链霉素治疗结核时患者发生了休克属于

A. 不良反应　B. 毒性反应　C. 停药反应　D. 后遗效应　E. 变态反应

5. 以下何项不是变态反应的特点

A. 有药物接触史　B. 常见于过敏体质患者　C. 与药物剂量无关　D. 与药物原有效应无关　E. 用药理拮抗剂解救有效

6. 以下何项不是特异质反应的特点

A. 有药物接触史　B. 常见于遗传异常患者　C. 与药物剂量呈正比　D. 与药物原有效应有关　E. 用药理拮抗剂解救有效

7. 关于药物安全性的正确叙述是

A. LD_{50}值大，药物安全　B. ED_{50}值大，药物安全　C. LD_{50}值大，ED_{50}值小，药物安全　D. LD_{50}和ED_{50}值均大，药物安全　E. LD_{50}值大，ED_{50}值小，药物不安全

8. 10mg 的 A 药和 100mg B 药镇痛作用相等，说明 A 药

A. 效能高 10 倍　B. 强度高 10 倍　C. 效能低 10 倍　D. 强度低 10 倍　E. 作用低 10 倍

9. 受体拮抗剂的特点为

A. 对受体有亲和力，有内在活性　B. 对受体有亲和力，无内在活性　C. 对受体无亲和力，有内在活性　D. 对受体无亲和力，无内在活性　E. 对受体有亲和力，有较弱内在活性

10. 药物与血浆蛋白结合后将会发生

A. 药物作用增强　B. 药物代谢加快　C. 暂时失去药理活性　D. 药物排泄加快　E. 药物转运加快

11. 阿司匹林与甲苯磺丁脲合用易引起低血糖的原因为

A. 减慢后者排泄　B. 减慢后者代谢　C. 增加后者吸收　D. 竞争血浆蛋白　E. 增加肾小管重吸收

12. 与一级动力学转运特点描述不符的是

A. 消除速率与血药浓度成正比　B. 血药浓度的对数与时间作图成一直线　C. 半衰期恒定　D. 是药物消除的主要类型　E. 被动转运属于一级动力学

13. 首次剂量加倍的原因是

A. 为了使血药浓度迅速达到稳态血药浓度（C_{ss}）　B. 为了使血药浓度维持高

水平　C. 为了增强药理作用　D. 为了延长半衰期　E. 为了提高生物利用度

14. 药物的半衰期取决于

A. 吸收速度　B. 消除速度　C. 血浆蛋白结合率　D. 剂量　E. 消除方式

15. 半衰期为 5 小时的药物按一级动力学消除，停药后药物基本消除需

A. 10 小时　B. 20 小时　C. 25 小时　D. 50 小时　E. 35 小时

16. 某半衰期为 8 小时的按一级动力学消除的药物，每隔 8 小时给药一次，最少经多少小时可达稳态血药浓度（C_{ss}）

A. 60 小时　B. 20 小时　C. 10 小时　D. 80 小时　E. 40 小时

17. 外周去甲肾上腺素主要激动的受体是

A. α受体　B. N_2 受体　C. M受体　D. DA受体　E. N_1 受体

18. 去甲肾上腺素释放至突触间隙，其作用消失主要原因是

A. 被单胺氧化酶代谢　B. 肾排出　C. 神经末梢再摄取　D. 被乙酰胆碱酯酶代谢　E. 被儿茶酚氧位甲基转移酶代谢

19. 下列哪种表现不属于β－R兴奋效应

A. 支气管舒张　B. 血管扩张　C. 心脏兴奋　D. 瞳孔扩大　E. 肾素分泌

20. 激动外周β受体可引起

A. 心脏兴奋，收缩压下降，瞳孔缩小　B. 支气管收缩，冠状血管舒张　C. 心脏兴奋，支气管舒张，糖原分解　D. 支气管收缩，糖原分解，瞳孔缩小　E. 心脏兴奋，皮肤黏膜和内脏血管收缩

21. 激动突触前膜 α_2 受体可引起

A. 腺体分泌　B. 支气管舒张　C. 血压升高　D. 去甲肾上腺素释放减少　E. 去甲肾上腺素释放增加

22. 下列哪种效应不是通过激动M受体实现的

A. 心率减慢　B. 胃肠道平滑肌收缩　C. 胃肠道括约肌收缩　D. 膀胱括约肌舒张　E. 瞳孔括约肌收缩

23. 胆碱能神经不包括

A. 交感、副交感神经节前纤维　B. 交感神经节后纤维的大部分　C. 副交感神经节后纤维　D. 运动神经　E. 支配汗腺分泌的神经

24. 毛果芸香碱不具有的作用是

A. 缩瞳　B. 降低眼内压　C. 调节痉挛　D. 调节麻痹　E. 视远物不清

25. 阿托品治疗有机磷酸酯类中毒不能缓解的症状是

A. 支气管痉挛　B. 胃肠平滑肌痉挛　C. 支气管及唾液分泌　D. 骨骼肌震颤　E. 呼吸困难

26. 有机磷酸酯类中毒者反复大剂量注射阿托品后，原中毒症状缓解或消失，但又出

现兴奋、心悸、瞳孔扩大、视近物模糊、排尿困难等症状，此时应采用

A. 山莨菪碱对抗新出现的症状　B. 毛果芸香碱对抗新出现的症状　C. 东莨菪碱以缓解新出现的症状　D. 继续应用阿托品可缓解新出现症状　E. 以上都不是

27. 治疗重症肌无力，应选用

A. 毛果芸香碱　B. 阿托品　C. 琥珀胆碱　D. 毒扁豆碱　E. 新斯的明

28. 下列不是新斯的明临床适应证的是

A. 重症肌无力　B. 阵发性室上性心动过速　C. 琥珀胆碱中毒　D. 手术后肠胀气　E. 手术后尿潴留

29. 针对下列药物，麻醉前用药的最佳选择是

A. 毛果芸香碱　B. 卡巴胆碱　C. 东莨菪碱　D. 后马托品　E. 阿托品

30. 感染性休克用阿托品治疗时，哪种情况不能用

A. 血容量已补足　B. 酸中毒已纠正　C. 心率 60 次/min 以下　D. 体温 39℃以上　E. 房室传导阻滞

31. 治疗量的阿托品可产生

A. 血压升高　B. 眼内压降低　C. 胃肠道平滑肌松弛　D. 镇静　E. 腺体分泌增加

32. 对下列哪个部位平滑肌痉挛，阿托品的作用最好

A. 支气管　B. 胃肠道　C. 胆道　D. 输尿管　E. 子宫

33. 去甲肾上腺素扩张冠状血管主要是由于

A. 激动 β_2 受体　B. 激动 M 胆碱受体　C. 使心肌代谢产物增加　D. 激动 α_2 受体　E. 以上都不是

34. 治疗房室传导阻滞的药物是

A. 肾上腺素　B. 去甲肾上腺素　C. 异丙肾上腺素　D. 间羟胺　E. 普萘洛尔

35. 溺水、麻醉意外引起的心脏骤停应选用

A. 去甲肾上腺素　B. 肾上腺素　C. 麻黄碱　D. 多巴胺　E. 间羟胺

36. 青霉素引起的过敏性休克应首选

A. 肾上腺素　B. 麻黄碱　C. 异丙肾上腺素　D. 去甲肾上腺素　E. 以上都不是

37. 麻黄碱的特点是

A. 不易产生快速耐受性　B. 性质不稳定，口服无效　C. 性质稳定，口服有效　D. 具中枢抑制作用　E. 作用快、强

38. 酚妥拉明不能治疗以下何种疾病

A. 外周血管痉挛性疾病　B. 嗜铬细胞瘤诊断　C. 去甲肾上腺素外漏　D. 休克　E. 室上性心动过速

39. 下列何种患者禁用普萘洛尔

A. 窦性心动过速 B. 高血压 C. 心绞痛 D. 甲亢 E. 房室传导阻滞

40. 可用于治疗青光眼的药物为

A. 普萘洛尔 B. 噻吗洛尔 C. 吲哚洛尔 D. 阿替洛尔 E. 拉贝洛尔

41. 下列何药为癫痫持续状态首选药

A. 地西泮 B. 硝西泮 C. 三唑仑 D. 氟西泮 E. 氟硝西泮

42. 兼有镇静、催眠、抗惊厥、麻醉作用的药物是

A. 苯妥英钠 B. 地西泮 C. 水合氯醛 D. 扑米酮 E. 苯巴比妥

43. 某女子服用大量的苯巴比妥引起昏迷，呼吸微弱，被家人发现后急送医院抢救，以下何措施不正确

A. 维持呼吸 B. 静脉注射氯化铵 C. 静脉注射碳酸氢钠 D. 静脉注射呋噻米 E. 必要时用中枢兴奋药

44. 苯并二氮杂草类临床上取代了巴比妥类传统镇静催眠药的主要原因是

A. 苯并二氮杂草类对快波睡眠时间影响大 B. 苯并二氮杂草类可引起麻醉 C. 苯并二氮杂草类小剂量即可产生催眠作用 D. 苯并二氮杂草类对快波睡眠时间影响不大，且安全性好 E. 以上均可

45. 吩噻嗪类药物引起锥体外系反应的机制是阻断

A. 中脑-边缘叶通路 DA 受体 B. 结节-漏斗通路 DA 受体 C. 黑质-纹状体通路 DA 受体 D. 中脑-皮质通路 DA 受体 E. 中枢 M 胆碱受体

46. 氯丙嗪对下列哪种病因所致的呕吐无效

A. 癌症 B. 晕动病 C. 胃肠炎 D. 吗啡 E. 放射病

47. 胆绞痛患者最好选用

A. 阿托品 B. 哌替啶 C. 氯丙嗪＋阿托品 D. 哌替啶＋阿托品 E. 阿司匹林＋阿托品

48. 心源性哮喘可以选用

A. 肾上腺素 B. 沙丁胺醇 C. 地塞米松 D. 格列齐特 E. 吗啡

49. 人工冬眠合剂的组成是

A. 哌替啶、氯丙嗪、异丙嗪 B. 派替啶、吗啡、异丙嗪 C. 哌替啶、芬太尼、氯丙嗪 D. 哌替啶、芬太尼、异丙嗪 E. 芬太尼、氯丙嗪、异丙嗪

50. 阿司匹林可用于

A. 月经痛 B. 胃肠痉挛绞痛 C. 胆绞痛 D. 心绞痛 E. 术后剧痛

51. 胃溃疡的患者不适宜选用下列哪种解热镇痛药物

A. 对乙酰氨基酚 B. 吲哚美辛 C. 保泰松 D. 吡罗昔康 E. 布洛芬

52. 某人因对某种植物花粉过敏，每年季节性的支气管哮喘症状发作之前用何药可能有效

A. 氯马斯汀 B. 氯苯那敏 C. 苯茚胺 D. 特非那定 E. 苯海拉明

53. 呋塞米的利尿作用是由于

A. 抑制肾脏的稀释功能 B. 抑制肾脏的浓缩功能 C. 抑制肾脏的稀释和

浓缩功能　D. 对抗醛固酮的作用　E. 阻滞 Na^+ 通道，减少 Na^+ 的重吸收

54. 患者，男，49 岁。以烦渴、多饮、多尿就诊，经检查确诊为肾性尿崩症，宜选用下列何药物治疗

A. 甘露醇　B. 氢氯噻嗪　C. 螺内酯　D. 托拉塞米　E. 呋塞米

55. 患者，女，35 岁。患肾病多年，近以下肢水肿就诊，医师给予呋塞米静脉注射，后出现眩晕、耳鸣等反应，此属何种情况

A. 过敏反应　B. 耳毒性　C. 肾毒性　D. 电解质紊乱　E. 中枢神经系统毒性

56. 患者，男，46 岁。有乙型病毒性肝炎病史，近期出现浮肿、消瘦、乏力、食欲不振。诊断为肝硬化。应选择何种利尿药

A. 氢氯噻嗪　B. 呋塞米　C. 氨苯蝶啶　D. 依他尼酸　E. 螺内酯

57. 患者，男，32 岁。发热、畏寒、咽痛后 2 周，诊断为急性链球菌感染后肾炎。该患者宜用下述何种药物治疗

A. 螺内酯　B. 氨苯蝶啶　C. 氢氯噻嗪　D. 普萘洛尔　E. 可乐定

58. 患者，女，36 岁。幼年即患糖尿病，需要胰岛素维持治疗，近来血压升高，需给予抗高血压治疗，可选择下列哪种药物

A. 卡托普利　B. 氢氯噻嗪　C. 普萘洛尔　D. 二氮嗪　E. 利血平

59. 患者，女，58 岁。近来服用某降压药，出现咳嗽症状，引起该不良反应的药物可能是

A. 可乐定　B. 氢氯噻嗪　C. 卡托普利　D. 肼苯哒嗪　E. 利血平

60. 患者，男，60 岁。患高血压已 20 年，经常感到烦躁不安、精神紧张、心率快，宜选用

A. 甲基多巴　B. 依那普利　C. 哌唑嗪　D. 普萘洛尔　E. 吲达帕胺

61. 患者，女，56 岁。头痛、头昏 2 个月，血压为 180/110mmHg，并伴有窦性心律不齐，宜选用

A. 氢氯噻嗪＋普萘洛尔　B. 氢氯噻嗪＋可乐定　C. 硝苯地平＋肼屈嗪　D. 硝苯地平＋哌唑嗪　E. 卡托普利＋肼屈嗪

62. 68 岁的男性良性前列腺肥大患者，近日体检发现血压偏高（150/100mmHg），以下哪种药对其两种疾病都有效

A. 可乐定　B. 普萘洛尔　C. 肼屈嗪　D. 特拉唑嗪　E. 硝苯地平

63. 患者，男，56 岁。因“急性心肌梗死”入院，心电图提示：室性心动过速、阵发性心室纤颤，请问宜选下列何药

A. 奎尼丁　B. 普萘洛尔　C. 利多卡因　D. 胺碘酮　E. 维拉帕米

64. 患者，女，55 岁。继往患甲状腺功能亢进症 15 年，目前因心房颤动收入院，下列药物不宜选用

A. 奎尼丁　B. 毛花苷丙　C. 胺碘酮　D. 美托洛尔　E. 维拉帕米

65. 患者，男，45 岁。有支气管哮喘病史 20 余年，因阵发性室上性心动过速急诊入

院，首选的治疗药物是

A. 腺苷　B. 普萘洛尔　C. 维拉帕米　D. 利多卡因　E. 美西律

66. 患者，女，25岁。患甲状腺功能亢进症1年，近1个月加重，昨因心悸、胸闷来诊。体查心率180次/min，心电图显示窦性心动过速，心肌缺血。首选的治疗药物是

A. 美西律　B. 丙吡胺　C. 胺碘酮　D. 普萘洛尔　E. 维拉帕米

67. 强心苷正性肌力的原理为使心肌细胞内

A. 钙离子增加　B. 钙离子减少　C. 钠离子增加　D. 钠离子减少　E. 钾离子增加

68. 患者，女，40岁。10天前因系统性红斑狼疮性心肌病合并心力衰竭入院，给予地塞米松和地高辛治疗。近日出现频发性室性期前收缩，应充分考虑

A. 地高辛的用量不足　B. 地塞米松的用量不足　C. 低血钾诱发强心苷中毒　D. 高血钾诱发强心苷中毒　E. 低血钙诱发强心苷中毒

69. 硝酸甘油治疗心绞痛以下列何项为最基本的作用机制

A. 增加供氧　B. 减少射血时间　C. 扩张血管　D. 减慢心率　E. 促进心外膜血向内膜转移

70. 硝酸酯类治疗心绞痛的缺点是

A. 室壁张力降低　B. 心室压力降低　C. 外周阻力下降　D. 心肌耗氧量降低　E. 心率加快

【B型题】

问题1～3

A. 去甲肾上腺素　B. 肾上腺素　C. 异丙肾上腺素　D. 多巴胺　E. 麻黄碱

1. 中枢兴奋作用明显的药物为
2. 无α受体激动作用的药物为
3. 过敏性休克首选药物为

问题4～6

A. 氢氯噻嗪　B. 呋塞米　C. 氨苯蝶啶　D. 螺内酯　E. 甘露醇

4. 治疗急性肺水肿宜选用
5. 降低颅内压应首选
6. 作为基础降压药的是

问题7～10

A. 水钠潴留　B. 抑制蛋白质合成　C. 促进胃酸分泌　D. 抑制机体防御功能　E. 兴奋中枢神经

7. 糖皮质激素治疗中毒性感染必须与足量有效的抗生素合用是因为
8. 糖皮质激素禁用于精神病是因为
9. 糖皮质激素禁用于创伤或手术修复期是因为

10. 糖皮质激素禁用于高血压是因为

问题 11～15

A. 抑制细菌 DNA 依赖的 RNA 多聚酶　B. 影响蛋白质合成全过程起到杀菌作用　C. 抑制分枝菌酸合成　D. 抑制二氢叶酸合成酶　E. 抑制转肽酶活性，阻止黏肽的交叉连接，使细菌细胞壁缺损

11. 头孢拉定的抗菌作用机制是
12. 左氧氟沙星的抗菌作用机制是
13. 庆大霉素的抗菌作用机制是
14. 甲氧苄啶的抗菌作用机制是
15. 罗红霉素的抗菌作用机制是

【X 型题】

1. 酚妥拉明的临床作用有下列哪些

A. 外周血管痉挛性疾病　B. 嗜铬细胞瘤高血压　C. 充血性心衰　D. NA 外漏　E. 抗休克

2. 一级动力学消除的特点有

A. 半衰期与血药浓度无关　B. 半衰期与血药浓度有关　C. 单位时间消除药量等比　D. 单位时间消除药量等差　E. 连续给药 5 个半衰期达稳态血药浓度（C_{ss}）

3. M 受体激动效应有

A. 心脏抑制　B. 腺体分泌增加　C. 缩瞳　D. 眼内压升高　E. 平滑肌收缩

4. 解磷定治疗有机磷酸酯中毒的原理有

A. 促进磷酰化 AchE 脱磷酰化　B. 阻断 M 受体　C. 阻断 N 受体　D. 与有机磷酸酯结合成无毒物尿排　E. 促进 AchE 生成

5. 苯并二氮杂䓬类的药理作用有

A. 抗焦虑　B. 镇静、催眠　C. 抗惊厥、抗癫痫　D. 中枢性肌肉松弛作用　E. 麻醉前给药

6. 弱酸性药物在碱性尿中

A. 解离多　B. 解离少　C. 重吸收多　D. 重吸收少　E. 排泄快

7. 阿司匹林与某些药物合用，产生的效应是

A. 与双香豆素合用，增强其抗凝血作用　B. 与呋塞米合用，水杨酸排泄增加　C. 与甲苯磺丁脲合用，增强其降血糖作用　D. 与糖皮质激素合用，抗炎作用增强　E. 与甲氨蝶呤合用，可降低其毒性

8. 氯丙嗪的锥体外系反应有

A. 急性肌张力障碍　B. 直立性低血压　C. 静坐不能　D. 帕金森病　E. 迟发性运动障碍

9. 具有抗厌氧菌作用的抗生素是

A. 头孢氨苄 B. 头孢他啶 C. 甲硝唑 D. 头孢哌酮 E. 氧氟沙星

10. 革兰阴性杆菌感染可选用

A. 半合成青霉素 B. 天然青霉素 C. 第一代头孢菌素 D. 第三代头孢菌素 E. 第四代头孢菌素

11. 毛果芸香碱的作用有

A. 缩瞳 B. 降低眼内压 C. 调节痉挛 D. 调节麻痹 E. 视远物不清

12. 苯并二氮杂䓬类药催眠作用优于巴比妥类，表现在

A. 对快动眼睡眠时相（REM）影响小 B. 停药后代偿性反跳较轻 C. 安全范围大 D. 不引起麻醉 E. 无毒副作用

13. 小剂量阿司匹林预防血栓生成的机制是

A. 促进 PGI_2 生成 B. TXA_2 合成减少 C. 不可逆抑制血小板中环氧酶 D. 直接抑制血小板凝聚 E. 促进纤溶酶生成

14. 以下哪些药物可以引起高血钾

A. 呋塞米 B. 噻嗪类 C. 乙酰唑胺 D. 螺内酯 E. 氨苯蝶啶

【是非判断题】

1. 10mg A 药和 1mg B 药药理作用相等，可认为 B 药强度是 A 药的 10 倍。（ ）
2. LD_{50}是衡量药物毒性大小的重要指标，LD_{50}愈大，药物毒性愈大。（ ）
3. 丙磺舒与青霉素竞争肾小管分泌，合用使青霉素的半衰期延长。（ ）
4. 阻断 M 受体和激动 β_1 受体均可使心率加快。（ ）
5. 硝苯地平对正常血压无降压作用。（ ）
6. 肾上腺素、去甲肾上腺素和异丙肾上腺素三药均可治疗支气管哮喘。（ ）
7. 糖皮质激素具有抗炎、抗免疫、抗外毒素和抗休克的作用。（ ）
8. 使用强心苷后心肌细胞内高钙低钾。（ ）
9. 肼屈嗪、噻嗪类、硝苯地平和哌唑嗪等均可使血浆肾素活性升高。（ ）
10. 分娩止痛可用吗啡或哌替啶，因为它们均不易通过胎盘抑制新生儿呼吸。（ ）
11. 哌替啶可用于分娩止痛，但临产前 2～4 小时才能使用。（ ）
12. 强心苷治疗房颤的目的是为了转为房扑。（ ）
13. 氯丙嗪锥体外系不良反应可用盐酸苯海索。（ ）
14. 吗啡具有强大的镇痛、镇静、镇咳和镇吐作用。（ ）
15. 螺内酯和氨苯蝶啶均可直接抑制远曲小管和集合管钾钠交换。（ ）

【填空题】

1. 解磷定对有机磷酸酯中毒的________样症状解毒作用强。
2. 坎地沙坦酯为________阻断药，是目前这类药中较优者。
3. 毛果芸香碱滴眼后，看近物清楚，看远物不清楚，此种现象称为________。
4. 吗啡可用于________哮喘，而禁用于________哮喘。
5. 轻度有机磷酸酯中毒首选什么药物抢救________。
6. 小剂量阿司匹林可________血小板聚集，预防________。

7. 对血容量已补足、心肌收缩力弱、尿少的休克适用________抢救。
8. ________为最常用的阿片受体拮抗药。
9. 阿卡波糖降血糖的机制是抑制________酶。
10. 抗结核作用弱、耐药性产生慢的药物为________。
11. 肝素所致严重出血可用________对抗；双香豆素所致出血可用________对抗。
12. 奥美拉唑和泮托拉唑治疗溃疡与其抑制________酶有关。
13. 可引起赫氏反应的药物是________。
14. 对β受体有阻断作用同时对该受体有部分激动作用，此现象为________。
15. 氯丙嗪抗精神病的作用与其阻断________多巴胺受体有关。

参考答案

【A 型题】

1. E　2. A　3. E　4. E　5. E　6. A　7. C　8. B　9. D　10. C
11. D　12. E　13. A　14. B　15. C　16. E　17. A　18. C　19. D　20. C
21. D　22. C　23. B　24. D　25. D　26. B　27. E　28. C　29. C　30. D
31. C　32. B　33. C　34. C　35. B　36. A　37. C　38. E　39. E　40. B
41. A　42. E　43. B　44. D　45. C　46. B　47. D　48. E　49. A　50. A
51. A　52. A　53. C　54. B　55. B　56. E　57. C　58. A　59. C　60. D
61. A　62. D　63. C　64. C　65. C　66. D　67. A　68. C　69. C　70. E

【B 型题】

1. E　2. C　3. B　4. B　5. E　6. A　7. D　8. E　9. B　10. A
11. A　12. E　13. C　14. D　15. C

【X 型题】

1. ABCDE　2. ACE　3. ABCE　4. AD　5. ABCDE
6. ADE　7. ACD　8. ACDE　9. BD　10. ACDE
11. ABCE　12. ABCD　13. BC　14. DE

【是非判断题】

1. ×　2. ×　3. ×　4. √　5. ×　6. ×　7. √　8. √　9. √　10. ×
11. ×　12. ×　13. √　14. ×　15. √

【填空题】

1. N　2. AT_1 受体　3. 调节痉挛　4. 心源性　支气管　5. 阿托品　6. 抑制　血栓形成　7. 多巴胺　8. 纳洛酮（纳曲酮）　9. α葡萄糖苷　10. 对氨基水杨酸　11. 鱼精蛋白　维生素 K　12. H^+-K^+-ATP　13. 青霉素　14. 内在拟交感活性　15. 中脑边缘系统和中脑皮质通路

§2　临床各科基本知识问答与自测试题

§2.1　中医内科学

基本知识问答

1. 感冒与风温如何鉴别？

感冒与诸多温病早期症状相类似，尤其是风热感冒与风温初起颇为相似，但风温病势急骤，寒战发热甚至高热，汗出后热虽暂降，但脉数不静，身热旋即复起，咳嗽胸痛，头痛较剧，甚至出现神志昏迷、惊厥、谵妄等传变入里的证候。而感冒发热一般不高或不发热，病势轻，不传变，服解表药后，多能汗出热退，脉静身凉，病程短，预后良好。

2. 简述咳嗽中咳痰特点的鉴别。

咳而少痰者多属燥热、气火、阴虚；痰多者常属湿痰、痰热、虚寒；痰白而稀薄者属风、属寒；痰黄而稠者属热；痰白质黏者属阴虚、燥热；痰白清稀，透明呈泡沫样的属虚、属寒；咯吐血痰者，多为肺热或阴虚；如脓血相兼者，为痰热瘀结成痈之候；咳嗽，咯吐粉红色泡沫痰，咳而气喘，呼吸困难者，多属心肺阳虚，气不主血；咳痰有热腥味或腥臭气者为痰热；味甜者属痰湿，味咸者属肾虚。

3. 哮病与喘证如何鉴别？

哮病和喘证都有呼吸急促、困难的表现。哮必兼喘，但喘未必兼哮。哮指声响言，喉中哮鸣有声，是一种反复发作的独立性疾病；喘指气息言，为呼吸急促困难，是多种肺系急慢性疾病的一个症状。

4. 喘证的辨证要点是什么？

（1）分清虚实：实喘者呼吸深长有余，呼出为快，气粗声高，伴有痰鸣咳嗽，脉数有力，病势多急；虚喘者呼吸短促难续，深吸为快，气怯声低，少有痰鸣咳嗽，脉象微弱或浮大中空，病势徐缓，时轻时重，遇劳则甚。

（2）辨外感与内伤：外感起病急，病程短，多有表证；内伤病程久，反复发作，无表证。虚喘应辨病变脏腑。肺虚者劳作后气短不足以息，喘息较轻，常伴有面色㿠白，自汗，易感冒；肾虚者静息时亦有气喘，动则更甚，伴有面色苍白，颧红，怯冷，腰膝酸软；心气、心阳衰弱时，喘息持续不已，伴有发绀，心悸，浮肿，脉结代。

5. 何谓肺痈？其病位、病性、临床分期及治疗原则是什么？

肺痈是肺叶生疮，形成脓疡的一种病证，属内痈之一。临床以咳嗽、胸痛、发热、咯吐腥臭浊痰，甚则脓血相兼为主要特征。其病位主要在肺，属于实热证候。根据其病理演变过程，可分为初期、成痈期、溃脓期、恢复期。肺痈治疗的基本原则是祛邪，采用清热解毒、化瘀排脓的治法。

6. 何谓肺痨？其病位、病性及治疗原则是什么？

肺痨是具有传染性的慢性虚弱疾患，以咳嗽、咯血、潮热、盗汗及身体逐渐消瘦为主要临床特征。其病位在肺，并与脾、肾等脏有关。病性主在阴虚，进而可见阴虚火旺，或气阴两虚，甚则阴损及阳。治疗以补虚培元和抗痨杀虫为原则。

7. 肺胀与哮病、喘证如何鉴别？简述其辨证要点。

肺胀与哮病、喘证均以咳而上气、喘满为主症，有其类似之处。区别言之，肺胀是多种慢性肺系疾病日久积渐而成，除咳喘外，尚有心悸，唇甲发绀，胸腹胀满，肢体浮肿等症状；哮病是呈反复发作性的一个病种，以喉中哮鸣有声为特征；喘证是多种急慢性疾病的一个症状，以呼吸急促困难为主要表现。从三者的相互关系来看，肺胀可以隶属于喘证的范畴，哮与喘病久不愈又可发展为肺胀。此外，肺胀因外感诱发，病情加剧时还可表现为痰饮病中的“支饮”证。

肺胀辨证总属标实本虚，但又有偏实、偏虚的不同，因此应分清其标本虚实的主次。一般感邪偏于邪实，平时偏于本虚。偏实者，须分清痰浊、水饮、血瘀的偏盛。早期以痰浊为主，渐而痰瘀并重，并可兼见气滞、水饮错杂为患。后期痰瘀壅盛，正气虚衰，本虚与标实并重。偏虚者，当区别气（阳）虚、阴虚的性质，肺、心、肾、脾病变的主次。早期以气虚为主，或为气阴两虚，病在肺、脾、肾；后期气虚及阳，甚则可见阴阳两虚，病变以肺、肾、心为主。

8. 惊悸与怔忡如何鉴别？

大凡惊悸发病，多与情绪因素有关，可由骤遇惊恐，忧思恼怒，悲哀过极或过度紧张而诱发，多为阵发性，病来虽速，病情较轻，实证居多，可自行缓解，不发时如常人。怔忡多由久病体虚，心脏受损所致，无精神等因素亦可发生，常持续心悸，心中惕惕，不能自控，活动后加重，多属虚证，或虚中夹实，病来虽渐，病情较重，不发时亦可兼见脏腑虚损症状。惊悸日久不愈，亦可形成怔忡。

9. 胸痹的辨证要点是什么？

（1）辨标本虚实：胸痹总属本虚标实之证，辨证首先辨别虚实，分清标本。标实应区别气滞、痰浊、血瘀、寒凝的不同，本虚又应区别阴阳气血亏虚的不同。标实者：闷重而痛轻，兼见胸胁胀满，善太息，憋气，舌苔薄白，脉弦者，多属气滞；胸部窒闷而痛，伴唾吐痰涎，苔腻，脉弦滑或弦数者，多属痰浊；胸痛如绞，遇寒则发，或得冷加剧，伴畏寒肢冷，舌淡苔白，脉细，为寒凝心脉所致；刺痛固定不移，痛有定处，夜间多发，舌紫暗或有瘀斑，脉结代或涩，由心脉瘀滞所致。本虚者：心胸隐痛而闷，因劳累而发，伴心慌，气短，乏力，舌淡胖嫩，边有齿痕，脉沉细或结代者，多属心气不足；若绞痛兼见胸闷气短，四肢厥冷，神倦自汗，脉沉细，则为心阳不振；隐痛时作时止，缠绵不休，动则多发，伴口干，舌淡红而少苔，脉沉细而数，则属气阴两虚表现。

（2）辨别病情轻重：疼痛持续时间短暂，瞬息即逝者多轻；持续时间长，反复发作者多重；持续数小时甚至数日不休者常为重症或危候。疼痛遇劳发作，休息或服药后缓解者为顺证；服药后难以缓解者常为危候。

10. 简述不寐的病机、病性、病位及治疗原则。

不寐的病机总属阳盛阴衰，阴阳失交。一方面阴虚不能纳阳；另一方面阳盛不得入阴。其病位主要在心，与肝、脾、肾密切相关。病性有虚有实，且虚多实少。治疗以补虚泻实、调整脏腑阴阳为原则。实证泻其有余，如疏肝泻火、清化痰热、消导和中；虚证补其不足，如益气养血、健脾、补益肝肾。在此基础上安神定志，如养血安神、镇惊安神等。

11. 如何区分癫证与狂证之不同？

癫证初期以情感障碍为主，表现为情感淡漠、生活懒散，少与人交往，喜静恶动。若病情进一步发展，可出现思维障碍，情绪低下，沉默寡言，学习成绩下降，直至丧失生活和工作能力。进一步发展，病情更甚者，可出现淡漠不知，喃喃自语，终日闭户，不知饥饱。

狂证初期以情绪高涨为主，多见兴奋话多，夜不寐，好外走，喜冷饮，喜动恶静。病情进一步发展，渐至频繁外走，气力倍增，刚暴易怒，登高而歌，自高贤，自尊贵，部分患者亦可出现呼号骂詈，不避水火，不避亲疏的严重症状。

12. 痫病与中风、厥证、痉证如何鉴别？

（1）痫病与中风的鉴别：典型发作痫病与中风病均有突然仆倒，昏不知人等，但痫病有反复发作史，发时口吐涎沫，两目上视，四肢抽搐，或作怪叫声，可自行苏醒，无半身不遂、口舌㖞斜等症，而中风病则仆地无声，昏迷持续时间较长，醒后常有半身不遂等后遗症。

（2）痫病与厥证的鉴别：厥证除见突然仆倒，昏不知人症状外，还有面色苍白，四肢厥冷，或见口噤，握拳，手指拘急，而无口吐涎沫，两目上视，四肢抽搐和病作怪叫之见症，临床不难区别。

（3）痫病与痉证的鉴别：两者都具有四肢抽搐等症状，但痫病仅见于发作之时，兼有口吐涎沫，病作怪叫，醒后如常人。而痉证多见持续发作，伴有角弓反张，身体强直，经治疗恢复后，或仍有原发疾病的存在。

13. 如何理解“辛热开破法”在痫病的应用？

辛热开破法是针对痫痰难化这一特点而制定的治法。痰浊闭阻，气机逆乱是本病的核心病机，故治疗多以涤痰、行痰、豁痰为大法。然而痫病之痰，异于一般痰邪，具有深遏潜伏，胶固难化，随风气而聚散之特征，非一般祛痰与化痰药物所能涤除。辛热开破法则采用大辛大热的川乌、半夏、天南星、白附子等具有振奋阳气、推动气化作用的药物，以开气机之闭塞，破痰邪之积聚，捣沉痼之胶结，从而促进顽痰消散，痫病缓解。

14. 何谓痴呆？简述其病机、病位、病性。

痴呆是由髓减脑消，神机失用所导致的一种神志异常的疾病，以呆傻愚笨、智能低下、善忘等为主要临床表现。其轻者可见神情淡漠，寡言少语，反应迟钝，善忘；重则表现为终日不语，或闭门独居，或口中喃喃，言辞颠倒，行为失常，忽笑忽哭，或不欲食，数日不知饥饿等。

痴呆的基本病机为髓海不足，神机失用。由精、气、血亏损，髓海失充，脑失所养，或气、火、痰、瘀诸邪内阻，上扰清窍所致。病位主要在脑，与心、肝、脾、肾功能失调密切相关。病理性质多属本虚标实之候，本虚为阴精、气血亏虚，标实为气、火、痰、瘀内阻于脑。

15. 厥证的诊断依据是什么？

（1）临床表现为突然昏仆，不省人事，或伴四肢逆冷。

（2）患者在发病之前，常有先兆症状，如头晕、视物模糊、面色苍白、出汗等，而后突然发生昏仆，不知人事，“移时苏醒”，发病时常伴有恶心、汗出，或伴有四肢逆冷，醒后感头晕、疲乏、口干，但无失语、瘫痪等后遗症。

（3）应了解既往有无类似病证发生，查询发病原因。发病前有无明显的精神刺激、情绪波动的因素，或有大失血病史，或有暴饮暴食史，或有痰盛宿疾。

16. 厥证的病理转归及预后如何？

厥证的病理转归主要有三：一是阴阳气血相失，进而阴阳离决，发展为一厥不复之死证。二是阴阳气血失常，或为气血上逆，或为中气下陷，或为气虚痰浊内闭，气机逆乱而阴阳尚未离决，此类厥证之生死，取决于正气来复与否及治疗措施是否及时、得当。若正气来复，治疗得当，则气复返而生，反之，气不复返而死。三是表现为各种证候之间的转化。如气厥和血厥之实证，常转化为气滞血瘀之证；失血致厥的血厥虚证，严重者转化为气随血脱之脱证等。

厥证的预后，主要取决于正气的强弱，病情的轻重，以及抢救治疗是否及时、得当。发病之后，若呼吸比较平稳，脉象有根，表示正气尚强，预后良好。反之，若气息微弱，或见昏聩不语，或手冷过肘，足冷过膝，或脉象沉伏如一线游丝，或如屋漏，或散乱无根，或人迎、寸口、趺阳之脉全无，多属危候，预后不良。

17. 简述胃痛的治疗原则。

治疗以理气和胃止痛为主，审证求因，辨证施治。邪盛以祛邪为急，正虚以扶正为先，虚实夹杂者，则当扶正祛邪并举。虽有“通则不痛”之说，但绝不能局限于狭义的“通”，要从广义的角度去理解和应用“通”法，正如叶天士所谓“通字须究气血阴阳”。属于胃寒者，散寒即所谓通；属于食滞，消食即所谓通；属于气滞者，理气即所谓通；属于热郁者，泄热即所谓通；属于血瘀者，化瘀即所谓通；属于阴虚者，益胃养阴即所谓通；属于阳虚者，温运脾阳即所谓通。根据不同病机而采取相应治法，才能说善用“通”法。

18. 何谓痞满？其病位、病机、病性及治疗原则是什么？

痞满是指以自觉心下痞塞，胸膈胀满，触之无形，按之柔软，压之无痛为主要症状的病证。按部位痞满可分为胸痞、心下痞等。

痞满的病位在胃，与肝、脾的关系密切。中焦气机不利，脾胃升降失职为其基本病机，病性不外虚实两端，实即实邪内阻（食积、痰湿、外邪、气滞等），虚为脾胃虚弱（气虚或阴虚），虚实夹杂则两者兼而有之。痞满的治疗以调理脾胃升降，行气消痞除满为基本法则。根据其虚、实分治，实者泻之，虚者补之，虚实夹杂者补消并用。扶正重在健脾益胃，补中益气，或养阴益胃。祛邪则视具体证候，分别施以消食导滞、除湿化痰、理气解郁、清热祛湿等法。

19. 呕吐物如何鉴别？

呕吐病证有寒、热、虚、实之别，根据呕吐物的性状及气味，也可以帮助鉴别。若呕吐物酸腐量多，气味难闻者，多属饮食停滞，食积内腐；若呕吐出苦水、黄水者，多由胆热犯胃，胃失和降；若呕吐物为酸水、绿水者，多因肝热犯胃，胃气上逆；若呕吐物为浊痰涎沫者，多属痰饮中阻，气逆犯胃；若呕吐清水，量少，多因胃气亏虚，运化失职。

20. 噎膈与梅核气如何鉴别？

二者均可见咽中梗塞不舒的症状。噎膈系有形之物瘀阻于食管，吞咽困难。梅核气则系气逆痰阻于咽喉，为无形之气，无吞咽困难及饮食不下的症状。如《证治汇补·噎膈·附梅核气》所说："梅核气者，痰气窒塞于咽喉之间，咯之不出，咽之不下，状如梅核。"即咽中如有梗塞不舒的感觉，无食物哽噎不顺，或吞咽困难，食入即吐的症状。

21. 呃逆的辨证要点是什么？

呃逆一证在辨证时首先应分清是生理现象，还是病理反应。若一时性气逆而作呃逆，且无明显兼证者，属暂时生理现象，可不药而愈。若呃逆持续或反复发作，兼证明显，或出现在其他急性病证过程中，可视为呃逆病证，需服药治疗才能止呃。辨证当分清虚、实、寒、热。如呃逆声高，气涌有力，连续发作，多属实证；呃声洪亮，冲逆而出，多属热证；呃声沉缓有力，得寒则甚，得热则减，多属寒证；呃逆时断时续，气怯声低乏力，多属虚证。

22. 简述腹痛的基本病机。内科腹痛、外科腹痛与妇科腹痛如何鉴别？

腹痛的基本病机是脏腑气机阻滞，气血运行不畅，经脉痹阻，不通则痛，或脏腑经脉失养，不荣则痛。

内科、外科与妇科腹痛的鉴别：内科腹痛，常先发热后腹痛，疼痛一般不剧，痛无定处，压痛不显；外科腹痛，多先腹痛后发热，疼痛剧烈，痛有定处，压痛明显，见腹痛拒按、腹肌紧张等；妇科腹痛，部位多在小腹，与经、带、胎、产有关，如痛经、先兆流产、宫外孕、输卵管破裂等，应及时进行妇科检查，以明确诊断。

23. 何谓治泻九法？

李中梓在《医宗必读·泄泻》中提出了著名的治泻九法：即淡渗、升提、清凉、疏利、甘缓、酸收、燥脾、温肾、固涩。

24. 泄泻的辨证要点是什么？

（1）辨暴泻与久泻：暴泻者起病较急，病程较短，泄泻次数频多；久泻者起病较缓，病程较长，泄泻呈间歇性发作。

（2）辨寒热：大便色黄褐而臭，泻下急迫，肛门灼热者，多属热证；大便清稀，或完谷不化者，多属寒证。

（3）辨虚实：急性暴泻，泻下腹痛，痛势急迫拒按，泻后痛减，多属实证；慢性久泻，病程较长，反复发作，腹痛不甚，喜温喜按，神疲肢冷，多属虚证。

（4）辨证候特征：外感泄泻，多见表证；食滞泄泻，以腹痛肠鸣，粪便臭如败卵，泻后痛减为特点；肝气乘脾之泄泻，每因情志郁怒而诱发，伴胸胁胀闷，嗳气食少；脾虚泄泻，大便时溏时烂，伴神疲肢倦；肾阳虚衰之泄泻，多发于五更，大便稀溏，完谷不化，伴形寒肢冷。

25. 简述痢疾的治疗原则。

痢疾的治疗，应根据其病证的寒热虚实，而确定治疗原则。热痢清之，寒痢温之，初痢实则通之，久痢虚则补之，寒热交错者清温并用，虚实夹杂者攻补兼施。痢疾初起之时，以实证、热证多见，宜清热化湿解毒，久痢虚证、寒证，应以补虚温中，调理脾胃，兼以清肠，收涩固脱。如下痢兼有表证者，宜合解表剂，外疏内通；夹食滞可配合消导药消除积滞。刘河间提出的“调气则后重自除，行血则便脓自愈”调气和血之法，可用于痢疾的多个证型，赤重多用血药，白重多用气药。而在掌握扶正祛邪的辨证治疗过程中，始终应顾护胃气。

26. 简述胁痛的辨证要点。

（1）辨在气在血：大抵胁痛多属气郁，且疼痛游走不定，时轻时重，症状轻重与情志变化有关。刺痛多属血瘀，且痛处固定不移，疼痛持续不已，局部拒按，入夜尤甚。

（2）辨属虚属实：实证者，以气滞、血瘀、湿热为主，多病程短，来势急，症见疼痛较重而拒按，脉实有力。虚证者，多为阴血不足、脉络失养所致，症见其痛隐隐，绵绵不休，且病程长，来势缓，并伴见全身阴血不足之证。

27. 阳黄和阴黄如何鉴别？

阳黄黄色鲜明，发病急，病程短，常伴身热，口干苦，舌苔黄腻，脉弦数。急黄为阳黄之重症，病情急骤，疸色如金，兼见神昏、发斑、出血等危象。阴黄黄色晦暗，病程长，病势缓，常伴纳少、乏力、舌淡、脉沉迟或细缓。

28. 简述黄疸的治疗要点。

黄疸的治疗大法，主要为化湿邪，利小便。化湿可以退黄，如属湿热，当清热化湿，必要时还应通利腑气，以使湿热下泄；如属寒湿，应予健脾温化。利小便，主要通过淡渗利湿，达到退黄的目的。正如《金匮要略》所说：“诸病黄家，但利其小便。”至于急黄热毒炽盛，邪入心营者，又当以清热解毒、凉营开窍为主；阴黄脾虚湿滞者，治以健脾养血，利湿退黄。

29. 臌胀与水肿如何鉴别？如何鉴别气臌、水臌与血臌？

臌胀主要为肝、脾、肾受损，气、血、水互结于腹中，以腹部胀大为主，四肢肿不甚明显。晚期方伴肢体浮肿，每兼见面色青晦，面颈部有血痣赤缕，胁下癥积坚硬，腹皮青筋显露等。水肿主要为肺、脾、肾功能失调，水湿泛溢肌肤。其浮肿多从眼睑开始，继则延及头面及肢体，或下肢先肿，后及全身，每见面色㿠白，腰酸倦怠等，水肿甚至亦可伴见腹水。

腹部膨隆，嗳气或矢气则舒，腹部按之空空然，叩之如鼓，是为“气臌”，多属肝郁气滞；腹部胀满膨大，或状如蛙腹，按之如囊裹水，常伴下肢浮肿，是为“水臌”，多属阳气不振，水湿内停；脘腹坚满，青筋显露，腹内积块痛如针刺，面颈部赤丝血缕，是为“血臌”，多属血瘀水停。

30. 何谓真头痛？

真头痛为头痛的一种特殊重症，其特点为起病急骤，多表现为突发的剧烈头痛，持续不解，阵发加重，手足逆冷至肘膝，甚至呕吐如喷，肢厥、抽搐。

31. 头痛的辨证要点是什么？简述治疗各经头痛的引经药。

（1）辨外感头痛与内伤头痛：外感头痛因外邪致病，属实证，起病较急，一般疼痛较剧，多表现为掣痛、跳痛、灼痛、胀痛、重痛，痛无休止。内伤头痛以虚证或虚实夹杂证为多见，如起病缓慢，疼痛较轻，表现为隐痛、空痛、昏痛，痛势悠悠，遇劳加重，时作时止，多属虚证；如因肝阳、痰浊、瘀血所致者属实，表现为头昏胀痛，或昏蒙重痛，或刺痛钝痛，痛点固定，常伴有肝阳、痰浊、瘀血的相应证候。

（2）辨头痛之相关经络脏腑：头为诸阳之会，手足三阳经均循头面，厥阴经亦上会于巅顶，由于受邪之脏腑经络不同，头痛之部位亦不同。大抵太阳头痛，在头后部，下连于项；阳明头痛，在前额部及眉棱骨等处；少阳头痛，在头之两侧，并连及于耳；厥阴头痛则在巅顶部位，或连目系。

治疗太阳头痛的引经药物，可选羌活、蔓荆子、川芎；阳明头痛，可选葛根、白芷、知母；少阳头痛，选用柴胡、黄芩、川芎；太阴头痛，选用苍术；少阴头痛，选用细辛；厥阴头痛，选用吴茱萸、藁本。

32. 试述眩晕各型的主症、治法及代表方药。

（1）肝阳上亢证：主症：眩晕，耳鸣，头目胀痛，口苦，失眠多梦，遇烦劳郁怒而加重，颜面潮红，急躁易怒，舌红苔黄，脉弦或数。治法：平肝潜阳，清火熄风。代表方：天麻钩藤饮加减。

（2）气血亏虚证：主症：眩晕动则加剧，劳累即发，面色㿠白，神疲乏力，倦怠懒言，唇甲不华，心悸少寐，纳少腹胀，舌淡苔薄白，脉细弱。治法：补益气血，调养心脾。代表方：归脾汤加减。

（3）肾精不足证：主症：眩晕日久不愈，精神萎靡，腰酸膝软，少寐多梦，两目干涩，视力减退；或遗精滑泄，耳鸣齿摇；或颧红咽干，五心烦热，舌红少苔，脉细数；或面色㿠白，形寒肢冷，舌淡嫩，脉弱尺甚。治法：滋养肝肾，益精填髓。代表方：左归丸加减。

（4）痰湿中阻证：主症：眩晕，头重昏蒙，或伴视物旋转，胸闷恶心，呕吐痰涎，食少多梦，舌苔白腻，脉濡滑。治法：化痰祛湿，健脾和胃。代表方：半夏白术天麻汤加减。

（5）瘀血阻窍证：主症：眩晕，头痛，兼见健忘，失眠，心悸，耳鸣耳聋，面唇紫暗，舌暗有瘀斑，脉涩或细涩。治法：祛瘀生新，活血通窍。代表方：通窍活血汤加减。

33. 中脏腑闭证与脱证如何鉴别？

闭证属实，因邪气内闭清窍所致，症见神志昏迷、牙关紧闭、口噤不开、两手握固、肢体强痉等。脱证属虚，乃五脏真阳散脱，阴阳即将离决之候，临床可见神志昏聩无知、目合口开、四肢松懈瘫软、手撒肢冷汗多、二便自遗、鼻息低微等。此外还有阴竭阳亡之分，并可相互关联。闭证常见于骤起，脱证则由闭证恶变转化而成，并可见内闭外脱之候。

34. 水肿的病机、病位及基本治疗原则是什么？

病机：肺失通调，脾失转输，肾失开阖，三焦气化不利。病位在肺、脾、肾，而关键在肾。水肿治疗的基本原则是发汗、利尿、泻下逐水。

35. 如何鉴别阳水和阴水？

阳水病因多为风邪、疮毒、水湿，发病较急，每成于数日之间，肿多由面目开始，自上而下，继及全身，肿处皮肤绷急光亮，按之凹陷即起，兼有寒热等表证，属表、属实，一般病程较短。

阴水病因多为饮食劳倦，先天或后天因素所致的脏腑亏损，发病缓慢，肿多由足踝开始，自下而上，继及全身，肿处皮肤松弛，按之凹陷不易恢复，甚则按之如泥，属里、属虚或虚实夹杂，病程长。

36. 淋证与癃闭、尿血、尿浊如何鉴别？

淋证与癃闭相鉴别：两者均有小便量少、排尿困难症状，但淋证尿频而尿痛，每天排尿总量多为正常；癃闭则无尿痛，每天排出尿量低于正常，严重时甚至无尿。但癃闭复感湿热，常可并发淋证；淋证日久不愈，亦可发展成癃闭。

血淋与尿血相鉴别：两者都有小便出血，尿色红赤，甚至溺出纯血等症状。其鉴别的要点是有无尿痛。尿血多无疼痛之感，虽亦间有轻微的胀痛或热痛，但终不若血淋的小便滴沥而疼痛难忍，故一般以痛者为血淋，不痛者为尿血。

膏淋和尿浊的鉴别：两者都有小便混浊症状。但尿浊在排尿时无疼痛滞涩感，与淋证不同。

37. 如何正确认识淋证忌汗、忌补之说?

淋证的治法，古有忌汗、忌补之说，如《金匮要略·消渴小便不利淋病脉证并治》说:“淋家不可发汗。”《丹溪心法·淋》说:“最不可用补气之药，气得补而愈胀，血得补而愈盛。”验之临床实际，未必都是如此。淋证往往有畏寒发热，此并非外邪袭表，而是湿热熏蒸，邪正相搏，或因湿热郁于少阳所致，发汗解表，自非所宜。因淋证多属膀胱有热，阴液常感不足，而辛散发表，用之不当，不仅不能退热，反有劫伤营阴之弊。若淋证确由外感诱发，或淋家新感外邪，症见恶寒发热、鼻塞流涕、咳嗽咽痛者，仍可适当配合运用辛凉解表之剂。因淋家膀胱有热，阴液不足，即使感受外邪，亦容易化热，宜避免辛温之品。至于淋家忌补之说，是指实热之证而言，诸如脾虚中气下陷，肾虚下元不固，自当运用健脾益气、补肾固涩等法治之，不必有所禁忌。

38. 水蓄膀胱急症如何处理?

(1) 取嚏或探吐法：打喷嚏或呕吐，能开肺气，举中气，而通下焦之气，是一种简单而有效的通利小便的方法。其方法是用消毒棉签，向鼻中取嚏或喉中探吐；也可用皂角末 0.3～0.6g，吹鼻取嚏。

(2) 外敷法：①独头蒜头 1 个，栀子 3 枚，盐少许，捣烂，摊纸贴脐部，良久可通。②食盐 250g，炒热，布包熨脐腹，冷后再炒热敷之。

(3) 流水诱导法：使患者听到水声，即可有尿意，而随之排出小便。此法适用于神经官能症患者所引起的尿闭。

(4) 导尿法：若经上述治疗无效，而小腹胀满特甚，叩触小腹膀胱区呈浊音，当用导尿法，以缓其急。

39. 郁有广义和狭义之分，如何区分?

广义的郁，包括外邪、情志等因素所致的郁在内。狭义的郁，即单指情志不舒为病因的郁。

40. 血证的病机是什么? 治疗血证的三原则是什么?

血证的病机可以归结为：火热熏灼、迫血妄行及气虚不摄、血溢脉外。治疗血证的三原则是：一曰治火，实火当清热泻火，虚火当滋阴降火；二曰治气，实证当清气降气，虚证当补气益气；三曰治血，当选用凉血止血、收敛止血或祛瘀止血之法。

41. 《先醒斋医学广笔记·吐血》提出了治吐血三要法，其具体内容是什么?

明代缪希雍在《先醒斋医学广笔记·吐血》中提出了“宜行血不宜止血”、“宜补肝不宜伐肝”、“宜降气不宜降火”的治吐血三要法，强调了行血、补肝、降气在治疗吐血中的重要作用。

42. 痰饮有广义和狭义之分，其具体内容如何？

广义的痰饮包括痰饮、悬饮、溢饮、支饮四类，是诸饮的总称。狭义的痰饮，则是指饮停胃肠之证。

43. 痰饮、悬饮、溢饮、支饮各自的临床特征是什么？

痰饮：心下满闷，呕吐清水痰涎，胃肠沥沥有声，形体昔肥今瘦，属饮停胃肠。

悬饮：胸胁饱满，咳唾引痛，喘促不能平卧，或有肺痨病史，属饮流胁下。

溢饮：身体疼痛而沉重，甚则肢体浮肿，当汗出而不汗出，或伴咳喘，属饮溢肢体。

支饮：咳逆倚息，短气不得平卧，其性如肿，属饮邪支撑胸肺。

44. 消渴的辨证要点是什么？

（1）辨病位：消渴的三多症状往往同时存在，但根据其程度的轻重不同而有上、中、下三消之分，及肺燥、胃热、肾虚之别。上消以肺燥为主，多饮症状较突出；中消以胃热为主，多食症状较突出；下消以肾虚为主，多尿症状较突出。

（2）辨标本：消渴以阴虚为本，以燥热为标，两者互为因果。常因病程长短及病情轻重的不同，而阴虚与燥热之间各有侧重。一般初病以燥热为主，病程较长者则阴虚与燥热互见，日久则以阴虚为主，进而可以阴损及阳，导致阴阳俱虚。

（3）辨本症与并发症：多饮、多食、多尿和乏力、消瘦为消渴病本症的基本临床表现，而易发生诸多并发症为消渴的一大特点。本症和并发症的关系，一般以本症为主，并发症为次。多数患者，先见本症，随病情的发展而出现并发症。但亦有少数患者与此相反，如少数中老年患者，三多及消瘦等症状并不明显，常因痈疽、眼疾或心脑病证等为线索，最后确诊为消渴病。

45. 如何鉴别自汗、盗汗、脱汗和战汗？

自汗：不因外界环境因素的影响，而白昼时时汗出，动辄益甚。

盗汗：寐中汗出，醒来自止，亦称为寝汗。

脱汗：表现为大汗淋漓，汗出如珠，常同时出现声低息微，精神疲惫，四肢厥冷，脉微欲绝或散大无力，多在疾病危重时出现，为病势危急的征象，又称为绝汗。

战汗：主要出现于急性热病过程中，表现为突然恶寒战栗，全身汗出，发热，口渴，烦躁不安，为邪正交争的征象。若汗出之后，热退脉静，气息调畅，为正气拒邪，病趋好转。

46. 何谓内伤发热？简述其辨证要点。

内伤发热是以内伤为病因，脏腑功能失调、气血阴阳失衡为基本病机，以发热为主要临床表现的病证。

内伤发热的辨证要点：①辨证候虚实。应根据病史、症状、脉象等辨明证候的虚实，这对治疗原则的确定具有重要意义。由气郁、血瘀、痰湿所致的内伤发热属实；由气虚、血虚、阴虚、阳虚所致的内伤发热属虚。若邪实伤正及因虚致实，表现虚实夹杂证候者，应分析其主次。②辨病情轻重。病程较长，热势亢盛，持续发热或反复发作，经治不愈，胃气衰败，正气虚甚，兼夹症多，均为病情较重的表现。反之则病情较轻。若内脏无实质性病变，仅属一般体虚所致者，病情亦轻。

47. 何谓五劳、六极、七伤？

五劳：心劳、肝劳、脾劳、肺劳、肾劳。

六极：气极、血极、筋极、骨极、肌极、精极。

七伤：大饱伤脾；大怒气逆伤肝；强力举重，久坐湿地伤肾；形寒、寒饮伤肺；忧愁思虑伤心；风雨寒暑伤形；大恐惧不节伤志。

48. 肥胖的辨证要点是什么？

（1）辨标本虚实：本病多为标实本虚之候，标实要辨明痰湿、水湿及瘀血之不同，本虚要辨明气虚，还是阳虚。

（2）辨明脏腑病位：肥胖病有在脾、在肾、在心肺的不同，临证时需加详辨。肥胖病变与脾关系最为密切，临床症见身体重着，神疲乏力，腹大胀满，头沉胸闷，或有恶心，痰多者，病变主要在脾。病久累及于肾，症见腰膝酸软疼痛，动则气喘，嗜睡，形寒肢冷，下肢浮肿，夜尿频多。病在心肺者，则见心悸气短，少气懒言，神疲自汗等。

49. 癌病治疗中攻补关系如何？

本病患者就诊多属中晚期，本虚标实突出，患者局部有有形之包块，治疗时多用活血化瘀、化痰散结、理气行气之法；另一方面，多由脏腑阴阳气血之不足，故补益气血阴阳，扶正以抗邪，也实属必要。临证可根据病情采用先攻后补，或先补后攻，或攻补兼施等方法。同时，应把顾护胃气的指导思想贯穿于治疗始终，以期调理脾胃，滋养气血生化之源，扶助正气。

50. 痹证与痿证如何鉴别？

痹证是由风、寒、湿、热之邪留注肌腠经络，痹阻筋脉关节而致。鉴别要点首先在于痛与不痛，痹证以关节疼痛为主，而痿证则为肢体力弱，无疼痛症状；其次要观察肢体的活动障碍，痿证是无力运动，痹证是因痛而影响活动；再者，部分痿证病初即有肌肉萎缩，而痹证则是由于疼痛甚或关节僵直不能活动，日久废而不用导致肌肉萎缩。

51. 痹证如何辨病位用药？

辨病位用药是根据痹证的病位不同，在辨证的基础上有针对性地使用药物，以提高治疗效果。痹在上肢的可选用片姜黄、羌活、桂枝以通达经络、祛风胜湿；下肢疼痛可选用独活、川牛膝、木瓜以引药下行；痹证累及颈椎，出现颈部僵硬不适，疼痛，左右前后活动受限者，可选用葛根、伸筋草、桂枝以舒筋通络，祛风止痛；痹证腰部疼痛、僵硬，弯腰活动受限者，可选用桑寄生、杜仲、巴戟天、淫羊藿、䗪虫以补肾强腰，化瘀止痛；痹证两膝关节肿胀，或有积液者，可用土茯苓、车前子、薏苡仁、猫爪草以清热利湿，消肿止痛；痹在四肢小关节，疼痛、肿胀、灼热者，可选用土贝母、猫眼草、蜂房、威灵仙以解毒散结、消肿止痛。

52. 痿证的辨证要点是什么？

痿证辨证，重在辨脏腑病位，审标本虚实。

痿证初起，症见发热，咳嗽，咽痛，或在热病之后出现肢体软弱不用者，病位多在肺；凡见四肢痿软，食少便溏，面浮，下肢微肿，纳呆腹胀，病位多在脾胃；凡以下肢痿软无力明显，甚至不能站立，腰脊酸软，头晕耳鸣，遗精阳痿，月经不调，咽干目眩，病位多在肝肾。

痿证以虚为本，或本虚标实。因感受温热毒邪或湿热浸淫者，多急性发病，病程发展较快，属实证。热邪最易耗津伤正，故疾病早期就常见虚实错杂。内伤积损，久病不愈，主要为肝肾阴虚和脾胃虚弱，多属虚证，但又常兼夹郁热、湿热、痰浊、瘀血，而虚中有实。跌打损伤，瘀阻络脉或痿证日久，气虚血瘀，也属常见。

53. 何谓“治痿独取阳明”？

主要是指采用补益脾胃的方法治疗痿证。肺之津液来源于脾胃，肝肾的精血亦有赖于脾胃的生化，所以胃津不足者，宜养阴益胃，脾胃虚弱者，应益气健脾。脾胃功能健旺，饮食得增，气血津液充足，脏腑功能旺盛，筋脉得以濡养，有利于痿证恢复。其次，“独取阳明”尚包括祛除邪气，调理脾胃。

54. 简述颤证的辨证要点和治疗原则。

颤证首先要辨清标本虚实。肝肾阴虚、气血不足为病之本，属虚；风、火、痰、瘀等病理因素多为病之标，属实。一般震颤较剧，肢体僵硬，烦躁不宁，胸闷体胖，遇郁怒而发者，多为实证；颤抖无力，缠绵难愈，腰膝酸软，体瘦眩晕，遇烦劳而加重者，多为虚证。

颤证初期，本虚之象并不明显，常见风火相煽、痰热壅阻之标实证，治疗当以清热、化痰、熄风为主；病程较长，年老体弱，其肝肾亏虚、气血不足等本虚之象逐渐突出，治疗当滋补肝肾，益气养血，调补阴阳为主，兼以熄风通络。由于本病多发于中老年人，多在本虚的基础上导致标实，因此治疗更应重视补益肝肾，治病求本。

55. 腰痛的辨证要点和治疗原则是什么？

腰痛病因主要为外感、内伤与跌仆闪挫。外感者，多起病较急，腰痛明显，常伴有外感症状；内伤者，多起病隐袭，腰部酸痛，病程缠绵，常伴有脏腑症状，多见于肾虚；跌仆闪挫者，起病急，疼痛部位固定，瘀血症状明显，常有外伤史可鉴。

腰痛的治疗当分标本虚实。感受外邪属实，治宜祛邪通络，根据寒湿、湿热的不同，分别予以温散或清利；外伤腰痛属实，治宜活血化瘀，通络止痛为主；内伤致病多属虚，治宜补肾固本为主，兼顾肝脾；虚实兼见者，宜辨主次轻重，标本兼顾。

自测试题（附参考答案）

【A型题】

1. 中风中经络之肝肾阴虚、风阳上扰证宜选用
   A. 天麻钩藤饮　B. 镇肝熄风汤　C. 半夏白术天麻汤　D. 地黄饮子
   E. 大定风珠
2. 下列哪一项不属于癫狂的病因病机
   A. 阴虚于下　B. 邪陷心包　C. 阳亢于上　D. 心神被扰　E. 神明逆乱
3. 关格的病机多表现为
   A. 热证　B. 心、肝、肾同病　C. 实证　D. 脾、肾、心、肝同病
   E. 以上都不是
4. 患者，男，58岁。因失眠多梦半月余就诊。现不寐，入睡困难，心烦口苦，头重如裹，胸闷，舌红苔黄腻，脉滑数。其治法是
   A. 滋阴清热，镇心安神　B. 疏肝泻热，佐以安神　C. 化痰清热，和中安神
   D. 益气镇惊，安神定志　E. 补养心脾，以生气血
5. 郁证的形成常以下列何者为先
   A. 血郁　B. 气郁　C. 痰郁　D. 食郁　E. 热郁
6. 黄疸早期治疗当祛邪以消除病源，通过除下列哪项之外的治法，给邪以出路
   A. 清热　B. 利湿　C. 通下　D. 解毒　E. 温化
7. 患者腹大胀满不舒，早宽暮急，面色苍黄，脘闷纳呆，神倦怯寒，四末不温，尿少不利，舌淡胖而紫，脉沉弦无力。其证候为
   A. 寒湿困脾　B. 脾虚湿困　C. 气滞湿阻　D. 脾胃虚弱　E. 脾肾阳虚
8. 患者智能减退，记忆力、计算力、定向力、判断力明显减退，神情呆钝，词不达意，头晕耳鸣，懈怠思卧，齿枯发焦，腰酸骨软，步履艰难，舌瘦色淡，苔薄白，脉沉细弱。可诊断为
   A. 肝肾阴虚证　B. 脾肾两虚证　C. 痰浊蒙窍证　D. 髓海不足证

E. 瘀血内阻证

9. 患者，女，47 岁。前晚不慎受凉，突然出现呕吐，呕吐胃内容物及清水，伴有恶寒发热，头身疼痛，无汗，口不渴，胸脘满闷，舌苔白腻，脉濡缓。应诊断为何证

A. 外邪犯胃型呕吐　B. 饮食停滞型呕吐　C. 痰饮内停型呕吐　D. 脾胃虚寒型呕吐　E. 肝气犯胃型呕吐

10. 呕吐吞酸，嗳气频繁，胸胁胀痛，舌质红，苔薄腻，脉弦。可辨为

A. 肝气犯胃证　B. 外邪犯胃证　C. 胃阴不足证　D. 痰饮内阻证　E. 脾胃气虚证

11. 胸痹总属本虚标实之证，其标实之证，除下列哪项外，均为常见

A. 血瘀　B. 气滞　C. 火邪　D. 阴寒　E. 痰浊

12. 腹痛，里急后重，下痢赤白，肛门灼热，小便赤涩，苔黄腻，脉滑数。其治法宜

A. 清热和中，化湿止泻　B. 清热解毒，调气行血　C. 清热除湿，健脾和中　D. 清热燥湿，凉血解毒　E. 清热导滞，调气行血

13. “脑风”、“首风”之名首见于

A.《证治准绳》　B.《普济方》　C.《内经》　D.《丹溪心法》　E. 以上都不是

14. 由精神刺激诱发，突然昏倒，不知人事，呼吸气粗，口噤握拳，舌苔薄白，脉沉弦。可辨证为

A. 痰厥　B. 血厥虚证　C. 气厥实证　D. 气厥虚证　E. 血厥实证

15. 正式提出“胸痹”病名的是下列哪部著作

A.《内经》　B.《金匮要略》　C.《圣济总录》　D.《世医得效方》　E.《证治准绳》

16. 臌胀的治疗，使用逐水法的原则，下列哪项不适宜

A. 病延日久，胀甚撑急　B. 精神委顿，嗜卧　C. 水去其七八即止　D. 调补脾胃，以善其后　E. 常规治法无效

17. 不属于痰浊闭阻证胸痹症状的是

A. 舌苔白滑　B. 胸闷轻，心痛重　C. 气短喘促　D. 肢体沉重　E. 形体肥胖

18. 肺痈恢复期的治法为

A. 化瘀消痈　B. 清热化痰　C. 清热排脓　D. 清养补肺　E. 解毒排脓

19. 痉之为病，其病位主要在

A. 肌肉　B. 皮毛　C. 筋脉　D. 脏腑　E. 气血

20. 汗证主要由以下原因引起，除外

A. 肺气不足　B. 脾胃素虚　C. 营卫不和　D. 阴虚火旺　E. 邪热郁蒸

21. 大便艰涩，排出困难，小便清长，面色㿠白，四肢不温，喜热怕冷，腹中冷痛，舌淡苔，脉沉迟。此属

A. 气秘　B. 冷秘　C. 热秘　D. 阳虚秘　E. 以上都不是

22. 患者头痛昏蒙，胸脘痞闷，呕恶痰涎，舌苔白腻，脉弦滑。其治方为
A. 温胆汤　B. 苓桂术甘汤　C. 顺气导痰汤　D. 二陈汤　E. 半夏白术天麻汤

23. 治疗心虚胆怯型心悸的主方是
A. 安神定志丸　B. 天王补心丹　C. 知柏地黄丸　D. 黄连温胆汤　E. 甘麦大枣汤

24. 下列哪项不属于阳黄与阴黄的鉴别要点
A. 病程较长与较短　B. 黄色鲜明与晦暗　C. 小便黄与不黄　D. 热证与寒证　E. 虚证与实证

25. 风湿头痛的特点是
A. 头痛昏蒙　B. 头痛如劈　C. 头痛如裹　D. 头痛而眩　E. 头痛如裂

26. 中风属阳闭者，治法除辛凉开窍外，宜并用下列哪一治法
A. 镇肝熄风　B. 清肝熄风　C. 豁痰熄风　D. 通络熄风　E. 以上都不是

27. 某翁，年逾七旬，素体丰肥，时作眩晕、肢麻等症状。今晨醒后突然发现眼角及右侧嘴角㖞斜，口角流涎，语言謇涩，右侧半身不遂，但神志清楚，舌苔薄白，脉弦滑。诊断为
A. 痹证（风寒湿痹）　B. 中风（中脏腑、痰浊内闭证）　C. 中风（中经络、风痰入络证）　D. 中风（中经络、气虚血瘀证）　E. 以上都不是

28. 夜寐盗汗，五心烦热，两颧色红，口渴，舌红少苔，脉细数。可选用
A. 甘麦大枣汤　B. 当归六黄汤　C. 六味地黄丸　D. 龙胆泻肝汤　E. 四妙丸

29. 胁痛的辨证，当以何为主
A. 寒热为主　B. 肝脾为主　C. 虚实为主　D. 气血为主　E. 以上都不是

30. 治疗泄泻初起，不宜
A. 分利　B. 补涩　C. 疏利　D. 清化　E. 消导

31. 厥证急救时，首先应分辨
A. 标本　B. 表里　C. 寒热　D. 虚实　E. 气血

32. 症见泄泻清稀，甚至如水样，腹痛肠鸣，胸脘痞闷，纳少泛呕，肢体倦怠，舌苔白腻，脉濡缓。可选用
A. 理中汤　B. 平胃散　C. 五苓散　D. 胃苓汤　E. 藿香正气散

33. 首先指出消渴病尿有甜味的医著是
A.《内经》　B.《难经》　C.《金匮要略》　D.《古今录验方》　E.《三消论》

34. 淋之名称始见于

A.《内经》　B.《伤寒论》　C.《金匮要略》　D.《诸病源候论》　E.《千金方》

35. 对痞满的治疗创用多种泻心汤治疗的著名医家是

A. 朱丹溪　B. 叶天士　C. 张仲景　D. 孙思邈　E. 葛洪

36. 阳明经头痛的部位是

A. 头后部，下连于项　B. 前额部及眉棱处　C. 头之两侧，并连及耳部　D. 巅顶部位，或连于目系　E. 两颞部痛

37.《灵枢·口问》指出什么原因可致“溲便为之变”

A. 肾气不足　B. 气化不利　C. 心热下移　D. 命门火衰　E. 中气不足

38. 王某，痢下赤白黏冻，白多赤少或纯为白冻，腹痛，里急后重，饮食乏味，中脘饱闷，头身困重，舌质淡苔白腻，脉濡缓。证属

A. 噤口痢　B. 休息痢　C. 寒湿痢　D. 虚寒痢　E. 阴虚痢

39. 治疗津亏热结型噎膈宜选用的方剂是

A. 五磨饮子　B. 启膈散　C. 通幽汤　D. 沙参麦冬汤　E. 养阴清肺汤

40. 关于外感咳嗽与内伤咳嗽的区别，下列哪项是错误的

A. 感邪不同　B. 起病缓急不同　C. 咳嗽性质不同　D. 虚实不同　E. 病程长短不同

41.“诸病黄家，但利其小便”出自何书

A.《金匮要略》　B.《卫生宝鉴》　C.《景岳全书》　D.《医宗金鉴》　E. 以上都不是

42.“天地一阴阳也，阴阳和则天清地凝，一有偏胜，遂有非常之变。人身亦一阴阳也，阴阳和则神清志宁，一有偏胜，则有不测之疴。……医者惟调其阴阳，不使有所偏胜，则郁逆自消，而神气得反其常矣。”此论见于

A.《素问》　B.《三因极一病证方论》　C.《丹溪心法》　D.《临证指南医案》　E.《古今医鉴》

43. 肝胃郁热之胃痛，治疗宜首选

A. 龙胆泻肝汤　B. 当归芦荟丸　C. 逍遥散　D. 泻青丸　E. 化肝煎

44. 血淋与尿血的鉴别，最主要的是

A. 尿频　B. 尿热　C. 尿淋沥不尽　D. 尿痛　E. 血色深浅

45. 一侧胁腹痛，喜温，大便不通，舌苔白厚，脉沉弦，宜选用以下何方

A. 大建中汤　B. 大黄附子汤　C. 小建中汤　D. 附子理中汤　E. 吴茱萸汤

46. 腹痛较剧，痛如针刺，痛处固定属于

A. 虚痛　B. 气滞痛　C. 寒痛　D. 热痛　E. 血瘀痛

47. 以下哪一项不属于臌胀与水肿的鉴别要点

A. 肿胀部位　B. 肿胀的先后顺序　C. 面色色泽　D. 小便通利与否　E. 腹筋起与否

48. 患者，男，50岁。突然昏倒不省人事，四肢抽搐，口吐涎沫，喉中痰鸣，二便失禁，移时苏醒，一如常人。平时急躁易怒，心烦失眠，口苦咽干，便秘溲黄。舌质红，苔黄腻，脉弦滑而数。此属

A. 心脾两虚 B. 瘀阻脑络 C. 痰火扰神 D. 风痰闭阻 E. 肝肾阴虚

49. 治疗久泻，不宜过用

A. 健脾 B. 分利 C. 升提 D. 固涩 E. 补肾

50. 除论述了黄疸的“阳证”外，还特设《阴黄证篇》的医家是

A. 金李东垣 B. 元朱丹溪 C. 汉张景岳 D. 清沈金鳌 E. 宋韩祗和

51. 与肺胀、喘、哮等病证有一定联系的是

A. 支饮、伏饮 B. 溢饮、痰饮 C. 溢饮、悬饮 D. 痰饮、伏饮 E. 支饮、悬饮

52. 当患者出现下列哪组症状时，可以诊断为肝阳上亢型眩晕

A. 眩晕兼有腰膝酸软，神疲健忘 B. 眩晕，胸闷恶心，兼有少食多寐，心烦口苦，头目胀痛 C. 眩晕心悸，劳累即发，胃纳不佳，神疲懒言 D. 眩晕，烦劳恼怒加重，头胀痛，面时潮红 E. 眩晕，头重如蒙，胸闷，恶心欲吐

53. 症见头痛而眩，心烦易怒，夜眠不宁，面红口苦，苔薄黄，脉弦有力。应诊断为

A. 风热头痛 B. 肝阳头痛 C. 痰浊头痛 D. 肾虚头痛 E. 瘀血头痛

54. 下列属于外感头痛表现的是

A. 隐痛 B. 灼痛 C. 空痛 D. 昏痛 E. 痛势悠悠

55. 提出血虚发热治疗可用当归补血汤的医著是

A.《河间六书》 B.《内外伤辨惑论》 C.《医宗必读》 D.《景岳全书》 E.《脾胃论》

56. 除哪一症状外，均是邪壅经络型痉证的主症

A. 头痛 B. 颈背强直 C. 神志异常 D. 恶寒发热 E. 四肢抽搐

57. 下列哪一项不是厥证虚证的病因

A. 元气素虚 B. 形盛气弱 C. 睡眠不足 D. 疲劳过度 E. 生气悲恐

58. 下列哪首治疗血证的方剂首载于《备急千金要方》

A. 泻心汤 B. 犀角地黄汤 C. 柏叶汤 D. 黄土汤 E. 十灰散

59. 治疗气血亏虚型眩晕主方是

A. 四物汤 B. 八珍汤 C. 补中益气汤 D. 当归补血汤 E. 归脾汤

60. 倡导“非风”学说的医家是

A. 刘河间 B. 王履 C. 李中梓 D. 张景岳 E. 叶天士

61. 下列哪项不是痢疾的主要病理变化

A. 脾虚湿盛 B. 湿热壅滞肠中 C. 肠道传导失司 D. 气血壅滞肠中 E. 寒湿滞留肠中

62. 少腹痛者，多属于下列哪病

A. 厥阴肝经之病　B. 膀胱之病　C. 脾胃肠道之病　D. 虫病　E. 少阴肾病

63. 下列哪项不是温燥伤肺的症状

A. 恶寒发热　B. 唇鼻干燥　C. 无痰或痰少而黏　D. 干咳　E. 咽喉干痛

64. 患者腹大胀满不舒，早宽暮急，面色苍黄，脘闷纳呆，神倦怯寒，四末不温，尿少不利，舌淡胖而紫，脉沉弦无力，治疗除用五苓散外，还应治本。宜选用

A. 附子理中丸　B. 香砂六君子丸　C. 参苓白术散　D. 实脾饮　E. 胃苓汤

65. 龙胆泻肝汤治疗胁痛的作用是

A. 祛瘀通络　B. 疏肝理气　C. 抑肝扶脾　D. 清热利湿　E. 以上都不是

66. 认为头痛多因痰与火的是

A.《冷庐医话》　B.《临证指南医案》　C.《证治准绳》　D.《丹溪心法》　E.《东垣十书》

67. 治疗劳疟的代表方剂为

A. 截疟七宝饮　B. 鳖甲煎丸　C. 何人饮　D. 柴胡截疟饮　E. 桂枝茯苓丸

68.《景岳全书》将出血病机概括为

A. 火盛、阴伤　B. 热郁、气逆　C. 热郁、阴亏　D. 气虚、血瘀　E. 火盛、气虚

69. 患者，女，54岁。眩晕动则加剧，劳累即发，倦怠懒言，气短乏力，纳少神疲，便溏下坠，脉虚无力。治疗上宜用归脾汤合用

A. 归脾汤　B. 养血归脾汤　C. 八珍散　D. 补中益气汤　E. 五味异功散

70. 最早提出黄疸病名的书是

A.《金匮要略》　B.《景岳全书》　C.《诸病源候论》　D.《沈氏尊生书》　E.《内经》

71. 寒邪内阻腹痛的主要特点是

A. 腹痛急暴，得温痛减　B. 腹痛绵绵，时痛时止　C. 饥则痛甚，得温稍减　D. 腹部胀痛，攻窜不定　E. 腹中刺痛，固定不移

72. 描述“真心痛，手足青至节，心痛甚，旦发夕死，夕发旦死”的是

A.《素问·至真要大论》　B.《灵枢·五邪》　C.《灵枢·厥论》　D.《金匮要略·胸痹》　E.《金匮要略·胸痹心痛短气病》

73. 详细分辨癫与狂的医家是

A. 张仲景　B. 朱丹溪　C. 刘河间　D. 王肯堂　E. 李东垣

74. 下列哪项不是引起不寐的病因

A. 胃中不和，痰热内扰　B. 思虑劳倦，内伤心脾　C. 心虚胆怯，心神不安　D. 阴虚火旺，肝阳扰动　E. 气郁痰结，阻闭神明

75. “五脏六腑皆令人咳，非独肺也”出自

A.《素问》　B.《金匮要略》　C.《医学正传》　D.《灵枢》　E.《临证指南医案》

76. 下列除哪项外均属阳黄热重于湿的主症

A. 身目俱黄　B. 舌苔黄腻　C. 发热口渴　D. 大便秘结　E. 头身困重

77. 少阳头痛可选用下列何组引经药

A. 菊花、桑叶　B. 葛根、白芷　C. 羌活、细辛　D. 柴胡、黄芩　E. 以上都不是

78. 阳水辨证属风水相搏者，其治疗代表方剂是

A. 己椒苈黄丸　B. 疏凿饮子　C. 越婢加术汤　D. 舟车丸　E. 八正散

79. 狂证的病位在

A. 心、脾、肝、胆　B. 心、脾、肝、肾　C. 肝、胆、脾、肾　D. 心、脾、肾　E. 心、肝、胆

80. 首次提出“水肿必须忌盐”的是以下哪部医书

A.《外台秘要》　B.《医学正传》　C.《备急千金要方》　D.《济生方》　E.《医学入门》

81. 患者，女，36岁。腹中积块，按之觉硬，痛处不移，面暗消瘦，经闭不行，舌质青紫，脉细涩。辨证属于

A. 肝郁气滞型聚证　B. 食滞痰阻型聚证　C. 气滞血阻型积证　D. 瘀血内结型积证　E. 正虚瘀结型积证

82. “眩晕一证，虚者居其八九，而兼火兼痰者不过十中一二耳。”语出何书

A.《丹溪心法》　B.《医学从众录》　C.《临证指南医案》　D.《景岳全书》　E.《证治汇补》

83. 口渴多饮，口干舌燥，尿频量多，烦热多汗，舌边尖红，苔薄黄，脉洪数。辨证属

A. 中消胃热炽盛证　B. 上消肺热津伤证　C. 下消肾阴亏虚证　D. 中消气阴亏虚证　E. 下消阴阳两虚证

84. 患者，女。胁痛2个月，刻下症见两侧胁肋胀痛，时左时右，走窜不定，精神不振，沉默少言，但饮食尚可，伴乳房胀痛，苔薄白，脉弦。选方为

A. 逍遥散　B. 丹栀逍遥散　C. 四逆散　D. 柴胡疏肝散　E. 以上都不是

85. 肝郁化火型不寐者，宜首选

A. 安神定志丸　B. 黄连阿胶汤　C. 朱砂安神丸　D. 柴胡疏肝散　E. 龙胆泻肝丸

86. 虚劳证，饮食减少，食后胃脘不舒，倦怠乏力，大便溏薄，面色萎黄，舌苔薄

白，脉弱。辨证属

A. 胃阴虚证　B. 脾气虚证　C. 肺气虚证　D. 肾气虚证　E. 脾阳虚证

87. 瘀血停着型胁痛治疗方剂为

A. 桃红四物汤　B. 失笑散　C. 血府逐瘀汤　D. 旋覆花汤　E. 以上都不是

88. 正式提出悸与惊的病名的是

A.《内经》　B.《伤寒杂病论》　C.《医宗金鉴》　D.《济生方》　E.《医林改错》

89. 雷头风治用

A. 清震汤　B. 川芎茶调散　C. 通窍活血汤　D. 黄连上清丸　E. 以上都不是

90. “肺痈”病名首见于

A.《内经》　B.《张氏医通》　C.《金匮要略》　D.《备急千金要方》　E.《杂病源流犀烛》

91. 癌症，腰痛，腹胀，腰腹部可触及肿块，纳差，呕恶，消瘦，气短乏力，便溏，畏寒肢冷，舌质淡，苔薄白，脉沉细。辨证属

A. 膀胱癌湿热蕴毒证　B. 膀胱癌脾肾阳虚证　C. 膀胱癌瘀血内阻证　D. 大肠癌湿热郁毒证　E. 膀胱癌阴虚内热证

92. 关节红肿，触之灼热，痛剧如刀绞，筋脉拘急抽挛，入夜尤甚，壮热烦渴，舌红少津，脉弦数。宜选用的方剂是

A. 白虎加桂枝汤合宣痹汤　B. 五味消毒饮合犀黄丸　C. 清营汤合蠲痹汤　D. 双合汤合宣痹汤　E. 清营汤合宣痹汤

93. 壮热汗出，项背强急，手足挛急，甚至角弓反张，腹满便结，口渴喜冷饮，舌质红，苔黄燥。宜选用的方剂是

A. 天麻钩藤饮　B. 清营汤　C. 白虎汤合增液承气汤　D. 凉膈散　E. 竹叶石膏汤

94. 患者，初秋患痢，症见下痢，赤多白少，高热，腹痛较甚，里急后重，口渴饮冷，舌红苔黄，脉滑数。治疗方剂最宜

A. 葛根黄芩黄连汤　B. 芍药汤　C. 连理汤　D. 胃苓汤　E. 白头翁汤

95. 臌胀的主症中，不包括下列哪项

A. 腹大如鼓　B. 腹筋起　C. 皮色苍黄　D. 下肢水肿　E. 肋下或腹部痞块

96. 下列是癃闭的治法，除了

A. 发汗　B. 取嚏　C. 探吐　D. 热敷　E. 刮痧

97. 下列哪项不是癫证的主要临床表现

A. 精神抑郁　B. 动而多怒　C. 喃喃自语　D. 出言无序　E. 表情淡漠

98. 阳痿火衰不甚，精血薄弱，治宜选用

A. 右归丸　B. 大补元煎　C. 乌头汤　D. 赞育丸　E. 左归丸

99. 头摇肢颤，面色㿠白，表情淡漠，神疲乏力，动则气短，心悸健忘，眩晕纳呆，舌体胖大，苔薄白滑，脉沉细弱。代表方选用

A. 补中益气汤　B. 人参养荣汤　C. 归脾汤　D. 大定风珠　E. 地黄饮子

100. 胸部刺痛，固定不移，晚上疼痛加重，时或心悸不宁，舌质暗紫，脉沉涩。选方

A. 血府逐瘀汤　B. 瓜蒌薤白半夏汤　C. 瓜蒌薤白白酒汤　D. 左归丸　E. 生脉散

101. "治癫疾者常与之居"的护理方法首见于

A. 《难经》　B. 《素问》　C. 《灵枢》　D. 《证治准绳》　E. 《诸病源候论》

102. 身热已退而肢体软弱无力，肌肉瘦削，食欲减退，口干咽干较甚者。宜选用的方剂为

A. 清燥救肺汤　B. 益胃汤　C. 玉女煎　D. 胃苓汤　E. 桑杏汤

103. 膏淋与尿浊的鉴别要点是

A. 浑如米泔　B. 淋沥不尽　C. 疼痛涩滞　D. 小腹拘急　E. 以上都不是

104. 砂石阻滞胆道，症见身目黄染，右胁疼痛，牵引肩背，伴恶寒发热，大便色灰白。宜选下列何方加减为佳

A. 逍遥散　B. 大柴胡汤　C. 甘露消毒丹　D. 茵陈五苓散　E. 以上都不是

105. 厥证的主要病机是

A. 气虚下陷，清阳不升　B. 情志不遂，气机郁滞　C. 阴阳失调，气血凝滞　D. 痰随气升，上蒙清窍　E. 气机逆乱，气血运行失常

106. 中风后遗症见半身不遂，口角流涎，带有痰声，肢软无力，舌有瘀斑，苔白，脉细涩。治疗最佳方剂是

A. 大秦艽汤　B. 补阳还五汤　C. 羚羊角汤　D. 解语丹　E. 以上都不是

107. 食滞痰阻型聚证的治疗主方是

A. 保和丸　B. 涤痰汤　C. 化积丸　D. 六磨汤　E. 以上都不是

108. 患者身目皆发黄，浑身不适，头重肢乏，口淡不渴，腹胀纳呆，小便不利，便溏，舌苔厚腻，脉弦滑。治疗宜选方

A. 王氏连朴饮　B. 五味消毒饮　C. 甘露消毒丹　D. 茵陈术附汤　E. 茵陈五苓散

109. 治疗急黄以下列何方为主方

A. 茵陈蒿汤　B. 甘露消毒丹　C. 清瘟败毒饮　D. 犀角散　E. 以上

都不是

110. 患者，男，47 岁。患胃疾多年，呕吐反复发作，时作干呕，口燥咽干，似饥而不欲食，舌红苔少，脉细数。治法宜选用

A. 疏肝和胃，降逆止呕　B. 解散表邪，降逆止呕　C. 温中健脾，和胃降逆　D. 消食导滞，和胃降逆　E. 滋养胃阴，降逆止呕

111. 中风闭证的病机是

A. 热入心包　B. 热结胃肠　C. 邪实内闭　D. 热动肝风　E. 痰湿内阻

112. 最早记载导尿术治疗癃闭的是哪部医书

A.《千金要方》　B.《医学入门》　C.《外台秘要》　D.《证治准绳》　E.《医宗必读》

113. 患者腹大胀满不舒，早宽暮急，面色苍黄，脘闷纳呆，神倦怯寒，四末不温，尿少不利，舌淡胖而紫，脉沉弦无力。其治法为

A. 行湿散满，理气消胀　B. 温中健脾，行气利水　C. 温补脾肾，化气行水　D. 健脾益气，理气消胀　E. 健脾化湿，行气散满

114. 下列关于肺胀的论述哪项不确切

A. 肺胀是由多种肺系疾病发展而来　B. 本病多因久病肺虚，痰浊潴留，每因外感而加剧　C. 痰的产生，病初由肺气郁滞，脾失健运，津液不归正化而成　D. 病程久延，可转为外寒内饮或痰热证　E. 一般早期以瘀血为主，渐而痰瘀并见，终至痰浊、瘀血、水饮错杂为患

115. 以下哪一项不属于中风的主症

A. 猝然昏仆，不省人事　B. 口眼㖞斜　C. 言语不利　D. 醒后如常人　E. 半身不遂

116. 痫病的发作期治疗应该

A. 先治本后治标　B. 治本不治标　C. 先治标后治本　D. 治标不治本　E. 标本兼治

117. 在我国确知痢疾可以传染的是哪个朝代

A. 宋代　B. 隋代　C. 唐代　D. 汉代　E. 金代

118.《丹溪心法・淋》说：“淋有五，皆属乎（　）。”

A. 热　B. 湿热　C. 膀胱　D. 下焦　E. 以上都不是

119. 麻子仁丸主治以下何证

A. 气秘　B. 虚秘　C. 冷秘　D. 热秘　E. 以上都不是

120. 瘀血内结型积证治疗应选用

A. 膈下逐瘀汤合六君子汤　B. 柴胡疏肝散合失笑散　C. 八珍汤合化积丸　D. 金铃子散　E. 以上都不是

121. 下列哪项不是狂证的治法

A. 镇心祛痰　B. 清肝泻火　C. 滋阴降火　D. 健脾补血　E. 安神

定志

122. 患者，男，66岁。平素纳呆胸闷，刻下症见头痛，昏蒙，胸脘满闷，呕吐痰涎，舌苔白腻，脉滑。治法宜

A. 化痰降逆　B. 平肝潜阳　C. 养阴补肾　D. 疏散风热　E. 清热化痰

123. 腹胀按之不坚，胁下胀满或疼痛，饮食减少，食后作胀，嗳气不适，小便短少，舌苔白腻，脉弦。此属何病证

A. 积证　B. 臌胀　C. 聚证　D. 胁痛　E. 以上都不是

124. 肾阳虚水肿的主方是

A. 生脉散　B. 八味肾气丸　C. 真武汤　D. 左归丸　E. 八仙长寿丹

125. 肥胖之胃热滞脾证的代表方剂是

A. 导痰汤合保和丸　B. 真武汤合苓桂术甘汤　C. 补阳还五汤合保和丸　D. 小承气汤合保和丸　E. 参苓白术散合防己黄芪汤

【B型题】

问题1～2

A. 左金丸　B. 连理汤　C. 乌梅丸　D. 温脾汤　E. 甘草泻心汤

1. 寒热错杂之胃痛，治疗宜首选
2. 休息痢，治疗宜首选

问题3～6

A. 补中益气汤　B. 八正散　C. 清肺饮　D. 补中益气汤合春泽汤　E. 六磨汤

3. 患者小便不通，口苦咽干不欲饮，口臭口黏，纳呆，小腹胀满，大便黏腻不爽，舌红苔根黄腻，脉滑数尺弦紧。治疗宜首选
4. 癃闭脾气不升证，治疗宜首选
5. 可用于治疗隆闭属于提壶揭盖法的是
6. 癃闭肝郁气滞重证可用沉香散合用何方

问题7～8

A. 柴胡疏肝散　B. 四逆散合失笑散　C. 龙胆泻肝汤　D. 茵陈蒿汤　E. 丹参饮

7. 患者胁肋灼热疼痛，口苦口干，面红目赤，大便秘结，小溲短赤，心烦失眠易怒，舌红苔黄厚而干，脉弦数，其治疗首选
8. 胁肋胀满疼痛，纳呆，恶心呕吐，身目俱黄，口苦心烦，大便黏滞，舌红苔黄腻，脉弦滑，其治疗首选

问题9～11

A. 黄连温胆汤　B. 生脉散　C. 朱砂安神丸　D. 黑锡丹　E. 血府逐瘀汤

9. 热病后期，损及心阴而致心悸者，用

10. 汗出肢冷，面青唇紫，喘不得卧者，用
11. 心悸而烦，善惊痰多，食少泛恶，舌苔黄腻，脉滑数者，方选

问题 12～13

A. 汗出恶寒　B. 半身出汗　C. 潮热盗汗　D. 蒸蒸汗出　E. 汗出如珠

12. 营卫不和证的自汗症见
13. 正气欲脱，阳不敛阴见

问题 14～15

A. 大便清稀，完谷不化，形寒肢冷　B. 大便色黄褐而臭，泻下急迫，肛门灼热　C. 泻下腹痛，痛势急迫拒按，泻后痛减　D. 大便时溏时泻，完谷不化，腹痛不甚，喜温喜按　E. 每因情绪紧张或抑郁恼怒时，即发生腹痛泄泻

14. 湿热泄泻的证候特征是
15. 脾胃虚弱之泄泻的证候特征是

问题 16～20

A. 突然昏仆，半身不遂，口舌㖞斜　B. 口眼㖞斜，耳后疼痛，神志清楚　C. 周期性发作神昏，肢体抽搐　D. 突然神昏，四肢逆冷，移时苏醒，醒后如常人　E. 四肢抽搐，项背强直甚至角弓反张

16. 中风病的证候特征
17. 口僻的证候特征
18. 痫病的证候特征
19. 厥证的证候特征
20. 痉病的证候特征

问题 21～22

A. 葛根芩连汤　B. 藿香正气散　C. 芍药汤　D. 胃苓汤　E. 白头翁汤

21. 湿热泄泻，治疗宜首选
22. 寒湿泄泻，缘于过食生冷所致者宜首选

问题 23～25

A.《内经》　B.《卫生宝鉴》　C.《金匮要略》　D.《景岳全书》　E.《丹溪心法》

23.“精时自下”的说法首见于
24. 桂枝加龙骨牡蛎汤出自
25. 三才封髓丹出自

问题 26～28

A. 温脾汤合半硫丸　B. 麻子仁丸　C. 济川煎　D. 六磨汤　E. 润肠丸

26. 治疗阳虚便秘的代表方是

27. 治疗冷秘的代表方是
28. 治疗热秘的代表方是

问题 29～32

A. 小便赤热，溲时灼痛　B. 小便排出砂石　C. 溺血而痛　D. 小便艰涩疼痛，伴小腹胀满　E. 溺痛不甚，淋沥不已，时作时止

29. 热淋的主症是
30. 劳淋的主症是
31. 石淋的主症是
32. 气淋的主症是

问题 33～35

A. 湿重于热证　B. 热重于湿证　C. 胆腑郁热证　D. 寒湿阻遏证　E. 脾虚湿滞证

33. 茵陈五苓散合甘露消毒丹主治
34. 茵陈蒿汤主治
35. 黄芪建中汤主治

问题 36～37

A. 脾胃虚寒，胃中无火　B. 脾胃虚寒，胃气上逆　C. 邪气干扰，胃虚失和　D. 胃气上逆，失于和降　E. 饮食停滞，浊气上逆

36. 呕吐的病机主要是
37. 反胃的病机主要是

问题 38～41

A.《内经》　B.《伤寒论》　C.《金匮要略》　D.《诸病源候论》　E.《千金方》

38. 防己茯苓汤见于
39. “开鬼门，洁净府”出自
40. 最早提出“石水”概念的是
41. “病水腹大，小便不利，其脉沉绝者，有水，可下之。”见于

问题 42～45

A. 癫病　B. 痫证　C. 狂病　D. 郁病　E. 蓄血发狂

42. 精神抑郁，情绪不宁，胸胁胀满疼痛，见于
43. 动而多怒，兴奋性精神失常，见于
44. 精神抑郁，表情淡漠，沉默痴呆，语无伦次，静而多喜少动，见于
45. 少腹硬满，小便自利，大便黑亮如漆，见于

问题 46～47

A. 中满分消丸　B. 实脾饮　C. 胃苓汤　D. 舟车丸　E. 济生肾气丸合五苓散

46. 湿热蕴结之臌胀，治疗宜首选

47. 气滞湿阻之臌胀，偏于湿阻者，治疗宜首选

问题 48～49

A. 保和丸　B. 越鞠丸　C. 枳实导滞丸　D. 小承气汤　E. 大承气汤

48. 饮食停滞，治疗宜首选
49. 饮食伤胃，脘腹胀痛而便秘者，治疗时消食导滞方中宜合用

问题 50～53

A. 肿多由上而下，继及全身　B. 病性为虚中夹实，以虚为主　C. 水肿按之陷下不起，甚至按之如泥　D. 单纯治以通腑　E. 不必节制房事

50. 阴水
51. 阳水
52. 外感所致水肿
53. 内伤所致水肿

问题 54～55

A. 良附丸　B. 香苏散　C. 正气天香散　D. 黄芪建中汤　E. 附子理中丸

54. 寒邪客胃之胃痛，治疗宜首选
55. 脾胃虚寒之胃痛，治疗宜首选

问题 56～59

A. 二阴煎　B. 生脉饮　C. 大补元煎　D. 左归丸　E. 滋水清肝饮

56. 郁证肝肾阴虚型宜选用
57. 狂病火盛伤阴型宜选用
58. 痫证肝肾阴虚型宜选用
59. 肺癌气阴两虚型宜选用

问题 60～64

A. 遇寒痛甚，得温痛减　B. 腹痛拒按，胀满不舒　C. 腹痛畏寒，喜温喜按　D. 腹痛胀满，攻窜不定　E. 腹部刺痛，固定不移

60. 气滞腹痛的证候特点是
61. 血瘀腹痛的证候特点是
62. 虚寒腹痛的证候特点是
63. 实热腹痛的证候特点是
64. 寒邪内阻腹痛的证候特点是

问题 65～66

A. 藿香正气散加金银花、连翘　B. 藿香正气散加荆芥、防风　C. 藿香正气散去甘温之品，加黄连、佩兰、荷叶　D. 藿香正气散去甘温之品，加麦冬、玉竹　E. 藿香正气散去白术、大枣、甘草，加鸡内金、神曲

65. 外邪犯胃呕吐，若兼有宿滞，胸闷腹胀。治疗方宜选
66. 夏季感受暑湿，呕吐而兼心烦口渴。其治疗方宜选

问题 67～68

A. 突然昏仆，神志不清，抽搐吐涎，发病前常有眩晕头昏，胸闷痰多　B. 发时颜面口唇青紫，平素头晕头痛，痛有定处　C. 痫病频发，神思恍惚，健忘失眠，头晕目眩　D. 昏仆抽搐，吐涎，平时急躁易怒，心烦失眠，咯痰不爽，口苦咽干，便秘溲黄　E. 痫病频发，神疲乏力，心悸气短，失眠多梦，体瘦纳呆

67. 上述属于痫病之痰火扰神证表现的是
68. 上述属于痫病之风痰闭阻证表现的是

【X 型题】

1. 八旬老妪，患“五更泻”2 年未愈，近 2 个月泻下不禁，完谷不化，形寒肢冷，腰酸膝软，舌淡胖，苔白，脉沉细。治疗宜选用
   A. 附子理中汤　B. 补中益气汤　C. 桃花汤　D. 四神丸　E. 真人养脏汤
2. 哮病发作期的病理环节为
   A. 痰阻　B. 外邪　C. 肺虚　D. 阴虚　E 气闭
3. 胃痛临证时，常需鉴别的病证是
   A. 胁痛　B. 腹痛　C. 真心痛　D. 痞满　E. 胆胀
4. 胸痹治疗中的通法，包括
   A. 疏表散寒法　B. 芳香温通法　C. 宣痹通阳法　D. 活血化瘀法　E. 理气散结法
5. 下列哪些是惊悸的发病特点
   A. 多为阵发性　B. 实证居多　C. 可自行缓解　D. 病情较重　E. 多与情绪因素有关
6. 痰热内扰型不寐的症状有
   A. 心烦不寐　B. 胸闷泛恶　C. 舌淡苔白　D. 口苦　E. 脉滑数
7. 胸痹多属体虚标实之证。本虚是说下列哪些脏器
   A. 心　B. 肝　C. 肺　D. 脾　E. 肾
8. 肺痈的主要治法有
   A. 清热　B. 化瘀　C. 解毒　D. 排脓　E. 攻下
9. 胸痹的临床主症为
   A. 胸部闷痛　B. 气短　C. 喘息不得卧　D. 胸胁胀痛，持续不解　E. 心中悸动
10. 胁痛之病主要责之于
    A. 肺　B. 肝　C. 脾　D. 胆　E. 大肠
11. 痫病的病机关键是
    A. 神机失用　B. 脏气不平　C. 阴阳偏胜　D. 神机受累　E. 元神失控
12. 黄疸的治疗大法，主要是

A. 发汗 B. 利小便 C. 攻下 D. 化湿邪 E. 理气

13. 不寐的主要病机有

A. 阳盛阴衰 B. 阴盛阳衰 C. 心肾不交 D. 阴阳失交 E. 阳不入阴

14. 少阳头痛的引经药物有

A. 柴胡 B. 川芎 C. 蔓荆子 D. 羌活 E. 黄芩

15. 癫病的病机关键在于

A. 脏气不平 B. 痰气郁结 C. 阴阳失调 D. 情志抑郁 E. 神机逆乱

16. 治疗血证的原则是

A. 治火 B. 治气 C. 泻实 D. 补虚 E. 治血

17. 胃痛的辨证要点有

A. 察表里 B. 辨寒热 C. 辨虚实 D. 辨在气在血 E. 辨兼夹

18. 阴虚火旺所致的心悸，可选用

A. 天王补心丹 B. 济生肾气丸 C. 朱砂安神丸 D. 知柏地黄丸 E. 归脾汤

19. 归脾汤适用于哪些病证

A. 心脾两虚之郁证 B. 心血不足之心悸 C. 脾不统血之尿血 D. 心脾两虚之不寐 E. 气血亏虚之眩晕

20. 阴虚痢的特点是

A. 痢下赤白黏冻 B. 心烦口干 C. 脐下灼痛，虚坐努责 D. 舌红绛少津，苔少，脉细数 E. 下痢时发时止，迁延不愈

21. 今人所说胸痛，实际包括古代医籍所说的下列哪些病证

A. 胸痹 B. 胃痛 C. 真心痛 D. 心痛 E. 以上都不是

22. 痴呆与郁病的鉴别要点有

A. 多发生于老年人 B. 伴有智能、人格、情感的变化 C. 间歇性发作，不发作可如常人 D. 多伴有精神因素的刺激 E. 症状不能自行缓解

23. 痢疾的古代名称有

A. 肠澼 B. 滞下 C. 利下 D. 飧泄 E. 大瘕泄

24. 《景岳全书·积聚》有关积聚的治法中说：“然欲总其要，不过四法。”此四法指

A. 曰消 B. 曰攻 C. 曰补 D. 曰散 E. 曰温

25. 胃痛的常见合并症有

A. 呕吐 B. 反胃 C. 吐血 D. 便血 E. 吐酸

26. 狂病的主要病机是

A. 痰火瘀血闭塞心窍 B. 阴阳失调 C. 瘀热交阻 D. 神机逆乱 E. 形神失控

27. 郁证的病理变化主要包括

A. 肝失疏泄 B. 脾失运化 C. 心神失常 D. 气血失调 E. 阴虚火旺

28. 痹在上肢，可选用的药物有

A. 片姜黄　B. 桂枝　C. 羌活　D. 牛膝　E. 独活

29. 真头痛的临床表现有

A. 头痛如裹　B. 突然剧烈头痛　C. 持续不解，阵发加重　D. 呕吐如喷　E. 头胀痛而眩晕

30. 虚劳的基本治疗法则是

A. 塞因塞用　B. 损者益之　C. 形不足者，温之以气　D. 劳者温之　E. 精不足者，补之以味

31. 《血证论》是论述血证的专书，该书提出了治血四法，是以下哪四法

A. 止血　B. 消瘀　C. 治血　D. 宁血　E. 补血

32. 肥胖患者在饮食方面须做到

A. 忌盐　B. 忌食零食　C. 忌肥甘醇酒厚味　D. 清淡饮食　E. 高脂饮食

33. 下列哪些为中风的主要病理因素

A. 痰　B. 火　C. 气　D. 血　E. 风

【是非判断题】

1. 感冒的病程一般为 3～7 天。（ ）
2. 痹证以祛邪通络为基本原则。（ ）
3. 泄泻的治疗重在化湿。（ ）
4. 喘证的辨证要点是辨表里寒热虚实。（ ）
5. 大便清稀如水而势急者，称之泄。（ ）
6. 胸痹的主要病机为心脉痹阻。（ ）
7. 内伤头痛痛势较剧，外感头痛痛势悠悠。（ ）
8. 厥证各种证候间可发生转化，如血厥虚证，严重者转化为气随血脱之脱证。（ ）
9. 桑白皮汤主治痰浊阻肺证。（ ）
10. 胁痛基本病机为肝络失和，其病理变化为不通则痛。（ ）
11. 黄芪汤是治疗气虚秘的主方。（ ）
12. 瘿病的病理性质以实证居多，久病可由实转虚。（ ）
13. 积的病机以气滞、血瘀为主，多属气分，乃为腑病。（ ）
14. 中风急性期为发病后 2 周以内，中脏腑可至 3 个月。（ ）
15. 痰饮的病机主要是三焦气化失宣。（ ）
16. 呼吸困难，甚至张口抬肩，鼻翼煽动，不能平卧为肺胀的主症。（ ）
17. 消渴病变的脏腑主要在肺、脾、肾。（ ）
18. 葛可久《十药神书》提出“杀虫”、“补虚”两大治疗原则。（ ）
19. “治痿独取阳明”作为治疗痿证的重要原则，指的仅是补益脾胃。（ ）
20. 颤证的病理因素为风、火、痰、虚、瘀。（ ）
21. 宋代严用和《济生方》正式启用“痢疾”病名。（ ）
22. 太阴头痛选用细辛作为引经药。（ ）

23. 朱丹溪在《医宗必读》阐明“治风先治血，血行风自灭”的治则。 （ ）
24. 消渴气阴亏虚证可选用的最佳方药是七味白术散。 （ ）
25. 治疗阳痿湿热下注证的最佳方药是二妙散加味。 （ ）
26. 《济生方》正式提出了遗精和梦遗的名称。 （ ）
27. “开鬼门”即是采用利尿的方法来治疗水肿。 （ ）
28. 风热头痛的代表方是川芎茶调散。 （ ）
29. 鼓胀病后期，肝、脾、肾受损，若饮食不当，或复感外邪，病情可迅速恶化，导致出血、昏迷、虚脱等危急证候。 （ ）
30. 排便间隔时间超过自己的习惯 1 天以上，或两次排便时间间隔 2 天以上，即可诊断便秘。 （ ）
31. 真心痛是胸痹的进一步发展，其特点为剧烈而持久的胸骨后疼痛，伴心悸、水肿、肢冷、喘促、面色苍白等症状，甚至危及生命。 （ ）
32. 惊悸发病，多与情绪因素有关，可由骤遇惊恐，忧思恼怒，悲哀过极或过度紧张而诱发，多为阵发性，病来虽速，病情较轻，实证居多，可自行缓解，不发时如常人。 （ ）

【填空题】

1. 外感咳嗽属邪实有________，________，________之分，内伤则________与________并见。
2. 喘证的病理性质有虚实之分，实喘在________，虚喘责之________、________两脏。
3. 咳嗽特点的鉴别，包括________、________、________、声音以及加重的有关因素。
4. 《医学正传·劳极》提出“一则杀其虫，________，一则补其虚，________”的两大治则。
5. 哮病的病理因素以________为主。
6. 实喘治肺，以________为主，区别寒、热、痰、气的不同，分别采用温化宣肺、清化肃肺、化痰理气的办法。
7. 治疗肺痨我国现存第一部专著为葛可久所著的________。
8. 剧烈而持久（持续时间长达 30 分钟以上）的胸骨后疼痛，伴心悸、水肿、肢冷、喘促、汗出、面色苍白，可诊断为________。
9. 癫与狂的病机特点各有不同，癫为________，狂为________。
10. 厥证的病机主要是气机突然逆乱，升降乖戾，________。
11. 胃痛的基本病机是胃气阻滞，________，不通则痛。
12. 痞满的基本病机是中焦气机不利，脾胃升降失宜，所以治疗总以________、________为基本法则。
13. 呕吐的发病机制总为胃失和降，________。
14. 《诸病源候论》对五劳、六极、七伤的内容做了具体说明，其中六极是指气极、血极、骨极、筋极、________、________。

15. 腹痛的基本病机为脏腑气机阻滞，气血运行不畅，经脉痹阻，________，或脏腑经脉失养，不荣而痛。
16. 便秘的病性可概括为寒、________、________、________ 4个方面。
17. 胁痛的病理变化可归纳为________则痛与________则痛两类。
18. 黄疸的病位主要在________，病理表现有湿热和________两端。
19. 中风根据病情轻重，有中脏腑和________之分，而中脏腑又有闭证和________之别。
20. 淋证多以________为本，________为标。
21. 行痹治疗以祛风通络，________为法，代表方是________。
22. 郁证的病因总属________，病位主要在________，可涉及心、脾、肾。
23. 各种原因导致的出血，其共同病机可以归结为火热熏灼、________及气虚不摄、________两类。
24. 腰痛病因主要为外感、________与________。
25. 消渴的病机主要在于阴津亏损，________，而以________为本，________为标。
26. 痹证以风、寒、湿、热、痰、瘀________为基本病机。
27. 汪绮石所著的________为虚劳专书，对虚劳的病因、病机、治疗等均有较好的论述。
28. 痉证中若寒邪偏盛，项背强急，肢痛拘挛，无汗，病属刚痉，以________为主方；若风邪偏盛，项背强急，发热不恶寒，汗出，头痛，病属柔痉，以________为主方。

参考答案

【A型题】

1. A	2. B	3. D	4. C	5. B	6. E	7. E	8. D	9. A	10. A
11. C	12. B	13. C	14. C	15. B	16. B	17. B	18. D	19. C	20. B
21. D	22. E	23. A	24. C	25. C	26. C	27. C	28. B	29. D	30. B
31. D	32. E	33. D	34. A	35. C	36. B	37. E	38. C	39. D	40. C
41. A	42. D	43. E	44. D	45. B	46. E	47. D	48. C	49. B	50. E
51. A	52. D	53. B	54. B	55. B	56. C	57. B	58. B	59. E	60. D
61. A	62. A	63. A	64. A	65. D	66. D	67. C	68. E	69. D	70. E
71. A	72. C	73. D	74. E	75. A	76. E	77. D	78. C	79. A	80. C
81. D	82. D	83. B	84. D	85. E	86. B	87. D	88. B	89. A	90. C
91. B	92. B	93. C	94. B	95. D	96. E	97. B	98. E	99. B	100. A
101. B	102. B	103. C	104. B	105. E	106. B	107. D	108. E	109. D	110. E
111. C	112. A	113. C	114. E	115. D	116. C	117. E	118. A	119. D	120. A
121. D	122. A	123. B	124. C	125. D					

【B型题】

1. E	2. B	3. B	4. D	5. C	6. E	7. C	8. D	9. B	10. D
11. A	12. B	13. E	14. B	15. D	16. A	17. B	18. C	19. D	20. E
21. A	22. B	23. A	24. C	25. B	26. C	27. A	28. B	29. A	30. E
31. B	32. D	33. A	34. B	35. E	36. D	37. A	38. C	39. A	40. A
41. C	42. D	43. C	44. A	45. E	46. A	47. C	48. A	49. D	50. C
51. A	52. A	53. B	54. A	55. D	56. E	57. A	58. C	59. B	60. D
61. E	62. C	63. B	64. A	65. E	66. C	67. D	68. A		

【X型题】

1. DE	2. AE	3. ABC	4. BCD	5. ABCE
6. ABDE	7. ABDE	8. ABCD	9. ABC	10. BD
11. BCDE	12. BD	13. ACDE	14. ABE	15. ACE
16. ABE	17. BCDE	18. AC	19. ABCDE	20. ABCD
21. ACD	22. ABE	23. ABE	24. ABCD	25. ABCDE
26. ABE	27. ABCDE	28. ABC	29. BCD	30. BCDE
31. ABDE	32. BCD	33. ABCDE		

【是非判断题】

1. √	2. √	3. ×	4. ×	5. ×	6. √	7. ×	8. √	9. ×	10. ×
11. √	12. √	13. ×	14. ×	15. √	16. ×	17. ×	18. ×	19. ×	20. ×
21. √	22. ×	23. ×	24. √	25. ×	26. ×	27. ×	28. ×	29. √	30. ×
31. √	32. √								

【填空题】

1. 风寒　风热　风燥　邪实　正虚　2. 肺　肺　肾　3. 时间　节律　性质　4. 以绝其根本　以复其真元　5. 痰　6. 祛邪利气　7.《十药神书》　8. 真心痛　9. 痰气郁结，蒙蔽神机　痰火上扰，神明失主　10. 气血阴阳不相顺接　11. 胃失和降　12. 调理脾胃升降　行气除痞消满　13. 胃气上逆　14. 肌极　精极　15. 不通则痛　16. 热　虚　实　17. 不通　不荣　18. 脾、胃、肝、胆　寒湿　19. 中经络　脱证　20. 肾虚　膀胱湿热　21. 散寒除湿　防风汤　22. 情志所伤　肝　23. 迫血妄行　血溢脉外　24. 内伤　跌仆闪挫　25. 燥热偏盛　阴虚　燥热　26. 痹阻经络气血　27.《理虚元鉴》　28. 葛根汤　栝楼桂枝汤

§2.2　中医外科学

基本知识问答

1. 外疡总的发病机制是什么?

局部的气血凝滞、经络阻塞以及脏腑功能失调等，是外疡总的发病机制。

2. 试述气血与外疡的关系。

外疡的发生与否，与气血的盛衰有着密切的关系。气血旺盛者，即使外感六淫邪毒，或情志内伤等也不一定发病；反之则易于发病。病邪侵入人体，与正气相争，即会导致局部气血凝滞，通过治疗，除去致病因素，使气血运行正常，则外疡得以消散吸收而痊愈。如外疡在局部气血凝滞进一步发展，则郁而化热，热盛肉腐，血肉腐败，酝酿液化而为脓。此外，气血的盛衰直接影响着外疡的发展及其预后。一般来说，若气血旺盛者，外疡不仅易于成脓、破溃，而且也易于生肌收口，迅速愈合，预后好；若气血不足者，则难以成脓、破溃，即使破溃了，也难于生肌收口，预后差。

3. 简述浮、沉、迟、数、滑、涩、大、小 8 种脉象在疮疡疾病中的意义。

（1）浮脉：肿疡脉浮有力，为风寒、风热在表，或为风热邪毒客于上部；脉浮无力，为气血不足。溃疡脉浮，若非外感之邪未净，则有续发之可能；若外感之邪已散，疡无续发则为气从外泄，是正虚而邪未去。

（2）沉脉：肿疡脉沉，是邪气深闭，病在深部，为寒凝络道、气血壅塞；溃疡脉沉，是遗毒在内，气血凝滞未解。

（3）迟脉：肿疡脉迟多是寒邪内蕴，气血衰少；溃疡脉迟，多是脓毒已泄，邪去正衰。

（4）数脉：肿疡脉数，为热邪蕴结，其热正盛，或为酿脓；溃疡脉数，为邪热未净，毒邪未化，正气已衰。

（5）滑脉：肿疡脉滑而数，为热盛，为有痰，或为酿脓；溃疡脉滑而大，为热邪未退，或痰多气虚。

（6）涩脉：肿疡脉涩，为实邪壅塞，气血凝滞；溃疡脉涩，为阴血不足之象。

（7）大脉：肿疡脉大，为邪盛正实；溃疡脉大，为邪盛病进，其毒难化。

（8）小脉：肿疡脉见细小，为正不胜邪；溃疡脉细而小，多属气血两虚。

上述八脉可以单见，也可兼见，如浮数互见属表病，沉迟互见属里病。浮数滑大为阳脉，多属热、属实、属阳；沉迟涩小为阴脉，多属寒、属虚、属阴。一般热实阳证易愈，寒虚阴证难治。

4. 疮疡病如何进行阴阳辨证？

阴阳是八纲辨证的纲领，《疡医大全》说：“凡诊视痈疽，施治，必须先审阴阳，乃医道之纲领。阴阳无谬，治焉有差！医道虽繁，可以一言蔽之者，曰阴阳而已。”诊断外科疾病，如能辨清它的阴阳属性，则治疗上就不会发生或少发生原则性的错误。兹将辨别阳证、阴证的要点分述于下：

①发病缓急，急性发作的病属阳；慢性发作的病属阴。②病位深浅，病发于皮肉的属阳；发于筋骨的属阴。③皮肤颜色，红活焮赤的属阳；紫暗或皮色不变的属阴。④皮肤温度，灼热的属阳；不热或微热的属阴。⑤肿形高度，肿胀形势高起的属阳；平坦下陷的属阴。⑥肿胀范围，肿胀局限，根脚收束的属阳；肿胀范围不局限，根脚散漫的属阴。⑦肿块硬度，肿块软硬适度，溃后渐消的属阳；坚硬如石，或柔软如绵的属阴。⑧疼痛感觉，疼痛比较剧烈的属阳；不痛、隐痛、酸痛或抽痛的属阴。⑨脓液稀稠，溃后脓液稠厚的属阳；稀薄或纯血水的属阴。⑩病程长短，阳证的病程比较短；阴证的病程比较长。⑪全身症状，阳证初起常伴有形寒发热、口渴、纳呆、大便秘结、小便短赤，溃后症状渐次消失；阴证初起一般无明显症状，酿脓期常有骨蒸潮热、颧红，或面色㿠白、神疲自汗、盗汗等症状，溃脓后尤甚。⑫预后顺逆，阳证易消、易溃、易敛，预后多顺（良好）；阴证难消、难溃、难敛，预后多逆（不良）。

一个病的症状表现复杂，往往许多症状综合在一起，不会纯粹地表现出阴证或阳证，而是阴中有阳，阳中有阴；且病情是不断发展和变化的，疾病的阴阳属性亦随着病情的变化而转化，有误治而阳证变为阴证的，有初起日久正虚变为阴证的，有因治之不得法而阳证变为阴证的。因此，在辨阴证阳证的过程中，既要全面综合分析，又要进行动态观察。

5. 疮疡病如何从肿、痛的成因进行辨证？

（1）以其成因来辨肿：①火肿，肿而色红，皮薄光泽，焮热疼痛。②寒肿，肿而木硬，皮色不泽，不红不热，常伴有酸痛。③风肿，漫肿宣浮，或游走无定，不红微热，轻微疼痛。④湿肿，肿而皮肉重垂胀急，深则按之如烂棉不起，浅则光亮如水疱，破流黄水。⑤痰肿，肿势或软如绵、馒，或硬如结核，不红不热。⑥气肿，肿势皮紧内软，不红不热，常随喜怒消长。⑦郁结肿，肿势坚硬如石，或边缘有棱角，形如岩突，不红不热。⑧瘀血肿，肿而胀急，色初暗褐，后转青紫，逐渐变黄消退。⑨虚肿，肿势平坦，根盘散漫。⑩实肿，肿势高起，根盘收束。

（2）以其疼痛原因来辨痛：①热痛，皮色焮红，灼热疼痛，遇冷则痛减。②寒痛，皮色不红、不热，酸痛，得暖则痛缓。③风痛，痛无定处，忽此忽彼，走注甚速。④气痛，攻痛无常，时感抽掣，喜缓怒甚。⑤化脓痛，形势急胀，痛无止时，如有鸡啄，按之中软应指。⑥瘀血痛，初起隐痛，微胀，微热，皮色暗褐，继则皮色青紫而胀痛。⑦虚痛，喜按，按则痛减。⑧实痛，拒按，按则痛剧。

6. 溃疡作痒有何临床意义？

溃疡作痒是指如痈疽既溃之后，自当诸症消失，而忽然感觉患部热奇痒不安，这是由于脓区不洁，脓液浸渍皮肤，护理不善所致；或因应用汞剂、砒剂、敷贴膏药等引起皮肤过敏所致。如溃疡经治疗后，脓流已畅，四周余肿未消之时，或于腐肉已脱、新肌渐生之际，而皮肉间感觉微微作痒，这是毒邪渐化，气血渐充，助养新肉，将要收口的佳象。

7. 简述脓肿切开排脓的适应证及注意事项。

适应证：一切外疡，不论阴证、阳证，确已成脓者，均可使用。

注意事项：

（1）辨清脓成的程度和正确掌握切开排脓的有利时机，当肿疡成脓之后，且脓肿中央已有透脓之点（即脓腔中央最软的一点），确为脓成已熟，此时予以切开最为适宜。

（2）切口位置应选择在脓肿稍低的部位，可使脓液畅流，不致袋脓，即为正确的切口位置。

（3）切口方向：一般疮疡宜循经直开，刀头向上，免伤血络；乳房部应以乳头为中心，放射形切开，免伤乳囊；面部脓肿应尽量沿皮肤的自然纹理切开；手指脓肿，应从侧方切开；关节区附近的脓肿切开，切口尽量避免越过关节；若在关节区脓肿，一般施行横切口，纵切口在瘢痕形成后会影响关节功能。总之，除了特殊情况，一般均采用纵形的切法。

（4）切开的深浅：不同的病变部位，进刀深浅必须适度，如脓腔浅的，或疮疡生在皮肉较薄的头、颈、胁肋、腹、手指等部位，必须浅开；如脓腔深的，或生在皮肉较厚的臀、臂等部位，可以稍深无妨，但总以得脓为度。如疮疡脓浅而深开，则内脓虽出，而好肉损伤；脓深而浅开，则内脓不得外泄，血反走泄。

（5）切口大小：应根据脓肿范围大小，以及病变部位的肌肉厚薄而定。凡是脓肿范围大，肌肉丰厚而脓腔较深的，切口宜大；脓肿范围小，肉薄而脓肿较浅的，切口宜小。一般切口不能过大，以免损伤好肉筋络，且愈合后形成瘢痕较大；但切口也不能过小，以免脓水难出，延长治愈日期。总以达到脓流通畅为度。

8. 脓的形成机制是什么？出脓的意义是什么？何谓应指？

脓是肌腠之内热盛肉腐蒸酿而成，是由气血所化生。脓是肿疡在不能消散时所出现的主要症状，是正气载毒外出的现象。应用按触法辨脓时，一般用两手食指的指端轻放于患部，相隔适当的距离，然后以一手指端稍用力按一下，则另一手指端即有一种波动的感觉，这种感觉称为应指。

9. 疮疡病内治的法则有哪些？适应证各是什么？

（1）消法：指运用不同的具体治疗方法和方药，使初起的肿疡得到消散。适用于没有成脓的初期肿疡，以及一切外科疾病的初期。

（2）托法：即用补益气血和透脓的法则，扶助正气，托毒外出，以免毒邪内陷。此法适用于外疡中期，正虚毒盛，不能托毒外达，疮形平塌，根脚散漫，难溃难腐的虚证。

（3）补法：即用补养的药物，恢复正气，助养新生，使疮口早日愈合。此法适用于溃疡的后期，毒势已去，精神衰疲，元气虚弱，脓水清稀，疮口难敛者。

10. 什么是膏药？有何作用？适应证是什么？

膏药古代称之为薄帖，现称为硬膏。膏药是按配方用若干药物，浸于植物油中煎熬去渣，存油加入黄丹再煎，利用黄丹在高热下经过物理变化，凝结而成的制剂，俗称药肉。但亦有不用煎熬，经捣烂成膏，再用竹签将药肉摊在纸或布上而成。目前经过剂型改革，已制成胶布型膏药。膏药总的作用，因其富有黏性，敷贴患处，能固定患部位置，使其得到充分的休息；保护溃疡疮面，可以避免外来刺激和细菌感染。厚型的膏药借使用前加温软化之热量敷贴患部，能得到较长时间之热疗，以消肿止痛，并改善局部血液循环，增加抵抗力。至于具体的功用，则依据所选药物的功用不同，可使肿疡消肿定痛，溃疡提脓祛腐、生肌收口。适应于一切外科病症初起、已成、溃后各个阶段。

11. 什么是箍围药？其适应证是什么？

箍围药古称敷贴，它是借药粉具有箍集围聚、收束疮毒的作用，从而促使肿疡轻的可以消散；即使毒已结聚，也能促使疮形缩小，趋于局限，早日成脓和破溃；破溃后，余肿未消者，也可用它来消肿，截其余毒。凡外疡不论初起、成脓及溃后，肿势散漫不聚，而无集中之硬块者，均可使用。

12. 什么是掺药？有哪些种类？

将各种不同的药物研成粉末，根据制方规律，并按其不同的作用，配伍成方，用时掺布于膏药或油膏上或直接掺布于病变部位，谓之掺药，即古称之散剂，现称之粉剂。掺药的种类很多。如消散药有阳毒内消散、红灵丹，功能活血止痛、消肿化痰，适用于一切阳证；阴毒内消散、桂麝散、黑退消，有温经活血、破坚化痰、散风逐寒之功，适用于一切阴证。提脓祛腐药，常用的如九一丹、八二丹（二宝丹）、七三丹、五五丹、九黄丹等；腐蚀药与平胬药可用于肿疡脓成未溃时，或痔疮、瘰疬、赘疣、胬肉等证，或溃疡破溃以后，疮口太小，或疮口僵硬，或胬肉突出，或腐肉不脱等妨碍收口时，都可使用。如白降丹、枯痔散等。生肌收口药如生肌散、八宝丹等。止血药如桃花散、圣金刀散等。清热收涩药，如青黛散，三石散等。

13. 提脓祛腐药的适应证是什么？如何应用？

提脓祛腐药适应于溃疡初期，脓栓未落，腐肉未脱，脓水未净，新肉未生的时候。临床使用时，若疮口大者，可掺于疮口上；疮口小者，可黏附在药线上插入。另外亦可掺于药线、油膏上盖贴。在腐肉已脱，脓水已少的情况下，宜减少升丹含量。此外，尚配有不含升丹的提脓祛腐药，例如黑虎丹，可用于对升丹过敏者。

14. 什么是砭镰法？其适应证是什么？临床上如何应用？

砭镰法俗称“飞针”，是用三棱针或刀锋在外疡患处浅刺皮肤或黏膜，从而放出少量血液，促使内蕴热毒随血外泄的一种治疗方法。适应证：用于阳证外疡，如下肢丹毒、红丝疔等。用法：在常规消毒下，用三棱针或刀锋直刺皮肤或黏膜，迅速移动击刺，使患部少量出血为度。

15. 何谓药线引流？有何作用？其适应证是什么？

药线引流：一般采用桑皮纸、丝绵纸、拷贝纸等，按其实际应用，裁成阔狭长短适度，搓成线状。外沾药物或内裹药物制成，俗称“纸捻”。目前临床多用外沾药物的药线。药线引流是借着药物及物理作用，插入溃疡孔中，引导脓水外流；同时利用药线之绞形，能使坏死组织附着于药线而使之外出；此外，尚能探查疡孔之深浅长短，以及有无死骨之存在。适应证：凡溃疡口过小，脓水不易排出者，或已成瘘管、窦道者，均可使用。

16. 简述颜面疔的宜忌有哪些？

颜面疔的宜忌包括：饮食：饮食宜清淡，忌食膏粱厚味、辛辣、烟酒等。情志：保持心情舒畅，忌上火生气。房室起居：有全身症状的，宜卧床休息，忌房事。局部忌挤压、碰撞、挑刺、早期切开。药物：忌内服发散、辛温药物。

17. 痈的发病特点主要有哪些？

痈发病迅速，局部光软无头，红肿热痛明显，范围为 6～9cm^2，易肿、易脓、易溃、易敛，纯属阳证；其发无定处，随处可生，可发于任何年龄，性别；一般不会损伤筋骨，也不会造成陷证。

18. 什么是有头疽？如何治疗？

患处起一肿块，上有粟粒状脓头，痛痒相兼。继则肿块逐渐向周围扩大，脓头亦相继增多，形成多个脓头，色红灼热，高肿疼痛。全身伴有恶寒发热、头痛、食欲不振，舌苔白腻或黄腻，脉象滑数等。治以散风清热。方用仙方活命饮。

19. 简述走黄的病因病机。

走黄多为生疔之后，早期失于治疗，未能及时控制毒势；或因挤压碰伤，过早切开，使毒邪扩散；或误食辛热之药及酒肉、鱼腥等助火生热之品，或加艾灸等，均可造成疔之火毒鸱张，正不胜邪，毒邪走散，客入营血，内攻脏腑而成为走黄之证。

20. 附骨疽早期诊断依据在哪些？

附骨疽好发于儿童，尤以10岁以下的男孩多见。初始多发于四肢长骨的干骺端，尤以下肢的胫骨为多见，其次为股骨、肱骨和桡骨。发病前常有外伤及患其他外疡史。起病多急骤，初起即有明显的全身症状，可表现为全身不适，寒战，高热，口干，溲赤。舌苔黄腻，脉滑数等。局部色白漫肿，患肢疼痛彻骨，1～2天即因疼痛而患肢不能活动，继则局部微红微热，病变的骨端可有深压痛和叩击痛。白细胞计数明显增多，中性粒细胞可大于90％以上。

21. 走黄与内陷的鉴别要点是什么？治疗上的基本原则是什么？

走黄的发生多为毒邪炽盛，而正气并不虚；内陷的发生多为正气已虚，而毒邪相对偏盛，尤以正虚为主。在治疗上走黄以祛邪解毒为主，内陷则以补益扶正为主。

22. 流注的临床特征有哪些？

流注好发于四肢、躯干肌肉丰厚的深部，血流缓慢的低位部位，如腰部、大腿后部、髂窝部、臀部等。发病前常有疖、疔、痈、外伤及其他创伤感染史，继而出现高热、恶寒、口渴，便秘、溲赤等热毒炽盛的症状，局部色白、漫肿、疼痛，肢体活动功能受限，并有此处未愈，他处又起的现象。

23. 流痰的病因病机如何？

流痰发于儿童多为先天不足，骨骼柔嫩，或有所损伤，致使气血失和，痰浊凝聚，留于骨骼而发生本病；成人患病多为房室过度，或带下、遗精以致肾精亏损，骨骼空虚，风寒乘虚侵袭，阻于骨骼而生本病。总之本病的形成与肾虚有密切的关系。以先天不足，肾亏骨空为本，而痰浊凝聚，风寒侵袭，或有所损伤，则为其标。

24. 甲状腺腺瘤可与哪些疾病相鉴别？

（1）结节性甲状腺肿：多见于地方性甲状腺肿流行地区，但亦可散发；一般病程较长，可数年或数十年；初为双侧甲状腺弥漫性肿大，逐渐出现大小不等的多个结节，质韧或较软，表面光滑；核素扫描显示甲状腺增大及放射性分布不均匀。

（2）甲状舌骨囊肿：青少年多见；肿块位于颈中线或其附近，呈半球形或球形，有囊性感，由于与舌骨相连，也可随吞咽而活动，但伸舌时肿块内缩。

（3）甲状腺癌：可发生于任何年龄；早期多为单发结节，病史短，病程进展快，结节生长快、硬、表面不光滑，不能随吞咽动作上下移动；甲状腺扫描为冷结节，穿刺抽吸细胞学检查能帮助确定癌的诊断。

25. 乳房与哪些脏腑、经络有关系？

乳房与肺、肾、心包、肝、脾、胆、胃、冲脉、任脉等经络、脏腑有关系，其中与肝、胃两经的关系最为密切，其次是冲、任两脉。足阳明胃经行贯乳中；足厥阴肝经上膈，布胸胁绕乳头而行；冲、任两脉均起于胞中，冲、任挟脐上行，至胸中而散，任脉循腹里，上关元，至胸中。乳汁的生成，来源于水谷精微，因胃主纳谷，脾主运化，同居中焦，属土味甘，故乳汁味甘。乳汁的运行及控制有赖于肝胆木气，因肝胆主疏泄。乳汁的厚薄，依赖于冲任的盛衰，因乳汁为气血所化生，而冲任为气血之海，上行则为乳汁，下行则为经水。妇女在哺乳期间，因气血上行则停经。乳房疾病的发生，与上述诸经脉和脏腑的功能失调的关系密切。

26. 乳痈内证分为哪些证型？如何治疗？

①气滞热壅证，治宜疏肝清胃、通乳消肿，方用瓜蒌牛蒡子汤加减；②热毒炽盛证，治宜清热解毒、托里透脓，方用透脓散加味；③正虚毒恋证，治宜益气和营托毒，方用托里消毒散加减。

27. 简述乳痈的主要病因。

多因产妇乳头破碎，内陷影响充分哺乳；或哺乳方法不当；或乳汁多而少饮；或断乳不当，乳汁郁积；或肝气郁结，厥阴之气失于疏泄，郁而发热；或体虚外感风邪等均可使乳络郁滞不通，化热成痈。

28. 乳痈脓肿形成后如何外治？

应在波动感及压痛最明显处及时切开排脓。切口应按乳络方向并与脓腔基底大小一致，切口位置应选择脓肿稍低的部位，使引流通畅而不致形成脓袋，脓肿小而浅者，可用针吸穿刺抽脓或用火针刺脓。

29. 乳癖的临床特点是什么？

一侧或两侧乳房出现单个或多个肿块，多数伴有周期性乳房疼痛，且多与情绪和月经周期有明显关系。肿块多位于外上象限，与周围组织无粘连，常有轻度触痛。

30. 乳衄有何临床特点？

乳衄多见于40～50岁围绝经期妇女，单侧或双侧乳头溢出血性（或淡黄色）液体，常为间歇性自发溢液，或仅在内衣上见有棕黄色的血迹存在，或挤压、碰撞后溢液，溢液之导管口部位恒定。临床上常用手指在乳晕区按顺序轻压，当某一导管开口处有溢液可见时，说明病变的导管即位于此。部分患者在乳头附近可扪及结节状或条索状的肿块，质地较软，压迫肿块时常可见血性液体从相应部位的导管口溢出。肿块生长缓慢，大小不一，乳房一般无明显疼痛，仅有少数因积血不易排出而出现局部疼痛。

31. 乳腺癌临床常见哪些类型，各有何特点?

硬癌是最常见的一种，占全部乳腺癌的60%～70%。初起常无自觉症状，偶然发现乳房有肿块，质地坚硬，界限不清，和皮肤粘连，推之不移。中期，癌肿逐渐增大，周围出现散在的小肿块，状如堆栗，乳头内缩抬高，皮肤呈橘皮样改变。日久皮肤变厚、变硬，色紫暗。后期，肿块溃烂，疮口边缘不整，中央凹陷似岩穴，或外翻似菜花，渗出紫红血水，恶臭难闻。可出现不同程度的疼痛，形体消瘦，面色憔悴等。可有腋下或锁骨上、下淋巴结转移。

湿疹样癌较少见，占全部乳腺癌的0.7%～3%。病程多在1～5年，长者可达10余年。初期，像慢性湿疮，乳头及乳晕的皮肤色红，轻度糜烂，有浆液渗出，有时覆盖着黄褐色鳞屑状痂皮。常感奇痒，或轻微灼痛。中期，数年后病变蔓延到乳晕以外的皮肤，色紫而硬，乳头凹陷。后期，溃后易于出血，乳头蚀落，疮口凹陷，边缘坚硬，乳房内出现肿块。

胶样癌少见。初期，乳房肿物生长缓慢，质较软，不痛不痒。中期，肿块增大，胀痛不适，肿块中央按之有弹性，常有乳头溢血。后期，溃后易于出血，疮口凹陷，边缘坚硬。

炎性癌少见。多发生于年轻妇女，尤其多见于哺乳期。初期，发病急骤，乳房迅速增大，肿胀疼痛，皮肤色红灼热，皮肤及深部乳腺组织变硬，边界不清，无明显局限性肿块，可有乳头内缩，溢液，或患侧上肢水肿，疼痛。晚期，乳房发生溃破，很快出现颈部、腋部及对侧乳房转移。恶性程度高，病情发展快，预后差，常在数月内死亡。

32. 乳岩如何辨证施治?

①肝郁痰凝证，治宜疏肝解郁、化痰散结，方用神效瓜蒌散合开郁散加减。②冲任失调证，治宜调摄冲任、理气散结，方用二仙汤合开郁散加减。③正虚毒炽证，治宜调补气血、清热解毒，方用八珍汤酌加解毒抗癌之品。

33. 痔疮临床如何分期?

痔疮临床上共分为3期：①Ⅰ期：痔核较小，不脱出，以便血为主。②Ⅱ期：痔核较大，大便时可脱出肛外，便后自行回纳，便血或多或少。③Ⅲ期：痔核更大，大便时脱出肛外，甚至行走、咳嗽、喷嚏、站立时也会脱出，不能自行回纳，须用手推回纳，或平卧、热敷后才能回纳。便血不多或不出血。

34. 什么是肛裂“三联征”?

陈旧性肛裂常病程长，反复发作，创面色淡白，底深不整齐，边缘呈“缸口”增厚，底部形成平整较硬的灰白组织（栉膜带）。裂口上端常有肥大乳头，下端常有前哨痔，一般称为肛裂“三联征”。

35. 脱肛三度分类法的分类特征有哪些？

Ⅰ度脱垂：为直肠黏膜脱出，脱出物色淡红，长3～5cm，触之软，无弹性，不易出血，便后可自行回复。

Ⅱ度脱垂：为直肠全层脱出，长5～10cm，呈圆锥状，色淡红，表面为环状而有层次的黏膜皱襞，触之较厚，有弹性，肛门松弛，便后有时需用手回复。

Ⅲ度脱垂：为直肠及部分乙状结肠脱出，长达10cm以上，呈圆柱形，触之很厚，肛门松弛无力。

36. 什么是锁肛痔？有什么临床特点？

锁肛痔是指发生在肛管直肠的恶性肿瘤。因后期肛门狭窄犹如锁住肛门一样，故称锁肛痔。相当于西医的肛管癌和直肠癌。多发于40岁以上，好发于直肠上段和乙状结肠交界处；肛管癌多为鳞状上皮癌，好发于肛管皮肤。直肠癌可见持续性便血，色鲜红或暗红，可伴有黏液，排便习惯改变，大便次数增多，或便意频数，但无粪便排出，或里急后重，有排便不尽感，粪便中可有血、脓及黏液，有时便秘，肛门内有不适或下坠感。病变后期可见粪便少，大便形状变细、变扁，并出现腹胀、腹痛、肠鸣音亢进等肠梗阻征象。晚期可出现食欲不振，全身衰弱等症。

37. 破伤风分几期？典型发作期有哪些临床表现？

破伤风分4期：潜伏期、前驱期、典型发作期、后期。典型发作期症状是肌肉强直性痉挛和阵发性抽搐。患者开始感觉咀嚼不便，张口困难，随后有牙关紧闭，口角向外上方牵引，呈苦笑貌。继而颈项强直，头向后仰，痉挛向四肢延伸，头后仰不能前屈，腰部前凸，呈角弓反张样。四肢肌肉收缩时，肢体出现屈膝、弯肘，半握拳等姿态。甚至出现呼吸困难，窒息死亡。或排尿困难，甚至尿潴留。轻微的刺激均可诱发全身肌肉阵发性抽搐。发病期间神志清楚，每次发作可持续数分钟至数十分钟。发时出现面色苍白，口唇青紫，汗出淋漓，流涎，口吐白沫，呼吸急促等。

38. 烧伤有哪些外治法？

①清创术，在无菌条件下用盐水或2%黄柏溶液清洗创面，较大水疱应刺破。②包扎疗法，可用抗菌药液纱布、中草药纱布、凡士林纱布敷创面。③暴露疗法适用于大面积烧伤，创面清创后可外涂湿润烧伤膏。④焦痂处理与植皮。

39. 烧伤按伤情分类有哪些？各度具体总面积为多少？

①轻度烧伤：总面积为10%以下的Ⅱ度烧伤。②中度烧伤：总面积在11%～30%的Ⅱ度烧伤或10%以下的Ⅲ度烧伤。③重度烧伤：总面积为31%～50%的Ⅱ度烧伤或11%～20%的Ⅲ度烧伤。④严重烧伤：总面积在

51%～80%的Ⅱ度烧伤或21%～25%的Ⅲ度烧伤。⑤特重烧伤：总面积在80%以上Ⅱ度烧伤或50%以上的Ⅲ度烧伤。

40. 慢性前列腺炎的辨病要点有哪些？

①多见于青壮年男性，常呈慢性经过，反复不愈。②小腹、会阴、睾丸、腰骶部等部位胀痛不适，可有轻度尿频、尿道灼热、排尿末或大便时尿道可有白色分泌物溢出。③肛门指检：前列腺稍增大、不大或偏小，有轻压痛。④前列腺液常规　卵磷脂小体减少，WBC（白细胞）＞10个/HP，或有PC（脓细胞）。

41. 慢性前列腺炎中医外治法有哪些？

湿热蕴结或气滞血瘀证用金黄散15～30g，山芋粉或藕粉适量，加入水200mL，调煮成薄糊状，微冷后（43℃）保留灌肠，每天1次。或用葱归溻肿汤坐浴，每次20分钟，每天2～3次。慢性前列腺炎会阴、少腹胀痛明显者可进行前列腺按摩，每周1次。其他证型的前列腺炎四物汤合大承气汤，坐浴或保留灌肠每天1～2次。

42. 囊痈有何特点？

阴囊红肿焮热，坠胀作痛，腹股沟淋巴结肿大。发热，口干，饮冷，尿赤。阴囊蜂窝织炎者，弥漫性红肿，以水肿为主，不一定化脓。属阴囊脓肿者，红肿局限，脓肿形成时隆起而有波动感。

43. 试述前列腺增生症的主要临床症状。

（1）尿频：早期是因前列腺充血刺激所引起，夜间较显著。梗阻加重，膀胱残余尿量增多时，尿频亦逐渐加重。

（2）进行性排尿困难：是前列腺增生最重要的症状，轻度梗阻时，排尿迟缓、断续，尿后滴沥。梗阻加重后排尿费力，射程缩短，尿线细而无力，终呈滴沥状。

（3）尿潴留：梗阻加重达一定程度，排尿时不能排尽膀胱内全部尿液，出现膀胱残余尿。残余尿量愈大，梗阻程度愈重。前列腺增生的任何阶段都可能发生急性尿潴留，多数因气候变化、饮酒、劳累等使前列腺突然充血、水肿所致。

（4）其他症状：前列腺增生合并感染时，可有尿频、尿急、尿痛等膀胱炎现象。前列腺增生因局部充血可发生无痛血尿。晚期可出现肾积水和肾功能不全。长期排尿困难导致腹压增高，发生腹股沟疝、脱肛或内痔等。

44. 精癃临床辨证如何分型治疗？

①肺热失宣证：清热宣肺，通调水道。黄芩清肺饮加杏仁、桔梗、桑白皮。②湿热下注证：清热化湿，通利膀胱。八正散加减。③中气下陷证：补中益气。补中益气汤加减。④肾阴亏虚证：滋肾养阴。知柏地黄汤加味。⑤肾阳

虚损证：补肾温阳，化气行水。济生肾气丸加减。尿失禁或遗尿者，加螵蛸丸。⑥气滞血瘀证：活血化瘀，通气行水。抵挡汤加瞿麦、萹蓄。

45. 臁疮临床怎样分期？各有何特点？

（1）溃疡前期：患肢浅静脉曲张，小腿下段肿胀，内外臁部出现皮肤脱屑、粗糙、色素沉着，趋近苔藓样变，有轻度瘙痒感。

（2）溃疡期：溃疡初期坏死组织及脓液不断增多，有恶臭味，有疼痛，坏死组织脱落后，疮面呈灰白色、淡红色，溃疡深度可在皮下组织层或深至胫骨骨膜外层。溃疡经久不愈。

（3）溃疡愈合期：溃疡愈合后形成瘢痕，周围皮肤仍干燥、粗糙、脱屑、色素沉着，如遇损伤仍会复发。

46. 青蛇毒临床有哪些分型？各有何特点？

（1）血栓性浅静脉炎：下肢发病多于上肢。肢体某一浅静脉走行区出现明显肿胀、灼热、疼痛，严重者可伴有全身不适、发热等症状。

（2）胸腹壁血栓性浅静脉炎：胸腹壁、两胁部多见。胸胁部疼痛，屈伸或抬高上肢时疼痛加重。

（3）游走性血栓性浅静脉炎：多发于下肢。肢体的浅静脉反复或多个部位出现疼痛，严重者可伴有发热。

47. 脱疽临床分为几期？有哪些特点？

临床上按肢体缺血的程度，可分为三期。

（1）第一期：局部缺血期，患肢麻木、发凉、怕冷，轻度间歇性跛行，要走0.5～1km后才有症状，休息后缓解。检查发现患肢皮肤温度稍低，色泽较苍白，足背或胫后动脉搏动减弱，可反复出现游走性浅静脉炎。

（2）第二期：营养障碍期，上述症状日益加重，间歇性跛行愈来愈明显，疼痛转为持续性疼痛，夜间疼痛加剧，患肢皮肤湿度显著降低，益显苍白，或出现紫斑，潮红，皮肤干燥无汗，趾（指）甲增厚变形，小腿肌肉萎缩，足背动脉搏动消失。

（3）第三期，坏疽期：症状继续加重，患肢趾（指）端发黑，干瘪、坏疽、溃疡形成。疼痛剧烈，呈持续性，迫使患者日夜屈膝抚足而坐，或借助下垂肢体以减轻疼痛。广泛坏死继发严重感染后，干性坏疽变成湿性坏疽，出现高热、烦躁不安等毒血症症状。

48. 简述经络与外科疾病发病的关系。

局部经络阻塞是总的外科疾病发病机制之一，同时经络的局部虚弱，也能成为外科疾病发病的条件。经络也是传导毒邪的通路，使体表的毒邪由外传里，内攻脏腑；脏腑的病变由里出表，外达体表。

总之，从外科疾病的发生、发展、变化的过程来看，它与气血、脏腑、经络的关系是极其密切的。局部的气血凝滞，营气不从，经络阻塞，以致脏腑功能失调等，虽是总的发病机制，但概括而言脱离不了阴阳的平衡失调或偏胜，因为阴阳平衡失调是疾病发生、发展的根本原因。气血、脏腑、经络均是寓于阴阳之中。

自测试题（附参考答案）

【A 型题】

1. 疮疡已溃下列哪一种为正常脉象
A. 洪脉 B. 弦脉 C. 缓脉 D. 紧脉 E. 实脉
2. 外疡可由多种原因引起，但主要是由于
A. 外感风温、风热 B. 热毒、火毒 C. 气郁、火郁 D. 外感暑热 E. 外感湿热之邪
3. 外疡致病因素中下列哪项是错误的
A. 外感六淫 B. 感受特殊之毒 C. 经络阻塞 D. 情志内伤 E. 外来伤害
4. 下列除哪项外均正确反映了外疡的病因与病位的关系
A. 发于头面者多因风温、风热引起 B. 发于胸腹者多因气郁、火郁引起 C. 发于臀部者多因火郁引起 D. 发于胫足者多因湿热、寒湿引起 E. 发于上肢者多因风热引起
5. 气血与外疡的关系，下列哪项是错误的
A. 外疡的发生与否，与气血盛衰有密切的关系 B. 气血盛衰与外疡的预后有密切关系 C. 局部气血凝滞在病理过程中可转化 D. 气血虚外疡易成脓、破溃 E. 气血旺盛外疡易生肌收口
6. 饮食不节导致外疡发生的最常见病机为
A. 胃气不和 B. 胃失和降 C. 胃阴不足 D. 胃热壅滞 E. 湿热火毒内生
7. 情志内伤所致外疡的好发部位是
A. 乳房、胸胁 B. 颜面 C. 背部 D. 手足 E. 臀部
8. 外疡的辨证应首辨
A. 病因 B. 经络 C. 阴阳 D. 部位 E. 善恶顺逆
9. 疮疡益气托毒法的代表方剂是
A. 托里消毒散 B. 托里透脓散 C. 仙方活命饮 D. 透脓散 E. 神功内托散
10. 疮疡内治消法中最为常用的是
A. 解表法 B. 清热解毒法 C. 祛痰法 D. 温通法 E. 理湿法
11. 疖、痈、发是以什么命名
A. 疾病特性 B. 病势缓急 C. 症状 D. 形态 E. 范围大小

12. 下列辨外疡阴证、阳证的主要依据，哪项不正确
A. 患部皮肤颜色红活与否 B. 肿势高突还是平塌 C. 局部灼热与否 D. 病发于皮肉还是筋骨 E. 脓液之有无
13. 风肿的特点是
A. 肿块软如棉、馒，有囊性感 B. 坚硬如石 C. 皮色发白微肿 D. 漫肿宣浮 E. 肿而木硬
14. 痰肿的特点是
A. 坚硬如石，皮色不变 B. 皮紧内软随喜怒而消长 C. 肿块软如棉、馒，或硬如结核，不红不热 D. 漫肿，色先青紫后变黄褐 E. 肿势平坦
15. 湿肿的特点是
A. 重按之如烂棉不起 B. 软如棉、馒 C. 皮紧内软 D. 肿而宣浮 E. 肿如结核
16. 寒痛表现为
A. 胀痛 B. 酸痛 C. 痛而喜按 D. 跳痛 E. 灼痛
17. 疮疡成脓时，其疼痛的表现常为
A. 痛无定处，走注甚速 B. 皮色不红，不热，酸痛，得温痛减 C. 灼热疼痛，遇冷痛减 D. 皮色青紫而胀痛 E. 肿势急胀，痛无止时，如有鸡啄，按之中软应指
18. 外疡辨有脓哪项最重要
A. 疼痛剧烈 B. 皮肤灼热 C. 按之应指 D. 脉来滑数 E. 发热持续
19. 外疡辨善恶顺逆的临床意义是
A. 判断病情轻重程度 B. 判断外疡局部发展是否顺利 C. 判断外疡的预后好坏 D. 判断外疡的发展阶段 E. 以上都不是
20. 身体强直，目难正视，疮色紫黑，惊悸时作，属
A. 心恶 B. 肝恶 C. 脾恶 D. 肺恶 E. 肾恶
21. 外疡五善中肾善的表现为
A. 口和齿润 B. 舌润不渴 C. 指甲红润 D. 唇色滋润 E. 皮肤润泽
22. 阳疡初起除下列哪项外皆为顺证
A. 由小渐大 B. 疮顶高突 C. 焮红灼热 D. 微红漫肿 E. 根脚不散
23. 下列哪项不是心善的依据
A. 精神爽快 B. 身体轻便 C. 言语清亮 D. 舌润不渴 E. 寝寐安宁
24. 透托法的代表方透脓散的药物组成是
A. 黄芪、金银花、当归、皂刺、川芎 B. 黄芪、穿山甲、当归、皂刺、川芎 C. 黄芪、桔梗、当归、皂刺、川芎 D. 黄芪、金银花、白芷、皂刺、川芎 E. 黄芪、金银花、当归、皂刺、桔梗
25. 托里消毒散的药物组成中不包括下列哪组药物
A. 人参、当归、川芎 B. 白术、茯苓、白芍 C. 金银花、皂刺、白芷

D. 黄芩、苍术、赤芍 E. 生黄芪、桔梗、生甘草

26. 提脓祛腐药的主药是

A. 生石膏 B. 熟石膏 C. 升丹 D. 白降丹 E. 枯矾

27. 欲取散瘀解毒作用时，箍围药宜用

A. 葱姜汁调 B. 酒调 C. 菊花汁调 D. 冷茶水调 E. 醋调

28. 阳证肿疡初期外敷宜用

A. 冲和膏 B. 金黄膏 C. 生肌白玉膏 D. 生肌玉红膏 E. 青黛膏

29. 阴证外疡初期外敷宜用

A. 太乙膏 B. 回阳玉龙散 C. 千捶膏 D. 冲和膏 E. 玉露膏

30. 半阴半阳证外疡初期宜外敷

A. 阳和解凝膏 B. 冲和膏 C. 太乙膏 D. 回阳玉龙膏 E. 玉露膏

31. 首选砭镰法的疾病为

A. 痈 B. 下肢丹毒 C. 无头疖 D. 有头疽 E. 附骨疽

32. 对升丹过敏者，提脓祛腐时宜用

A. 千金散 B. 八宝丹 C. 平胬丹 D. 青黛散 E. 黑虎丹

33. 外疡内治法的总则为

A. 消、托、补 B. 温、通、补 C. 消、清、补 D. 消、通、补 E. 宣、清、补

34. 发际疮常见于

A. 多发性疖病 B. 痈 C. 暑疖 D. 蝼蛄疖 E. 有头疽

35. 暑疖内治法的最佳代表方剂是

A. 清暑汤 B. 五味消毒饮 C. 清暑汤合五味消毒饮 D. 仙方活命饮 E. 黄连解毒汤

36. 最易伤及手骨的疾病是

A. 蛇眼疔 B. 蛇头疔 C. 蛇肚疔 D. 托盘疔 E. 鱼际疔

37. 颜面部疔疮热毒蕴结证的治法是

A. 散风清热 B. 泻火解毒 C. 凉血清热 D. 清热解毒 E. 和营解毒

38. 蛇头疔成脓切开时，应做的切口为

A. 指端背面纵切口 B. 指端腹面纵切口 C. 指端侧面纵切口 D. 指端侧面横切口 E. 以上都不是

39. 红丝疔好发于

A. 前臂外侧 B. 上肢 C. 小腿外侧 D. 小腿内侧 E. 颈部两旁

40. 颜面疔初期内治法的法则为

A. 清暑解毒 B. 清热化湿 C. 祛风清热 D. 清热解毒 E. 清热泻火

41. 颜面疔内治法的代表方剂为

A. 黄连解毒汤 B. 五味消毒饮 C. 仙方活命饮 D. 牛蒡解肌汤 E. 普济消毒饮

42. 下列不属蛇头疔的症状为
A. 痛甚 B. 肿而有头 C. 成脓10天左右 D. 易损伤筋骨 E. 焮红灼热
43. 手足疔初期内治法的代表方剂为
A. 黄连解毒汤 B. 五味消毒饮 C. 仙方活命饮 D. 牛蒡解肌汤 E. 普济消毒饮
44. 红丝疔局部治疗首选的是
A. 鲜草药外敷 B. 金黄膏外敷 C. 玉露膏外敷 D. 砭镰法 E. 阳和解凝膏外敷
45. 疫疔的疮形特点为
A. 疮形如脐凹 B. 疮大如梅李 C. 溃口如蜂窝状 D. 容易腐烂 E. 坚硬根深，如钉丁之状，溃疡坚硬根深
46. 红丝疔相当于西医的
A. 静脉炎 B. 气性坏疽 C. 急性淋巴管炎 D. 动脉闭塞性脉管炎 E. 化脓性淋巴结炎
47. 疔疮脓尽外治用
A. 生肌散 B. 玉露散 C. 九一丹 D. 八二丹 E. 白玉膏
48. 有头疽的好发部位是
A. 臀部 B. 面部 C. 四肢 D. 项背部 E. 任何部位
49. 有头疽实证溃脓期一般在发病的
A. 第1周 B. 第2～3周 C. 第3周 D. 第4周 E. 第3～4周
50. 有头疽初期内治法的代表方剂为
A. 黄连解毒汤 B. 五味消毒饮 C. 仙方活命饮 D. 牛蒡解肌汤 E. 普济消毒饮
51. 有头疽溃脓期气虚毒滞证时内服方为
A. 托里消毒散 B. 五味消毒饮 C. 黄连解毒汤 D. 八珍汤 E. 仙方活命饮
52. 有头疽初起常用的主方是
A. 仙方活命饮 B. 普济消毒饮 C. 托里消毒散 D. 竹叶黄芪汤 E. 五味消毒饮
53. 附骨疽的好发对象为
A. 儿童 B. 妇女 C. 男性 D. 青年 E. 老年
54. 附骨疽初期属于
A. 阳证 B. 阴证 C. 半阴半阳证 D. 虚证 E. 寒证
55. 下列不属于附骨疽初期的症状是
A. 局部色白漫肿 B. 疼痛彻骨 C. 寒战 D. 高热 E. X线上有骨膜阴影

56. 诊断附骨疽X线摄片最早应在

A. 2周左右 B. 3周左右 C. 1个月左右 D. 2个月左右 E. 半年左右

57. 关于附骨疽的论述，下列哪项不正确

A. 多见于儿童 B. 初起即可见寒战、高热等全身症状 C. 多发于四肢长骨 D. 初起色白漫肿为阴证 E. 溃后脓淋漓，不易收口

58. 下列除哪项外均与附骨疽无关

A. 好发于骨与关节，起病缓慢 B. 好发于膝部的称鹤膝痰 C. 好发于腰椎的称肾俞虚痰 D. 多发于四肢长骨，局部胖肿 E. 好发于肌肉丰厚的深处，此处未愈，他处又起

59. 流注属于

A. 阳证 B. 阴证 C. 半阴半阳证 D. 虚证 E. 寒证

60. 下列不属于流注的选项为

A. 暑湿流注 B. 余毒流注 C. 瘀血流注 D. 髂窝流注 E. 痰湿流注

61. 流注的好发部位为

A. 头面部 B. 手足部 C. 上肢 D. 下肢 E. 四肢、躯干肌肉丰厚的深部

62. 流注的成脓时间一般为

A. 1周 B. 2周 C. 3周 D. 4周 E. 5周

63. 疔疮走黄的主要病理是

A. 正虚 B. 邪实 C. 阴伤 D. 腑实 E. 表虚

64. 火陷形成的主要原因是

A. 火毒炽盛 B. 阴液不足 C. 气血亏虚 D. 脾肾阳虚 E. 肺卫不固

65. 关于内陷的含义最为确切的是

A. 凡生疮疡、毒不外泄、反陷入里 B. 有头疽，毒不外泄、反陷入里 C. 脑疽，毒不外泄、反陷入里 D. 正虚或消渴病患者，毒不外泄，反陷入里 E. 疔疮以外的疮疡，毒不外泄，反陷入里

66. 流痰初期的主要症状为

A. 潮热盗汗 B. 颧红 C. 疼痛 D. 关节活动障碍 E. 皮色不变、不肿，仅觉患处隐隐酸痛

67. 流痰初期内治法的代表方剂为

A. 阳和汤 B. 二陈汤 C. 香贝养荣汤 D. 人参养荣汤 E. 竹叶黄芪汤

68. 流痰的好发部位是

A. 四肢 B. 肌肉 C. 皮肉之间 D. 骨与关节 E. 躯干

69. 瘰疬痰核酿脓证治法为

A. 理气化痰软坚 B. 疏肝养血、健脾化痰 C. 养阴清热、托毒透脓

D. 温经络、化痰浊　E. 滋肝肾、化痰浊

70. 瘰疬的好发部位为

A. 头面部　B. 颈项两侧　C. 手足部　D. 上肢　E. 下肢

71. 瘰疬的好发对象为

A. 儿童和青年　B. 男性　C. 女性　D. 中年　E. 老年

72. 颈部肿块，溃后脓水清稀，夹有败絮物，疮口潜行性空腔，经久难愈。其诊断是

A. 流痰　B. 颈痈　C. 锁喉痈　D. 瘰疬　E. 失荣

73. 烂疔的疼痛特点为

A. 阵发性　B. 持续性　C. 烧灼性　D. 胀裂性　E. 鸡啄样

74. 下列不属疫疔特点的是

A. 多见于畜牧业人员　B. 有传染性　C. 好发于暴露处　D. 疮形凹陷　E. 潜伏期较长

75. 乳房部乳痈切开排脓的切口应该是

A. 顺乳络方向　B. 循经切开　C. 纵切口　D. 横切口　E. 脓肿上切口

76. 乳痈成脓的临床表现为

A. 皮肤焮红肿痛　B. 壮热不退　C. 恶寒发热　D. 肿块按之有波动感　E. 舌苔薄

77. 乳痈最多见于

A. 中年妇女　B. 初产妇　C. 妇女妊娠期　D. 多产妇女　E. 青年妇女

78. 乳痈初起，下列哪种治疗方法宜首选

A. 乳房按摩　B. 金黄散外敷　C. 针刺少泽、天宗、合谷　D. 用吸奶器（或其他方法）充分吸出奶汁　E. 局部热敷

79. 乳癖多发于

A. 少年女性　B. 青中年妇女　C. 未育妇女　D. 老年妇女　E. 青壮年男性

80. 乳房部疾病证见经前胀痛者为

A. 内吹乳痈　B. 乳痈　C. 乳癖　D. 乳岩　E. 乳痨

81. 乳房部漏发病前可患有

A. 乳痈　B. 乳发　C. 乳癖　D. 乳泣　E. 乳痨

82. 乳核相当于西医的

A. 急性乳腺炎　B. 乳腺纤维腺瘤　C. 乳晕部瘘管　D. 乳房结核　E. 乳房异常发育症

83. 与乳岩关系最密切的是

A. 火毒外侵，肝、胃二经湿热蕴结而成　B. 初期形寒发热，结块木硬者，宜疏肝清胃，软坚散结　C. 初期可用冲和膏加红灵丹外贴　D. 多发于40～60岁经绝期前后的妇女　E. 青壮年妇女乳房部常见的慢性肿块

84. 不能作为临床诊断乳岩的依据的是

A. 乳房内肿块，坚硬，高低不平 B. 乳房内肿块，乳头回缩或抬高 C. 乳房内肿块，乳房皮肤呈橘皮样改变 D. 乳房内肿块，伴同侧腋窝淋巴结肿大 E. 乳头有溢液或溢血

85. 乳岩中恶性程度高、进展快、预后差的是

A. 硬癌 B. 湿疹样癌 C. 炎性癌 D. 黏液腺癌 E. 髓样癌

86. 乳岩治疗原则上以下列哪项为主

A. 化学药物治疗 B. 放射治疗 C. 中药 D. 手术 E. 免疫治疗

87. 当大便出血时，需考虑的肛肠病有

A. 内痔 B. 血栓外痔 C. 息肉痔 D. 锁肛痔 E. 肛裂

88. 成人直肠全长应为：

A. 3～4.5cm B. 10cm C. 12cm D. 15cm E. 18cm

89. 肛门直肠周围脓肿最易引起的后遗症是：

A. 肛裂 B. 混合痔 C. 脱肛 D. 肛瘘 E. 锁肛痔

90. 内痔主要根据什么症状进行分期?

A. 便血 B. 脱出 C. 疼痛 D. 发病时间 E. 并发症

91. 急性前列腺炎的主要临床表现为：

A. 尿频、尿急、尿痛 B. 会阴部疼痛、尿频、尿急、尿痛 C. 尿频、排尿困难 D. 会阴部不适、尿中有白色分泌物 E. 夜尿频数

92. 先天性水疝的治则为：

A. 温肾通阳、化气行水 B. 清热利湿 C. 滋阴降火、化痰散结 D. 活血散瘀 E. 清热解毒

93. 子痈的病因病机除哪项之外

A. 外感湿热 B. 湿热内生 C. 瘀血内停 D. 肝郁气滞 E. 热毒炽盛

94. 慢性子痈发病时间多为

A. 1个月以上 B. 2个月以上 C. 3个月以上 D. 4个月以上 E. 半年以上

95. 急性子痈病灶处有波动感时，应做相应处理是

A. 外敷金黄散 B. 及时切开排脓 C. 药线引流 D. 外用生肌玉红膏 E. 暂不处理

96. 下列哪种疾病不属精浊范畴

A. 急性细菌性前列腺炎 B. 慢性细菌性前列腺炎 C. 慢性非细菌性前列腺炎 D. 前列腺增生症 E. 前列腺痛

97. 急性前列腺炎的基本病机为

A. 气滞血瘀 B. 热毒壅阻 C. 湿热壅阻 D. 阴虚火旺 E. 肝郁化火

98. 鉴别慢性细菌性前列腺炎与慢性非细菌性前列腺炎的关键在

A. 临床症状 B. 前列腺局部体征 C. 尿常规 D. 前列腺液常规检查 E. 前列腺液培养

99. 尿频，排尿不爽，尿道口常精液溢出，伴会阴、腰骶、耻骨上区等隐痛不适。首先应考虑为
A. 前列腺增生症　B. 前列腺炎　C. 附睾炎　D. 精囊炎　E. 尿道炎
100. 下列对轻度冻伤局部的处理哪些是正确的
A. 未溃者，选用红灵酒轻柔按摩　B. 有水疱时，用注射器抽吸，再以白玉膏外敷包扎　C. 有水疱时，可挑破，再搽以红油膏外敷包扎　D. 未溃用鸡蛋皮适量水煎待温频洗　E. 溃烂用红油膏掺八二丹外敷
101. 脱疽治疗同时，护理预防宜注意
A. 戒烟　B. 适当休息　C. 注意保暖　D. 情绪安定　E. 防治足部损伤
102. 毒蛇咬伤属血循毒的局部症状是
A. 伤口剧痛　B. 伤口肿胀起水疱　C. 附近淋巴结发炎　D. 伤口坏死，形成溃疡　E. 局部不红，无渗液
103. 臁疮疮面有腐肉的外治宜用
A. 红油膏　B. 红油膏、九一丹　C. 红油膏、八二丹　D. 青黛膏、九一丹　E. 缠缚疗法
104. 辨破伤风轻症的症状主要表现为
A. 张口困难　B. 苦笑面容　C. 面肌痉挛　D. 牙关紧闭　E. 吞咽困难
105. 烂疔手术治疗宜
A. 多处纵深切开，切到颜色正常的健康组织为止　B. 彻底清除异物，碎骨片　C. 用大量生理盐水冲洗创口　D. 用过氧化氢溶液冲洗创口　E. 用高锰酸钾溶液冲洗创口
106. 肌肉强直性痉挛是破伤风典型的症状之一，其首先出现的部位是
A. 上肢　B. 下肢　C. 颈项　D. 头面　E. 躯干
107. 破伤风的潜伏期一般为
A. 1～5天　B. 6～10天　C. 5～15天　D. 2～3天　E. 10～15天
108. 中医治疗破伤风主要方法除祛风、解毒外还有
A. 镇痉　B. 镇痛　C. 疏肝　D. 清热　E. 解毒
109. 成人双上肢占体表面积的
A. 1个9%　B. 2个9%　C. 3个9%　D. 4个9%　E. 5个9%
110. 烧伤的病因是
A. 火热毒邪　B. 湿邪　C. 毒邪　D. 燥邪　E. 风邪
111. 平时和战时最多见的烧伤是
A. 化学烧伤　B. 电击伤　C. 放射性烧伤　D. 火焰烧伤和烫伤　E. 放射性核素伤
112. 患者颈项肿核如栗，坚硬如石，推之不移，皮色不变，不痛不痒，面色少华，

形寒神倦，舌淡暗，苔白腻，脉沉细。治宜选方

A. 海藻玉壶汤　B. 香贝养荣汤　C. 开郁散　D. 阳和汤　E. 四海舒郁散

113. 髂股静脉血栓形成，下肢广泛粗肿，皮色发绀，扪之灼热，腿胯部疼痛，固定不移，舌暗，脉数。治宜选方

A. 补阳还五汤　B. 阳和汤　C. 通络活血方　D. 六味地黄汤　E. 十全大补汤

114. 患肢肿胀久不消退，按之不硬，沉重，皮肤发紫，倦怠无力，舌淡有齿痕，苔薄白，脉沉涩。治宜选方

A. 补阳还五汤　B. 阳和汤　C. 通络活血方　D. 六味地黄汤　E. 十全大补汤

115. 血栓性浅静脉炎多发于

A. 头面部　B. 胸胁部　C. 四肢　D. 背部　E. 腹部

116. 筋瘤常见的并发症是

A. 出血和溃疡　B. 湿疮和溃疡　C. 患肢活动受限　D. 疼痛和麻木　E. 湿疮和麻木

117. 患者，女，32 岁。疖肿散发于全身，色暗红，脓水稀少，此起彼伏，迁延不愈；阴虚者，兼见口渴唇燥，舌质红，苔薄，脉细数。应首先考虑的是

A. 无头疽　B. 有头疽　C. 臀痈　D. 痈　E. 疖病

118. 患者，男，27 岁。左眉上出现一坚硬肿块，约 1cm×1cm，中有一粟粒样脓头，坚硬根深，如钉丁之状，疼痛剧烈，左上眼睑肿胀明显，不能睁眼，伴发热头痛。其诊断是

A. 痈　B. 发　C. 疖　D. 疔疮　E. 有头疽

119. 患者，男，23 岁。右前臂内侧有红丝一条，向上走窜，停于肘部。用砭镰疗法的操作要点是

A. 沿红线两头，针刺出血　B. 梅花针沿红线打刺，微微出血　C. 用三棱针沿红线寸寸挑断，并微微出血　D. 用三棱针点刺出血　E. 梅花针沿红线打刺，微微出血，并加神灯照法

120. 患者，男，43 岁。左小腿内侧有一条红丝自内踝处向上蔓延，局部灼热，微痛，左腹股沟处有一结块肿胀疼痛，伴发热，纳差，舌苔黄腻，脉洪数。患者有糜烂型足癣。其诊断是

A. 痈　B. 发　C. 疖　D. 疔疮　E. 红丝疔

121. 患者，男，20 岁。右手食指末节肿胀疼痛伴发热 6 天。6 天前在劳动时，患处指腹部不慎被木刺扎伤，未在意，第 2 天局部肿痛伴发热恶寒，肿痛渐加剧而时有跳痛感，发热不退，舌苔黄腻，脉弦数。其诊断是

A. 蛇腹疔　B. 蛇头疔　C. 疖　D. 蛇眼疔　E. 红丝疔

122. 患者，男，50 岁。1 周前项后发际处突发一肿块，红肿热痛，渐渐加剧，其后

出现多个粟米样脓头，部分溃破溢脓。其治法是

A. 凉血祛风，行瘀通络　B. 凉血清热，解毒利湿　C. 和营托毒，清热利湿　D. 清热解毒，活血通络　E. 养阴清热，托毒透邪

123. 患者，男，40岁。有消渴病史。项后发际处多个红色结块，灼热疼痛，溃脓后愈合，但不久又发，经年难愈。其诊断是

A. 痈　B. 疔疮　C. 暑疖　D. 疖病　E. 有头疽

124. 患者，男，75岁。颈后生疮伴发热、头痛20天。患处见一约$10cm^2$大小的疮面，色紫滞，脓少而薄，闷胀疼痛，伴发热、神疲、食少、自汗、神昏、气息粗、小便数，舌质淡、苔白，脉虚无力。有糖尿病病史3年。其诊断是

A. 痈　B. 疔疮　C. 暑疖　D. 疖病　E. 有头疽

125. 患者，男，10岁。左下肢肿痛伴高热月余，局部胖肿微红疼痛剧烈。检查：X线检查见左胫骨下端近1/3处有一死骨阴影，长3cm左右，血常规示：白细胞$15.6\times10^9/L$，中性粒细胞为0.90，舌质红、苔黄腻，脉数。其辨证是

A. 热毒炽盛证　B. 阴虚火旺证　C. 湿热蕴结证　D. 痰浊凝聚证　E. 气阴两虚证

126. 患者，男，26岁。左下腹疼痛，左下肢屈曲，跛行5天。曾用抗生素治疗不佳。诊见髂窝部叩击痛，下肢不易伸直，勉强伸直即引起剧痛，伴高热、口渴，舌苔黄，脉洪数。左侧下腹部有压痛，臀部见数个疖肿。血常规示：白细胞$15.6\times10^9/L$。其诊断是

A. 流注　B. 流痰　C. 附骨疽　D. 丹毒　E. 痈

【B型题】

问题1～2

A. 五味消毒饮　B. 仙方活命饮　C. 黄连解毒汤　D. 六味地黄汤　E. 清骨散

1. 疖病正虚毒恋证选方
2. 疖病热毒蕴结证选方

问题3～4

A. 螺疔　B. 蛇头疔　C. 蛇眼疔　D. 蛀节疔　E. 舌肚疔

3. 生于手指骨节间的疔疮称为
4. 生于指腹部的疔疮称为

问题5～6

A. 防风通圣散　B. 清暑汤　C. 五味消毒饮　D. 五神汤　E. 仙方活命饮

5. 热毒蕴结型疖宜选用的内服方是
6. 暑热浸淫型疖的内服方是

问题7～8

A. 乳疬　B. 乳痨　C. 乳核　D. 乳发　E. 乳癖

7. 乳中结核，形如鸡卵，表面光滑，推之移动的单发肿块。多诊断为
8. 乳房肿块，随月经周期消长。多考虑为

问题 9～10

A. 透脓散 B. 瓜蒌牛蒡汤 C. 龙胆泻肝汤 D. 四妙汤加味 E. 托里消毒散

9. 治疗乳痈溃后热退身凉，肿痛渐消。应首选
10. 治疗乳痈成脓期。应首选

问题 11～12

A. 透脓散 B. 瓜蒌牛蒡汤 C. 龙胆泻肝汤 D. 四妙汤加味 E. 托里消毒散

11. 治疗乳痈气滞热壅证宜用
12. 治疗乳痈正虚毒恋证宜用

问题 13～14

A. 气瘿 B. 血瘿 C. 筋瘿 D. 肉瘿 E. 石瘿

13. 以山区、高原地区的青春期、怀孕期及哺乳期的妇女多见的疾病是
14. 扫描图像多显示为冷结节的是

问题 15～16

A. 脂瘤 B. 气瘤 C. 血瘤 D. 肉瘤 E. 筋瘤

15. 相当于下肢静脉曲张的是
16. 相当于皮脂腺囊肿的是

问题 17～18

A. 肿胀 B. 便血 C. 疼痛 D. 流脓 E. 脱垂

17. 内痔、肛裂、息肉痔、锁肛痔的共有症状是
18. 内痔、息肉痔、直肠脱垂的共有症状是

问题 19～20

A. 清热利湿，消肿止痛 B. 疏肝理气，化痰散结 C. 清热利湿，化痰散结 D. 活血化瘀，消肿止痛 E. 活血消肿，行气化痰

19. 子痈湿热下注型治法为
20. 子痈气滞痰凝型治法为

问题 21～22

A. 龙胆泻肝汤 B. 二陈汤 C. 橘核丸 D. 萆薢渗湿汤 E. 小柴胡汤

21. 子痈湿热下注宜选用
22. 子痈气滞痰凝宜选用

问题 23～24

A. 参苓白术散 B. 白虎汤 C. 清营汤 D. 生脉散 E. 黄连解毒汤

23. 烧伤火毒伤津证宜用

24. 烧伤气阴两伤证宜用

问题 25～26

A. 参苓白术散　B. 白虎汤　C. 清营汤　D. 生脉散　E. 黄连解毒汤

25. 烧伤火毒内攻证宜用
26. 烧伤脾胃虚弱证宜用

问题 27～28

A. 玉真散合五虎追风散　B. 木萸散　C. 镇肝熄风汤　D. 羚角钩藤汤
E. 天麻钩藤饮

27. 破伤风风毒在表证治疗宜首选
28. 破伤风风毒入里证治疗宜首选

【X 型题】

1. 外科以毒来取名的病的共同点是

A. 传染性　B. 发病快　C. 病程长　D. 病较重　E. 预后差

2. 疮疡溃后逆证的表现是

A. 溃后皮烂肉坚　B. 脓水清稀　C. 时流血水　D. 疼痛剧烈　E. 疮口难敛

3. 外科运用补法的适应证是

A. 精神衰疲　B. 元气虚弱　C. 脓水清稀　D. 坚肿不消　E. 疮口难敛

4. 腐蚀药可用于

A. 头部赘疣　B. 臁疮　C. 脓腐不脱　D. 对汞、砒过敏者　E. 肿疡脓成未溃

5. 常用的生肌收口药有

A. 生肌散　B. 八宝丹　C. 九黄丹　D. 红灵丹　E. 白降丹

6. 颈痈初起时内治可用银翘散加减，脓成加

A. 炙山甲　B. 皂角刺　C. 黄芩　D. 生山栀　E. 莱菔子

7. 疔疮走黄的病因，以下哪几项可作考虑

A. 早期失治误治　B. 挤压碰伤肿胀　C. 过早切开引流　D. 麻痘余毒未清　E. 嗜食辛辣刺激

8. 与瘿的病位有一定的联系的是

A. 冲脉　B. 任脉　C. 督脉　D. 肝经　E. 肾经

9. 乳房部漏发病前可患有

A. 乳痈　B. 乳发　C. 乳癖　D. 乳泣　E. 乳痨

10. 乳癌常用的治疗方法为：

A. 手术切除　B. 放射疗法　C. 化学疗法　D. 内分泌辅助治疗　E. 针灸治疗

11. 大便时常有肿块脱出的疾病有

A. Ⅱ期内痔　B. 低位直肠有蒂息肉　C. 肛乳头肥大　D. 脱肛　E. 直肠癌

12. 直肠Ⅰ度脱垂表现为
A. 脱出物淡红色　B. 触之柔软　C. 呈圆锥形　D. 有弹性　E. 便后可自然回复
13. 肛门分泌物常见于
A. 内痔脱出　B. 直肠脱垂　C. 肛瘘　D. 肛隐窝炎　E. 肛管直肠癌
14. 熏洗法适用于
A. 肉痔脱垂嵌顿　B. 外痔水肿　C. 脱肛　D. 肛周脓肿　E. 血栓外痔
15. 肛裂的主要症状是
A. 肛门周期性疼痛　B. 肛门坠胀　C. 有异物感　D. 易出血　E. 便秘
16. 下列对轻度冻伤局部的处理哪些是正确的
A. 未溃者，选用红灵酒轻柔按摩　B. 有水疱时，用注射器吸抽，再以白玉膏外敷包扎　C. 有水疱时，可挑破，再搽以红油膏外敷包扎　D. 未溃用鸡蛋皮适量水煎待温频洗　E. 溃烂用红油膏掺八二丹外敷
17. 脱疽治疗同时，护理预防宜注意
A. 戒烟　B. 适当休息　C. 注意保暖　D. 情绪安定　E. 防治足部损伤
18. 毒蛇咬伤属血循毒的局部症状是
A. 伤口剧痛　B. 伤口肿胀起水疱　C. 附近淋巴结发炎　D. 伤口坏死，形成溃疡　E. 局部不红，无渗液
19. 臁疮疮面有腐肉的外治宜用
A. 红油膏　B. 红油膏、九一丹　C. 红油膏、八二丹　D. 青黛膏、九一丹　E. 缠缚疗法
20. 辨破伤风轻症的症状主要表现为
A. 张口困难　B. 苦笑面容　C. 面肌痉挛　D. 牙关紧闭　E. 吞咽困难
21. 烂疔手术治疗宜
A. 多处纵深切开，切到颜色正常的健康组织为止　B. 彻底清除异物，碎骨片　C. 用大量生理盐水冲洗创口　D. 用过氧化氢溶液冲洗创口　E. 用高锰酸钾溶液冲洗创口

【是非判断题】

1. 我国现存的第一部外科专著是《刘涓子鬼遗方》。（ ）
2. 凡生疮疡，正不胜邪，毒不外泄，反陷于里，客于营血，内传脏腑而引起的全身化脓性感染，称为走黄。（ ）
3. 凡黏膜部发生浅表溃疡，呈凹形有腐肉而脓液不多的称为疡。（ ）
4. 肿疡脉弦而数，为有痰，或为酿脓。（ ）
5. 溃疡脉滑而大，为热邪未退，或痰多气虚。（ ）
6. 肿疡脉迟多是寒邪内蕴，气血衰少；溃疡脉迟，多是脓毒已泄，邪去正衰。（ ）
7. 痰肿：肿而皮肉重垂胀急，深则按之如烂棉不起，浅则光亮如水疱，破流黄水。（ ）

8. 湿肿：肿势或软如棉、馒，或硬如结核，不红不热。（ ）
9. 痛如鸡啄，并伴有节律性痛，病变多在肌肉，多为阳证化脓阶段。（ ）
10. 乳房属胃经，乳晕属足厥阴肝经，乳头属足少阳胆经。（ ）
11. 箍围药调制的液体多种多样。如以醋调制的，取其散瘀解毒；以酒调制的，取其助行药力；以葱、姜、韭、蒜捣汁调制的，取其辛香散邪。（ ）
12. 阳毒内消散、红灵丹，功能活血止痛、消肿化痰，适用于一切阳证；阴毒内消散、桂麝散、黑退消，有温经活血、破坚化痰、散风逐寒之功，适用于一切阴证。（ ）
13. 有头疽成痈期宜用五味消毒饮加减。（ ）
14. 丹毒发于颜面者称“抱头火丹”，发于躯干者称“流火”。（ ）
15. 颜面疔疮病因主要是火热之毒，脾胃火毒，外伤染毒。（ ）
16. 流注是发于肌肉深部的多发性脓肿。（ ）
17. 发颐是指热性病后余毒结聚于颐颌之间的急性化脓性疾病。相当于西医的急性化脓性腮腺炎。（ ）
18. 男子乳头属肾，乳房属肝；女子乳头属肝，乳房属胃。（ ）
19. 乳房部的乳漏预后较好，而乳晕部的乳漏病程较长，且易反复发作。（ ）
20. 乳腺导管内乳头状瘤是发生在乳腺导管上皮的良性肿瘤，属中医乳衄范畴。（ ）
21. 气瘤相当于西医的多发性神经纤维瘤和神经纤维瘤病的神经纤维结节。（ ）
22. 筋瘤相当于西医的下肢静脉曲张。（ ）
23. 各种肛门直肠疾病都有其好发部位，以膀胱截石位表示。（ ）
24. 内痔多发于肛门齿线 3、7、11 点。（ ）
25. 结缔组织外痔发于 3、7、11 点的易肛裂；发于 6、12 点的多伴内痔。（ ）
26. 锁肛痔指发生在肛管直肠的恶性肿瘤。（ ）
27. 子痈好发于青壮年，起病缓慢，串珠样结节，溃后脓清稀，形成窦道。（ ）
28. 慢性前列腺炎，会阴、少腹胀痛明显者可进行前列腺按摩，每周 1 次（ ）
29. 破伤风典型发作症状是肌肉强直性痉挛和阵发性抽搐。（ ）
30. 臁疮湿热下注型宜用龙胆泻肝汤加减。（ ）

【填空题】

1. 六淫邪毒引起外疡的发病因素中，以________、________为多见。
2. 外疡总的发病机制为________、________、________。
3. 外疡的致病因素与发病部位的关系是，发于上部的，多因________、________，发于中部的，多因________、________，发于下部的，多因________、________。
4. 外疡的发病过程中，若人体气血旺盛，则外疡________成脓，________破溃，________生肌收口，预后________；若气血不足者，则________成脓，________破溃，________生肌收口，预后________。
5. 疡的预后关系来判断：气虚者难于________；血少者难于________。
6. 外疡的病理机制是________、________。

7. 托法中，透托方以________为代表方；补托方以________为代表方。
8. 善恶多指________的表现，顺逆多指________。
9. 按外疡的发展过程一般可分为________、________、________ 3 个阶段，按照这 3 个不同阶段，立出________、________、________ 3 个总的治疗原则。
10. 膏药在古代称为________，现称为________；油膏现称为________；箍围药古称为________；掺药古称为________，现称为________。
11. 油膏中，阳证常用________、________，阴证常用________，半阴半阳证常用________，生肌收口常用________、________。
12. 提脓祛腐的主药为________，临床常用配方有________、________、________、________、________等。
13. 砭镰法俗称________，其适应证为________、________等。
14. 辨脓的形质宜________不宜________，色泽宜________不宜________。
15. 颜面疔初期的局部特点为其形________，根________，如________之状。
16. 蛇眼疔、蛇头疔、蛇肚疔分别相当于现代医学的________、________、________。
17. 红丝疔相当于现代医学的________，多发于________内侧，因有________向上蔓延，故命名之。
18. 若治疗、护理不当，发于颜面部的疔易引起________，发于手足部的疔易________。
19. 手指部疔手术切口宜在________，红丝疔的局部治疗宜用________法。
20. 有头疽的虚证有________、________之分，分别好发于老年________之人和老年________之人。
21. 内陷证可辨证的分为________、________、________ 3 型。
22. 流痰相当于现代医学的________，其属性为________证，好发的对象为________和________。
23. 瘰疬俗称________，相当于现代医学的________，其致病菌为________。
24. 瘰疬好发于________两侧，________之前后及腋部，发病对象多见于________、________。
25. 特殊部位的痈生于颈部的称________，生于腋下的称________，生于胯腹部的称________。
26. 流注相当于现代医学的________，依据发病情况不同可分为________、________、________、________四种名称。
27. 附骨疽相当于现代医学的________和________。
28. 乳痈在哺乳期发生的称________，在怀孕期发生的称________，在非哺乳期非孕期发生的称________。
29. 乳痈内治原则是________、________。
30. 乳痈相当于西医________。

参考答案

【A型题】

1. C	2. B	3. C	4. C	5. D	6. E	7. A	8. C	9. A	10. B
11. E	12. E	13. D	14. C	15. A	16. B	17. E	18. C	19. C	20. B
21. A	22. D	23. B	24. B	25. D	26. C	27. E	28. B	29. B	30. B
31. B	32. E	33. A	34. A	35. C	36. B	37. D	38. C	39. D	40. D
41. B	42. B	43. B	44. D	45. A	46. C	47. A	48. D	49. B	50. C
51. A	52. A	53. A	54. A	55. E	56. C	57. D	58. D	59. A	60. E
61. E	62. B	63. B	64. B	65. E	66. E	67. A	68. D	69. C	70. B
71. A	72. D	73. D	74. E	75. A	76. A	77. B	78. E	79. B	80. C
81. E	82. B	83. D	84. E	85. C	86. D	87. A	88. C	89. D	90. B
91. B	92. A	93. E	94. C	95. B	96. D	97. C	98. E	99. B	100. A
101. B	102. A	103. B	104. C	105. B	106. D	107. B	108. A	109. B	110. A
111. D	112. D	113. C	114. A	115. C	116. B	117. E	118. D	119. C	120. E
121. B	122. C	123. E	124. E	125. A	126. A				

【B型题】

1. E	2. A	3. D	4. A	5. C	6. B	7. C	8. E	9. E	10. A
11. B	12. D	13. A	14. E	15. E	16. A	17. B	18. E	19. A	20. B
21. A	22. C	23. E	24. D	25. C	26. A	27. A	28. B		

【X型题】

1. ABD	2. ABCE	3. ABCDE	4. CE	5. AB
6. AB	7. ABC	8. BCDE	9. ABE	10. ABCD
11. ABD	12. ABE	13. ABCDE	14. ABCE	15. ADE
16. ABCD	17. ABCE	18. ABCD	19. BDE	20. ABCDE
21. ABDE				

【是非判断题】

1. √	2. ×	3. ×	4. ×	5. √	6. √	7. ×	8. ×	9. √	10. ×
11. √	12. √	13. ×	14. ×	15. √	16. √	17. √	18. ×	19. √	20. √
21. √	22. √	23. √	24. √	25. ×	26. √	27. ×	28. √	29. √	30. ×

【填空题】

1. 热毒　火毒　2. 经络阻塞　气血凝滞　脏腑功能失调　3. 风温　风热　气郁　火郁　湿火　湿热　4. 易　易　易　好　难　难　难　差　5. 起发破溃　生肌收口　6. 经络阻塞　气血凝滞　7. 透脓散　托里消毒散　8. 全身症状　局部情况　9. 初期　成脓期　收口期　消　托　补　10. 薄贴　硬膏　软膏　敷贴　散剂　粉剂　11. 金黄膏　玉露膏　回阳玉龙膏　冲和膏　生肌玉红膏　生肌白玉膏　12. 升丹　九一丹　八二丹　七三丹　五五丹　九黄丹

13. 飞针 下肢丹毒 红丝疔 14. 稠 稀 明净 污浊 15. 小 深坚硬 钉丁 16. 甲沟炎 化脓性指头炎 急性化脓性腱鞘炎 17. 急性管状淋巴管炎 四肢内侧 红丝 18. 走黄 损伤筋骨 19. 侧面 砭镰 20. 阴虚火炽证 气虚毒滞证 瘦弱 肥胖 21. 火陷 干陷 虚陷 22. 骨与关节结核 阴 儿童 青少年 23. 老鼠疮 颈淋巴结结核 结核分枝杆菌 24. 颈项 耳 儿童 青年人 25. 颈痈 腋痈 胯腹痈 26. 多发性 转移性肌肉深部脓肿 暑湿流注 余毒流注 瘀血流注 髂窝流注 27. 急性血源性骨髓炎 慢性血源性骨髓炎 28. 外吹乳痈 内吹乳痈 不乳儿乳痈 29. 疏肝清胃 和营通乳 30. 急性乳腺炎

§2.3 中医妇科学

基本知识问答

1. 中医妇科学的定义是什么?

中医妇科学是运用中医学的基础理论和方法，认识和研究妇女解剖、生理、病因病机、诊治规律，以防治妇女特有疾病的一门临床学科。

2. 中医妇科学研究的范围具体包括哪些?

中医妇科学研究的范围主要是女性特有的生殖器官，如胞宫、胞络等的解剖结构、生理、病因、病机、诊断、辨证、治疗大法，以及与此相关的经、带、胎、产、杂病的防治。

3. 女性生殖器官包括哪些?

包括外生殖器和内生殖器。外生殖器包括毛际（阴阜)、阴户（又称廷孔、四边，均指阴道口)、阴道；内生殖器包括胞宫（包括子宫、输卵管、卵巢)、子门（宫颈口)。

4. 子宫的生理功能是什么? 为何被称为“奇恒之府”?

子宫，是中医固有的生殖器官的解剖名称，即解剖学上所指的子宫，它的功能是主行月经、分泌带液、种子育胎、发动分娩、排泄恶露。子宫有“亦脏亦腑，非脏非腑”的特点，因为它在非经期和妊娠期，表现的是似脏的“藏而不泻”，而行经期、分娩期，则表现为似腑的“泻而不藏”，故此被列入“奇恒之府”的范畴。

5. 什么是“月经”? 月经有哪些生理表现?

月经是指有规律的、周期性的子宫出血，月月如期，经常不变，故称为

“月经”，又称为“月信”、“月事”、“月水”。

月经的生理表现主要包括：①月经初潮。女性一生中第一次月经来潮，称为初潮。初潮年龄一般13～15岁，即《内经》所谓“二七”之年，但由于营养、运动、体质、遗传等因素影响，也有早至11岁初潮者，最迟不超过16岁。②月经周期。月经有节律的周期性。月经来潮第一天为一个月经周期第一天，两次月经来潮第一天的间隔时间为一个月经周期，一般28～30天，周期长短因人而异，但最长不超过35天，最短不少于21天。③经期。即月经持续的时间。正常经期为2～7天，多数为3～5天。④经量、色、质。一次月经的总失血量为月经量，正常经量为30～50mL，超过80mL为月经过多；经色暗红，一般不凝，无血块；无特殊臭气。⑤月经期表现。行经前可出现胸乳略胀，小腹略坠，腰微酸，情绪波动。这是由于经前、经期冲任气血充盛、变化加剧，气机易于凝滞，一般月经来潮后症状即可消失，不属病态。⑥绝经。妇女一生中最后一次行经后，停闭一年以上，即可称为绝经。一般绝经年龄为45～54岁，即《内经》所谓“七七”之年。

此外，尚有身体无病而两个月来潮一次者，称为“并月”；三个月来潮一次者，称为“居经”或“季经”；一年一次者称为“避年”；还有终身不潮而能正常受孕者，称为“暗经”；还有在受孕初期仍能按月经周期有少量流血，而对胎儿无损者，称为“激经”，又称“盛胎”或“垢胎”。以上现象若无特殊不适，不影响生育，可不做病论，但若同时伴有其他症状或者有不孕者，则应及早诊治。

6. 试论月经产生的机制。

女子发育到成熟的年龄阶段后，月经也就自然而然地产生了。它的产生是脏腑、天癸、气血、经络协调作用于胞宫的正常的生理现象。

（1）脏腑与月经的关系：①肾。月经的来潮与断绝和肾气的盛衰有直接的关系。肾藏精，主生长发育；肾为天癸之源，主宰天癸的至与竭；肾主生殖，为冲任之本。女性在发育过程中，必待肾气充盛，天癸泌至，任通冲盛，作用于胞宫，月经始能潮至。肾中阴阳二气，为气血之根。肾与胞宫相系，主骨生髓通脑，而脑为元神之府，主宰人体一切生命活动。所以说，月经的产生是以肾为主导的，《傅青主女科》云：“经水出诸肾。”②肝。肝藏血，主疏泄，具有储藏血液、调节血量和疏泄气机的作用。肝的藏血与疏泄功能相互协调，调整着血海的蓄溢有常，使月经按期潮止。③脾（胃）。脾（胃）为后天之本，气血生化之源，脾主统血。月经之血，靠水谷精微经脾胃功能所转化，脾气健运，月经血能循经运行，按时潮止。④心、肺。心、肺与月经的关系虽不及肾、肝、脾之密切，但也有一定联系。心主血，心气能推动血液在经脉内运行，心血旺盛，心气下通于肾，心肾相交，血脉流畅，入于胞脉，则月经如常。肺主气，居上焦，朝百脉而输精微，如雾露之溉，下达精微于胞宫而参与月经的生理活动。又心主神明，肝主谋虑，脾主思虑，肾主藏志，这些精神活动和思维意识，对月经的调节也有一定的影响。

（2）天癸与月经的关系：天癸是肾气充盛到一定程度时体内产生的一种能促进人体生长、发育和生殖的精微物质，也是产生月经必不可少的物质。天癸初生甚微，月经不能潮至。到“二七”（14 岁）之年，肾气充盛，天癸亦盛，泌之有常，任通冲盛，子宫发育成熟，月经才能按时而下，适时而止，到“七七”（49 岁）之年，天癸竭止，则月经亦绝。

（3）气血与月经的关系：气血充盛与和调是月经产生的重要条件。妇女以血为主，月经的主要成分是血，血又赖气之统摄、运行和调节，血海充盈，由满而溢，则为月经。在产生月经的机制上，血是月经的物质基础，气是运行血脉的动力，气血和调，则经候如常。

（4）经络与月经的关系：任脉通，太冲脉盛，是月经产生的必要条件。女子在“二七”以前，肾气未盛，天癸未至，冲任脉未盛，二脉相资不足，不能产生月经。至“二七”之年，冲任二脉受纳诸经之精血并得天癸作用后，流通盛大，血海满盈，蓄溢有常，作用于胞宫而产生月经。到“七七”以后，肾气衰，天癸竭，任脉虚，太冲脉衰少，地道不通，月经绝止。

综上所述，月经是在脏腑功能正常、气血调和、冲任流通、阴阳平和的状态下，以肾为主导，受天癸调节，得冲任二脉相资，并在肝的藏血、疏泄，脾（胃）的化生、统摄，心的主血，肺的主气以帅血，协调作用于子宫而产生的。

7. 简述带下的生理现象、作用及产生机制。

带下的含义有狭义与广义之不同。广义的带下涵括妇女经、带、胎、产诸病。而狭义的带下专指妇女阴道排出的一种黏液体。狭义带下之中又有生理、病理的不同。

（1）带下的生理现象：正常健康女子阴道排出的一种能润泽于阴户、阴道内的无色无臭、黏而不稠的液体，称为生理性带下。生理性带下，其量一般不多，滑润如膏，不致外渗。经间期、妊娠期带下量稍有增多，呈白色或无色透明状，无异味。

（2）带下的功能：生理性带下是肾精下润之液，具有濡润、补益作用，充养和濡润前阴、阴道、胞宫。

（3）带下的产生机制：带下的产生是脏腑、津液、经络协调作用于胞宫的结果。带下源于津液，与脾、肾的关系最为密切。因“肾为水脏，主津液”，可以认为，生理性带下的产生，由肾精所化，禀肾气藏泄，布露于子宫，润泽于阴道；脾为气血生化之源，其所吸收的水谷精气为带下的生成之源。而任脉主一身之阴液，督脉的温化、带脉的约束都与带下产生密切相关。

8. 简述妊娠的生理现象及妊娠机制。

妊娠期生理现象：①月经停闭，妊娠后阴血下聚胞宫以养胎元，上行乳房以化乳，故孕期一般月经不来潮。然也有个别妇女妊娠早期仍按月行经，但量少，称为“激经”。②滑脉，妊娠期出现滑脉，是中医候胎的主要依据之一。尺脉候肾，肾藏精，主生殖，妊娠以后，肾旺荫胎，故脉象一般滑疾流利，按之应指。但也有少数羸弱之妇，早孕期滑脉不明显者。③妊娠反应，妊娠早期常可见头晕、厌食、择食、嗜酸、倦怠思睡、晨起口淡欲呕，一般在孕3个月左右逐渐适应或消失。④子宫增大，妊娠期变化最大的是子宫。一般早孕40多天即可扪及子宫增大变软，宫颈紫蓝色质软。非孕时子宫容量5mL，至妊娠足月时增大1000倍。子宫重量，非孕时50g，至足月妊娠约1 000g，增大20倍。⑤乳房变化，乳房自孕早期开始增大、发胀。乳头、乳晕着色。孕妇会感觉乳房发胀或刺痛及触痛，至孕4～5个月后，可挤出少量乳汁。⑥下腹膨隆，随着孕月逐渐增长，小腹开始隆起，而且逐日增大，妊娠3个月以后，可在下腹手测宫底高度以候胎之长养。

妊娠机制：“天地氤氲，万物化醇，男女媾精，万物化生。”受孕的机制在于肾气充盛，天癸成熟，冲任通盛，男女之精适时相合，即可构成胎孕。也就是说妊娠需要男女之精充盛，任通冲盛，氤氲之候，合而成孕。

9. 怎样计算预产期?

妊娠全程40周，即280天。推算的公式是：从末次月经的第一天算起，月数加9（或减3），日数加7（阴历则加14）。

10. 临产有哪些征象?

临产征象是指孕妇产前半个月或数天前，出现胎腹下垂感，小便多频数，时见腰腹阵阵胀痛或伴有下坠感，甚至牵引肛门坠胀，有便意或“见红”等征象，称为临产。随着胎儿位置的不断下移，阵痛越来越紧，同时可伴随血液、浆液的流出。双手中指末节两旁跳动，脉流应指，亦是临产之征。

11. 什么叫正产? 正产与“试胎”、“弄胎”有何区别?

正产是指足月妊娠临产，又称临盆。先出现有规律的阵发性腹痛或腰胀，而后逐渐加剧，并见胎位下移，或出现“见红”，有“便意感”、“破水”等征象。

临床上应注意与“试胎”、“弄胎”相鉴别。试胎是指妊娠八九个月时，时或腹中痛，痛止仍然如常者；弄胎是指孕月已足，腹痛或作或止，腰不痛者。二者均未至正产，是正产前的临床表现。

12. 简述影响分娩的因素。

分娩能否顺利，取决于胎儿、产道、产力以及孕母的精神因素是否协调。产力过强、过弱、过频、过缓或失去节律；胎儿发育异常，如过大或畸形；产妇骨骼发育异常或骨盆受伤；孕妇害怕疼痛，精神过度紧张等因素均可影响产程进展。因此《达生篇》提出“睡，忍痛，慢临盆”六字箴言。

13. 试述新产后的生理特点及临床表现。

（1）生理特点：新产后，由于分娩时的产创或出血，损耗阴液，在生理上出现阴血骤虚，阳气虚浮的生理状态。

（2）临床主要表现：①在产后数日内常有轻微的发热、畏寒怕冷、自汗、便秘等。②产褥期间，有恶露从阴道排出，即宫腔内残留的余血浊液，颜色由暗红逐渐转为淡红，再变成白色。一般产后 3～4 天为暗红色血性恶露，之后 7～10 天逐渐转为淡红色浆液性恶露，继后转成白色恶露，2～3 周干净。③在子宫缩复的过程中，出现少腹痛，通常称“宫缩痛”。一般子宫在产后每天下降一横指。10～14 天可降入盆腔，6 周内完全恢复正常大小。

14. 试述妇科疾病的主要病机。

妇科病的主要病机包括 5 个方面。

（1）脏腑功能失常：脏腑生理功能的紊乱和脏腑气血阴阳的失调均可导致妇产科疾病的发生，尤其是肾、肝、脾三脏。

（2）气血失调：妇女经、孕、产、乳等生理活动均以血为用，且易耗血，使机体常处“血常不足，气常有余”的状态。《灵枢·五音五味》篇云：“妇人之生，有余于气，不足于血，以其数脱于血也。”

（3）冲、任、督、带损伤：妇科疾病与其他各科疾病有所不同，就在于妇产科疾病病机直接或间接损伤冲任督带。因“任通冲盛”才可能有正常的月经和妊娠，而任督二脉同起于胞宫，可协同调节人体阴阳脉气的平衡，维持胞宫正常的生理功能，“带脉下系胞宫……属于脾经”，起健运水湿、提摄子宫、约束纵行诸经的作用。

（4）胞宫、胞脉、胞络受损：胞宫借经络与脏腑相连，完成其生理功能，妇科疾病多在胞宫中表现出来。胞宫受损主要表现在：①子宫形质异常，即子宫的形态、位置及质地发生异常变化，如子宫先天畸形、子宫肌瘤等。②子宫藏泻失司。③子宫闭阻，主要是痰瘀等有形实邪闭阻胞宫。胞脉、胞络闭阻亦可导致闭经、痛经、崩漏、不孕等疾病。

（5）肾-天癸-冲任-胞宫生殖轴失调：肾-天癸-冲任-胞宫生殖轴以肾气为先导，由天癸来调节，任通冲盛，相资于胞宫，体现女性经、孕、产、乳的生理特点，其中任一环节出现失调均可出现生殖轴功能失调，从而发生妇产科疾病。

以上病机相互联系、相互影响，作用于机体，从而发生各种妇产科疾病。

15. 为何妇产科疾病治疗时常用活血化瘀法？

活血化瘀法是妇产科疾病治疗中的一种常用内治疗法。妇女之身，以血为本，血是经、孕、产、乳的物质基础。血液旺盛，运行流畅，则能维护妇女正常的生理活动。若血行不畅，瘀结于内，则变生妇产科诸病。女子以血为本，以血为用，易与各种因素相夹为病，如与寒搏则为寒凝血瘀、湿邪阻滞可成瘀、热邪煎熬亦致瘀，七情内伤可致气滞血瘀、脏腑功能失调等均可出现血瘀证候，而活血化瘀法是针对血瘀这一病理机制确立的，因此活血化瘀法在治疗妇科疾病中占有重要地位。

16. 何谓血崩？简述妇科血崩症的中医诊疗思路和急救方法。

血崩亦称崩中、暴崩，指妇女突然大量阴道出血的急性病证。崩之病名首见于《内经》:“阴虚阳搏谓之崩”。

（1）首先辨病：引起血崩的疾病包括四方面。①与月经相关的疾病，如功能失调性子宫出血。②与妊娠相关的疾病，如堕胎、小产、前置胎盘、滋养细胞病等。③产后相关疾病，如产后大出血，晚期产后出血等。④妇科其他出血性疾病，如黏膜下子宫肌瘤、宫颈癌、子宫内膜癌等。此外，还可因凝血功能障碍、外伤等引起出血。根据不同的疾病，采取的治疗方法不同。

（2）辨证论治：血热而崩，可选用牛西西注射液（《药剂学与制剂注解》）、贯众注射液（《药物制剂注解》）、断血流片。血瘀而崩，可选用三七注射液（《常用药物制剂》）。脾虚气弱或肾阳不足者，可选用生脉注射液静脉注射或静脉滴注，或参附注射液静脉滴注。若属肾阴虚，可选用生脉或参麦注射液静脉注射或静脉滴注。内服中药时，佐用相应止血药也能起到减少或控制出血的作用。

（3）辨病治疗：一般而言，经病血崩者，当固冲止血，可辨证结合相应止血方药治之；如为堕胎、小产胞胎殒堕不全，应急以下胎益母，虽可用桃花煎类中药，但血崩势急，必要时当刮宫，清除宫腔内残留之妊娠物。产后血崩者，需识别原因分别处理，属气虚、血瘀，可辨证急治，若因胎盘、胎膜部分残留，或软产道损伤所引起，应及时手术止血。若绒癌或恶性葡萄胎转移瘤或子宫颈癌引起血崩，可采取压迫止血救急。如为黏膜下子宫肌瘤，则予药物止血治疗，血止后再行手术治疗。如为外伤失血，则当查清部位、伤势、伤情而处理。

（4）西药治疗：血崩因病情急重，必要时中西药结合治疗。常用西药有氨甲环酸、氨甲苯酸、酚磺乙胺等，静脉缓注或肌内注射。对功能失调性子宫出血者，也可采用激素止血。而子宫收缩乏力性产后出血，又可应用缩宫素、麦角新碱等子宫收缩药以减少出血。

17. 什么是月经病？

月经病是指月经周期、经期、经量、经色、经质的异常，或伴随月经周期，如在经前、经期、经后周期性出现的症状为特征的一类疾病。

18. 简述月经病的病因病机及诊断要点。

月经病的病因病机：外感六淫，内伤七情，先天肾气不足，房劳多产，饮食不节，过度劳倦和体质因素等。其病机主要有脏腑功能失调、血气不和、冲任二脉损伤、肾-天癸-冲任-胞宫生殖轴失调。

诊断要点：多以主症为依据，并以主要症状命名。但应注意与相关疾病的鉴别，如月经后期、闭经当与妊娠期的生理性闭经相鉴别，经期延长、月经过多、崩漏等则需与胎漏、胎动不安、堕胎等出血相鉴别。

19. 请阐述月经病的治疗原则。

（1）首重调经：调经之法，据《内经》所谓“谨守病机”、“谨察阴阳所在而调之，以平为期”。其具体治法，有调理气血阴阳、补肾、扶脾、疏肝等法。

（2）分清先病后病：由其他病而致月经病者，当先治其他病，他病去则月经自调。如由于凝血功能障碍等血液病所致的月经过多、崩漏，应先治血液病。由月经病致其他病者，当先治月经病，经调则病自愈。如由月经过多、崩漏所致的贫血，应先止血治月经病，贫血自能逐渐得到纠正。

（3）分清标本缓急：按“急则治其标，缓则治其本”的原则，亦应注意治标当兼顾本，治本当兼治标。如暴崩之际当急止血，血止后治本以调经。痛经之时当先止痛，痛止后调治身体。症状缓解后则审证求因，以治其本。

（4）按月经周期不同阶段用药：月经病，其见症常随经前、经期、经后或经间期而有所变化，故治疗月经病又应顺应月经周期中阴阳气血的变化规律，按不同阶段用药。一般而言，经前宜疏导，经后宜调补。在月经期、排卵期，治以疏通气血、理气活血为主；在卵泡期、黄体期，治以滋肾养血、补肾益精为主。

（5）按不同年龄用药：月经病患者，不同年龄有不同的生理病理特点，脏腑虚实各异，用药宜有所侧重。古代医家强调：青春期少女，其肾气未充，应着重从肾调理，治以滋肾补肾为主；育龄期妇女，气血郁结多见，故着重从肝调理，治以疏肝养肝为主；围绝经期妇女，因气血、肾气已衰，故着重从脾调理，以后天养先天，治以健脾补肾为主。

20. 什么是月经先期？病因病机是什么？

月经先期是指月经周期提前7天以上，甚至10余天一行，连续2个周期以上者。其病因病机主要是气虚和血热。气虚主要是指脾气虚和肾气虚。脾气虚则统摄无权，冲任不固，久则心气亦衰，出现心脾两虚；肾气虚，则封藏失职，月经先期而来。血热分为阳盛血热、阴虚血热、肝郁血热。血热则迫血妄行，血海不宁，致月经先期而来。

21. 试述血热月经先期的主症、治法及代表方剂。

血热所致月经先期临床上分为阳盛血热、阴虚血热、肝郁血热三大类型。

除均有月经先期而来的特点外，阳盛血热证者常见经量多，色深红或紫红，质黏稠。伴见心烦，渴喜冷饮，小便短赤，大便燥结，面色红赤。舌红，苔黄，脉滑数。治法为清热凉血调经。代表方为清经散。

肝郁化热证者，月经量或多或少，色深红或紫红，有血块。经前乳房胀痛，或胸闷胁胀，烦躁易怒，口苦咽干。舌红，苔薄黄，脉弦数。治以清肝解郁，凉血调经。代表方为丹栀逍遥散。

阴虚血热证者月经量少，或见量多，色鲜红，质稠。伴见颧赤唇红，手足心热，咽干口燥。舌红，苔少，脉细数。治以养阴清热，凉血调经。方用两地汤。

22. 什么是月经后期？其病因病机是什么？

月经周期延后7天以上，甚至3～5个月一行者，称为月经后期，亦称“经行后期”、“月经延后”、“经迟”。

本病的病因病机有虚实之不同。虚者主要是肾虚、血虚、虚寒导致精血不足、冲任不充，血海不能按时满溢；实者多因血寒或气滞导致气血运行不畅，冲任受阻，血海不能如期满盈而造成。

23. 什么是月经过多？病因病机如何？

月经过多是指月经周期与行经时间基本正常，而月经量较正常明显增多者，又谓“经水过多”。正常情况下，每次行经排出的经血总量为30～50mL，超过80mL为月经过多。

本病主要由气虚、血热及瘀血内阻而致。气虚多由素体虚弱，或劳倦内伤，饮食不节，或大病久病，损伤中气，冲任不固，血失统摄，以致月经过多。血热多由素体阳盛，或情志内伤，五志化火；或过食辛燥助火之品；或外感热邪；或阴分素亏，阴虚内热等，使热扰冲任，迫血妄行，遂致经量过多。血瘀乃由情志所伤，使气滞血瘀；或经期产后余血未净，感受外邪或行房事，使瘀血滞留，阻于冲任、胞宫，瘀血不去，新血不得循经而妄行，以致月经过多。

24. 月经过多与崩漏如何鉴别？

月经过多以月经量多为特征，一般经期正常，周期正常。崩漏是以月经周期、经期、经量均发生严重紊乱为特征的病证，除见阴道出血或量多如注，或淋漓不断，并同时出现周期紊乱，经期时间长。

25. 什么是月经过少？其病因病机是什么？

月经过少是指月经周期基本正常，经量明显减少，甚或点滴即净；或经期缩短不足两天，经量亦少者，又谓“经水涩少”等。一般认为月经量少于20mL为月经过少。其发病机制有虚实之别。虚者系因化源不足，血海亏虚；或因精血衰少，血海不盈。实者系因瘀血内阻；或心肝气郁，痰湿阻滞，经脉壅阻，血不畅行。

26. 月经过少怎样与激经、胎漏鉴别？

（1）激经：妊娠后仍按月行经而无损于胎儿者称为激经。此时月经量较以往月经明显减少，可伴有恶心、头晕等早孕反应，尿妊娠试验阳性。而月经过少一般很少突然发病，多为逐渐减少，且无早孕反应，尿妊娠试验阴性。

（2）胎漏：胎漏是停经一段时间以后发生的少量阴道流血，应与月经后期伴月经过少相鉴别，胎漏者大多有早孕反应，尿妊娠试验阳性。因此若突然出现阴道流血异于平时，应及时就诊，做妊娠相关检查，以免误诊漏诊。

27. 试述经期延长的诊断要点和治疗原则。

（1）诊断要点：月经周期基本正常，行经时间超过 7 天以上或淋沥半个月始净。

（2）治疗原则：以固冲止血调经为大法，重在缩短经期，使其达正常范围。服药时间多在经期。气虚者重在益气摄血；阴虚血热，重在养阴清热，安冲宁血；瘀血阻滞，以通为止，重在活血化瘀，不宜概用固涩之剂。如确与节育器相关，则应换环，或改用其他避孕方法。

28. 何谓经间期出血？其病因病机如何？

凡在两次月经之间，即氤氲之时，出现周期性的、少量的阴道出血，称为“经间期出血”。

病因病机：①肾阴虚。禀赋不足，天癸未充，或房劳多产伤肾，或思虑过度，欲火偏旺，以致肾阴不足，精亏血损，于氤氲之时，阳气内动，阴不制阳，阳搏血海，因而出血。②湿热。情怀不畅，心肝气郁，肝气乘脾，损伤脾气，不能化水谷精微以生精血，反聚而成湿，湿邪下注，蕴而生热，氤氲之时，湿热得阳气以动而扰于血海，故出血。③血瘀。体质不足，复因经产留瘀，瘀阻胞络，或因七情内伤，气滞冲任，久而成瘀，氤氲之时，阳气内动，动乎瘀血，损伤胞络，以致出血。

29. 何谓崩漏？

崩漏是指经血非时暴下不止或淋漓不尽，前者称崩中或经崩；后者称漏下或经漏。“崩”首见于《素问·阴阳别论》：“阴虚阳搏谓之崩”，“忽然暴下，谓之崩中”。“漏下”首见于《金匮要略·妇人杂病脉证并治》：“妇人有漏下者，有半产后因续下血都不绝者，有妊娠下血者。”崩与漏义虽不同，但“崩为漏之甚，漏为崩之渐”，所以统称为崩漏。崩与漏两者在疾病演变过程中，常可互为转化，即崩可转漏，漏可成崩。如血崩日久，气血耗竭，可变成漏；久漏不止，病势日进，亦能成崩。

本处将崩漏限定在月经疾病范围。至于因明显器质性病变、或妊娠期、产褥期表现为如崩似漏的下血证，在诊断崩漏时应进行鉴别。

30. 试述崩漏的病因病机。

崩漏的成因较为复杂，主要表现为虚、热、瘀3个方面。

（1）虚：主要指脾虚和肾虚。素体脾虚，或忧思过度，或饮食劳倦损伤脾气，脾气亏虚，血失统摄，冲任失固，不能约制经血而成崩漏。少女肾气未盛，天癸初至，冲任未盛；育龄期因房劳多产伤肾，损伤冲任胞脉；绝经期天癸渐竭，肾气渐虚，封藏失司，冲任不固，不能调摄和约制经血，发生崩漏。若肾阴亏损，则阴虚失守，虚火内生，扰动冲脉血海，迫血妄行而成崩漏。亦有素体阳虚，命门火衰，或久崩久漏，阴损及阳，封藏失职，不能制约经血而发为崩漏。

（2）血热：素体阴虚，或久病失血伤阴，阴虚内热，虚火内炽，扰动血海，加之阴虚失守，冲任失约，故经血非时妄行；血崩失血则阴愈亏，冲任更伤，以致崩漏反复难愈。素体阳盛，肝火易动；或素性抑郁，郁久化火；或感受热邪，或过服辛温香燥助阳之品，热伏冲任，扰动血海，迫血妄行而成崩漏。

（3）血瘀：情志所伤，肝气郁结，气滞血瘀；或经期、产后余血未尽又感受寒、热邪气，寒凝热灼而致血瘀，瘀阻冲任，旧血不去，新血难安，发为崩漏。也有因元气虚弱，无力行血，血运迟缓，因虚而瘀或久漏成瘀者。

崩漏为经乱之甚，其发病不是单一因素所致。如肝郁化火之实热，既有火热扰血、迫经妄行的病机，又有肝失疏泄，血海蓄溢失常的病机。又如阴虚阳搏，病起于肾，而肾阴亏虚不能上济于心，以致心火亢盛，肾水亏虚，不能涵木，致肝火偏旺，肝肾之相火挟心火，而成为心、脾、肝、肾同病的崩漏证。

31. 何谓治崩三法？

“治崩三法”是指“塞流”、“澄源”、“复旧”三个治法。首见于明代方约之先生所著的《丹溪心法附余》：“经血暴下，久而不止，谓之崩中。治法初用止血以塞其流；中用清热凉血，以澄其源；末用补血，以复其旧。”

塞流，即是止血。暴崩之际，急当塞流止血防脱，首选补气摄血法。方用生脉散（《内外伤辨惑论》）或独参汤。若见四肢厥逆，脉微欲绝等阳微欲脱之证，则于生脉散中加附子去麦冬，或用参附汤（《校注妇人良方》）加炮姜炭以回阳救逆，固脱止血。同时针刺人中、合谷、断红穴，艾灸百会、神阙、隐白。血势不减者，宜输血救急。血势渐缓应按不同证型塞流与澄源齐头并进，按照辨证分型进行治疗。

澄源：即正本清源，亦是求因治本。根据不同证型辨证论治。切忌不问缘由，概投寒凉或温补之剂，或专事止涩，致犯“虚虚实实”之戒。

复旧：即固本善后，调理恢复。但复旧并非全在补血，而应及时地调补肝肾、补益心脾以资血之源，安血之室，调经固本。视其病势，于善后方中寓治本之法。调经治本，其本在肾，故总宜填补肾精，补益肾气，固冲调经，使本固血充，则周期可望恢复正常。

治崩三法，各不相同，然不可绝对分开，临证中常须配合应用。

32. 何谓闭经？

闭经是指女子年逾16周岁，月经尚未来潮；或月经周期已建立后又中断6个月以上者，或根据自身周期计算，停经3个周期以上者。前者称原发性闭经，后者称继发性闭经。

若因先天性生殖器官发育异常（如先天性无子宫或幼稚子宫），或后天器质性损伤而无月经者，非药物治疗所能奏效，不属本病讨论范围。青春期前、妊娠期、哺乳期、绝经前后的月经停闭不行，或月经初潮后1年月经不行，又无其他不适者，不作闭经论。

33. 试述闭经的主要病因病机。

闭经的原因十分复杂，总体来说，可分为虚实两端。虚者多因先天不足，或后天损伤，以致肝肾不足，或气血虚弱，导致血虚精少，血海空虚，无余血可下；但也有阴虚血燥而致闭经者。实者多因邪气阻隔，如气滞血瘀、痰湿阻滞等因素，使血流不通，冲任受阻，血海阻隔，经血不得下行而发生闭经。

34. 何谓痛经？请简述其主要病因病机。

痛经是指经期前后或者行经期间出现的周期性下腹疼痛或痛引腰骶，甚至昏厥者。常伴有恶心、呕吐、腹泻、尿频、头疼、紧张焦虑、烦躁不安等症状；疼痛剧烈时，会出现面色苍白、四肢厥冷、手足冰凉、出冷汗、全身无力，甚至昏厥。

痛经有原发性与继发性痛经之不同。原发性痛经又称功能性痛经，是指生殖器官无器质性病变者。继发性痛经，是指源于盆腔器质性疾病的月经疼痛，一般以子宫内膜异位症、子宫肌腺瘤、子宫肌瘤等疾病所造成的原因居多。

痛经病位在子宫、冲任，以“不通则痛”或“不荣则痛”为主要病机。伴随月经周期而发是因为经期前后，血海由满盈而泄溢，气血盛实而骤虚，子宫、冲任气血变化较平时急剧，易受致病因素干扰，加之体质因素的影响，导致子宫、冲任气血运行不畅或失于煦濡，不通或不荣而痛。经净后子宫、冲任血气渐复则疼痛自止。其常见病因病机有气滞血瘀、寒凝血瘀、湿热瘀阻与气血虚弱、肾气亏损。

35. 何谓经断前后诸证？

绝经前后诸证指妇女在绝经期前后（一般45～55岁），围绕月经紊乱或绝经出现如烘热汗出，烦躁易怒，潮热面红，眩晕耳鸣，心悸失眠，腰背酸楚，面浮肢肿，皮肤蚁行样感，情志不宁等症状，又谓“经断前后诸证”。这些证候往往三三两两，或轻或重，参差出现，持续时间可长可短，短者仅数月，长者迁延数年，甚者可影响生活和工作，降低生活质量，危害妇女身心健康。

36. 何谓经断复来？临证需注意什么？

妇女自然绝经1年或1年以上，又见阴道流血者，称“经断复来”，又称“老年经水复行”。临证需注意鉴别良性与恶性疾病。

37. 什么是带下过多？主要发病机制是什么？

带下量明显增多，色、质、气味发生异常，或伴有全身或局部症状者，谓之带下过多。经间期、经前期以及妊娠期带下稍有增多者，均属正常现象，不作疾病论。西医学的各类阴道炎、宫颈炎、盆腔炎、内分泌失调等可引起带下量多。

带下过多发病机制主要是由于湿邪为害，伤及任、带二脉，以致带脉失约，任脉失司所致。内生湿邪多由脾肾亏虚有关，脾虚则水谷之精气不能上输以化血，反聚而成湿，流注下焦，伤及任、带而为带下。肾阳虚则封藏失职，阴液滑脱而下致带下过多。外感湿邪多因摄生不慎，或阴部手术消毒不严，或经期、产后胞脉空虚，忽视卫生，或淋雨涉水，或久居湿地，感受湿邪，蕴而化热，或热毒直犯阴器、子宫。或因热甚化火成毒，或湿热蕴久成毒，热毒损伤任、带二脉而为带下过多。

38. 简述妊娠病的治疗原则是什么？

辨别胎元正常与否是妊娠病首要的治疗原则。胎元正常者，宜治病与安胎并举。如因母病而胎不安者，重在治病，病去则胎自安；若因胎不安而致母病者，重在安胎，胎安则病自愈。安胎之法，以补肾健脾，调理气血为主。若胎元已殒，胎堕难留，或胎死不下者，或母体有病不宜继续妊娠，安之无益，则宜从速下胎以保母体健康。

39. 简述妊娠期的用药原则。

（1）凡生育年龄妇女用药时均需注意月经是否过期，孕妇在其他科诊治应告诉医师自己已怀孕和孕期时间。以免“忽略用药”。

（2）孕期可用可不用的药物尽量少用。能单独用药就避免联合用药，能用结论比较肯定的药物就避免用未肯定对胎儿是否有不良影响的药物。

（3）凡峻下、滑利、祛瘀、破血、耗气、散气，以及一切有毒之品，都应慎用或禁用。如果病情确实需要，亦可适当选用，所谓“有故无损，亦无损也”。

（4）严格掌握剂量和用药持续时间。“衰其大半而止”，以免动胎伤胎。

40. 什么是恶阻？其发生的主要机制如何？

恶阻是指妊娠早期出现恶心呕吐，头晕倦怠，甚至食入即吐者，又谓“子病”、“阻病”。其发生的机制主要是素体脾胃虚弱，或孕后饮食不节，或因忧思、劳累过度损伤脾胃；或素体肝阳偏亢，或因情志不遂，恚怒伤肝，肝失疏泄，孕后阴血聚下以养胎，肝血益虚，肝气偏旺，夹冲气上逆犯胃，素体肥胖，痰湿内盛，或因脾虚运化失司，痰湿内生，妊娠之后，经血壅闭，冲脉之气上逆，痰饮随逆气上冲犯胃，胃失和降所致。

41. 什么是异位妊娠？当与哪些疾病相鉴别？

异位妊娠指凡孕卵在子宫体腔以外部位着床发育者。按发病部位之不同可分为输卵管妊娠、卵巢妊娠、腹腔妊娠、阔韧带妊娠、宫颈妊娠及子宫残角妊娠等，其中以输卵管妊娠最为常见，约占95%，是妇科常见急腹症之一。

输卵管妊娠当与流产、急性盆腔炎、急性阑尾炎、黄体破裂及卵巢囊肿蒂扭转鉴别。可从停经史、腹痛情况、阴道流血、有无休克及程度、体温、心率、盆腔检查等情况及选用白细胞计数、血红蛋白、后穹穿刺、β-hCG检测、B超等辅助检查进行鉴别诊断。

42. 简述异位妊娠的临床表现。

典型的临床表现包括停经、腹痛及阴道流血。

(1) 停经：一般都有停经史。约有25%无明显停经史。应详细询问病史，若有腹痛与阴道不规则流血的生育期妇女，即使无停经史亦不能完全除外输卵管妊娠。

(2) 阴道流血：常表现为短暂停经后出现不规则流血，量少，点滴状，色暗红或深褐色。部分患者阴道流血量较多，似月经量，约5%患者表现为大量阴道流血。

(3) 腹痛：输卵管妊娠未破裂时，患侧下腹表现为隐痛或胀痛。输卵管妊娠破裂时，突感患侧下腹部撕裂样剧痛，疼痛为持续性或阵发性；血液积聚在直肠子宫陷凹而出现肛门坠胀感（里急后重）；出血多时可流向全腹而引起全腹疼痛，恶心呕吐；血液刺激横膈，出现肩胛部放射痛（称为Danforth征）。腹痛可出现于阴道流血前或后，也可与阴道流血同时发生。

(4) 晕厥和休克：若破裂引起腹腔内急性出血及剧烈腹痛，患者很快处于休克状态，面色苍白、四肢厥冷、脉搏快而细弱、血压下降。休克程度取决于内出血速度及出血量，与阴道流血量不成比例。体温一般正常，休克时略低，腹腔内积血被吸收时略高，但一般不超过38℃。

(5) 腹部体征：出血量不多时，患侧下腹明显压痛、反跳痛，轻度肌紧张；出血较多时可见腹膨隆，全腹压痛及反跳痛，但压痛仍以输卵管妊娠处为甚，移动性浊音阳性。

(6) 盆腔体征：妇科检查可见阴道少量血液，后穹饱满、触痛；宫颈举痛明显，有血液自宫腔流出；子宫略增大、变软，内出血多时检查子宫有漂浮感；子宫后方或患侧附件扪及压痛性包块，边界多不清楚，其大小、质地、形状随病变差异而不同。包块过大时可将子宫推向对侧，如包块形成过久，机化变硬，边界可逐渐清楚。

43. 妊娠腹痛、胎漏、胎动不安的诊断要点是什么？互相之间有何联系？

妊娠腹痛、胎漏、胎动不安三者的诊断要点：①均属于妊娠病，妊娠试验阳性，B超显示为宫内妊娠。②从症状上看，妊娠腹痛以孕后发生小腹疼痛为主，胎漏为孕后阴道少量下血，但无腰酸腹痛等症，胎动不安则有腰酸腹痛下坠之症，且伴有少量阴道下血。③从妇科检查来看，三者宫口均未开，子宫大小与妊娠月份相符合。

三者相互间的联系：妊娠腹痛若继而出现腰酸或阴道下血，或者胎漏兼见小腹坠痛、腰酸者，均为胎动不安。可见妊娠腹痛与胎漏是胎动不安的轻症，胎动不安是妊娠腹痛和胎漏病情加重而来。

44. 试述胎漏、胎动不安的病因病机。

胎漏、胎动不安的主要病机是冲任损伤，胎元不固。

（1）肾虚：先天禀赋不足，肾气虚弱；或房劳多产，损伤肾气，或孕后不慎房事，损伤肾气，肾虚冲任不固，胎失所系，以致胎元不固，而成胎漏、胎动不安。

（2）血热：素体阳盛，或七情郁结化热，或感受热邪，或阴虚生热，热扰冲任，扰动胎元，以致胎漏、胎动不安。

（3）气血虚弱：平素体弱，气血亏虚，或脾胃受损，化源不足，或大病久病，损伤气血，气血虚弱，胎气不固，以致胎漏、胎动不安。

（4）血瘀：宿有癥瘕瘀血占踞子宫，或孕后不慎跌仆闪挫，或孕期手术创伤，均可致气血不和，瘀阻子宫、冲任，使胎元失养而不固，发为胎漏、胎动不安。

45. 何谓滑胎？简述其病因病机。

滑胎是指堕胎或小产连续发生 3 次或 3 次以上者，又谓“屡孕屡堕”或“数堕胎”，西医学称“习惯性流产”。

本病的病因病机是指因父母先天禀赋不足，或孕后房事不节，或大病久病累及于肾，肾气受损，胎失所系；或母体平素脾胃虚弱，气血不足，或饮食失宜，或孕后忧思过度，脾胃受损，生化乏源，冲任不足，胎元失养；或母体胞宫素有癥瘕痼疾，瘀滞于内，损伤冲任，使气血失和，胎元失养而不固，屡孕屡堕。

46. 何谓子肿？试述其病因病机。

子肿是指妊娠中晚期，孕妇出现肢体、面目肿胀者，又谓妊娠肿胀。根据肿胀之部位与程度，分别有子气、子肿、皱脚、脆脚等名称。

本病的发病机制主要是脾肾阳虚、水湿不化，或气滞湿停所致。

47. 何谓子晕？简述其诊断要点及治疗原则。

子晕是指妊娠期出现以头目晕眩，状如眩冒为主症，甚或眩晕欲厥，又谓“子眩”或“妊娠眩晕”。其诊断要点主要有：①病史。严重贫血、原发性高血压、慢性肾炎、糖尿病、双胎、羊水过多等。②症状。妊娠期头晕，头痛，眼花，甚或胸闷，恶心，呕吐，或伴水肿等，往往是子痫发作的前期症状。③检查。孕 20 周后血压升高至 140/90mmHg 以上，伴有蛋白尿和/或水肿。测定血红蛋白、全血黏度、血细胞比容、尿素氮、二氧化碳结合力、肝功能、肾功能、凝血功能，以及眼底检查、心电图检查、B 超检查胎儿情况等。

子晕的治疗原则：密切观察病情变化，及时镇静、降压，中药加强育阴潜阳之功。做好床边护理，防止发展为子痫。

48. 什么是子痫？

子痫是指妊娠晚期或临产前或新产后，突然发生眩晕倒仆，昏不知人，双目上视，牙关紧闭，四肢抽搐，全身强直，须臾醒，醒复发，甚或昏迷不醒者，又谓“妊娠痫证”、“子冒”。它可在产前、产时、或产后发生，以产前子痫较为常见，其次为产时子痫。常有轻重程度不同的子肿、子晕病史。本病在抽搐发作前常有头痛、眼花、胸闷、目瞀等症，血压显著升高（可高于 180/100 mmHg），属产科的危急重症。

49. 什么是“产后病”？简述其发病机制。

产后病是指产妇在新产后及产褥期内发生的与分娩和产褥有关的疾病。产褥期，一般指产后 6 周内。

产后病主要的发病机制有：一是失血过多，亡血伤津，阴血不足，虚阳浮散，或血虚火动，易致产后血晕、产后痉证、产后发热、产后大便难等；二是元气受损，产程过长，产时用力耗气，或失血过多，气随血耗，而致气血失摄，冲任不固；三是瘀血内阻，产后余血浊液易生瘀滞，或胞衣残留，或感染邪毒，均可导致瘀血内阻，败血为病。四是外感六淫，饮食不节，房劳所伤，导致产后腹痛、产后痉证、产后发热、产后身痛、恶露不绝等。总之，产后百节空虚，腠理不实，卫表不固，摄生稍有不慎便可发生各种产后疾病。

50. 何谓产后“三病”、“三冲”、“三急”？

《金匮要略》所云“新产妇人有三病，一者病痉，二者病郁冒，三者大便难”。《张氏医通》所论的“三冲”，即冲心、冲肺、冲胃，其临床表现：冲心者，心中烦躁，卧起不安，甚则神志不清，言语颠倒；冲肺者，气急，喘满，汗出，甚则咳血；冲胃者，腹满胀痛，呕吐，烦乱。张氏还指出：“大抵冲心者，十难救一；冲胃者，五死五生；冲肺者，十全一二。”该书又提出产后“三急”，曰：“产后诸病，惟呕吐、盗汗、泄泻为急，三者并见必危。”

51. 试述产后病诊断的特殊要求。

产后病在诊断时除应用四诊八纲外，还必须结合“三审”。即先审小腹痛与不痛，以辨恶露有无停滞；次审大便通与不通，以验津液的盛衰；再审乳汁的行与不行和饮食多少，以察胃气的强弱，同时还应了解妊娠时的情况，临产的经过，分娩方式，出血量多少，有无产伤等，必要时结合妇科检查及相应的实验室检查，进行综合分析，才能作出比较正确的诊断。

52. 试述产后病的治疗原则。

产后亡血伤津，正气受损，瘀血内阻，病理上具有多虚多瘀的特点，在治疗上须遵循“勿拘于产后，亦勿忘于产后”的原则，并结合病情辨证论治，法以扶正祛瘀为主。选方用药，必须照顾气血，要注意行气勿过耗散，化瘀勿过于攻逐；热证不要过用寒凉，因能使瘀血停滞；寒证不要过用辛热，因能耗伤津血；消导必兼扶脾，时时顾护胃气，解表不过于发汗，攻里不过于削伐。总之，掌握补虚不滞邪，攻邪不伤正的原则。另外当需注意，产后用药三禁：即不可大汗以防亡阳、不可峻下以防伤阴、不可利小便以防伤津液。临证时应因人因证，灵活掌握，勿犯虚虚实实之戒。

53. 何谓产后血晕？

以产妇分娩后突然头晕眼花，不能起坐，心胸满闷，恶心呕吐，痰涌气急，甚则神昏口噤，不省人事为主要表现的疾病，称为“产后血晕”。可与西医的“产后大出血”、“羊水栓塞”互参。本病属产后“三冲”范围，无论虚实都属危急重症，均须及时救治，必要时，中西医结合抢救。

54. 何谓产后发热？

产后发热是指产褥期内，出现发热持续不退，或突然高热寒战，并伴有其他症状者。如在产后1～2天内，由于阴血骤虚，阳气易浮，常有轻微发热而无其他症状者，一般可自行消退，属正常生理现象。

产后发热有虚实之分，其证有别。在时时注意产后多虚多瘀的特点的基础上，根据发热特点、恶露、小腹痛等情况以及伴随的全身情况，进行综合分析，辨证论治。

55. 什么叫产后腹痛？主要病因病机是什么？

产后腹痛是指产妇在产褥期内，发生与分娩或产褥有关的小腹疼痛。而因瘀血引起者又称为“儿枕痛”。

产后腹痛的主要病机是气血运行不畅，迟滞而痛。多因血虚体质，或产时失血过多，冲任空虚，胞脉失于濡养，或气血虚弱，运血无力，血流不畅，迟滞而痛；或因产后起居不慎，寒邪乘虚而入，或饮食生冷，子宫余血浊液，因寒致瘀，或产后情怀不畅，肝气郁结，气滞血瘀，恶露排泄不畅而致。

56. 什么是产后恶露不绝？

产后正常血性恶露一般持续3～4天，若产后血性恶露持续10天以上，仍淋漓不断者，称为产后恶露不绝，又谓“恶露不尽”、“恶露不止”。

57. 什么是“缺乳”？缺乳的主要病机是什么？如何辨证分型？

产后在哺乳期内，产妇乳汁甚少或全无，不足够甚至不能喂养婴儿者，称为产后“缺乳”，又称“产后乳汁不行”。

缺乳的主要病机是乳汁生化不足或乳络不畅，治疗时应根据乳汁的稀或稠、乳房有否胀痛，结合舌脉及全身情况以辨虚实。主要有气血虚弱证、肝郁气滞证及痰浊阻滞证。

58. 什么是癥瘕？

癥瘕是指妇女下腹结块，伴有或胀、或痛、或满，或异常出血者。癥者，有形可征，坚硬不移，痛有定处；瘕者，瘕聚成形，聚散无常，推之可移，痛无定处。一般认为癥为血病，瘕为气病，但临床常难以区分，常统称癥瘕。

59. 什么是不孕症？

不孕症是指凡女子婚后未避孕，有正常性生活，同居2年而未受孕者；或曾有过妊娠，而后未避孕，又连续2年未再受孕者。前者为“原发性不孕”，也称“无子”或“全不产”；后者为“继发性不孕”，古称“断绪”。

60. 试述不孕症的病因病机。

（1）肾虚：先天肾气不足，或房劳多产、大病久病，损伤肾气，或高龄，肾气日衰，冲任虚衰；或伤肾中真阳，命门火衰，不能化气行水，寒湿滞于冲任，胞脉失于温煦，子宫虚冷；或经期摄生不慎，涉水感寒，寒邪伤肾，损及冲任，寒客胞中；或房事不节，耗伤精血，肾阴亏损，以致冲任血少，甚则阴血不足，阴虚内热，热伏冲任，热扰血海，以致不能成孕。

（2）肝气郁结：因情志不畅，肝气郁结，疏泄失常，气血不和，以致冲任不能相资，不能摄精成孕。

（3）瘀滞胞宫：寒、热、虚、实病变及外伤均可致瘀滞冲任，胞宫、胞脉阻滞不通；或因经期、产后余血未净，感外邪或房事均可致瘀，胞宫、胞脉受阻，瘀积日久成癥，两精不能结合，以致不孕。

（4）痰湿内阻：素体脾肾阳虚，或劳倦思虑过度，或肝木犯土，脾失健运，或肾阳不能温脾，或恣食膏粱厚味，脾虚不运，痰湿内生，遮隔子宫，不能摄精成孕；或痰阻气机，气机不畅，痰瘀互结，胞脉受阻，不能摄精成孕。

61. 何谓“阴挺”？

阴挺，指妇人阴中有物突出，实即子宫从正常位置沿阴道下降，甚至脱出阴道口外。又称“子宫脱垂”、“阴脱”、“阴菌”、“产肠不收”等。多由气虚下陷，带脉失约，冲任虚损，或多产、难产、产时用力过度，产后过早参加体力劳动等，损伤胞络及肾气，而使胞宫失于维系所致。

自测试题（附参考答案）

【A 型题】

1. 中医妇科学研究的范围，主要包括

A. 胎前、临产、产后、杂病　B. 月经病、带下病、妊娠病、产后病、妇科杂病　C. 调经、崩漏、带下、癥瘕　D. 调经、种子、崩漏、带下　E. 嗣育、胎前、产后、乳疾

2. 在古医籍中，最早提倡节欲，晚婚的是

A.《广嗣纪要》　B.《诸病源候论》　C.《诸氏遗书》　D.《逐月养胎方》　E.《十产论》

3.《妇人良方大全》医著的作者是

A. 陈自明　B. 郭稽中　C. 朱瑞章　D. 杨子建　E. 薛立斋

4. 下列说法错误的是

A.《达生篇》为唐代署名亟斋居士者所撰　B.《傅青主女科》是明末清初傅山所撰　C.《妇人大全良方》是我国比较全面的妇产科专书　D.《经效产宝》是唐代最早的妇产科专书　E. “五不女”是在《广嗣纪要》中首次提出的

5.《达生篇》提出临产六字真言是

A. 忍、休息、慢临盆　B. 睡、忍痛、慢临盆　C. 休息、忍痛、临盆　D. 睡觉、勿慌、临盆　E. 睡觉、忍耐、临盆

6. 妇女的主要生理特点是

A. 经、带、胎、产　B. 冲、任、督、带　C. 经、孕、产、乳　D. 胞宫、天癸　E. 经、孕、杂、产

7. 下列哪项不是妇女在病理上特有的疾病

A. 带下病　B. 月经病　C. 产后病　D. 外感病　E. 妊娠病

8. 胞宫属于

A. 脏　B. 腑　C. 奇恒之腑　D. 经络　E. 以上都不是

9. 子宫的主要生理功能是

A. 主月经和孕育胎儿　B. 主月经、带下、排恶露　C. 主月经和分娩　D. 主带下和胎孕　E. 主月经和生理带下

10. 下列说法错误的是

A. 孕妇生活要有规律，不宜过度劳累或负重、攀高　B. 孕妇应定期检查，妊娠 60 天时产前检查最为重要　C. 饮食宜清淡平和，孕 7 个月后不宜过咸，以防子肿、子满　D. 妊娠 7 个月后应避免房事，以防引致早产　E. 注意胎教，妇人怀孕，其思想、视听、言行，均应端正

11. 妊娠足月，胎位下移，腰腹阵痛，有便意或“见红”者，是

A. 临产　B. 试胎　C. 弄胎　D. 分娩　E. 以上都不是

12. 孕后月事停闭，脏腑经络之阴血下聚冲任养胎，机体呈现
A. 肾阴不足，肝阳偏亢 B. 肝阴不足，肝阳偏亢 C. 肾阴不足，心火上炎 D. 阴血偏虚，阳气偏亢 E. 以上都不是
13. 受孕之初，按月行经而无损于胎儿的，称为
A. 激经 B. 弄胎 C. 堕胎 D. 分娩 E. 试胎
14. 正常妊娠期是
A. 32 周 B. 36 周 C. 40 周 D. 48 周 E. 43 周
15. 导致妇科疾病之情志因素中以何项为常见
A. 怒、思、恐 B. 悲、恐、惊 C. 喜、悲、怒 D. 忧、恐、惊 E. 怒、思、悲
16. 下列哪项是妇科疾病的主要病机
A. 脏腑功能失常 B. 胞宫、胞脉、胞络受损 C. 冲任督带损伤 D. 气血失调 E. 以上都是
17. 内寒导致妇产科病证的病机是
A. 影响胞宫、胞脉、胞络的功能 B. 久病阳虚 C. 过食寒凉饮食 D. 素体阳虚 E. 与脾肾阳虚关系最大
18. 下列哪项不是中气不足所致的妇科病证
A. 阴挺 B. 崩漏 C. 产后腹痛 D. 带下病 E. 月经过多
19. 生活因素是致病的条件，下列不是妇女疾病主要致病因素的是
A. 房劳多产 B. 饮食失节 C. 劳逸过度 D. 跌仆损伤 E. 工作环境
20. 下列哪项病症与气虚、血失统摄有关
A. 滑胎 B. 月经过少 C. 经间期出血 D. 月经先期 E. 经行吐衄
21. 下列病症与寒邪有关的是
A. 月经先期 B. 月经过多 C. 痛经 D. 经间期出血 E. 崩漏
22. 经来先期，经量多、色深红、质稠浓，有时夹血块者，多属于
A. 血热 B. 气滞 C. 肝郁 D. 血瘀 E. 以上都不是
23. 经行后期，经量少、色泽淡、质稀薄，多属
A. 气血两虚 B. 血寒 C. 气虚 D. 血虚 E. 以上都不是
24. 月经将至或正值经期的正常脉象是
A. 脉细数弱 B. 脉滑利 C. 脉弦数 D. 脉洪数 E. 脉滑数
25. 血热不会导致下列哪种月经病
A. 月经先后无定期 B. 痛经 C. 月经先期 D. 经间期出血 E. 月经过多
26. 月经病的治疗应注意
A. 重在调经 B. 调经当分先病后病 C. 急则治标缓则治本 D. 照顾平时与经期不同时间特点 E. 以上都是
27. 下列哪项不属于调经的具体原则

A. 调理气血　B. 养心　C. 扶脾　D. 疏肝　E. 补肾

28. 月经病的治疗原则主要是

A. 分先病后病　B. 重在调经　C. 调理气血　D. 调理冲任　E. 补肾养肝

29. 月经每20天一行，量多，色淡，小腹空坠隐痛，纳少便溏。诊断为

A. 月经先期　B. 月经过多　C. 经行腹痛　D. 经行泄泻　E. 以上都不是

30. 月经先期的病因病机中不正确的是

A. 血瘀新血不守　B. 肝郁血热妄行　C. 肾虚血海不宁　D. 虚热迫血妄行　E. 气虚不能摄血

31. 经来先期，量少或多，色红质稠，手足心热，舌红少苔，脉细数。首选方为

A. 一贯煎　B. 清经散　C. 两地汤　D. 保阴煎　E. 加减一阴煎

32. 月经先期量少色红，质黏稠，两颧潮红，多属

A. 实热　B. 郁热　C. 瘀热　D. 阴虚血热　E. 气虚致热

33. 患者，女。月经18～20天一行，量多，色深红，质黏稠，有块，心胸烦躁，口苦咽干，舌红苔黄，脉数。治法是

A. 清热凉血调经　B. 养阴清热调经　C. 清肝解郁凉血　D. 疏肝清热，凉血调经　E. 清热凉血，固冲止血

34. 下列哪项不是月经后期虚寒证的主症

A. 经期延后，量少色淡、质清稀　B. 小腹空痛，心悸失眠　C. 腰膝酸软无力　D. 小便清长，大便稀溏　E. 脉沉迟或细弱无力

35. 患者，女。月经后期，量少色暗有块，小腹冷痛喜暖，畏寒肢冷，舌苔白，脉沉紧。证属

A. 虚寒型　B. 实寒型　C. 血瘀型　D. 气虚型　E. 阳虚型

36. 患者，女。月经每33～35天一行，经期3天，量中，轻微小腹胀痛。诊断为

A. 月经后期　B. 月经过少　C. 经行腹痛　D. 崩漏　E. 以上都不是

37. 经期延后，量少色淡质稀，下腹隐痛，喜温喜按，腰酸便溏，舌淡脉细弱。方选

A. 小建中汤　B. 大补元煎　C. 艾附暖宫丸　D. 归肾丸　E. 右归丸

38. 患者，女。月经50天一行，量少色淡，无块，头晕眼花，心悸少寐，舌淡脉细。应首选

A. 大补元煎　B. 归脾汤　C. 八珍汤　D. 参芪四物汤　E. 柴胡疏肝散

39. 月经先后无定期的主要发病机制是

A. 寒凝血瘀，冲任不畅　B. 气虚统摄无权　C. 水亏火旺，热扰冲任　D. 痰阻经脉，血行不畅　E. 气血失于调节，血海蓄溢失常

40. 下列不属肾虚型月经先后无定期主要证候的是

A. 小腹冷痛拒按　B. 月经量少色淡　C. 头晕腰酸如折　D. 舌质淡脉沉弱　E. 经行或先或后

41. 患者，女，28 岁。月经 20～40 天一行，量或多或少，经期 4～5 天，或有乳房、少腹胀痛。诊断为

A. 月经过多 B. 崩漏 C. 月经先期 D. 月经先后无定期 E. 经行乳房胀痛

42. 患者，女，24 岁。4 个月前人流术后，近 3 个月经量明显增多，色鲜红，质黏稠，伴口渴，乏力气短，心悸少寐，便结，舌红，脉细滑数。治以

A. 补气摄血，固冲止血 B. 益气养阴，凉血止血 C. 清热解毒，凉血止血 D. 清热凉血，化瘀止血 E. 凉血清热，化瘀止血

43. 月经量多，色淡质稀，面色㿠白，气短懒言，神疲乏力，心悸怔忡，舌淡，脉细。治法是

A. 养血益气调经 B. 补气养心安神 C. 补气养血止血 D. 补气摄血固冲 E. 健脾益肾固冲

44. 月经量少，色淡，质稀，腰膝酸软，头晕耳鸣，足跟痛，或夜尿多，舌淡，脉沉弱。治法是

A. 养血活血调经 B. 补气养血调经 C. 温补肾阳调经 D. 补肾养血调经 E. 滋阴养血调经

45. 月经量少，点滴即净，色淡质稀，伴头晕眼花，心悸怔忡，面色萎黄，舌淡，脉细。首选方是

A. 滋血汤 B. 举元煎 C. 圣愈汤 D. 归脾汤 E. 四物汤

46. 患者，女，28 岁。近 2 年月经量渐减，现点滴即止，胸闷呕恶，带下量多，形体肥胖，舌淡苔白腻，脉滑。其诊断是

A. 月经过少血瘀证 B. 带下病脾虚证 C. 月经过少痰湿证 D. 月经过少阴虚证 E. 月经过少血虚证

47. 患者，女。月经周期为 24～25 天，经量点滴即净，伴腰膝、足跟疼痛，头晕耳鸣，舌淡，脉沉弱。诊断为

A. 月经先期 B. 经行身痛 C. 月经过少 D. 经行眩晕 E. 以上都是

48. 下列哪项不是经期延长阴虚血热证的主症

A. 月经持续 8～9 天，量少、色红、质稠 B. 咽干口燥 C. 小腹疼痛拒按 D. 手足心热 E. 舌红少苔，脉细数

49. 患者诉每月经净 1 周后又出现阴道少量出血，色红，质黏稠，如经如带，淋漓 2～3 天即净。考虑诊断为

A. 赤白带 B. 月经先期 C. 月经过少 D. 经漏 E. 经间期出血

50. 患者，女。近 3 年来常见经间期出血，量少色红，腰酸头晕，大便干结，尿黄，舌红，脉细略数。当治以

A. 清热凉血 B. 滋阴清热 C. 滋阴止血 D. 凉血止血 E. 滋阴养血

51. 患者，女。每两次月经之间阴道少量出血，色紫黑有块，少腹刺痛，胸闷烦躁。最佳选方为

A. 血府逐瘀汤　B. 逐瘀止血汤　C. 少腹逐瘀汤　D. 四物汤合失笑散　E. 通窍活血汤

52. “治崩三法”是指

A. 止血、固脱、调经　B. 调经、固本、善后　C. 塞流、澄源、复旧　D. 补肾、扶脾、调肝　E. 以上都是

53. 崩漏的治疗原则是

A. 急则治标，缓则治本　B. 澄源与复旧结合　C. 复旧与塞流结合　D. 固本与澄源结合　E. 塞流与澄源结合

54. 患者经血非时而下，量多继而淋漓，色淡质稀，神疲气短，面浮肢肿，手足不温，舌淡苔薄白，脉弱。首选方为

A. 固本止崩汤　B. 补中益气汤　C. 人参养荣汤　D. 归脾汤　E. 圣愈汤

55. 下列哪项不是清热固经汤的组成药物

A. 黄芩、生地黄、地骨皮、地榆　B. 焦栀子、藕节、陈棕炭　C. 当归、川芎、白芍、黄柏　D. 龟甲、牡蛎、阿胶　E. 甘草

56. 患者，女，45 岁。经血非时而下，量多势急，色红质稠，头晕耳鸣，腰膝酸软，心烦潮热，舌红少苔，脉细数。证属

A. 虚热证崩漏　B. 实热证崩漏　C. 肾阴虚证崩漏　D. 肝郁化火证崩漏　E. 湿热证崩漏

57. 患者，女，25 岁，已婚。月经周期先后不定，量多如注，持续 10 余天不净，婚后 11 个月，性生活正常，未避孕未怀孕。可诊断为

A. 月经先后无定期　B. 崩漏　C. 月经过多　D. 经期延长　E. 不孕症

58. 患者月经淋沥日久不净，血色深红，质稠，烦热少寐，咽干口燥，便结溲黄，舌红少苔，脉细数。其治法应是

A. 理气开郁，化瘀止血　B. 疏肝清热，化瘀止血　C. 疏肝清热，凉血止血　D. 养阴清热，止血调经　E. 清热凉血，止血调经

59. 患者，女，29 岁，已婚。近 1 年月经后期量少，现已停经 4 个月，伴五心烦热，潮热颧红，舌红少苔，脉细数。尿妊娠试验阴性。其治法是

A. 养阴清热调经　B. 理气活血通经　C. 豁痰活血通经　D. 益气养血调经　E. 补肾养肝调经

60. 患者，女，14 岁。月经初潮后，现停经 4 个月未行经，带下偏多，质稀透明，余无明显不适。诊断为

A. 月经后期　B. 继发性闭经　C. 月经过多　D. 带下病　E. 生理性停经

61. 患者，女，30 岁。近半年月经后期，40～60 天行经一次，经量逐渐减少，现已停经 6 个月余，身体消瘦，潮热盗汗，咳嗽咯血，舌红苔少，脉细数。诊断是

A. 子嗽　B. 倒经　C. 月经后期　D. 月经过少　E. 闭经

62. 患者，女，37岁。因与老公吵架后生气，月经半年未行，烦躁易怒，少腹胀痛拒按，舌暗有瘀点，脉涩。治法是

A. 活血化瘀，行气止痛 B. 疏肝解郁，清热除烦 C. 理气活血，祛瘀通经 D. 疏肝解郁，行气止痛 E. 疏肝解郁，养血调经

63. 闭经的治疗原则是

A. 祛痰除湿，调理冲任 B. 益气养血，调理冲任 C. 补益肝肾，调理冲任 D. 滋阴养血，调理冲任 E. 虚则补而通之，实则泻而通之

64. 下列阴虚血燥闭经的主要症候中错误的是

A. 月经量少，色红渐至闭经 B. 口干咽燥，五心烦热 C. 少腹胀痛拒按 D. 舌红少苔，脉细数 E. 潮热汗出，两颧潮红

65. 气血虚弱型闭经的临床表现下列不正确的是

A. 月经2个月未潮 B. 心悸气短 C. 倦怠神疲 D. 头晕乏力 E. 舌淡脉弱

66. 患者停经7个月，身体渐而消瘦，潮热盗汗，五心烦热，舌红苔少，脉细数。首选方

A. 柏子仁丸 B. 百合固金汤 C. 加减一阴煎 D. 两地汤 E. 保阴煎

67. 患者，女，38岁，已婚。近几年形体渐胖，胸闷呕恶，倦怠乏力，月经停闭半年，平时带下量多色白，舌淡胖苔白腻，脉沉滑。尿妊娠试验阴性。治疗应首选

A. 血府逐瘀汤 B. 苍附导痰丸 C. 参苓白术散 D. 开郁二陈汤 E. 香砂六君子汤

68. 患者月经7个月不行，形体肥胖，胸胁满闷，呕恶痰多，神疲倦怠，带下量多色白，舌苔腻，脉滑。其治法应是

A. 豁痰除湿，健脾止带 B. 豁痰除湿，行气宽中 C. 豁痰除湿，降逆止呕 D. 豁痰除湿，活血通经 E. 以上都不是

69. 痛经的辨证主要根据

A. 疼痛的性质 B. 疼痛的部位 C. 疼痛发生的时间 D. 疼痛的程度 E. 以上都是

70. 寒凝血瘀型痛经首选方为

A. 膈下逐瘀汤 B. 少腹逐瘀汤 C. 血府逐瘀汤 D. 金匮温经汤 E. 胶艾四物汤

71. 治疗气滞血瘀型痛经，应首选

A. 血府逐瘀汤 B. 膈下逐瘀汤 C. 少腹逐瘀汤 D. 身痛逐瘀汤 E. 通窍活血汤

72. 患者，女，22岁。月经初潮16岁，痛经6年，每于经期第1天出现小腹冷痛，喜温喜按，经量少、色暗淡，腰腿酸软，小便清长，舌苔白润，脉沉迟。治疗应首选

A. 温经汤（《妇人大全良方》） B. 圣愈汤 C. 调肝汤 D. 温经汤

(《金匮要略》) E. 金匮肾气丸

73. 患者，女。每于经期，小腹胀痛拒按，月经量少，色紫暗，或伴胸胁乳房胀痛。诊断为

A. 痛经 B. 月经过少 C. 经行乳房胀痛 D. 月经前后诸证 E. 以上都是

74. 经后小腹隐痛，空坠喜按，月经量少色淡，神疲乏力，面色不华，舌淡，脉弱。首选方为

A. 当归补血汤 B. 人参养荣汤 C. 圣愈汤 D. 滋血汤 E. 四物汤

75. 患者，女。经行第1天，小腹冷痛拒按，经行不畅，色暗有块，畏冷身疼，苔白腻，脉沉紧。为在方药中加强止痛之力，选择下列哪组药物为宜

A. 木香、三七粉 B. 艾叶、台乌药 C. 蒲黄、五灵脂 D. 赤芍、川楝子 E. 香附、延胡索

76. "经行吐衄"的发病机制主要是

A. 血热而冲气上逆 B. 脾虚不能统血 C. 肝郁化热，迫血妄行 D. 肺肾阴虚，虚火伤络 E. 瘀血阻络，新血不归

77. 肝经郁火型经行吐衄的治法是

A. 清热泻火调经 B. 清热泻火，降逆止血 C. 疏肝清热调经 D. 疏肝清热，降逆止血 E. 清肝泻火调经

78. 患者，每遇经行前后乳房作胀，胸闷胁胀，时叹息，经行不畅，舌苔薄白，脉弦。方选

A. 乌药汤 B. 开郁二陈汤 C. 丹栀逍遥散 D. 逍遥散 E. 柴胡疏肝散

79. 患者，女，35岁。月经周期正常，唯月经量少、色红、质稠，经期鼻衄，量不多，色暗红，伴手足心热，潮热颧红，舌红少苔，脉细数。其证候是

A. 肝经郁火 B. 阴虚内热 C. 心肝火旺 D. 阴虚阳亢 E. 肺肾阴虚

80. 患者，女，32岁。每于月经将潮，出现大便溏泻，脘腹胀满，神疲肢倦，经行量多，色淡质稀，舌淡，苔薄白，脉濡缓。中医辨证为

A. 肾虚 B. 脾肾两虚 C. 痰湿 D. 脾虚 E. 湿热

81. 患者，女，36岁。多次人工流产。近半年每于经期刚过即出现大便泄泻，天亮前即泻，伴见腰膝酸软，头晕耳鸣，经色淡，质稀，舌淡，苔白，脉沉迟。治疗最佳方剂是

A. 健固汤 B. 四神丸 C. 白术散 D. 金匮肾气丸 E. 真武汤

82. 患者，女，49岁。已绝经半年，烘热汗出，五心烦热，心悸怔忡，失眠多梦，健忘，时或情志失常。辨证属于

A. 心肝火旺 B. 肝郁化火 C. 肾阴虚证 D. 肾阴阳两虚 E. 以上都不是

83. 患者，女，49岁。近半年头晕耳鸣，烘热汗出，心悸失眠，烦躁易怒，月经先期

或后期不定，经色鲜红，量多或少。诊断为
A. 眩晕 B. 心悸 C. 失眠 D. 绝经前后诸症 E. 月经先后无定期
84. 患者，女，49 岁。月经先后无定期，量或多或少，烘热汗出，五心烦热，腰膝酸痛，失眠多梦，健忘，舌红少苔，脉细数。方选
A. 左归丸加减 B. 右归丸加减 C. 补心丹 D. 加减一阴煎 E. 定经汤
85. 狭义带下病的记载首见于
A.《内经》 B.《金匮要略》 C.《妇人良方大全》 D.《诸病源候论》 E.《沈氏女科辑要笺正》
86. 带下病的主要发病机制是
A. 外感湿邪，损及任、带，约固无力 B. 湿邪影响任、带，任脉不固，带脉失约 C. 肾气不足，封藏失职，阴液滑脱而下 D. 脾虚生湿，流注下焦，伤及任、带 E. 肝经湿热，流注下焦，伤及任、带
87. 下列与带下过多的产生无密切关系的是
A. 肝经湿热 B. 脾虚湿胜 C. 肺肾阴虚 D. 感受湿邪 E. 肾气亏虚
88. 患者，女，40 岁。月经规律，平时带下量多、色黄白、有臭气，纳呆，纳少便溏，舌淡苔黄腻，脉濡。其证候是
A. 脾虚 B. 肾阳虚 C. 肾阴虚 D. 湿热 E. 脾虚湿蕴化热
89. 白带清冷，量多质稀，淋漓不断，腰酸如折，尿清便溏，舌淡，苔薄，脉沉迟。首选方
A. 内补丸 B. 二妙散 C. 完带汤 D. 止带方 E. 易黄汤
90. 带下赤白相兼，无味，阴部灼热，头晕目眩，五心烦热，舌红少苔，脉细数。治宜
A. 健脾益气，升阳除湿 B. 清热解毒，除湿止带 C. 泻肝清热，利湿止带 D. 滋肾益阴，清热利湿 E. 温肾培元，固涩止带
91. 带下赤白相兼，无味，阴部灼热，头晕目眩，五心烦热，舌红少苔，脉细数。应首选
A. 完带汤 B. 易黄汤 C. 知柏地黄汤 D. 清肝引经汤 E. 五味消毒饮
92. 带下量多，色黄或呈脓性，有臭气，阴部瘙痒，口苦口腻。辨证为
A. 脾虚带下 B. 寒湿带下 C. 湿毒带下 D. 肾虚带下 E. 湿热下注
93. 带下量多，色白或淡黄，质黏稠，无臭气，面色萎黄，神疲纳呆，便溏足肿，舌淡苔白，脉缓弱。治疗首选方剂为
A. 二妙散 B. 易黄汤 C. 完带汤 D. 内补丸 E. 补中益气汤
94. 患者，女，48 岁。平时白带量多，终日不断，质稀清冷，腰膝酸冷，小腹发凉，小便清长，夜尿频多，舌淡苔薄白，脉沉迟。治疗应首选
A. 完带汤 B. 知柏地黄汤 C. 止带方 D. 内补丸 E. 易黄汤

95. 患者，女，26 岁。阴部瘙痒 2 天，坐卧不安，带下量多，黄绿如脓，其气臭秽，心烦少寐，口苦而腻，舌苔黄腻，脉弦数。其证候是

A. 血热　B. 湿毒　C. 肝经湿热　D. 痰湿　E. 脾虚夹湿

96. 下列除哪项外，均是妊娠禁药

A. 峻下剂　B. 破血剂　C. 逐瘀剂　D. 和血剂　E. 有毒剂

97. 下列不属妊娠病的是

A. 子嗽　B. 子脏　C. 恶阻　D. 转胞　E. 胞阻

98. 妊娠病的治疗原则大多是

A. 治病与安胎并举　B. 先治病后安胎　C. 以安胎为主　D. 以治病为主　E. 下胎以益母

99. 妊娠病中，安胎之法主要是

A. 益气养血　B. 滋补肝肾、调理气血　C. 补肾健脾、调理气血　D. 疏肝解郁、调理气血　E. 健脾升阳

100. 下列不属恶阻病的是

A. 子病　B. 病儿　C. 阻病　D. 胞阻　E. 妊娠呕吐

101. 妊娠恶阻的治疗原则是

A. 调气和中，降逆止呕　B. 疏肝行气，和胃降逆　C. 平抑冲气，和胃止呕　D. 健脾和胃，降逆止呕　E. 化痰行滞，降逆和中

102. 下列不属妊娠恶阻的常见证候是

A. 恶心呕吐　B. 食入即吐　C. 呕吐恶食，体倦嗜卧　D. 头晕厌食　E. 恶心嗜酸

103. 肝胃不和型恶阻的特征是

A. 口中泛酸　B. 呕吐痰涎　C. 呕吐酸腐　D. 呕吐酸水或苦水　E. 呕吐清涎

104. 患者，女，26 岁，已婚。停经 2 个月，尿妊娠试验阳性。恶心呕吐 10 天，加重 3 天，食入即吐，口淡无味，时时呕吐清涎，倦怠嗜卧，舌淡苔白润，脉缓滑无力。其证候是

A. 肝胃不和　B. 痰湿中阻　C. 脾胃虚弱　D. 肝脾不和　E. 气阴两伤

105. 患者，停经 42 天，尿妊娠试验阳性，恶心呕吐 5 天，食入即吐；呕吐物为食物及酸苦水，烦渴口苦。舌尖红苔薄黄。代表方剂是

A. 六君子汤　B. 苏叶黄连汤　C. 小半夏加茯苓汤　D. 香砂六君子汤　E. 以上都不是

106. 患者，停经 48 天，反复恶心呕吐清涎，伴疲倦乏力，尿妊娠试验阳性。诊断为

A. 胎漏　B. 胞漏　C. 恶阻　D. 胞阻　E. 转胞

107. 患者，停经 48 天，尿妊娠试验阳性，恶心呕吐 5 天，呕吐清涎，神疲思睡，舌淡苔白，脉缓滑无力。应首选

A. 小半夏加茯苓汤　B. 温胆汤　C. 四君子汤　D. 香砂六君子汤　E. 二陈汤

108. 患者，停经 55 天，尿妊娠试验阳性，恶心呕吐 10 天，呕吐剧烈，呕吐物中有咖啡色血样物，发热口渴，精神委靡，尿少便秘。舌红少苔，脉细滑数无力。当首选下列何方作为基础方剂

A. 大补元煎　B. 当归补血汤　C. 人参麦冬汤　D. 人参滋血汤　E. 生脉散合增液汤

109. 以下哪组是寿胎丸药物组成

A. 菟丝子、桑寄生、续断、杜仲　B. 菟丝子、续断、黄芩、白术　C. 菟丝子、续断、阿胶、白术　D. 桑寄生、续断、黄芩、白术　E. 桑寄生、菟丝子、续断、阿胶

110. 患者，停经 45 天，尿妊娠试验阳性，出现腰酸腹痛、阴道少量流血 1 天。应拟诊为

A. 胎漏　B. 胎动不安　C. 妊娠腹痛　D. 堕胎　E. 胎死不下

111. 患者，孕 2 个月余，小腹绵绵作痛，面色萎黄，头晕心悸。舌淡苔薄白，脉细滑弱。其治法是

A. 调理气血，止痛安胎　B. 暖宫止痛，养血安胎　C. 补血养血，安胎止痛　D. 疏肝解郁，理气安胎　E. 温经散寒，止痛安胎

112. 患者，停经 50 天，阴道有少许出血 3 天，无腰酸腹痛，小便频数。舌淡苔白，脉沉滑尺弱。尿妊娠试验阳性。治疗代表方剂是

A. 寿胎丸　B. 肾气丸　C. 圣愈汤　D. 胎元饮　E. 补肾固冲丸

113. 患者，停经 52 天，阴道有少许出血 3 天，色鲜红，腰酸痛，心烦不安，口干咽燥，尿黄便结。舌红苔黄干，脉滑数。尿妊娠试验阳性。宜首选

A. 胎元饮　B. 固阴煎　C. 圣愈汤　D. 保阴煎　E. 举元煎

114. 患者，女，30 岁，已婚。已自然流产 3 次，现又停经 42 天，尿妊娠试验阳性。晨起恶心，近 2 天又有阴道出血，量少、色淡暗，伴头晕耳鸣，腰膝酸软，舌淡苔白，脉沉滑尺弱。治疗应首选

A. 胎元饮　B. 泰山磐石散　C. 加味阿胶汤　D. 举元煎　E. 补肾固冲丸

115. 异位妊娠的诊断要点不包括

A. 高热　B. 有停经史　C. 阴道出血　D. 腹痛　E. 尿妊娠试验阳性

116. 异位妊娠，未破损期治疗方法为

A. 凉血养血，佐以止痛　B. 活血化瘀，消癥散结　C. 益气摄血，佐以止痛　D. 行气活血，化瘀止痛　E. 活血化瘀，消癥杀胚

117. 一孕妇受孕 5 个月，阴道出血 3 天，色如咖啡，腰酸口臭，腹胀下坠明显，子宫增大如孕 2 月大小，诊断为

A. 胎动不安　B. 胎漏　C. 胎死不下　D. 滑胎　E. 堕胎

118. 患者，女，27 岁，已婚。孕 7 个月，面目四肢浮肿，皮薄光亮，按之凹陷，气

短懒言，纳少便溏，舌质胖嫩，边有齿痕，舌苔白腻，脉缓滑。治疗应首选

A. 真武汤　B. 苓桂术甘汤　C. 四苓散　D. 天仙藤散　E. 白术散（《全生指迷方》）

119. 妊娠晚期，卒然昏不知人，四肢抽搐，气粗痰鸣，舌红苔黄腻，脉弦滑，属何原因所致的子痫

A. 肝风内动　B. 痰火上扰　C. 阴虚肝热　D. 郁火内炽　E. 阳升风动

120. 因心火偏亢引起子淋用下列哪方治疗最恰当

A. 加味五淋散　B. 五淋散　C. 导赤散　D. 萆薢分清饮　E. 知柏地黄丸

121. 孕 6 个月余，面目四肢浮肿，下肢尤甚，按之没指，心悸气短，腰酸无力。舌淡苔白润，脉沉细。治疗应首选

A. 鲤鱼汤　B. 白术散　C. 健固汤　D. 真武汤　E. 五苓散

122. 孕 6 个月，脚肿渐及于腿，皮色不变，按之即起，头晕胸闷，舌苔薄腻，脉弦滑。应属

A. 脾虚　B. 肾虚　C. 血瘀　D. 痰湿　E. 气滞

123. 下述脾虚妊娠肿胀的主要症候错误的是

A. 孕数月，面目四肢浮肿　B. 皮厚而色不变，随按随起　C. 气短懒言，口淡无味　D. 食欲不振，大便溏薄　E. 舌质胖嫩，边有齿痕

124. 孕 4 个月，突感小便频数而急，尿赤灼痛，胸闷食少，舌红苔黄腻，脉滑数。治疗首选

A. 导赤散　B. 加味五苓散　C. 龙胆泻肝汤　D. 八正散　E. 二妙散

125. 患者，孕 7 个月，先脚肿渐及于腿，皮色不变，按之即起，伴头晕胸闷等症。苔薄腻，脉弦滑。治疗宜选

A. 天仙藤散　B. 五苓散　C. 五皮散　D. 茯苓导水汤　E. 防己黄芪汤

126. 患者孕 5 个月，尿少色深黄，艰涩而痛。面赤心烦，口舌生疮。舌红少苔，脉细滑数。治疗方剂是

A. 保阴煎加味　B. 猪苓汤加味　C. 知柏地黄丸加味　D. 导赤散加味　E. 加味五淋散

127. 孕 7 个多月，尿少色黄，艰涩而痛，面赤心烦，口舌生疮，舌红苔黄，脉细滑数。治宜

A. 滋阴清热，润燥通淋　B. 益气升提，润燥止淋　C. 清心泻火，润燥通淋　D. 清热利湿，行气通淋　E. 健脾利尿，清热通淋

128. 患者，女，30 岁，已婚。怀孕 3 个月，近 3 天尿频、尿急、尿道灼热刺痛，两颧潮红，五心烦热，舌红苔薄黄，脉细滑数。治疗应首选

A. 五皮饮　B. 加味五淋散　C. 导赤散　D. 六味地黄汤　E. 知柏地

黄汤

129. 产后病病机特点为

A. 气血两虚 B. 亡血伤津 C. 瘀血内阻 D. 多虚多瘀 E. 以上都是

130. 自然流产后阴道排出的血液称

A. 崩漏 B. 经漏 C. 恶露 D. 赤带 E. 胎漏

131. 产后数天内产妇可见恶寒怕风、微热自汗属于

A. 外感风寒 B. 多虚多瘀 C. 阴虚阳亢 D. 亡血伤津 E. 阴虚阳浮

132. 产后“三病”是指

A. 病痉、病郁冒、大便难 B. 尿失禁、缺乳、大便难 C. 血晕、发热、痉证 D. 呕吐、泄泻、盗汗 E. 腹痛、恶露不下、发热

133. 产后三冲是指

A. 冲心、冲肺、冲胃 B. 冲心、冲胃、冲脾 C. 冲肝、冲肺、冲肾 D. 冲肝、冲肺、冲脾 E. 冲心、冲肺、冲肾

134. 产后三急是指

A. 发热、腹痛、昏迷 B. 下血、眩晕、乳胀 C. 心悸、气短、抽搐 D. 呕吐、盗汗、泄泻 E. 便难、尿闭、汗出

135. 产后病的主要病理特点是

A. 气机郁滞 B. 阴虚血热 C. 寒热并见 D. 气血虚弱 E. 多虚多瘀

136. 产后病治疗原则是

A. 补气养血为主 B. 勿拘于产后，勿忘于产后 C. 活血化瘀为主 D. 疏肝健脾为主 E. 滋补肝肾为主

137. 下列产后病与血瘀无关的是

A. 产后腹痛 B. 产后痉证 C. 产后发热 D. 产后恶露不绝 E. 产后血晕

138. 患者，女，25 岁，已婚。产后恶露量少，少腹阵痛拒按，气粗喘促，不省人事，两手握拳，牙关紧闭，唇舌色紫，脉涩。其证候是

A. 气滞血瘀 B. 肝郁气闭 C. 血热瘀闭 D. 血瘀气闭 E. 肝风内动

139. 患者，女，24 岁，已婚。产后 1 周，小腹隐隐作痛，喜按，恶露量少、色淡，头晕耳鸣，舌淡红苔薄白，脉虚细。其证候是

A. 气虚 B. 肾虚 C. 血虚 D. 虚寒 E. 脾肾两虚

140. 下述不属于产后血晕特点的是

A. 半身不遂 B. 不能坐起 C. 分娩后突然头晕眼花 D. 泛恶欲吐 E. 甚至昏厥不省人事

141. 患者，分娩后突然感头晕眼花，不能坐起，恶心呕吐，继而神昏，不省人事。应诊断为

A. 产后痉证 B. 产后血晕 C. 产后昏迷 D. 产后郁证 E. 产后子痫

142. 产后发热的治疗原则主要是

A. 益气养血清热 B. 清热解毒 C. 活血化瘀清热 D. 调气血，和营卫 E. 疏风清热

143. 产后感染邪毒发热临床表现错误的是

A. 腹痛绵绵 B. 恶露有臭味 C. 恶露量多或少 D. 恶露色紫黑如败酱 E. 高热恶寒

144. 感染邪毒产后发热治法是

A. 清热解毒，疏肝扶脾 B. 清热解毒，凉血化瘀 C. 清热解毒，凉血养阴 D. 清营解毒，凉血开窍 E. 清热解毒，理气退热

145. 患者，女，24 岁，已婚。产后 10 天，高热 3 天，下腹疼痛拒按，恶露量少、色紫暗，有臭味，烦热渴饮，尿黄便结，舌红苔黄厚，脉滑数。其证候是

A. 外感风热 B. 阴虚内热 C. 血热 D. 血瘀 E. 感染邪毒

146. 患者，产后 5 天，寒热时作，恶露量少，色暗有块，小腹疼痛拒按，口干不欲饮。舌紫暗，脉弦涩。方选

A. 五味消毒饮 B. 解毒活血汤 C. 荆防四物汤 D. 生化汤 E. 小柴胡汤

147. 产后 3 天，发热微恶风寒，头痛咳嗽，口渴微汗，舌尖边红，苔薄白，脉浮数。宜选

A. 桑菊饮 B. 麻黄汤 C. 银翘散 D. 麻杏石甘汤 E. 桂枝汤

148. 患者，女，24 岁，已婚。产后 4 周恶露过期不止，量多、色淡红、质稀，小腹空坠，面色晄白，舌淡，脉缓弱。治疗应首选

A. 归脾汤 B. 补中益气汤 C. 圣愈汤 D. 人参养营汤 E. 参附汤

149. 患者，女，24 岁。产后 4 周恶露不止，量多，色淡红，质稀，小腹空坠，神疲体倦，舌淡苔薄白，脉缓弱。其证候是

A. 气虚 B. 肾虚 C. 虚寒 D. 血虚 E. 血瘀

150. 产后腹痛因瘀血所致者，称为

A. 胞阻 B. 息胞 C. 儿枕痛 D. 转胞 E. 产褥感染

151. 治疗气血两虚产后腹痛的主方是

A. 生化汤 B. 健中汤 C. 肠宁汤 D. 当归芍药散 E. 加参生化汤

152. 下列不属气血两虚产后腹痛主要证候的是

A. 产后小腹隐痛而喜按 B. 恶露量少，色暗不畅 C. 面色苍白，心悸少寐 D. 头晕耳鸣，大便燥结 E. 舌淡苔薄，脉虚细

153. 患者，产后 5 天，高热寒战，小腹疼痛拒按，恶露量较多，色紫暗如败酱，有

臭味，烦躁口渴，尿少色黄。舌红苔黄，脉数有力。证属
A. 血热 B. 血瘀 C. 外感 D. 感染邪毒 E. 血寒
154. 产后小腹隐痛，得热痛减，手足逆冷，恶露量少，色淡质稀，舌淡，苔薄，脉细弱。辨证应属
A. 气虚 B. 阴虚津亏 C. 阳虚 D. 血瘀 E. 气血两虚
155. 产后小腹隐隐作痛，喜按，恶露量少色淡，头晕耳鸣，舌淡红，苔薄，脉虚细。治宜
A. 滋阴养血 B. 温中养血 C. 补血益气 D. 和中健脾 E. 补肾养肝
156. 产后小腹隐隐作痛，喜按，恶露量少色淡，头晕耳鸣，大便干燥，舌淡红，苔薄，脉虚细。方选
A. 当归芍药散 B. 四物汤 C. 加参生化汤 D. 生化汤 E. 肠宁汤
157. 产后腹痛拒按，恶露量少，色紫暗有块，胁胀，四肢不温，舌暗，苔白，脉沉紧。首选
A. 温经汤 B. 少腹逐瘀汤 C. 生化汤加益母草 D. 生化汤加木香 E. 血府逐瘀汤
158. 产后 29 天，恶露不止，量较多，色深红，质黏稠有臭味，面色潮红，口燥咽干，舌质红，脉虚细而数。治疗选方
A. 生化汤 B. 保阴煎 C. 五味消毒饮 D. 丹栀逍遥散 E. 两地汤
159. 产后 30 天，恶露淋漓不止，量少色暗有块，小腹疼痛拒按。舌紫暗，脉弦涩。宜选
A. 桃红四物汤 B. 血府逐瘀汤 C. 少腹逐瘀汤 D. 生化汤 E. 以上都不是
160. 患者，产后 30 天，恶露不止，量较多，色深红，质黏稠有臭味，面色潮红，口燥咽干。舌质红，脉虚细而数。治宜
A. 养阴清热止血 B. 化瘀止血 C. 益气止血 D. 清热解毒止血 E. 凉血止血
161. 生化汤的组成是
A. 当归、桃仁、白芍、黑姜、益母草 B. 当归、川芎、桃仁、黑姜、炙甘草 C. 当归、川芎、赤芍、桃仁、益母草 D. 当归、川芎、桃仁、黑姜、益母草 E. 当归、桃仁、白芍、生姜、炙甘草
162. 患者，女，26 岁，已婚。产后月余，遍身关节疼痛，四肢酸楚麻木，头晕心悸，舌淡红苔白，脉细无力。其证候是
A. 肝阴虚 B. 气虚 C. 肾虚 D. 风寒 E. 血虚
163. 患者，女，30 岁。发现下腹包块 1 个月余，小腹胀痛，痛无定处，舌苔薄润，脉沉弦。其证候是
A. 血瘀 B. 寒凝 C. 气滞 D. 痰湿 E. 湿郁

164. 治疗癥瘕积块应遵循的原则是
A. 破瘀务求其尽 B. 破瘀中病即止 C. 破瘀宜猛宜峻 D. 衰其大半而止 E. 以上都不是
165. 治疗气滞血瘀癥瘕代表方剂是
A. 血府逐瘀汤 B. 佛手散 C. 膈下逐瘀汤 D. 桃红四物汤 E. 香棱丸
166. 患者，下腹部有一包块，时或作痛，按之柔软，带下较多，色白质黏稠，胸脘痞闷。舌苔白腻，脉细濡。方选
A. 膈下逐瘀汤加减 B. 苍附导痰丸加减 C. 大黄牡丹汤加减 D. 香棱丸加减 E. 启宫丸加减
167. 患者，小腹积块，积块不坚，推之可移，痛无定处，小腹胀满，舌苔薄润，脉沉弦。治宜
A. 活血散结，破瘀消癥 B. 行气导滞，活血消癥 C. 理气化痰，破瘀消癥 D. 清热利湿，破瘀消癥 E. 以上都不是
168. 患者，小腹部有一包块，坚硬，固定不移，疼痛拒按，面色晦暗，月经量多。舌边有瘀点，脉沉涩。宜选用
A. 加味逍遥丸 B. 苍附导痰丸 C. 香棱丸加味 D. 大黄牡丹皮汤 E. 开郁二陈汤
169. 患者，下腹部有一包块，时或作痛，按之柔软，带下较多，色白质黏稠，胸脘痞闷。舌苔白腻，脉细濡。治宜
A. 化湿除痰，活血消癥 B. 活血散结，破瘀消癥 C. 清热利湿，破瘀消癥 D. 行气导滞，活血消癥 E. 以上都不是
170. 患者，小腹部有一包块，坚硬，固定不移，疼痛拒按，面色晦暗，月经量多。舌边有瘀点，脉沉涩。辨证属
A. 气滞 B. 血瘀 C. 痰湿 D. 湿热 E. 寒凝
171. 患者，女，32岁。小腹及少腹疼痛拒按，有灼热感，伴腰骶疼痛，低热起伏，带下量多，色黄、质稠，溲黄，舌红苔黄腻，脉弦滑。其治法是
A. 清热除湿，化瘀止痛 B. 行气活血，化瘀止痛 C. 疏肝理气，化瘀止痛 D. 凉血活血，化瘀止痛 E. 健脾利湿，化瘀止痛
172. 患者，女，30岁，已婚。2个月前曾做人流术，术后即时觉下腹疼痛，伴腰痛，活动后明显，月经22～25天一行，带下量稍多。其诊断是
A. 痛经 B. 带下病 C. 月经先期 D. 妇人腹痛 E. 以上都不是
173. 《金匮要略·妇人妊娠病脉证并治》曰："妇人有漏下者，有半产后因续下血都不绝者，有妊娠下血者假令妊娠腹中痛，为胞阻。"治之以
A. 胶艾汤 B. 当归芍药散 C. 小建中汤 D. 当归生姜羊肉汤 E. 附子汤
174. 《金匮要略·妇人杂病脉证并治》中妇人中风，发热恶寒，经水适来，得之七

八天，热除脉迟，身凉和，胸胁满，如结胸状，谵语者。辨证为

A. 热入阳明 B. 邪入少阳 C. 邪入少阳，兼阳明腑实 D. 热实结胸 E. 热入血室

175. 患者，女，56岁。阴部奇痒干涩7天，五心烦热，腰酸腿软，舌红少苔，脉细数。治疗应首选

A. 两地汤 B. 保阴煎 C. 知柏地黄汤 D. 六味地黄丸 E. 左归丸

176. 阴痒临床分型除肝经湿热外，还有

A. 血虚生风 B. 肝火上炎 C. 脾虚湿胜 D. 心火内扰 E. 肝肾阴虚

177. 患者阴部干涩，灼热瘙痒，五心烦热，头晕目眩，耳鸣，腰酸。舌红少苔，脉细数无力。治宜

A. 清热利湿，杀虫止痒 B. 滋阴补肾，清肝止痒 C. 健脾益气，升阳除湿 D. 清热解毒，除湿止带 E. 以上都不是

178. 患者，女，38岁。结婚3年，夫妇同居未孕，月经先后不定期，经行乳房胀痛，善太息，舌淡红苔薄白，脉弦细。其证候是

A. 肝肾阴虚 B. 肝郁脾虚 C. 肝阳上亢 D. 肝郁 E. 气滞血瘀

179. 毓麟珠用于治疗

A. 血瘀不孕 B. 肾气虚不孕 C. 肝郁不孕 D. 肝肾不足不孕 E. 痰湿不孕

180. 苍附导痰丸用于治疗

A. 肝郁不孕 B. 痰湿不孕 C. 肝肾不足不孕 D. 肾气虚不孕 E. 肾阳虚不孕

181. 患者，结婚7年未孕，月经20天一行，量少色红，无血块，形体消瘦，腰酸软，头晕眼花，心悸失眠，五心烦热。治疗首选

A. 启宫丸 B. 毓麟珠 C. 开郁种玉汤 D. 少腹逐瘀汤 E. 养精种玉汤

182. 治疗肝气郁结不孕宜首选

A. 毓麟珠 B. 开郁种玉汤 C. 养精种玉汤 D. 清肝引经汤 E. 圣愈汤

183. 患者，婚后夫妇同居4年，配偶身体正常，未避孕而未受孕。应属

A. 断绪 B. 断产 C. 不育 D. 全不产 E. 难产

184. 患者，结婚4年未孕，月经38～45天一行，量少色淡，面色晦暗，腰酸腿软，性欲淡漠，小便清长，大便不实。舌淡苔白，脉沉细。治宜

A. 活血化瘀调经 B. 燥湿化痰，理气调经 C. 疏肝解郁，养血理脾 D. 滋阴养血，调冲益精 E. 温肾暖宫，调补冲任

185. 阴挺的病机是

A. 分娩用力过度 B. 产后咳嗽不止 C. 便虚努责 D. 胞络损伤，不能

提摄子宫　E. 长期便秘

【B型题】

问题1～2

A. 暗经　B. 激经　C. 暗产　D. 居经　E. 避年

1. 终身不来月经而能受孕者称
2. 受孕初期仍按月行少量月经而无损于胎儿者称

问题3～4

A. 暗经　B. 并月　C. 激经　D. 居经　E. 避年

3. 身体无病，月经一年一行者称
4. 身体无病，月经三月一行者称

问题5～6

A. 冲脉　B. 任脉　C. 冲任二脉　D. 带脉　E. 督脉

5. “十二经之海”是
6. “血海”是

问题7～8

A. 期、色、味、质　B. 期、量、色、味　C. 期、量、色、质　D. 量、色、质、味　E. 期、量、味、质

7. 问诊应注意问月经的
8. 问诊应注意问带下的

问题9～10

A. 举元煎　B. 大补元煎　C. 保阴煎　D. 固阴煎　E. 失笑散

9. 治疗月经过多气虚证，应首选
10. 治疗月经过多血热证，应首选

问题11～12

A. 清肝止淋汤　B. 逐瘀止血汤　C. 两地汤　D. 清热固经汤　E. 燥湿化痰汤

11. 治疗经间期出血肾阴虚证，应首选
12. 治疗经间期出血湿热证，应首选

问题13～14

A. 补中益气汤　B. 香砂六君子汤　C. 人参养营汤　D. 健固汤合四神丸　E. 参苓白术散

13. 治疗经行泄泻肾虚证，应首选
14. 治疗经行泄泻脾虚证，应首选

问题15～16

A. 理气化瘀止痛　B. 温经暖宫止痛　C. 益气养血止痛　D. 清热除湿，化瘀止痛　E. 益肾养肝止痛

15. 痛经气滞血瘀证的治法是

16. 痛经气血虚弱证的治法是

问题 17～18

A. 归肾丸　B. 加减一阴煎　C. 保阴煎　D. 调肝汤　E. 右归丸

17. 阴虚血燥型闭经最佳选方是
18. 肾气亏损型痛经最佳选方是

问题 19～20

A. 苍附导痰丸　B. 小半夏加茯苓汤　C. 启宫丸　D. 开郁二陈汤　E. 半夏白术天麻汤

19. 痰湿型闭经最佳选方是
20. 痰湿型月经过少最佳选方是

问题 21～22

A. 清热调血汤　B. 清肝止淋汤　C. 两地汤合二至丸　D. 清经散　E. 知柏地黄汤

21. 肾阴虚型经间期出血方选
22. 阳盛血热型月经先期方选

问题 23～24

A. 牡丹皮、地骨皮、生地黄、白芍、青蒿、黄柏、茯苓　B. 牡丹皮、地骨皮、熟地黄、白芍、青蒿、黄柏、茯苓　C. 生地黄、熟地黄、玄参、麦冬、阿胶、白芍　D. 当归、熟地黄、沙参、茯苓、白芍、牡丹皮、黑芥穗　E. 当归、生地黄、玄参、茯苓、赤芍、牡丹皮、黑芥穗

23. 清经散方药组成是
24. 顺经汤方药组成是

问题 25～26

A. 胞宫寒冷，血瘀冲任　B. 邪气阻隔，脉道不通　C. 瘀血内阻，新血不守　D. 冲任失养，拘急而痛　E. 冲任瘀阻，气血运行不畅

25. 实证闭经主要病机是
26. 实证痛经主要病机是

问题 27～28

A. 凉血止血　B. 通络止痛　C. 调气血和营卫　D. 清热降逆　E. 调理冲任气血

27. 经行腹痛的治法是
28. 经行吐衄的治法是

问题 29～30

A. 肾气虚衰　B. 肝肾阴虚　C. 心肾不交　D. 肝气郁结　E. 冲任损伤

29. 绝经前后出现烘热汗出，烦躁易怒，月经失调，主因是
30. 经行前后出现情绪不宁，胸闷胁胀，不思饮食，主因是

问题 31～32

A. 时间　B. 部位　C. 性质　D. 程度　E. 以上都是

31. 痛经辨证要点是
32. 经行头痛辨证要点是

问题 33～34

A. 脾虚失运，痰浊内生　B. 脾胃虚弱，胃失和降　C. 脾失健运，水湿泛滥　D. 脾虚下陷，统摄无权　E. 脾虚湿盛，流注下焦

33. 脾虚带下病机是
34. 脾虚子肿病机是

问题 35～36

A. 脾虚带下　B. 肾阳虚带下　C. 湿热带下　D. 湿毒带下　E. 肝郁脾虚带下

35. 带下量多，色淡黄，质稀薄，无臭气。多属
36. 带下量多，色黄质黏稠，有臭气。多属

问题 37～38

A. 易黄汤　B. 内补丸　C. 完带汤　D. 止带方　E. 知柏地黄丸

37. 症见带下量多，色黄或呈脓性，质黏稠，有臭气，小便短赤。应选
38. 症见带下量多，色白质稀，淋漓不断，小便频数。应选

问题 39～40

A. 宜补宜涩　B. 宜凉宜宣　C. 宜清宜利　D. 宜泻宜通　E. 宜升宜燥

39. 带下病治脾当
40. 带下病治肾当

问题 41～42

A. 脾虚型子肿　B. 湿热型子肿　C. 气滞型子肿　D. 肾虚型子肿　E. 肝郁脾虚型子肿

41. 妊娠数月，面浮肢肿，下肢尤甚，按之没指，心悸气短，腰酸乏力。其诊断是
42. 妊娠数月，面浮肢肿，皮薄光亮，按之凹陷，气短懒言，纳呆便溏。其诊断是

问题 43～44

A. 浮肿按之没指　B. 按之随按随起　C. 浮肿眼睑尤甚　D. 面目四肢浮肿　E. 浮肿两足明显

43. 脾肾阳虚经行浮肿的辨证要点是
44. 气滞血瘀经行浮肿的辨证要点是

问题 45～46

A. 益气养阴，和胃止呕　B. 抑肝和胃，降逆止呕　C. 健脾豁痰，降逆止呕　D. 健脾和胃，降逆止呕　E. 宽胸理气，化痰止呕

45. 脾胃虚弱型恶阻治法是

46. 肝胃不和型恶阻治法是

问题 47～49

A. 妊娠期间腰酸、腹痛、小腹坠胀、阴道不时下血 B. 妊娠期，阴道少量出血、时下时止 C. 孕后不规则出血、晕厥、突然一侧小腹撕裂痛 D. 妊娠期间恶心、呕吐、目眩 E. 孕后小腹疼痛、反复发作

47. 异位妊娠的证候为
48. 胎漏的证候为
49. 胎动不安的证候为

问题 50～52

A. 堕胎 B. 小产 C. 滑胎 D. 异位妊娠 E. 胎动不安

50. 连续发生堕胎或小产 3 次以上者，诊断为
51. 孕卵在子宫腔以外着床发育者，称为
52. 妊娠 12～28 周内，胎儿已成形而自然殒堕者，称为

问题 53～55

A. 寿胎丸 B. 胎元饮 C. 保阴煎 D. 肾气丸 E. 两地汤

53. 气血虚弱型胎动不安的代表方剂为
54. 血热型胎动不安的代表方剂为
55. 肾虚型胎动不安的代表方剂为

问题 56～58

A. 在未孕前以补肾健脾、益气养血、调固冲任为主 B. 下胎祛瘀 C. 补肾强精安胎 D. 下胎益母 E. 扶正下胎

56. 胎漏、胎动不安的治疗大法为
57. 堕胎、小产的治疗大法为
58. 滑胎的治疗大法为

问题 59～60

A. 调理气血，止痛安胎 B. 暖宫止痛，养血安胎 C. 养血安胎止痛 D. 疏肝解郁，理气安胎 E. 温经止痛安胎

59. 虚寒妊娠腹痛治法是
60. 血虚妊娠腹痛治法是

问题 61～63

A. 胞脉阻滞或失养，气血运行不畅 B. 母体冲任损伤，胎元不健 C. 损伤冲任，胎元不固 D. 跌仆闪挫，冲任气血失调 E. 气血两虚，不能载胎养胎

61. 妊娠腹痛的主要病机是
62. 胎漏、胎动不安的主要病机是
63. 滑胎的主要病机是

问题 64～65

A. 外感产后发热　B. 血虚产后发热　C. 血瘀产后发热　D. 感染邪毒产后发热　E. 产后蒸乳发热

64. 产后高热寒战，小腹疼痛拒按，恶露量较多，色紫暗如败酱，有臭味。多属
65. 产后寒热时作，恶露量少，色暗有块，小腹疼痛拒按。多属

问题 66～67

A. 气血运行不畅　B. 失血伤津，筋脉失养　C. 冲任失固，气血运行失常　D. 阴血骤虚，阳易浮散，腠理不实，营卫不固　E. 营阴下夺，气随血脱

66. 产后恶露不绝的发病机制是
67. 产后腹痛的发病机制是

问题 68～69

A. 产后腹痛　B. 产后痉证　C. 产后身痛　D. 产后发热　E. 产后血晕

68. 产妇分娩后，突然头晕眼花，不能坐起，甚至昏厥不省人事。应诊断为
69. 新产后，发生手足抽搐，项背强直，甚至口噤，角弓反张。应诊断为

问题 70～71

A. 产后蒸乳发热　B. 外感产后发热　C. 血虚产后发热　D. 感染邪毒产后发热　E. 血瘀产后发热

70. 解毒活血汤用于
71. 五味消毒饮合失笑散用于

问题 72～73

A. 生化汤　B. 失笑散　C. 血府逐瘀汤　D. 桃红四物汤　E. 少腹逐瘀汤

72. 血瘀恶露不绝最佳选方是
73. 血瘀产后发热最佳选方是

问题 74～75

A. 苍附导痰丸合桂枝茯苓丸　B. 开郁二陈汤　C. 苍附导痰丸　D. 香棱丸　E. 开郁种玉汤

74. 治疗痰湿型癥瘕主方是
75. 治疗痰湿型不孕主方是

问题 76～77

A. 破瘀散结　B. 理气行滞　C. 先攻后补　D. 攻补兼施　E. 先补后攻

76. 体质较强的癥瘕患者，其治法是
77. 久病体弱的癥瘕患者，其治法是

问题 78～79

A. 百合地黄汤　B. 半夏厚朴汤　C. 半夏麻黄丸　D. 甘麦大枣丸

E. 奔豚汤

78. 《金匮要略·妇人杂病脉证并治》“妇人脏躁，喜悲伤欲哭，像如神灵所作，数欠伸”。治以

79. 《金匮要略·妇人杂病脉证并治》“妇人咽中如有炙脔”。治以

问题 80～82

A. 冲心、冲肺、冲胃　B. 呕吐、盗汗、泄泻　C. 病痉、郁冒 、大便难　D. 禁汗、禁利、禁下　E. 息胞、血崩、下利

80. 《金匮要略》论述的新产妇人有“三病”指的是

81. 《张氏医通》论述的产后“三急”指的是

82. 《张氏医通》论述的产后“三冲”指的是

问题 83～84

A. 滋阴养血，柔肝熄风　B. 解毒镇痉，理血祛风　C. 益气固脱，回阳救逆　D. 清热开窍，镇痉熄风　E. 滋阴潜阳，平肝熄风

83. 产后痉证阴血亏虚型治疗，宜选

84. 产后痉证邪毒感染型治疗，宜选

问题 85～86

A. 麻子仁丸　B. 八珍汤　C. 四物汤加味　D. 通乳丹　E. 下乳涌泉散

85. 气血虚弱型缺乳宜用

86. 肝气郁滞型缺乳宜用

问题 87～88

A. 气血虚弱　B. 肝肾不足　C. 肝郁气滞　D. 肝经郁热　E. 肝脾不和

87. 产后乳汁自出，量少，质稀，乳房柔软，证属

88. 产后乳少，甚则全无，乳汁清稀，乳房柔软，证属

【X 型题】

1. 望舌色舌质的情况，可以了解哪些方面的病变

A. 病变之寒热　B. 津液之盛衰　C. 邪气之深浅　D. 脏腑之盛衰　E. 以上都不是

2. 与月经产生密切相关的因素有

A. 胞宫　B. 心、肝、脾、肾　C. 气血　D. 冲任　E. 带脉

3. 补肾滋肾妇科疾病中常用的治法有

A. 补肾益气　B. 滋肾益阴　C. 温肾助阳　D. 温阳行水　E. 滋肾养肝

4. 肝肾不足所致妇科病是

A. 崩漏　B. 不孕　C. 月经量少　D. 月经后期　E. 闭经

5. 调经的具体原则是

A. 补肾　B. 扶脾　C. 疏肝　D. 凉血　E. 调理气血

6. 月经病包括

A. 月经周期、经期、经量、经色、经质的异常 B. 月经周期不定，量多暴下如注 C. 或伴随绝经前后出现的各种症状 D. 或伴随月经周期出现的症状为特征的疾病 E. 月经周期的改变，或先期，或后期，或先后无定期

7. 月经病的发病机制主要是

A. 七情所伤，冲任受损 B. 脏腑功能失常，血气不和 C. 外感六淫，冲任受损 D. 气血不和，邪盛正虚 E. 冲任二脉的损伤

8. 月经病的辨证应

A. 分清先病后病 B. 分清标本缓急 C. 与胎、产、杂病等下血证相鉴别 D. 结合形、气、色、脉来诊别 E. 着重月经的期、量、色、质及伴随月经周期出现的症状

9. 月经病的治疗原则是

A. 治本以调经 B. 补肾、扶脾、疏肝 C. 调理气血 D. 病在气者，当以治气为主，佐以养血活血 E. 急则治其标，缓则治其本

10. 调经诸法中，下列哪些是最为重要的方法

A. 调理气血 B. 疏肝 C. 扶脾 D. 补肾 E. 清热

11. 月经先期的病因病机主要有

A. 血热 B. 虚寒 C. 气虚 D. 肾虚 E. 血虚

12. 月经先期，经量多，色泽淡，质稀薄，神疲肢倦，纳少便溏，小腹空坠，舌质淡，脉细弱。不属于

A. 气虚 B. 肝郁 C. 实热 D. 虚热 E. 肾虚

13. 月经先期实热型的治法是

A. 养阴 B. 调经 C. 益气 D. 凉血 E. 清热

14. 下列哪些是引起月经过多和月经先期的主要机制

A. 血瘀 B. 气虚 C. 血虚 D. 阳盛血热 E. 肝郁化热

15. 下列哪些是月经先期肝郁血热证的主要临床表现

A. 月经提前 B. 胸胁或小腹胀痛 C. 经质稀薄 D. 量或多或少，色紫红 E. 舌苔薄黄，脉弦数

16. 下列哪些是月经后期的常见病因

A. 气滞 B. 虚寒 C. 血寒 D. 气虚 E. 血虚

17. 下列哪些是可与月经后期同时伴见的病证

A. 闭经 B. 月经过少 C. 崩漏 D. 痛经 E. 月经过多

18. 下列哪些是虚寒型月经后期的临床表现

A. 月经错后 B. 小腹冷痛 C. 量少，色暗有块 D. 小腹隐痛喜按 E. 量少，色淡，质稀

19. 下列哪些是月经后期的诊断和鉴别要点

A. 月经周期延后，甚或四五十日一至 B. 应排除妊娠出血病证 C. 注意

是否妊娠 D. 月经周期延后7天以上，并非偶然一次者 E. 月经周期时有延后，甚则三月一行者

20. 气虚月经先期和气虚月经过多的共同表现是

A. 月经提前 B. 量多 C. 淋漓不净 D. 色淡质稀 E. 舌淡脉细弱

21. 痛经的主要病机有

A. 血海空虚 B. 阳虚内寒 C. 湿热阻滞 D. 寒凝血瘀 E. 冒雨涉水

22. 肝经郁火经行吐血可选用

A. 清肝引经汤 B. 顺经汤加川牛膝、白茅根 C. 丹栀逍遥散加白茅根、川牛膝 D. 调肝汤加白茅根、川牛膝 E. 清经散加白茅根、川牛膝

23. 恶阻常见下述哪些证型

A. 肝肾亏损 B. 脾胃虚弱 C. 肝经郁热 D. 肝胃不和 E. 气血虚弱

24. 胎死不下的主要诊断依据是

A. 妇科检查子宫小于妊娠月份 B. 停经后阴道流血病史 C. 早孕反应消失 D. 孕妇下腹胀痛，呈阵发性 E. B超提示无胎心搏动，无胎动反射

25. 肾虚型子肿的症状特点为

A. 面浮肢肿，下肢尤甚 B. 按之没指 C. 下肢逆冷 D. 皮色不变 E. 头晕、胸闷

26. 胎动不安临床症状可能有

A. 腰酸腹痛 B. 下腹坠胀 C. 阴道少量出血 D. 有阴道少量出血而无腰酸腹痛 E. 可无阴道出血

27. 寿胎丸药物组成包含有

A. 菟丝子 B. 桑寄生 C. 杜仲 D. 续断 E. 阿胶

28. 全生白术散的组成包括

A. 白术、茯苓 B. 五加皮、桑白皮 C. 大腹皮、生姜皮 D. 陈皮 E. 桂枝、泽泻

29. 引起产后缺乳的常见证型主要有

A. 气血虚弱 B. 肾虚 C. 肝郁气滞 D. 过食肥甘厚味 E. 痰浊阻滞

30. 血热之产后恶露不绝临床主要证候是

A. 恶露过期不止，量较多 B. 恶露色深红，质黏稠 C. 伴面色潮红，口燥咽干 D. 伴胁痛，心烦 E. 恶露气臭

31. 产后血晕是指产妇分娩后

A. 突然抽搐昏迷 B. 突然头晕眼花，不能坐起 C. 恶心呕吐，痰涌气急 D. 神昏口噤，不省人事 E. 项背强急

32. 阴挺的病因有

A. 难产 B. 临产用力太过 C. 年老体弱 D. 产后操劳过早 E. 慢性咳嗽

33. 下列属于月经病的范畴有哪些

A. 经前乳房胀痛，不能触衣　B. 经前鼻衄，色红，月经周期正常，经期2天即净　C. 平时月经正常，现停经40天，自觉晨起恶心呕吐，脉滑利　D. 月经量多如注，或量少淋漓不净　E. 月经周期紊乱，或先或后，或先后无定期

34. 以伴随月经周期出现症状为特征的月经病是

A. 月经后期　B. 月经先期　C. 痛经　D. 经行吐衄　E. 绝经前后诸证

【是非判断题】

1. 最早记载异常胎位和转正胎位手法的是李师圣的《产论》。（ ）
2. 现存古典著作《易经·爻辞》中，有“妇孕不育”和“妇三岁不孕”等记载，最早提出了有关不孕症的问题。（ ）
3. 阴户、玉门属女性外生殖器。（ ）
4. 月经期前后3天内不宜施用外治法，妊娠期、新产后禁用外治法。（ ）
5. 经行情志异常属痰火上扰者，首选启宫丸。（ ）
6. 经行泄泻的主要发病机制是脾胃虚弱。（ ）
7. 脾虚带下的首选方是完带汤。（ ）
8. 输卵管妊娠最常见的病理变化是输卵管妊娠破裂和流产。（ ）
9. 子晕的主要体征为：血压明显升高，或水肿，或检查小便有蛋白。（ ）
10. 产后腹痛的发生特点是新产后1～2天最多见，持续2～3天自然消失，位置在小腹，疼痛为阵发性。（ ）
11. “肠覃”和“石瘕”的记载见于《诸病源候论》。（ ）
12. 阴挺肾虚型的治疗首选肾气丸。（ ）
13. 一般而言，崩漏热者多而寒者少。（ ）
14. “妇人重身，九月而瘖。”语出《素问·腹中论》。（ ）
15. 子肿的治疗大法是峻下利水。（ ）
16. 月经量多，色淡红，质地清稀，伴见神疲乏力、气短懒言，舌淡苔薄白脉细弱，治疗宜补气摄血固冲，首选方为安冲汤。（ ）
17. 妇女由于有月经、胎孕、产育和哺乳等特有的功能，因此人体脏腑、经络气血的活动规律与男子也有不同。（ ）

【填空题】

1. 正常成人子宫长________、宽________。
2. 妇科的第一首方剂名叫________。
3. 气虚型月经过多的治法________，主方________。
4. 绝经前后诸证的常见证型有________、________、________。
5. 问月经史，包括初潮年龄、月经周期、持续时间、________有无异常等。
6. 月经的产生是________、________、气血、经络协调作用于子宫的生理现象。
7. 发生崩漏的主要机制是________虚损，不能________所致。
8. 明代医家方约之提出的治崩三法是：________，________，________。

9. 经期延长虚热型的治法是________，其首选方________。
10. 经行头痛之瘀血阻滞证，治宜活血化瘀，通窍止痛，方选________。
11. 肝肾阴虚型经行乳房胀痛的治法________，主方________。
12. 带下病主要由于湿邪影响________、带二脉，以致________、________所致。
13. 妊娠期间，在病情需要的情况下，峻下、滑利、祛瘀、破血、耗气散气之品，亦可适当选用，所谓“________”。惟需注意严格掌握“________”，以免伤胎。
14. 妊娠恶阻临床上主要分为________、________型。
15. 坠胎、小产常由________、________发展而致。
16. 胎死不下的治疗大法以________为主，但需根据母体的________，证之虚实，酌情用药。
17. 子痫的治疗大法是________。
18. 胎萎不长的治疗，重在________，使其精充血足，则胎有所养。
19. 夺命散为治疗产后血晕血瘀气逆型的首选方，由________、________两味药组成。
20. 缺乳临床常见的证型为________、________、________。
21. 产后症见乳少，乳汁清稀，乳房柔软，脉虚细，证属________，治宜________。
22. 产后排尿异常的主要病机为________。治疗以________为主。
23. 肾主生殖，不孕与肾的关系密切，并与________、________、冲任的功能失调，或脏腑气血不和，影响胞脉、胞络功能有关。
24. 养精种玉汤的药物组成是：________、________、________、________。
25. 阴痒临床常见证型有________、________。
26. 癥瘕的辨证，重在________、________、________。

参考答案

【A型题】

1. B	2. C	3. A	4. A	5. B	6. C	7. D	8. C	9. A	10. B
11. A	12. D	13. A	14. C	15. B	16. E	17. A	18. C	19. E	20. D
21. C	22. A	23. D	24. B	25. A	26. E	27. B	28. B	29. A	30. A
31. C	32. D	33. A	34. B	35. B	36. E	37. C	38. A	39. E	40. A
41. D	42. B	43. D	44. D	45. A	46. C	47. C	48. C	49. E	50. C
51. B	52. C	53. A	54. A	55. C	56. C	57. B	58. D	59. A	60. E
61. E	62. C	63. E	64. C	65. A	66. C	67. B	68. D	69. E	70. B
71. B	72. D	73. A	74. C	75. B	76. A	77. E	78. D	79. E	80. D
81. A	82. C	83. D	84. A	85. D	86. B	87. C	88. E	89. A	90. D
91. C	92. E	93. C	94. D	95. B	96. D	97. B	98. A	99. C	100. D
101. A	102. E	103. D	104. C	105. B	106. C	107. D	108. E	109. E	110. B
111. C	112. A	113. D	114. E	115. A	116. E	117. C	118. E	119. B	120. C

121. D	122. E	123. B	124. B	125. A	126. D	127. C	128. E	129. E	130. C
131. E	132. A	133. A	134. D	135. E	136. B	137. B	138. D	139. C	140. A
141. B	142. D	143. A	144. B	145. E	146. D	147. C	148. B	149. A	150. C
151. C	152. B	153. D	154. E	155. C	156. E	157. C	158. B	159. D	160. A
161. B	162. E	163. C	164. D	165. E	166. B	167. B	168. C	169. A	170. B
171. A	172. D	173. A	174. E	175. C	176. E	177. B	178. D	179. B	180. B
181. E	182. B	183. D	184. E	185. D					

【B 型题】

1. A	2. B	3. E	4. D	5. A	6. A	7. C	8. D	9. A	10. C
11. C	12. A	13. D	14. E	15. A	16. C	17. B	18. D	19. A	20. A
21. C	22. D	23. B	24. D	25. B	26. E	27. E	28. D	29. B	30. D
31. E	32. E	33. E	34. C	35. A	36. C	37. D	38. B	39. E	40. A
41. D	42. A	43. A	44. B	45. D	46. B	47. C	48. B	49. A	50. C
51. D	52. B	53. B	54. C	55. A	56. C	57. D	58. A	59. B	60. C
61. A	62. C	63. B	64. D	65. C	66. C	67. A	68. E	69. B	70. D
71. D	72. A	73. A	74. A	75. C	76. D	77. E	78. D	79. B	80. C
81. B	82. A	83. A	84. B	85. D	86. E	87. A	88. A		

【X 型题】

1. ABCD	2. ABCD	3. ABC	4. BCDE	5. ABCE
6. ACD	7. ABCE	8. ABCDE	9. AE	10. ABCD
11. AC	12. BCDE	13. ABE	14. BD	15. ABDE
16. ACE	17. BD	18. ABDE	19. ABCD	20. DE
21. ABCD	22. BC	23. BD	24. AE	25. ABC
26. ABCE	27. ABDE	28. ACD	29. ACE	30. ABC
31. BCD	32. ABCDE	33. ABDE	34. CD	

【是非判断题】

1. ×	2. √	3. √	4. ×	5. ×	6. ×	7. √	8. √	9. √	10. √
11. ×	12. ×	13. √	14. ×	15. √	16. √	17. ×			

【填空题】

1. 7～8cm　4～5cm　2. 四乌鲗骨一藘茹丸　3. 补气摄血固冲　举元煎　4. 肾阴虚型　肾阳虚型　肾阴阳两虚型　5. 期、量、色、质　6. 脏腑　天癸　7. 冲任　制约经血　8. 塞流　澄源　复旧　9. 养阴清热止血　两地汤合二至丸　10. 通窍活血汤　11. 滋肾养肝，和胃通络　一贯煎或滋水清肝饮加减　12. 任任脉不固　带脉失约　13. 有故无损，亦无损也　衰其大半而止　14. 脾胃虚弱　肝胃不和　15. 胎漏　胎动不安　16. 下胎益母　强弱　17. 清肝熄风，安神定痉　18. 补脾肾，养气血　19. 没药　血竭　20. 气血虚弱　肝郁气滞　痰浊阻滞　21. 气血虚弱　补气养血，佐以通乳　22. 膀胱气化失司　通利小便 23. 肾气 天癸 24. 当归 白芍 熟地黄 山茱萸 25. 肝经湿热证 肝肾阴虚证 26. 辨善恶 辨血气 辨新久

§2.4 中医儿科学

基本知识问答

1. 试述体现北宋钱乙学术水平的主要著作及其成就。

主要著作为《小儿药证直诀》，其主要的学术成就有：①概括小儿生理特点为“脏腑柔弱”、“五脏六腑，成而未全……全而未壮”，归纳小儿的病理特点为“易虚易实，易寒易热”。②首创儿科五脏辨证体系，提出“心主惊”、“肝主风”、“脾主困”、“肺主喘”、“肾主虚”的辨证纲领，论治从五脏补虚泻实出发，又注意柔润清养，运补兼施。③在儿科四诊中尤重望诊，特别是“面上证”、“目内证”。④对痘疹、水痘、麻疹等出疹性疾病进行了鉴别诊断，明确指出惊、痫的区别，阐明急、慢惊风为阴阳异证，提出“急惊合凉泻、慢惊合温补”的治则。对疳证有独到见解，提出“疳皆脾胃病，亡津液之所作也”，重视调治脾胃。⑤善于化裁古方、创制新方，制剂以成药为主，切合临床应用。

2. 明代万全的儿科专著有哪些？主要学术观点是什么？

万全的儿科专著有《幼科发挥》、《育婴家秘》、《痘疹心法》、《片玉心书》等。他的主要学术观点有：①倡导“预养以培其元、胎养以保其真、蓐养以防其变、鞠养以慎其疾”的“育婴四法”。②在朱丹溪的学术基础上，系统提出了“三有余、四不足”的小儿生理病理学说，即阳常有余、阴常不足，肝常有余、脾常不足，心常有余、肺常不足，肾常虚。③对痘疹、麻疹、惊风等病症有独到见解，提出了痘疹治疗应“温补凉泻，各随所意”的观点。④在治疗上首重保护胃气，提出五脏以胃气为本，赖其滋养。主张儿科用药讲究精练。⑤首次将推拿法应用于儿科。

3. 近代小儿年龄分期有哪几个阶段？其中青春期有何特点？

小儿年龄分为七期，即胎儿期、新生儿期、婴儿期、幼儿期、学龄前期、学龄期、青春期。

青春期的进入和结束年龄个体差异较大，一般女孩自11～12岁到17～18岁，男孩自13～14岁到18～20岁。青春期是从儿童到成人的过渡时期，其显著特点是肾气盛、天癸至、阴阳和，生殖系统发育加速并趋于成熟，体格生长也出现第二次高峰，社会接触增多，心理变化也较大。此期应加强教育和引导，树立正确的人生观，保障青少年身心健康发展。

4. 何谓变蒸？怎样正确认识变蒸学说？

（1）变蒸之名，始见于王叔和《脉经》。变者，变其情智，发其聪明；蒸者，蒸其血脉，长其百骸。小儿生长发育旺盛，其形体、神智都在不断地变化，蒸蒸日上，故称变蒸。

（2）变蒸学说是古代医家阐述婴幼儿生长发育规律的一种学说：即小儿生长发育在婴幼儿时期最快，是一个连续不断地变化过程；每经过一定时间的周期，显示出显著的生长发育变化，这种变化中，形神是相应发育、同步发展的；变蒸周期是逐步延长的，显示婴幼儿生长发育随年龄增长而逐步减慢；小儿出生后有变蒸完毕，小儿生长发育趋于平缓。

（3）变蒸学说对当今研究儿童生长发育规律有重要的借鉴价值。但是，古医籍中有的认为变蒸时小儿会出现发热、呕吐等症状，属于正常表现，不需治疗，这种说法则不正确，应予抛弃。

5. 试述小儿的生理特点。

（1）脏腑娇嫩，形气未充：脏腑是指五脏六腑；娇嫩指娇柔嫩弱，不耐攻伐；形气是指形体结构、四肢百骸、精血津液、气化功能。未充指尚未充实旺盛。脏腑娇嫩，形气未充是对小儿处于生长发育时期，其机体脏腑的形态尚未成熟，各种生理功能尚未健全的概括。小儿五脏六腑的形和气都相对不足，尤以肺、脾、肾三脏更为突出。

（2）生机蓬勃，发育迅速：指小儿在生长发育过程中充满生机，无论是机体的形态结构，还是各种生理功能活动，都在不断地、迅速地向着成熟、完善方向发展。而且年龄越小，这种蓬勃的生机表现越明显。

6. 试述小儿患病后易趋康复的原因。

（1）小儿体禀纯阳，生机蓬勃，活力充沛，组织器官修复再生能力强。

（2）小儿宿疾相对少于成人，其脏气清灵，对治疗反应敏捷，随拨随应。

（3）儿科疾病病因相对单纯，以感受外邪和内伤饮食居多，情志因素的影响相对较少，只要治疗及时，处理得当，病情好转较成人快，治愈的可能较成人大。

7. 什么是“纯阳之体”？

“纯”说明小儿先天所禀赋的元阴元阳未曾耗散，“阳”说明小儿的生命活力，犹如旭日之初生，草木之方萌，蒸蒸日上，欣欣向荣。“纯阳之体”是喻小儿生机蓬勃，发育迅速的生理特点的概括，并非指有阳无阴或阳气偏盛。

8. 小儿患病后为什么易寒易热、易虚易实？

（1）寒热主要是指两种不同性质的证候属性。由于小儿“稚阴未长”，故易见阴伤阳亢，表现为热证；又由于小儿“稚阳未充”，故易见阳气虚衰，表现为寒证。

（2）虚实是指小儿机体正气的强弱与致病邪气的盛衰状况。小儿一旦患病，则邪气易实而正气易虚，病初常见邪气呈盛势的实证，但由于正气易伤而虚，可迅速出现正气被损的虚证或虚实相兼之证。

（3）小儿易寒易热常常与易虚易实交错出现，形成寒证、热证迅速转化或夹虚或夹实。

9. 小儿面部望诊的五色主病有什么特点？

五色主病，又称五色诊，即按面色红、青、黄、白、黑五种不同颜色的偏向表现来诊察疾病：①面呈白色，多为寒证、虚证。②面呈红色，多为热证。③面呈黄色，多为脾虚证或有湿浊。④面呈青色，多为寒证、痛证、瘀证、惊痫。⑤面呈黑色，多为寒证、痛证、瘀证、水饮证。

10. 何为阴斑、阳斑及其临床意义？

一般而言，点大成片，不高出皮肤，摸之不碍手，压之不褪色者，称为斑。斑分阴阳，阳斑指湿热毒邪发斑，多见于温病热入营血，其斑大小不一，色泽鲜红或紫红，伴发热等症；阴斑多因内伤或伴有外感而发，色淡红者多为气不摄血，色淡紫者多系阴虚内热，色紫红者多属血热夹瘀，色青紫者多是瘀血停滞。

11. 小儿望诊中，苗窍与脏腑的关系如何？

苗窍是指口、舌、目、鼻、耳及前后二阴。苗窍与脏腑关系密切，舌为心之苗，脾开窍于口，肺开窍于鼻，肝开窍于目，肾开窍于耳及前后二阴。脏腑有病，能在苗窍上有所反映，审察苗窍可以测知相对应的脏腑病情。

12. 如何运用小儿指纹来诊察疾病？

小儿指纹是指食指桡侧的浅表静脉。婴幼儿皮肤薄嫩，络脉易于显露，故儿科对于3岁以下小儿常以察指纹作为望诊内容之一。指纹的辨证纲要，可以归纳如下。

（1）浮沉分表里：“浮”指指纹浮现，显露于外，主病邪在表；“沉”指指纹沉伏，深而不显，主病邪在里。

（2）红紫辨寒热：纹色鲜红浮露，多为外感风寒；纹色淡红，多为内有虚寒；纹色紫红，多为邪热郁滞；纹色青紫，多为瘀热内结；纹色深紫，多为瘀滞络闭，病情深重。

（3）淡滞定虚实：指纹色淡，推之流畅，主气血亏虚；指纹色紫，推之滞涩，复盈缓慢，主实邪内滞，如瘀热、痰湿、积滞等。

（4）三关测轻重：纹在风关，示病邪初入，病情轻浅；纹达气关，示病邪入里，病情较重；纹进命关，示病邪深入，病情加重；纹达指尖，称透关射甲，若非一向如此，则示病情重危。

13. 小儿问诊中问个人史包括哪些内容？请详细说明之。

包括胎产史、喂养史、生长发育史、预防接种史等。

（1）胎产史要问清胎次、产次，是否足月、顺产或难产，有否流产及接生方式，出生地点，出生情况，孕母的营养及健康情况等。

（2）喂养史：包括喂养方式和辅食添加情况，是否断奶及断奶后情况，年长儿的饮食情况包括饮食习惯、现在的食物种类、食欲等。

（3）生长发育史：包括体格生长和智力发育，如坐、立、行、语、齿等出现的时间，囟门闭合的时间，体重、身长增长情况，已入学儿童的学习成绩等。

（4）预防接种史：包括各种疫苗的接种是否按时按要求完成，有否反应等。

14. 试述小儿疾病治疗特别强调及时、正确和审慎的原因。

由于小儿生理病理上具有脏腑娇嫩，形气未充，发病容易，变化迅速的特点，所以要掌握有利时机，及时采取措施，争取主动，力求及时控制病情的发展变化，又不可用药太过，损伤正气。比如，当病邪在表，且有外解之机时，应因势利导，引邪外达，从表而解，不可凉遏而使表邪留恋，不可发汗太过耗损卫阳，也不可骤然固涩而闭邪留寇。

15. 小儿疾病治疗为什么重视先证而治？

由于小儿发病容易，传变迅速，虚实寒热的变化较成人为快，故应见微知著，先证而治，挫病势于萌芽之时，挽病机于欲成未成之际。尤其是外感热病，病情发展迅速，而医者在诊察之后，病家需取药煎煮，直到汤药喝下发挥药效，需一段时间，在这一段时间内，病情很可能已经变化。因而，医者应把握这种变化，揭示病情的演变规律，提前一步，在相应的证候出现之前预先落实治疗措施，先发制病，药先于证，先证而治，顿挫病势，防止传变，达到治病防变的目的。

16. 何为母乳喂养？母乳喂养的优点有哪些？

母乳喂养指生后 6 个月之内以母乳喂哺的一种自然喂养方式。母乳喂养最适合婴儿需要，它具有以下优点：①母乳营养丰富，含有婴儿所需的各种营养物质，且比例适当，易于消化吸收，最适合婴儿的生理需要。②母乳含有多种免疫因子，具有增进婴儿免疫力、降低发病率的作用。③母乳温度适宜，喂哺既简便又经济。④母乳喂养利于增进母婴感情，促进婴儿心理发育，又便于观察小儿变化，随时照料护理。⑤产后哺乳可刺激子宫收缩早日恢复，推迟月经复潮不易怀孕，减少乳腺癌、卵巢癌发生率。

17. 简述我国古代常用的祛除胎毒的方法。

胎毒，指胎中禀受之毒，主要指热毒。给初生儿服用少量具有清热解毒作用的中药药液，可以清除胎毒，减少遗患。常用的方法有：①银花甘草法。金银花6g，甘草2g。煎汤。可用此药液拭口，并以少量给儿吸吮。②豆豉法。淡豆豉10g。浓煎取汁，频频饮服。适用于胎弱之初生儿。③黄连法。黄连1～2g。用水浸泡令汁出。滴汁入儿口中。黄连性寒，适用于热毒重者，胎禀气弱者勿用。④大黄法。生大黄3g。沸水适量浸泡或略煮。取汁滴儿口中。胎粪通下后停服。脾虚气弱者勿用。

18. 试述小儿感冒的治疗原则。

小儿感冒的基本治疗原则为疏风解表。根据不同证候，分别治以辛温解表、辛凉解表、清暑解表、清热解毒。治疗兼证，在解表的基础上，分别佐以化痰、消导、镇惊之法。小儿之体稚阴稚阳，故发汗不宜太过，以免耗损津液。小儿感冒容易形成寒热夹杂之证，常取辛凉辛温并用。体质虚弱者可采用扶正解表法。

19. 试述虚证咳嗽的临床分型及证治。

（1）气虚咳嗽表现为：咳而无力，痰白清稀，面色苍白，气短懒言，语声低微，自汗畏寒，舌质淡嫩，边有齿痕，脉细无力。治法：健脾补肺，益气化痰。方药：六君子汤加味，药用党参、白术、茯苓、甘草、陈皮、半夏、百部、炙紫菀等。

（2）阴虚咳嗽表现为：干咳无痰，或痰少而黏，或痰中带血，不易咯出，口渴咽干，喉痒声嘶，午后潮热或手足心热，舌红少苔，脉细数。治法：养阴润肺，兼清余热。方药：沙参麦冬汤加减，药用南沙参、麦门冬、玉竹、天花粉、生地黄、甘草、桑白皮、炙款冬花、炙枇杷叶等。

20. 试述肺炎喘嗽的病因病机。

引起肺炎喘嗽的病因有外因、内因之分。外因责之于感受风邪，或由感冒、咳嗽等疾病转变而来；内因责之于小儿形气未充，肺脏娇嫩，卫外不固。小儿外感风邪，由口鼻或皮毛而入，侵犯肺卫，化热灼津，炼液成痰，阻于气道，清肃之令不行，致肺气郁闭，发为肺炎喘嗽，而出现发热、咳嗽、气喘、痰鸣、鼻煽等症状。痰热是其病理产物，病机关键是肺气闭郁。

21. 试述肺炎喘嗽变证心阳虚衰证、邪陷厥阴证的临床表现、治法及方药。

（1）心阳虚衰证临床表现：突然面色苍白，口唇发绀，呼吸困难或浅促，额汗不温，四肢厥冷，神萎淡漠或烦躁不宁，右胁下出现痞块并渐增大，舌淡紫，苔薄白，脉细弱虚数，指纹青紫，可达命关。治法：温补心阳，救逆固脱。方药：参附龙牡救逆汤加减，药用人参、附子、龙骨、牡蛎、白芍、甘草等。

（2）内陷厥阴证临床表现：壮热烦躁，神昏谵语，四肢抽搐，口噤项强，两目上视，舌质红绛，指纹青紫，可达命关或透关射甲。治法：平肝熄风，清心开窍。方药：羚角钩藤汤合牛黄清心丸加减，药用羚羊角粉、钩藤、茯神、白芍、生地黄、甘草、黄连、黄芩、栀子、郁金、石菖蒲等，另服牛黄清心丸。

22. 简述哮喘的病因病机。

哮喘的病因既有内因，又有外因。内因责之于肺、脾、肾三脏功能不足，导致痰饮留伏，隐伏于肺，成为哮喘的夙根。外因责之于感受外邪，接触异物、异味以及嗜食咸酸等，其中以感受外邪触发最为多见。本病的发作，是外因作用于内因的结果。其病机是内有壅塞之气，外有非时之感，膈有胶固之痰，三者相合，闭拒气道，搏击有声，发为哮喘。

23. 为什么说哮喘会“由实转虚，迁延难愈”？

哮喘临床有发作期与缓解期之分，有实喘、虚喘、寒喘、热喘之别。哮喘患儿本为肺、脾、肾三脏不足，痰饮留伏之体质，如果哮喘反复发作，肺气耗散，寒痰伤及脾肾之阳，痰热耗灼肺肾之阴，则见哮喘“由实转虚”，形成缓解期肺脾气虚、脾肾阳虚、肺肾阴虚的病机特点。此外，哮喘有夙根，伏痰难除，内因不解，外因屡犯。触遇诱因，引动伏痰，常致哮喘反复发作，日久正气衰减，故疾病“迁延难愈”。

24. 简述鹅口疮的辨证要点。

（1）辨轻重：鹅口疮轻证，除口腔，舌上出现白屑外，并无其他症状；重证，白屑可蔓延至鼻腔、咽喉、食管，甚至白屑叠叠，壅塞气道，妨碍吮乳，啼哭不止；若见脸色苍白发灰，呼吸急促，哭声不出者，为危重证候。

（2）辨虚实：凡病程短，口腔白屑堆积，周围黏膜红赤，烦躁多啼，便干尿黄，舌红苔黄者，多属心脾积热之实证；病程长，口腔白屑稀散，周围黏膜不红，形瘦颧红，手足心热，舌光红少苔者，多属虚火上炎之虚证。

25. 小儿泄泻变证产生的机制是什么？

小儿之体“稚阴稚阳”，暴泻、热泻易耗伤阴津而劫阴，久泻、寒泻易伤阳气而亡阳。阴为阳之守，阴液耗竭，阳气亦随之脱。所以小儿泄泻易于伤阴、耗气、损阳。若泄泻病情较重，泻下过度，始则气阴两伤，甚则阴伤及阳，导致阴竭阳脱的危重变证。若久泻不止，土虚木亢，肝木无制，虚风内动，可出现慢惊风；脾虚失运，生化乏源，气血不足以荣养脏腑肌肤，久则形成疳证。

26. 如何从大便性状来辨别不同证型的泄泻？

（1）湿热泻：大便水样或蛋花汤样，色黄褐，气秽臭或见少许黏液。

（2）风寒泻：大便清稀多泡沫，色淡黄，臭气不甚。

（3）伤食泻：大便稀溏夹乳凝块或食物残渣，气味酸臭或如败卵。

（4）脾虚泻：大便稀薄或烂糊，色淡不臭；多食后作泻。

（5）脾肾阳虚泻：大便清稀，澄澈清冷，完谷不化，色淡无臭。

27. 脾失健运型厌食与脾胃气虚型厌食在证候、治法上有何异同？各用何方？

脾失健运型厌食与脾胃气虚型厌食均以不思进食为主症。但脾失健运者除厌食外，常无其他症状，或仅有胸脘痞闷，食后脘腹饱胀等，无明显虚象，精神如常；而脾胃气虚型除厌食外，常兼面色少华，形体偏瘦，精神不振等气虚征象。在治疗上，前者宜调和脾胃，运脾开胃，方用不换金正气散加减；后者宜健脾益气，佐以助运，方用异功散加味。

28. 何为积滞的病因病机？因积致虚与因虚致积有何异同？

积滞的病因主要是喂养不当，乳食内积，损伤脾胃。病机为乳食不化，停积胃肠，脾运失常，气滞不行。因积致虚与因虚致积同属脾虚夹积，虚中夹实之候，但前者乃食积日久，损伤脾胃，运纳失常，复又生积；后者为先天不足，病后失调，脾胃虚弱，胃不腐熟，脾失运化，而致乳食停滞为积。

29. 如何辨别疳证的轻重虚实？

疳证初期，症见形体略瘦，面黄发稀，不思饮食，性急易怒等脾胃失和表现，病情轻浅，虚象不重；疳证发展，出现形体明显消瘦，并有肚腹膨胀，烦躁激动，嗜食异物，病情较重，为本虚标实；若见极度消瘦，皮肤干瘪，大肉已脱，甚至突然虚脱，为疳证后期，病情严重，虚极之证。

30. 厌食、积滞、疳证都有食欲不振症状，临床怎样鉴别？

（1）厌食以长时期的食欲不振，厌恶进食为特征，病程一般在1个月以上，其他症状不明显。病在脾胃，不涉及它脏，一般预后良好。脾运胃纳功能失健为其主要病机。

（2）积滞以不思乳食，食而不化，腹胀嗳腐，大便酸臭为特征，其食欲不振症状是因乳食停聚中焦，积而不化，气滞不行所致。一般病在脾胃，不影响他脏。积滞虽可见形体消瘦，但没有疳证明显，二者有密切的联系，积滞日久可致疳证，疳夹有积滞者，称为疳积。

（3）疳证可有食欲不振表现，但以形体明显消瘦，面黄发枯，精神委靡或烦躁，饮食异常为特征。病可涉及五脏，可有眼疳、口疳、疳肿胀等兼证。主要由脾胃运化功能失常，气血津液化生不足所致。

31. 试述维生素D缺乏性佝偻病的诊断要点。

（1）维生素D摄入不足或日照不足史。

（2）多见于婴幼儿，好发于冬春季节。

（3）本病临床分4期。①初期：多汗、夜惊、烦躁等神经精神症状，或有发稀、枕秃等症状。血生化轻度改变或正常。常见血钙正常或稍低，血磷明显降低，钙磷乘积小于30，血清碱性磷酸酶增高。②激期：除初期表现外，以骨骼改变为主，头部可见乒乓球头、方颅、臀形颅；胸部可见肋骨串珠、肋缘外翻、肋膈沟、鸡胸、漏斗胸；四肢可见手镯、脚镯、“O”形或“X”形腿；脊柱可见后凸或侧弯畸形或伴骨盆畸形等。此外可有蛙腹等肌肉松弛表现，及精神淡漠等神经精神症状。X线显示长骨钙化带消失，干骺端有毛刷状或杯口状改变，骨骺软骨盘增宽，也可见骨质疏松，皮质变薄。血钙正常或降低，血磷明显降低，血清碱性磷酸酶明显增高。③恢复期：临床症状和体征逐渐减轻，血生化逐渐恢复正常，骨骼X线显示不规则钙化带。④后遗症期：临床症状消失，理化检查正常。重症患儿可残留不同程度骨骼畸形。

32. 简述小儿汗证肺卫不固、营卫失调型的临床表现、治法及其代表方剂。

（1）肺卫不固型临床表现以自汗为主，或伴盗汗，以头颈、肩背部汗出明显，动则尤甚，神疲乏力，面色少华，平时易患感冒，舌质淡，或边有齿痕，苔薄白，脉细弱。治宜益气固表。代表方剂为玉屏风散合牡蛎散加减。

（2）营卫失调型临床表现以自汗为主，或伴盗汗，汗出遍身而不温，畏寒恶风，精神疲倦，胃纳不振，舌质淡红，苔薄白，脉缓。治宜调和营卫。代表方剂为黄芪桂枝五物汤加减。

33. 病毒性心肌炎有何辨证要点？

（1）首辨虚实：凡病程短暂，见胸闷胸痛，鼻塞咽痛，咳嗽有痰，或恶心呕吐，腹痛腹泻，舌红苔黄，属实证；病程长达数月，见心悸气短，神疲乏力，面白多汗，舌淡或偏红，舌光少苔，属虚证。一般急性期以实证为主，恢复期、慢性期以虚证为主，后遗症期常虚实夹杂。

（2）次辨轻重：凡神志清楚，神态自如，面色红润，脉实有力者，病情轻；若面色苍白，气急喘息，四肢厥冷，口唇青紫，烦躁不安，脉微欲绝或频繁结代者，病情危重。

34. 试述过敏性紫癜与特发性血小板减少性紫癜（急性型）的区别。

（1）过敏性紫癜：发病前可有上呼吸道感染或服食某些食物、药物等诱发因素。紫癜多见于下肢伸侧、臀部、关节周围，为高出皮肤的鲜红色至深红色丘疹，红斑或荨麻疹，大小不一，对称分布，分批出现，压之不褪色。可伴腹痛、呕吐、血便、关节肿痛、血尿、蛋白尿等。血小板计数，出、凝血时间，血块收缩时间均正常。

（2）特发性血小板减少性紫癜（急性型）：发病前可有急性病毒感染史。瘀点多为针尖大小，一般不高出皮面，多不对称，可遍及全身，但以四肢及易碰撞部位多见。可伴鼻衄、齿衄、便血等各种出血。严重者可并发颅内出血。血小板计数明显减少，出血时间延长，血块收缩不良，束臂试验阳性，骨髓巨核细胞增多或正常，血清中血小板抗体增高。

35. 试述儿童多动综合征的诊断要点。

（1）临床表现：活动过度；注意力涣散；情绪不稳，冲动任性；学习困难，但智力正常或近于正常。

（2）通常于7岁前起病，病程持续半年以上。

（3）体格检查动作不协调，如翻手试验，指鼻、指指试验阳性。

（4）排除其他精神发育障碍性疾病。

36. 简述小儿惊风的分类。

临床一般常将惊风分为急惊风和慢惊风。凡病势急暴，形证有余，八候表现得急速强劲有力，属热属阳属实者为急惊风；凡病势缓慢，形证不足，八候表现得迟缓震颤无力，属寒属阴属虚者为慢惊风。若慢惊风进一步发展，严重损伤小儿阳气，出现脾肾阳气衰败的危象，则为慢脾风，但仍属慢惊风的范畴。

37. 为什么年龄越小，急惊风的发病率越高？

小儿脏腑娇嫩，肌肤薄弱，腠理不密，易感受外邪，由表入里，化热化火，逆传心包，内陷厥阴，引动肝风；又小儿脾常不足，饮食不洁，误食污染或有毒的食物，蕴结肠腑，化热化火，上扰神明，内陷心肝，引起肝风；小儿元气未充，神气怯弱，不耐受意外刺激，暴受惊恐，神明受扰，气机逆乱，致肝风内动。由于年龄越小，其上述特点越突出，故发病率越高。

38. 癫痫的治疗原则是什么？

癫痫的治疗，宜分标本虚实。实证以治标为主，着重豁痰熄风，镇惊开窍。因惊所致者，治以镇惊安神；因痰所致者，治以豁痰开窍；因风所致者，治以熄风止痉；瘀血所致者，治以化瘀通窍。虚证以治本为重，或健脾化痰，或补益脾肾。要强调早期治疗、长期规律服药。癫痫持续状态应采用中西医结合抢救。

39. 急性肾小球肾炎的辨证要点是什么？

（1）急性期是正盛邪实阶段。起病急，变化快，浮肿及血尿多较明显。风水相搏者以浮肿为重，湿热内侵者以血尿为著；恢复期为正虚邪恋阶段，共有特点为浮肿已退，尿量增加，肉眼血尿消失，但镜下血尿或蛋白尿未恢复，其证虚实夹杂，多为湿热留恋，并有阴虚及气虚之不同。

（2）本病的证候轻重悬殊较大，轻证一般以风水相搏证、湿热内侵证等常证的表现为主，其水肿、尿量减少、血压增高多为一过性；重证则为全身严重水肿，持续尿少、尿闭，并可短时间内出现邪陷心肝、水凌心肺、水毒内闭的危急证候。在辨证中应密切观察尿量变化。因尿量越少，持续时间越长，浮肿越明显，出现变证的可能性越大。

40. 试述肾病综合征的病因病机。

(1) 小儿禀赋不足，久病体虚，外邪入里，致肺、脾、肾三脏亏虚是本病发生的重要病因。

(2) 肺、脾、肾三脏功能虚弱，气化运化功能失常，封藏失职，精微外泄，水液停聚是本病的主要发病机制。

(3) 外感、水湿、湿热、瘀血及湿浊是促进肾病发展的病理环节，与肺、脾、肾三脏虚弱之间互为因果。

41. 试述五迟、五软的诊断要点。

(1) 可有母亲孕期调护失宜、用药不当史；产伤、窒息、早产史；喂养不当史；或有家族史，父母为近亲结婚者。

(2) 小儿 2～3 岁还不能站立、行走，为立迟、行迟；初生无发或少发，随年龄增长，头发仍稀疏难长，为发迟；12 个月时尚未出牙以及牙齿萌出过慢，为齿迟；1～2 岁还不会说话，为语迟。

(3) 小儿半岁前后头颈项仍软弱下垂，为头项软；吸吮、咀嚼无力，口流清涎，为口软；手臂不能抓握上举，为手软；2 岁以后还不能站立、行走，为足软；皮肉松弛无力，为肌肉软。

(4) 五迟、五软不一定悉具，但见一二症者即可作出相应诊断。

42. 为什么说"麻不厌透"、"麻喜清凉"？并以清解透表汤为例加以说明。

麻疹是感受麻毒时邪所致的一种急性出疹性时行疾病。麻为阳毒，以透为顺，以清为要，故以"麻不厌透"、"麻喜清凉"为指导原则，是历代医家对麻疹治疗原则的经验总结。意指麻疹治疗离不开宣透，因麻为阳毒，其性由内达外，由里出表，务必使腠理开泄，微微汗出，麻毒随之达表为顺。透疹宜取清凉，辛凉透邪解热，不可过用苦寒之品，以免伤正而邪毒内陷。

清解透表汤为麻疹顺证见形期的代表方。麻疹见形期的主要治法是清热解毒，但此时麻疹尚未完全布达仍宜佐以透疹，以免苦寒遏邪之弊，故清解透表汤中桑叶、菊花、金银花、连翘清热解毒，牛蒡子、蝉衣、西河柳、葛根、升麻等发表透疹，紫草清热凉血解毒透疹，体现了"麻不厌透"、"麻喜清凉"的治疗原则。

43. 试述麻疹逆证发生的病因病机。

麻疹以外透为顺，内传为逆。若正虚不能托邪外出，或邪毒炽盛化火内传，均可导致麻疹透发不顺，毒邪内陷形成逆证。如麻毒内传于肺，或复感他邪袭肺，肺气闭郁，则形成邪毒闭肺证；麻毒循经上攻咽喉，痰热壅阻，咽喉不利，致成邪毒攻喉证；麻毒炽盛，内陷厥阴，蒙蔽心包，引动肝风，可形成邪陷心肝之逆证。

44. 列表鉴别麻疹、奶麻、风痧、丹痧四种出疹性疾病。

	麻　疹	奶　麻	风　痧	丹　痧
发热与出疹关系	发热3～4天出疹；出疹时发热更高	高热3～5天出疹；热退疹出	发热0.5～1天出疹	发热1～2天出疹；出疹时高热
初期症状	发热，咳嗽，流涕，泪水汪汪	突然高热，一般情况好	发热，咳嗽，流涕，枕后臖核肿大	发热，咽喉肿痛、糜烂、化脓
特殊体征	麻疹黏膜斑	无	无	环口苍白圈，杨梅舌，皮肤皱褶处呈线状疹
皮疹特点	暗红色斑丘疹自耳后发际→额面、颈→躯干→四肢，约3天左右出齐	玫瑰红色的斑丘疹，较麻疹细小，头面颈及躯干多见，四肢较少，发疹无一定顺序，24小时布满全身，次日开始消退	淡红色斑丘疹，较麻疹为稀少，分散或融合，自头面部→躯干→四肢，24小时布满全身，疹间皮肤正常	皮肤猩红，针尖大小红色丘疹密集成片，自颈、腋下、腹股沟处开始，继而遍及全身，持续2～3天退疹，颜面部潮红，而无皮疹
恢复期	麦麸状脱屑，有色素沉着	无脱屑及色素沉着	无脱屑及色素沉着	有脱皮，无色素沉着

45. 简述丹痧恢复期的病理转归。

丹痧在恢复期，因邪毒炽盛，伤于心络，耗损气阴，心失所养，心神不宁，出现心悸，乏力，脉结代等证候。余邪热毒流窜筋骨关节，经络痹阻，可导致关节红肿疼痛的痹证。余毒内归，损伤肺、脾、肾，导致三焦水道输化通调失职，水湿内停，外溢肌肤，则可见水肿、小便不利等症。

46. 试述手足口病的治疗要强调祛湿的原因。

小儿肺脾不足，易受损伤。肺为水之上源，脾为水谷之海。时邪疫毒自口鼻而入，内侵肺脾。邪毒蕴郁，肺失宣肃，气化失司；脾运化功能失职，不能运化水湿；肺脾功能失调，导致水湿内停，湿与毒相搏，外透肌表发为疱疹。故湿为其发病的重要原因，因此治疗时强调祛湿。以清热解毒祛湿为其基本治疗原则，轻证治以宣肺解表，清热化湿；重证治以清气凉营，解毒祛湿。

47. 痄腮变证的病理机制是什么？

痄腮是因感受风温邪毒，壅滞少阳经脉引起的时行疾病。痄腮患者出现高热不退，神志昏迷，反复抽搐，或睾丸胀疼，少腹疼痛等并发症则为变证。其病理机制为：足少阳胆经与足厥阴肝经互为表里，热毒炽盛，邪盛正衰，邪陷厥阴，扰动肝风，蒙蔽心包，可出现高热不退、抽搐、昏迷等症，此为邪陷心肝之变证。足厥阴肝经循少腹络阴器，邪毒内传，引睾窜腹，则可伴有睾丸肿胀、疼痛或少腹疼痛等症，此为毒窜睾腹之变证。若邪毒循胸过胁，入脘腹，结阳明者，则可出现上腹疼痛剧烈、恶心呕吐等症。

48. 试述顿咳恢复期气阴耗伤证的辨证施治。

（1）肺阴亏虚证：痉咳缓解，仍有干咳无痰，或痰少而稠，声音嘶哑，伴低热，午后颧红，烦躁不宁，盗汗口干，舌红，苔少或无苔，脉细数。治以养阴润肺为主，方用沙参麦冬汤加减，药用沙参、麦冬、玉竹、石斛、桑叶、天花粉、款冬花、川贝母、芦根、甘草等。

（2）肺脾气虚证：痉咳缓解，咳嗽减轻，咳声无力，痰白清稀，神倦乏力，气短懒言，纳差食少，自汗或盗汗，大便不实，舌淡苔白，脉细无力。治以益气健脾为主，方用人参五味子汤加减，药用党参、白术、茯苓、甘草、大枣、五味子、百部、白前等。

49. 如何区别硬肿症的轻症、重症？

一般从患儿体温、硬肿部位、硬肿面积来区别。若一般反应尚可，体温正常或不升，硬肿以下肢、面颊为主，硬肿面积小于 20%为轻症；反应较差，体温不升，硬肿涉及四肢、臀部、面颊及全身，面积大于 50%，为重症。病情介于两者之间为中度。轻症多属寒凝血涩，重症多属阳气虚衰，死亡率高。

50. 简述硬肿症的复温疗法。

（1）轻中度硬肿：可放在 26℃～28℃ 室温中，选用热水袋、热摇篮、电热毯或母怀取暖复温，有条件者用温箱复温，箱内温度 30℃～34℃，使患儿 6～12 小时内恢复至正常体温。

（2）重度硬肿：先以高于患儿体温 1℃～2℃的暖箱温度开始复温，每 1 小时提高箱温 0.5 ℃～1℃（箱温不超过 34℃），于 12～24 小时内恢复至正常体温。

51. 简述生理性黄疸与病理性黄疸的鉴别。

（1）生理性黄疸：①黄疸出现时间较晚，持续时间较短。足月儿生后 2～3 天出现黄疸，4～5 天达高峰，5～7 天消退，最迟不超过 2 周；早产儿多于生后 3～5 天出现，5～7 天达高峰，7～9 天消退，最长可延迟到 4 周。②黄疸程度较轻。血清总胆红素足月儿低于 221 μmol/L（12.9mg/dL），早产儿低于 257 μmol/L（15mg/dL）。每天血清总胆红素升高少于 85 μmol/L（5mg/

dL)。③一般情况良好，不伴有其他临床症状。④排除引起病理性黄疸的各种疾病。

（2）病理性黄疸：①黄疸出现时间过早或过晚，持续时间较长。常在生后24小时或36小时内出现，或晚于生后1周或数周出现；持续时间足月儿大于2周，早产儿大于4周，或黄疸退而复现。②黄疸程度较重。血清总胆红素足月儿高于221 μmol/L（12.9mg/dL），早产儿高于257 μmol/L（15mg/dL）。或血清总胆红素每天升高超过85 μmol/L（5mg/dL）；血清结合胆红素高于34 μmol/L（2mg/dL）。③有不同程度的各种伴随症状。④可依据伴随症状、体征和理化检查结果，进一步作出疾病诊断。

52. 试述胎黄动风与胎黄虚脱的病机与辨证救治。

（1）湿热化火，热毒炽盛，邪入心包，内陷厥阴，引动肝风，可致胎黄动风。症见黄疸明显加深，迅速加重，伴有嗜睡、尖叫、昏迷，两目凝视，全身抽搐，舌红，苔黄腻。治宜平肝熄风，清热退黄。方用羚角钩藤汤合茵陈蒿汤加减。

（2）正不胜邪，气阳虚衰，可致阳气暴脱，则成胎黄虚脱证。症见黄疸迅速加重，伴面色苍黄、浮肿，气促，不吃不哭，四肢厥冷，胸腹欠温，脉微欲绝。急宜大补元气，温阳固脱。方用参附汤合生脉散加减。

（3）二者均需配合西医的抢救措施。

53. 皮肤黏膜淋巴结综合征的治疗原则是什么？

本病治疗，以清热解毒，活血化瘀为主。初起疏风清热解毒，宜辛凉透达；热毒炽盛治以清气凉营解毒，苦寒清透；后期阴虚津伤，则养阴清热，佐以解毒，甘寒柔润。同时，本病易于形成瘀血，早期应注意活血化瘀，但不可用破瘀之品，以免耗血动血。温毒之邪多从火化，最易伤阴，因此，在治疗中应分阶段滋养胃津，顾护心阴，不可辛散太过。

自测试题（附参考答案）

【A型题】

1. 相传至今的我国第一部儿科专著是
   A.《颅囟经》　B.《小儿药证直诀》　C.《幼幼新书》　D.《全幼心鉴》
   E.《活幼心书》
2. 论述小儿麻、痘、斑、疹的第一部专著是
   A.《小儿斑疹备急方论》　B.《小儿药证直诀》　C.《幼幼新书》
   D.《小儿痘疹方论》　E.《博集稀痘方论》
3. 提出烧灼断脐法预防初生儿脐风的著作是
   A.《幼幼新书》　B.《小儿卫生总微论方》　C.《全幼心鉴》　D.《保

婴撮要》　E.《婴童百问》

4. 痘疹用温补学派的创始人是

A. 钱乙　B. 董汲　C. 陈文中　D. 曾世荣　E. 张琰

5. 孕妇遭受不利因素影响，如药物、感染、物理、劳累、营养缺乏等，造成流产、死胎或先天畸形等，最易发生于孕后几周内

A. 8　B. 12　C. 16　D. 20　E. 24

6. 围生期是指

A. 从出生到 28 足日　B. 胎龄满 28 周到生后 7 足日　C. 从受孕到分娩
D. 生后满 28 天到 1 周岁　E. 胎龄满 28 周到生后 28 足日

7. 正常小儿 1 周岁时的体重约为多少千克

A. 8　B. 9　C. 10　D. 11　E. 12

8. 前囟关闭的时间为几 个月

A. 2～4　B. 4～6　C. 6～12　D. 12～18　E. 18～24

9. 儿童上下部量相等，中点恰好在耻骨联合上的年龄大约在

A. 初生时　B. 1 岁　C. 3 岁　D. 6 岁　E. 12 岁

10. 最后一颗恒牙长出的时间一般在几岁

A. 6　B. 8　C. 12　D. 12～15　E. 20～30

11. 小儿出齐乳牙的时间在几个月

A. 8～12　B. 12～18　C. 18～24　D. 24～30　E. 30～36

12. 按公式计算，正常 4 岁小儿的收缩压是多少

A. 88mmHg　B. 95mmHg　C. 100mmHg　D. 105mmHg
E. 110mmHg

13. 新生儿每分钟脉搏次数为

A. 140～120　B. 130～110　C. 120～100　D. 100～80　E. 90～70

14. 正常小儿多大后能简单地交谈

A. 1 岁　B. 1.5 岁　C. 2 岁　D. 5 岁　E. 7 岁

15. 正常小儿多少个月时能独立行走

A. 10　B. 12　C. 18　D. 24　E. 36

16. 新生儿 20 天。其呼吸与脉搏次数比应该是

A. 1∶2　B. 1∶3　C. 1∶4　D. 1∶5　E. 1∶6

17.《颅囟经》所说“纯阳”是针对几岁以内小儿而言

A. 1　B. 2　C. 3　D. 7　E. 14

18. 小儿为纯阳之体，伤于外邪以热性病证为多，其原因是六气易从

A. 湿化　B. 寒化　C. 燥化　D. 火化　E. 风化

19. 小儿易受惊吓，原因主要是

A. 肺脏娇嫩　B. 脾常不足　C. 肾常虚　D. 心神怯弱　E. 稚阴未长

20. 小儿易患麻疹、流行性腮腺炎、水痘等传染病，邪从

A. 皮毛 B. 鼻入 C. 口入 D. 眼入 E. 耳入

21. 儿科发病率最高的一类疾病，当首推

A. 肺系病证 B. 肾系病证 C. 脾系病证 D. 肝系病证 E. 心系病证

22. 腹部膨大，肢体瘦弱，发稀，额上青筋显现，多为

A. 五迟 B. 泄泻 C. 疳积 D. 积滞 E. 厌食

23. 小儿木舌，多属

A. 心气不足 B. 热盛伤津 C. 心经有热 D. 心脾积热 E. 气血两虚

24. 舌苔厚腻垢浊不化，状如霉酱，伴便秘腹胀者，常为

A. 宿食内积 B. 寒湿内停 C. 湿热内蕴 D. 脾虚失运 E. 心脾火炽

25. 察鼻时，肺气郁闭的特点是

A. 鼻塞流涕 B. 鼻孔出血 C. 鼻孔干燥 D. 鼻涕浊臭 E. 鼻翼煽动

26. 嗅气味中，提示衄血、肺胃出血的是

A. 口气秽臭 B. 口气腥臭 C. 口气腐臭 D. 口气臊臭 E. 口气酸臭

27. 在下述哪种情况下舌红无苔属正常现象

A. 新生儿舌象 B. 啼哭后舌象 C. 进食后舌象 D. 乳婴儿舌象 E. 幼儿舌象

28. 健康小儿脉象平和，较成人

A. 浮而稍数 B. 弦而稍数 C. 浮而稍缓 D. 软而稍数 E. 浮而稍弦

29. 患儿，5 岁。舌苔花剥，经久不愈，状如“地图”。病机多为

A. 脾之阳气虚弱 B. 肺脾气阴亏虚 C. 乳食积滞内停 D. 胃之气阴不足 E. 寒湿生冷内停

30. 患儿，5 岁。发热 1～2 天，两颊黏膜有针尖大小的白色小点，周围红晕。其可能的诊断是

A. 口疮 B. 麻疹 C. 痄腮 D. 发颐 E. 鹅口疮

31. 患儿，2 岁。大便呈果酱色，伴阵发性哭吵。其诊断是

A. 虫积 B. 痢疾 C. 食积 D. 肠炎 E. 肠套叠

32. 患儿，10 个月。指纹淡紫。其证候是

A. 气血不足 B. 邪热郁结 C. 体虚有寒 D. 寒湿阻滞 E. 体虚有热

33. 捏脊疗法通过对小儿督脉与膀胱经捏拿，以达到调整脏腑功能的目的。可用于治疗

A. 疳证、婴儿泄泻 B. 遗尿、尿频 C. 五迟、五软 D. 心悸、怔忡 E. 咳嗽、哮喘

34. 刺四缝疗法，常用于治疗

A. 婴儿泄泻 B. 腹痛 C. 积滞 D. 疳证 E. 呕吐

35. “其用药也，稍呆则滞，稍重则伤，稍不对证，则莫知其乡，捉风捕影，转救转剧，转去转远。”这段归纳小儿用药特点的论述见于

A. 《活幼心书》 B. 《证治准绳》 C. 《幼科发挥》 D. 《育婴家秘》

E.《温病条辨》

36. 培元补肾法常用于治疗

A. 五迟五软　B. 肺炎喘嗽　C. 幼儿急疹　D. 手足口病　E. 脐血脐突

37. 夏日高热无汗，可用哪味中药煎汤熏洗躯体

A. 麻黄　B. 香薷　C. 浮萍　D. 西河柳　E. 香樟木

38. 消食导滞法中应用山楂主要是

A. 消肉食积　B. 化谷食积　C. 消麦面之积　D. 消化乳积　E. 消各种食积

39. 小儿元阳衰脱之危重证候，临床可见

A. 神疲肢软　B. 冷汗淋漓　C. 气急喘促　D. 脉象细数　E. 舌苔淡白

40. 肺炎喘嗽伴口唇青紫，可加用的治法是

A. 活血化瘀　B. 补肺健脾　C. 培元补肾　D. 健脾益气　E. 回阳救逆

41. 治疗痄腮，宜选用以下哪味药捣烂外敷腮部

A. 马齿苋　B. 延胡索　C. 白芥子　D. 吴茱萸　E. 芫荽子

42. 患儿，5岁。症见发热恶寒，呛咳气急，口不渴，咳痰白而清稀，舌质淡红，舌苔白，脉浮紧。其治法是

A. 辛凉解表　B. 疏风散寒　C. 清热化痰　D. 健脾益气　E. 温阳解表

43. 感冒的基本治疗原则为

A. 疏风解表　B. 疏风清热　C. 疏风散寒　D. 清热解毒　E. 解毒利咽

44. 感冒兼见咳嗽较剧，咳声重浊，喉间痰鸣，舌苔滑腻。证属

A. 感冒夹滞　B. 感冒夹惊　C. 暑邪感冒　D. 感冒夹痰　E. 时邪感冒

45. 肺炎喘嗽的病名首见于

A.《小儿药证直决》　B.《幼幼集成》　C.《幼科发挥》　D.《麻科活人全书》　E.《颅囟经》

46. 参附龙牡救逆汤适用于肺炎喘嗽哪个证型

A. 邪陷厥阴　B. 肺脾气虚　C. 心阳虚衰　D. 痰热闭肺　E. 痰浊闭肺

47. 哮喘发作时的病机主要是

A. 痰饮留伏，肺脾虚弱　B. 肺气壅塞，痰热内盛　C. 邪气犯肺，肺失宣降　D. 痰气搏结，阻塞气道　E. 脾失健运，痰浊内生

48. 哮喘肺脾气虚型的首选方剂是

A. 金匮肾气丸　B. 四君子汤　C. 异功散合玉屏风散　D. 人参五味子汤合玉屏风散　E. 补中益气汤

49. 小儿口疮心火上炎证的首选方为

A. 清热泻脾散　B. 三黄石膏汤　C. 泻心导赤散　D. 凉膈散　E. 半夏泻心汤

50. 患儿口舌溃疡，稀散色淡，疼痛不甚，反复发作，神疲颧红，口干不渴，舌红苔少，脉细数。证属

A. 风热乘脾　B. 心火上炎　C. 脾肾亏虚　D. 心脾积热　E. 虚火上浮

51. “夫泄泻之本，无不由于脾胃”见于

A. 《幼幼集成》　B. 《小儿药证直诀》　C. 《景岳全书》　D. 《医宗金鉴》　E. 《幼科发挥》

52. 患儿厌恶进食，食而乏味，食量减少，偶有胸脘痞闷，嗳气泛恶，多食后则脘腹饱胀，大便不调，精神如常，舌苔薄白而腻。其最佳治法是

A. 健脾益气，佐以助运　B. 调和脾胃，运脾开胃　C. 滋脾养胃，佐以助运　D. 疏肝理气，运脾开胃　E. 消积导滞，运脾开胃

53. 脾运失健型厌食的最佳选方是

A. 养胃增液汤　B. 保和丸　C. 不换金正气散　D. 平胃散　E. 异功散加味

54. 《保婴撮要》所论小儿食积的发生原因是

A. 脾胃虚寒　B. 脾肾阳虚　C. 肝脾不调　D. 心脾两虚　E. 肺脾气虚

55. 症见肢体枯瘦如柴，皮肤干瘪起皱，毛发干枯，精神委靡，表情呆滞，头大项细，貌似老人，口唇干燥，大便时溏时秘，舌淡少津，脉沉细弱。其证属

A. 疳气　B. 疳积　C. 干疳　D. 脾疳　E. 肾疳

56. 心脾两虚型缺铁性贫血的症状不包括

A. 腰膝酸软　B. 心悸气短　C. 面色萎黄或苍白　D. 食少纳呆　E. 头晕目眩

57. 佝偻病的病机是

A. 肝肾阴虚　B. 脾肾亏虚　C. 心肾不交　D. 气血亏虚　E. 阴阳两虚

58. 特发性血小板减少性紫癜的好发年龄是

A. 1周岁以内　B. 1～2岁　C. 2～3岁　D. 3～4岁　E. 1～5岁

59. 紫癜时发时止，鼻衄齿衄，低热盗汗，手足心热，口干咽燥，便干溲黄，舌红苔少，脉细数。证属

A. 气不摄血　B. 风热伤络　C. 气阴两虚　D. 阴虚火旺　E. 血热妄行

60. 病毒性心肌炎的中医病证范畴不包括

A. 风温　B. 心悸　C. 怔忡　D. 胸痹　E. 痹病

61. 病毒性心肌炎湿热侵心证的最佳选方是

A. 银翘散　B. 葛根黄芩黄连汤　C. 炙甘草汤　D. 温胆汤　E. 血府逐瘀汤

62. 病毒性心肌炎的发病内因是

A. 积滞　B. 血瘀　C. 气滞　D. 湿浊　E. 正气亏虚

63. 儿童多动综合征的特征不包括

A. 活动过度　B. 手足蠕动　C. 注意力涣散　D. 冲动任性　E. 学习困难

64. 儿童多动综合征肝肾阴虚证的治法是

A. 补益心脾，养血安神　B. 清热涤痰，安神定志　C. 益气养阴，健脾渗湿　D. 滋养肝肾，平肝潜阳　E. 滋肾养肝，凉血熄风

65. 急惊风的病位在

A. 心、脾　B. 心、肺　C. 心、肝　D. 心、肾　E. 肝、肾

66. 急惊风邪陷心肝型的最佳选方是

A. 琥珀抱龙丸　B. 银翘散　C. 清瘟败毒饮　D. 羚角钩藤汤　E. 黄连解毒汤

67. 慢惊风的病位在

A. 心、肝、肺　B. 肝、脾、肺　C. 心、脾、肾　D. 肝、脾、肾　E. 心、肝、肾

68. 慢惊风的治疗原则为

A. 清热镇惊　B. 清热豁痰　C. 凉肝熄风　D. 清心开窍　E. 补虚治本

69. 惊痫的治疗首选方剂为

A. 琥珀抱龙丸　B. 镇惊丸　C. 大定风珠加减　D. 镇肝熄风汤　E. 定痫丸

70. 风痫的主症不包括

A. 面色时红时白　B. 两目上视或斜视　C. 肢体抽搐明显　D. 颈项强直扭转　E. 舌苔白腻，脉弦滑

71. 患儿全身浮肿，尿少，头晕头痛，恶心呕吐，口中气秽，腹胀，甚或昏迷，舌苔腻，脉弦。为下列何变证

A. 邪陷心肝　B. 水毒内闭　C. 水凌心肺　D. 心阳虚衰　E. 肝阳上亢

72. 遗尿的病因除肾气不足，脾肺气虚外，还可见

A. 玩耍过度　B. 肝经郁热　C. 睡前多饮　D. 智力未全　E. 精神烦躁

73. 肾气不足型遗尿的首选方剂是

A. 菟丝子散　B. 桑螵蛸散　C. 巩堤丸　D. 补肾地黄丸　E. 缩泉丸

74. 小儿睡中遗尿，尿黄量少，尿味臊臭，性情急躁易怒，舌红，苔黄或黄腻，脉弦数。最佳选方是

A. 龙胆泻肝汤　B. 知柏地黄丸　C. 导赤散　D. 巩堤丸　E. 温胆汤

75. 关于五迟证，下述错误的是

A. 立迟　B. 行迟　C. 囟迟　D. 齿迟　E. 语迟

76. 关于五软证错误的是

A. 头项软　B. 口软　C. 足软　D. 手软　E. 骨骼软

77. 立迟、行迟、手软、足软，是由于哪些脏器不足而引起

A. 肝、脾、肾　B. 肺、脾、肾　C. 心、脾、肾　D. 心、肺、肾　E. 心、肝、肾

78. 治疗五迟、五软证肝肾亏损型的首选方剂是

A. 鹿角胶丸　B. 加味金刚丸　C. 虎潜丸　D. 左归饮　E. 加味六味地

黄丸

79. 患儿语言迟钝，精神呆滞，智力低下，头发生长迟缓，发稀萎黄，四肢萎软，肌肉松弛，口流涎，咀嚼吮吸无力，或见弄舌，纳食欠佳，舌淡，苔少，脉细。其治法是

A. 补肾养肝 B. 健脾养心 C. 健脾益胃 D. 温补脾肾 E. 填精益髓

80. 麻疹的好发年龄是

A. 6 个月～1 岁 B. 6 个月～3 岁 C. 6 个月～5 岁 D. 6 个月～7 岁 E. 6 个月～10 岁

81. 麻疹收没期的治法是

A. 辛凉透表，清宣肺卫 B. 宣肺开闭，清热解毒 C. 清凉解毒，佐以透发 D. 养阴益气，清解余邪 E. 清热解毒，利咽消肿

82. 在小儿发疹性疾病中，麻疹的皮疹开始是

A. 淡红色斑丘疹 B. 猩红色斑丘疹 C. 红色细小丘疹 D. 玫瑰色斑丘疹 E. 紫红色线状疹

83. 下列病证易并发肺炎喘嗽的是

A. 风痧 B. 麻疹 C. 奶麻 D. 丹痧 E. 水痘

84. 麻疹过程中最易出现的逆证是

A. 喉痹 B. 肺炎喘嗽 C. 惊风 D. 心悸 E. 水肿

85. 风痧的皮疹特点是

A. 淡红色斑丘疹 B. 暗红色斑丘疹 C. 玫瑰色斑丘疹 D. 猩红色皮疹 E. 红疹伴有水疱

86. 在风痧发病中，下列说法不正确的是

A. 多发于冬春季节 B. 为急性出疹性疾病 C. 婴儿发病率最高 D. 有淡红色斑丘疹 E. 耳后淋巴结肿大

87. 丹痧主要涉及的脏腑是

A. 心、肺 B. 肺、胃 C. 心、肝 D. 肺、脾 E. 脾、胃

88. 病后易并发心悸、水肿、痹证的是

A. 麻疹 B. 风痧 C. 奶麻 D. 丹痧 E. 水痘

89. 水痘的好发季节是

A. 冬春 B. 春夏 C. 夏秋 D. 秋冬 E. 夏季

90. 水痘的隔离期应从开始至

A. 发热消退后 1 周 B. 疱疹结痂后 1 周 C. 全部疱疹结痂 D. 疱疹消退 1 周 E. 疱疹结痂后 3 天

91. 痄腮肿胀部位所属的经脉是

A. 心 B. 肝 C. 脾 D. 胆 E. 肺

92. 痄腮高热不退，张口咀嚼困难，烦躁口渴，舌红，苔黄，脉滑数。证属

A. 邪犯少阳 B. 热毒壅盛 C. 邪陷心肝 D. 毒窜睾腹 E. 热毒闭肺

93. 夏季热上盛下虚型病机是外为暑气熏蒸，内则
A. 脾肾阳虚　B. 心肾阳虚　C. 脾胃亏虚　D. 肝脾两虚　E. 肝肾阴虚

94. 下列不属小儿胎怯表现的是
A. 发育迟缓　B. 吮乳无力　C. 形体瘦小　D. 骨弱肢柔　E. 气弱声低

95. 病理性黄疸不包括
A. 生后 24 小时内出现　B. 黄疸 7～10 天渐见消退　C. 黄疸退而复现　D. 黄疸持续加深　E. 黄疸 3 周后仍不消退

【B 型题】

问题 1～2

A.《五十二病方》　B.《备急千金要方》　C.《颅囟经》　D.《育婴家秘》　E.《医林改错》

1. 我国最早记载“婴儿病痫”的著作是
2. 我国最早提出“灵机记性不在心在脑”的著作是

问题 3～4

A. 胎儿期　B. 围生期　C. 新生儿期　D. 婴儿期　E. 幼儿期

3. 从生后脐带结扎到满 28 天，称为
4. 从 1 周岁后到满 3 周岁，称为

问题 5～6

A. 胎儿期　B. 围生期　C. 新生儿期　D. 婴儿期　E. 幼儿期

5. 儿童生命活动的开始，起于
6. 儿童独立生存的开始，起于

问题 7～8

A. 42 cm　B. 46 cm　C. 48 cm　D. 50 cm　E. 54 cm

7. 2 岁小儿的头围约为
8. 5 岁小儿的头围约为

问题 9～10

A. 4 个月　B. 5 个月　C. 6 个月　D. 7 个月　E. 8 个月

9. 正常小儿开始会爬的月龄多为
10. 正常小儿开始会独坐的月龄多为

问题 11～12

A.《幼科要略》　B.《小儿病源方论》　C.《颅囟经》　D.《小儿药证直诀》　E.《温病条辨》

11. 首创小儿“纯阳”理论的著作是
12. 提出“稚阳未充，稚阴未长”学说的著作是

问题 13～14

A. 肺常不足　B. 脾常不足　C. 心常有余　D. 肾常虚　E. 肝常有余

13. 小儿易患疳证、泄泻，主要责之于

14. 小儿易患惊风、痫证，主要责之于

问题 15～16

A. 乳食因素　B. 先天因素　C. 情志因素　D. 意外因素　E. 外感因素

15. 患儿，半岁。骤闻异声后，夜啼 2 个月，每夜发作 3～5 分钟。其病因是
16. 患儿，3 岁。吃果冻时误吸入气管引起窒息，其病因是

问题 17～18

A. 乳食内积　B. 盘肠气痛　C. 痰饮内伏　D. 久病体虚　E. 胸胁疼痛

17. 小儿喜俯卧者，病属
18. 小儿翻滚不安，呼叫哭吵，两手捧腹，病属

问题 19～20

A. 朱砂安神丸　B. 羚角钩藤汤　C. 苏合香丸　D. 行军散　E. 紫雪丹

19. 热极生风，项强抽搐，当用
20. 感受时邪秽浊之气而吐泻昏厥，当用

问题 21～22

A. 推拿疗法　B. 拔罐疗法　C. 针灸疗法　D. 敷贴法　E. 熏洗法

21. 上述除哪个方法外，均可用于治疗泄泻
22. 上述除哪个方法外，均可用于治疗腹痛

问题 23～24

A. 风热咳嗽　B. 风寒咳嗽　C. 痰湿咳嗽　D. 痰热咳嗽　E. 阴虚咳嗽

23. 咳嗽频作，咽痒声重，痰白清稀，鼻塞流涕，恶寒少汗，舌苔薄白，脉浮紧。证属
24. 咳嗽痰黄，稠黏难咯，面赤唇红，口苦作渴，舌红苔黄腻，脉滑数。证属

问题 25～26

A. 伤食泻　B. 风寒泻　C. 脾肾阳虚泻　D. 湿热泻　E. 脾虚泻

25. 小儿暴泻最多见于
26. 小儿久泻，大便清稀，肛门脱垂，证属

问题 27～28

A. 自汗为主，或伴盗汗，汗出肤热　B. 自汗为主，或伴盗汗，头颈肩背明显
C. 自汗为主，或伴盗汗，遍身汗出不温　D. 盗汗为主，常伴自汗，心烦少寐
E. 盗汗为主，不伴自汗

27. 气阴亏虚型汗证的表现为
28. 营卫失调型汗证的表现为

问题 29～30

A. 热势起伏，朝轻暮重　B. 低热不退，或不规则发热　C. 急起发热，微恶风寒　D. 壮热不解　E. 身热起伏，多汗出而不温

29. 流行性乙型脑炎邪犯卫气证的发热特点为
30. 流行性乙型脑炎阴虚内热证的发热特点为

问题 31～32

A. 宣毒发表汤　B. 清解透表汤　C. 透疹凉解汤　D. 解肌透痧汤　E. 凉营清气汤

31. 麻疹初热期，应首选
32. 丹痧邪侵肺卫证，应首选

问题 33～34

A. 脾病及心，心火上炎　B. 脾病及肺，卫外不固　C. 脾病及肝，肝阴不足　D. 脾病及肾，阳虚水泛　E. 脾气衰败，元气耗竭

33. 口疳的病机是
34. 疳肿胀的病机是

问题 35～36

A. 人参五味子汤　B. 沙参麦冬汤　C. 参附龙牡救逆汤　D. 四君子汤　E. 玉屏风散

35. 治疗肺炎喘嗽肺脾气虚证，应选用
36. 治疗百日咳恢复期肺脾气虚证，应选用

问题 37～38

A. 沉而有力　B. 数而有力　C. 数而无力　D. 浮而无力　E. 迟而有力

37. 小儿实热证的脉象是
38. 小儿虚热证的脉象是

问题 39～40

A. 易寒　B. 易热　C. 易虚　D. 易实　E. 易愈

39. 小儿具有“稚阴未长”的特点，患病后
40. 小儿具有“稚阳未充”的特点，患病后

问题 41～42

A. 肝常有余　B. 脾常不足　C. 肾常虚　D. 肺脏娇嫩　E. 心常有余

41. 小儿感冒夹痰的病机是
42. 小儿感冒夹滞的病机是

问题 43～44

A. 银翘散　B. 羚角钩藤汤　C. 琥珀抱龙丸　D. 清瘟败毒饮　E. 黄连解毒汤合白头翁汤

43. 急惊风湿热疫毒证用方为

44. 急惊风惊恐惊风证用方为

问题 45～46

A. 银翘散　B. 泻心导赤散　C. 清胃散　D. 凉膈散　E. 清热泻脾散

45. 鹅口疮心脾积热证，首选方剂是

46. 口疮脾胃积热证，首选方剂是

问题 47～48

A. 呕吐酸腐，吐后觉舒　B. 食入即吐，吐物臭秽　C. 食久方吐，吐物不化　D. 呕吐酸苦，嗳气频频　E. 猝然呕吐，吐物清冷

47. 乳食积滞型呕吐特点是

48. 脾胃虚寒型呕吐特点是

问题 49～50

A. 麻疹　B. 风痧　C. 奶麻　D. 丹痧　E. 水痘

49. 前驱期有目赤、畏光、流泪、流涕等症状的是

50. 前驱期有发热、咽喉疼痛、草莓舌等症状的是

【X 型题】

1. 钱乙创制的方剂有

A. 泻白散　B. 导赤散　C. 异功散　D. 七味白术散　E. 六味地黄丸

2. 容易发生溺水、烫伤、坠床、错服药物以致中毒等，好发于

A. 新生儿期　B. 婴儿期　C. 幼儿期　D. 学龄前期　E. 学龄期

3. 幼儿期容易发生

A. 吐泻、疳证　B. 多种小儿传染病　C. 意外事故　D. 急性肾炎　E. 龋齿

4. 前囟大且闭合晚，可见于

A. 佝偻病　B. 头小畸形　C. 泄泻　D. 解颅　E. 中毒

5. 若为 10 个月小儿，下列哪些项目是不正常的

A. 乳牙 20 颗　B. 囟门已闭　C. 体重 9kg　D. 身长 75cm　E. 头围 48cm

6. 对于 2 岁小儿，下列哪些是正常的

A. 乳牙 10 颗　B. 体重 12kg　C. 身长 84cm　D. 头围 48cm　E. 胸围 32cm

7. 正常生长发育情况下，下列哪些叙述不妥

A. 小儿出生后体重前半年较后半年增长慢　B. 测量身长时，3 岁以下采用立位　C. 上部量指从头到脐的长度　D. 后囟应在生后 6 个月闭合　E. 生后 10 个月乳牙 20 个

8. 小儿的生理特点是

A. 生机蓬勃　B. 脏腑娇嫩　C. 脏腑虚弱　D. 形气未充　E. 发育迅速

9. 小儿五脏六腑之功能皆属不足，其中尤其突出的是

A. 心　B. 肝　C. 脾　D. 肺　E. 肾

10. 与遗传因素有关的疾病有

A. 肺炎喘嗽　B. 哮喘　C. 疳证　D. 夏季热　E. 癫痫

11. 望诊时，面呈青色，系

A. 瘀证　B. 疼痛　C. 寒证　D. 惊痫　E. 水饮证

12. 小儿舌苔黄腻，常主

A. 寒湿　B. 湿热　C. 瘀血　D. 食积　E. 痰饮

13. 小儿舌体，由于心脾有热可导致

A. 木舌　B. 连舌　C. 重舌　D. 弄舌　E. 吐舌

14. 指纹色紫，推之滞涩，复盈缓慢，主

A. 虚热　B. 瘀热　C. 痰湿　D. 积滞　E. 血虚

15. 健脾益气法较常用于

A. 泄泻　B. 鹅口疮　C. 口疮　D. 疳证　E. 病后体弱

16. 儿科培元补肾法的常用方剂有

A. 六味地黄丸　B.《金匮》肾气丸　C. 参蛤散　D. 参苓白术散　E. 调元散

17. 捏脊疗法有以下作用

A. 调整阴阳　B. 疏理经络　C. 调和气血　D. 恢复脏腑功能　E 活血止痛

18. 小儿感冒出现兼夹证的原因有

A. 肺脏娇嫩　B. 脾常不足　C. 神气怯弱　D. 肝常有余　E. 肾气虚弱

19. 外感咳嗽不宜过早使用以下哪类药物

A. 辛凉　B. 苦寒　C. 滋腻　D. 收涩　E. 镇咳

20. 肺炎喘嗽的变证包括

A. 心阳虚衰　B. 邪陷厥阴　C. 痰热闭肺　D. 痰浊闭肺　E. 肺脾气虚

21. 肺炎喘嗽之痰热闭肺证的治法为

A. 清热　B. 宣肺　C. 涤痰　D. 定喘　E. 泻肺

22. 哮喘肺实肾虚证的临床表现为

A. 病程迁延　B. 哮喘持续　C. 动则喘甚　D. 气短心悸　E. 手足心热

23. 导致小儿鹅口疮发生的原因有

A. 孕母体内蕴积热毒，遗患胎儿　B. 生后护理不当，口腔不洁　C. 病后用药不当，正气受损　D. 先天禀赋不足，素体阴虚　E. 久病伤及肾阴，虚火上炎

24. 小儿口疮涉及的脏腑有

A. 心　B. 脾　C. 肝　D. 胃　E. 肾

25. 小儿泄泻常见的病因有

A. 感受外邪　B. 伤于饮食　C. 情志失调　D. 脾胃虚弱　E. 脾肾阳虚

26. 治疗疳肿胀的方剂包括

A. 防己黄芪汤 B. 真武汤 C. 桂枝龙骨牡蛎汤 D. 五苓散 E. 柴胡疏肝散

27. 营养性缺铁性贫血的症状可包括

A. 面色萎黄或苍白 B. 疲乏无力，食欲不振 C. 肝、脾淋巴结轻度肿大 D. 口唇、口腔黏膜及甲床颜色苍白 E. 年长儿可有头晕、耳鸣、眼花

28. 有关营养性缺铁性贫血，正确的说法有

A. 是小儿常见疾病 B. 多见于学龄期儿童 C. 影响智力 D. 身体抵抗力低下 E. 影响儿童的生长发育

29. 佝偻病的临床特征可见于下列哪些疾病

A. 汗证 B. 五迟五软 C. 鸡胸 D. 肾疳 E. 泄泻

30. 佝偻病骨骼畸形可见到

A. 漏斗胸或鸡胸 B. “O”形腿 C. “X”形腿 D. 龟背 E. 尖颅

31. 佝偻病之病在肝的临床特征有

A. 肋骨外翻 B. 坐迟立迟 C. 两目干涩 D. 惊惕抽搐 E. 性情急躁

32. 佝偻病的发病因素有

A. 胎元失养 B. 喂养不当 C. 他病伤脾 D. 日照不足 E. 内伤七情

33. 过敏性紫癜的皮疹特点有

A. 高出皮面的斑丘疹 B. 疹色鲜红至深红 C. 皮疹压之不褪色 D. 皮疹分批出现 E. 皮疹呈对称性分布

34. 病毒性心肌炎常见的临床特征有

A. 神疲乏力 B. 面色苍白 C. 心悸气短 D. 胸闷头晕 E. 肢冷多汗

35. 儿童多动综合征的病因主要有

A. 禀赋不足 B. 外伤 C. 病后失养 D. 情志失调 E. 风热时邪

36. 儿童多动综合征的治则治法有

A. 滋肾平肝 B. 补益心脾 C. 豁痰安神 D. 清热化痰 E. 调和阴阳

37. 惊痫包括下列哪些症状

A. 发作时惊叫，吐舌，急啼 B. 面色时红时白 C. 舌暗有瘀斑，脉细涩 D. 喉中痰鸣 E. 恍惚失魂

38. 急性肾小球肾炎水毒内闭证的临床表现有

A. 头晕头痛 B. 恶心呕吐 C. 口中气秽 D. 尿少、尿闭 E. 腹胀，昏迷

39. 急性肾小球肾炎水凌心肺变证的临床表现有

A. 心悸胸闷 B. 尿少或尿闭 C. 咳嗽气急 D. 肢体浮肿 E. 喘息不得平卧

40. 急性肾小球肾炎风水相搏证的临床表现有

A. 水肿从眼睑开始 B. 浮肿腰腹下肢为甚 C. 皮肤光亮 D. 浮肿按之

凹陷难起　E. 尿少或血尿

41. 急性肾小球肾炎的变证有

A. 水凌心肺　B. 邪陷心肝　C. 水毒内闭　D. 心阳不振　E. 心阳虚衰

42. 遗尿发病的主要原因有

A. 肺脾气虚　B. 肾气不足　C. 肝经郁热　D. 过度疲劳　E. 精神烦躁

43. 记载五迟、五软的书籍有

A.《诸病源候论》　B.《张氏医通》　C.《小儿药证直诀》　D.《活幼心书》　E.《保婴撮要》

44. 五迟、五软证肝肾亏损型的主症有

A. 头颈萎软，天柱骨倒　B. 筋骨萎弱，发育迟缓　C. 语言迟钝，口角流涎　D. 精神呆滞，智力低下　E. 坐起、站立、行走、生齿等明显迟于正常同龄儿

45. 五迟、五软证心脾两虚型的主症有

A. 语言迟钝　B. 精神呆滞　C. 智力低下　D. 天柱骨倒　E. 口角流涎

46. 麻疹邪陷心肝可表现为

A. 高热不退　B. 烦躁谵妄　C. 皮疹密集　D. 神昏抽搐　E. 声音嘶哑

47. 麻疹常见的逆证有

A. 邪毒闭肺　B. 内闭外脱　C. 邪毒攻喉　D. 邪热伤阴　E. 邪陷心肝

48. 麻疹邪毒攻喉的主要症状有

A. 咳声重浊　B. 声音嘶哑　C. 吸气困难　D. 喉间痰鸣　E. 神昏抽搐

49. 风疹邪犯肺卫证可表现为

A. 轻微发热　B. 精神安宁　C. 疹色淡红　D. 臖核肿痛　E. 烦躁口渴

50. 在猩红热恢复期常见的症状有

A. 低热　B. 唇口干燥　C. 皮肤脱皮　D. 轻微咽痛　E. 食欲不振

51. 发生水痘重证的病机为

A. 湿邪内郁　B. 素体虚弱　C. 感邪较重　D. 邪毒炽盛　E. 内犯气营

52. 新生儿和小婴儿百日咳痉咳期常表现为

A. 典型痉咳　B. 惊厥抽搐　C. 二便失禁　D. 唇面青紫　E. 呛咳憋气

53. 阳黄的临床表现包括

A. 黄疸色泽鲜明如橘　B. 烦躁口渴　C. 大便稀溏　D. 神疲肢凉　E. 舌红苔黄腻

54. 硬肿症的发病因素有

A. 早产　B. 感染　C. 受寒　D. 窒息　E. 饥饿

55. 硬肿症病变脏腑为

A. 心　B. 肝　C. 脾　D. 肺　E. 肾

56. 与小儿遗尿关系最密切的脏腑为

A. 肝　B. 脾　C. 肾　D. 肺　E. 膀胱

【是非判断题】

1. 隋唐时期称儿科为小方脉。 （ ）
2. 小儿出生后体重匀速增长。 （ ）
3. 正常小儿1岁时能听懂自己的名字。 （ ）
4. 肾常虚主要指小儿元精不足，肾脏素虚。 （ ）
5. 肝开窍于目，所以小儿睡时露睛，当属肝虚。 （ ）
6. 紫癜患儿属脾胃虚弱者可配合捏脊疗法。 （ ）
7. 使用代授法时，每天母乳哺喂次数最好不少于3次。 （ ）
8. “疳”之病名首见于《诸病源候论》。 （ ）
9. 积为疳之母，无积不成疳。 （ ）
10. 感冒夹惊的病机是邪陷厥阴。 （ ）
11. 一般而言，早产儿的黄疸出现得早，消退得迟。 （ ）
12. 尿频外因责之于湿热，内因责之于脾肾亏虚。 （ ）
13. 五迟、五软多属于虚证，故以补为其治疗大法。 （ ）
14. 手足口病临床以手足臀皮肤、口腔黏膜发生疱疹为特征。 （ ）
15. 正常1周岁小儿的头围约为50cm。 （ ）
16. 性早熟病变主要在脾、肾两脏。 （ ）
17. 慢惊风病位在肝脾肾。 （ ）
18. 急惊风发病突然，常痰、热、惊、厥四证俱备。 （ ）

【填空题】

1. 中国古籍记载的第一个儿科医师是________；儿科之圣是指________。
2. 古代儿科四大要证是________、________、________、________。
3. 小儿体格发育最快的时期是________期。小儿死亡率最高的时期是________期。
4. 小儿出生体重平均约________ kg，生后前半年平均每月增长________ kg，1周岁后平均每年增长________ kg。
5. 小儿正常血压计算公式：收缩压（mmHg）＝________，舒张压（mmHg）＝________。
6. 五部与五脏的关系，最早见于《________》：“左腮为肝，________为肺，________为心，________为脾，________为肾。”
7. 清热解毒法可分为________、________、苦泄降热、________等。
8. 小儿感冒的辨证，根据发病季节及流行特点，冬春两季多为________、________，夏季多为________，发病呈流行性者则多为________。
9. 肺炎喘嗽风寒闭肺型的治法是________、________。风热闭肺型的治法是________、________。
10. 肺炎喘嗽的辨证要点，常证初期应辨________，中期应辨________，后期辨别________。
11. 肺炎喘嗽的病理产物是________。

12. 哮喘的病因，既有外因，也有内因。内因责之于 ________，________ 。外因主要以 ________ 触发最为多见。
13. 鹅口疮的主要病因为 ________ ，________ ，________ 。
14. 鹅口疮的病位在 ________ ，病久可影响到 ________ 。
15. 小儿久泻迁延不愈者，易转为________，或出现 ________ 。
16. 厌食的治疗总以 ________ 为基本法则，________是指导本病治疗的原则。
17. 积滞临床以 ________ 、________ 、________ 、嗳气酸腐、________ 为特征。
18. 营养性缺铁性贫血属中医学血虚范畴，其中轻中度贫血多为 ________ 或 ________ 证。重度贫血多为 ________ 或 ________ 证。
19. 佝偻病的治疗，初期治宜________ 为主，激期治宜 ________为主 。
20. 特发性血小板减少性紫癜的主要临床特点为 ________ ，________，骨髓巨核细胞增多或正常，出血时间延长、血块收缩不良，束臂试验阳性 。
21. 过敏性紫癜整个病程中要重视________ 治法的应用。
22. 病毒性心肌炎以________为发病主因，________为主要病理产物，________为主要病理变化。
23. 病毒性心肌炎的预防，平素应 ________ ，积极预防 ________感染 。避免 ________ ，防止 ________ 。
24. 儿童多动综合征在古代医籍中未见专门记载，根据其神志涣散、多语多动、冲动不安，可归入 ________ 、________ 证。
25. 急惊风的治疗，热甚者应先________；痰壅者治以 ________；惊重者给予 ________；风盛者急施________ 。
26. 慢惊风中________治以温中益气，缓肝理脾；________治以温补脾肾，回阳救逆；________治以育阴潜阳，滋养肝肾。
27. 《内经》提出治疗水肿的大法为 ________ ，________ 。
28. 急性肾小球肾炎邪陷心肝变证多采用平肝泻火，清心利水治法，方选________合 ________ 加减。
29. 《诸病源候论·小儿杂病诸候》方：“遗尿者，此由 ________ ，________ 故也。”
30. 五迟、五软包括西医学之________、________ 、________ 、________ 等多种疾病，也有因抚育教养不当、营养不良等所产生者。
31. 麻疹一般临床分 3 期，包括 ________ ，________ ，________ 。
32. 在麻疹分期治疗的同时，还应注意透疹勿________ ，清解忌________ ，养阴须防________ 。
33. 麻疹恢复期不同于风痧，主要表现在疹后有 ________ 及 ________ 。
34. 水痘皮疹的分布特点是呈________ 分布，________ 较多，________ 较少。
35. 流行性腮腺炎以________ 、________为治疗原则。
36. 传染性单核细胞增多症的基本病理特征是________ ，基本治疗原则是________ ，________ 。

37. 硬肿症的主要病机为 ________ ，________ 。治疗原则是 ________ ，________ 。

38. 胎黄以 ________ 为特征，病理性黄疸的治疗以 ________ 为基本法则。

39. 麻疹的治疗按其不同阶段论治，一般初热期以 ________ 为主；见形期以 ________ 为主，佐以________；收没期以 ________ 为主。

40. 百日咳的治疗不可妄用 ________之药，以防 ________ 为患。痉咳期不可早用 ________ 之品，以防 ________ 不清，病程迁延难愈。

41. 猩红热出疹期多为 ________ 证，治以 ________ ，________ ，多选用 ________ 加减治之。

参考答案

【A 型题】

1. A	2. A	3. B	4. C	5. B	6. B	7. C	8. D	9. E	10. E
11. D	12. A	13. A	14. C	15. B	16. B	17. C	18. D	19. D	20. B
21. A	22. C	23. D	24. A	25. E	26. B	27. A	28. D	29. D	30. B
31. E	32. E	33. A	34. D	35. E	36. A	37. B	38. A	39. B	40. A
41. A	42. B	43. A	44. D	45. D	46. C	47. D	48. D	49. C	50. E
51. A	52. B	53. C	54. A	55. C	56. A	57. B	58. E	59. D	60. E
61. B	62. E	63. B	64. D	65. C	66. D	67. D	68. E	69. B	70. A
71. B	72. B	73. A	74. A	75. C	76. E	77. A	78. E	79. B	80. C
81. D	82. A	83. B	84. B	85. A	86. C	87. B	88. D	89. A	90. C
91. D	92. B	93. A	94. A	95. B					

【B 型题】

1. A	2. E	3. C	4. E	5. A	6. C	7. C	8. D	9. E	10. C
11. C	12. E	13. B	14. E	15. C	16. D	17. A	18. B	19. B	20. D
21. E	22. E	23. B	24. D	25. D	26. C	27. D	28. C	29. C	30. B
31. A	32. D	33. A	34. D	35. A	36. A	37. B	38. C	39. B	40. A
41. D	42. B	43. E	44. C	45. E	46. D	47. A	48. C	49. A	50. D

【X 型题】

1. ABCDE	2. CD	3. ABC	4. AD	5. ABDE
6. BCD	7. ABCDE	8. ABDE	9. CDE	10. BE
11. ABCD	12. BD	13. AC	14. BCD	15. ADE
16. ABCE	17. ABCD	18. ABCD	19. BCDE	20. AB
21. ABCDE	22. ABC	23. ABCDE	24. ABDE	25. ABDE
26. ABD	27. ABCDE	28. ACDE	29. ABCD	30. ABCD
31. BCDE	32. ABCD	33. ABCDE	34. ABCDE	35. ABCD
36. ABDE	37. ABE	38. ABCDE	39. ABCDE	40. ACE
41. ABC	42. ABC	43. ABCDE	44. ABE	45. ABCE

46. ABCD 47. ACE 48. ABCD 49. ABCD 50. ABCDE
51. BCDE 52. BCDE 53. ABE 54. ABCD 55. CE
56. CE

【是非判断题】

1. × 2. × 3. √ 4. × 5. × 6. × 7. √ 8. √ 9. √ 10. ×
11. × 12. √ 13. √ 14. √ 15. × 16. × 17. √ 18. ×

【填空题】

1. 扁鹊 钱乙 2. 麻 痘 惊 疳 3. 婴儿期 围生期 4. 3 0.7 2 5. 80＋2×年龄 收缩压×2/3 6. 小儿药证直诀·面上证 右腮 额上 鼻 颏 7. 甘凉清热 苦寒清热 咸寒清热 8. 风寒感冒 风热感冒 暑邪感冒 时邪感冒 9. 辛温宣肺 化痰止咳 辛凉宣肺 清热化痰 10. 寒热 热重痰重 气虚阴虚 11. 痰热 12. 肺、脾、肾三脏功能不足 痰饮留伏 感受外邪 13. 胎热内蕴 口腔不洁 感受秽毒之邪 14. 心、脾 肾 15. 疳证 慢惊风 16. 运脾开胃 脾健不在补贵在运 17. 不思乳食 食而不化 脘腹胀满 大便酸臭不调 18. 脾胃虚弱 心脾两虚 肝肾阴虚 脾肾阳虚 19. 健脾益气 补肾填精 20. 皮肤、黏膜自发性出血 血小板减少 21. 活血化瘀 22. 外感风热、湿热邪毒 痰浊、瘀血 气阴耗伤、血脉瘀阻 23. 增强体质 呼吸道或肠道病毒 过度劳累 精神刺激 24. 脏躁 躁动 25. 清热豁痰 镇惊 熄风 26. 脾虚肝亢 脾肾阳衰 阴虚风动 27. 开鬼门 洁净府 28. 龙胆泻肝汤 羚角钩藤汤 29. 膀胱有冷 不能约于水 30. 大脑发育不全 佝偻病 脑性瘫痪 智能低下 31. 初热期 见形期 收没期 32. 耗伤津液 过于苦寒 滋腻留邪 33. 色素沉着 糠麸状脱屑 34. 向心性 躯干部位 头面四肢 35. 清热解毒 软坚散结 36. 热毒痰瘀 清热解毒 化痰祛瘀 37. 阳气虚衰 寒凝血涩 温阳散寒 活血化瘀 38. 新生儿皮肤、黏膜、巩膜发黄 利湿退黄 39. 宣肺透疹 清热解毒 透疹 养阴清热 40. 止涩 留邪 滋阴润肺 痰火 41. 毒炽气营 清气凉营 泻火解毒 凉营清气汤

§2.5 中医骨伤科学

基本知识问答

1. 何谓骨伤科学？有何意义？

中医骨伤科是研究防治人体皮、肉、筋、骨损伤与疾患的一门科学。中医骨伤科历史悠久，源远流长，是中华各族人民长期与骨伤疾患作斗争的经验总

结，具有丰富的学术内容和卓著的医疗成就，是中医学重要的组成部分，对中华民族的繁衍昌盛和世界医学的发展产生了深远的影响。

2. 治疗骨折的四项原则是什么？

我国著名骨伤科专家方先之、尚天裕等虚心学习著名中医苏绍三正骨经验，博采各地中医骨科之长，运用现代科学知识和方法，编著《中西医结合治疗骨折》一书，提出“动静结合”（活动与固定结合）、“筋骨并重”（骨折与软组织损伤同样重视）、“内外兼治”（外治法与内服药，局部与全身相兼治疗）、“医患合作”（医师与患者相互合作）为治疗骨折的四项原则，使骨折治疗提高到一个新水平，在国内外产生重大影响。

3. 如何理解“肢体损于外，则气血伤于内，营卫有所不惯，脏腑由之不和”的含义？

明代薛己所著的伤科专著《正体类要》序中所说：“肢体损于外，则气血伤于内，营卫有所不惯，脏腑由之不和。”这说明局部外伤，可以导致机体的脏腑功能失调，明确认识了外伤与内伤、局部与整体的相互作用、相互影响。因此，对伤病的诊治，应从整体出发，对皮肉、筋骨、气血、津液、脏腑之间的生理病理关系加以综合分析，才能认识损伤的本质及病理现象间的因果关系，这种局部与整体的统一观，是中医骨伤科治疗损伤疾患的原则之一。

4. 伤气的病理变化包括哪些？各自的病理特点是什么？

伤气的病理变化包括气滞、气闭、气虚、气脱、气逆等。

（1）气滞：由于负重、用力过度，或举重、迸伤，或跌仆闪挫等，导致气机流通发生障碍，而出现气滞现象。其特点为外无瘀肿，自觉疼痛，范围广泛，痛无定处。多见于胸胁部损伤。

（2）气闭：多见于严重损伤而导致气血骤然错乱，气为血壅，气闭不宣。主要表现为卒然昏仆、不省人事、或烦躁妄动、面赤、牙关紧闭、目瞑尿遗等。常见于严重损伤的患者。

（3）气虚：是人体全身或某一脏腑功能不足或衰退的病理现象，系由伤损或创伤后元气化源不足而致。主要表现有疲乏无力、语言低微、呼吸气短、心悸耳鸣、胃纳不佳、自汗、脉虚细无力等。常见于某些慢性损伤患者或严重损伤的恢复期以及体质虚弱者和老年患者。

（4）气脱：损伤后大量失血导致气随血脱，出现本元不固的病理现象，主要表现有突然昏迷或醒后又昏迷、目闭口开、面色苍白、四肢厥冷、呼吸浅促、大汗淋漓、脉微弱。多见于颅脑损伤及骨折合并内脏损伤伴有大出血者。

（5）气逆：是因损伤而致内伤肝胃，肝胃气机不降反逆。主要表现有嗳气频频、作呕欲吐或呕吐等症状。

5. 伤血的病理变化包括哪些？各自的病理特点是什么？

伤血的病理变化包括血瘀、血热、血虚、血脱等。

（1）血瘀：多因局部损伤出血，离经之血瘀滞不通，不通则痛。临床上常见损伤局部肿胀疼痛、皮肤青紫。疼痛如针刺刀割并疼痛固定不移是血瘀的一个最突出的特点。

（2）血热：损伤后积瘀化热或肝火炽盛、血分有热均可引起血热，症见发热、口渴、心烦、舌红绛、脉数等症状。严重者可出现高热昏迷，如果积瘀化热合并邪毒感染者则可致局部血肉腐败，酝酿成脓。

（3）血虚：由于失血过多或心脾功能不佳导致生血不足所致，表现为面色不华或萎黄、头晕、目眩、心悸、手足发麻、心烦失眠、爪甲色淡、舌淡白、脉细无力等。

（4）血脱：多出现在较严重的创伤失血后，表现为四肢厥冷、面色苍白、大汗淋漓、烦躁不安，甚则晕厥等虚脱症状。

6. 损伤与肝肾的关系如何？

肝藏血、肝主筋，全身筋肉的运动与肝有密切关系。运动属于筋，而筋又属于肝，肝藏血，肝血充盈才能使肢体的筋得到充分的濡养，以维持正常的功能活动。若肝血不足、血不养筋，则出现手足拘挛、肢体麻木、屈伸不利等症。肾藏精、精生髓、髓养骨。骨的生长、发育、修复，均须依赖肾脏精气的滋养和推动。肾之精气充盛，则骨质坚硬而不易发生骨折，即使发生骨折也易修复。若肾之精气不足，则骨软无力、发育迟缓、骨脆而易骨折或畸形，由于肾与骨的关系密切，骨折损伤必内动于肾，故对骨伤的治疗，必须采用补肾续骨法。肝藏血、肾藏精、肝肾同源、精血互化。肾主骨、肝主筋、筋附于骨、筋骨相连。在损伤中，伤筋能损骨，而骨损亦能伤筋，筋骨损伤可内动肝肾而影响精血对筋骨的滋养。若肝肾之精血不足，则会影响筋骨损伤的修复愈合。因此，在伤筋损骨的治疗中，必须着重调补肝肾，使肝肾之精血充足，以充分发挥精血滋养筋骨的作用，促进损伤的修复痊愈。

7. 简述骨病的特殊症状、体征。

骨病的特殊症状、体征表现为以下5个方面：①畸形。②肌肉萎缩。③筋肉挛缩。④肿块。⑤疮口与窦道形成。

8. 清吴谦《医宗金鉴·正骨心法要旨》归纳的正骨八法内容是什么？

清吴谦《医宗金鉴·正骨心法要旨》归纳的正骨八法为摸、接、端、提、推、拿、按、摩。

9. 简述手法整复的注意事项。

手法整复应在以下方面予以注意：①明确诊断，分析骨折脱位机制，选择有效的整复手法。②密切注意全身情况变化。③掌握复位标准。④抓住整复时机，原则上越早越好，骨折后半小时内最易整复。⑤选择适当麻醉，局部止痛和缓解肌肉痉挛。⑥做好整复前准备，包括人员准备及器材准备。⑦参加整复人员精力要集中。⑧切忌在整复中使用暴力。⑨尽可能一次复位成功。⑩整复过程中尽量避免 X 线伤害。

10. 试述手法整复的禁忌证。

①骨伤科患者同时患有急性传染病，或不明原因高热，不能用骨伤合理解释者，不可贸然行手法治疗，应查清病因，以免贻误病情。②生命体征不稳定，一般健康状况不良或患有严重内科疾病者。③精神病患者或对手法治疗不配合者，治之无功。④手法区域有严重皮肤病或化脓性感染，手法可引起病情加重或炎症扩散。⑤妊娠 3 个月左右妇女患急、慢性腰痛，手法治疗可能引起流产或胎动不安。⑥严重的开放性骨折、脱位应首选手术治疗。⑦不稳定性脊柱骨折、脱位，或伴有脊髓、神经及血管损伤，或重度脊椎滑脱者，禁止手法治疗。⑧肌腱、韧带完全断裂，主要的神经、血管损伤。⑨骨髓炎、脓肿、骨关节结核、骨肿瘤及血友病等。⑩手法治疗后如果患者出现不良反应，要立即停止手法治疗，查明原因。

11. 试述骨折的三期辨证治疗。

（1）早期：骨折后 1～2 周，骨折局部肿胀疼痛明显，骨折端容易发生再移位，筋骨脉络可反复损伤，气血受损、血离经脉、恶血留滞、壅塞于经道、气滞血瘀、经络受阻。故而骨折早期以瘀血为主要病理表现，治疗当以活血化瘀，消肿止痛为主。①攻下逐瘀法。“留者攻之”，且瘀血不去新血不生，故伤后瘀血停积者宜用此法，本法适用于早期蓄瘀见便秘腹胀、舌苔黄、脉数的体实患者，常用方剂有桃核承气汤、鸡鸣散、大成汤等。此类方药攻下峻猛，对老年体弱、失血过多、气血亏虚、妇女妊娠、产后、月经期间应禁用或慎用。②行气活血法。“结者散之”，对于气滞血瘀、局部肿痛、无里实热证或宿伤而有瘀血内结及有某种禁忌而不能猛攻急下者可用此法，常用方剂以活血化瘀为主的有复元活血汤等；行气为主的有柴胡疏肝散、复元通气散；行气活血并重的有膈下逐瘀汤、顺气活血汤等。③清热凉血法，包括清热解毒与凉血止血。因损伤引起的气血错经妄行、创伤感染、火毒内攻、热邪蕴结或壅聚成毒等证宜用本法，常用清热解毒方剂有加味犀角地黄汤、清心汤、五味消毒饮；凉血止血方剂有十灰散、四生丸、小蓟饮子等。④补气摄血。严重创伤骨折常失血较多，多见气随血耗、气血俱损，故宜“散者收之”、“损者益之”，当补气摄血、益气统血，代表方剂为独参汤，常用于骨折创伤失血较多见面色苍白、四肢发凉、心烦口渴、冷汗自出、神疲眩晕、脉细无力或芤、多为失血后气血虚衰、亡阴亡阳之危证。⑤开窍通关法。以治疗创伤后气血逆乱、气滞血瘀、瘀血攻心、神昏窍闭等危重症。分别采用清心开窍法、豁痰开窍法、辟秽开窍法等治法，常用方剂有苏合香丸、安宫牛黄丸、紫雪丹、玉枢丹、行军散等。

（2）中期：指伤后 3～4 周，骨折处疼痛减轻，肿胀消退，一般软组织损伤已修复，骨折断端亦初步稳定，原始骨痂已逐步形成。虽有瘀血，但攻下又恐伤正气，故以接骨续筋为主。①和营止痛法。此法具有调和营血、理气止痛、祛瘀生新之功用，适用于骨折中期仍有瘀滞、气滞、肿痛未尽，而续用攻下之法又恐伤正气者。常用方剂有和营止痛汤、定痛活血汤、七厘散、正骨紫金丹。②接骨续筋法。此法用于骨折中期骨位已正，筋已理顺，筋骨已有连接但未坚实，尚有瘀血未去者。常用方剂有续骨活血汤、新伤续断汤、接骨丹、接骨紫金丹等。③舒筋活络法。本法主要是使用活血药与祛风通络药，并加理气药以宣通气血、消除凝滞、舒筋通络，适用于骨折中期见血气未畅、筋膜粘连，或兼风湿、筋络挛缩、强直、关节屈伸不利者，常用方剂有舒筋活血汤、活血舒筋汤、蠲痹汤等。

（3）后期：骨折1个月以后（即修复后期），一般已有骨痂生长，骨折断端也较稳定，为使脏腑气血趋于平和，促进骨折部骨痂的不断生长改建，故后期治疗以壮筋骨、养气血、补肝肾为主。①补气养血法。本法是使用补气养血药物，使气血旺盛而濡养筋骨，无论是外伤筋骨还是内伤气血，以及长期卧床不能经常活动，日久致气血亏损，皆宜采用补气养血法。中气不足、脾胃虚弱者，以四君子汤类补气；血虚为主者，以补血为主，方以四物汤为代表；气血俱虚者，宜八珍汤、归脾汤等气血双补。②健脾益胃法。损伤日久、耗伤正气、益补脾胃、化生气血，常用方为归脾汤等。③补益肝肾法。肝主筋、肾主骨且肝肾同源，补肝肾可壮筋骨，常用补肾壮筋汤、左归丸等。④温经通络法。本法使用温热的祛风、散寒、除湿药物，佐以调和营卫或补益肝肾之药，以祛除留注于骨节经络的风寒湿邪。适用于骨折后期，风寒湿邪乘虚而入，侵袭经络、骨节，留而成痹者，常用方为麻桂温经汤、乌头汤等。

12. 伤科外用药膏按其功用可分为几类？其主要适应证和代表方药是什么？

伤科外用药膏按其功用可分为6类，其适应证和代表方分别为：①消瘀退肿止痛类。用于骨折、筋伤初期肿胀疼痛者，如消瘀止痛药膏、定痛膏等。②舒筋活血类。用于扭挫伤中期，如活血散、舒筋活络药膏等。③接骨续筋类。用于骨折复位良好、肿痛减退之中期，如接骨续筋药膏、驳骨散等。④温经通络类。用于陈旧损伤、复感风寒湿邪者，如温经通络膏等。⑤清热解毒类。用于伤后感染，局部红、肿、热、痛等，如金黄膏、四黄膏等。⑥生肌拔毒长肉类。用于局部红肿已消，但创口未愈者，如生肌玉红膏、象皮生肌膏等。

13. 简述小夹板对四肢骨干骨折的固定原理。

小夹板对四肢骨干骨折的固定原理，可归纳为如下3个方面：①扎带对夹板的约束。②压力垫对骨折端的效应力。③在固定条件下利用肌肉收缩活动的内在动力。

14. 夹板固定有何适应证及禁忌证？

适应证：①四肢闭合骨折（包括关节内及近关节内经手法整复成功者）。②四肢开放性骨折，创面小或经处理闭合伤口者。③陈旧性四肢骨折适用于手法整复者。

禁忌证：①较严重的开放骨折。②难以整复的关节内骨折。③难以固定的骨折。④肢体肿胀严重伴有水疱者。⑤伤肢远端脉搏微弱，末梢血液循环较差或伴有动静脉神经损伤者。

15. 简述练功疗法的作用。

练功疗法对损伤的防治作用可归纳为以下几点：①活血化瘀，消肿止痛。②濡养患肢关节筋络。③促进骨折迅速愈合。④防治筋肉萎缩。⑤避免关节粘连和骨质疏松。⑥扶正祛邪。

16. 创伤急救的原则是什么？

创伤急救的原则是：先抢后救，先重后轻，先急后缓，先近后远，连续监护，救治同步。

17. 何为创伤急救的五项技术？

急救医学将保持呼吸道通畅、止血、包扎、固定、搬运称为创伤急救的五项技术。

18. 骨折移位有哪几种方式？

骨折移位方式有下列 5 种，临床上常合并存在。①成角移位：两骨折段之轴线交叉成角，以角顶的方向称为向前、向后、向内或向外成角。②侧方移位：两骨折端移向侧方。四肢按骨折远端、脊椎按上段的移位方向称为向前、向后、向内或向外侧方移位。③缩短移位：骨折端互相重叠或嵌插，骨的长度因而缩短。④分离移位：两骨折端互相分离，且骨的长度增加。⑤旋转移位：骨折端围绕骨之纵轴而旋转。

19. 骨折有哪些常见的并发症？

分为早期并发症及晚期并发症。①早期并发症：外伤性休克、感染、内脏损伤、重要血管损伤、缺血性肌挛缩、脊髓损伤、周围神经损伤和脂肪栓塞 8 种。②晚期并发症：坠积性肺炎、压疮、尿路感染及结石、损伤性骨化（骨化性肌炎）、创伤性关节炎、关节僵硬、缺血性骨坏死、迟发性畸形 8 种。

20. 骨折有何特征？

骨折的特征有 3 种：①畸形。骨折时常因暴力作用、肌肉或韧带牵拉、搬运不当而使断端移位，出现肢体形状改变，而产生畸形。②骨擦音。由于骨折断端相互触碰或摩擦而产生，一般在局部检查时用手触摸骨折处可感觉到。③异常活动。骨干部无嵌插的完全骨折，可出现好像关节一样屈曲旋转的不正常活动，又称假关节活动。

21. 骨折的愈合过程大致区分为几个阶段？

骨折的愈合的过程就是“瘀去、新生、骨合”的过程，整个过程是持续的和渐进的，并无明显界限，大致可分为血肿机化期、原始骨痂形成期和骨痂改造塑形期。

22. 影响骨折愈合的因素有哪些？

影响骨折愈合的因素可分为全身和局部两个方面。

(1) 全身因素：①年龄。小儿的组织再生塑形能力强，骨折愈合速度较快，老年人则较慢。②健康情况。身体强壮、气血旺盛有利于骨折的愈合，气血虚弱或有慢性消耗性疾病，或骨折后有严重并发症者，则骨折愈合迟缓。

(2) 局部因素：①断面的接触。断面接触大则愈合较快，反之，则愈合较慢。若有软组织嵌入骨折断端间，或因过度牵引而断端分离，则愈合就更困难。②断端血供。血供良好的骨松质部，骨折愈合较快，血供不良部位的骨折，则愈合缓慢。一骨有数段骨折愈合速度也较慢。③损伤程度。有大块骨缺损，或软组织损伤严重，断端形成巨大血肿时，骨折愈合的速度较慢。如骨膜损伤较轻，则骨折愈合快。④感染的影响。感染而引起局部长期充血、组织坏死、代谢物堆积等，均是不利于骨折愈合的因素。⑤固定和运动因素。固定可以维持骨折端整复后的位置，保证骨折的修复，但固定太过使局部血运不佳，时间一长则可导致骨代谢减退、骨质疏松、肌肉萎缩，对愈合不利。在固定保证骨折不再移位的条件下，进行练功活动，促进局部血液循环，可促进骨折的愈合。

23. 骨折的临床愈合标准和骨性愈合标准是什么？

(1) 骨折的临床愈合标准：①局部无压痛及纵轴叩击痛。②局部无异常活动。③X线摄片显示骨折线消失或模糊，有连续性骨痂通过骨折线。④功能测定：在解除外固定条件下，上肢能平举1kg达1分钟，下肢连续徒步行走3分钟，不少于30步。⑤连续观察2周，骨折处不变形。则观察的第1天即为临床愈合日期。

(2) 骨折的骨性愈合标准：必须具备临床愈合标准的条件和X线摄片显示骨小梁通过骨折线。

24. 什么叫骨折复位和骨折手法复位？手法复位的要求如何？

将移位的骨折端恢复正常或近乎正常的解剖关系，重建骨骼支架作用就叫骨折复位。运用手法使骨折复位就称手法复位。

手法复位的要求是：及时、稳妥、准确、轻巧而不增加损伤，力争一次手法整复成功。

25. 练功活动对骨折治疗有何作用？如何练功？

练功活动是骨折治疗的重要组成部分，骨折经固定后，必须尽早进行练功活动，使伤肢及全身在解除疼痛的情况下，做全面的主动活动，以促进骨折愈合，防止发生肌肉萎缩、骨质疏松、关节僵硬以及坠积性肺炎等并发症。一般来讲，骨折练功可分为3期来进行。

早期：伤后1～2周内，患肢局部肿胀、疼痛，容易再发生移位，筋骨正处于修复阶段。此期练功的目的是消瘀退肿，加强气血循环，方法是使肌肉做舒缩活动，但骨折部上下关节则不活动或轻微活动。例如前臂骨折时，可做抓空握拳及手指屈伸活动，上臂仅做肌肉舒缩活动，手腕、肘关节不活动。

中期：2周以后患肢肿胀基本消退，疼痛基本消失，瘀未尽去，新骨始生，骨折部日益稳定。此期练功的目的是加强去瘀生新、和营续骨的能力以防止局部筋骨萎缩、关节僵硬以及全身并发症。练功形式除继续肌肉的舒缩活动外，并在医务人员的帮助下通常活动骨折部上下关节。如胸腰椎骨折做可支撑活动。

后期：骨折已临床愈合，夹板固定已解除，但筋骨未坚，肢体功能未完全恢复。本期练功的目的是尽快恢复患肢关节功能和肌力，直到筋骨强劲，关节滑利。练功方法常取坐位、立位，以加强伤肢各关节的活动为重点，如上肢各种动作的练习，下肢着重于行走负重训练。

26. 描述锁骨骨折后外观上的典型姿势。

健肢托住患肢（减轻上肢重量对骨折断端的牵拉），下颌偏向健侧，头部偏向患侧（放松胸锁乳突肌）。

27. 锁骨中外1/3处骨折的主要移位的机制是什么？

锁骨中外1/3骨折产生移位的机制有二：①内侧断端受胸锁乳突肌的牵引向后上方移位。②外侧断端受上肢的重力和胸大肌的牵拉向前下方移位。

28. 肱骨外科颈外展型和内收型骨折的鉴别诊断要点是什么？

肱骨外科颈外展型骨折：受外展传达暴力所致，断端外侧嵌插而内侧分离，多向前、内侧突起成角。有时远端向内侧移位，常伴有肱骨大结节撕脱骨折。

肱骨外科颈内收型骨折：受内收传达暴力所致，断端外侧分离而内侧嵌插，向外侧突起成角。

29. 试述肱骨干骨折的病因病理及骨折移位特点。

肱骨干中上部骨折多因直接暴力（如棍棒打击）引起，多为横断或粉碎骨折。肱骨干周围有许多肌肉附着，由于肌肉的牵拉，故在不同部位的骨折就会造成不同方向的移位。①上1/3骨折（三角肌止点以上）时，近端因胸大肌、背阔肌和大圆肌的牵拉而向前、向内移位；远端因三角肌、喙肱肌、肱二头肌和肱三头肌的牵拉而向上、向前移位。②中 1/3 骨折（三角肌止点以下）时，近端因三角肌和喙肱肌牵拉而向外、向前移位；远端因肱三头肌及肱二头肌牵拉而向上移位。③肱骨干下 1/3 骨折多由间接暴力（如投弹、掰手）所致，常呈斜型、螺旋型骨折，移位可因暴力方向、前臂和肘关节的位置而异，多为成角、内旋移位。

30. 肱骨髁上骨折常见的类型有哪些？其病理特点有何不同？

根据暴力形式和受伤机制的不同，肱骨髁上骨折分为伸直型、屈曲型和粉碎型 3 种。

（1）伸直型：是在伸肘位跌倒，手掌先触地，因地面反作用力经手掌、前臂传达，将肱骨髁推向后上方，由上而下的重力将肱骨干推向前方，容易合并血管神经损伤。

（2）屈曲型骨折：在屈肘位跌仆，肘后侧先触地，则引起屈曲型骨折，暴力从肘后侧经过尺骨鹰嘴把肱骨髁由后下方推向前上方，很少并发血管神经损伤。以上两型又可分为尺偏型和桡偏型。

（3）粉碎型：常因肱骨下端受到压缩性的暴力所致，尺骨半月切迹向肱骨下端劈裂而分为内、外髁两骨片，故又称肱骨髁间骨折，多见于成人。

31. 腕舟骨骨折的诊断要点有哪些？

①有明显外伤史。②局部肿胀、疼痛，并局限于桡侧，以鼻咽窝处疼痛最明显，因肿胀使鼻咽窝处凹陷变浅或消失。③活动受限，以背伸和桡偏最为明显，沿第 1、第 2 掌骨纵轴向近端顶压或叩击掌指关节时，可引起鼻咽窝附近疼痛。④X 线片可以确诊，即使 X 片显示骨折线不清，可疑有骨折时，可在 2～3 周后，再摄 X 线片，此时由于断端骨质吸收，骨折线可变得更明显。

32. 何谓掌倾角、尺倾角？临床意义如何？

正常桡骨下端关节面向掌侧倾斜 10°～15°称掌倾角。由于桡骨茎突比尺骨茎突长 1～1.5cm，故桡骨下端关节面向尺侧倾斜 20°～25°称尺倾角。当桡骨远端发生骨折时，桡骨远端关节面角度发生改变，掌倾角或尺倾角遭到破坏，随之背侧面肌腱沟错位。如在整复时没有使骨折恢复到正常掌倾角、尺倾角的生理位置，骨折畸形愈合，可导致腕关节和手指的功能障碍，影响正常的功能活动。因此，在临床整复桡骨下端骨折时，应使桡骨与腕骨关节恢复到正常的解剖部位。

33. 治疗下肢骨折的要求有哪些？

下肢的主要功能是负重和行走，故需要一个良好的稳定结构，两下肢要等长。因此，下肢骨折的整复要求有良好的对线和对位。若患肢成角畸形，将会影响肢体的承重能力；若缩短 2cm 以上，就会出现跛行。下肢肌肉发达，对股骨干骨折和不稳定的胫腓骨骨折，常需配合骨牵引。骨折固定的时间常需要长些，以防过早负重而发生变形或重复骨折。

34. 试述股骨颈骨折的诊断要点。

若为股骨颈内收型骨折，伤后患者多不能坐起或步行，髋部疼痛。患肢呈缩短、屈曲、内收和外旋畸形，大转子向上移位，按压股三角区或叩击大转子时，均能引起疼痛。X线检查可以帮助确诊。若为股骨颈外展型骨折，患者有时仍能继续步行，或能骑自行车，下肢畸形不明显。因此对老年人跌倒后，髋部有疼痛、活动受限者，应考虑股骨颈骨折的可能性，并摄X线片检查。

35. 试述股骨头、颈的血液供应的来源。

股骨头、颈的血液供应有3个来源：①圆韧带内的小动脉，它只供应股骨头少量血液，局限于股骨头凹窝部。②股骨干的滋养动脉升支仅达股骨颈基底部。③旋股内、外动脉的分支是股骨颈的主要血液供应来源。

36. 试述髌骨骨折的原因及治疗原则。

髌骨骨折多由直接暴力或间接暴力所造成，后者多见。直接暴力所致者，多呈粉碎型骨折，间接暴力所致者，由于膝关节在半屈曲位，股四头肌强力收缩，髌骨与股骨滑车顶点密切接触成为支点，多呈横行骨折。

治疗髌骨骨折时，要求恢复伸膝装置的功能，并保持关节面的完整光滑，防止创伤性关节炎的发生。

37. 胫腓骨干骨折的诊断应注意哪些方面的问题?

对胫腓骨干骨折，一般根据其外伤史及临床表现，均可做出诊断。但在胫骨上1/3骨折时，检查时应注意腘动脉有无损伤。腓骨上端骨折时要注意腓总神经有无损伤，如骨折并发足下垂，不能背伸，外侧麻木，则表明有腓总神经损伤。小儿青枝骨折或裂纹骨折，临床症状可能很轻，但患儿拒绝站立或行走，局部有轻微肿胀和压痛。若仅腓骨骨折，则患者仍能勉强步行。X线摄片，可明确骨折类型、部位和移位情况。因胫骨和腓骨的骨折线有时不是在同一平面，故X线摄片应包括胫骨、腓骨全骨。

38. 胫腓骨干骨折的治疗原则是什么?

胫腓骨干骨折的治疗原则主要是恢复小腿的长度和负重功能。因此，应重点处理胫骨骨折。对骨折端的成角和旋转移位，应予纠正；无移位骨折，只需要用夹板固定，直至骨折愈合；有移位的稳定性骨折，可用手法整复、夹板固定；不稳定性骨折，可用手法整复、夹板固定，配合跟骨牵引。开放性骨折，应彻底清创、尽快闭合伤口，将开放性骨折变为闭合性骨折。

39. 试述踝部骨折发生的主要机制。

踝部骨折根据受伤姿势可分为内翻、外翻、外旋、纵向挤压、侧方挤压、跖屈和背伸等多种暴力，其中以内翻暴力多见，外翻暴力次之。内翻暴力是由于足踝强力内翻，使内踝受挤压，内踝多为斜行骨折，外踝受牵拉多为撕脱性横断骨折或腓侧副韧带撕裂，严重时合并后踝骨折，距骨向内脱位。外翻暴力是由于足踝强力外翻，使外踝侧受挤迫，外踝多为斜型骨折，内踝受牵拉多为撕脱性横断骨折，或三角韧带撕裂，严重者可合并后踝骨折，距骨向外脱位。

40. 跟骨骨折治疗重点是什么?

①恢复跟距关节的对位关系。②恢复结节关节角（贝勒氏角）。③注意矫正跟骨增宽。

41. 试述肋骨骨折的临床表现和诊断要点。

①有胸部外伤史。②患侧胸部瘀肿疼痛，咳嗽、深呼吸和躯干转动时则均感疼痛加剧。③检查时骨折处有压痛或畸形，有时可摸到骨擦音，但一般不应按压骨折局部。④胸廓挤压试验阳性。⑤多根双处骨折时出现反常呼吸。⑥胸部正斜位有助于明确诊断和了解骨折类型。

42. 按照发病机制的不同，脊柱骨折可分为哪几种类型?

按发病机制的不同，脊柱骨折可分为：屈曲型损伤；过伸型损伤；垂直压缩型损伤；侧屈型损伤；屈曲旋转型损伤；水平剪力型损伤；撕脱型损伤。以屈曲型损伤多见。

43. 脊柱的“三柱”（Denis 提出）分别指什么?

Denis（1983 年）提出脊柱“三柱”概念：即前纵韧带、椎体及椎间盘前 2/3 为前柱；后纵韧带、椎体及椎间盘后 1/3 为中柱；椎弓、关节突关节、棘突、椎板、黄韧带、棘间韧带、棘上韧带为后柱。

44. 脱位是如何分类的?

①按脱位的原因分为外伤性脱位、病理性脱位和先天性脱位。②按脱位的时间分为新鲜脱位（脱位时间在 2～3 周以内）和陈旧性脱位（脱位时间超过 2～3 周），多次反复发生的脱位称为习惯性脱位。③按脱位的程度分为完全脱位（组成关节的骨端关节面完全脱出）、不完全脱位（又称半脱位，组成关节的各骨关节面部分脱出）、单纯性脱位以及复杂性脱位（指脱位合并骨折或神经、血管损伤）。④按脱位的方向又为前脱位、后脱位、上脱位、下脱位及中心性脱位。四肢与颞颌关节脱位以远侧骨端方向为准，脊柱脱位则依上段椎体移位方向而定。⑤按脱位关节是否有创口与外界相通分为开放性脱位和闭合性脱位。

45. 脱位的特殊体征是什么?

①关节畸形。关节脱位后，骨端关节面脱离了正常位置，关节骨性标志的正常关系发生改变，破坏了肢体原来的轴线，与健侧对比不相对称，因而出现畸形。如肩关节脱位时呈方肩畸形，肘关节后脱位呈靴样畸形，髋关节后脱位，患肢呈屈曲、内收、内旋畸形。②关节盂空虚。关节完全脱位后，由于关节头脱离了关节盂，造成关节盂空虚。表浅关节比较容易摸清，如肩关节脱位

时，肩峰下关节盂空虚，摸之有凹陷。③弹性固定。脱位后，关节周围撕裂的筋肉挛缩，可将脱位后的骨端保持在特殊的位置上。远端肢体被动活动时，虽可稍微活动，但有弹性阻力，去除外力后，关节又回复的原来的特殊位置，这种情况称为弹性固定。

46. 肩关节脱位与肱骨外科颈骨折的鉴别诊断要点有哪些？

肩关节脱位：①有方肩畸形。②肩部肿胀轻，一般无瘀斑。③肩峰下触不到大结节，有空虚感，活动上臂有弹性固定感，无骨擦音。④肩峰到肱骨上髁的长度比健侧长。⑤杜加（Dugas）征阳性。⑥X线检查肩部正侧位片，可了解脱位的类型，注意有无合并大结节撕脱骨折。

肱骨外科颈骨折：①无方肩畸形。②肩部肿胀明显，可见大片瘀斑。③肩峰下可触及大结节，有饱满感，活动上臂无弹性固定感，可闻及骨擦音。④肩峰到肱骨外上髁的长度比健侧短。⑤杜加（Dugas）征阴性。⑥X线检查肩部正侧位片可以确定诊断，了解骨折移位情况。

47. 小儿桡骨头半脱位的诊断依据是什么？如何整复？

小儿桡骨头半脱位的诊断依据：①多发生在3岁以下的幼儿。②患肢有被牵拉史。③患侧肘部疼痛，肘关节呈半屈曲，前臂呈旋前位。④不能抬举与取物，肘关节下能自由活动。⑤桡骨小头处压痛明显。⑥局部无明显肿胀或畸形。⑦X线检查无阳性发现。

小儿桡骨头半脱位一般手法复位均能成功，整复手法如下：嘱家长抱患儿坐位，术者面对患儿而坐，一手握伤肘，以拇指于肘中部向外、向后捏压脱出之桡骨头，同时用另一手握伤肢腕部，并向下适当用力牵拉，使前臂旋后，然后屈肘，常可听到轻微的入臼声，使其手触及伤侧肩部，复位即告成功，疼痛立即消失，病儿即能屈伸伤肢。

48. 何谓筋伤？筋伤范围包括哪些组织？

各种暴力或慢性劳损等原因所造成筋的损伤，统称为筋伤，或称伤筋。筋的范围比较广泛，主要是筋膜、肌腱、韧带，还包括皮下组织、肌肉、关节囊、关节软骨等组织。因此，在四肢及背腰部位，除了坚硬的骨骼外，各种软组织都属筋的范畴。

49. 筋伤疾病常用的治疗方法有哪些？

筋伤疾病常用的治疗方法有：理筋手法；药物内服；药物外用；针灸疗法；小针刀疗法；水针疗法（封闭疗法）；功能锻炼与固定；手术疗法。

50. 筋伤疾病常见的并发症有哪些？

（1）小骨片撕脱：由于肌腱附着点的牵拉而引起骨质撕脱。

（2）神经损伤：根据肢体运动、感觉功能丧失范围，肌肉有无明显萎缩等，可大致判定神经损伤部位。

（3）损伤性骨化：如肘部大血肿，若处理不当，软组织中出现骨化现象，引起疼痛及关节功能障碍，X线摄片显示不均匀的钙化影。

（4）关节内游离体：伤筋时兼有软骨损伤，在后期可演变为小骨块，脱落而成游离体。

（5）骨性关节炎：关节部位的伤筋，后期易出现骨刺及关节软骨面的炎症等。

51. 落枕常见的临床表现有哪些？

①睡眠醒后一侧颈项部出现疼痛、酸胀，可向背部或上肢放射。②颈部活动受限，严重时头部向患侧歪斜。旋转时需与上身同时转动，以腰部代偿颈部的旋转活动。③颈部肌肉痉挛，胸锁乳突肌、斜方肌、大小菱形肌等处压痛，可触及条索状改变。

52. 颈椎病根据病理改变如何分类？

颈椎病根据病理改变主要分为：颈型；神经根型；脊髓型；椎动脉型；交感神经型；混合型。

53. 神经根型颈椎病的诊断要点是什么？

①多无明显外伤史，但有一定程度的诱发因素，发病缓慢。②一侧颈肩臂痛、耳鸣。③患侧肩部斜方肌及肩胛骨的内上角压痛明显，严重者可触及条索状硬结。④颈部活动受限、僵硬。⑤臂丛神经牵拉试验：检查者一手扶头部外侧，另一手握患侧上肢，将其外展90°，两手做反方向牵引，若有放射痛或麻木则为牵拉试验阳性。⑥颈椎间孔挤压试验：患者正坐，颈后伸位偏向患侧，术者以其左手托其下颌，右手从头顶逐渐下压，若出现颈部痛并放射患肢，则为颈椎间孔挤压试验阳性。⑦X线平片显示颈椎生理前凸减弱或消失，椎间隙变窄，椎体前、后缘骨质增生，钩椎关节、关节突关节增生及椎间孔狭窄等退行性改变征象。⑧CT或MRI可见椎间盘突出、椎管及神经根管狭窄以及脊神经受压等情况。

54. 脊髓型颈椎病的诊断要点是什么？

（1）临床表现：①缓慢进行性双下肢麻木，发冷，疼痛，走路欠灵活，无力，易摔倒，不能跨越障碍。②休息时症状缓解，紧张，劳累时加重，时缓时剧，逐步加重。③晚期下肢或四肢瘫痪，二便失禁或尿潴留。

（2）临床检查：颈部活动受限不明显，上肢活动欠灵活，双侧脊髓传导束的感觉与运动障碍，即受压脊髓节段以下感觉障碍、肌张力增高、反射亢进、锥体束征阳性。

（3）影像学检查：X线摄片显示椎体生理曲度改变，病变椎间隙狭窄，椎体后缘唇样骨刺，椎间孔变小；CT检查可见椎间盘变性。颈椎增生，椎管前后径缩小，脊髓受压等改变；MRI检查可显示受压节段脊髓有信号改变，脊髓受压呈波浪样压迹。

55. 椎动脉型颈椎病的诊断要点是什么？

椎动脉型颈椎病的诊断要点：单侧颈枕部或枕顶部发作性头痛，视力减弱，耳鸣，听力下降，眩晕，可见猝倒发作，常因头部活动到某一种位置时诱发或加重，头颈旋转时引起眩晕发作是本病的最大特点。椎动脉系彩超、椎动脉造影可协助诊断辨别椎动脉血流是否正常，椎动脉有无压迫、迂曲、变细或阻滞；X线检查可显示椎节不稳及钩椎关节侧方增生。

56. 肩关节周围炎有哪些临床表现？

多发生50岁左右的中老年人，起病缓慢，肩痛，夜间为重，肩部活动广泛受限，后期肩部肌肉萎缩，尤以三角肌最明显。肩部广泛压痛，主、被动活动均受限，尤以外展、外旋、上举明显，检查有肩肱联动征。X线检查：肩关节多属阴性，有时可见骨质疏松，冈上肌肌腱钙化或大结节处有密度高的阴影。

57. 肱骨外上髁炎的临床诊断要点是什么？

①起病缓慢，无明显的外伤史。②初起时在劳累后感到肘外侧疼痛，日久则逐渐加重，尤以前臂旋转，腕背伸时疼痛明显，疼痛可沿前臂桡侧放射。③患肢乏力，握力减弱，甚至持物落地。④局部不红不肿，较重时可有灼热。⑤局部压痛明显。⑥腕伸肌腱紧张试验阳性。⑦本病多见于特殊工种，如木工、网球运动员等。

58. 试述指屈肌腱腱鞘炎的临床表现特点。

①有手部劳损史，好发于拇指。②拇指掌侧疼痛，手指活动不利，患指不能屈伸，用力屈伸时疼痛加重，并出现弹跳动作，有弹响。以晨起和劳动后症状较重，活动后或热敷后症状减轻。③压痛点在掌骨的掌侧面，可触及结节。

59. 距小腿关节扭伤的临床表现有哪些？

①伤后踝部明显肿胀疼痛，可出现跛行，局部可有皮下瘀血。②内翻扭伤时，在外踝前下方肿胀，压痛明显，若将足作内翻动作时，则外踝前下方发生剧痛。③外翻扭伤时，在内踝前下方肿胀、压痛明显，若将足部作外翻动作时，则内踝前下方发生剧痛。④严重扭伤疑有韧带断裂或合并骨折脱位者，应做与受伤姿势相同的内翻或外翻位X线摄片检查，一侧韧带撕裂往往显示患侧关节间隙增宽，下胫腓韧带断裂，可显示内外踝间隙间距增宽。

60. 腰部劳损的诊断要点有哪些？

①多有不同程度的外伤史，或与一定的职业、工种有关。②腰部隐痛、酸痛或胀痛，休息时减轻，劳累后加重。适当活动及变动体位时减轻，活动过度又加重。阴雨天加重。时轻时重，缠绵不愈。③常见弯腰工作困难，弯腰稍久则疼痛加剧。患者喜用双手捶腰，以减轻疼痛。④少数患者有臀部和大腿后上

部胀痛。⑤根据劳损的不同部位，可有广泛的压痛，但压痛一般不明显。⑥腰部外形及活动多无异常，亦可有腰肌痉挛。⑦X线检查多无异常发现，少数患者可有骨质增生或脊柱畸形。

61. 腰椎间盘突出症的临床表现有哪些？

①腰部疼痛：腰痛常在腰骶附近，咳嗽、喷嚏、用力排便时可使疼痛加剧，休息后症状减轻。②下肢放射痛：沿患侧大腿后侧向下放射至小腿外侧、足跟部或足背外侧。③主观麻木感：病程较长者，其下肢放射部位感觉麻木，有的感觉患肢发凉。④腰部活动障碍：腰部活动在各方面均受影响，尤以前屈为明显。

62. 何谓腰椎管狭窄症？其诊断要点是什么？

腰椎管、神经根管及椎间孔变形或狭窄并引起马尾及神经根受压而产生相应的临床症状，称腰椎管狭窄症。

诊断要点：①腰腿痛。长期多次反复的腰腿痛，疼痛的性质为酸痛、刺痛、灼痛等，症状多表现为双侧或左、右交替出现。腰腿痛多因站立和行走而加重，卧床休息后减轻缓解。②间歇性跛行。当站立和行走时，出现腰腿痛和麻木无力，并逐渐加重，以至不能继续行走。蹲下休息片刻上述症状缓解，继续行走疼痛又出现，骑自行车无妨碍。③排尿障碍。较严重者，可引起尿急或排尿困难。④肌肉萎缩。部分患者下肢某些肌肉萎缩无力，胫前肌及伸踇肌最易受累。⑤小腿外侧痛觉减退，跟腱反射迟钝，直腿抬高试验阳性。⑥腰椎正侧、过伸过屈位可见椎间隙变窄、骨质增生、腰椎滑脱、腰骶角增大、小关节突肥大等改变。⑦脊髓造影可见在不同平面上的梗阻和小关节、椎间盘部位的充盈缺损及神经根鞘的中断。⑧CT可直接显示椎管横断面形态，了解椎管狭窄的真正病理状态，骨性狭窄的部位、椎间盘退变膨出和黄韧带肥厚，硬膜囊、神经根受压牵拉情况，并能对椎管进行精确测量。⑨MRI：能提供椎管狭窄纵、横面状态，能显示脊髓有无长期受压致变性等情况。

63. 试述化脓性关节炎与骨关节结核的诊断要点。

化脓性关节炎：①多数病例有外伤或感染病史，起病急，进行迅速。②儿童较多见。③临床上可见高热、寒战、全身不适。突出的主诉是关节局部疼痛。④体征：关节局部温度增高、肿胀、关节积液。触诊时沿关节间隙有广泛压痛，功能活动时疼痛加重。⑤X线检查表现为早期关节囊积液、扩张，关节间隙增宽，不久关节间隙变窄，软骨下骨质疏松和破坏，以后软骨下骨增长、硬化，晚期关节间隙消失，发生纤维或骨性强直。⑥关节穿刺和关节液检查对确定诊断和选择治疗方法有重要意义。早期关节液混浊，晚期是脓性，涂片检查可发现大量白细胞和细菌。细菌培养可鉴别菌种并找出敏感抗生素。

骨关节结核：①大多数有肺、淋巴结核的原发病灶，进行缓慢，常不能确定指出发病日期。②儿童期及青年、成人较多见。③表现有潮热、盗汗、消瘦等结核中毒症状。④体征有关节慢性进行肿胀，不红、不热、压痛较轻微。可并发冷性脓肿。⑤X线检查表现骨质破坏是缓慢的进行性的，破坏的部位在骨骺及关节软骨，骨质破坏区四周无明显新生骨，合并窦道时可有硬化，并空洞或死骨形成，死骨小，多是砂粒状，附近骨骼常有普遍脱钙。⑥化验检查活动期红细胞沉降率加快。⑦细菌培养有助于诊断。

自测试题（附参考答案）

【A型题】

1. 周代的医学分科中，骨伤科属于
   A. 食医　B. 疾医　C. 疡医　D. 兽医　E. 以上都是
2. 首次记载用竹片夹板固定骨折的是
   A.《肘后救卒方》　B.《刘涓子鬼遗方》　C.《诸病源候论》　D.《吕氏春秋》　E.《仙授理伤续断秘方》
3. 最早记载破伤风的医著是
   A.《内经》　B.《难经》　C.《五十二病方》　D.《伤寒论》　E.《普济方》
4. 正骨八法最早源于
   A.《伤科大成》　B.《医宗金鉴》　C.《圣济总录》　D.《伤科汇纂》　E.《跌损妙方》
5. 在伤筋损骨的治疗中，必须着重调补
   A. 肝、肾　B. 脾、肾　C. 心、脾　D. 心、肾　E. 肝、脾
6. 损伤疾病后期或肢节病疼患者有阴液耗损、邪毒留于阴分症状者
   A. 健脾利湿法　B. 镇纳安神法　C. 因涩收敛法　D. 养阴清热法　E. 发汗解表法
7. 损伤后出现外无瘀肿，自觉疼痛，范围广泛，痛无定处，属于
   A. 气滞　B. 气闭　C. 气逆　D. 血瘀　E. 血虚
8. 下列哪一种情况不是手法应用原则之一
   A. 尽早　B. 稳妥　C. 无痛　D. 准确　E. 灵巧
9. 紧脉主
   A. 气滞　B. 血瘀　C. 骨折　D. 胸痛　E. 腰痛
10. 芤脉主
    A. 血瘀气滞　B. 气虚血瘀　C. 元气离散　D. 出血过多　E. 肾虚腰痛
11. 通过膝关节弹响声可以诊断为
    A. 骨折　B. 脱位　C. 侧副韧带损伤　D. 膝关节半月板损伤　E. 肌腱周围炎
12. 常用以鉴别骨折与挫伤的检查法是

A. 挤压法　B. 旋转法　C. 屈伸法　D. 摇晃法　E. 触摸法

13. 膏药一般适用于

A. 伤筋、骨折的早期　B. 伤筋、骨折的中期　C. 伤筋、骨折的后期　D. 局部创面未愈合者　E. 新伤积瘀者

14. 搽擦法最早记载于

A.《山海经》　B.《神农本草经》　C.《五十二病方》　D.《内经》　E.《伤寒杂病论》

15. 临床根据损伤部位辨证治疗四肢损伤时，应选用

A. 通窍活血汤　B. 桃红四物汤　C. 复元活血汤　D. 膈下逐瘀汤　E. 血府逐瘀汤

16. 在损伤后期治法的补气养血法中，损伤血虚为主者，用

A. 八珍汤　B. 十全大补汤　C. 四物汤　D. 四君子汤　E. 参附汤

17. 透脓法常用的方剂是

A. 托里消毒散　B. 神功内托散　C. 透脓散　D. 阳和汤　E. 青蒿鳖甲汤

18. 不属于骨折外因是

A. 直接暴力　B. 间接暴力　C. 肌肉牵拉　D. 累积性力　E. 脓肿导致骨骼的病变

19. 下列哪项不是青枝骨折的特征

A. 多发生于儿童　B. 畸形不严重　C. 功能障碍不明显　D. 是一种不完全骨折　E. 无局部压痛及纵向叩击痛

20. 下列骨折中，易导致出现肝、脾损伤的骨折是

A. 髂骨翼骨折　B. 骶骨骨折　C. 肋骨骨折　D. 胸椎骨折　E. 腰椎骨折

21. 桡神经损伤可出现在

A. 肱骨髁上骨折　B. 肱骨中上 1/3 骨折　C. 肱骨干骨折　D. 肱骨中下 1/3 骨折　E. 肱骨髁间粉碎性骨折

22. 容易出现腓总神经损伤的骨折是

A. 胫骨平台骨折　B. 髌骨骨折　C. 腓骨头骨折　D. 腓骨干骨折　E. 外踝骨折

23. 骨折后 24 小时内，骨折断端处的外骨膜开始增生、肥厚，外骨膜的内层成骨细胞增生，产生骨化组织，形成新骨，称为

A. 软骨内骨化　B. 骨膜内骨化　C. 外骨痂　D. 内骨痂　E. 骨性骨痂

24. 骨折愈合标准中哪项是错误的

A. 局部无压痛　B. 无异常活动　C. 连续 2 周骨折处不变形　D. 骨折已 100 天　E. X 线片显示骨小梁通过骨折线

25. 骨折的功能复位标准中，下列哪项是错误的

A. 成人骨折成角不超过 10° B. 儿童骨折成角不超过 15° C. 成人骨折缩短不超过 2cm D. 儿童下肢缩短不超过 2cm E. 骨干横形骨折对位达 1/3

26. 影响骨折愈合的最主要因素是

A. 年龄过大 B. 未服接骨片 C. 曾中风 D. 骨折端血供不足 E. 固定时间过久

27. 下列哪一项不是导致骨折延迟愈合或不愈合的原因

A. 感染 B. 骨折端夹有软组织 C. 骨缺损 D. 反复多次复位 E. 未解剖复位

28. 骨折临床愈合后，骨痂的改造塑形决定于

A. 外固定的牢固性 B. 肢体活动及负重产生的应力 C. 局部血液供应情况 D. 骨痂的多少和质量 E. 以上都不是

29. 下列关于骨折愈合的描述中，错误的是

A. 多次的手法整复不利于骨折的愈合 B. 手术复位更准确，更有利于骨折的愈合 C. 内固定或外固定的失效，都不利于骨折的愈合 D. 合理的锻炼会加快骨折的愈合 E. 以上都是

30. 夹板外固定应注意的事项中，下列哪一项是错误的

A. 绑带的松紧 B. 压垫的放置 C. 患肢的血运 D. 骨突部的衬垫 E. 有利于持重活动

31. 在骨折早期，宜采用的练功活动是

A. 禁止进行任何锻炼 B. 单纯肌肉收缩活动 C. 肌肉全面收缩锻炼 D. 全面锻炼关节 E. 以上均不是

32. 具有治损伤与寒湿作用的药膏是

A. 金黄膏 B. 红油膏 C. 狗皮膏 D. 太乙膏 E. 陀僧膏

33. 小夹板固定扎带松紧度以可以上下移动几厘米为合适

A. 2 B. 1.5 C. 1 D. 0.5 E. 3

34. 下列哪种情况不是小夹板固定的适应证

A. 四肢闭合性骨折 B. 轻微开放性骨折 C. 四肢陈旧性骨折 D. 关节内骨折 E. 四肢轻微骨折但水肿较严重者

35. 新鲜骨折一般指伤后多长时间内的骨折

A. 1周 B. 2周 C. 1～2周 D. 2～3周 E. 3周

36. 下列骨折类型中，易招致感染骨折的是

A. 病理性骨折 B. 复杂性骨折 C. 关节内骨折 D. 开放性骨折 E. 累积性力

37. 有一患者长时间步行引起第 2 跖骨骨折，其病因是下列何种外力

A. 直接暴力 B. 间接暴力 C. 肌肉强烈收缩 D. 持续劳损 E. 拼力岔气

38. 下列哪一项是骨折的特有体征

A. 疼痛　B. 肿胀　C. 活动功能障碍　D. 异常活动　E. 水疱

39. 创伤救护的步骤是

A. 包扎—搬运—止血—固定　B. 止血—包扎—固定—搬运　C. 搬运—止血—包扎—固定　D. 固定—搬运—包扎—止血　E. 止血—固定—搬运—包扎

40. 开放性骨折采取清创术的时间限制是

A. 6～8 小时以内　B. 12 小时以内　C. 没有的　D. 1 小时以内　E. 24 小时以内

41. 螺旋反折包扎用于

A. 膝关节　B. 大腿　C. 肩关节　D. 前臂，小腿　E. 上臂

42. 手术内固定时尽量减少骨膜剥离范围的根本意义在于

A. 没有必要　B. 可能引起骨折不稳定　C. 防止感染　D. 方便手术操作　E. 减少骨折部位血液循环破坏

43. 下列并发症中，不可能出现于晚期的是

A. 骨化性肌炎　B. 脂肪栓塞　C. 创伤性关节炎　D. 骨缺血性坏死　E. 关节僵硬

44. 下列脱位分类哪种是错误的

A. 外伤性脱位，病理性脱位　B. 新鲜脱位，陈旧性脱位　C. 完全脱位，单纯脱位　D. 先天性脱位，习惯性脱位　E. 前脱位，中心性脱位

45. 脱位后出现的特征是

A. 骨擦音　B. 疼痛　C. 异常活动　D. 畸形　E. 弹性固定

46. 适用于髌骨骨折或鹰嘴骨折的压垫是

A. 平垫　B. 合骨垫　C. 抱骨垫　D. 葫芦垫　E. 大头垫

47. 腕部餐叉样畸形发生于

A. 前臂双骨折　B. 尺骨下段骨折　C. 桡骨远端伸直型骨折　D. 腕舟骨骨折　E. 桡骨远端屈曲型骨折

48. 臂丛神经牵拉试验主要用于检查

A. 颈椎结核　B. 环枢椎半脱位　C. 颈椎病　D. 肩关节脱位　E. 颈椎骨折

49. 胸廓挤压试验阳性，则应考虑

A. 肋间神经炎　B. 肋骨骨折　C. 脊柱骨折　D. 气胸　E. 肝脏损伤

50. 麦氏征试验是用于检查

A. 膝关节半月板是否损伤的特殊试验　B. 膝关节十字韧带是否损伤的特殊试验　C. 膝关节外侧副韧带是否损伤的特殊试验　D. 膝关节内侧副韧带是否损伤的特殊试验　E. 以上都不是

51. 拾物试验主要用于检查

A. 髋关节疾病　B. 小儿脊柱疾病　C. 膝关节疾病　D. 上肢疾病

E. 小儿先髋

52. 肌肉动力可带动水平方向关节活动，但不能对抗地心引力，该肌力为

A. Ⅰ级　B. Ⅱ级　C. Ⅲ级　D. Ⅳ级　E. Ⅴ级

53. 限制胫骨向前移位的是

A. 内侧副韧带　B. 外侧副韧带　C. 前交叉韧带　D. 后交叉韧带　E. 髌韧带

54. 抽屉试验阳性说明

A. 膝关节半月板损伤　B. 膝关节内侧副韧带损伤　C. 膝关节外侧副韧带损伤　D. 髌韧带损伤　E. 膝关节交叉韧带损伤

55. 下列哪项不属于病理反射

A. 踝阵挛　B. 髌阵挛　C. 霍夫曼征　D. 膝跳反射　E. 巴宾斯基征

56. 上臂的长度是从

A. 肩峰至肱骨外上髁　B. 肩峰至肱骨内上髁　C. 肩峰至中指尖　D. 肩峰至桡骨茎突尖　E. 肩峰至鹰嘴

57. 大腿全长为髂前上棘至哪个部位的全长

A. 腓骨头　B. 胫骨平台　C. 髌骨中心　D. 内侧膝眼　E. 外侧膝眼

58. 腰椎间盘突出症主症为腰痛伴下肢放射痛，活动明显受限，下列哪项试验阳性

A. 直腿抬高及加强试验　B. 床边试验　C. “4”字试验　D. 髋关节屈曲试验　E. 分离试验

59. 锁骨中外1/3处骨折，外侧断端移位趋势为

A. 后方　B. 后上方　C. 前下方　D. 前方　E. 以上都不是

60. 肩关节功能位是指

A. 上臂外展45°～60°，前屈30°，外旋15°，肘关节屈曲30°，拇指对准鼻尖

B. 上臂外展90°，前屈30°，外旋15°，肘关节屈曲30°，拇指对准鼻尖

C. 上臂外展45°～60°，前屈45°，外旋15°，肘关节屈曲30°，拇指对准鼻尖

D. 上臂外展45°～60°，前屈30°，外旋30°，肘关节屈曲30°，拇指对准鼻尖

E. 上臂外展45°～60°，前屈30°，外旋15°，肘关节屈曲15°，拇指对准鼻尖

61. 下列哪种情况不属于切开复位内固定标准

A. 有移位的关节内骨折　B. 不稳定性骨折　C. 骨折不愈合　D. 开放性骨折　E. 儿童长管状骨骨折生理弧度方向上10°以内成角

62. 练功疗法贯彻的原则是

A. 内外兼治　B. 动静结合　C. 医患协作　D. 筋骨并重　E. 主、被动交替

63. 导引这个名称最早见于

A.《导引图》　B.《中藏经》　C.《仙授理伤续断秘方》　D.《金匮要略》　E.《庄子》

64. 上肢练功的主要目的是

A. 保持结构的完整性　B. 促进骨折愈合　C. 消除关节粘连　D. 恢复手的功能　E. 增加肌肉的力量

65. 下肢练功的主要目的是

A. 恢复负重和行走功能　B. 促进血液运行　C. 保护关节灵活性　D. 防止关节功能障碍　E. 防止肌肉萎缩

66. 下列哪个因素是创伤造成血流灌注不足引起休克的最常见原因

A. 失血　B. 组织破坏　C. 疼痛　D. 细菌毒素作用　E. 神经内分泌功能紊乱

67. 筋膜间隔区综合征最早且可能是唯一主诉症状的是

A. 疼痛　B. 麻木感　C. 肌力减退　D. 发热　E. 尿黄

68. 伸直型肱骨髁上骨折应固定肘关节于屈曲位

A. 90°　B. 110°　C. 90°～110°　D. 90°～100°　E. 110°～130°

69. 腕关节正常活动范围是

A. 背伸 10°～20°；掌屈 30°～40°；桡偏 10°～15°；尺偏 10°～20°　B. 背伸 20°～30°；掌屈 40°～50°；桡偏 15°～20°；尺偏 20°～30°　C. 背伸 35°～60°；掌屈 50°～60°；桡偏 25°～30°；尺偏 30°～40°　D. 背伸 60°～80°；掌屈 60°～80°；桡偏 30°～40°；尺偏 40°～50°　E. 背伸 80°～90°；掌屈 80°～90°；桡偏 40°～50°；尺偏 50°～60°

70. 桡神经损伤可出现的症状是

A. 爪形手　B. 腕下垂　C. 小指感觉障碍　D. 第 4、第 5 指屈曲不全　E. 拇指不能对掌

71. 克雷斯骨折正确的复位手法是

A. 牵引—尺偏—掌曲　B. 牵引—尺偏—背伸　C. 牵引—桡偏—掌曲　D. 牵引—桡偏—背伸　E. 以上都不是

72. 股骨颈骨折牵引后患肢应保持于

A. 内收内旋　B. 外展外旋　C. 内收中立　D. 外展中立　E. 内收外旋

73. 下列不是股骨粗隆间骨折诊断要点的是

A. 压痛点在腹股沟中点　B. 患肢明显缩短、内收、外旋畸形　C. 伤后局部疼痛、肿胀明显　D. 压痛点多在大粗隆部　E. 以上都不是

74. 股骨髁上骨折若局部出现较大的血肿，且胫后动脉、足背动脉搏动减弱或消失时，应考虑为

A. 深静脉栓塞　B. 筋膜间隔综合征　C. 腘动脉损伤　D. 腘静脉损伤　E. 以上都不是

75. 易继发骨缺血坏死的足跗骨骨折是

A. 跟骨骨折　B. 距骨骨折　C. 足舟骨骨折　D. 楔状骨骨折　E. 跖骨骨折

76. 距小腿关节背伸活动正常范围是

A. 背伸 40°～50°　B. 背伸 10°～20°　C. 背伸 20°～30°　D. 背伸 60°～70°　E. 背伸 0°～10°

77. 腰部正常活动范围是

A. 前屈 90°；后伸 30°；左右侧屈各 30°；左右旋转各 30°　B. 前屈 30°；后伸 30°；左右侧屈各 80°；左右旋转各 30°　C. 前屈 90°；后伸 30°；左右侧屈各 30°；左右旋转各 80°　D. 前屈 90°；后伸 80°；左右侧屈各 30°；左右旋转各 30°　E. 前屈 30°；后伸 30°；左右侧屈各 30°；左右旋转各 30°

78. 嵌插骨折最重要的体征是

A. 局部畸形　B. 骨擦音　C. 严重功能障碍　D. 纵轴叩击痛　E. 异常活动

79. 下列属于不稳定性脊柱骨折的是

A. 压缩 1/3 的椎体骨折　B. 单纯横突骨折　C. 单纯棘突骨折　D. 粉碎性压缩骨折　E. 压缩 1/2 的椎体骨折

80. 胸腰段压缩骨折发生的部位多见于

A. T_{10}　B. T_{10}～T_{11}　C. T_{12}～L_1　D. T_{11}～T_{12}　E. L_1～L_2

81. 股骨干骨折、骨盆骨折、多发性骨折都容易出现的并发症是

A. 血管损伤　B. 神经损伤　C. 感染　D. 损伤性休克　E. 骨不愈合

82. 下列骨折中，易导致膀胱损伤者为

A. 髂骨翼骨折　B. 尾骨骨折　C. 坐骨支骨折　D. 耻骨支骨折　E. 股骨颈骨折

83. 下列哪一项不属于损伤性骨化（骨化性肌炎）的特点

A. 最常发生于肘关节　B. 关节附近软组织广泛骨化　C. 不影响关节活动功能　D. X线片可能见到骨化阴影　E. 常见于关节扭伤、脱位及关节附近的骨折

84. 关节脱位最为常用的整复手法是

A. 旋转屈伸　B. 提按捺正　C. 足蹬膝顶　D. 拔伸牵引　E. 夹挤分骨

85. 下列不符合肩关节脱位表现的是

A. 肩部疼痛、肿胀　B. “方肩”畸形　C. “靴样”畸形　D. 搭肩试验阳性　E. 在喙突下、腋窝内或锁骨下可触及肱骨头

86. 肩关节脱位常合并的骨折是

A. 肱骨头骨折　B. 肱骨解剖颈骨折　C. 肱骨外科颈骨折　D. 肱骨大结节撕脱性骨折　E. 肱骨小结节骨折

87. 肩关节前脱位中，最常见的脱位类型是

A. 肩峰下型　B. 盂下型　C. 喙突下型　D. 锁骨下型　E. 胸壁内型

88. 冈上肌断裂时，上臂哪种活动功能受限

A. 外展　B. 内收　C. 外旋　D. 内旋　E. 前屈

89. 有“筋之府”之称的关节是

A. 肩关节　B. 肘关节　C. 髋关节　D. 膝关节　E. 距小腿关节

90. 冈上肌肌腱炎在肩部外展多少度时疼痛

A. 30°～60°　B. 60°～90°　C. 60°～120°　D. 120°～180°　E. 180°

91. 肩关节周围炎好发年龄为

A. 20 岁以下　B. 20～30 岁　C. 30～40 岁　D. 50 岁左右　E. 60 岁以上

92. 肩关节周围炎病程日久肩臂部肌肉出现萎缩，较明显的是

A. 大圆肌　B. 小圆肌　C. 胸大肌　D. 胸小肌　E. 三角肌

93. 引起肱骨外上髁炎的主要原因为

A. 慢性劳损　B. 急性损伤　C. 年龄　D. 体质　E. 解剖特点

94. 腕管综合征病程日久易出现萎缩的肌肉为

A. 大鱼际肌　B. 肱二头肌　C. 骨间肌　D. 蚓状肌　E. 拇外展肌

95. 落枕体检时常见的压痛点在

A. 骶棘肌　B. 背阔肌　C. 斜方肌　D. 冈上肌　E. 冈下肌

96. 落枕往往起病较快，病程较短，多长时间内能痊愈

A. 3 天　B. 1 周　C. 2 周　D. 3 周　E. 4 周

97. 枕颌牵引法治疗颈椎病，每次牵引时间约

A. 15 分钟　B. 30 分钟　C. 45 分钟　D. 60 分钟　E. 90 分钟

98. 脊髓型颈椎病受压并引起症状的组织是

A. 椎动脉　B. 脊髓　C. 神经根　D. 交感神经　E. 肌肉

【B 型题】

问题 1～3

A.《五十二病方》　B.《黄帝内经》　C.《诸病源候论》　D.《仙授理伤续断秘方》　E.《肘后救卒方》

1. 我国第一部中医病理专著是
2. 我国现存最早的一部骨伤科专著是
3. 世界上最早记载了下颌关节脱臼手法整复方法的著作是

问题 4～6

A. 外无瘀肿，自觉疼痛，范围较广，痛无定处　B. 疲倦乏力，语言低微，呼吸气短，心悸耳鸣，胃纳不佳，自汗　C. 嗳气频频，作呕欲吐或呕吐　D. 卒然昏仆，不省人事，或烦躁妄动，面赤，牙关紧闭，目瞑尿遗　E. 突然昏迷或醒后昏迷，目闭口开，面色苍白，四肢厥冷，呼吸浅促，大汗淋漓

4. 属于气闭的病理特点的是
5. 属于气虚的病理特点的是
6. 属于气脱的病理特点的是

问题 7～8

A. 热熨疗法　B. 按摩疗法　C. 外用药物疗法　D. 导引疗法　E. 手

术疗法

7. 古代人在伤处抚摸、按压以减轻症状，由此产生的疗法是
8. 古代人采用舞蹈祛邪解郁，舒展筋骨，由此产生的疗法是

问题 9～11

A. 活血化瘀，消肿止痛 B. 祛瘀止痛，通经活络 C. 壮筋骨，养气血，补肝肾 D. 行气止痛，补益肝肾 E. 接骨续筋

9. 骨折早期用药宜
10. 骨折中期用药宜
11. 骨折后期用药宜

问题 12～14

A. 复元活血汤 B. 续骨活血汤 C. 丹栀逍遥散 D. 十全大补汤 E. 龙胆泻肝汤

12. 适用于骨折早期的方剂是
13. 适用于骨折中期的方剂是
14. 适用于骨折后期的方剂是

问题 15～16

A. 拔伸牵引 B. 回旋手法 C. 夹挤分骨 D. 按摩推拿 E. 提按手法

15. 当骨折间隙有软组织嵌入时常使用
16. 两骨并列部位的骨折常采用

问题 17～18

A. 消瘀止痛药膏 B. 接骨续筋药膏 C. 温经通络药膏 D. 生肌象皮膏 E. 金黄膏

17. 骨折整复后，位置良好，肿痛消退之中期，用何种药膏外敷
18. 伤后感染邪毒，局部红、肿、热、痛者，用何种药膏外敷

问题 19～20

A. 掌屈、桡偏位 B. 掌屈、尺偏位 C. 背伸、桡偏位 D. 背伸、尺偏位 E. 背伸位

19. 屈曲型桡骨下端骨折整复后，应将腕关节固定于
20. 伸直型桡骨下端骨折整复后，应将腕关节固定于

问题 21～23

A. 掌侧 B. 背侧 C. 桡侧 D. 尺侧 E. 以上都不是

21. 掌骨干骨折由于骨间肌、蚓状肌的牵拉，一般骨折多向哪一侧成角移位
22. 近节指骨骨折，骨折断端受骨间肌、蚓状肌及伸指肌腱牵拉而向哪一侧成角畸形
23. 中节指骨骨折，若骨折发生在屈指浅肌腱止点的远侧，受屈指肌的牵拉，近侧骨折端向哪一侧移位，并有向掌侧成角畸形

问题 24～25

A. 肝肾亏虚　B. 气血亏虚　C. 瘀阻脉络　D. 气滞血瘀　E. 风湿侵袭

筋膜间隔区综合征辨证分型：

24. 患者肢体肿胀掣痛，压痛明显，肢端麻木，屈伸无力，舌质青紫，脉涩。证属
25. 患者筋腱拘挛，肢体痿废，肌肤不仁，舌质淡，脉细小。证属

问题 26～27

A. 小腿外侧间隔区　B. 小腿后侧浅部间隔区　C. 小腿前侧间隔区
D. 小腿后侧深部间隔区　E. 小腿后侧间隔区

26. 小腿后侧肿胀，有压痛，比目鱼肌及腓肠肌无力，背屈距小腿关节时引起疼痛是发生于什么部位筋膜间隔区综合征
27. 小腿远端内侧，跟腱与胫骨之间组织紧张，有压痛，屈趾肌及胫后肌无力，伸趾时引起疼痛，胫后神经分布区皮肤感觉丧失是发生于什么部位筋膜间隔区综合征

问题 28～29

A. 理筋手法　B. 切开减压　C. 中药内服　D. 针灸疗法　E. 透析疗法

28. 筋膜间隔区综合征一旦确诊后最有效的治疗方法是
29. 挤压综合征出现肾衰竭一旦确诊后最有效的治疗方法是

问题 30～31

A. 掌侧　B. 背侧　C. 内侧　D. 外侧　E. 前外侧或后内侧

30. 手部切开减压的切口应选择
31. 小腿切开减压的切口应选择

问题 32～33

A. 散瘀和伤汤　B. 金银花煎水　C. 八仙逍遥汤　D. 野菊花煎水
E. 2%～20%黄柏溶液

32. 新伤瘀血积聚者宜用何种熏洗湿敷药
33. 陈伤风湿、冷痛瘀血者宜用何种熏洗湿敷药

问题 34～37

A. 肌腱弹跳声　B. 关节弹响声　C. 入臼声　D. 骨擦音　E. 摩擦声

34. 关节脱位在整复成功时发出的响声是
35. 骨折两断端相互摩擦时发出的响声是
36. 屈指肌腱狭窄性腱鞘炎患者，在做伸屈手指检查时听到的弹响声是
37. 膝关节半月板损伤时，做膝关节屈伸旋转时听到的弹响声是

问题 38～39

A. 阴寒血凝　B. 津伤血滞　C. 气血虚弱　D. 瘀血凝聚　E. 里热实证

38. 伤科患者舌色淡白所主证为

39. 伤科患者舌色青紫所主证为

问题 40～41

A. 开法　B. 和法　C. 补法　D. 温法　E. 消法

40. 气滞血瘀，需消肿止痛用
41. 气闭昏厥或瘀血攻心用

问题 42～43

A. 行气活血法　B. 清热解毒法　C. 温阳解毒法　D. 舒筋解痉法　E. 祛痰散结法

42. 黄连解毒汤属于骨病内治法中何种方法
43. 温胆汤属于骨病内治法中何种方法

问题 44～45

A. 温经散　B. 当归四逆汤　C. 五苓散加减　D. 四妙勇安汤　E. 桃红四物汤合圣愈汤加减

44. 瘀阻经脉中医辨证治疗方用
45. 湿阻经脉中医辨证治疗方用

问题 46～47

A. 健脾利湿法　B. 镇纳安神法　C. 固涩收敛法　D. 养阴清热法　E. 发汗解表法

下述伤科杂证应采取何种内治法：

46. 损伤疾病中兼见外感表证者
47. 损伤疾病后期或肢节病疼患者有阴液耗损、邪毒留于阴分症状者

问题 48～49

A. 绷带加压包扎　B. 在上臂下段内侧将肱动脉压于肱骨上　C. 在上臂中段上止血带　D. 在锁骨上窝将颈动脉压于第 1 肋骨上　E. 前臂上止血带

48. 前臂动脉喷血应
49. 肩和腋窝部动脉喷血应

问题 50～51

A. 股骨粗隆间骨折　B. 股骨颈基底部骨折　C. 腕舟骨结节部骨折　D. 股骨颈头下型骨折　E. 胫骨上 1/3 骨折

50. 易发生骨折延迟愈合的骨折是
51. 易发生骨折不愈合的骨折是

问题 52～53

A. 骨骺骨折　B. 骨折断端不与外界交通　C. 骨折处与外界相通　D. 仅有骨小梁断裂　E. 骨折同时临近皮肤有伤口

52. 开放性骨折是指
53. 闭合性骨折是指

问题 54～56

A. 手指疼痛麻木，苍白或发绀，冰冷　B. 手指麻木，上肢肌力减退，霍夫曼征（＋）　C. 第 4、第 5 指屈曲不全，夹纸试验（＋），小指及环指尺侧感觉减退　D. 第 1、第 2 指屈曲困难，拇指不能对掌　E. 腕下垂，拇指不能外展和背伸

54. 桡神经损伤主要表现为
55. 尺神经损伤主要表现为
56. 正中神经损伤主要表现为

问题 57～58

A. 肩关节　B. 肘关节　C. 膝关节　D. 髋关节　E. 下颌关节

57. 《备急千金要方》记有何种脱位的复位方法
58. 《仙授理伤续断秘方》记有何种脱位的复位方法

问题 59～60

A. 拔伸牵引　B. 屈伸回旋　C. 端提捺正　D. 足蹬膝顶　E. 杠杆支撑

59. 下颌关节脱位复位的主要手法是
60. 难以整复的肩关节脱位或陈旧性脱位复位的主要手法是

问题 61～62

A. 一垫固定法　B. 二垫固定法　C. 三垫固定法　D. 四垫固定法　E. 梯形垫

61. 用于纠正骨折侧方移位，采用
62. 用于纠正骨折成角畸形，采用

问题 63～65

A. 钢板断裂　B. 化脓性感染　C. 骨折迟延愈合或不愈合　D. 骨缺损　E. 固定不可靠

63. 无菌技术不严格可以引起
64. 骨折分离移位可以引起
65. 不按生物力学要求实施内固定可以引起

问题 66～67

A. 外伤性脱位　B. 病理性脱位　C. 先天性脱位　D. 开放性脱位　E. 习惯性脱位

66. 年老体弱或关节局部结构变异者易出现
67. 关节本身病变后出现的脱位属于

问题 68～69

A. 血管损伤　B. 骨折　C. 神经损伤　D. 关节僵硬　E. 弹性固定

68. 属于脱位的早期并发症是
69. 属于脱位后期并发症的是

问题 70～71

A. 方肩畸形　B. 靴状畸形　C. 平肩畸形　D. 下肢外旋短缩畸形　E.“餐叉”状畸形

70. 肘关节后脱位及肱骨髁上骨折特征畸形是
71. 桡骨远端骨折伸直型特征性畸形是

问题 72～73

A. 0 级　B. 1 级　C. 2 级　D. 3 级　E. 4 级

72. 肌肉有微弱收缩，但不能移动关节，其肌力为
73. 肌肉收缩能抗地心吸引力运动肢体，且能抵抗一定强度的阻力，其肌力为

问题 74～75

A. 髂腰肌　B. 臀大肌　C. 股四头肌　D. 缝匠肌　E. 臀中肌

74. 患者，男，18 岁。医师对其右下肢做肌力检查，先将患者置于坐位，膝关节屈曲 90°，再嘱其伸直膝关节，患者不能完成此动作是由于损伤
75. 患者，女，20 岁。医师对其右下肢做肌力检查，先将患者置于左侧卧位，下肢伸直，嘱其外展右下肢。患者不能完成此动作是由于损伤

问题 76～77

A. 屈伸法　B. 旋转法　C. 叩击法　D. 挤压法　E. 端提法

76. 检查股骨干骨折常用的手法是
77. 检查胫腓骨骨折常用的手法是

问题 78～79

A. 不超关节固定，有利于早期功能锻炼　B. 可根据肢体的形状塑形，固定确实可靠　C. 可随时调节松紧度　D. 不可随时调节松紧度　E. 不能塑形，固定易松动

78. 石膏固定的优点是
79. 石膏固定的缺点是

问题 80～81

A. 外展　B. 内收　C. 后伸　D. 外旋　E. 内旋

80. 伤科患者在梳发动作受限时说明肩关节何功能活动障碍
81. 伤科患者在手背不能置于背部时说明肩关节何功能活动障碍

问题 82～83

A. 横断型或粉碎型　B. 横断型或斜型　C. 粉碎型或斜型　D. 螺旋型或横断型　E. 斜型或螺旋型

82. 直接暴力所致骨折多为
83. 间接暴力所致骨折多为

问题 84～85

A. 石膏拆除　B. 石膏开窗　C. 石膏剖开　D. 石膏楔形切开　E. 夹板固定

84. 采用石膏固定，如发现骨折有呈角畸形，可采取
85. 采用石膏固定，如发现肢体远端肿胀明显，但动脉搏动好，可采取

问题 86～87

A. 用手支撑腰部　B. 用手扶持患侧前臂　C. 用手扶持患侧上臂　D. 用手托住下颌　E. 下肢缩短

86. 肩关节脱位时患者常见的形态是
87. 颞颌关节脱位时患者常见的形态是

问题 88～89

A. 患肢缩短与外旋畸形　B. 患肢增粗和缩短　C. 脊柱侧弯畸形　D. 患肢筋肉萎缩和细弱　E. 膝关节僵直畸形

88. 股骨颈骨折患者常见的形态是
89. 陈旧性骨折、脱位患者常见的形态是

问题 90～92

A. 皮肤牵引　B. 股骨髁间骨牵引　C. 股骨髁上骨牵引　D. 胫骨结节骨牵引　E. 跟骨牵引

90. 对骨折远端向后移位的股骨干下 1/3 骨折，应选用的牵引方法是
91. 对骨折部位较低且远折端向后移位的股骨干下 1/3 骨折，应选用的牵引方法是
92. 对骨折远端向前移位的股骨干下 1/3 骨折，应选用的牵引方法是

问题 93～94

A. 内翻位　B. 外翻位　C. 背伸位　D. 跖屈位　E. 中立位

93. 内翻型距小腿关节扭挫伤早期可用绷带固定距小腿关节于
94. 外翻型距小腿关节扭挫伤早期可用绷带固定距小腿关节于

问题 95～96

A. 肋膈角消失　B. 肺内为液体阴影所掩盖　C. 肋膈角饱满　D. 出现液平面　E. 全肺为气体阴影所掩盖

95. 肋骨骨折并发血胸时，X 线上可见
96. 若肋骨骨折并发血胸同时存在气胸，则 X 线上可见

问题 97～98

A. 旋颈诱发试验　B. 压头试验　C. 屈腕试验　D. 叩击实验　E. 搭肩试验

97. 用于诊断神经根型颈椎病的体格检查方法是
98. 用于诊断椎动脉型颈椎病的体格检查方法是

【X 型题】

1. 《医宗金鉴·正骨心法要旨》一书中曾述及

   A. 按摩法　B. 推拿法　C. 拔伸牵引　D. 旋转斜扳　E. 屈曲按压

2. 摸肿块的内容包括下述哪些

   A. 部位　B. 大小　C. 形态　D. 硬度　E. 边界

3. 肢体损伤后血运障碍的体征是
A. 伤肢远端冰凉　B. 伤肢远端动脉搏动减弱　C. 伤肢远端麻木　D. 伤肢远端畸形　E. 伤肢远端灼热
4. 骨折的治疗原则是
A. 固定与活动统一　B. 骨与软组织并重　C. 局部与整体兼顾　D. 内固定与外固定相结合　E. 医疗措施与患者主观能动性密切配合
5. 上肢损伤（骨折、伤筋）常选用的部位引经药物为
A. 桑枝　B. 桂枝　C. 羌活　D. 防风　E. 牛膝
6. 下肢损伤（骨折、伤筋）常选用的部位引经药物为
A. 木瓜　B. 牛膝　C. 独活　D. 羌活　E. 千年健
7. 以下疾患属于损伤的是
A. 骨肿瘤　B. 骨疽　C. 骨折　D. 狂犬病　E. 脱位
8. 手法具有的效能是
A. 理伤整复，续筋接骨　B. 宣通散结，剥离粘连　C. 行气活血，消肿止痛　D. 舒筋活络，解除痉挛　E. 以上都不是
9. 手法的禁忌证有
A. 患有急性传染病　B. 生命体征不稳定　C. 不稳定性脊柱骨折脱位　D. 严重的开放性骨折　E. 手法区域有严重皮肤病或化脓性感染
10. 创伤急救的原则是
A. 先抢后救　B. 先重后轻　C. 先急后缓　D. 先近后远　E. 以上都不是
11. 下列损伤中按受伤时间分类的是
A. 内伤　B. 慢性损伤　C. 陈伤　D. 闭合伤　E. 新伤
12. 伤后日久出现肢体疲乏，肌肉消瘦等病症，应注意与下列哪些脏腑关系
A. 肝　B. 胆　C. 脾　D. 胃　E. 肾
13. 清热凉血法包括的两法为
A. 行气消瘀　B. 清热解毒　C. 凉血止血　D. 开窍活血　E. 和营止痛
14. 下列属于热熨法的有
A. 坎离砂　B. 活络油膏　C. 熨药　D. 活血酒　E. 伤油膏
15. 以下哪些是小夹板的性能
A. 可塑性　B. 弹性　C. 韧性　D. 可透射线　E. 质地轻便
16. 小夹板固定的力学原理主要包括
A. 夹板、压垫和扎带的外部作用力　B. 肌肉收缩的内在动力　C. 将伤肢置于与移位倾向相反的位置　D. 肢体固定的血液循环改变　E. 患者的自我控制力
17. 下列哪些是皮肤牵引的禁忌证
A. 成人股骨干骨折　B. 皮肤有炎症　C. 胶布过敏　D. 肢体血液循环不

良　E. 老年股骨转子间骨折

18. 骨牵引的禁忌证包括

A. 牵引处有炎症　B. 严重骨质疏松　C. 老年患者　D. 儿童患者　E. 有内科疾病

19. 伤科局部望诊的内容包括

A. 畸形　B. 肿胀、瘀斑　C. 异常活动　D. 创口　E. 肢体功能

20. 对开放性损伤患者在检查创口时注意

A. 创口的大小　B. 创口的深浅　C. 创口的色泽　D. 创口的污染　E. 创面的整齐

21. 伤科切诊中弦脉主病有

A. 主诸痛　B. 主脾胃疾病　C. 主心肝胆疾病　D. 主肠道疾病　E. 主肝胆疾病

22. 伤科闻诊的主要内容有

A. 听骨擦音　B. 听入臼声　C. 听弹响声　D. 听啼哭声　E. 听捻发音

23. 摸法是伤科诊断中的重要方法之一，常用手法有

A. 触摸法　B. 挤压法　C. 叩击法　D. 旋转法　E. 屈伸法

24. 心肺复苏成功的标准是

A. 收缩压≥60mmHg　B. 口唇、甲床颜色好转　C. 对光反射重现　D. 瞳孔逐渐缩小　E. 呼吸逐渐恢复

25. 以下哪些是用于检查下肢的病理反射征

A. 膝反射　B. 巴宾斯基征　C. 奥本海姆征　D. 霍夫曼征　E. 踝阵挛

26. 可以反映肾功能情况的检查有

A. 血常规　B. 尿常规　C. 尿相对密度　D. 尿酸碱度　E. 电解质测定

27. 若输血输液补充血容量后，休克仍未能改善，应考虑存在因素包括

A. 潜在活动性出血　B. 细菌感染　C. 心功能不全　D. 代谢性酸中毒　E. 弥散性血管内凝血

28. 造成筋膜间隔区血循环障碍恶性循环的两个主要环节是

A. 缺血　B. 肌肉挛缩　C. 水肿　D. 神经功能异常　E. 肌红蛋白尿

29. 截肢的适应证为

A. 患肢无血运或严重血运障碍　B. 全身中毒症状严重，甚至危及患者生命者　C. 伤肢并发特异性感染，如气性坏疽　D. 患肢肿胀血运差，剧烈疼痛，患者不能忍受　E. 患肢神经功能障碍者

30. 挤压综合征全身表现的主要特征为

A. 休克　B. 肢体肿胀　C. 高钾血症　D. 肌红蛋白尿　E. 酸中毒及氮质血症

31. 急救止血法有

A. 加压包扎法　B. 指压法　C. 血管结扎法　D. 血管钳止血法　E. 止

血带止血法
32. 发生筋膜间隔区综合征的主要病因病机有
A. 神经受损伤　B. 大血管受阻　C. 肢体内部组织肿胀　D. 肢体外部受压　E. 肌肉肌腱受损
33. 骨折常见的移位方式有
A. 成角移位　B. 侧方移位　C. 短缩移位　D. 分离移位　E. 旋转移位
34. 骨折的早期并发症有
A. 创伤性休克　B. 周围神经损伤　C. 感染　D. 血管损伤　E. 压疮
35. 下列骨折中属不稳定骨折的是
A. 斜型骨折　B. 螺旋型骨折　C. 粉碎型骨折　D. 青枝骨折　E. 裂缝骨折
36. 老年人因股骨颈骨折长期卧床，易并发
A. 心力衰竭　B. 压疮　C. 泌尿系统结石　D. 尿路感染　E. 坠积性肺炎
37. 老年人臀部着地跌倒，最常见的骨折为
A. 股骨颈骨折　B. 股骨粗隆间骨折　C. 股骨干骨折　D. 大粗隆骨折　E. 脊柱压缩性骨折
38. 伸直型桡骨下端骨折的移位特点是
A. 骨折远端向背侧移位　B. 骨折远端向桡侧移位　C. 骨折远端向尺侧移位　D. 尺偏角变小　E. 掌倾角变小
39. 股骨粗隆间骨折，患肢处于的位置
A. 内收　B. 外展　C. 内旋　D. 外旋　E. 缩短
40. 股骨粗隆间骨折临床可分为
A. 粗隆上型　B. 粗隆下型　C. 顺粗隆间型　D. 反粗隆间型　E. 以上都是

【是非判断题】

1. 《肘后救卒方》是我国现存最早的骨伤科专著，首次记载了髋关节脱臼。（　）
2. 瘀血停积者多系实证，故脉宜坚强而实，故洪大者顺，沉细者恶。（　）
3. 内托法可分为透脓、补托两法。（　）
4. 药条法是用于创伤感染和骨病形成窦道的一种外治方法。（　）
5. 热敷熏洗是将药物置于锅或盆中加水煮沸后熏洗患处的一种方法。（　）
6. 固涩收敛法是用固涩收敛药物，使气血津液不再耗散的一种治法。（　）
7. 内托法是用补益气血的药物扶助正气、托毒外出，以免毒邪内陷的方法。（　）
8. 神疲乏力，语言低微，呼吸气短是气滞的表现。（　）
9. 舒筋活络法是损伤中期的内治法之一。（　）
10. 整复时应原则上较早越好，骨折后一天内最易整复。（　）
11. 骨牵引中胫骨结节牵引进针方向应是由外向内。（　）

12. 对于严重骨质疏松患者，可行骨牵引术。 ( )
13. 骨折复位的最佳时间是伤后半小时之内。 ( )
14. 脱位后出现的特征是骨擦音。 ( )
15. 夹挤分骨属于脱位整复手法。 ( )
16. 关节脱位最为常用的整复手法是拔伸牵引。 ( )
17. 上肢练功特别要保护各关节的灵活性，以防止关节发生功能障碍。 ( )
18. 肌力检查时当静止状态时肌肉保持一定程度的紧张度称为肌张力。 ( )
19. 测量肿胀时取最肿处，测量肌萎缩时测肌腹部。 ( )
20. 肩关节解剖特点是肱骨头大，呈半球形，关节盂小而浅。 ( )
21. 对一个关节功能的正确评估，要以关节的有效运动为准则。 ( )
22. 关节脱位的外因多责之于直接暴力和间接暴力。 ( )
23. 按脱位的时间可分为外伤性脱位和习惯性脱位。 ( )
24. 望远镜试验适用于检查小儿先天性髋关节脱位。 ( )
25. 肌肉收缩可带动关节在水平方向运动，但不能对抗地心吸引力分级为 2 级。 ( )
26. 当皮下组织中有气体存在，检查时有一种特殊的捻发音或捻发感。 ( )
27. 肋骨骨折后，若断端刺破肺脏，空气渗入皮下组织可形成皮下气肿。 ( )
28. 肱骨干上 1/3 处骨折是迟缓愈合和不愈合好发部位。 ( )
29. 创伤救护的步骤是先止血包扎，再妥善固定搬运，最后转送。 ( )
30. 休克病理过程可分为休克代偿期、休克失代偿期和休克晚期。 ( )
31. 筋膜间隔区综合征常小血管受阻而发病。 ( )
32. 骨折后长期卧床可并发坠积性肺炎。 ( )
33. 裂缝骨折和嵌插骨折都不属于稳定性骨折。 ( )
34. 落枕主要是由于睡眠姿势不良或感受风寒所致。 ( )
35. 行神经根牵拉试验时，若患肢出现放射痛或麻木等症状即为阳性。 ( )
36. 指屈肌腱腱鞘炎临床症状在活动后或热敷后加重。 ( )
37. 上运动神经元损害时，肌张力增高，肌肉明显萎缩。 ( )
38. 第一掌骨基底部骨折由于相关肌肉的牵拉，骨折远端向背侧、桡侧移位。 ( )
39. 股骨粗隆间骨折压痛点在腹股沟中点。 ( )
40. 跖骨颈疲劳骨折的好发部位是第 5 跖骨。 ( )

【填空题】

1. 我国最早的一部医学典籍是________，第一部临床医学巨著是________。
2. 晋葛洪《肘后救卒方》中最早记载了________脱臼手法整复方法。
3. 骨伤科常用药物治疗方法分为________、________两种。
4. 内治药物的剂型，传统剂型有________、________、________、________ 4 种。
5. 肢体损于外，则气血伤于内，________有所不惯，________由之不和。
6. 肝主筋，肾主________；气伤痛；形伤________。
7. 骨伤科疾病治疗的基本原则是________、________、________、________。

8. 急救医学将保持呼吸道通畅、________、________、________、________称为创伤急救 5 项技术。
9. 牵引疗法依据方式不同，可以分为________、________、和布托牵引等。
10. 手法复位的要求是________、________、________，轻巧而不增加损伤，力争一次成功。
11. 肘关节脱位并发骨折者，应先整复________，后处理________，且前脱位常并发________骨折。
12. ________是鉴别诊断髋关节前、后脱位的检查法。其中，前脱位时呈________性，后脱位时呈________性。
13. 骨折复位的标准分为________和________两种。
14. 整个骨折愈合的过程就是________、________、________的过程，一般分为血肿机化期、原始骨痂形成期和骨痂改造塑形期。
15. 骨折的固定方法分为________和________两大类，其中外固定又分为夹板固定、________固定和________ 3 种。
16. 影响骨折愈合的局部因素是________、________、________、感染的影响、固定和运动。
17. 导致骨折的暴力形式可分为 4 种，即直接暴力、________、筋肉牵拉和________。
18. 骨折端的移位有成角移位、________移位、短缩移位、________移位、________移位。
19. ________多造成横形或粉碎型骨折，________多造成斜形或螺旋形骨折。
20. 腹部损伤造成实质脏器破裂多见于________、________。
21. 由于暴力作用而引起人体内部________、________、________遭受损伤而致功能紊乱的病症称内伤。
22. 损伤可导致气机运行失常，有________、气闭、气脱、________和气逆之分。
23. 感觉检查中的浅感觉检查包括的内容是________、________和温度觉。
24. 肩关节脱位的原因不外________和间接暴力两种。间接暴力可分为________和________两种。
25. 肱骨外科颈骨折是指肱骨________下 2～3cm 处的骨折，需与肩关节脱位相鉴别。
26. 肱骨髁上骨折，易被刺伤或受挤压的血管神经有________、________和________。
27. 皮肤感觉异常对椎间盘突出定位亦有意义，胫骨前皮肤感觉过敏，迟钝或痛觉丧失表明________突出压迫________神经根，胫骨后的皮肤感觉障碍则是________突出压迫________神经根。
28. 腰椎管狭窄症典型的临床症状是________。
29. 颞下颌关节脱位的手法复位方法分为________、________两种，后者多使用于年老齿落者的习惯性脱位。

30. 股骨颈骨折按其部位不同，可分为________、________和________骨折，前两者又叫囊内骨折，后者又叫________骨折。

参考答案

【A 型题】

1. C	2. A	3. C	4. B	5. A	6. D	7. A	8. C	9. E	10. D
11. D	12. A	13. C	14. D	15. B	16. C	17. C	18. E	19. E	20. C
21. D	22. C	23. B	24. D	25. C	26. D	27. E	28. B	29. B	30. E
31. B	32. C	33. C	34. E	35. C	36. D	37. D	38. D	39. B	40. A
41. D	42. E	43. B	44. E	45. E	46. C	47. C	48. C	49. B	50. A
51. B	52. B	53. C	54. E	55. D	56. A	57. D	58. A	59. C	60. A
61. E	62. A	63. E	64. D	65. A	66. A	67. A	68. C	69. C	70. B
71. A	72. D	73. A	74. C	75. B	76. C	77. A	78. D	79. D	80. C
81. D	82. D	83. C	84. D	85. C	86. D	87. C	88. A	89. D	90. C
91. D	92. E	93. A	94. A	95. C	96. B	97. B	98. B		

【B 型题】

1. C	2. D	3. E	4. D	5. B	6. E	7. B	8. D	9. A	10. E
11. C	12. A	13. B	14. D	15. B	16. C	17. B	18. E	19. D	20. B
21. B	22. B	23. A	24. C	25. A	26. B	27. D	28. B	29. E	30. B
31. E	32. A	33. C	34. C	35. D	36. A	37. B	38. C	39. D	40. E
41. A	42. B	43. E	44. E	45. C	46. E	47. D	48. E	49. A	50. D
51. D	52. C	53. B	54. E	55. C	56. D	57. E	58. A	59. C	60. E
61. B	62. C	63. B	64. C	65. E	66. E	67. B	68. C	69. D	70. B
71. E	72. B	73. E	74. C	75. E	76. C	77. C	78. B	79. D	80. D
81. E	82. A	83. E	84. D	85. C	86. B	87. D	88. A	89. D	90. C
91. B	92. D	93. B	94. A	95. A	96. D	97. B	98. A		

【X 型题】

1. AB	2. ABCDE	3. ABC	4. ABCE	5. ABCD
6. ABCE	7. CE	8. ABCD	9. ABCDE	10. ABCD
11. CE	12. CD	13. BC	14. AC	15. ABCDE
16. ABC	17. ABCD	18. AB	19. ABDE	20. ABCDE
21. AE	22. ABCDE	23. ABCDE	24. ABCDE	25. BCE
26. BCD	27. ABCDE	28. AC	29. ABC	30. ACDE
31. ABCDE	32. BCD	33. ABCDE	34. ABCD	35. ABC
36. BCDE	37. ABE	38. ABDE	39. ADE	40. BCD

【是非判断题】

1. ×	2. √	3. √	4. ×	5. √	6. √	7. √	8. ×	9. ×	10. ×

11. √ 12. × 13. √ 14. × 15. × 16. √ 17. √ 18. √ 19. √ 20. √
21. √ 22. √ 23. × 24. √ 25. √ 26. √ 27. √ 28. × 29. √ 30. √
31. × 32. √ 33. × 34. √ 35. √ 36. × 37. × 38. √ 39. × 40. ×

【填空题】

1.《黄帝内经》 《伤寒论》 2. 下颌关节 3. 内治法 外治法 4. 汤剂 丸剂 散剂 药酒 5. 营卫 脏腑 6. 骨 肿 7. 动静结合 筋骨并重 内外兼治 医患合作 8. 止血 包扎 固定 搬运 9. 皮肤牵引 骨牵引 10. 及时 稳妥 准确 11. 脱位 骨折 鹰嘴 12. 黏膝征 阴 阳 13. 解剖复位 功能复位 14. 瘀去 新生 骨合 15. 外固定 内固定 石膏绷带 持续牵引 16. 断面的接触 断面的血供 损伤的程度 17. 间接暴力 持续劳损 18. 侧方 分离 旋转 19. 直接暴力 间接暴力 20. 脾 肝 21. 气血 脏腑 经络 22. 气滞 气虚 23. 痛觉 触觉 24. 直接暴力 传达暴力 杠杆作用力 25. 解剖颈 26. 正中神经 桡神经 肱动脉 27. $L_{4\sim5}$ L_5 $L_5\sim S_1$ S_1 28. 间歇性跛行 29. 口内 口外 30. 头下 颈中 基底 囊外

§2.6 中医皮肤性病科学

基本知识问答

1. 皮肤病常用的内治八法是什么？祛湿法又可分为哪几种类型？其适应证和治疗方药是什么？

内治八法有祛风法、清热法、祛湿法、润燥法、活血法、温通法、软坚法、补肾法。

祛湿法又可分为清热利湿、健脾化湿、滋阴除湿 3 型。①清热利湿法用于湿热证和暑湿证，方用茵陈蒿汤、龙胆泻肝汤、萆薢渗湿汤等。②健脾化湿法用于脾湿证，方用除湿胃苓汤等。③滋阴除湿法用于渗利伤阴证，方用滋阴除湿汤等。

2. 外用药物应遵循什么使用原则？

（1）正确选用外用药物的剂型：应根据皮肤病的临床特点选用适当剂型。急性炎症性皮损，仅有潮红、肿胀、斑丘疹而无糜烂时，选用粉剂或洗剂；有水疱、糜烂、渗出时则选用溶液湿敷；有糜烂但渗出不多时则用糊剂；亚急性炎症皮损渗出不多者可选用油剂或糊剂，如无糜烂宜用乳剂或糊剂；慢性炎症性皮损可选用乳剂、软膏、糊剂或硬膏；如无皮疹仅有瘙痒，选用酯剂或酊剂，也可选用乳剂。

（2）正确选用外用药物的种类：应根据皮肤病的病因、病理变化和自觉症状来选药。如化脓性皮肤病，可选择抗生素类药物；真菌性皮肤病，可选用抗真菌药物；变态反应性疾病，可选用糖皮质激素或抗过敏性药物；瘙痒者选用止痒剂；角化不全时选用角质促成剂；角化过度时选用角质松解剂；有渗出时应选用收敛剂等。

（3）要熟悉药物的禁忌证和药物之间的配伍禁忌：如洗剂不宜应用于毛发部位，它和粉剂均不能应用于结痂、脱屑及湿润的糜烂面；酊剂禁用于急性炎症或渗出糜烂者。

（4）一般宜从低浓度、小面积开始试用，逐渐扩大面积，增加浓度，尽量避免刺激，用药过程中如发现有反应，应立即停药或更换其他药物。

（5）应向患者说明用药的方法及注意事项。在外用药使用以前，应当向患者详细解释使用方法、使用时间、部位、次数以及可能出现的不良反应及其处理措施等。

3. 皮肤病常见原发性皮损的辨证要点是什么？

皮肤病常见原发性皮损包括斑疹、丘疹、疱疹、脓疱、结节、风团。

斑疹：红斑压之褪色的多属血分有热，压之不褪色的多为血热或血瘀；红而带紫的为热毒炽盛，红斑稀疏的为热轻，密集的为热重；白斑多因气滞或血虚。

丘疹：多为血热、风热所致。

疱疹：疱疹发于红斑之上，多属湿热或热毒所致。

脓疱：多因湿热或热毒炽盛所致。

结节：多由气血凝滞所致。

风团：白色的多为风寒；红色的多为风热。

4. 皮肤病外用药剂型各自的适应证是什么？

溶液：适用于渗出较多或脓性分泌物多的急性皮肤病。

粉剂：适用于无渗液性的急性或亚急性的皮炎类皮肤病。

洗剂：同粉剂。

酊剂：适用于脚湿气、鹅掌风、体癣、牛皮癣（神经性皮炎）等。

油剂：适用于亚急性皮肤病中有糜烂、渗出、鳞屑、溃疡的皮损。

软膏：适用于一切慢性皮肤病具有结痂、皲裂、苔藓样变等皮损。

5. 什么是继发性皮损？

继发性皮损是原发性皮损经过搔抓、感染、治疗处理和在损害修复过程中演变而成的皮损。包括瘢痕、结痂、抓痕、皲裂、溃疡、糜烂、鳞屑、苔藓样变、皮肤萎缩、色素沉着等。

6. 简述糜烂与溃疡的鉴别。

（1）糜烂：为局限性的表皮缺损，是由疱疹、脓疱的破裂，痂皮的脱落等露出的红色湿润面，多属湿热为患，糜烂因损害较浅，愈合较快，且不留瘢痕。

（2）溃疡：为皮肤或黏膜深层真皮或皮下组织的局限性缺损、溃疡大小不一，疡面有脓液、浆液或血液，基底可有坏死组织，多为热盛肉腐而成，常见于疮疖、外伤染毒等溃烂后形成，愈后留有瘢痕。

7. 热疮怎样外治？

以清热、解毒、干燥、收敛为原则，皮损以丘疱疹为主且糜烂、渗出偏重者，以马齿苋水洗剂外洗或湿敷；皮损以糜烂、结痂为主或向愈时，以紫金锭磨水，或青黛膏、黄连膏等外搽。

8. 热疮的内治法有哪些？

（1）肺胃热盛：多发于颜面部，以口唇鼻侧多见，皮损为群集小水疱，灼热刺痒；伴轻度周身不适，心烦郁闷，大便干，小便黄；舌红，苔黄，脉弦数。治法：疏风清热解毒。方药：辛夷清肺饮加减。

（2）肝胆湿热：疱疹发于阴部，易破溃糜烂，疼痛明显；伴发热，大便干，小便黄赤；舌质红，苔黄腻，脉滑数。治法：清热利湿解毒。方药：龙胆泻肝汤加减。大便干者，加生大黄以泻下通腑。

（3）阴虚内热：病情反复发作；伴口干唇燥，午后微热；舌红，苔薄，脉细数。治法：养阴清热解毒。方药：增液汤加板蓝根、紫草、生薏苡仁等。

9. 简述蛇串疮的临床特点、辨证分型、治法及代表方。

临床特点：皮肤上出现红斑、水疱或丘疱疹，累累如串珠，排列成带状，沿一侧周围神经分布区出现，局部刺痛或伴淋巴结肿大。好发于春秋季节。多数患者愈后很少复发。

本病辨证分3型：①肝经郁热证，治拟清泄肝火，解毒止痛，代表方为龙胆泻肝汤加减。②脾虚湿蕴证，治拟健脾利湿，解毒止痛，代表方除湿胃苓汤加减。③气滞血瘀证，治拟理气活血、通窍止痛，代表方柴胡疏肝散合桃红四物汤加减。

10. 蛇串疮如何外治？

（1）初起用玉露膏外敷；或外搽双柏散、三黄洗剂、清凉乳剂（麻油加饱和石灰水上清液充分搅拌成乳状）外涂；或鲜马齿苋、玉簪叶捣烂外敷。

（2）水疱破后，用四黄膏或青黛膏外涂；有坏死者，用九一丹换药。

（3）若水疱不破，可用三棱针或消毒针头挑破，使疱液流出，以减轻疼痛。

11. 列表比较鸡眼、胼胝与跖疣的鉴别诊断。

	鸡眼	胼胝	跖疣
形态	黄色圆锥形角质，外圆透明黄色环	蜡黄色角质斑片，中央略高，边缘不齐	圆或类圆形灰黄或褐色斑块，中央角质软芯，散在分布
部位	足缘足跖压迫部	掌跖	足跖
数目	单发或数个	少数	多发，大小不一
表面	中心处皮纹消失，光滑	光滑、皮纹清楚	中心粗糙，皮纹中断常有出血点
压痛	很明显	不明显	明显
病因	挤压	长期压迫、摩擦	病毒

12. 扁瘊的特点有哪些?

扁瘊相当于西医的扁平疣。多发于青年男、女，故又称青年扁平疣。皮损为表面光滑的扁平丘疹，针头、米粒到黄豆大小，呈淡红色、褐色或正常皮肤颜色。数目很多，散在分布，或簇集成群，有的互相融合。

13. 鼠乳的特点有哪些?

鼠乳相当于西医的传染性软疣。多见于儿童。皮损为半球形丘疹，米粒到黄豆、豌豆大小；中央有脐凹，表面有蜡样光泽，挑破顶端，可挤压出白色乳酪样物质。

14. 疣目的特点有哪些?

疣目相当于西医的寻常疣。多发于儿童及青年。最初为一个针头大至绿豆大的疣状赘生物，呈半球形或多角形，突出表面，色灰白或污黄，表面蓬松枯槁，状如花蕊，粗糙而坚硬。以后体积渐次增大，发展成乳头状赘生物，此为原发性损害，称母瘊。

15. 黄水疮的内治、外治原则分别是什么?

（1）内治原则：以清暑利湿为主要治法，实证以祛邪为主，虚证以健脾为主。

（2）外治原则：解毒、收敛、燥湿。

16. 黄水疮的内治法有哪些?

（1）暑湿热蕴者可见脓疱密集，色黄，周围绕以红晕，糜烂面鲜红，伴有口干，大便干，小便黄；舌红，苔黄腻，脉濡滑数。治法：清暑利湿解毒。方药：清暑汤加减。热重烦躁者，加黄连、栀子等以清热除烦；大便干结者，加生大黄以泻滞导热。

（2）脾虚湿蕴者可见脓疱稀疏，色淡白或淡黄，糜烂面淡红，伴有食纳少，大便溏薄；舌淡，苔薄微腻，脉濡细。治法：健脾渗湿。方药：参苓白术散加减。食滞不化者，加槟榔、焦三仙以化气行滞。

17. 脚湿气临床分哪几型？其皮损特点有哪些？如何进行外治？

脚湿气在临床上分为水疱型、糜烂型、脱屑型3型。

（1）水疱型：多发生在足弓及趾的两侧，为成群或分散的深在性皮下水疱，疱壁厚，内容清澈，不易破裂，瘙痒。数天后干燥、脱屑或融合成多房性水疱，撕去疱壁可显示蜂窝状基底及鲜红色糜烂面。可选用1号癣药水、2号癣药水外搽；或用藿黄洗剂（藿香、黄精、大黄、皂矾）浸泡。

（2）糜烂型：发生在趾缝间，尤以趾间多见。表现为趾间潮湿，皮肤浸渍发白，除去白皮，露出潮湿鲜红的基底面，瘙痒剧烈。可选用高锰酸钾溶液或二矾汤浸泡。

（3）脱屑型：多发生在趾间、足弓两侧及足底。表现为角化过度、干燥、粗糙、脱屑、皲裂。可选用皮脂膏或雄黄膏外搽；如角化增厚较重可用水杨酸软膏厚涂，外用油纸封包。

18. 肥疮的特点有哪些？

肥疮相当于西医的黄癣。本病为头癣中最常见的一种，俗称“黄癞”，多见于农村，好发于儿童。皮损多从头顶部开始，渐及四周，可累及全头部。初起为红色丘疹，或有脓疱，干后结痂蜡黄色。其特征是有黄癣痂堆积。癣痂呈蜡黄色，肥厚，边缘翘起，中心微凹，上有毛发贯穿，质脆易粉碎，有特殊的鼠尿臭。除去黄癣痂，其下为鲜红湿润的糜烂面，病变部位可相互融合，形成大片黄痂。病变区头发干燥，失去光泽。久之毛囊被破坏而成永久性脱发。病变痊愈后在头皮留下广泛、光滑的萎缩性瘢痕。头皮四周约1cm头皮不易受损。本病多由儿童期染病，延至成年始趋向愈，甚至终身不愈。少数糜烂化脓，常致附近出现臀核肿痛。

19. 白秃疮的特点有哪些？

白秃疮相当于西医的白癣。本病是头癣的一种，多见于学龄儿童，男性多于女性。皮损特征是在头皮有圆形或不规则的覆盖灰白鳞屑的斑片。病损区毛发干枯无泽，常在距头皮0.3～0.8cm处折断而呈参差不齐。头发易于拔落且不疼痛，病发根部包绕有白色鳞屑形成的菌鞘。自觉瘙痒。发病部位以头顶、枕部居多，但发缘处一般不被累及。青春期可自愈，秃发也能再生，不遗留瘢痕。

20. 鹅掌风的特点有哪些？

鹅掌风相当于西医的手癣。本病以成年人多见，男女老幼均可染病。多数为单侧发病，也可波及双手。夏天起水疱病情加重，冬天则枯裂、疼痛明显。皮疹特点初起为掌心或指缝水疱或掌部皮肤角化脱屑、水疱。水疱多透明如晶，散在或簇集，瘙痒难忍。水疱破后干涸，叠起白屑，中心向愈，四周继发疱疹，并可延及手背、腕部。若反复发作，可致手掌皮肤肥厚，枯槁干裂，疼痛，屈伸不利，宛如鹅掌。损害若侵及指甲，可使甲板蛀蚀变形，甲板增厚或萎缩翘起，色灰白而成甲癣（灰指甲）。鹅掌风病程慢性，反复发作。

21. 紫白癜风的特点有哪些?

紫白癜风相当于西医的花斑癣，俗称汗斑。本病常发于多汗体质青年，可在家庭中互相传染。皮损好发于颈项、躯干，尤其是多汗部位以及四肢近心端，为大小不一、边界清楚的圆形或不规则的无炎症性斑块，色淡褐、灰褐至深褐色，或轻度色素减退，或附少许糠秕状细鳞屑，常融合成片。有轻微痒感，常夏发冬愈，复发率高。

22. 白秃疮与白屑风的区别有哪些?

白秃疮是头癣的一种，有传染性，多发于儿童，皮损特征是在头皮上有圆形或不规则的覆盖灰白色鳞屑的斑片，头发常在距头皮 0.3～0.8cm 处折断而参差不齐，病发根部包绕有白色菌鞘，青春期可自愈，不遗留瘢痕。白屑风多见于年轻人，症见病变部位白色鳞屑堆叠，梳抓时纷纷脱落，脱发而不断发，无传染性。

23. 疥疮如何进行外治? 试述疥疮的搽药方法。

疥疮治疗以杀虫为主，予 5%～20%硫黄软膏外涂。在浓度方面，小儿用 5%～10%，成人用 10%～15%，若患病时间长，可用 20%，但浓度不宜过高。涂药前，先用花椒、地肤子、白鲜皮，煎汤外洗，或用温肥皂水洗涤全身后，再搽药。一般先搽好发部位，再涂全身，每天早、晚各涂 1 次，连续 3 天，第 4 天洗澡、换洗席被，此为 1 个疗程。一般治疗 1～2 个疗程，停药后观察 1 周左右，如无新发皮疹，即为痊愈。

24. 疥疮的皮损特点有哪些?

疥疮皮损好发于皮肤薄嫩和皱褶处，如手指侧、指缝、腕肘关节屈侧、腋窝前缘、女性乳房下、少腹、外阴、腹股沟、大腿内侧等处。皮疹主要为红色小丘疹、丘疱疹、小水疱、隧道、结节和结痂。水疱常见于指缝。病久者男性皮损主要表现在阴茎、阴囊有结节。隧道为疥疮的特异性皮疹，长约 0.5mm，弯曲，微隆起，呈淡灰色或皮色，在隧道末端有一针头大的灰白色或微红的小点，为疥虫隐藏的地方。患者常有奇痒，遇热或夜间尤甚，常影响睡眠。

25. 虫咬皮炎的外治方法有哪些?

虫咬皮炎的外治方法有：①初起红斑、丘疹、风团等皮损时，用 1%薄荷三黄洗剂外涂。②生于毛发处者，剃毛后外搽50%的百部酊杀虫止痒。③感染邪毒、水疱破后糜烂红肿者，用马齿苋煎汤湿敷，再用青黛散油剂外搽，或用颠倒散洗剂外搽。④松毛虫、桑毛虫皮炎可用橡皮膏粘去毛刺，外涂5%碘酊。⑤蜂蛰皮炎应先拔去毒刺，火罐吸出毒汁，消毒后外用紫金锭磨水涂。

26. 急性湿疮与接触性皮炎的鉴别要点是什么？

急性湿疮与接触性皮炎的鉴别，可从病因、部位、皮疹形态、接触史、主要症状和转归几方面来看。急性湿疮病因常不明确，发病部位不固定，皮疹呈多形性，丘疹、水疱等边界弥漫不清，常对称发生，没有明确的接触史，瘙痒剧烈，常有复发倾向。而接触性皮炎常有明显的病因，常限于接触部位，皮疹较单一，有水肿、水疱，境界清楚，多有明确的接触史，痒或灼热感，去除病因则较快痊愈，不再接触即不复发。

27. 湿疮的分型及各型的临床特点是什么？

湿疮分3型：①湿热浸淫型，临床特点是发病时间短，皮损面积大，色红灼热，丘疱疹密集，瘙痒剧烈，抓破后脂水淋漓，浸淫成片，伴胸闷纳呆，身热不扬，腹胀便溏，小便黄；舌红，苔黄腻，脉滑数。②脾虚湿蕴型，临床特点是发病较缓，皮损潮红，有丘疹，瘙痒，抓后糜烂渗出，可见鳞屑，伴纳少，腹胀便溏，易疲乏；舌淡胖，苔白腻，脉弦缓。③血虚风燥型，临床特点是病程长久，反复发作，皮损色暗或色素沉着，或皮损粗糙肥厚，剧痒难忍，遇热或肥皂后瘙痒加重，伴有口干不欲饮，纳差，腹胀；舌淡，苔白，脉弦细。

28. 婴儿湿疮的特点及病因病理是什么？

婴儿湿疮是发于1～2岁婴儿的过敏性皮肤病，又称奶癣、胎疮。相当于西医的婴儿湿疹。其特点是：好发在头面，重者可延及躯干和四肢，患儿常有家族过敏史，多见于人工哺育的婴儿。由于禀性不耐，脾胃运化失职，内有胎火湿热，外受风湿热邪，两者蕴阻肌肤而成，或因消化不良、食物过敏、衣服摩擦、肥皂水洗等刺激而诱发。

29. 简述接触性皮炎的病因病机。

患者禀赋不耐，皮肤腠理不密，接触某些物质后，邪毒侵入皮肤，蕴热化热，邪热与气血相搏而发为本病，但体质因素是发病的主要因素，同一种物质，禀赋不耐者接触后发病，体质强盛者则不发病。

30. 简述接触性皮炎的中医辨证论治。

（1）风热蕴肤证：疏风清热止痒。消风散加牡丹皮、僵蚕。

（2）湿热毒蕴证：清热祛湿，凉血解毒。龙胆泻肝汤合化斑解毒汤加减。

（3）血虚风燥证：养血润燥，祛风止痒。当归饮子合消风散加减。

31. 慢性湿疮与牛皮癣皮损的区别有哪些？

慢性湿疮与牛皮癣皮损的区别有：慢性湿疮的皮损也可苔藓化，但仍有丘疹，小水疱，点状糜烂，流滋等，皮损局限在某一部位，如小腿、手足、肘窝、腘窝、外阴、肛门等处；牛皮癣的皮损有典型苔藓样变，皮损倾向干燥，无多形性损害，多发生于颈、肘、尾骶部，皮损分布常不对称。

32. 四弯风与湿疮临床上如何鉴别？

（1）四弯风患者本人及其家族成员中常有哮喘、过敏性鼻炎和荨麻疹等病史，临床分为婴儿期、儿童期、成人期。皮疹具有年龄阶段特点：婴儿好发于两侧面颊，儿童好发于肘窝、腘窝和四肢伸侧，成人好发于肘窝、腘窝、四肢伸侧与颈部。血中 IgE 浓度多有增高，外周嗜酸性粒细胞常可增高。

（2）湿疮皮损与四弯风没有多大区别，但无一定发病部位，家族中常无过敏性哮喘、鼻炎、荨麻疹、食物过敏史。

33. 药毒的西医治疗原则是什么？

①停用一切可疑致病药物。②促进体内药物排泄。③治疗临床症状。④预防和治疗并发症。⑤加强支持疗法。

34. 药毒内治怎样辨证论治？

①湿毒蕴肤证，治宜清热利湿解毒，方用萆薢渗湿汤加减。②热毒入营证，治宜清营解毒，方用清营汤加减。③气阴两虚证，治宜益气养阴清热，方用增液汤合益胃汤加减。

35. 大疱性表皮松解型药毒的临床表现有哪些？

大疱性表皮松解型为药毒中最严重的一种，死亡率高。其发病重，常伴有高热、烦躁，严重者可出现神昏谵语，甚至昏迷。皮疹为大片鲜红色或紫红色斑片，自觉灼痛，迅速出现松弛性水疱及大疱，形似烫伤，尼氏征阳性，大疱易擦破，创面为牛肉样红色。口腔、支气管、食管、眼结膜等处黏膜以及心、肝、肾等脏器均可同时受累。

36. 瘾疹的病因病机是什么？

瘾疹总由禀赋不耐，对某些物质过敏所致。如风寒外袭，营卫失和，日久则致表虚，卫外失固，更易受邪所致；风热外袭，营卫失和，久则风热之邪留恋，外不得透达，内不得疏泄而致；或饮食所伤，湿热内蕴，郁于肌肤；或老年患者或病久，气血亏虚，血虚生风而致；或妇女胎产，冲任失调，肝肾不足，肌肤失养，生风化燥而致。

37. 瘾疹临床如何辨证论治？

（1）风寒证：皮疹色白，遇冷或风吹加剧，得热则减轻，多冬季发病，舌苔薄白，脉迟或濡缓。治宜疏风散寒，调和营卫。用桂枝汤或麻黄桂枝各半汤加减。

(2) 风热证：皮疹色赤，遇热则加剧，得冷则减轻，多夏季发病，舌苔薄黄，脉浮数。治宜疏风清热为主。用消风散加减。

(3) 胃肠实热证：发疹时可伴有脘腹疼痛、神疲纳呆、大便秘结或泄泻，甚至恶心呕吐，舌苔黄腻，脉滑数。治宜疏风解表，通腑泻热为主。用防风通圣散合茵陈蒿汤加减。

(4) 气血两虚证：风疹块反复发作，延续数月或数年，劳累后发作加剧，神疲乏力，舌质淡苔薄，脉濡细。治宜调补气血为主。用八珍汤加减。

(5) 冲任不调证：常在月经前数天出现风团，往往随着月经的干净而消失，随经期发作，常伴有痛经或月经不调。治宜调摄冲任为主。用四物汤合二仙汤加减。

38. 牛皮癣的病因病机是什么？

牛皮癣总由情志内伤，风邪侵扰，营血失和，气血凝滞而成。初起多由风湿热邪阻滞肌肤或衣服硬领等机械刺激而引起；病久则耗伤阴液而致营血不足，血虚生燥，皮肤失于濡养而成；或血虚肝旺，情绪不宁，过度紧张，抑郁烦恼者，极易发病，且多复发。

39. 简述牛皮癣的中医辨证治疗。

本病治疗以疏风清热、养血润燥为治则。对继发感染应采用抗菌药物，及时控制感染。牛皮癣分为以下3个证型：①肝郁化火证，治宜疏肝理气，清肝泻火。方用龙胆泻肝汤加减。②风湿蕴肤证，治宜祛风利湿，清热止痒。方用消风散加减。③血虚风燥证，治宜养血润燥，熄风止痒。方用当归饮子加减。

40. 风瘙痒的病因病机是什么？

风瘙痒的病因病机：禀赋不耐，血热内蕴，外感之邪侵袭，则易血热生风，因而致痒；久病体弱，气血亏虚，风邪乘虚外袭，血虚易生风，肌肤失养，而致本病；饮食不节，过食辛辣、油腻、酒类，损伤脾胃，湿热内生，化热生风，内不得疏泄，外不得透达，郁于皮肤腠理而发本病。

41. 风瘙痒的临床表现有哪些？

风瘙痒好发于老年及青壮年，多见于冬季，少数也有夏季发作者。主要表现为阵发性瘙痒，尤以夜间为重。饮酒之后、情绪变化、被褥温暖及搔抓摩擦可使瘙痒发作或加重。无原发性皮肤损害，由于剧烈搔抓，可引起条状表皮剥脱和血痂，亦可有湿疹样变、苔藓样变及色素沉着等继发性皮损。患者常因瘙痒剧烈而影响睡眠，伴有头晕、精神忧郁及食欲不振等症状。发生于秋末及冬季，因气温骤冷所诱发者，称冬季瘙痒症。以湿热、汗液为诱因而引起瘙痒者，称夏季瘙痒症。

42. 风热疮的临床表现有哪些？

风热疮好发于青年和中年人，以春、秋季多见。本病皮损最先在躯干或四肢近端某处出现，皮损为一个约如指盖大小或稍大的圆形或椭圆形的淡红色或黄红色鳞屑斑，称为原发斑或母斑，这种母斑易被患者忽视。母斑出现1～2周后，即在躯干及四肢近端出现多数与母斑相似而形状较小的红斑，称为子斑或继发斑。皮损或横或斜，椭圆形，长轴与皮纹走行一致，中心略有细微皱纹，边缘不整，略似锯齿状，表面附有少量糠秕状细小鳞屑，多数孤立不相融合。子斑出现后，母斑颜色较为暗淡。斑疹颜色不一，自鲜红至褐色、褐黄或灰褐色不等。皮损好发于胸、背、腹、四肢近端、颈部，尤以胸部两侧多见，少数也可见于股上部，但颜面及小腿一般不发生，黏膜偶有累及。患者有不同程度的瘙痒，部分患者初起可伴有周身不适，头痛，咽痛，轻度发热，颈或腋下淋巴结肿大等全身症状。本病预后良好，一般经4～6周可自然消退，皮肤恢复正常，不遗留任何痕迹；亦有迁延2～3个月，甚至更长一段时间才痊愈者。愈后一般不复发。

43. 如何鉴别风热疮与寻常型白疕?

(1) 风热疮的皮损特点是：初发多在躯干部先出现玫瑰红色母斑，上有糠秕样鳞屑，继则分批出现较多，形态相仿而较小子斑。多数孤立不融合，长轴与皮纹走形一致，有不同程度瘙痒，较白疕为轻。多发于躯干或四肢近端，多数于春秋季节发病，预后良好，一般经4～6周可自然消退，皮肤不留任何痕迹，愈后一般不复发。

(2) 白疕的皮损特点是：在红斑上有较厚而松散的银白色鳞屑，刮之有薄膜现象及点状出血，形态有点滴状、蛎壳状等多种，可融合成片，瘙痒剧烈，全身均可出现皮损。多数冬季发病或加重，日久与季节变化关系不明显，病程长，反复发作，不易根治。

44. 白疕的临床特点、辨证分型、治法及代表方是什么?

白疕的临床特点是红斑基础上覆盖多层银白色鳞屑，刮去鳞屑有点状出血点，病程长，易复发。患病男性多于女性，城市高于农村，北方高于南方，大多呈冬重夏轻趋势，约有30%的患者有家族史。因其形状如癣，脱屑如松皮，又名“松皮癣”，亦称“干癣”。本病辨证分6型：①血热内蕴型，治宜凉血清热，代表方消风散合犀角地黄汤加减。②血虚风燥型，治宜养血滋阴，润肤熄风，代表方当归饮子加减。③气血瘀滞型，治宜活血化瘀，解毒通络，代表方桃红四物汤加减。④湿毒蕴积型，治宜清利湿热，解毒通络。方用萆薢渗湿汤加减。⑤风寒湿痹型，治宜祛风除湿，散寒通络，代表方独活寄生汤加减。⑥火毒炽盛型，治宜清热泻火，凉血解毒，代表方清瘟败毒饮加减。

45. 干性型、湿性型白屑风的临床表现有哪些?

白屑风多发于皮脂丰富部位，如头皮、前额、眉弓、鼻唇沟、胡须部，并可自头皮开始，向下蔓延至颈后、腋窝、胸部、肩胛部、脐窝、腹股沟等部位。

（1）干性型：表现附有干燥性糠秕样鳞屑的斑片，基底部色淡红。

（2）湿性型：灰白色鳞屑较厚，时可堆积成油腻性痂皮，伴有瘙痒，搔破后可发生糜烂、渗液，或结成黄色浆液性痂皮。

46. 简述面游风的辨证论治。

（1）风盛血燥证：多发于头面部，为淡红色斑片，干燥、脱屑、瘙痒，受风加重，或头皮瘙痒，头屑多，毛发干枯脱落，伴口干口渴，大便干燥；舌质偏红，苔薄白，脉细数。治法：祛风清热，养血润燥。方药：消风散合当归饮子加减。皮损颜色较红者，加牡丹皮、金银花、青蒿；瘙痒较重者，加白鲜皮、刺蒺藜；皮损干燥明显者，加玄参、麦冬、天花粉。

（2）肠胃湿热证：皮损为潮红斑片，有油腻性痂屑，甚至糜烂、渗出，伴口苦，口黏，脘腹痞满，小便短赤，大便臭秽；舌质红，苔黄腻，脉滑数。治法：健脾除湿，清热止痒。方药：参苓白术散合茵陈蒿汤加减。糜烂渗出较甚者，加土茯苓、苦参、马齿苋；热盛者，加桑白皮、黄芩。

47. 粉刺如何进行预防与调摄？

经常用温水、硫黄肥皂洗脸；禁挤压皮损；少食油腻、辛辣、甜食，多食蔬菜、水果，保持大便通畅；生活起居有规律，忌紧张过度或夜寝过迟。

48. 粉刺中医怎样进行内治？

（1）肺经风热证者，治宜疏风清肺，清热解毒，方用枇杷清肺饮加减。

（2）肠胃湿热证者，治宜清热化湿，通腑解毒，方用茵陈蒿汤加减。

（3）脾虚痰湿证者，治宜健脾利湿，化痰软坚，方用海藻玉壶汤合参苓白术散加减。

49. 试述粉刺的病因病机。

本病多由素体阳热偏盛，肺经蕴热，复受风邪，熏蒸面部而发；亦可因过食辛辣肥甘厚味，助湿化热，湿热互结，上蒸颜面而致；或由脾气不足，运化失常，湿浊内停，郁久化热，热灼津液，煎炼成痰，湿热瘀痰凝滞肌肤而发。

50. 简述酒渣鼻的临床分型及各型特点。

（1）红斑型：颜面中部特别是鼻尖部出现红斑，开始为暂时性，时起时消，寒冷、饮酒、进食辛辣刺激食物及精神兴奋时红斑更为明显，以后红斑持久不退，并伴毛细血管扩张，呈细丝状，分布如树枝。

（2）丘疹脓疱型：病情继续发展时，在红斑基础上出现痤疮样丘疹或小脓疱，但无明显的黑头粉刺。毛细血管扩张更为明显，如红丝缠绕，纵横交错，皮色由鲜红变为紫褐，自觉轻度瘙痒。病程迁延数年不愈，极少数最终发展成鼻赘。

（3）鼻赘期：临床较少见，多为病期长久者。鼻部结缔组织增生，皮脂腺异常增大，致鼻尖部肥大，形成大小不等的结节状隆起，称为鼻赘。且皮肤增厚，表面凹凸不平，毛细血管扩张更加明显。

51. 酒渣鼻如何辨证论治？

酒渣鼻临床以清泄肺胃、理气活血为主要治法。早期及时治疗，皮疹可以治愈；鼻赘型者，可采用手术治疗。本病辨证分3个证型。

（1）肺胃热盛证型者多见于红斑型。红斑多发于鼻尖或两翼，压之褪色，常嗜酒，口干，便秘；舌红绛，苔薄黄，脉弦滑。治宜清泄肺胃积热。方用枇杷清肺饮加减。

（2）热毒蕴肤证型者多见于丘疹脓疱型。在红斑上出现痤疮样丘疹、脓疱，毛细血管扩张明显，局部灼热，伴口干，便秘；舌红绛，苔黄，脉数。治宜清热解毒凉血。方用黄连解毒汤合凉血四物汤加减。

（3）气滞血瘀证型者多见于鼻赘型。症见鼻部组织增生，呈结节状，毛孔扩大；舌略红，脉沉缓。治宜活血化瘀散结。方用通窍活血汤加减。

在内治的基础上，可辅以下方外治，可加强疗效：鼻部有红斑、丘疹者，可选用一扫光或颠倒散洗剂外搽，每天3次；鼻部有脓疱者，可选用四黄膏外涂，每天2～3次；鼻赘形成者，可先用三棱针刺破放血，颠倒散外敷。

52. 酒渣鼻的病因病机是什么？

本病多由肺胃积热上蒸，复遇风寒外袭，血瘀凝结而成；或嗜酒之人，酒气熏蒸，复遇风寒之邪，热毒蕴肤；或肺胃积热，风寒外袭，营卫失和，气血不畅，日久气滞血瘀而致鼻头紫红、鼻头肥大。

53. 油风的病因病机是什么？

本病多因血虚毛孔开张，风邪乘虚袭入，风盛血燥，发失所养而致头发成片脱落；或情志抑郁，肝气郁结，或过度劳累，损伤心脾，有伤生化之源，毛发失养所致。而肝主藏血，发为血之余，肾主骨，其荣在发，病久毛发全脱，精神抑郁，肝肾两亏以致发失濡养而发病。

54. 油风怎样进行中医内治？

（1）血虚风盛证，治宜养血祛风，方用神应养真丹加减。

（2）气滞血瘀证，治宜理气活血化瘀，方用逍遥散合通窍活血汤加减。

（3）肝肾不足证，治宜滋补肝肾，方用七宝美髯丹加减。

55. 油风的预防与调护有哪些？

（1）劳逸结合，保持心情舒畅，避免烦躁、忧愁、动怒等。

（2）加强营养，多食富含维生素的食物，纠正偏食的不良习惯。

（3）注意头发卫生，加强头发护理，不用碱性强的肥皂洗发，少用电吹风吹烫头发。

56. 重症猫眼疮有哪些表现？

发病突然，病程较长，为3～6周，若不及时抢救，死亡率较高。病初常先有怕冷高热，头痛无力，咽干咽痛，胸痛咳嗽，关节疼痛，甚则呕吐腹泻等前驱症状；除皮疹泛发全身外，口腔、阴部黏膜亦可累及；皮损可见红斑、大疱、糜烂、结痂、出血；舌质红绛，苔黄燥，脉滑数。

57. 简述猫眼疮的辨证与治疗。

（1）风寒阻络证：温经散寒，活血通络。方用当归四逆汤加减。

（2）风热蕴肤证：疏风清热，凉血解毒。方用消风散加减。

（3）湿热蕴结证：清热利湿，解毒止痒。方用龙胆泻肝汤加减。

（4）火毒炽盛证：清热凉血，解毒利湿。方用清瘟败毒饮合导赤散加减。

58. 瓜藤缠的临床特点、辨证分型、治法及代表方是什么？

瓜藤缠的临床特点是散在性皮下结节，鲜红至紫红色，大小不等，疼痛或压痛，好发于小腿伸侧。本病辨证分两型：

（1）湿热瘀阻型：治宜清热利湿，祛瘀通络。代表方萆薢渗湿汤合桃红四物汤加减。

（2）寒湿入络证型：治宜散寒祛湿，化瘀通络。代表方当归四逆汤加减。

59. 瓜藤缠与硬红斑如何鉴别？

瓜藤缠以春、秋季发病为多，好发于小腿伸侧，皮损为散在性皮下结节，鲜红至紫红色，大小不等，疼痛或压痛，发病急，病程一般6周。硬红斑秋冬季为多，好发于小腿屈侧，结节较大而深在，疼痛轻微，损害常常破溃。起病缓慢，病程较长，常有结核病史。

60. 系统性红蝴蝶疮的全身症状有哪些？

①发热。②关节肌肉疼痛。③肾脏损害。④心血管系统病变。⑤呼吸系统病变。⑥神经系统病变。⑦消化系统病变。⑧其他病变：可累及淋巴系统、造血系统等，另外约有20%的病例有眼底病变。

61. 简述盘状红斑狼疮的皮损及临床表现。

多见于20～40岁的女性，皮损好发于面部，尤以两颊、鼻部为著，其次为头项、两耳、眼睑、额角。初为针尖至黄豆大小或更大微高起的鲜红或桃红色斑，呈圆形或不规则形，境界清楚，边缘略高起，中央轻度萎缩，形如盘状，表面覆有灰褐色的黏着性鳞屑，鳞屑下有角质栓，嵌入毛囊口内，毛囊口多开放，犹如筛孔，皮损周围有色素沉着，伴毛细血管扩张。两颊部和鼻部的皮损可相互融合，呈蝶形外观。黏膜亦可累及，主要发生在唇部，表现除鳞屑红斑外，甚至可发生糜烂、溃疡。

62. 阴虚火旺型红蝴蝶疮有哪些表现？应采取哪些治疗措施？

皮损红斑不鲜艳，低热持续不退，时高时低，口干唇燥，头昏乏力，耳鸣目眩，关节疼痛，腰膝酸楚，时有盗汗，头发脱落或月经不调，大便欠畅，小便色黄；舌质红，苔薄黄，脉细数。治宜滋阴降火，方选知柏地黄丸、大补阴丸加减。

63. CREST综合征是指什么?

CREST综合征是系统性硬化病中的一种亚型，大多预后较好。主要表现为皮肤钙质沉着、雷诺现象、食管累及、指端硬化症和毛细血管扩张。

64. 皮痹的病因病理是什么?

皮痹多因素体卫气不足，风寒湿邪乘虚侵袭，郁于腠理，气血凝滞，络道闭塞所致；或肾阳不足肾阳亏虚，卫外失固，风寒之邪外侵于内，阻于肌肤、肌肉之间，痹塞不通，营卫失和，气滞血瘀或寒邪由络深入，内侵脏腑，气血失和而成。

65. 试述白驳风的临床表现。

皮损呈白色或乳白色斑点或斑片，逐渐扩大，边界清楚，周边色素常反常增加，患处毛发也可变白，可发于任何年龄、任何部位。可对称或单侧分布，甚至沿神经走形呈带状分布，泛发全身者，仅存少许正常皮肤，患处皮肤光滑，无脱屑、萎缩等变化，有的皮损中心可出现色素岛状褐色斑点，病程慢性。

66. 白驳风的病因病机是什么?

总由气血失和、脉络瘀阻所致。情志内伤，肝气郁结，气机不畅，复受风邪，搏于肌肤；或素体肝肾虚弱，或亡精失血，伤及肝肾，致肝肾不足，外邪侵入，郁于肌肤；亦有跌打损伤、化学灼伤等因素导致络脉瘀阻，毛窍闭塞，肌肤腠理失养，酿成白斑。

67. 黧黑斑的发病特点有哪些?

黧黑斑男女均可发生，以女性多见。如发生于孕妇，多开始于孕后2～5个月，分娩后逐渐消失，但也有不消退者。对称发生于颜面，尤以两颊、额部、鼻、唇及颏等处为多见，皮损为淡褐色至深褐色、淡黑色斑片，大小不等，形状各异，孤立散在或融合成片，边缘较明显，一般多呈蝴蝶状。无自觉症状，慢性经过。

68. 试述黧黑斑的辨证论治。

（1）肝郁气滞型：多见于女性，斑色深褐，弥漫分布，伴有烦躁不安，胸胁胀满，经前乳房胀痛，月经不调，口苦咽干；舌红，苔薄，脉弦细。治宜疏肝理气，活血消斑。方用逍遥散加减。伴口苦咽干、大便秘结者，加牡丹皮、栀子；月经不调者，加女贞子、香附；斑色深褐而面色晦暗者，加桃仁、红花、益母草。

（2）肝肾不足型：症见斑色褐黑，面色晦暗，伴有头晕耳鸣，腰膝酸软，失眠健忘，五心烦热；舌红少苔，脉细。治宜补益肝肾，滋阴降火。方用六味地黄丸加减。阴虚火旺明显者，加知母、黄柏；失眠多梦者加生龙骨、生牡蛎、珍珠母；褐斑日久色深者，加丹参、白僵蚕。

（3）脾虚湿蕴型：症见斑色灰褐，状如尘土附着，伴有疲乏无力，纳呆困倦，月经色淡，白带量多；舌淡胖边有齿痕，脉濡或细。治宜健脾益气，祛湿消斑。方用参苓白术散加减。伴月经量少色淡者，加当归、益母草。

（4）气滞血瘀型：症见斑色灰褐或黑褐；伴有慢性肝病，或月经色暗有血块，或痛经；舌暗红有瘀斑，脉涩。治宜理气活血，化瘀消斑。方用桃红四物汤加减。胸胁胀痛者，加柴胡、郁金；痛经者，加香附、乌药、益母草；病程长者，加白僵蚕、白芷。

外治：①用玉容散粉末搽面，早、晚各1次。②用茯苓粉，每天1匙，洗面或外搽，早、晚各1次。

69. 黧黑斑的病因病机是什么？

黧黑斑多与肝、脾、肾三脏关系密切，气血不能上荣于面为主要病机。情志不畅导致肝郁气滞，气郁化热，熏蒸于面，灼伤阴血而生；或冲任失调，肝肾不足，水火不济，虚火上炎所致；或慢性疾病，营卫失和，气血运行不畅，气滞血瘀，面失所养而成；或饮食不节，忧思过度，损伤脾胃，脾失健运，湿热内生，熏蒸而致病。

70. 寻常型天疱疮与大疱性类天疱疮的鉴别要点有哪些？

（1）好发年龄：天疱疮好发于壮年，多数在30～60岁发病，男性多于女性；类天疱疮好发于老年人及机体抵抗力低下者，女性多于男性。

（2）水疱特点：天疱疮好发于头部及躯干部，疱壁松弛易破，疱液澄清，难以自愈，水疱发生正常皮肤之上，瘙痒不明显；类天疱疮好发于躯干及四肢，疱壁紧张，不易破溃，破溃后糜烂面渗血，易于自愈，水疱发生于红斑上或正常皮肤上，伴有明显的瘙痒。

（3）黏膜受累：天疱疮患者常有口腔及阴部黏膜受累，有些患者出现皮肤症状前即有口腔溃疡数年反复不愈；类天疱疮极少累及黏膜，即使发病亦极轻微。

（4）尼氏征：各型天疱疮尼氏征均为阳性；类天疱疮尼氏征均为阴性。

（5）组织病理：在显微镜下观察，天疱疮的大疱位于皮内，并可看到一种特殊的天疱疮细胞；类天疱疮位于皮下，没有天疱疮细胞。

（6）预后：天疱疮病程较长，病情较重，预后不良；类天疱疮病情相对较轻，预后尚好。

71. 什么叫麻风反应？各型麻风反应主要发生于哪些类型的麻风？

麻风反应是在麻风慢性过程中，不论治疗与否，突然呈现症状活跃，发生急性或亚急性病变，使原有的皮肤和神经损害炎症加剧，或出现新的皮肤或神经损害。麻风反应分为3型：第一型麻风反应属免疫反应或迟发型变态反应。主要发生于结核样型麻风及界限类麻风。第二型麻风反应是抗原、抗体复合物变态反应，即血管炎性反应。发生于瘤型和界限类类偏瘤型麻风。第三型麻风反应呈混合型麻风反应，系由细胞免疫反应和体液反应同时参与的一种混合型反应。主要发生于界线类麻风。

72. 诊断麻风的主要依据是什么？

麻风病的诊断主要根据病史、临床症状、细菌检查和组织病理学等检查结果，综合分析而得出结论，特别要注意以下几点：①有颜色改变的皮损，并有感觉障碍、汗闭等。②周围浅神经粗大变硬，并伴有相应部位的感觉障碍。③查到麻风分枝杆菌者。④活检有麻风病理改变者。

73. 简述早期梅毒的治疗方案。

梅毒一旦确诊，应及早实施西医驱梅疗法，并足量、规范用药。普鲁卡因青霉素G 80万U/d，肌内注射，每天1次，连续10天；苄星青霉素240万U，分两侧臀部肌内注射，1次/周，共2周；四环素或红霉素，2g/d，分4次口服，连续服15天，肝肾功能不良者禁用。

74. 梅毒的病因病机是什么？

中医认为本病为淫秽疫毒与湿热、风邪杂合所致。传播方式主要是精化传染（直接传染），间有气化传染（间接传染）和胎中染毒。邪之初染，疫毒结于阴器及肛门等处，发为疳疮；流于经脉，则生横痃；后期疫毒内侵，伤及骨髓、关窍、脏腑，变化多端，证候复杂。

75. 尖锐湿疣的临床表现有哪些？

（1）有与尖锐湿疣患者不洁性交或生活接触史。潜伏期为1～6个月，平均3个月。

（2）主要见于青壮年男女，好发于皮肤黏膜交界处，男性多在阴茎、龟头、冠状沟、包皮系带等处；女性多在阴唇、阴蒂、宫颈、阴道及肛门等处；同性恋者常见于肛门、直肠、乳房、口腔等处。基本损害为淡红、灰色或淡褐色乳头状、菜花状、鸡冠状、蕈状柔软赘生物。

（3）患者常无自觉症状，部分患者可出现局部疼痛或瘙痒，若继发感染，可伴恶臭。

（4）醋酸白实验：用3%～5%的醋酸涂抹皮损后3～5分钟，局部可呈现乳白色。

76. 急性淋病如何诊断？

（1）多有不洁性交史，其潜伏期多为2～10天，平均3～5天。

（2）典型病例，男性见尿频、尿急、尿痛，尿道流脓性分泌物，尿道口红肿；女性见宫颈红肿糜烂，有脓性分泌物，阴道有脓性白带。

（3）尿道或宫颈分泌物涂片找到淋病奈瑟菌，或培养淋病奈瑟菌阳性，即可确诊。

77. 男性淋病的临床表现特点有哪些？

男性淋病一般症状和体征较明显，急性淋病尿道口红肿发痒及轻度刺痛，继而有稀薄黏液流出，引起排尿不适，24 小时后症状加剧，排尿开始时尿道外口刺痛或灼热痛，排尿后疼痛减轻。尿道口溢脓，开始为浆液性分泌物，以后逐渐出现黄色黏稠的脓性分泌物，能自行流出，污染内裤，也有的于尿道口处脓液集聚成半球状，特别是清晨起床后分泌物的量较多，有时脓痂堵住尿道外口，尿液呈乳白混浊样。慢性淋病多由急性淋病治疗不当，或在急性期嗜酒及与配偶性交等因素而转为慢性；也有因患者体质虚弱或伴贫血、结核，病情一开始即呈慢性经过。

78. 无合并症淋病怎样辨证施治？

（1）湿热毒蕴证，治宜清热利湿、解毒化浊，方用龙胆泻肝汤加减。

（2）正虚毒恋证，治宜滋阴降火、利湿祛浊，方用知柏地黄丸加减。

79. 艾滋病的主要传播途径有哪些？

艾滋病的主要传播途径有：性交传染、血液传染和围生期母婴传染。

自测试题（附参考答案）

【A 型题】

1. 以下中医常用的治疗皮肤病治法中，不属于祛风法的是
   A. 疏风清热法　B. 疏风散寒法　C. 祛风胜湿法　D. 祛风凉血法　E. 祛风潜镇法
2. 皮肤病中出现剧痒难忍，浸淫如虫蚁游走，具有传染性，引起的病因为
   A. 风　B. 湿　C. 热　D. 虫　E. 毒
3. 具有润泽保护、解毒收敛、止痒生肌作用的外用剂型是
   A. 溶液　B. 粉剂　C. 洗剂　D. 酊剂　E. 油剂
4. 瘙痒辨证中，出现阵发性瘙痒，昼轻夜重，皮肤干燥脱屑，日久皮肤粗糙肥厚，属
   A. 风痒　B. 湿痒　C. 热痒　D. 虫痒　E. 血虚痒
5. 养血润燥法常用方剂是
   A. 消风散　B. 麻桂各半方　C. 当归饮子　D. 黄连解毒汤　E. 参苓白术散
6. 风邪为引起皮肤病的最常见病因，其症状特点是
   A. 皮疹常无定处，游走全身　B. 无风不作痒　C. 红斑丘疹　D. 风寒或风热　E. 缠绵难愈

7. 以下不属于原发皮损的是

A. 结节　B. 疱疹　C. 瘢痕　D. 风团　E. 斑疹

8. 皮肤增厚、粗糙，皮脊增宽、隆起，皮沟加深，边界清楚的片状皮损是

A. 丘疹　B. 结节　C. 鳞屑　D. 瘢痕　E. 苔藓样变

9. 苔藓样变常见于

A. 红斑性狼疮　B. 荨麻疹　C. 脓疱疮　D. 神经性皮炎　E. 急性湿疹

10. 以下哪项不属于他觉症状

A. 斑疹　B. 丘疹　C. 糜烂　D. 瘙痒　E. 结节

11. 皲裂的辨证是

A. 风寒　B. 风热　C. 血虚风燥　D. 气血不足　E. 气血不和

12. 结节的辨证是

A. 气血不和　B. 热毒蕴盛　C. 气血凝滞　D. 血虚风燥　E. 肾虚

13. 糜烂的辨证是

A. 气血不足　B. 血　C. 血热　D. 湿热　E. 脾虚

14. 脓痂的辨证是

A. 气血不和　B. 热毒蕴盛　C. 热毒未清　D. 血虚风燥　E. 风热内侵

15. 皮肤病中若见水疱、糜烂、渗液者为什么邪致病所致

A. 风　B. 湿　C. 热　D. 虫　E. 毒

16. “浸淫疮，黄连粉主之”始载于哪部文献

A.《五十二病方》　B.《黄帝内经》　C.《金匮要略》　D.《诸病源候论》　E.《外台秘要》

17. 如局部皮肤潮红、灼热、糜烂、渗液多的皮肤病，外治首先该用哪一种剂型

A. 药酒　B. 粉水剂　C. 硬膏　D. 软膏　E. 水剂作湿敷

18. 皮肤病急性阶段，红斑、水肿但无渗液时宜用

A. 酊剂　B. 洗剂　C. 溶液　D. 油剂　E. 软膏

19. 发生于皮肤黏膜交界处的急性疱疹性皮肤病是

A. 蛇串疮　B. 秃疮　C. 热疮　D. 黄水疮　E. 风热疮

20. 中医热疮相当于西医学的

A. 带状疱疹　B. 单纯疱疹　C. 幼儿急疹　D. 水痘　E. 生殖器疱疹

21. 热疮典型皮损为

A. 簇集性水疱　B. 散在性水疱　C. 簇集性脓疱　D. 散在性脓疱　E. 红斑、丘疹、疱疹

22. 口角、鼻孔周围反复发作的红斑、水疱，应首先考虑为何种皮肤病

A. 湿疮　B. 热疮　C. 脓疱疮　D. 蛇串疮　E. 疥疮

23. 下列哪项不属于蛇串疮的特点

A. 皮疹呈带状排列，对称性分布　B. 皮疹以红斑和水疱为主　C. 常伴有灼痛和刺痛　D. 常急性发病　E. 痊愈后很少复发

24. 蛇串疮的病程一般为

A. 1周　B. 2～3周　C. 4周　D. 1～2个月　E. 1年

25. 下列哪项不是蛇串疮的别名

A. 蛇带疮　B. 缠腰火丹　C. 火带疮　D. 蛇丹　E. 蜘蛛疮

26. 蛇串疮之气滞血瘀型治疗，首选方剂是

A. 龙胆泻肝汤　B. 桃红四物汤　C. 四物消风饮　D. 血府逐瘀汤　E. 活血通脉汤

27. 疣目相当于西医的

A. 寻常疣　B. 扁平疣　C. 传染性软疣　D. 尖锐湿疣　E. 掌跖疣

28. 传染性软疣的特点是

A. 水疱中心有脐窝　B. 半球形的疣状赘生物，表面粗糙　C. 半球形的丘疹，中心有脐窝，表面蜡样光泽　D. 扁平的丘疹，表面光滑　E. 柔软的丘疹，表面光滑

29. 寻常疣不宜选用的治疗方法是

A. 清热解毒、活血化瘀汤剂内服或熏洗　B. 冷冻疗法　C. 挤疣疗法　D. 鸦胆子敷贴　E. 推疣疗法

30. 不符合丝状疣的临床特点的是

A. 中年妇女多见　B. 好发于手及头面部　C. 一般无自觉症状　D. 好发于颈项部及眼睑部　E. 皮损为单个细软丝状突起

31. 跖疣的治疗方法以下不适宜的是

A. 中药内服、外洗　B. 电烧灼法　C. 液氮冷冻疗法　D. 手术切除疗法　E. 推疣疗法

32. 鼠乳相当于西医的

A. 寻常疣　B. 扁平疣　C. 疣　D. 传染性软疣　E. 丝状疣

33. 多发于青年男、女，好发于颜面部或手背部的扁平丘疹是

A. 扁瘊　B. 疣目　C. 鼠乳　D. 跖疣　E. 丝状疣

34. 以下哪项不属于黄水疮的发病特点

A. 多在冬春季节流行　B. 儿童较多见　C. 好发于头面、四肢等暴露部位　D. 皮损以浅在性脓疱和脓痂为主　E. 有接触传染和自身接种的特性

35. 以下哪项不属于脓疱疮的皮损表现

A. 红斑　B. 脓疱　C. 丘疹　D. 流黄水　E. 脓痂

36. 下列哪一种皮肤病重症时易发生败血症、肺炎、急性肾炎等并发症，甚至可危及生命

A. 黄水疮　B. 癣　C. 蛇串疮　D. 湿疮　E. 疥疮

37. 关于甲真菌病的治疗，不正确的选择是

A. 外用药治疗　B. 口服伊曲康唑　C. 口服氟康唑　D. 口服制霉菌素　E. 口服特比萘芬

38. 头部黄癣引起的秃发是

A. 虫蚀状　B. 暂时性　C. 永久性　D. 男性型　E. 经治疗可再生

39. 下列哪项不是肥疮的特点

A. 典型的黄癣痂　B. 特殊的鼠尿臭味　C. 愈后留有瘢痕　D. 毛发永久脱落　E. 病发易折断

40. 以下哪项不是鹅掌风的特点

A. 常对称性发病　B. 散在或簇集的皮下小水疱　C. 疱壁破裂，叠起白皮　D. 初起多在指端腹侧，可侵及甲板　E. 中心痊愈，四周续起疱疹

41. 关天圆癣的描述，下列哪项不正确

A. 好发于长夏高温、潮湿季节　B. 好发于面部、躯干及四肢近端　C. 皮损为环形，边界清楚，中心消退　D. 边缘处可见水疱、鳞屑、结痂　E. 愈后常留有瘢痕

42. 治疗头癣时以下哪项是不必要的

A. 每天以明矾水或热肥皂水洗头　B. 外涂硫黄软膏　C. 剪发、拔发　D. 肌内注射抗生素　E. 口服灰黄霉素

43. 体股癣的主要临床表现下列哪项不正确

A. 钱币状红斑　B. 丘疹、水疱　C. 鳞屑、瘙痒　D. 溃疡、瘢痕　E. 夏重冬轻

44. 癣是由何种微生物感染引起的皮肤病

A. 细菌　B. 病毒　C. 真菌　D. 支原体　E. 疥螨

45. 疥疮的特异性皮损是

A. 丘疹　B. 丘疱疹　C. 小水疱　D. 隧道　E. 结节

46. 疥疮在阴囊或阴茎上形成

A. 红斑　B. 丘疹　C. 结节　D. 皲裂　E. 下疳

47. 疥疮好发部位为

A. 皮肤薄嫩和皱褶处　B. 四肢　C. 躯干　D. 外阴和肛周　E. 解剖窝

48. 疥疮的形成，除因接触疥虫外，与哪种病邪蕴郁肌肤有关

A. 风寒　B. 湿热　C. 寒湿　D. 风热　E. 温燥

49. 以下除什么途径外都是疥虫传染的途径

A. 接触疥虫寄生的动物　B. 接触患者的衣物　C. 通过空气由呼吸道感染　D. 直接接触患者皮肤　E. 睡患者的床褥

50. 以下哪项不属于虫咬性皮炎

A. 螨虫皮炎　B. 疥疮　C. 隐翅虫皮炎　D. 桑毛虫皮炎　E. 松毛虫皮炎

51. 被虫类叮咬，接触其毒液或虫体粉毛而引起的皮炎称

A. 接触性皮炎　B. 脂溢性皮炎　C. 药物性皮炎　D. 日光性皮炎　E. 虫咬性皮炎

52. 毒虫叮咬后皮肤发生红肿、丘疹、水疱，常见的致病因素是

A. 风　B. 寒　C. 湿　D. 热　E. 虫毒

53. 症状表现伴有头晕、恶心、呕吐等，严重者可晕厥的是

A. 蠓虫皮炎　B. 蜂蛰皮炎　C. 隐翅虫皮炎　D. 松毛虫皮炎　E. 螨虫皮炎

54. 接触性皮炎常见的皮损形态为

A. 丘疹、脓疱　B. 红斑、水疱　C. 抓痕、结痂　D. 风团、糜烂　E. 苔藓样变或色素沉着

55. 关于接触性皮炎，以下哪项是不正确的

A. 有接触史　B. 有一定的潜伏期　C. 常见于颜面、四肢等暴露部位　D. 有复发倾向　E. 边界较清楚

56. 接触性皮炎皮损的严重程度取决于以下因素，除了

A. 季节　B. 接触时间的久暂　C. 接触物的种类　D. 机体对刺激物的反应程度　E. 接触方式

57. 接触性皮炎风热蕴肤证内治法应选用

A. 疏风清热　B. 清热凉血　C. 清热解毒利湿　D. 解毒杀虫　E. 清热化瘀

58. 下列哪项不属于湿疮的好发部位

A. 头部　B. 乳房　C. 手部　D. 腰骶部　E. 小腿

59. 关于小腿湿疮，以下哪项是不正确的

A. 好发于小腿下 1/3 内侧　B. 常伴有青筋暴露　C. 常伴发痛性红肿结节　D. 常伴发小腿溃疡　E. 可形成继发性白癜风

60. 慢性湿疮内治可用

A. 桑菊饮　B. 除湿胃苓汤　C. 龙胆泻肝汤　D. 黄连解毒汤　E. 四物消风汤

61. 以下哪项不属于过敏性皮肤病

A. 瘾疹　B. 药毒　C. 风热疮　D. 漆疮　E. 湿疮

62. 下述湿疹的辨证分型哪项不正确

A. 湿热型　B. 冲任不调型　C. 血虚风燥型　D. 脾虚型　E. 风热型

63. 亚急性湿疮外治原则为

A. 清热安抚，避免刺激　B. 消炎止痒，干燥收敛　C. 止痒润肤　D. 收敛润肤　E. 清热润肤止痒

64. 湿疮发于四肢者又称之为

A. 旋耳疮　B. 浸淫疮　C. 疥疮　D. 脐疮　E. 四弯风

65. 婴儿湿疮好发于哪个部位

A. 头面部　B. 泛发全身　C. 臀部、大腿　D. 散在发生于暴露部位　E. 发无定处

66. 下列哪种疾病不适合外用糖皮质激素治疗

A. 钱币状湿疹　B. 固定性药疹　C. 异位性皮炎　D. 体股癣　E. 银屑病

67. 异位性皮炎中医病名为

A. 湿疮　B. 猫眼疮　C. 白屑风　D. 四弯风　E. 风瘙痒

68. 婴儿湿疮的病因病机是

A. 内有胎火湿热，外受风湿热邪，两者蕴阻肌肤而成　B. 外感风热之邪，阻于肺、胃二经，蕴蒸皮肤而生　C. 肝经火毒，外溢皮肤而发　D. 暑湿热毒袭于肌表，以致气机不畅，疏泄障碍，熏蒸皮肤而成　E. 风湿热之邪阻滞肌肤所致

69. 关于婴儿湿疮的预防和调护，下列哪项是不正确的

A. 忌水洗、忌搔抓　B. 患儿不宜穿羊毛衣，避免强烈日光照射　C. 乳母忌食辛发之品　D. 患儿及哺乳者，均应避免接触热疮患者　E. 患儿用过的衣物应消毒处理，防止接触传染

70. 药疹皮损泛发红斑、水疱、血疱，伴溲赤、便秘、舌红、脉弦数，应选用

A. 消风散　B. 萆薢渗湿汤　C. 清营汤　D. 增液汤　E. 犀角地黄汤

71. 关于药疹，下列哪项是不正确的

A. 发病与患者的特异性体质有关　B. 与给药的剂量有关　C. 抗过敏药物治疗有效　D. 有一定的潜伏期　E. 与给药的途径有关

72. 药疹的临床处理应该首先是

A. 抗过敏　B. 肾上腺皮质激素的应用　C. 中药内服　D. 对症治疗　E. 以上都不是

73. 药毒初次发病的潜伏期为

A. 1 天之内　B. 4 天之内　C. 1 个月以上　D. 4～20 天　E. 3～6 周

74. 以下哪类药物最不易引起药疹

A. 磺胺类　B. 维生素类　C. 抗生素类　D. 解热镇痛类　E. 中草药类

75. 瘾疹的主要皮损为

A. 风团　B. 抓痕　C. 水肿　D. 红斑　E. 丘疹

76. 除下列哪项外都是特殊类型荨麻疹

A. 血清病型荨麻疹　B. 人工荨麻疹　C. 冷性荨麻疹　D. 压迫性荨麻疹　E. 丘疹性荨麻疹

77. 在眼睑、口唇、阴部等组织疏松处出现高度水肿，边缘不清而无其他皮疹者称

A. 大风　B. 游风　C. 疠风　D. 流火　E. 赤游丹

78.《诸病源候论》中说"……如癣之类，生于颈上，痒痛，衣领拂着即剧，云是衣领揩所作"，指的是

A. 银屑病　B. 花斑癣　C. 扁平苔藓　D. 慢性单纯性苔藓　E. 单纯糠疹

79. 牛皮癣的特征性皮损为

A. 丘疹　B. 斑丘疹　C. 苔藓样变　D. 皮肤肥厚粗糙　E. 色素沉着

80. 扁平丘疹，皮肤增厚，干燥粗糙，稍见脱屑，有阵发性奇痒，在情绪波动时症状加重。首先考虑的诊断是

A. 白疕　B. 牛皮癣　C. 白屑风　D. 鱼鳞病　E. 慢性湿疹

81. 牛皮癣的病因病机多为

A. 风邪袭表，气血失和　B. 脾经湿热，外受风邪　C. 心经热盛，生风作痒　D. 风湿热蕴肤，久则血虚、风燥　E. 瘀血内阻，肌肤失养

82. 仅有瘙痒症状而无原发性皮肤损害者为

A. 湿疹　B. 瘙痒症　C. 痒疹　D. 结节性痒疹　E. 妊娠痒疹

83. 皮肤瘙痒症多发季节为

A. 春季　B. 夏季　C. 秋季　D. 冬季　E. 夏、秋季

84. 皮肤瘙痒症的皮损特征为

A. 皮肤干燥　B. 糜烂、渗出　C. 抓痕、血痂　D. 苔藓样变　E. 无原发性皮损

85. 风瘙痒之湿热内蕴证，内治代表方是

A. 龙胆泻肝汤　B. 茵陈蒿汤　C. 六一散　D. 二妙散　E. 防风通圣散

86. 下列不会出现于小腿伸侧的是

A. 银屑病　B. 皮肤淀粉样变　C. 湿疹　D. 丹毒　E. 玫瑰糠疹

87. 现代医学所称的玫瑰糠疹相当于中医的

A. 热疮　B. 风瘙痒　C. 风癣　D. 桃花癣　E. 风热疮

88. 以下不是风热疮的特点的是

A. 好发于头面部　B. 皮肤出现斑疹、脱屑　C. 斑疹色红如玫瑰　D. 病程一般为4～6周　E. 愈后不留任何痕迹

89. 风热疮好发于什么季节

A. 冬季　B. 夏季　C. 春、秋季　D. 冬、春季　E. 夏、秋季

90. 白疕在中医学又称

A. 白驳风　B. 牛皮癣　C. 松皮癣　D. 白屑风　E. 紫白癜风

91. 银屑病进行期的急性皮损，下列不可选用的是

A. 抗生素　B. 紫外线照射　C. 药浴　D. 维A酸　E. 中药汤剂口服

92. 白疕好发季节为

A. 夏季　B. 春季　C. 冬季　D. 秋季　E. 夏、秋季

93. 发生在头皮部的白疕共同特征为

A. 头发呈束状，但不脱落　B. 头发稀疏，脱落　C. 头发油腻，脱落　D. 头发虽斑片状脱落　E. 头发参差不齐，失去光泽

94. 风热血燥证白疕常用

A. 犀角地黄汤　B. 消风散　C. 桃红四物汤　D. 银翘散　E. 防风通

圣散

95. 白屑风多发于哪个部位

A. 血管丰富部位　B. 神经丰富部位　C. 皮脂丰富部位　D. 肌肉丰富部位　E. 大汗腺丰富部位

96. 白屑风又名

A. 油风　B. 粉刺　C. 面游风　D. 白秃疮　E. 瓜藤缠

97. 皮损为潮红斑片，有油腻性痂屑，甚至糜烂、渗出，伴口苦，脘腹痞满，小便短赤；舌质红，苔黄腻，脉滑数。治宜

A. 健脾除湿，清热止痒　B. 祛风清热，养血润燥　C. 清泻肺胃积热　D. 清热解毒凉血　E. 凉血熄风

98. 粉刺的好发部位为

A. 头皮　B. 面部　C. 腹部　D. 四肢　E. 手足

99. 粉刺的好发年龄为

A. 中年男女　B. 青春期男女　C. 老年男女　D. 学龄前儿童　E. 老年男女

100. 粉刺外治常用

A. 青黛膏　B. 三黄洗剂　C. 颠倒散洗剂　D. 黄连膏　E. 蛇床子洗剂

101. 粉刺的皮损特点是

A. 毛囊性丘疹　B. 风团　C. 红斑　D. 鳞屑　E. 糜烂

102. 粉刺之肺经风热证，其治疗方剂是

A. 茵陈蒿汤　B. 龙胆泻肝汤　C. 枇杷清肺饮　D. 消风散　E. 黄连解毒汤

103. 酒渣鼻初起表现为

A. 明显的毛细血管扩张　B. 暂时性阵发性红斑　C. 脓疱　D. 鼻部组织肥厚　E. 结节增生

104. 下列哪型酒渣鼻可用手术治疗

A. 红斑型　B. 丘疹脓疱型　C. 鼻赘型　D. 丘疹型　E. 脓疱型

105. 肺胃热盛证酒渣鼻适用方为

A. 黄连解毒汤　B. 凉血四物汤　C. 通窍活血汤　D. 枇杷清肺饮　E. 六味地黄汤

106. 油风相当于西医的

A. 痤疮　B. 脂溢性皮炎　C. 酒渣鼻　D. 斑秃　E. 瓜藤缠

107. 下列哪项最符合油风的临床表现

A. 突然发生的片状脱发　B. 皮肤有萎缩斑　C. 头发油腻　D. 毛囊性丘疹　E. 头皮瘙痒

108. 患者，男。晨起发现头顶部头发成片脱落，脱发区呈圆形，皮肤光滑而亮。应

诊断为

A. 全秃 B. 普秃 C. 斑秃 D. 白秃疮 E. 白屑风

109. 多形红斑中医名称是

A. 热疮 B. 猫眼疮 C. 风热疮 D. 蜘蛛疮 E. 湿疮

110. 猫眼疮的特征性皮损是

A. 红斑 B. 丘疹 C. 水疱 D. 靶形红斑 E. 风团

111. 以下瓜藤缠的发病特点中错误的是

A. 青年女性常见 B. 好发于下肢 C. 皮损为大如梅核的结节 D. 易于破溃，愈后留疤 E. 颜色鲜红或暗红

112. 瓜藤缠在治疗上应以下述哪种方法为基础

A. 清热利湿 B. 活血化瘀 C. 散寒祛湿 D. 凉血解毒 E. 健脾化湿

113. 引起红斑狼疮的病因病机主要是

A. 先天禀赋不足，肝肾亏损 B. 热毒炽盛 C. 瘀血阻滞 D. 寒湿困阻 E. 外来伤害

114. 红斑狼疮若出现面色无华，眼睑、下肢浮肿，腰膝酸软，面热肢冷，口干不渴，尿少或尿闭，舌淡胖，苔少，脉沉细。中医辨证应为

A. 热毒炽盛 B. 阴虚火旺 C. 脾肾阳虚 D. 脾虚肝旺 E. 气阴两虚

115. SLE 疾病下列各期中，面部水肿性红斑最少见的是在

A. 发病初期 B. 急性活动期 C. 亚急性活动期 D. 慢性活动期 E. 缓解期

116. 红斑狼疮的预防护理，以下最重要的是

A. 避日晒 B. 防风寒 C. 忌腥膻 D. 高营养 E. 免劳累

117. 以下不是 DLE 好发部位的是

A. 鼻梁、鼻旁 B. 双颊 C. 眼睑 D. 耳轮 E. 口唇

118. 系统性硬化病以下症状中错误的是

A. 手弥漫性水肿 B. 皮肤色素改变 C. 皮肤毛细血管扩张 D. 结节性红斑 E. 雷诺现象

119. 可用于治疗白驳风的外用药是

A. 颠倒散 B. 30%补骨脂酊 C. 玉容散粉末 D. 炉甘石洗剂 E. 鲜生姜

120. 以下与白驳风病机无关的是

A. 七情内伤 B. 气血失和 C. 肝气郁结 D. 复感风邪 E. 脏腑积热

121. 紫癜风病程较长，皮疹暗红、奇痒，舌质淡，苔薄，脉细，其证候是

A. 血热风燥证 B. 血虚风燥证 C. 气血两虚证 D. 阴虚血燥证

E. 脾虚血燥证

122. 白癜风患者血清中可存在多种自身抗体，以下不常出现的抗体是
A. 抗胃壁细胞　B. 抗甲状腺球蛋白　C. 抗肾上腺　D. 抗 Sm　E. 抗胰岛细胞

123. 黧黑斑多与哪三脏密切相关
A. 心、肝、肾　B. 肝、脾、肾　C. 肺、脾、肾　D. 心、肝、脾　E. 肝、脾、肺

124. 黧黑斑相当于西医的
A. 黄褐斑　B. 太田痣　C. 黑痣　D. 胎记　E. 雀斑

125. 天疱疮最有诊断价值的体征是
A. 松弛性大疱　B. 表皮剥脱　C. 增殖性损害　D. 尼氏征阳性　E. 口腔黏膜糜烂

126. 结核样型麻风的麻风菌素试验为
A. 阴性　B. 阳性　C. 假阳性　D. 弱阳性　E. 个体有差异

127. 麻风患者皮肤感觉障碍，最开始表现是
A. 先天温觉　B. 先天痛觉　C. 先天触觉　D. 节段性痛觉丧失　E. 同时丧失

128. 麻风患者发生兔眼病是病变侵犯了
A. 三叉神经　B. 眶上神经　C. 面神经　D. 桡神经　E. 耳大神经

129. 麻风分枝杆菌进入人体是否引起发病以及发病的类型取决于
A. 麻风分枝杆菌的毒力　B. 麻风分枝杆菌的数量　C. 接触者创面的大小　D. 性别　E. 机体对麻风分枝杆菌的抵抗力

130. 麻风菌素试验强阳性表示
A. 机体对麻风分枝杆菌抵抗力强　B. 机体对麻风分枝杆菌抵抗力弱　C. 机体对麻风分枝杆菌已失去抵抗力　D. 瘤型麻风　E. 界限类偏瘤型麻风

131. 麻风治疗首选
A. 氨苯砜　B. 链霉素　C. PAS　D. 氨茶碱　E. 氨硫脲

132. 中医称梅毒为
A. 广疮　B. 肿疡　C. 淋证　D. 瘙瘊　E. 阴疮

133. 二期梅毒的皮疹特点是
A. 斑疹　B. 丘疹　C. 斑丘疹　D. 多形态　E. 脓疱疹

134. 一期梅毒的主要表现是
A. 结节　B. 硬下疳　C. 软下疳　D. 横痃　E. 疼痛性溃疡

135. 引起梅毒的病原体是
A. 金黄色葡萄球菌　B. 真菌　C. 苍白螺旋体　D. 乳头瘤病毒　E. 支原体

136. 早期梅毒其传染性强，病期常在
A. 1年以内 B. 1年以上 C. 2年以内 D. 2年以上 E. 3年以上
137. 尖锐湿疣属于中医何病范畴
A. 扁瘊 B. 鼠乳 C. 肥疮 D. 玫瑰糠疹 E. 瘙瘊
138. 尖锐湿疣的平均潜伏期为
A. 1个月 B. 2个月 C. 3个月 D. 4个月 E. 5个月
139. 尖锐湿疣主要通过哪个途径传播
A. 性接触 B. 母婴传播 C. 血液传播 D. 共用浴巾 E. 自身接种
140. 淋病的湿热秽浊之气主要的入侵渠道是
A. 皮肤肌肉 B. 口腔 C. 谷道 D. 下焦前阴窍口 E. 气道
141. 以下不是男性淋病的典型表现的是
A. 尿痛 B. 尿道口红肿 C. 尿道口溢脓 D. 皮肤溃疡 E. 尿频
142. 艾滋病是由什么所致的传染病
A. EB病毒 B. 乳头瘤病毒 C. 人类免疫缺陷病毒 D. 疱疹病毒 E. 细菌

【B型题】

问题1～2

A. 脾胃虚弱 B. 气滞血瘀 C. 肝肾不足 D. 血虚风燥 E. 肝胆湿热
1. 皮损色暗，有瘀点，肥厚，结节，其病机为
2. 皮肤干燥，肥厚，粗糙，瘙痒，其病机为

问题3～5

A. 酊剂 B. 溶液 C. 洗剂 D. 软膏 E. 粉剂
3. 有保护、润滑、杀菌、止痒、去痂作用的是
4. 有清洁、止痒、消肿、收敛、清热解毒作用的是
5. 有保护、吸收、蒸发、干燥、止痒作用的是

问题6～7

A. 风热 B. 火毒 C. 湿热 D. 寒湿 E. 气郁
6. 热疮辨证求因发于下部者多为
7. 热疮辨证求因发于上部者多为

问题8～9

A. 荆防败毒散 B. 消风散 C. 辛夷清肺饮 D. 龙胆泻肝汤 E. 枇杷清肺饮
8. 治疗面部热疮用
9. 治疗阴部热疮用

问题10～11

A. 清肝火，解热毒 B. 健脾利湿 C. 理气活血，重镇止痛 D. 养血活

血，清热解毒　E. 养血润肤，祛风止痛

10. 蛇串疮肝经郁热证宜
11. 蛇串疮脾虚湿热证宜

问题 12～13

A. 热疮　B. 脓疱疹　C. 蛇串疮　D. 疥疮　E. 湿疮

12. 唇缘部有绿豆大小水疱，成集簇状，有痒和烧灼感。诊断为
13. 一侧腰部皮肤有成簇状疱疹，呈带状排列，痛如火燎。诊断为

问题 14～16

A. 推疣法　B. 挑破皮损，挤出内容物　C. 内服去疣汤药　D. 用线扎疣根部　E. 外敷鸡眼膏

14. 颜面部突发较多的扁平疣，应首选
15. 手背部寻常疣，头大蒂小，应首选
16. 治疗传染性软疣应首选

问题 17～18

A. 水痘　B. 传染性软疣　C. 扁平疣　D. 天疱疮　E. 带状疱疹

17. 患者前胸后背有散在粟粒大小的丘疹，表面光滑有光泽，中央有脐窝，为
18. 患者前胸后背有散在粟粒或绿豆大小的水疱，周边发红，中心有脐窝，为

问题 19～20

A. 青霉素　B. 红霉素　C. 林克霉素　D. 新青霉素Ⅱ　E. 灰黄霉素

19. 脓疱疮不能选用
20. 甲癣可选用

问题 21～23

A. 白癣　B. 黄癣　C. 圆癣　D. 足癣　E. 阴癣

21. 皮损具有鼠尿臭味的是
22. 皮损愈后遗留永久性秃发的是
23. 真菌检查滤过紫外线灯下见亮绿色荧光的是

问题 24～26

A. 白秃疮　B. 肥疮　C. 疠风　D. 鹅掌风　E. 紫白癜风

24. 黄癣又名
25. 花斑癣又名
26. 麻风病又名

问题 27～29

A. 圆癣　B. 接触性皮炎　C. 药疹　D. 疥疮　E. 湿疮

27. 皮损为红斑、丘疹、水疱、糜烂、渗液，对称分布于四肢，瘙痒的是
28. 发生于刺激物接触的部位，皮损为红斑、肿胀、水疱、糜烂，边缘清楚的是
29. 皮损为针头大小丘疹或水疱，对称分布于指缝、腕屈侧、小腹、大腿内侧，奇痒难忍的是

问题 30～32

A. 皮损呈线状或条索状红肿，上有密集的丘疹、水疱或脓疱 B. 皮损绿豆到黄豆大小的红色斑丘疹、丘疱疹或风团 C. 皮损为斑疹、风团，间有丘疹、水疱、脓疱、皮下结节，常伴有关节红肿、疼痛，甚至化脓 D. 环形或多环形，边界清楚，中心消退的鲜红或暗红色斑 E. 发于皮肤薄嫩或皱褶处的粟粒大小丘疹或水疱，并可见到淡灰色隧道

30. 疥疮的皮损表现为
31. 隐翅虫皮炎的临床症状为
32. 松毛虫皮炎的临床表现为

问题 33～34

A. 清热祛风，养血润燥 B. 益气、养阴、清热，健脾和胃 C. 滋阴，健脾除湿 D. 调补气血 E. 养血平肝，祛风润燥

33. 接触性皮炎患者症见病情反复日久，皮损肥厚粗糙，上有鳞屑，或呈苔藓样变，舌淡红，苔薄，脉弦细。应选治则
34. 重症药疹后期出现大片脱屑，伴神疲乏力，纳呆，便溏，口干，唇燥欲饮，舌红苔薄，脉细数。应选治则

问题 35～36

A. 除湿胃苓汤 B. 龙胆泻肝汤合萆薢渗湿汤 C. 当归饮子 D. 消风散 E. 四物消风散

35. 湿热浸淫证湿疮内治常用方为
36. 脾虚湿蕴证湿疮内治常用方为

问题 37～39

A. 消风散加减 B. 凉血解毒汤 C. 龙胆泻肝汤 D. 犀角地黄汤 E. 四物消风饮

37. 婴儿异位性皮炎宜用
38. 儿童期异位性皮炎宜用
39. 成人期异位性皮炎宜用

问题 40～42

A. 荨麻疹型药疹 B. 多形红斑型药疹 C. 固定红斑型药疹 D. 剥脱性皮炎型药疹 E. 大疱性表皮松解型药疹

40. 好发于口唇、龟头、肛门等部位，表现为局限性圆形或椭圆形红斑，色鲜红或紫红色的药疹是
41. 皮疹为豌豆至蚕豆大小圆形或椭圆形的水肿性红斑或丘疹，中央常有水疱，边缘带紫色，常对称发生于四肢，有时伴有口腔，外阴黏膜水疱、糜烂的药疹是
42. 皮损开始在腋窝、腹股沟部出现大片鲜红色或紫红色斑片，自觉灼痛，迅速扩大，表面出现菲薄松弛之大疱的药疹是

问题 43～44

A. 消风散　B. 桂枝汤　C. 当归饮　D. 麻黄汤　E. 防风通圣散

43. 瘾疹风热犯表证宜用
44. 瘾疹风寒束表证宜用

问题 45～47

A. 二陈汤　B. 二仙汤　C. 二妙散　D. 二至丸　E. 二矾汤

45. 调摄冲任，用于瘾疹而冲任不调的是
46. 清热燥湿，用于湿热下注所致的疮疡、皮肤病的为
47. 杀虫止痒，用于鹅掌风的是

问题 48～49

A. 风热血热证　B. 肝经化火证　C. 风湿蕴肤证　D. 瘀滞肌肤证　E. 血虚风燥证

48. 牛皮癣皮损色红，心烦易怒，失眠多梦，眩晕，心悸，口苦咽干，舌边尖红，脉弦数者。应辨为
49. 牛皮癣皮损灰白，抓如枯木，肥厚粗糙似牛皮，心悸怔忡，失眠健忘，舌淡，脉沉细者。应辨为

问题 50～51

A. 瘙痒　B. 灼热　C. 疼痛　D. 麻木　E. 蚁行感

50. 风瘙痒的自觉症状是
51. 蛇串疮的自觉症状是

问题 52～54

A. 躯干和四肢近端　B. 胸背、项侧、肩胛等处　C. 头皮、四肢伸侧　D. 颈项、骶尾、肘膝　E. 颜面、上胸和肩背部

52. 风热疮的好发部位是
53. 紫白癜风的好发部位是
54. 牛皮癣的好发部位是

问题 55～57

A. 血风疮　B. 风瘙痒　C. 风热疮　D. 牛皮癣　E. 白疕

55. 母斑现象见于
56. 皮损以扁平丘疹和苔藓样变为主的是
57. 皮疹的长轴与皮纹走行一致的是

问题 58～59

A. 银屑病　B. 扁平苔藓　C. 光泽苔藓　D. 红斑狼疮　E. 牛皮癣

58. 皮损有网状纹与白色小点的是
59. 皮损有薄膜现象、筛状出血的是

问题 60～61

A. 白疕　B. 白屑风　C. 油风　D. 花斑癣　E. 头癣

60. 头部呈片状红斑，上覆较厚鳞屑，抓之呈点状出血，皮损超过发际
61. 头部呈片状糠秕状鳞屑，易脱落，基底轻度潮红，皮损不超过发际

问题 62～63

A. 枇杷清肺饮　B. 黄连解毒汤　C. 茵陈蒿汤　D. 海藻玉壶汤　E. 清胃散

62. 白屑风肺胃热盛型治疗选方为
63. 粉刺肠胃湿热证治疗选方为

问题 64～65

A. 脂溢性皮炎　B. 银屑病　C. 多形红斑　D. 神经性皮炎　E. 玫瑰糠疹

64. 白屑风西医称
65. 猫眼疮西医称

问题 66～67

A. 肺热型　B. 血瘀型　C. 脾胃湿热型　D. 血虚风燥型　E. 热毒炽盛型

66. 酒渣鼻，鼻部发红，伴有丘疹，进食辛辣刺激性食物或情绪紧张时加剧，舌红苔黄，脉浮。证属
67. 酒渣鼻，鼻部暗红，赤脉交结，舌质暗红并有瘀点，脉弦涩。证属

问题 68～69

A. 斑片状脱发，脱发区皮肤光亮　B. 脱发而头发油腻发亮　C. 红斑上覆以较厚银白色鳞　D. 不完全性秃发，长短参差不齐　E. 面部多油或觉瘙痒，可伴脱发

68. 油风的表现为
69. 面游风的表现为

问题 70～71

A. 紫癜风　B. 浸淫疮　C. 猫眼疮　D. 风热疮　E. 红斑狼疮

70. 全身皮肤散布水肿性红斑，水疱、大疱及血疱。其诊断是
71. 全身散在或密集紫红色斑片、丘疹，表面有灰白色小点。其诊断是

问题 72～73

A. 无原发皮损，以瘙痒为主要症状　B. 苔藓样皮损，阵发性剧烈瘙痒　C. 瘙痒性风团，时发时消　D. 以靶形红斑为特征的多形性皮损　E. 好发于下肢小腿的疼痛性红斑结节

72. 猫眼疮表现为
73. 瓜藤缠表现为

问题 74～75

A. 凉血解毒　B. 利湿化瘀　C. 滋补肝肾　D. 温阳通络　E. 软坚散结

74. 瓜藤缠急性发作，焮红肿痛，内治首选

75. 瓜藤缠反复发作，病久难愈，内治首选

问题 76～77

A. 桃红四物汤合萆薢渗湿汤　B. 桂枝汤合当归四逆汤　C. 当归四逆汤合三妙丸　D. 右归饮合当归四逆汤　E. 龙胆泻肝汤

76. 瓜藤缠寒湿入络证，内治宜

77. 硬皮病脾肾阳虚证，内治宜

问题 78～79

A. 雀斑　B. 白癜风　C. 黄褐斑　D. 瑞尔黑变病　E. 焦油黑变病

78. 以上属于色素减退性皮肤病为

79. 可系统应用糖皮质激素治疗的疾病为

问题 80～81

A. 逍遥散　B. 六味地黄丸　C. 参苓白术散　D. 通窍活血汤　E. 凉血四物汤

80. 白驳风肝郁气滞证可用

81. 酒渣鼻丘疹脓疱型可用

问题 82～83

A. 桃花四物汤加减　B. 参苓白术散加减　C. 六味地黄丸加减　D. 逍遥散加减　E. 藿香正气散加减

82. 肝郁气滞型黧黑斑治疗方选

83. 肝肾不足型黧黑斑治疗方选

问题 84～85

A. 气血阴阳失和，脉络瘀阻　B. 脾虚湿盛，湿热蕴蒸，水湿积聚　C. 血分蕴热，湿热瘀阻　D. 外感风热，闭塞腠理　E. 湿热蕴结肌肤

84. 红斑狼疮的病机为

85. 天疱疮的病机为

问题 86～88

A. 结核样型麻风　B. 未定类麻风　C. 瘤型麻风　D. 界限类偏瘤型麻风　E. 界限类偏结核样型麻风

86. 患者，女，30 岁。3 个月前腰腹部出现 2cm×2.5cm 减色斑，无明显萎缩及浸润，有轻度感觉障碍，毳毛脱落，皮肤稍干燥。观察 2 个月，无明显变化。考虑为

87. 患者，女，30 岁。炉旁烤火将左小腿烧伤发生大疱。左小腿有成人掌大减色斑，界清，皮肤稍干燥，触痛及温觉消失，左腓总神经粗大如筷。考虑为

88. 患者，男，40 岁。由同事发现面部红斑，橙色发亮，半年前躯干四肢陆续发现淡红色及浅色斑，界限不清，无痛痒，患处触觉减退。初步考虑为

问题 89～93

A. 一期梅毒 B. 二期梅毒 C. 三期梅毒 D. 潜伏梅毒 E. 先天梅毒

89. 单发、圆形或椭圆形、稍高出皮面、无痛的肉红色糜烂面或潜在性溃疡，可见于
90. 多形态皮疹，常泛发对称，不痛，可有瘙痒，可见于
91. 常见结节性皮疹，近关节结节及皮肤、黏膜、骨骼树胶肿等，可见于
92. 2 岁以上，以间质性角膜炎、马鞍鼻、神经性耳聋等特征常见，可见于
93. 有梅毒感染史，无任何梅毒性的临床症状和体征，多见于

问题 94～95

A. 黄连解毒汤加苦参片、萆薢、土茯苓、大青叶 B. 萆薢化毒汤加苦参片、黄柏、土茯苓、大青叶 C. 八正散加黄柏 D. 二妙散加苦参片、萆薢、土茯苓、大青叶 E. 龙胆泻肝汤加苦参片、萆薢、土茯苓、大青叶

94. 尖锐湿疣湿毒下注证宜用
95. 尖锐湿疣火毒炽盛证宜用

问题 96～97

A. 尿频、尿急、尿痛 B. 尿频、尿急，尿道刺痛或尿道溢脓 C. 排尿困难和尿潴留 D. 尿道滴白 E. 生殖器溃疡

96. 淋病的主要临床特点是
97. 非淋的主要临床特点是

问题 98～100

A. 邪毒外袭 B. 阴虚痰凝 C. 肺肾阴虚 D. 痰热蒙闭 E. 痰瘀交阻

98. 艾滋病患者发热咳嗽，呼吸困难，胸痛，乏力，消瘦，盗汗，舌红，苔薄黄，脉细数。中医辨证为
99. 艾滋病患者症见淋巴结持续肿大，伴发热，神疲乏力，食欲不振，腹泻，消瘦，盗汗等全身症状，舌红，苔薄黄腻，脉细数。中医辨证为
100. 艾滋病患者有不同部位肿瘤，伴有面色晦暗，肌肤甲错，舌暗或有瘀点瘀斑，脉沉细涩。中医辨证为

【X 型题】

1. 以下哪项符合皮肤病外用药的使用原则

A. 有感染时应首先控制感染 B. 应从高浓度剂型用起，随着病情好转再逐步降低用药浓度 C. 宜先强烈，后温和 D. 随时注意药敏反应 E. 妇女、儿童及皮肤薄嫩部位慎用刺激性药物

2. 以下哪项属于湿邪的致病特点

A. 皮损以水疱、糜烂为主 B. 常伴有毛发、指甲变化，或伴生疣目、血痣等 C. 病程缠绵，难以速愈 D. 常患于下部，或浸淫四窜 E. 常伴有纳呆、苔腻、脉濡

3. 热疮湿热下注证的主症有

A. 疱疹发于外阴，灼热痛痒　B. 水疱易破糜烂　C. 口干唇燥，午后微热　D. 尿赤、尿频、尿痛　E. 大便时溏

4. 以下哪项为蛇串疮的常见证型

A. 肝经郁热　B. 脾虚湿蕴　C. 湿热下注　D. 气滞血瘀　E. 阴虚内热

5. 蛇串疮的临床特点是

A. 红色斑丘疹基础上的簇集水疱　B. 水疱群之间间隔正常皮肤　C. 易复发　D. 皮疹多单侧分布，不超过身体正中线　E. 自觉疼痛

6. 有关扁平疣的描述，以下哪项是正确的

A. 多见于儿童　B. 好发于颜面部和手背　C. 皮损为表面光滑的扁平丘疹　D. 除去表面角质后，可见疏松的白色乳头状角质物　E. 常因搔抓、碰撞、摩擦破伤而易出血

7. 下列哪几项是黄水疮的临床特点

A. 夏秋多见　B. 有传染性　C. 脓疱壁厚，不易破溃　D. 可见半月状积脓现象　E. 好发于头面、四肢等暴露部位

8. 下列哪几种皮肤病具有传染性

A. 黄水疮　B. 圆癣　C. 牛皮癣　D. 疥疮　E. 红蝴蝶疮

9. 脚湿气伴发感染，症见足丫糜烂，渗流臭水或化脓，肿连足背者可用

A. 消风散　B. 清营汤　C. 萆薢渗湿汤　D. 龙胆泻肝汤　E. 五神汤

10. 以下属于头癣的是

A. 白秃疮　B. 紫白癜风　C. 肥疮　D. 圆癣　E. 白屑风

11. 以下属于浅部真菌感染的是

A. 牛皮癣　B. 白屑风　C. 圆癣　D. 马桶癣　E. 紫白癜风

12. 疥疮的特点是

A. 冬、春季多见　B. 传染性很强，可在家庭和集体生活中流行　C. 好发于皮肤薄嫩和皱褶部位　D. 阴囊部可见半球形暗红色小结节　E. 常有奇痒，夜间尤甚

13. 疥疮的皮疹主要为

A. 红斑　B. 丘疹　C. 水疱　D. 风团　E. 隧道

14. 以下哪些是虫咬皮炎的临床表现

A. 多见于夏、秋季节　B. 传染性极强　C. 好发于暴露部位　D. 皮损以丘疹、风团或瘀点多见　E. 自觉奇痒，灼热或疼痛

15. 下列哪些病属于接触性皮炎的范畴

A. 漆疮　B. 湿疮　C. 白秃疮　D. 膏药风　E. 马桶癣

16. 急性湿疹的特征是

A. 发病急易转成慢性　B. 多形性损害　C. 边界清楚　D. 四肢屈侧　E. 剧烈瘙痒

17. 下列各病名中属于湿疮范畴的是
A. 血风疮　B. 肾囊风　C. 膏药风　D. 四弯风　E. 乳头风
18. 异位性皮炎的特点
A. 哮喘病史　B. 过敏性鼻炎　C. 血清 IgE 升高　D. 可有家族史　E. 有一定的发病部位
19. 异位性皮炎常出现
A. 白色划痕征阳性　B. 血管性水肿　C. 掌纹症　D. 延缓苍白反应　E. 鱼鳞病
20. 关于婴儿湿疮，下列哪项是正确的
A. 患儿常有家族过敏史　B. 常因消化不良，食物过敏，外界刺激而诱发　C. 初生婴儿常发脂溢性湿疮　D. 3～6 个月肥胖儿常患干性湿疮　E. 1 岁以上瘦弱儿常患渗出型湿疮
21. 关于药疹的描述，下列哪项是正确的
A. 发病前有用药史　B. 发病突然，自觉灼热、瘙痒　C. 皮损多表现为全身性、对称性　D. 同一患者可同时出现多种不同形态的皮损　E. 反复发作，易形成慢性
22. 瘾疹的临床表现有
A. 瘙痒性风团，发无定处，骤起骤退　B. 侵犯消化道黏膜，可出现恶心呕吐、腹痛腹泻　C. 发于咽喉，可引起喉头水肿和呼吸困难　D. 伴有感染，可出现怕冷、发热等表现　E. 仅发于中青年女性
23. 风寒束表证瘾疹的症候是
A. 风团色白　B. 遇寒加重　C. 咽喉肿痛　D. 口干渴　E. 脉浮紧
24. 牛皮癣的临床分型有
A. 脓疱型　B. 糜烂型　C. 局限型　D. 鳞屑型　E. 泛发型
25. 牛皮癣的好发部位有
A. 颈项　B. 大腿内侧　C. 尾骶　D. 肘窝　E. 上眼睑
26. 皮肤瘙痒症的继发性皮损有
A. 血痂　B. 苔藓样变　C. 结节　D. 色素沉着　E. 皲裂
27. 关于风热疮，下列哪些是正确的
A. 有自限性　B. 首先出现玫瑰红色母斑　C. 子斑形态相仿，分批出现　D. 皮疹长轴与皮纹走行一致　E. 有薄膜现象及点状出血现象
28. 风热疮的辨证分型有
A. 火毒炽盛　B. 湿热浸淫　C. 风热蕴肤　D. 风热血燥　E. 脾虚湿蕴
29. 白疕的皮损特点有
A. 鳞屑性红斑　B. 薄膜现象　C. 靶性红斑　D. 点状出血现象　E. 同形反应
30. 白疕临床分期为

A. 进行期　B. 前进期　C. 后退期　D. 静止期　E. 消退期

31. 粉刺的好发部位是

A. 颜面　B. 前胸　C. 肩背　D. 小腿　E. 臀部

32. 粉刺的皮损表现有

A. 毛囊性丘疹　B. 黑头粉刺　C. 结节　D. 瘢痕　E. 风团

33. 酒渣鼻的皮损表现有

A. 苔藓样变　B. 潮红斑片　C. 毛细血管扩张　D. 痤疮样丘疹　E. 鼻赘

34. 酒渣鼻的预防与调护，应注意

A. 避免过冷、过热、不洁物刺激　B. 避免精神紧张　C. 忌食辛辣酒类等刺激性食物　D. 忌食肥甘厚味之品　E. 保持大便通畅

35. 油风需与下列哪些疾病相鉴别

A. 面油风　B. 白秃疮　C. 粉刺　D. 瓜藤缠　E. 肥疮

36. 下列哪些是油风的特点

A. 脱发区皮肤变薄　B. 感觉瘙痒　C. 感觉正常　D. 无自觉症状　E. 自觉疼痛

37. 猫眼疮的特点是

A. 发病急骤　B. 皮损为多形性损害　C. 具有虹膜样特征性红斑　D. 有薄膜现象及点状出血现象　E. 好发于夏秋季节

38. 猫眼疮发病的前驱症状可见

A. 头痛　B. 低热　C. 四肢倦怠　D. 食欲不振　E. 关节、肌肉疼痛

39. 瓜藤缠的临床特点，下列说法正确的是

A. 好发于青年女性　B. 多发于两小腿伸侧　C. 春秋季节多发　D. 皮损为无痛性红肿结节，对称性发生　E. 常在经期、劳累或感冒后复发

40. 系统性红斑狼疮发病前的常见诱因有

A. 日晒　B. 紫外线照射　C. 妊娠　D. 分娩　E. 精神创伤

41. 系统性红斑狼疮的辅助检查，下面哪些是正确的

A. 全血细胞可减少，红细胞沉降率增快　B. 血清总补体升高　C. 免疫球蛋白降低　D. 尿检可有蛋白尿、红白细胞及管型　E. 可有抗核抗体 ANA 阳性

42. 白驳风的常见中医辨证分型

A. 肝肾不足　B. 脾虚湿蕴　C. 肝郁气滞　D. 气滞血瘀　E. 气阴两虚

43. 黧黑斑的病因病机

A. 情志不畅导致肝郁气滞　B. 热毒炽盛，邪热郁结于面　C. 气滞血瘀，面失所养　D. 脾失健运，湿热内生　E. 肝肾不足，水火不济

44. 黧黑斑的常见中医辨证分型

A. 肝肾不足型　B. 脾虚湿郁型　C. 肝郁气滞型　D. 气滞血瘀型

E. 气阴两虚型

45. 属于天疱疮分型的是

A. 寻常型 B. 红斑型 C. 落叶型 D. 增殖型 E. 疱疹型

46. 系统性硬皮病早期表现，正确的是

A. 疲乏消瘦，不规则低热 B. 关节酸痛 C. 雷诺现象 D. 多在头面及四肢远端开始出现实质性非可凹性浮肿，表面光滑、绷紧，皮纹消失 E. 肢端皮肤粗糙、肥厚、皲裂，硬化如鹰爪

【是非判断题】

1. 皲裂为皮肤上的线坼裂，多由风湿热所致。 ( )
2. 渗利伤阴所致皮肤病，治宜健脾化湿，方用除湿胃苓汤加减。 ( )
3. 脏腑失调是皮肤病重要的病因病机，其中以心阳不足为多见。 ( )
4. 热疮的特点是皮损为成群的水疱，有的相互融合，多在1周后痊愈，不易复发。 ( )
5. 鼠乳皮损为半球形丘疹，米粒到黄豆、豌豆大小，中央有脐凹，表面无光泽，挑破顶端，可挤出白色乳酪样物质。 ( )
6. 疣以活血化瘀为主要治法，扁平疣、疣目宜外治，其余疣多采用内外合治。 ( )
7. 黄水疮好发于成人，多发于腰腹部。 ( )
8. 癣由于患处皮肤较厚，宜选用刺激性强的外用药物。 ( )
9. 疥疮病久者男性皮损主要在阴茎，阴囊有色素沉着。 ( )
10. 虫咬皮炎的皮损以结节、鳞屑、溃疡为主。 ( )
11. 虫咬皮炎好发于四肢屈侧。 ( )
12. 接触性皮炎患者出现红斑、肿胀、水疱糜烂、有大量渗液，此时可外涂软膏。 ( )
13. 面部湿疮皮损表现为红斑、流滋、结痂、皲裂，有时带脂溢性，常两侧对称。 ( )
14. 成人期异位性皮炎皮疹好发于头面部，渗出明显。 ( )
15. 剥脱性皮炎型药毒的特点是潜伏期长，而病程较短，常为1周左右。 ( )
16. 麻疹样或猩红热样型药毒皮疹稀疏或密集分布，以四肢为主，躯干也可发生。 ( )
17. 牛皮癣日久皮疹呈苔藓样变，仍可见小水疱、抓痕、流滋等。 ( )
18. 风热疮最先出现的淡红或黄红色鳞屑斑，称为母斑，其长轴与皮纹垂直。 ( )
19. 进行期白疕的皮损宜用刺激之剂，可用黄连膏，每天1次。 ( )
20. 白疕是一种常见的易于复发的炎症性皮肤病，相当于西医的白癜风。 ( )
21. 白屑风又名面游风，是因皮肤油腻而出现丘疹、脓疱而得名。 ( )
22. 痤疮患者可留永久性色素沉着或重度凹陷性瘢痕。 ( )
23. 痤疮患者自觉剧烈瘙痒或有自觉症状。 ( )
24. 酒渣鼻临床以除湿化痰、活血散结为主要治法。 ( )

25. 猫眼疮发病以重症最常见，以青年男性为多。 （ ）
26. 瓜藤缠好发于小腿屈侧。 （ ）
27. 红蝴蝶疮总由饮食不节，房劳过度而成。 （ ）
28. 黧黑斑男女均可发生，以女性多见。 （ ）
29. 红斑型天疱疮多伴有黏膜损害。 （ ）
30. 天疱疮为皮肤上出现张力性水疱，疱壁较厚。 （ ）
31. 麻风患者是麻风分枝杆菌的天然宿主，也是本病的唯一传染源。 （ ）
32. 尖锐湿疣的主要传染途径为自身接种，潜伏期平均为半年。 （ ）

【填空题】

1. 皮肤病最常见的自觉症状有________，其次是________，此外尚可出现蚁走感、麻木感等。
2. 皮肤病的内因主要是七情内伤、________和________。
3. 明代论述梅毒的专著是________，论述麻风的专著是________。
4. 风团有红色和白色之分，红色者为________所致，白色者为________所致。
5. 皮肤病的外用药物使用原则是要根据皮肤损害的表现来选择适当的________和________。
6. 热疮以________为主要治法，初发以________治之；反复发作者，以________并治。
7. 热疮发生于外生殖器者，可出现________等症状。
8. 肺胃热盛证热疮治宜________，方用________。
9. 丝状疣多生于________。
10. 脓疱疮多发生于________季节。
11. 黄水疮的治疗以________为主要治法。
12. 根据脚湿气的临床表现，可分为________、________和脱屑型 3 种。
13. 白秃疮相当于西医的________，肥疮相当于西医的________。
14. 疥疮的外治应以________为主。________为古今治疗疥疮的特效药物。
15. 疥疮的瘙痒特点是________。
16. 疥疮的水疱常见于________，结节常见于________和少腹。
17. 不少松毛虫皮炎患者伴有关节________。
18. 虫咬皮炎的病机是________，与气血相搏，或禀赋不耐，过敏而成病。
19. 接触性皮炎外治原则与湿疮相同，但用药宜________、________，忌用________药。
20. 尿布皮炎是________皮炎的一种。
21. 湿疮根据病程和皮损特点，一般可分为急性、________、________ 3 类。
22. 湿疮的病因病机中，湿疮急性者以________为主，慢性者则多________。
23. 四弯风婴儿期好发部位是________，通常称为________。
24. 异位性皮炎临床表现多种多样，通常分为________、________及________ 3 个阶段。
25. 治疗药毒，首先必须________，以清热利湿解毒为主。重症宜________治疗。
26. 瘾疹如侵犯消化道黏膜，可伴有________、腹痛、________等症状。
27. 牛皮癣初起为________之邪阻滞肌肤或衣服硬领等外来________所引起。
28. 皮肤瘙痒症临床上分为________和________两种。
29. 风热疮初发多先在躯干部出现________，继则分批出现形态相仿而较小的________。
30. 白疕好发于________、________、________、________或尾骶部，病情发展可延及________。
31. 白屑风主要因素体________，感受________所致。
32. 白屑风分为________、________二型。
33. 痤疮多发于________时期，皮疹易________发生，常在________、________加重。
34. 酒渣鼻多发生于________，男女均发病，尤以________多见。
35. 重症猫眼疮可有严重的________、________损害。
36. 猫眼疮患者的实验室检查中，若肾脏受累可出现________、________增高。
37. 瓜藤缠相当于西医的________。
38. 瓜藤缠的皮疹特点是散在性皮下结节，鲜红之紫红色，大小不等，疼痛或压痛，好发于________。
39. 红蝴蝶疮主要的病因病机是________。
40. 阴虚火旺型红蝴蝶疮治宜________，可选用________。
41. 系统性皮痹分为________、________两型，临床以________型为多见。
42. 皮痹相当于西医的________，多见于________ 。
43. 中医认为白驳风的病因病机总由________、________所致。
44. 白驳风是以皮肤变白为主要临床表现的________、________皮肤病。
45. 白驳风的皮肤病理检查显示表皮明显缺少________及________。
46. 天疱疮大疱发生于________或________上，疱壁________。
47. 麻风主要累及________和________，瘤型麻风可涉及________及________。
48. 麻风潜伏期平均________，长者可达________。
49. ________是麻风重要的传播方式。
50. 二期梅毒的主要表现是________。
51. 尖锐湿疣又称________，是由________导致的皮肤黏膜良性赘生物，与________的发生密切相关。
52. 临床上可用于诊断尖锐湿疣的方法有________、________。
53. 湿热下注型尖锐湿疣，治法为________，可选用________。
54. 淋病的潜伏期一般为________天。
55. 结合临床症状，取尿道或宫颈分泌物涂片镜检发现________即可作出淋病的诊断。

56. 急性淋病的辨证多属________证，慢性淋病的辨证多属________证。

57. 淋病是由________所引起的泌尿生殖系感染的性传播疾病，中医称为________。

参考答案

【A型题】

1. E	2. D	3. E	4. E	5. C	6. A	7. C	8. E	9. D	10. D
11. C	12. C	13. D	14. C	15. B	16. C	17. E	18. B	19. C	20. B
21. A	22. B	23. A	24. B	25. A	26. B	27. A	28. C	29. C	30. B
31. E	32. D	33. A	34. A	35. C	36. A	37. D	38. C	39. E	40. A
41. E	42. D	43. D	44. C	45. D	46. C	47. A	48. B	49. C	50. B
51. E	52. E	53. B	54. B	55. D	56. A	57. A	58. D	59. C	60. E
61. C	62. B	63. A	64. E	65. A	66. D	67. D	68. A	69. E	70. B
71. B	72. E	73. D	74. B	75. A	76. E	77. B	78. D	79. C	80. B
81. D	82. B	83. D	84. E	85. A	86. E	87. E	88. A	89. C	90. C
91. B	92. C	93. A	94. A	95. C	96. C	97. A	98. B	99. B	100. C
101. A	102. C	103. B	104. C	105. D	106. D	107. A	108. C	109. B	110. D
111. D	112. B	113. A	114. C	115. E	116. A	117. C	118. D	119. B	120. E
121. B	122. D	123. B	124. A	125. D	126. B	127. A	128. C	129. E	130. A
131. A	132. A	133. D	134. B	135. C	136. C	137. E	138. C	139. A	140. D
141. D	142. C								

【B型题】

1. B	2. D	3. D	4. B	5. E	6. C	7. A	8. C	9. D	10. A
11. B	12. A	13. C	14. C	15. A	16. B	17. B	18. A	19. E	20. E
21. B	22. B	23. A	24. B	25. E	26. C	27. E	28. B	29. D	30. E
31. A	32. C	33. A	34. B	35. B	36. A	37. A	38. B	39. E	40. C
41. B	42. E	43. A	44. B	45. B	46. C	47. E	48. B	49. E	50. A
51. C	52. A	53. B	54. D	55. C	56. D	57. C	58. B	59. A	60. A
61. B	62. A	63. C	64. A	65. C	66. A	67. B	68. A	69. E	70. C
71. A	72. D	73. E	74. B	75. D	76. C	77. D	78. B	79. B	80. A
81. E	82. D	83. C	84. A	85. B	86. B	87. A	88. C	89. A	90. B
91. C	92. E	93. D	94. B	95. A	96. B	97. A	98. C	99. B	100. E

【X型题】

1. ADE	2. ACDE	3. ABD	4. ABD	5. ABDE
6. BC	7. ABDE	8. ABD	9. CDE	10. AC
11. CE	12. ABCDE	13. BCE	14. ACDE	15. ADE
16. ABDE	17. ABDE	18. ABCDE	19. ABCDE	20. ABC

21. ABC　22. ABCD　23. ABE　24. CE　25. ABCDE
26. ABD　27. ABCD　28. CD　29. ABDE　30. ADE
31. ABCE　32. ABCD　33. BCDE　34. ABCDE　35. ABE
36. ACD　37. ABC　38. ABCDE　39. ABCE　40. ABCDE
41. ADE　42. ACD　43. ACDE　44. ABCD　45. ABCD
46. ABCD

【是非判断题】

1. ×　2. ×　3. ×　4. ×　5. ×　6. ×　7. ×　8. ×　9. ×　10. ×
11. ×　12. ×　13. ×　14. ×　15. ×　16. ×　17. ×　18. ×　19. ×　20. ×
21. ×　22. ×　23. ×　24. ×　25. ×　26. ×　27. ×　28. √　29. ×　30. ×
31. √　32. ×

【填空题】

1. 瘙痒　疼痛　2. 饮食劳倦　肝肾亏损　3.《霉疮秘录》　《解围元薮》　4. 风热　风寒　5. 剂型　药物　6. 清热解毒养阴　清热解毒　扶正祛邪　7. 尿频、尿痛　8. 疏风清热　辛夷清肺饮合竹叶石膏汤加减　9. 颈项或眼睑部位　10. 夏秋　11. 清暑利湿　12. 水疱型　糜烂型　13. 白癣　黄癣　14. 杀虫　硫黄　15. 夜间剧痒　16. 指缝　阴囊　17. 红肿疼痛　18. 邪毒侵入肌肤　19. 简单　温和　刺激性　20. 接触性　21. 亚急性　慢性　22. 湿热　耗伤阴血、血虚风燥　23. 头面部　婴儿湿疹　24. 婴儿　儿童　成人　25. 停用一切可疑药物　中西医结合　26. 恶心呕吐　腹泻　27. 风湿热　机械刺激　28. 局限性　泛发性　29. 母斑　子斑　30. 头皮　四肢伸侧　背　肘膝关节　全身皮肤　31. 湿热内蕴　风邪　32. 干性型　湿性型　33. 青春发育　反复　饮食不节　月经前后　34. 中年人　女性　35. 黏膜　内脏　36. 蛋白尿　尿素氮　37. 结节性红斑　38. 双侧小腿伸侧　39. 先天禀赋不足，肝肾亏虚　40. 滋阴降火　知柏地黄丸合大补阴丸加减　41. 弥漫性　肢端硬化型　肢端硬化　42. 硬皮病　青、中年女性　43. 气血失和　脉络瘀阻　44. 局限性　色素脱失性　45. 黑素细胞　黑素颗粒　46. 正常皮肤　红斑　薄而易破　47. 皮肤　周围神经　内脏器官　深部组织　48. 2～5 年　10 年以上　49. 飞沫传播　50. 杨梅疮　51. 性病疣　人类乳头瘤病毒　生殖器癌　52. 醋酸白试验　HPV-DNA 检测　53. 清热利湿解毒　萆薢渗湿汤加减　54. 2～7　55. 淋病奈瑟菌　56. 湿热下注　肝肾两亏　57. 淋病奈瑟菌　淋浊

§2.7　中医肛肠病科学

基本知识问答

1. 齿状线在解剖学和临床上有哪些特点?

(1) 齿状线是皮肤和黏膜的交界线，齿状线以上是直肠，肠腔内壁覆盖着黏膜；齿状线以下是肛门，肛管覆盖着皮肤。齿状线以上的痔是内痔，齿状线以下的痔是外痔。齿状线以上的息肉、肿瘤附以黏膜，多数是腺瘤；齿状线以下的肿瘤附以皮肤，是皮肤癌等。

(2) 齿状线以上的神经是自主神经，没有明显痛感，故内痔不痛，手术时是无痛区；齿状线以下的神经是脊神经，痛感强烈，故外痔、肛裂及肛周脓肿均非常疼痛，手术时是有痛区。

(3) 齿状线以上的血管是直肠上血管，其静脉与门静脉系统相通；齿状线以下是肛门血管，其静脉属下腔静脉系统。在齿状线附近门静脉与体静脉相通。

(4) 齿状线上淋巴向上回流，汇入盆腔淋巴结；齿状线下淋巴向下回流，经大腿根部汇入腹股沟淋巴结，所以肿瘤转移，齿状线上向腹腔，齿状线下向大腿根部。

(5) 齿状线是内胚层与外胚层的汇合处，所以几乎所有肛门、直肠先天性畸形如锁肛等都发生在齿状线。

(6) 齿状线还是排便反射的诱发区，齿状线区分布着高度特化的感觉神经终末组织。如手术中切除或损伤齿状线过多，就会引起排便反射减弱或感觉性肛门失禁。

(7) 齿状线上方不到 1cm 宽的环状区域有柱状上皮，复层上皮，鳞状上皮 3 种混合上皮。此区上方是柱状上皮，齿状线下部是鳞状上皮，所以在手术时不宜过多损伤此处组织，以免影响创口愈合。

2. 试述内痔分期。

根据 2002 年 9 月中华中医药学会肛肠专业委员会《痔诊断暂行标准》，内痔分 4 期。

(1) Ⅰ期：大便时带血、滴血或喷射状出血，便后出血可自行停止，无肛内肿物脱出；肛门镜检可见齿状线上方黏膜呈结节状隆起，表面色淡红。

(2) Ⅱ期：常有便血，色鲜红，排便时有肿物脱出肛外，便后可自行还纳；肛门镜检可见齿状线上方黏膜隆起，充血明显，色暗红。

（3）Ⅲ期：偶有便血；排便或久站、咳嗽、劳累、负重时肛内肿物脱出，需手托还纳；肛门镜检可见齿状线上方黏膜隆起，充血，表面多有纤维化。

（4）Ⅳ期：偶有便血；肛内肿物脱出不能还纳，易发生绞窄、嵌顿，疼痛剧烈。

3. 试述肛裂的临床表现。

（1）肛门疼痛：疼痛是肛裂的主要症状，粪便进入和通过肛管时，扩张肛管并刺激裂口内的神经末梢，产生撕裂性疼痛，便后数分钟可有缓解，之后又产生剧烈疼痛，可持续数小时至10多小时，临床上称周期性疼痛。

（2）便血：大便时出血，色鲜红，量不多。

（3）可有便秘。

（4）体征：肛管皮肤全层裂开，形成梭形溃疡，有些可见肛乳头肥大、裂痔、皮下瘘、肛隐窝加大加深。

4. 试述肛瘘的临床表现。

（1）肛门旁流脓液：脓液量与肛瘘病程长短、瘘道数量、位置高低以及内口大小有关。

（2）肛周疼痛：若肛瘘引流不畅，可出现局部肿痛，若感染加剧可形成“瘘管性脓肿”，可出现局部红、肿、热、痛，或伴恶寒、发热等全身症状。

（3）肛周瘙痒：由于肛瘘外口分泌物刺激，可引起肛周皮肤瘙痒，有时还会继发肛门湿疹等皮肤病，长期刺激可致皮肤增厚，呈苔藓样变。

（4）排便不畅：部分复杂性肛瘘，因慢性炎症刺激引起肛管直肠环纤维化或瘘管围绕肛管形成半环状纤维组织增生，影响肛门括约肌舒缩而排便不畅。

（5）全身症状：肛瘘急性期可有恶寒、发热，结核性肛瘘、克罗恩病肛瘘可出现午后潮热、盗汗、消瘦等消耗症状或腹泻、腹痛等肠道表现。

（6）体征：肛门周围一般有外口，局部肉芽增生，有渗出物溢出，指诊可扪及皮下向肛管或直肠内延伸的索状物，可在肛管或直肠壁扪及硬结，通过双叶肛镜，探针，染色等法可明确内口位置。

5. 试述肛瘘的临床分类。

我国目前常用1975年全国首届肛肠学术会议制定的统一分类标准，以外括约肌深部画线为标志，瘘管经过此线以上为高位，在此线以下为低位，其分类如下：

（1）低位单纯性肛瘘：只有1条瘘道，在外括约肌深部以下，内口在肛窦附近。

（2）低位复杂性肛瘘：瘘管在外括约肌深部以下，有两个以上外口，或两条以上管道，内口在肛窦部位。

（3）高位单纯性肛瘘：仅有一条瘘道，管道穿过外括约肌深部以上，内口大多在肛窦部位。

（4）高位复杂性肛瘘：有两个以上外口及管道，有分支瘘道，其主管道通过外括约肌深部以上，有1个或两个以上内口，内口大多位于肛窦部位。

6. 试述直肠脱垂的临床分度。

Ⅰ度：排粪时脱垂肠段长3～5cm，为直肠黏膜脱出，脱出物淡红色，触之柔软，无弹性，不易出血，便后可自然回复。

Ⅱ度：为直肠全层脱出，长5～10cm，呈圆锥状，淡红色，表面为环状而有层次的黏膜皱襞，触之较厚，有弹性，肛门松弛，便后有时需用手回复。

Ⅲ度：直肠及部分乙状结肠脱出，长达10cm以上，呈圆柱状，触之很厚，肛门松弛无力。

7. 列表比较溃疡性结肠炎与克罗恩病的鉴别诊断。

	溃疡性结肠炎	克罗恩病
常见部位	直肠、左半结肠	全消化道、末端回肠、右半结肠
腹泻	严重	中度，较轻
出血，血便	典型，常见	不常见
里急后重	常见	不常见
腹痛	不常见	常见
腹部包块	罕见	常见
肛周病变	不常见，轻	常见，复杂
结肠外症状	常见	不常见
内瘘	不常见	常见
癌变	发病率明显升高	少见
中毒性巨结肠	3%～5%	少见
溃疡特点	溃疡成片、弥漫性，可融合，溃疡表浅，不穿透肌层	节段性，跳跃式，大纵形溃疡或横形裂隙
黏膜特点	黏膜粗，增生	鹅卵石样
溃疡部位	远端结肠多见，局限于结肠	全消化道，右侧结肠多见
炎症部位	局限于黏膜下层和黏膜	炎症侵及全层
肉芽肿	无肉芽肿	常见
炎性息肉	常见	不常见

8. 国内克罗恩病的诊断标准有哪些?

（1）临床表现：反复发作的右下腹或脐周疼痛，可伴有呕吐、腹泻或便秘，阿弗他口炎偶见，有时腹部可出现相应部位的肿块，可伴有肠梗阻、瘘管、腹腔或肛周脓肿等并发症、可伴有或不伴有系统性症状，如发热、多关节炎、虹膜睫状体炎、皮肤病变、硬化性胆管炎淀粉样变、营养不良、发育迟缓等。

（2）X线钡剂造影：有胃肠道的炎性病变，如裂隙状溃疡、卵石征、假息肉、单发或多发性狭窄、瘘管形成等，病变呈节段性分布；CT可见肠壁增厚，盆腔或腹腔脓肿。

（3）内镜检查：可见跳跃式分布的纵形或匐行性溃疡，周围黏膜正常或增生呈鹅卵石样，或病变活检有非干酪坏死性肉芽肿或大量淋巴细胞聚集。

临床标准：具备（1）为临床可疑；若同时具备（1）和（2）或（3），临床可诊断为本病。

9. 试述肠易激综合征的诊断标准。

（1）下列症状持续或间歇发作至少3个月：①腹部疼痛或不适，排便后缓解。②和/或大便次数改变。③和/或大便性状改变。

（2）至少在病程的1/4的时间内有下列两种以上异常：①大便次数改变。②大便性状异常（干结、稀便或水样便）。③排便过程异常（排便困难、便急或排便不尽感）、黏液便。④腹部胀气或腹胀感。

（3）缺乏可解释症状的形态学改变和生化异常。

10. 试述肠易激综合征与慢性细菌性痢疾的区别。

两者均有不同程度的腹泻、腹胀、黏液便，但慢性细菌性痢疾有急性细菌性痢疾病史，粪便培养可分离出痢疾志贺菌；肠易激综合征患者粪便常规及培养均正常。

11. 肛门周围化脓性汗腺炎的临床表现有哪些?

初期肛门周围皮肤表面可见与汗腺、毛囊一致的小硬结，发红、肿胀、化脓，多自然破溃，流出糊状有臭味的脓性分泌物。炎症时轻时重，反复发作，逐渐形成皮下窦道或瘘管。由于慢性炎症的刺激，病变部位皮肤变硬、肥厚，呈暗紫色，表面凹凸不平，常见有多个大小不等的窦道开口，按之有脓液流出，其中一部分可逐渐形成瘢痕。

当炎症侵犯肛门括约肌，可造成括约肌纤维化，影响括约肌功能，但病变多不累及深部的组织。

当继发感染呈急性炎症时，可有发热、头痛、全身不适等。平时表现为慢性病容、贫血、消瘦、低蛋白血症，病理组织学检查为慢性炎症。

12. 列表比较神经性皮炎与慢性湿疹的鉴别。

	神经性皮炎	慢性湿疹
病史	先瘙痒后出现扁平丘疹	有急性发作史
皮肤损害	局部呈苔藓化干燥坚实	浸润增厚，边缘清楚，有鳞屑和痂皮
分布	骶尾部、阴囊、会阴	肛门周围、外阴
敏感性	可耐受多种药物	对刺激性药物敏感
病程	慢性表现	急、慢性反复发作

13. 试述肛门部尖锐湿疣的临床表现。

多发生于肛管黏膜与皮肤交界处，肛门缘及外阴部。初起时，可呈微小淡红色、暗红色或污灰色乳头状隆起，逐渐增多增大，并可融合成片状或相互重叠生长，其根部常有蒂，表面凹凸不平，湿润，柔软，呈乳头状、蕈样或菜花样突起。

初起时可无痛苦，但逐渐增大，可出现压迫感，肛门瘙痒，有轻微的刺痛，其表面易溃烂，渗出混浊浆液，带有恶臭，易因搔抓而继发感染，长期未治疗可增大，甚至癌变。

14. 试述痔的治疗原则。

（1）无症状的痔不需治疗，有症状的痔即为痔病，需进行治疗。

（2）治疗的目的在于减轻、消除主要症状，而非“根治”。

（3）解除痔的症状较改变痔的大小更有意义，应视为治疗效果的标准。

（4）治疗时必须遵循“先保守，后手术”和“微创”的原则。

15. 肛周脓肿的手术原则有哪些？

（1）脓肿一旦形成，宜早期切开排脓。

（2）引流通畅，不留死腔。

（3）尽量找到内口，对脓肿发生在肛提肌以下的低位脓肿，已找到了可靠的内口，全身症状轻者，争取一次性手术处理，以防形成肛瘘。

（4）分次手术原则：如发生在肛提肌以上的脓肿，尚未找到可靠的内口并伴有全身症状严重者，宜先切开排脓，待形成肛瘘再行两次手术。

（5）若术中不能顺利探出内口者，不必强行探出，防止形成假灶。

16. 坐骨直肠窝脓肿切开的注意事项有哪些？

（1）切口宜由内向外，在括约肌外作放射形切口，切开后用指将纤维间隔分开，防止残留脓腔。

（2）切口宜长宜大，给底部肉芽组织生长创造条件，防止外口闭合过早。

（3）如两侧坐骨直肠窝脓肿，切开时要注意保留肛尾韧带，防止因切断肛尾韧带造成肛门向前移位。

(4) 修剪皮缘，使引流畅通。

17. 溃疡性结肠炎的一般治疗有哪些?

(1) 充分休息：避免过度疲劳和精神紧张。

(2) 饮食治疗：应调节饮食，给予易消化、少刺激、低渣的饮食。

(3) 止泻治疗：以减少由于腹泻导致的水电解质平衡紊乱。

(4) 止痛治疗：腹痛明显者可给小剂量的解痉剂如阿托品等。

(5) 抗生素使用：溃疡性结肠炎属于无菌性炎症，只有在发生肠道感染时使用，但也有报道短期使用环丙沙星和甲硝唑对溃疡性结肠炎症状控制有一定作用。

18. 溃疡性结肠炎急症手术适应证有哪些?

(1) 大量出血难以控制。

(2) 中毒性巨结肠经数小时保守治疗无效并有穿孔危险或已穿孔者。

(3) 暴发性溃疡性结肠炎经类固醇治疗无效者。

(4) 由于狭窄引起急性结肠梗阻者。

19. 肛周克罗恩病外科治疗基本原则是什么?

(1) 无症状者不治疗。

(2) 伴有活动性肠道克罗恩病者需要全身治疗和局部外科长期引流。

(3) 低位括约肌间瘘或经括约肌瘘行瘘管切开术。

(4) 复杂性肛瘘长期引流，在适当时期选择挂线治疗，黏膜瓣推移手术。

20. 肠易激综合征治疗的原则是什么?

消除患者顾虑，改善症状，提高生活质量。治疗应当遵循个体化原则，注意饮食调养及心理疏导。

21. 直肠癌的诊断要点有哪些?

(1) 症状：①直肠刺激症状，如腹泻、里急后重、排便不尽感。②病灶破溃感染症状，如大便带血，同时有黏液排出，严重时有脓血便，大便次数增多。③直肠狭窄梗阻症状，如腹胀、腹痛，晚期有大便困难，粪便变细变形等。

(2) 体征：直肠指诊多可扪及直肠内肿块，指套上染有血迹，晚期可有狭窄环，手指不能通过。通过指诊尚可初步估计该肿块能否切除。

(3) 辅助检查：①直肠镜或乙状结肠经检查，可明确病变部位、范围，并可行肿瘤活组织检查。②钡灌肠 X 线检查：如无明显肠梗阻，为排除结肠多发性原发癌和息肉病变，应常规性钡灌肠 X 线照片或气钡双重对比造影。③疑有肝转移应行肝脏 B 超检查，癌肿侵及肛管并有腹股沟淋巴结肿大时，可行腹股沟淋巴结活体组织检查（活检)。④大便隐血试验、T 抗原检测、黏附分子 CD44v 是早期发现直肠癌的较好筛查方法。⑤CD44v、肿瘤坏死因子（TNF）检测，可作为评价手术和化疗效果，监测手术后复发和转移的动态观察指标。

22. 肛管癌及肛门周围癌的诊断要点有哪些？

（1）症状：①便血，为最常见的症状。②持续性疼痛，排便后加重。③大便习惯改变。④肛门瘙痒，局部分泌物增多。

（2）体征：肛门指诊扪及肿块、溃疡、结节，有压痛。

（3）辅助检查：活组织检查可明确病理性质。

23. 肛乳头炎与直肠息肉如何鉴别？

直肠息肉生在齿状线上的直肠黏膜，多见于儿童，蒂小而长，覆盖黏膜，质软，不痛，易出血。肛乳头炎则增生在齿状线附近，呈锥形，表面为上皮，色淡或呈乳白色，质硬，不易出血。

24. 肛窦炎与肛瘘内口如何鉴别？

肛窦炎患者排便时肛门疼痛数分钟，有时有少许黏液从肛内溢出，指诊在齿状线附近可摸到稍硬的隆起和凹陷，有压痛。肛镜检查：可发现病变的肛隐窝充血或色泽发白，黏膜触之容易出血，轻按肛窦可有脓血水流出，如以探针探查发炎的肛隐窝，可顺利探入其内，感觉疼痛。

肛瘘内口基本在齿线部位，内口处有明显的凹陷，未感染发作时，一般没有脓性分泌物，也没有肛门下坠的感觉，仔细检查时，自肛窦内口有条索状物通向肛门外。

25. 试述结肠癌与溃疡性结肠炎的鉴别。

结肠癌：①排便习惯的改变和大便带血，常有大便次数增多，不成形或稀便；大便带血，或鲜红，或暗红，亦可为潜血阳性。②腹痛：多在中下腹部，呈持续性隐痛，肠梗阻明显为阵发性绞痛。③腹部包块：癌肿生长到一定程度，腹部可触及包块，一般肿块较硬，形状不规则，表面呈结节状。④可有肠梗阻。⑤贫血，亦可有乏力、发热、消瘦、低蛋白血症等。⑥结肠癌好发于45～50岁。

溃疡性结肠炎：①起病缓慢，常以腹泻为主要症状，时有血便。②腹痛：轻型及病情缓解可无腹痛，或轻至中度腹痛，多局限在左下腹及下腹部，也可全腹部，多有疼痛—便意—便后缓解的规律，常伴有腹胀。③严重病例可有食欲不振、恶心及呕吐。④溃疡性结肠炎多发生在20～40岁。⑤体征：轻症左下腹轻压痛，重型和暴发型患者可有明显腹部膨胀，腹肌紧张，腹部压痛及反跳痛。⑥纤维肠镜下可见黏膜水肿、充血，黏膜糜烂出血，溃疡融合成片及假性息肉形成，若再发展可出现黏膜及黏膜下层破坏而形成深溃疡，溃疡愈合后因纤维组织增生使肠壁增厚，形成纤维化僵硬的肠管。纤维肠镜检查对结肠癌的诊断有重要帮助，能够看清大肠肠腔内的情况，且可行活检。

26. 如何早期发现结肠癌？

结肠癌早期症状常不明显，易被忽视，因此大多数结肠癌患者发现时已不属早期，30岁以上患者有以下症状时要警惕结肠癌可能：①近期出现持续性腹部不适，隐痛，腹胀等，经一般治疗后症状无明显好转。②排便习惯改变，出现腹泻、便秘或腹泻便秘交替。③大便带血、黏液但无其他肠炎或痢疾病史。④结肠部位有可疑肿块。⑤出现原因不明的贫血、消瘦或乏力症状。

对有以上症状的患者，特别是大便潜血多次阳性者，应做进一步检查。

27. 肠结核与克罗恩病如何鉴别诊断？

肠结核在症状和体征上均无特异之处，很易与克罗恩病混淆，以下几点可资鉴别。

（1）二者在组织学上的不同点：①黏膜肌层出现裂隙和破裂在肠结核仅属偶见，而在克罗恩病常见，并常延至浆膜层。②干酪样坏死只见于肠结核，克罗恩病则无干酪样坏死。③结核分枝杆菌只存在于肠结核中。

（2）在临床表现方面可有以下不同：①克罗恩病往往有明显发作和缓解交替出现的现象。②X线征象显示克罗恩病主要在回肠末端有边缘不齐的线条状阴影，肠曲病变呈节段分布，间以扩张的肠曲，肠梗阻，粪瘘等并发症比肠结核更为常见。抗结核治疗对克罗恩病无效。

（3）肠结核有：①肠外结核特别是肺结核史。②有腹痛、腹泻、便秘等消化道症状，并伴以发热、盗汗等全身症状。③腹部检查发现右下腹压痛、肿块，或呈不明原因肠梗阻表现者。④胃肠钡餐X线造影显示回盲部激惹征象，充盈缺损及狭窄征象。

28. 接触性皮炎与肛门湿疹如何鉴别？

接触性皮炎有明显的接触刺激物病史；皮疹仅限于接触部位，形态单一，水疱大，界限清楚；去除病因后，皮疹消退较快，很少复发；肛门湿疹表现为病变形态的多形性，分布对称，渗出瘙痒，病变界限不清楚，病程长，反复发作。

29. 试述肛门湿疹与肛门瘙痒症的鉴别。

肛门瘙痒症常先发痒，无渗出液，搔抓破后，继发渗出、出血、糜烂。肛门湿疹常先有丘疹、红斑、渗出、糜烂，以后继发瘙痒。

30. 简述肛门周围化脓性汗腺炎与复杂性肛瘘的鉴别。

肛门周围化脓性汗腺炎的诊断要点：①骶会阴区出现单发或多发的皮下或皮内大小不等的炎性条索状硬结、脓疱或疖肿。②化脓溃疡形成瘘管、皮下瘘道，红肿疼痛，溃后排出糊状分泌物。③窦道相继形成，融合成片，皮下广泛坏死。

复杂性肛瘘：瘘管穿过肛周组织，外口经常有脓性分泌物流出，每因外口闭合而致局部肿痛，继而重新溃破出脓，反复发作，经久不愈，其特点是有内口与肛管或直肠相通。

31. 大肠憩室病与大肠克罗恩病如何鉴别?

二者可以并存，主要鉴别点有：

（1）憩室炎X线显示的病变肠管较短，而大肠克罗恩病病变肠管较长。

（2）憩室炎X线边界清楚，囊内常有粪石，类似脓肿影，而大肠克罗恩病脓肿则呈三角形。

（3）憩室在结肠旁可有短窦道，伴肠壁外缺损，而大肠克罗恩病窦道多是细线状，位于黏膜下或肌层内。

（4）憩室穿孔形成的脓肿在肠壁外，黏膜皱襞受牵拉呈弓形，大肠克罗恩病黏膜皱襞呈垂直状，肠壁肥厚。

32. 简述放射性肠炎与急性细菌性痢疾的鉴别诊断。

放射性肠炎：①有放射治疗史。②症状：腹痛、腹泻、解黏液便或血便，色鲜红或暗红，里急后重，晚期可出现大便变细或便秘。③体征：直肠指诊时可有肛门括约肌痉挛和触痛，有时直肠前壁可有水肿、增厚、变硬，指套染血，可触及溃疡、狭窄或瘘管。④辅助检查：纤维结肠镜检查可见直肠、结肠黏膜充血、水肿、溃疡形成，灰白色假膜、黏膜坏死，甚至肠腔狭窄，或直肠阴道瘘形成或肠穿孔等；也可行X线检查。

急性细菌性痢疾：以腹痛、腹泻、里急后重、脓血便为主症，有季节性，以夏秋季多见，大便培养有痢疾志贺菌生长，无放射治疗史。

33. 列表比较缺血性结肠炎与溃疡性结肠炎的鉴别。

	缺血性结肠炎	溃疡性结肠炎
基础病变	有	不明确
起病	突然	一般较慢
年龄	多数＞50岁	多数＜40岁
腹痛	较剧烈	隐痛
大便	血便多	脓血便
病变特征	节段性	连续性
常见部位	横结肠、脾曲、降结肠	直肠、乙状结肠
病情变化	快	一般较慢
钡剂灌肠照片	指压痕	腊肠样

续表

	缺血性结肠炎	溃疡性结肠炎
血管造影	有变化	无特殊

34. 简述肛裂与克罗恩病并发肛裂的区别。

肛裂的症状有周期性疼痛、便血、色鲜红、便秘，体征为肛管皮肤全层裂开，形成梭状溃疡，有些可见肛乳头肥大、裂痔、皮下瘘、肛隐窝加大加深；克罗恩病并发肛裂的特点是肛裂较深，边缘潜行，裂口周围皮色青紫，可发生在肛管任何部位，疼痛轻，可伴有皮赘、溃疡或瘘管，一般为慢性病程，顽固难治。

35. 肛瘘的治疗原则有哪些？

（1）以手术治疗为主，凡无手术禁忌证者应尽早手术。

（2）彻底清除感染的肛隐窝是根治的关键。

（3）保护肛门组织结构与生理功能是总的治疗原则。

（4）有手术禁忌证或患者暂时不愿手术可采用保守治疗，但不能彻底治愈。

（5）可局部用药熏洗、坐浴等。

36. 简述骶尾部藏毛窦的诊断要点。

（1）症状：①骶尾部胀痛或间歇性流脓水，自行破溃或引流后暂时消退，不久复发。②感染严重时可伴有恶寒、发热、周身不适。

（2）体征：①骶尾部正中可见1个或几个藏毛凹陷或窦，有一小束毛发自窦外口伸出。②肛门指诊：肛内后正中或稍偏一侧骶前可触及肿物，有时触痛。③探针可以从窦口探入，深度不一。

37. 什么是结肠慢传输型便秘？

结肠慢传输型便秘是指由于结肠动力障碍，使肠道内容物滞留于结肠或通过结肠缓慢的便秘。其特点是便次减少，排便间期延长到数天或十多天，结肠传输试验显示结肠排空时间显著延长，症状顽固，患者有肛门下坠或轻度腹胀，多无明显腹痛、恶心症状。

38. 结肠慢传输型便秘的治疗原则有哪些？

首先应采用系统正规的非手术治疗，包括饮食治疗、功能锻炼、排便习惯的养成及心理治疗、中医药治疗等。只有在病史超过5年，而且经过系统正规非手术治疗6个月以上无效的情况下，才考虑选择手术治疗。

（1）纠正不良饮食习惯，多食粗纤维含量高的食物，养成多饮水的习惯。

（2）纠正不良排便习惯，养成定时排便的习惯，对于长期依赖服用泻剂排便者，应逐渐停止使用泻剂，在医师指导下恢复排便习惯。

（3）养成良好的生活习惯：生活起居要有规律，积极参加体育活动。

39. 出口梗阻型便秘的临床表现有哪些?

常见出口梗阻原因有：直肠前突综合征、直肠内脱垂、会阴下降综合征、盆底失弛缓综合征等。临床表现有：①排粪费力，不尽感或下坠感，排粪量少，可有便意频繁或缺乏便意感。②肛门直肠指诊时直肠内存有不少泥样粪便，用力排时肛门外括约肌呈矛盾性收缩。③全胃肠或结肠通过时间显示正常，多数标志物可潴留在直肠内。④肛门直肠测压时显示力排时肛门外括约肌呈矛盾性收缩或直肠壁的感觉阈值异常。⑤排粪造影能发现大部分梗阻原因。

40. 什么是球囊排出试验?

球囊排出试验即将一头连接气囊的导管插入肛门到直肠壶腹部，注入50mL气体，让患者用力做排便动作，从中了解直肠的排泄功能，正常者5分钟内可将气囊排出，气囊排出超过5分钟者为排出延迟。

自测试题（附参考答案）

【A型题】

1. 直肠与肛管的轴线形成一夹角叫肛直角，正常静息状态下该角为

A. 92°　　B. 85°　　C. 137°　　D. 90°　　E. 100°

2. 成人肛管平均长

A. 2.5～4cm　　B. 3.5～4cm　　C. 4～5cm　　D. 2～3cm　　E. >4cm

3. 直肠癌以哪型居多

A. 肿块型　　B. 浸润型　　C. 溃疡型　　D. 未分化型　　E. 黏液性癌

4. 距齿状线8cm以下的直肠恶性肿瘤，无腹腔或肝脏等远处转移者，可采用哪种术式

A. Mile's术　　B. Hartman术　　C. Dixon术　　D. Bacon术　　E. Tumbll-Cutait术

5. 直肠恶性肿瘤下缘距齿状线10～12cm者可采用

A. Mile's术　　B. Hartman术　　C. Dixon术　　D. Bacon术　　E. Tumbull-Cutait术

6. 先天性巨结肠根据无神经节细胞段延伸的范围，可分为5型，哪型最常见

A. 短段型　　B. 超短段型　　C. 长段型　　D. 全结肠型　　E. 普通型

7. 轻度溃疡性结肠炎腹泻一天几次

A. 4　　B. 小于4　　C. 4～5　　D. 大于6　　E. 5～6

8. 溃疡性结肠炎之久泻不愈，大便稀薄，带有黏液白胨，腹中隐痛，喜暖喜按，食少腹胀，倦怠乏力，四肢不温，甚者大便滑脱不禁，舌淡，苔白，脉沉细。可用

下列哪方

A. 芍药汤　B. 理中汤合胃苓汤　C. 少腹逐瘀汤　D. 真人养脏汤　E. 连理汤

9. 溃疡性结肠炎首选

A. 肾上腺糖皮质激素　B. 硫唑嘌呤　C. 抗生素　D. 水杨酸偶氮磺胺吡啶　E. 5-氨基水杨酸

10. 克罗恩病之肠鸣腹痛，大便量多稀薄臭秽，或油腻呈蛋花状，或夹有鲜血，肛门灼热疼痛，小便短赤，口苦口腻，胃脘痞胀，恶心纳呆，舌红，苔黄腻，脉濡数。方选

A. 膈下逐瘀汤　B. 白头翁汤　C. 痛泻要方　D. 附子理中汤　E. 真人养脏汤

11. 假膜性肠炎，可用哪种抗生素治疗

A. 庆大霉素　B. 克林霉素　C. 万古霉素　D. 氨苄西林　E. 氧氟沙星

12. 内痔最常见的早期症状是

A. 便秘　B. 便血　C. 内痔脱出　D. 疼痛　E. 黏液外溢

13. 肛缘皮肤损伤或感染，肛门皮肤皱襞突起，呈红、肿、热、痛的表现。可诊断为

A. 混合痔　B. 炎性外痔　C. 血栓外痔　D. 缔组织外痔　E. 静脉曲张外痔

14. 慢性炎症刺激，反复发作导致肛缘皮肤纤维化，结缔组织增生形成皮赘。可诊断为

A. 混合痔　B. 炎性外痔　C. 血栓外痔　D. 结缔组织外痔　E. 静脉曲张外痔

15. 久蹲或吸引时，肛门皮下肿胀，可见曲张的静脉团，不能立即消散。可诊断为

A. 混合痔　B. 炎性外痔　C. 血栓外痔　D. 结缔组织外痔　E. 静脉曲张外痔

16. 便时带血、滴血或喷射状出血，便后出血可自行停止，无肛内肿物脱出。肛镜查：齿状线上方黏膜呈结节状隆起，表面色淡红。可诊断为

A. 内痔Ⅰ期　B. 内痔Ⅱ期　C. 内痔Ⅲ期　D. 内痔Ⅳ期　E. 混合痔

17. 偶有便血，排便或久站、咳嗽、劳累或负重时肛内肿物脱出，需用手还纳，肛门镜检：齿状线上方黏膜隆起、充血、表面多有纤维化。可诊断为

A. 内痔Ⅰ期　B. 内痔Ⅱ期　C. 内痔Ⅲ期　D. 内痔Ⅳ期　E. 混合痔

18. 偶有便血，肛内肿物脱出不能还纳，发生绞窄、嵌顿，疼痛剧烈。诊断为

A. 混合痔　B. 内痔Ⅰ期　C. 内痔Ⅱ期　D. 内痔Ⅳ期　E. 内痔Ⅲ期

19. 便时肛内有肿物脱出，不能自行还纳，需用手上托或伴便血，血色鲜红，肛内不痛，伴神疲乏力，饮食欠佳，舌淡，脉濡。可用何方治疗

A. 补中益气汤　B. 止痛如神汤　C. 润肠丸　D. 秦艽防风汤　E. 便血合剂

20. 肛裂的主要症状为

A. 哨兵痔　B. 便秘　C. 肛门疼痛　D. 便血　E. 皮下瘘

21. 肛裂，便时肛门灼热疼痛，甚则面赤汗出，大便秘结，大便带血，血色鲜红，滴出或手纸带血，舌质红，苔黄燥，脉实而滑数。可用下列哪方

A. 知柏地黄汤合增液汤　B. 增液汤合润肠丸　C. 止痛如神汤　D. 增液汤合四物汤　E. 加味芍药甘草汤

22. 高位复杂性肛瘘有两个以上外口，瘘管有分支，有一个或多个内口，其内口多在

A. 截石位 6 点或 12 点　B. 截石位 6 点　C. 截石位 12 点　D. 截石位 3 点　E. 截石位 9 点

23. 肛门周围突然肿痛，持续加剧，肛周红肿，触痛、质硬，表面灼热，舌红，苔薄腻，脉数。诊断为肛周脓肿脓未形成期，方用

A. 托里透毒散　B. 黄连解毒汤　C. 透脓散　D. 如意金黄散　E. 五味消毒饮合仙方活命饮

24. 肛周脓肿一次切开挂线术适用于

A. 肛管直肠环以上的内口明确的高位脓肿　B. 肛周皮下脓肿　C. 括约肌间脓肿　D. 马蹄形脓肿　E. 肛提肌上脓肿

25. Ⅱ°直肠脱垂脱出长度为

A. ＞3cm　B. 4～8cm　C. 8～9cm　D. ＞10cm　E. 不脱出于肛外

26. 诊断盆底失弛缓综合征的首选方法是

A. 盆底肌电图　B. 排粪造影　C. 肛管直肠压力测定　D. 结肠镜检　E. 肛门指诊

27. 下列为渗透性泻药的是

A. 麦麸　B. 通泰胶囊　C. 大黄胶囊　D. 液状石蜡　E. 聚乙二醇 4000

28. 下列为膨胀性泻药的是

A. 乳果糖　B. 福松　C. 麦麸　D. 液状石蜡　E. 大黄

29. 肛门湿疹，肛周皮肤潮红、水疱、糜烂、流液、边界弥漫、剧烈瘙痒，伴胸闷纳呆，大便干结，小便黄赤，舌苔黄腻，脉滑数。可用下列哪方

A. 四物消风散　B. 萆薢渗湿汤　C. 除湿胃苓汤　D. 三仁汤　E. 甘露消毒丹

30. 球囊排出试验，可了解直肠的排泄功能，正常时几分钟可将气囊排出

A. 6 分钟　B. 7 分钟　C. 8 分钟　D. 3～5 分钟　E. 9～10 分钟

31. 直肠内脱垂先行保守治疗，经过几个月以上正规非手术治疗无效者，方考虑手术治疗

A. 3　B. 4　C. 5　D. 6　E. 12

32. 高位直肠内脱垂，深度达 8cm 以上者，可采用的术式为

A. 经肛门直肠黏膜环切，肌层折叠缝合术　B. 直肠周围间隙注射术

C. 直肠黏膜纵形折叠术　D. 硬化剂柱状注射术　E. 胶圈套扎术

33. 结肠癌 TNM 分期，T_x 表示

A. 原位癌　B. 原发肿瘤未能检得　C. 肿瘤侵及黏膜下　D. 肿瘤侵及黏膜肌层　E. 无原发肿瘤

34. 结肠癌 TNM 分期，T_{is}表示

A. 原位癌　B. 原发肿瘤未能检得　C. 肿瘤侵及黏膜下　D. 肿瘤侵及黏膜肌层　E. 无原发肿瘤

35. 结肠癌 TNM 分期，N_0 表示

A. 区域淋巴结　B. 区域淋巴结未能检得　C. 无区域淋巴结转移　D. 1～3 个结肠或直肠周围淋巴结转移　E. 沿血管根部的任何一个淋巴结转移

36. 肛管癌和肛周癌的发病年龄为

A. 30 岁以下　B. 30～40 岁　C. 55～65 岁　D. 65～70 岁　E. 70 岁以上

37. 晚期肛管癌可选用的主要治疗手段是

A. Mile's 术　B. 局部切除术　C. 腹股沟淋巴结清扫术　D. 中药保守治疗　E. 放射治疗

38. 溃疡性结肠炎治愈标准是临床主要症状、体征消失、大便常规、镜检几次均正常

A. 2 次　B. 3 次　C. 4 次　D. 5 次　E. 6 次

39. 纤维结肠镜检查可见黏膜充血、水肿、卵石样隆起，伴有圆形、线形，呈沟槽样溃疡，病变肠段之间黏膜正常。可诊断为

A. 溃疡性结肠炎　B. 阿米巴肠炎　C. 肠结核　D. 伪膜性肠炎　E. 克罗恩病

40. 溃疡性结肠炎的腹痛特点有

A. 疼痛—便意—便后缓解　B. 周期性疼痛　C. 右下腹或脐周痉挛性阵痛　D. 中下腹隐痛　E. 满腹隐痛

41. 大肠肛门急性大出血是指动脉出血达多少毫升以上，大都为大肠肛门本身的疾病所致

A. 300　B. 400　C. 500　D. 700　E. 1000

42. 大肠粪石症可发生于大肠的任何部位，常见的部位为

A. 乙状结肠　B. 盲肠　C. 直肠　D. 降结肠　E. 横结肠

43. 缺血性结肠炎系由于肠系膜血管闭塞或狭窄引起局限性肠壁梗死或相对缺血所致，下列哪项检查对诊断本病有关键作用

A. 血常规　B. 大便常规　C. 纤维结肠镜　D. 腹部平片　E. DSA 肠系膜动脉造影

44. 病变部位位于右半结肠，末端回肠的是

A. 缺血性结肠炎　B. 溃疡性结肠炎　C. 结肠克罗恩病　D. 结肠癌　E. 肠结核

45. 肠道菌群失调所致腹痛，泻下急迫或泻而不爽，粪色黄褐，气味臭秽，肛门灼热，烦热口渴，小便短黄，舌红，苔黄腻，脉滑数，辨证为湿热下注型，可选用下列哪方治疗

A. 葛根芩连汤加减 B. 参苓白术散加减 C. 凉血地黄汤 D. 黄土汤加减 E. 赤小豆当归汤加减

46. 肛瘘的主管道贯穿外括约肌深部和耻骨直肠肌以上的高位肛瘘适应的术式为

A. 断管挂线术 B. 切开挂线术 C. 切除缝合术 D. 瘘管切开术 E. 挂线术

47. 直肠癌最主要的转移方式是

A. 直接蔓延 B. 淋巴转移 C. 血行播散 D. 脱落种植 E. 联合播散

48. 直肠癌转移以哪个脏器最多见

A. 肺 B. 肝 C. 肾 D. 脑 E. 前列腺

【B 型题】

问题 1～3

A. 直肠脱垂 B. 肛乳头肥大 C. 低位直肠息肉 D. 肛管直肠癌 E. 内痔

1. 肛内肿物隆起或脱出，呈三角形或锥形，位于齿状线部，上覆皮肤，色灰白，质硬，有触痛，无出血，可回纳，诊断为

2. 便血多为暗红色或果酱色，伴有大便习惯改变，肛门坠胀或有里急后重感，直肠指检可及直肠肿物，质硬，表面呈菜花状或有溃疡，首先考虑

3. 肛内脱出物呈圆柱状，有环形沟，表面为正常黏膜，光滑柔软，可考虑

问题 4～5

A. 炎症性肠病 B. 慢性细菌性痢疾 C. 克罗恩病 D. 溃疡性结肠炎 E. 肠易激综合征

4. 腹痛、腹泻、黏液便反复发作大于 3 个月，大便次数或性状异常，无明显全身症状，无可解释症状的形态学改变和生化异常，首先考虑

5. 反复发作的腹痛、腹泻、黏液便，伴有不同程度的消瘦、贫血等全身症状，内镜检查：结肠有肉芽肿、溃疡、糜烂、出血、息肉等病理改变，可考虑

问题 6～8

A. 直肠黏膜下点状注射 B. 直肠周围注射 C．黏膜柱状结扎术 D. 针灸疗法 E. 肛门环缩术

6. Ⅰ期、Ⅱ期直肠脱垂手术治疗可选用

7. Ⅰ度直肠脱垂注射疗法可选用

8. 肛门收缩无力的直肠脱垂，尤其年老体弱者可选用

问题 9～12

A. 坐骨直肠间隙脓肿 B. 骨盆直肠间隙脓肿 C. 直肠黏膜下脓肿 D. 肛门周围皮下脓肿 E. 肛门后间隙脓肿

9. 肛周局部症状不明显，或仅有直肠坠胀、酸痛、不适感，但全身症状明显，肛门指诊，可触到直肠壁处隆起、压痛或波动感，可首先考虑
10. 周身不适、发热、疲倦、肛门坠胀，指诊在直肠壁上可触及卵圆形隆起，触痛并有波动感可诊断为
11. 局部红肿热痛症状明显，脓已成则按之有明显波动感，全身症状轻，可诊断为
12. 有畏寒、发热、头痛、食欲不振等全身症状，局部有肛门灼痛或跳痛，排便、咳嗽，行走时疼痛加剧，甚者坐卧不安，肛门指诊：患侧饱满，有明显压痛和波动感，可诊断为

问题 13～17

A. 侧卧位　B. 膝胸位　C. 截石位　D. 蹲位　E. 弯腰扶椅位

13. 肛肠疾病团体检查首选
14. Ⅱ期、Ⅲ期内痔、脱肛、息肉痔等脱出性疾病的检查可用
15. 肛门暴露良好，肛门直肠手术时常用体位
16. 检查直肠下部、直肠前壁、身材矮小肥胖患者可选用
17. 臀部及肛门充分暴露，是肛肠科常用的检查与治疗体位是

问题 18～21

A. 内痔　B. 结缔组织外痔　C. 血栓外痔　D. 肛裂　E. 肛瘘

18. 好发于肛管 6、12 点处的是
19. 好发于肛缘 3、9 点处的是
20. 好发于肛门齿状线上 3、7、11 点位处的是
21. 好发于肛缘 6、12 点处的是

问题 22～24

A. 凉血地黄汤合脾约麻仁丸加减　B. 增液汤加减　C. 止痛如神汤　D. 补中益气汤　E. 活血散瘀汤加减

22. 大便干结，数日一行，便时疼痛，状如刀割，点滴下血，肛裂裂口浑红，口干咽燥，五心烦热，舌红，苔少或无苔，脉细数。可选用
23. 肛门刺痛明显，便时、便后尤甚，肛门紧缩，肛管裂口色紫暗，舌紫暗，脉弦或涩。可选用
24. 大便二三日一行，质干硬，便时肛门剧痛，便时滴血或手纸染血，裂口色红，腹部胀满，溲黄，舌偏红，脉弦数。可选用

问题 25～27

A. 注射疗法　B. 外剥内扎术　C. 冷冻疗法　D. 结扎法　E. 电灼法

25. 较高位的小息肉适用
26. 低位带蒂息肉适用于
27. 小儿无蒂息肉，经常出血者适用于

问题 28～30

A. 云南白药或止血粉局部压迫止血　B. 创面缝合术止血　C. 服用止血药

物 D. 缝扎止血 E. 控制出血同时输液、输血以补充血容量

28. 肛肠术后原发性创面渗血可用
29. 内痔结扎术后因结扎线滑脱而出血者可用
30. 肛肠术后 7～10 天大便带血或滴血者

【X 型题】

1. 肛门直肠周围间隙有哪几个
   A. 骨盆直肠间隙 B. 直肠后间隙 C. 黏膜下间隙 D. 坐骨直肠间隙 E. 肛门后间隙
2. 肛门直肠动脉供应主要有
   A. 直肠上动脉 B. 直肠下动脉 C. 骶中动脉 D. 肛门动脉 E. 髂外静脉
3. 肛门直肠静脉有哪些
   A. 痔内静脉丛 B. 痔外静脉丛 C. 痔上静脉丛 D. 髂内静脉丛 E. 洞状静脉丛
4. 肛门直肠结构的生理功能有
   A. 储存粪便 B. 排出粪便 C. 分泌功能 D. 吸收水分 E. 消化功能
5. 肛门直肠检查的体位有
   A. 侧卧位 B. 胸膝位 C. 截石位 D. 倒置位 E. 蹲位
6. 痔的发病机制有哪些
   A. 静脉曲张学说 B. 血管增生学说 C. 炎性学说 D. 衬垫下移学说 E. 括约功能下降学说
7. 外痔分几类
   A. 炎性外痔 B. 血栓外痔 C. 结缔组织外痔 D. 静脉曲张性外痔 E. 皮赘外痔
8. 内痔临床表现有
   A. 便血 B. 痔核脱出 C. 黏液外溢 D. 疼痛 E. 便秘
9. 肛裂的病理改变有
   A. 梭形溃疡 B. 肛乳头肥大 C. 肛窦炎 D. 哨兵痔 E. 潜在瘘道
10. 肛裂的典型症状是
    A. 瘙痒 B. 脱出 C. 疼痛 D. 便秘 E. 便血
11. 肛瘘的局部症状是
    A. 脱出 B. 流脓 C. 疼痛 D. 瘙痒 E. 肿块
12. 肛瘘由哪几部分组成
    A. 哨兵痔 B. 原发性内口 C. 管道 D. 肉芽肿 E. 继发性外口
13. 直肠脱垂是指什么部位向下移位脱出于肛门外的一种疾病
    A. 肛管 B. 直肠黏膜 C. 直肠全层 D. 部分乙状结肠 E. 部分降结肠

14. 直肠脱垂的表现有

A. 脱出 B. 出血 C. 潮湿 D. 坠胀 E. 便秘

15. 在肛提肌上方的脓肿有

A. 坐骨直肠间隙脓肿 B. 肛门后间隙脓肿 C. 骨盆直肠间隙脓肿 D. 直肠黏膜下脓肿 E. 直肠后间隙脓肿

16. 肛门部有分泌物常见于

A. 肛周脓肿 B. 直肠脱垂 C. 内痔脱出 D. 肛窦炎 E. 肛瘘

17. 结肠-直肠息肉按其病理性质可分为

A. 肿瘤性息肉 B. 错构瘤性息肉 C. 炎性息肉 D. 增生性息肉 E. 溃疡性息肉

18. 肛门癌按组织学分类可分为

A. 鳞状细胞癌 B. 基底细胞癌 C. 恶性黑色素瘤 D. 一穴肛原癌 E. 肛周 Paget 病

19. 肛门癌转移方式有

A. 种植转移 B. 淋巴转移 C. 直接蔓延 D. 远处转移 E. 血液转移

20. 直肠癌病理改变大体分型有

A. 黏液性癌 B. 菜花型 C. 溃疡型 D. 腺癌 E. 浸润型

21. 结肠癌的临床表现有

A. 排便习惯改变和大便带血 B. 腹痛 C. 腹部包块 D. 肠梗阻 E. 贫血

22. 溃疡性结肠炎的临床分型有

A. 轻型 B. 反复发作型 C. 慢性持续型 D. 中型 E. 暴发型

23. 溃疡性结肠炎的主要症状有

A. 肠梗阻 B. 腹泻 C. 发热 D. 黏液血便 E. 腹痛

24. 克罗恩病与溃疡性结肠炎共同的症状有

A. 腹痛 B. 瘘管形成 C. 腹部肿块 D. 腹泻 E. 发热

25. 习惯性便秘可分为哪几型

A. 结肠性便秘 B. 弛缓性便秘 C. 痉挛性便秘 D. 失弛缓性便秘 E. 直肠性便秘

26. 肛门湿疹的临床表现有

A. 淋巴结肿大 B. 渗出 C. 瘙痒 D. 丘疹、糜烂 E. 肛周皮肤增厚、皲裂

27. 肛门周围化脓性汗腺炎的西医治疗有

A. 抗生素控制感染 B. 抗雄性激素药物 C. 肾上腺皮质激素 D. X 线照射 E. 局部熏洗

28. 肠道菌群失调症的治疗有

A. 合理选用抗生素 B. 饮食调整 C. 活菌制剂 D. 菌群促进剂

E. 免疫治疗

29. 大肠色素沉着症的病因有

A. 腹泻　B. 过食辛辣　C. 便秘　D. 服用蒽醌类泻剂　E. 遗传

30. 先天性巨结肠的诊断方法有

A. X线检查　B. 直肠活检　C. 直肠指诊　D. 组织化学检查法　E. 直肠内压测定法

【是非判断题】

1. 齿状线是直肠和肛管的交界线。（　）
2. 肛窦有储存黏液润滑大便的作用。（　）
3. 肛提肌上的间隙有骨盆直肠间隙、直肠后间隙、坐骨直肠间隙。（　）
4. 联合纵肌的功能主要有固定肛管及协助括约功能。（　）
5. 手术时不慎完全切除肛管直肠环可致肛门失禁。（　）
6. 溃疡性结肠炎病变可以累及整个结肠，多位于乙状结肠及降结肠。（　）
7. 克罗恩病病变以末端回肠、结肠及肛门较常见。（　）
8. 结肠腺瘤与结肠癌关系不密切，很少癌变。（　）
9. 直肠内脱垂以 50～70 岁多发，以男性多见。（　）
10. 肛门周围化脓性汗腺炎是肛门周围大汗腺的慢性复发性化脓性疾病。（　）
11. 肛直角反映耻骨直肠肌活动情况，静坐提肛时减小，用力排便时增大。（　）
12. 肛管直肠压力测定常用于大便失禁、慢性便秘等。（　）
13. 内痔与外痔同时存在叫混合痔。（　）
14. 溃疡性结肠炎的腹痛常局限于右下腹，亦可遍及全腹。（　）
15. 溃疡性结肠炎可并发关节炎，以小关节受累多见。（　）
16. 溃疡性结肠炎内镜下黏膜形态改变主要为糜烂、溃疡和假息肉形成。（　）
17. 溃疡性结肠炎所并发的息肉通常被称作假性息肉。（　）
18. 克罗恩病的腹痛为反复发作的左下腹或脐周疼痛。（　）
19. 肠易激综合征缺乏可解释症状的形态学改变和生化异常，诊断主要依赖症状学标准。（　）
20. 结直肠癌如果贫血说明已进入晚期。（　）
21. 癌胚抗原（CEA）可作为结直肠癌普查或早期诊断用。（　）
22. 痔的治疗只对有症状的痔进行治疗，消除症状为目的。（　）
23. PPH 术式对各型内痔及部分直肠黏膜脱垂者都适用。（　）
24. 肛裂患者均需手术才能治愈。（　）
25. 肛瘘的治疗原则是在维护肛门功能的前提下治愈肛瘘，可“带瘘生存”。（　）
26. 肛瘘术中切断齿状线下肛门内括约肌可引起排便控制功能的障碍。（　）
27. 肛瘘手术挂线治疗可分为切割挂线和引流挂线。（　）
28. 直肠脱垂的硬化剂注射疗法是目前治疗各度直肠脱垂的一种重要手段。（　）
29. 溃疡性结肠炎的饮食应以易消化，少刺激，低渣为主，可适量进食牛奶及乳制

品，补充维生素。 （ ）
30. 溃疡性结肠炎应积极抗感染，控制炎症发展。 （ ）
31. 溃疡性结肠炎对于类固醇依赖无法停药者可考虑手术治疗。 （ ）
32. 肛周克罗恩病的治疗的目的是减轻局部症状，保护肛门功能。 （ ）
33. 肠易激综合征治疗的目的是消除患者的顾虑，改善症状，提高生活质量。 （ ）
34. 心理行为干预手段是治疗肠易激综合征的重要辅助方法。 （ ）
35. 小于 3.5cm 单蒂息肉可于内镜下用圈套器切除。 （ ）
36. 结直肠癌手术应先考虑安全性后考虑根治性。 （ ）
37. 直肠中下 1/3 肿瘤行 AR 术时应遵循全直肠系膜切除 TME 原则。 （ ）
38. 肛管癌对放射线不敏感，因此，肛管癌患者可不选择放射治疗。 （ ）
39. 老年性便秘患者应避免长期使用蒽醌类、酚酞类刺激性泻药。 （ ）
40. 肛门失禁患者应避免进食刺激性食物，控制油腻及产气食物的摄入。 （ ）
41. 肛门瘙痒症可行美蓝肛周皮内或皮下注射，可根据瘙痒的程度增加剂量。 （ ）
42. 肛裂部位常见于膀胱截石位的 6 点、12 点。 （ ）
43. 肛裂三联征为肥大乳头、皮下瘘及前哨痔。 （ ）
44. 环状内痔脱出时指诊括约肌收缩有力，而直肠黏膜脱垂则松弛。 （ ）
45. 结肠癌 TNM 分期 T_x 代表原发肿瘤未能检得。 （ ）
46. 结肠癌 TNM 分期 T_2 表示肿瘤侵及黏膜下。 （ ）
47. 我国直肠癌好发于腹膜折返平面以上，以溃疡型病变居多。 （ ）
48. 一般的肛门手术后，控制 12 小时内不解大便即可。 （ ）
49. 肛窦炎发病率在肛门直肠疾病中占 20%，仅次于痔疮。 （ ）
50. 直肠狭窄区在齿状线上 2.5～5cm 处或直肠壶腹部为低位狭窄。

【填空题】

1. 解剖学肛管是指________的部分，外科学肛管是指________平面的部分。
2. 肛提肌分三部：________、________、________。
3. 肛门直肠静脉以齿状线为界分为两个静脉丛：________、________。
4. 肛门直肠手术后出血分为________、________。
5. 原发性出血在术后________小时内发生，继发性出血在术后________小时后发生。
6. 肛门失禁的症状在临床上分为________、________、________。
7. 外痔分为________、________、________、________。
8. 痔的治疗目的是________而非根治。
9. 肛裂多见于肛管________，其次是________。
10. 典型的肛裂的病理改变有________、________、________、________、________。
11. 肛裂的治疗目的是________、________。
12. 肛门直肠周围脓肿大多来源于________。
13. 肛周脓肿的脓液色黄而臭，多属________；脓液呈清稀米泔样，多属________。

14. 肛周脓肿术后换药原则：________、________。
15. 肛瘘的局部症状有：________、________、________、________。
16. 肛瘘由________、________、________组成。
17. 肛瘘外口在肛外左后或右后，其内口多在________，如外口在左前或右前，距肛缘较近，其内口多在________，距肛缘较远，超过 5cm 以上的，其内口可能在________。
18. 肛瘘手术的关键是________、________。
19. 肛瘘主管位于肛管直肠环以下或通过肛直环以下 1/3 的主管，采用________。
20. 肛瘘在肛管直肠环上方的主管或通过直肠环上 2/3 的主管，采用________。
21. 直肠脱垂是________、________、________、________向下移位脱出肛门外的一种疾病。
22. 直肠脱垂的注射疗法有________、________、________。
23. 肛乳头炎性水肿，反复刺激，肛乳头重度纤维化增生，称为________。
24. 肛门直肠狭窄的特征有________、________、________、________。
25. 肛肠狭窄的低位环状狭窄，接近齿状线处可用________。
26. 直肠狭窄松解术适用于________下方狭窄。
27. 不流出大量粪便，当粪稀时，排粪前常不自觉有少量粪便和黏液溢出，污染内裤，腹泻时更重，常有黏液刺激皮肤，此为________。
28. 肛门括约肌松弛无力所致的失禁可采用________治疗。
29. 大肠息肉的 2/3 生长在________，其中腺瘤约 90%以上分布在________。
30. 绒毛状腺瘤多见于________，________少见。
31. 儿童大便带血或便后滴血，血色鲜红，与大便不混，出血量不多，应考虑________。
32. 结肠癌是指癌细胞起源于________的恶性肿瘤。
33. 直肠癌包括齿状线至乙状结肠交界处之间的癌，好发于________。
34. 不完全直肠脱垂多见于________，完全脱垂多见于________。
35. 非特异性溃疡性结肠炎主要表现为________的炎症及溃疡。
36. 溃疡性结肠炎腹痛性质常为痉挛性，多有________的规律，常伴有腹胀。
37. 直肠前突手术的原则是________，________。
38. 成年人用力排便时血液可从肛内成射出状或点滴状或便纸染血，鲜红，量多少不定，可考虑________；解便时伴有撕裂样痛，小量出血，可考虑________；小孩解便时有血液污染肛门或鲜红色血液滴出，首先考虑________；成年人便中带血并混有黏液和脓性分泌物，气味臭，可考虑________。
39. 大肠黑变病诊断主要依靠________和________，本病无特殊治疗。
40. 肠道菌群失调症治愈标准是________，便质成形，粪便涂片________。
41. 根据肿瘤所在部位，临床上将骶尾部畸胎瘤分为________、隐型、________。
42. 大肠肛门病手术治疗，术后 24 小时________，24 小时后________，每天 1 次。

43. 畸胎瘤起源于潜在多功能的________，发生年龄以________为多。

44. 骶尾部藏毛窦的临床特征有________、________、________。

参考答案

【A 型题】

1. A	2. A	3. C	4. A	5. C	6. E	7. B	8. D	9. D	10. B
11. C	12. B	13. B	14. D	15. E	16. A	17. C	18. D	19. A	20. C
21. B	22. A	23. E	24. A	25. B	26. C	27. E	28. C	29. B	30. D
31. D	32. A	33. B	34. A	35. C	36. C	37. E	38. B	39. E	40. A
41. E	42. C	43. E	44. C	45. A	46. B	47. B	48. B		

【B 型题】

1. B	2. D	3. A	4. E	5. A	6. C	7. A	8. E	9. B	10. C
11. D	12. A	13. E	14. D	15. C	16. B	17. A	18. D	19. C	20. A
21. B	22. B	23. E	24. A	25. E	26. D	27. A	28. A	29. B	30. C

【X 型题】

1. ABCDE	2. ABCD	3. AB	4. ABCD	5. ABCDE
6. ABCDE	7. ABCD	8. ABCDE	9. ABCDE	10. CDE
11. BCDE	12. BCE	13. ABCD	14. ABCDE	15. CDE
16. BCDE	17. ABCD	18. ABCDE	19. BCE	20. BCE
21. ABCDE	22. BCE	23. BDE	24. AD	25. BCE
26. BCDE	27. ABDE	28. ABCDE	29. CD	30. ABCDE

【是非判断题】

1. √	2. √	3. ×	4. √	5. √	6. ×	7. √	8. ×	9. ×	10. √
11. √	12. √	13. ×	14. ×	15. ×	16. √	17. √	18. ×	19. √	20. ×
21. ×	22. √	23. ×	24. ×	25. √	26. ×	27. √	28. ×	29. ×	30. ×
31. √	32. √	33. √	34. √	35. ×	36. ×	37. √	38. ×	39. √	40. √
41. √	42. √	43. ×	44. √	45. √	46. ×	47. ×	48. √	49. ×	50. ×

【填空题】

1. 齿状线到肛门　肛门到肛管直肠环　　2. 耻骨直肠肌　耻骨尾骨肌　髂骨尾骨肌　　3. 痔内静脉丛　痔外静脉丛　　4. 原发性出血　继发性出血　　5. 24　24　　6. 完全性肛门失禁　不完全性肛门失禁　感觉性肛门失禁　　7. 炎性外痔　血栓外痔　结缔组织性外痔　静脉曲张性外痔　　8. 消除痔的症状　　9. 后部　前部　　10. 梭形溃疡　肛乳头肥大　裂痔　皮下瘘　肛隐窝炎　　11. 止痛　促进溃疡愈合　　12. 肛窦感染　　13. 大肠埃希菌感染　结核分枝杆菌感染　　14. 创口引流通畅　防止皮肤过早桥形愈合　　15. 流脓　肿块　疼痛　瘙痒　　16. 原发性内口　管道　继发性外口　　17. 肛管后正中齿状线上　相对的齿状线附近　后正中齿状线处　　18. 正确处理肛瘘内口　主管及支管　　19. 切开法　　20. 主灶切开加挂线引流术

21. 肛管　直肠黏膜　直肠全层　部分乙状结肠　22. 直肠黏膜下点状注射　柱状注射　直肠周围间隙注射　23. 肛乳头纤维瘤　24. 排便通过困难　肛门疼痛　大便形状细　肛门不能顺利通过一个示指　25. 挂线疗法　26. 腹膜折返部　27. 感觉性肛门失禁　28. 肛门环缩术　29. 直肠和乙状结肠　直肠　30. 老年人　儿童和青少年　31. 直肠息肉　32. 结肠上皮组织　33. 腹膜折返平面以下　34. 小儿　成年人　35. 结肠黏膜及黏膜下层　36. 疼痛—便意—便后缓解　37. 修补缺损　消灭薄弱区　38. 内痔出血　肛裂　直肠息肉　直肠或结肠癌变　39. 结肠镜　病理检查　40. 大便恢复正常　无异常菌群　41. 显型　混合型　42. 控制不解大便　保持软便　43. 原始胚胎细胞　新生儿和婴儿　44. 肛门坠胀　疼痛　肛周流脓水

§2.8　中医眼耳鼻咽喉口腔科学

§2.8.1　中医眼科学

基本知识问答

1. 眼与五脏的生理关系密切，其中眼与肝的生理关系有哪些？

(1) 肝开窍于目，目为肝之候。

(2) 肝气通与目，肝和则能辨色视物。

(3) 肝主藏血，肝受血而目能视。

(4) 肝主泪液，润泽目珠。

2. 火邪致病的常见眼部症状有哪些？

眼干，肿痛难忍，红赤焮痛，灼热刺痒，碜涩羞明，眼屎多黄稠，热泪频流，生疮溃脓，血脉怒张甚则赤紫、出血，黄液上冲，血灌瞳神。

3. 何谓内障、外障？

外障：病位在胞睑、两眦、白睛、黑睛；多因六淫、外伤、饮食不节、药物过敏而致；起病快，变化多，有红赤、肿胀、湿烂、起眼屎、流泪、痂皮、结节、翳膜等外显证候的眼病。

内障：病位在瞳神、晶体、神膏、视衣、目系等眼内组织；多因内伤七情、脏腑功能失调、气血亏虚、经络郁塞、玄府不通所致；症见视力下降、视物变形、变色、眼前黑影、瞳神异常、眼内渗出、水肿、出血的眼病。

4. 何谓新翳、宿翳？

新翳：起病初，黑睛混浊，表面粗糙，轻浮脆嫩，基地干净，边缘模糊，具有向周围和纵深发展的趋势，荧光素溶液染色检查阳性，并伴有不同程度的目赤、碜涩疼痛，畏光流泪等症。

宿翳：黑睛混浊，表面光滑，边缘清晰，无发展趋势，荧光素溶液染色检查阴性，不伴有赤痛流泪等症状，为黑睛疾患痊愈后遗留下来的瘢痕。

5. 针眼与胞生痰核如何鉴别？

胞生痰核：发病部位在眼睑深部，主要表现为眼睑皮肤正常，可见硬核凸起，压之不痛，与皮肤不粘连，睑内面呈局限性灰蓝色或紫红色隆起，或见生肉芽。病势缓，病程长，对白睛一般无影响。

针眼：发病部位在睑弦，主要表现为眼睑红肿焮痛，疖肿有压痛，粘连，可化脓，溃后常自愈，起病急，病程短，一般 3～5 天，病变近外眦部者可致白睛赤肿。

6. 泪道冲洗有何意义？

泪道冲洗具有治疗和诊断意义。冲洗泪道时，如生理盐水流入鼻腔或咽部，表示泪道通畅；如盐水部分流入鼻腔或咽部，另一部分由上泪点反流，则为鼻泪管阻塞；如从原泪点反流，则是因泪小管阻塞；如从上泪点反流，则因鼻泪管阻塞；如有脓性分泌物反流，则为慢性泪囊炎。

7. 漏睛与漏睛疮的区别是什么？

两病均是泪窍部病变，前者以泪窍长期流泪、流脓，但无红肿、疼痛为特点；后者大多由前症转化而来，病势急骤，患处红肿疼痛，甚至化脓成疮。相当于西医学之急性泪囊炎。

8. 绿风内障急性发作期的临床表现有哪些？

起病急骤，症状显著。患眼剧烈疼痛，甚至眼胀欲脱，伴有同侧头痛；虹视，视力急剧下降严重者仅留眼前指数或光感；瞳孔中度或极度散大，呈淡绿色，光反射消失；角膜水肿呈雾状或毛玻璃状；前房变浅及房角关闭；眼压明显升高，指压眼球坚硬如石。

9. 急性前葡萄膜炎主要与哪些眼病相区别？

急性前葡萄膜炎是指发生于虹膜睫状体的急性炎症。临床上多发病急，表现为眼痛，畏光，流泪，眼睑痉挛，视力下降，睫状充血或混合充血，房水混浊，角膜后壁沉着物，虹膜肿胀，纹理不清，瞳孔缩小或呈瞳孔粘连。其多与以下疾病相鉴别：

（1）急性角膜炎：呈急性发病。有异物感、烧灼感，分泌物增多，检查见眼睑膨胀，结膜充血。

（2）急性闭角型青光眼：呈急性发病，视力突然下降，头痛、恶心、呕吐、角膜上皮水肿、前房浅、前房闪辉等，但无前房炎症细胞，瞳孔呈椭圆形散大。眼压增高。

（3）与眼内肿瘤等鉴别：一些原发性眼内肿瘤或肿瘤的眼内转移可引起前房积脓等改变，但从病史、全身病变的临床检查、X线、超声波、CT及磁共振检查等方面可以将两者区别。

10. 试述经络失调所致眼病的特点。

眼通五脏，气贯五轮，经络起着主要贯通作用，若经络不通，五脏六腑之精气不能上输于目，目窍失养，则眼涩、视矇；另一方面，经络又可能成为邪气内外传注的通路，若邪中经络，正不胜邪或邪气乘虚而入，导致经气不利，气血阻滞，亦可发为眼病。临床常见胞睑虚肿高起，上胞下垂，胞轮振跳，白睛干涩不爽，睛珠混浊，视瞻昏渺，视物异形，视惑，妄见，目偏视，络阻暴盲。

11. 试述视瞻有色的辨证治疗。

辨证治疗本病，主要可分为以下3型。

（1）水湿上犯：症见视物模糊，眼前出现有色阴影，视物变小或视物变形，眼底可见视网膜黄斑水肿，反光晕轮明显，中心凹反光减弱或消失，胸闷纳呆，呕恶，便溏；舌苔滑腻，脉濡或滑。治法：利水渗湿。四苓汤加减。

（2）痰湿化热：症见视物模糊，眼前棕黄色阴影，视物变小或变形，眼底可见黄斑水肿及黄白色渗出，脘腹痞满，纳呆呕恶，小便短赤；舌红苔黄腻，脉濡数。治法：清热化痰，健脾利湿。三仁汤加减。

（3）肝肾不足：症见视物模糊，眼前有暗灰色阴影，视物变小或变形，黄斑部色素紊乱，少许黄白色渗出，中心凹反光减弱，兼头晕耳鸣，梦多滑遗，腰膝酸软；舌红少苔，脉细。治法：滋补肝肾，和血明目。四物五子丸加减。

12. 消渴目疾与络损暴盲的区别是什么？

（1）消渴目疾：病因为糖尿病，一般双眼起病，视力缓慢下降，部分患者也可见视力突然下降，眼底检查见视网膜上斑点状或大片出血水肿、渗出、增殖膜，视网膜血管见有微血管瘤、毛细血管闭塞，后期可见新生血管。

（2）络损暴盲：患者多有高血压、血管硬化、结核等病史，多发病于单眼，视力突然下降，眼底检查见视网膜火焰状出血、渗出，视网膜血管见静脉扩张迂曲明显，亦可出现新生血管。

13. 试述通睛的主要临床特征和发病机制。

通睛多始于幼儿时期，常伴有屈光不正，其眼球向各个方向转动或任何一眼注视时，其偏斜程度相等。

西医学将本病分为调节性和非调节性两类，前者发病多有屈光不正，眼过度调节而引起过强的集合力所致，后者则与眼外肌发育异常、集合力过强、分散力过弱、融合功能不良等有关。中医学认为，通睛是因先天禀赋不足，眼带发育异常、眼珠发育异常而致目珠偏斜，与生俱来。同时，婴幼儿长期逼近视物或偏视近物亦可致使筋脉挛滞，目珠偏视。

14. 视瞻昏渺的主要临床特征是什么?

多起病于 50 岁以上，初起视物昏矇，随着年龄的增长，病情发展，视物模糊逐渐加重，眼前出现固定暗影，视物变形。眼底检查初期见后极部有污秽之灰白色稍隆起的视网膜下新生血管膜，其周围深部或浅层出血，及残留的出血块和玻璃膜疣。病变范围小者约一个视盘直径，大者波及整个后极部。出血多者可见视网膜前出血，甚至达玻璃体内，成玻璃体积血。

15. 视瞻昏渺与视瞻有色的区别是什么?

视瞻昏渺：一般 50 岁以上中老年人多见，初期视力轻度下降，后期明显下降不能矫正，眼底黄斑部可见出血、水肿机化物或玻璃膜疣样改变，荧光素眼底血管造影检查可见玻璃膜疣或有视网膜下新生血管。

视瞻有色：青壮年多见，视力中度下降，能用凸透镜部分矫正视力，眼底见黄斑区水肿、渗出，中心光反射消失，荧光素眼底血管造影检查可有色素上皮及神经上皮脱离荧光表现。

16. 弱视如何进行预防和调护?

儿童弱视的早期发现并及时治疗十分重要，年龄越小治疗效果越好。应做到：

（1）普及弱视知识的宣传教育工作，使家长和托幼工作者了解和掌握有关弱视防治基本知识。

（2）3 岁前为儿童视觉发育关键期，此年龄前检查视力最为重要。3 岁以上儿童视力检查发现双眼视力差异≥2 行，双眼视力≤0.8 者应及时到眼科就医。

（3）弱视治疗需要较长时间，因此需医患建立良好合作关系。医务人员应将弱视的危害性、可逆性、治疗方法、注意事项告知家长，取得合作。

17. 风牵偏视的临床特征有哪些?

猝然发病，视一为二，常伴有视物模糊，眩晕，恶心，步态不稳等。眼部检查：眼珠斜向麻痹肌作用方向的对侧，运动受限。外展肌群麻痹时眼位向鼻侧偏斜，产生同侧性复视；内转群肌麻痹时，眼位向颞侧偏斜，产生交叉性复视。可伴有瞳孔散大，视力下降。

18. 鹘眼凝睛与突起睛高的区别有哪些?

（1）鹘眼凝睛：多见于甲状腺相关性免疫眼眶病，起病缓，多双眼逐渐突起，常伴有心跳加快、消瘦多汗等症。

（2）突起睛高：见于急性炎症性眼病，起病急，多单眼急剧外突，常伴有发热头痛、烦躁神昏等症。

19. 瞳神紧小有哪些主要临床表现?

瞳神紧小的主要临床表现：突发眼胀痛，眉棱骨痛，畏光、流泪，视力下降，抱轮红赤或白睛混赤，黑睛后壁可见粉尘状沉着，神水混浊，或有黄液上冲，黄仁肿胀，纹理不清，瞳神缩小，展缩不灵。瞳神与睛珠黏着，则瞳神失却正圆，呈梅花状，或可见睛珠混浊。实验室检查红细胞沉降率、类风湿因子、胸部X线片、梅毒抗体等或可现异常。

20. 圆翳内障有哪些主要临床表现?

多发病于50岁以上，自觉视物模糊，或视近尚明而视远模糊，或眼前可见固定不动的黑影，或视一为二，或可有虹视等。眼部检查：视力下降，与病程长短及睛珠混浊部位密切相关。病程越长视力下降越明显，混浊在瞳神部位视力多有下降。最终视力仅为手动或光感。晶珠可见不同形态、部位、颜色和程度的混浊。在病变早期，用药物散大瞳神可见晶珠周边呈点状或冰棱状混浊，后渐向中心发展而全混浊。

21. 聚星障有哪些临床表现?

常在感冒、劳累后发病，视力不同程度下降；轻者眼内沙涩不适，伴轻微疼痛及畏光流泪等症；重者碜涩疼痛，灼热畏光，热泪频流，多无眼屎。眼部检查：胞睑微红肿，抱轮红赤或白睛混赤，黑睛知觉减退。初期黑睛生翳，状如针尖或秤星大小，色灰白，少则一颗，多则数十颗，或同时而起，或先后逐渐而生；继则相互融合呈树枝状；病情进一步发展，病灶扩大加深，则呈现边缘不齐且表面凹凸的地图状；2%荧光素液染色检查呈阳性。

22. 火疳与金疳的区别是什么?

火疳：其小泡位于白睛表层，呈灰白色小泡样，界限明显，可以溃破；推之可移，按之不痛，小泡四周的赤脉多鲜红，病程较短，预后较好，一般不波及瞳神，愈后多不留痕迹。

金疳：其结节位于白睛里层，结节较大，呈圆形或椭圆形隆起，界限不清，很少破溃；推之不移，按之痛甚，结节四周的赤脉多紫红，病程较长，预后差，常波及瞳神，愈后多留痕迹。

23. 针眼的外治方法有哪些?

针眼是指胞睑边缘生疖，形如麦粒，红肿痒痛，易成脓破溃的眼病。相当于西医的睑腺炎。针眼的外治方法有：①滴眼药水。患眼滴抗生素滴眼液或5%熊胆眼药水，每天4～6次。②涂眼药膏，睡前涂抗生素眼膏。③热敷。适用于本病的初期，局部湿热敷，可促进血液循环，以助炎症消散。④手术。脓已成熟者，应行麦粒肿切开排脓。外麦粒肿切口在睑缘皮肤面与睑缘平行；内麦粒肿切口在睑结膜面与睑缘垂直。

24. 青盲有哪些临床表现？

青盲相当于西医学之视神经萎缩，其眼外观正常，视力渐降，或视野窄小，逐渐加重，终致失明。眼底检查：

(1) 原发性视神经萎缩可见视盘色苍白，边界清楚，血管正常或变细，筛板明显可见。

(2) 继发于视盘或视网膜炎症的视神经萎缩可见视盘色灰白，边界不清，筛板不显，视网膜动脉变细，静脉充盈或变细，视盘附近血管可伴有鞘膜。

(3) 继发于视网膜变性之视神经萎缩可见视盘色蜡黄，边界稍模糊，血管变细，视网膜色素沉着或散在萎缩病灶。

25. 青风内障有哪些临床表现？

青风内障相当于西医学之原发性开角型青光眼，其视力多无明显改变，或有所下降。白睛无红赤，或轻度抱轮红赤。黑睛透明，前房深浅多正常，前房角开放，瞳神大小正常或稍偏大。视盘变化：典型患者视盘生理凹陷加深扩大，杯/盘比加大（C/D之比＞0.6）；或双眼视盘比值不等，双眼C/D＞0.2；最后视盘色苍白，视盘血管向鼻侧移位，在视盘缘呈屈膝状。眼压早期不稳定，时有升高。视野早期见旁中心暗点，中期见弓形暗点，周边视野呈进行性向心性缩小，最终呈管状视野。

26. 花翳白陷有哪些临床表现？

患眼砂涩疼痛，畏光流泪，视力下降。眼部检查可见抱轮红赤或白睛混赤，初期黑睛内外两侧生翳溃陷，后沿黑睛缘呈环形发展，逐渐向中央区侵蚀，略微高起，中间低陷，状似花瓣，或溃陷从黑睛一边发展，如蚕蚀之状，形如新月，色灰白，渐侵中央，最后累及整个黑睛；溃陷向中央部进展的同时，周边部溃陷区逐渐修复，并有赤脉伸入，形成广泛瘢痕翳障。

27. 天行赤眼暴翳有哪些临床表现？

潜伏期5～7天，双眼先后发病。早期表现有异物感、刺痒感、畏光、流泪、少量水样分泌物等。眼睑红肿、结膜充血水中、穹隆部及睑结膜有大量滤泡形成，并发浅点状角膜炎。耳前淋巴结肿大。分泌物涂片见单核细胞增多。

28. 睑缘炎有哪些临床表现？

睑缘炎是指睑缘皮肤、睫毛毛囊及其腺体组织的慢性或亚急性炎症。临床一般分为下3型：溃疡性睑缘炎，主觉刺痒疼痛，眼泪交加，睑缘红肿，睫毛根部有黄色脓痂，清除痂皮后可见睑缘小溃疡或出血或溢脓，睫毛根部破坏，易脱落，且不再复生；鳞屑性睑缘炎，主觉刺痒，睫毛根部有头皮屑样鳞屑附着，色蜡黄或灰白，清除后可见睑缘皮肤潮红无溃疡，无脓点，睫毛易脱落，但能再生；眦角性睑缘炎，主觉眼干涩，刺痒难忍，两眦部皮肤充血、糜烂、湿润，有时有小龟裂和出血，并伴有慢性眦部结膜炎。

29. 眼与肾的生理关系有哪些?

①肾主藏精，精充目明。②肾主脑髓，目系属脑。③肾主津液，润养目珠。④肾寓阴阳，涵养瞳神。

30. 寒邪的致病特点有哪些? 其致病在眼部有哪些常见症状?

(1) 寒为阴邪，易伤阳气，阳气受损，则目失温养。

(2) 寒性凝滞，常致经脉气血阻塞不通，不通则痛，引起眼痛且常头目相引。

(3) 寒性收引，寒邪伤及头面，可致筋脉拘急。

寒伤眼部常见症状：头目疼痛，目昏冷泪，胞睑紫暗硬胀，紧涩不舒，血脉紫滞或淡红等。

31. 眼科辨证治疗中，辨瞳神大小有何临床意义?

(1) 瞳神散大，色呈淡绿，眼胀欲脱，眼硬如石，头痛呕吐，多为肝胆风火上扰所致。

(2) 瞳神散大，眼胀眼痛，时有呕吐，病势缓和，多为阴虚阳亢或气滞血瘀引起。

(3) 瞳神散大不收，或瞳神歪斜不正，又有明显外伤史，为黄仁受伤所致。

(4) 瞳神紧小，甚至小如针孔，神水混浊，黑睛后壁沉着物多，或黄液上冲，抱轮红赤，多为肝胆实热所致。

(5) 瞳神紧小，干缺不圆，抱轮红赤，反复发作，经久不愈，多为阴虚火旺所致。

32. 什么叫宿翳病? 试述其临床分类。

宿翳是指黑睛混浊，表面光滑，边缘清晰，无发展趋势，荧光素溶液染色检查阴性，不伴有赤痛流泪，为黑睛疾病痊愈后遗留下的瘢痕。根据其厚薄浓淡的不同程度等，常将宿翳分为四类：①冰瑕翳是指翳菲薄，如冰上之瑕，须在聚光灯下方能查见，西医学称云翳。②云翳是指翳稍厚，如蝉翳，似浮云，自然光下即可见，西医学称斑翳。③厚翳是指翳厚色如白瓷，一望即知，西医学称角膜白斑。④斑脂翳是指翳与黄仁黏着，瞳神倚侧不圆，西医学称粘连性角膜白斑。

33. 针眼除药物和手术外，还有哪些治疗方法?

(1) 针刺法：针用泻法为主。选取太阳、风池、合谷、丝竹空，以疏风清热、消肿止痛。脾虚者可加足三里、脾俞、胃俞。每天 1 次。

(2) 放血法：耳尖或合谷、太阳穴三棱针点刺放血，有较好的泻热止痛消肿效果。每天 1 次。

(3) 针挑法：适用于针眼反复发作者。在背部肺俞、膏肓俞及肩胛区附近寻找皮肤上的红点或粟粒样小点 1 个或数个，皮肤常规消毒后以消毒三棱针挑破，挤出少许血水或黏液。隔天 1 次，10 次为一疗程。

34. 试述眼丹的辨证治疗。

辨证治疗本病，可以分为以下 4 型。

（1）风毒束睑证：病初起，胞睑漫肿微红，按之较软，痒痛并作；伴有身热，头痛恶风；舌淡红，苔薄白，脉浮数。治法：疏风消肿，清热解毒。银翘散加减。

（2）热毒壅盛证：胞睑漫肿而硬，皮色红赤如涂丹，甚至紫暗，焮痛如火灼；全身兼见壮热口渴，便秘溲赤；舌红苔黄，脉洪数。治法：清热解毒，活血消肿。仙方活命饮加减。

（3）邪入营血证：胞睑漫肿焮热，色紫暗黑，疼痛剧烈；全身兼见身热烦躁，面红气粗；舌红绛，苔黄而糙，脉洪数。

（4）正虚邪留证：胞睑局限脓肿，溃后脓液不尽，经久难愈；全身兼见面色少华，肢倦乏力；舌淡苔白，脉细弱。治法：益气养血，脱毒排脓。托里消毒散加减。

35. 试述凝脂翳与聚星障的区别。

聚星障：多起于劳累或感冒后，病变区知觉减退，流泪多，眼屎少有，病变区的翳形初起为多个针尖样细小星点混浊，继则融合入树枝或地图状。

凝脂翳：多起病于黑睛损伤后，病变区知觉变化不明显，眼屎多，呈脓性，病变区的翳形初起为单个米粒样混浊，色灰白边缘不清，表面污浊，如覆薄脂，很少复发，常化脓，易穿孔，伴黄液上冲。

自测试题（附参考答案）

【A 型题】

1. 角膜相当于中医的黑睛，在五轮中属
   A. 气轮　B. 水轮　C. 肉轮　D. 风轮　E. 血轮
2. 五轮学说起源于
   A.《审视瑶函》　B.《太平圣惠方》　C.《内经》　D.《银海精微》　E.《外台秘要》
3. 针眼反复发作，诸症不重，或见面色无华，神倦乏力；舌淡，苔薄白，脉细数。治用
   A. 归脾汤加减　B. 四五汤加减　C. 四君子汤加减　D. 八珍汤加减　E. 逍遥散加减
4. 在中心注视点外约 15°处水平位略偏下有一垂直椭圆形的视野缺损，称为
   A. 生理盲点　B. 视盘　C. 中心暗点　D. 视野缩小　E. 环形暗点
5. 视力主要反映以下哪一部分的视功能

A. 视网膜黄斑部 B. 视神经 C. 视网膜周边部 D. 视盘 E. 大脑视中枢

6. 时复目痒，外感风热，眼痒难忍，灼热微痛，白睛污红，胞睑内面遍布卵石样颗粒，有白色黏丝样眼屎，舌淡红苔薄白，脉浮数，以

A. 清热解毒，消肿止痛，仙方活命饮加减 B. 养血熄风，四物汤加减 C. 祛风止痒，清热凉血，银翘散加减 D. 祛风止痒，消风散加减 E. 清热除湿，祛风止痒，除湿汤加减

7. 脾虚聚湿生痰，风邪客睑，风痰阻络，胞睑筋脉迟缓不用，可致

A. 胬肉攀睛 B. 漏睛 C. 通睛 D. 风牵偏视 E. 上胞下垂

8. 当一侧视束有病变时常出现

A. 同侧偏盲 B. 颞侧偏盲 C. 单眼全盲 D. 单眼视野损害 E. 鼻侧偏盲

9. 胞睑红赤痒痛，水泡、脓疱簇生，患眼碜涩疼痛，畏光流泪，抱轮红赤或白睛混赤，黑睛生星翳或黑睛生翳溃烂；全身可见头痛发热，口苦，溲黄便结；舌红苔黄，脉弦数。治以

A. 除风清脾，除风清脾饮加减 B. 清热解毒，疏风散邪，普济消毒饮加减 C. 祛风除湿，泻火解毒，除湿汤加减 D. 清热除湿，散邪退翳，龙胆泻肝汤加减 E. 清热化痰散结，清胃汤加减

10. 椒疮，上睑结膜有活动病变，同时出现瘢痕，临床分期是

A. Ⅱ期 B. Ⅰ期 C. Ⅲ期 D. Ⅳ期 E. Ⅴ期

11. 眼眦部长有赤膜，其状如昆虫之翼，横贯白睛，攀侵黑睛，甚至遮盖瞳神的眼病，其病名是

A. 漏睛 B. 胬肉攀睛 C. 天行赤眼 D. 花翳白陷 E. 混睛障

12. 双眼注视远处目标，调节处于松弛状态，注视近处目标时则需要调节，同时为保持双眼单视，双眼还需要内转，称为

A. 眼的调节 B. 眼的集合 C. 屈光 D. 视野 E. 视功能

13. 花翳白陷患者，视力下降，碜涩疼痛，畏光流泪，抱轮红赤，黑睛边缘骤生翳障，渐渐扩大，四周高起，中间低陷，羞明难睁，眼痛；舌红苔薄黄，脉浮数，治法和方剂为

A. 疏风清热，加味修肝散加减 B. 通腑泄热，泻肝散加减 C. 温阳散寒，当归四逆汤加减 D. 祛湿清热，三仁汤加减 E. 清热化湿，甘露消毒丹加减

14. 患者，突发轻微眼珠疼痛，畏光、流泪，视物稍模糊；轻度抱轮红赤，黑睛后壁可见少许粉尘状物附着，神水轻度混浊，瞳神稍有缩小，展缩欠灵；舌苔薄黄，脉浮数。治以

A. 清肝泻胆，龙胆泻肝汤加减 B. 疏风清热，新制柴连汤加减 C. 祛风清热除湿，抑阳酒连散加减 D. 滋阴降火，知柏地黄汤加减 E. 清热化

湿，甘露消毒丹加减
15. 云雾移睛病变部位在
A. 睛珠　B. 神膏　C. 视衣　D. 目系　E. 泪泉
16. 主要表现为发病前常有眼前黑影或闪光感，视物变形、弯曲，视力突然下降；视野缺损，玻璃体混浊或液化，视网膜呈灰白色隆起，血管起伏呈爬行状，部分可查见网膜裂孔；超声检查显示有网膜脱离光带，此为
A. 云雾移睛　B. 视瞻昏渺　C. 青盲　D. 视瞻有色　E. 视衣脱离
17. 下列中西医解剖名词对照中，哪一项是错误的
A. 泪泉与泪腺　B. 神膏与玻璃体　C. 神水与房水　D. 眼带与虹膜　E. 泪窍与泪点
18. 化学性眼外伤的紧急处理原则是
A. 立即给抗菌素眼药水滴眼　B. 立即给中和剂作球结膜下注射　C. 立即用大量清水冲洗眼部　D. 立即送医院专科治疗　E. 立即包扎患眼
19. 以下哪一条不是因肝导致眼病的病机
A. 肝气郁结　B. 寒滞肝脉　C. 肝阳上亢　D. 肝血不足　E. 肝火上炎
20. 多从青少年时期开始发病，双眼罹患，早期主要有夜盲，久之则视野缩小，呈进行性视功能损害和伴眼底色素变化为临床特征的眼病是
A. 青盲　B. 视衣脱离　C. 圆翳内障　D. 高风内障　E. 弱视
21. 患者，女，50岁。突然视力下降，眼外观如常，眼底检查见视网膜动脉显著变细，视网膜后极部灰白色浑浊水肿，黄斑部呈圆形或椭圆形“樱桃红”，急躁易怒，胸胁胀满，头痛眼胀；舌有瘀点，脉弦或涩。治以
A. 行气活血，通窍明目，通窍活血汤加减　B. 涤痰通络，活血开窍，涤痰汤加减　C. 滋阴潜阳，活血通络，镇肝熄风汤加减　D. 补气养血，化瘀通脉，补阳还五汤加减　E. 理气解郁，化瘀止血，血府逐瘀汤加减
22. 视瞻昏渺，嗜食偏好，视物昏矇，视物变形，全身可见胸膈胀满，眩晕心悸，肢体乏力；舌苔白腻或黄腻，脉沉滑或弦滑。治以
A. 活血化瘀，行气消滞，血府逐瘀汤加减　B. 涤痰通络，活血开窍，涤痰汤加减　C. 燥湿化痰，软坚散结，二陈汤加减　D. 滋养肝肾，杞菊地黄汤加减　E. 温补肾阳，右归丸加减
23. 眼外观正常，视盘色淡，视力渐降，视物昏朦，甚至失明；眼底检查见视盘色灰白，边界不清，视网膜动脉变细，静脉充盈或变细；头晕耳鸣，腰膝酸软；舌质淡，苔薄白，脉细。治以
A. 活血化瘀，行气消滞，血府逐瘀汤加减　B. 益气养血，八珍汤加减　C. 补益肝肾，左归饮加减　D. 滋养肝肾，杞菊地黄汤加减　E. 温补肾阳，右归丸加减
24. 发病急骤，可见目偏斜，眼珠转动失灵，倾头瞻视，视一为二，兼见胸闷呕恶，食欲不振，泛吐痰涎；舌苔白腻，脉弦滑。治以

A. 活血通络，祛风散邪，羌活胜风汤加减 B. 涤痰通络，活血开窍，涤痰汤加减 C. 燥湿化痰，软坚散结，二陈汤加减 D. 祛风除湿，化痰通络，正容汤加减 E. 活血行气，化瘀通络，桃红四物汤加减

25. 患者，女，32岁。突然眼内灼热疼痛，眼屎多，脓性，不断从睑内溢出，胞睑及白睛浮肿，砂涩羞明，黑睛溃烂；兼头痛身热，口渴咽痛，小便短赤剧痛，便秘；舌绛，苔黄，脉数。治以
A. 清肝泻胆，龙胆泻肝汤加减 B. 泻火解毒，下气行水，普济消毒饮加减 C. 疏风清热，新制柴连汤加减 D. 泻火解毒，气血两清，清瘟败毒饮加减 E. 清热化湿，甘露消毒丹加减

26. 头眼部外伤或术后视网膜水肿或残留视网膜积液，结膜充血、肿胀；伴眼痛头痛；舌质暗红或有瘀斑，脉弦涩。治以
A. 健脾益气，利水化浊，补中益气汤合四苓汤加减 B. 养血活血，祛风止痛，桃红四物汤加减 C. 滋补肝肾，驻景丸加减方加减 D. 肝肾阴虚，杞菊地黄汤加减 E. 利水渗湿，四苓散加减

27. 视力下降，头目疼痛，砂涩畏光，热泪频流，白睛混赤，黑睛生翳溃陷，从四周蔓生，迅速侵蚀整个黑睛，遮盖瞳神，或见黄液上冲；多伴发热口渴，溲黄便结；舌红苔黄，脉数有力。治以
A. 疏风清热，加味修肝散加减 B. 通腑泻热，泻肝散加减 C. 温阳散寒，当归四逆汤加减 D. 疏风清热，新制柴连汤加减 E. 利水渗湿，四苓散加减

28. 青光眼患者，下面哪项属于房角Ⅱ度窄角表现
A. 在动态观察下，见到睫状体带者 B. 动态观察下，见到巩膜突者 C. 动态观察下，可见前部小梁网 D. 动态观察下，只见到 Schwalbe 线 E. 上述四者均能见到

29. 患眼隐涩不适，时有泪出，或自觉黏液粘睛，内眦头皮色如常，或睛明穴下方稍显隆起，按之不痛，但见黏浊泪液自泪窍泌出；可见舌尖红、苔薄白，脉浮数。治以
A. 疏风清热，白薇丸加减 B. 清心利湿，竹叶泻经汤加减 C. 疏风清热，消肿散结，驱风散热饮子加减 D. 清热解毒，消瘀散结，黄连解毒汤加减 E. 补气养血，托里消毒，托里消毒散加减

30. 睑弦赤烂，以睑弦赤痒，灼热疼痛，睫毛根部有糠皮痒鳞屑；舌红苔薄，脉浮数为主要临床表现。治疗用
A. 清心泻火，导赤散和黄连解毒汤加减 B. 祛风清热除湿，除风清脾饮加减 C. 祛风止痒，清热凉血，银翘散加减 D. 滋阴降火，知柏地黄汤加减 E. 养血熄风，四物汤加减

【B 型题】

问题 1～2

A. 胞睑 B. 两眦 C. 肺、大肠 D. 肝、胆 E. 黑睛

1. 五轮学说中，肉轮相当于
2. 五轮学说中，白睛脏腑分属于

问题3～4

A. 新翳 B. 云翳 C. 冰瑕翳 D. 厚翳 E. 斑脂翳

3. 翳菲薄，如冰上之瑕，须在聚光灯下方能查见，叫
4. 翳与黄仁黏着，瞳神倚侧不圆，叫

问题5～6

A. 清肝泻火，泻青丸加减 B. 疏风清热，新制柴连汤加减 C. 祛风清热除湿，抑阳酒连散加减 D. 清热除湿，龙胆泻肝汤加减 E. 疏肝解郁，健脾利湿，三仁汤加减

5. 聚星障，湿热犯目证治法主方
6. 凝脂翳，风热壅盛证治法主方

问题7～8

A. 必要时做B超检查，以了解病变性质 B. 应作血糖等全身检查，以明确诊断 C. 眼底荧光血管造影是诊断标准之一 D. 结核菌素阳性可辅助诊断 E. 眼压偏低

7. 云雾移睛
8. 圆翳内障

【X型题】

1. 肉轮是指胞睑，包括
   A. 眼睑皮肤 B. 眼睑皮下组织 C. 眼睑肌肉 D. 睑板 E. 睑结膜
2. 寒邪致病特点为
   A. 寒为阴邪，易伤阳气 B. 寒性凝滞 C. 寒性收引 D. 寒邪重浊黏滞 E. 寒为阴邪，易阻遏气机
3. 下列属祛风清热方剂的有
   A. 银翘散 B. 驱风散热饮子 C. 羌活胜风汤 D. 新制柴连汤 E. 防风通圣散
4. 泪器包括泪腺和泪道，下列属泪道的为
   A. 泪点 B. 泪小管 C. 泪总管 D. 泪囊 E. 鼻泪管
5. 胞生痰核是指胞睑内生硬核，触之不痛，皮色如常的眼病，中医辨证论治，可以用下列哪些方剂
   A. 化坚二陈汤加减 B. 清胃散加减 C. 四君子汤加减 D. 二陈汤加减 E. 软坚散加减
6. 眼球内容物包括
   A. 虹膜 B. 玻璃体 C. 晶状体 D. 房水 E. 角膜
7. 房水具有营养以下组织的功能
   A. 结膜 B. 视网膜 C. 角膜 D. 玻璃体 E. 晶状体

8. 黄斑部具有以下生理特点

A. 位于视网膜正后级　B. 无血管　C. 是视锥细胞主要分布部位　D. 是视杆细胞主要分布部位　E. 是视力最敏锐之处

9. 下面哪些属椒疮的并发症与后遗症

A. 睑弦内翻及倒睫卷毛　B. 赤膜下垂　C. 黑睛星翳　D. 上胞下垂　E. 眼珠干燥

10. 属于变态反应性眼病的有

A. 金疳　B. 瞳神紧小　C. 火疳　D. 时复目痒　E. 混睛障

11. 火疳与金疳的鉴别要点有

A. 金疳好发于胞睑深部，火疳好发于睑缘　B. 金疳病程较短，火疳病程较长　C. 金疳起病急，病程短；火疳起病缓慢，病程较长　D. 金疳病位在白睛表层；火疳病位在白睛里层　E. 金疳预后较差，常波及瞳神，预后有痕迹；火疳预后较好，一般不波及瞳神，预后无痕迹

12. 风邪引起的眼病，常见临床特点有

A. 眼症多黏滞不爽，缠绵难愈　B. 常致目痒，目涩，羞明，流泪，上胞下垂，胞轮振跳，黑睛生翳，目偏视等症状　C. 常引起眼部肿痛，红赤，灼热，碜涩羞明，生疮溃脓，视物昏花　D. 易与寒、热、湿相合为患　E. 发病迅速、变化较快

13. 胬肉攀睛在临床分为以下哪 3 种证型

A. 心肺风热　B. 心火上炎　C. 阴虚火旺　D. 肝肾阴虚　E. 湿热偏盛

14. 下列哪些是属于急性绿风内障的临床分期

A. 临床前期　B. 前驱期　C. 急性发作期　D. 绝对期　E. 间歇期

15. 色素膜位于眼球壁中层，从前而后可以分为 3 个部分

A. 虹膜　B. 睫状体　C. 巩膜　D. 角膜　E. 脉络膜

16. 络阻暴盲相当于西医的视网膜动脉阻塞。其诊断依据是

A. 突然视力下降或丧失　B. 视网膜动脉极细，血柱呈节段状　C. 视网膜静脉旁出现白鞘　D. 眼底荧光血管造影可见中央动脉主干或动脉小分支无灌注　E. 视网膜中央动脉阻塞时，后极部广泛性灰白色水肿浑浊，黄斑部樱桃红色

17. 以眼底出血为临床特征的眼病是

A. 化学性眼外伤　B. 视网膜周围炎　C. 视网膜中央静脉阻塞　D. 视网膜中央动脉阻塞　E. 视网膜脱离

18. 高风内障具有白昼视物如常，视野逐渐缩小和

A. 视物变形　B. 入暮或在黑暗处视物不清　C. 最终可失明　D. 眼底视网膜色素紊乱　E. 眼底出血

19. 白涩病的诊断依据是

A. 患眼干涩不爽　B. 荧光素染色检查黑睛呈点状着色　C. 起病急，病程

长 D. 胞睑内面有红色颗粒增生 E. 白睛赤脉隐隐

20. 下列描述高风内障与疳积上目区别的有
A. 两者均有夜盲 B. 疳积上目所致夜盲为后天所知，而高风内障为先天俱有 C. 两病均眼外观正常 D. 两者均见视野缩窄 E. 高风内障眼底见视盘蜡黄色，血管变细

【是非判断题】

1. 《灵枢·大惑论》说：“五脏六腑之精气，皆上注与目而为之精。眼之精为瞳子，筋之精为白睛，血之精为络，其窠气之精为黑睛，肌肉之精为约束，裹撷筋骨血气之精而与脉并行为系，上属于脑，后出于项中。” （ ）
2. 眼的屈光系统相当于一组复合透镜，它的状态与各屈光面（角膜、晶状体前后面）的曲率半径，房水、晶状体和玻璃体的屈光指数及各屈光间质彼此间的位置有关。 （ ）
3. 眼底检查在暗室进行，检眼镜检查不仅可观察眼底，还可查见角膜、晶状体、玻璃体。直接检眼镜所看到的眼底像是放大10倍的正像。 （ ）
4. 针眼在脓已成时，应切开排脓，外麦粒肿在眼睑皮肤面切开，切口与睑缘垂直，内麦粒肿则在睑结膜面切开，切口与睑缘平行。 （ ）
5. 眼底出血的中医辨证，在早期应凉血止血。 （ ）
6. 急性结膜炎包扎患眼，有利于疾病的痊愈。 （ ）
7. 眼丹是指整个胞睑红肿如涂丹，痛如火灼，化脓溃破的眼病，其应早切开，以利于脓液排出。 （ ）
8. 视器辨别各种不同光亮度的能力称色觉。 （ ）
9. 泡性结膜炎和浅层巩膜炎中医称为金疳。 （ ）
10. 火疳是指白睛表层生玉粒样小泡，周围绕以赤脉的眼病。 （ ）
11. 金疳是指邪毒上攻白睛，无从宣泄，致白睛里层呈紫红色改变，多伴有局限性结节样隆起，且疼痛拒按的眼病。 （ ）
12. 白涩病是指白睛不赤不肿而自觉眼内干涩不舒的眼病。 （ ）
13. 黑睛呈现点状、树枝状、地图状等病变者，不能用糖皮质激素。 （ ）
14. 混睛障是指黑睛深层呈圆盘状灰白色混浊翳障，障碍视力的眼病。 （ ）
15. 天行赤眼、瞳神紧小和绿风内障三者起病时均眼痛剧烈，有严重的传染性。（ ）
16. 中医认为视疲劳的病因病机是：①久视劳心伤神，耗气损血，目中经络涩滞。②肝肾精血亏损不足，筋失所养，调节失司。 （ ）
17. 视网膜后极部广泛性灰白色水肿浑浊，黄斑部樱桃红色是络损暴盲。 （ ）
18. 络阻暴盲在行荧光素眼底血管造影时，多是在病变发生后数小时、数天甚至数周后才进行的检查，因此差异很大，其常见的变化一般有：①中央动脉主干无灌注或动脉小分支无灌注。②动脉及静脉充盈迟缓，视网膜循环时间延长。③眼底镜下所见的血流“中断”部分仍有荧光素通过。④毛细血管无灌注区形成，部分血管壁的荧光素渗漏，晚期患者可能见不到阻塞的荧光征象。 （ ）

19. 目系暴盲类似于西医学之急性视神经炎、严重的前部缺血性视神经病变等引起的视力突然下降的视神经病变。（　）
20. 青盲是指眼外观正常，视盘色淡，视力渐降，甚至盲无所见的内障眼病。（　）
21. 近视的诊断依据：①远视力、近视力减退。②验光检查为近视。（　）
22. 白睛溢血是指白睛表层下出现片状出血斑，相等于西医学之结膜下出血，本病初期时宜热敷，以促进出血吸收。（　）
23. 沙眼患者，其上穹隆部和上睑结膜有血管模糊、充血、乳头增生、滤泡形成，此为沙眼活动期，有传染性，需积极治疗。（　）
24. 老视是指随年龄的增加，晶状体的生理调节力减退而发生近视力减退的现象，俗称老花眼。（　）

【填空题】

1. 中医五轮学说，水轮部位在________，内属脏腑是________。
2. 正常视力为________。
3. 正常眼压为________。
4. 针眼又名麦粒肿，睫毛毛囊或附属的皮脂腺感染称________，睑板腺感染称________。
5. 眼睑的组织结构由前至后分为以下5层：皮肤、________、肌肉、________、睑结膜。
6. 中医眼科将眼之黑睛和晶体的病变统称为________。
7. 《素问·五脏生成篇》有“诸脉者，皆属于________”之论。
8. 视路是视觉信息从视网膜光感受器到大脑枕叶视中枢的传导路径。即从视神经开始经过视交叉、________、外侧膝状体、________至大脑枕叶。
9. 《审视瑶函·脾生痰核症》曰：“凡是脾生痰核，________所成。”
10. 眼睑蜂窝组织炎相当于中医之________。
11. 睑弦赤烂是以________、溃烂、刺痒为临床特征的眼病。
12. 眼位的检查方法有：眼球运动检查、________、________。
13. 圆锥细胞有感受明光和________的作用，主要分布在黄斑部；杆状细胞具有感受暗光的作用，主要分布在________，越近黄斑越少，在中心凹没有这种细胞。
14. 视网膜位于________与玻璃体之间，具有感光和________的作用。
15. 漏睛相当于西医之________；漏睛疮相当于西医之________。
16. 瞳神紧小相当于西医之________，瞳神干缺相当于西医之________。
17. 绿风内障急性发作时，其治疗包括点滴散瞳药、________、高渗脱水药、碳酸酐酶抑制药。
18. 绿风内障急性发作期，眼压升高，在瞳孔区晶状体前囊下呈多数性、灰白色卵圆形或点状混浊，这叫________。
19. 圆翳内障中皮质性白内障其病程可分为四期：________、膨胀期、成熟期、________，其中________易引起青光眼急性发作。

20. 房水的流出途径：由后房经过瞳孔进入前房，再经小梁网进入________。

参考答案

【A型题】

1. D　2. C　3. C　4. A　5. A　6. D　7. E　8. A　9. D　10. A
11. B　12. B　13. A　14. B　15. B　16. E　17. D　18. C　19. B　20. D
21. A　22. C　23. C　24. D　25. D　26. B　27. B　28. B　29. A　30. C

【B型题】

1. A　2. C　3. C　4. E　5. D　6. B　7. A　8. B

【X型题】

1. ABCDE　2. ABC　3. ABCDE　4. ABCDE　5. AB
6. BCD　7. CDE　8. ABCE　9. ABCDE　10. BCDE
11. BD　12. BDE　13. ABC　14. ABCDE　15. ABE
16. ABDE　17. BC　18. BCD　19. ABE　20. ABE

【是非判断题】

1. ×　2. √　3. ×　4. ×　5. √　6. ×　7. ×　8. ×　9. ×　10. ×
11. ×　12. √　13. √　14. √　15. ×　16. √　17. ×　18. √　19. √　20. √
21. ×　22. ×　23. √　24. √

【填空题】

1. 瞳仁　肾、膀胱　2. 1.0以上　3. 10～21mmHg　4. 外麦粒肿　内麦粒肿　5. 皮下组织　睑板　6. 翳　7. 目　8. 视束　视放射　9. 痰火结滞　10. 眼丹　11. 睑弦红赤　12. 角膜光点投影法　交替遮盖法　13. 辨别颜色　视网膜周围　14. 脉络膜　传导神经冲动　15. 慢性泪囊炎　急性泪囊炎　16. 急性葡萄膜炎　慢性葡萄膜炎　17. 手术治疗　18. 青光眼斑　19. 初发期　过熟期　膨胀期　20. 巩膜静脉窦

§2.8.2　中医耳鼻咽喉科学

基本知识问答

1. 为什么说咽喉疾病多归咎于肺胃？

咽喉为肺胃呼吸、消化的通道，肺胃的经脉直接循行于咽喉，构成了咽喉与肺胃的生理病理联系，故咽喉病可直接反映肺胃的功能状态。

2. 咽喉病的治法主要包括哪几种？临床应如何灵活掌握？

主要有疏风解表、清热解毒、散瘀排脓、化痰理气、健脾益气、通窍开音等治法，临床运用应根据病情，以通利为原则，适当配合宣肺、开窍、通便、开音等引经药物，灵活运用以适应咽喉疾病的病理特点。

3. 试分析“咽喉诸病皆属于火”的原因。

咽喉诸病皆属于火的原因主要理解：①咽喉位于人体上部，为人体阳气出入的通道，功能上以阳为用。②人体阳气具有升发向上的特性。③风寒、风热外感内传必致化火，火热之邪外感以及脏腑化生的阳热、虚热亦具向上聚于咽喉的特性，依此构成了咽喉诸病皆具火热为症状特点的特性。

4. 试述喉腔肿块可能出现的症状。

①喉为构音器官，故早期即表现为声嘶。②喉腔为呼吸道最狭窄的部位，肿块占位即可出现呼吸阻塞，其程度随肿块大小而定。

5. 咽鼓管具有什么功能？

中耳借咽鼓管与大气相通，具有：①调节中耳的气压平衡。②对中耳起引流排液作用。

6. 耳鸣耳聋见于哪些病证？

耳鸣耳聋常见于脾肺气虚，心脾血虚，脾肾阳虚，肝肾阴虚。

7. 晕的主要病因病机有哪些？

晕的主要病因病机有痰湿中阻，肝阳上亢，肾元亏损。

8. 如何理解“心寄窍于耳”的理论概念。

①五脏配五窍，心配窍为舌，而舌为心之言，脑之使，血之用，与肾的功能有关，故言寄窍于耳。②耳为肾窍，与脑相通。耳的功能发挥，有赖心血濡养，对耳听之音代之为心舌之言，故心亦开窍于耳。③心的经脉络耳中，“耳内有小管通脑”，病理上心血不足、心火亢盛常致耳鸣耳聋，说明心耳相关。

9. 黏液毯具有什么功能？如何实现？

黏液毯主要起清洁排污的作用，吸入气体中的尘埃物质首先被黏液毯上的黏液粘附，随纤毛运动，黏液及尘埃排向鼻咽，再通过口腔吐出而实现清洁排污功能。

10. 何为清窍？

清窍即清空之窍，为人体清阳之气汇聚出入的空窍，一般指眼、耳、鼻、咽喉、口腔等空窍器官。

11. 变应性鼻炎各证型的治疗中，为什么均合用玉屏风散？

玉屏风散为益气固表之经典方，变应性鼻炎无论其证型如何，其基本病机为气虚不固，表现症状均以单发或频发喷嚏、流清水样涕等气虚不固症状，故治疗在兼顾脏腑的基础上均可合用玉屏风散。

12. 为什么说儿童鼻窦炎常致呼吸道感染、消化功能紊乱、身体及智力发育障碍？

（1）慢性鼻窦炎致呼吸道形成病灶。

（2）长期鼻腔脓性分泌物咽下，刺激胃肠道致消化吸取障碍。

（3）鼻部长期的慢性刺激，使儿童注意力分散，学习成绩下降。

13. 从鼻前庭炎的病因及发病机制分析局部治疗的基本原则。

鼻前庭炎常因挖鼻、不洁及鼻分泌刺激并发感染而发病，以局部湿烂为特征。故局部治疗的原则应保持局部清洁干燥为主，药物宜用燥湿收敛之中西药外敷。

14. 试述肥厚性鼻炎鼻阻塞形成的原因及主要症状，说明其局部治疗的办法。

鼻甲长期持续性肿大，不能收缩以至鼻腔空间阻塞，主要症状为持续性鼻阻塞，局部治疗可采取硬化剂注射、电烙、激光、冷冻及鼻甲切除的办法治疗。

15. 试述慢性鼻窦炎不易痊愈的原因。

一方面鼻窦位于鼻腔深部、鼻的骨质腔隙中，鼻窦开口常引流不佳；另一方面由于鼻、鼻窦黏膜相连，炎症时黏膜肿胀增生甚则骨质亦增生致窦口阻塞；其次鼻及鼻窦为上呼吸道之一，与外界相通易受反复感染，构成了鼻窦炎发病后不易治愈。

16. 为什么说急性扁桃体炎发作后可诱发风湿热、心脏瓣膜病以及急性肾炎等疾病?

常与免疫、链球菌的感染有关，因扁桃体为最大的周围免疫器官，其腺窝为链球菌的窝藏处，炎症时可激惹而发生风湿热、心脏瓣膜病以及急性肾炎等疾病。

17. 简述中医烙法治疗慢性扁桃体炎的临床意义。

中医烙法为古代治疗慢乳蛾的传统方法，方法为将烙铁烧红后直接烙去扁桃体组织，达到治疗目的。方法简单，但患者反应大，需多次重复治疗，患者不易接受。因能烙去一部分腺体组织，对慢性扁桃体炎扁桃体隐窝阻塞有一定的开放作用，有一定的临床价值，与现代电烙、激光、微波治疗原理接近。

18. 为什么儿童易发生急性喉阻塞?

儿童喉部发育未完善，喉腔相对狭小且黏膜下组织疏松，极易发生水肿而致喉的阻塞。

19. 运用所学知识分析急性喉阻塞的应急处理办法。

（1）本病为呼吸道急诊，诊断上宜处理呼吸为主，呼吸改善后再作病因学诊断。

（2）因呼吸受阻可致窒息，故应立即做好气管切开的准备。

（3）炎症所致者喉黏膜常水肿为主，三度以下者可在严密观察下采用大剂量抗炎、激素治疗。

（4）因局部肿块压迫而致者，短时内呼吸不易缓解，应尽早气管切开。

20. 为什么急性化脓性中耳炎的治疗除全身辨证治疗外，局部保持耳道的通畅引流极为重要？

急性化脓性中耳炎鼓室化脓，一旦引流受阻，极易向乳突及颅内扩散，形成严重的颅内、颅外并发病。

21. 为什么突发性聋无论早期、晚期均以理气活血为基本治疗原则？

突发性聋无论发病原因如何，因其发病突然，为实症，其基本病机为耳的经脉受邪，气机受阻，内耳微循环障碍，故无论病因病期如何，均可以理气活血为基本治法。

22. 简述外耳道炎及疖肿剧痛的原因。

外耳道皮肤富含皮脂腺及耵聍腺，易受感染，由于外耳道皮下组织甚少，皮肤与软骨组织连贴紧密，炎症时组织肿胀受耳道的限制，故常产生剧烈疼痛。

23. 简述咽鼓管阻塞后的病理改变及其发展后果。

①咽鼓管阻塞后首先导致鼓室的通气受阻，鼓室的负压形成，使中耳的传间音受阻，听力下降。②由于鼓室负压形成，氧的吸收，使中耳血管扩张，黏膜肿胀渗出形成中耳积液。③长期中耳负压，鼓膜内陷，鼓室反复积液可致鼓室粘连，中耳传音受阻，听力损失加重。④鼓室反复积液亦可继发感染使鼓膜穿孔。

24. 试述慢性化脓性中耳炎脾虚型的病理机制。

主要体现在两个方面：①脾为生化之源，脾气虚气血生化乏源，致气血不足，正不存内，邪气易感故脓耳反复。②脾主运化，脾虚运化失职，则水湿代谢紊乱，当外感风热湿邪耳病复发，正气不能祛邪，常致湿热聚积，痰湿久聚耳内，致耳内湿浊不止，久而不愈形成慢性脓耳。

25. 简述脓耳变症的病因病机。

脓耳变症多起自于慢脓耳正气不足，邪毒壅滞，痰浊凝聚而致耳窍骨腐成脓，一旦耳道阻塞，脓液不能外泄，使毒邪内蕴，骨质破坏加重，脓毒窜散而变生颅内、颅外变症。

26. 试述味觉对评价面神经病变部位的作用。

面神经于鼓室段分出部分纤维支配舌前 2/3 的味觉，故味觉功能的存在，说明面神经病变位于鼓室段以外的末梢段，由此可用来判断面神经的病变部位。

27. 简述梅尼埃病产生听力波动以及甘油试验阳性的原因。

梅尼埃病的基本病理为内淋巴的水肿，属内耳内淋巴的代谢性疾病，当疾病发作时内淋巴肿胀较突出，使内耳听毛细胞受压，听力下降明显，当水肿减轻病情缓解，则听力改善，故出现波动性听力变化。甘油试验是患者服用甘油后，由于甘油的分子量大，渗透压高，有利尿改善内淋巴水肿作用，故用药后患者听力改善为阳性。

28. 简述感音神经性聋治疗难以取效的原因。

感音神经性聋治疗不易取效的原因有二：一为发病原因不明，二为起病缓慢，病史较长，由于各种未知因素或代谢因素，使内耳毛细胞及神经发生不可逆变性的病理改变，故给临床治疗带来困难。

29. 为什么对鼻出血患者的处理应遵循“确定出血部位，估计失血量、查找出血病因”的原则？

确定出血部位有利于采取安全有效的止血方法，估计失血量对于确保患者安全、判断预后具有重要意义。查找出血病因主要在于有的放矢的病因治疗。

30. 运用所学知识简述耳鸣的基本治疗原则。

耳鸣的形成与局部及全身诸多因素有关，故治疗应以病因治疗为主。由于某些病因不清，临床疗效欠佳，中医立足全身辨证论治具有一定优势，故耳鸣的治疗原则宜针对病因辨证施治，对时间不长、耳鸣轻者可配合掩蔽疗法，时间长病情不缓解者可试用电声刺激疗法或针灸疗法。

31. 为什么鼻咽纤维血管瘤不应随意行肿块活检确诊？

鼻咽纤维血管瘤属血管组织肿瘤，一般根据病史及外观即可确诊，茫然活检常导致不可制止的大出血，造成生命危险。

32. 简述眩晕发生的局部与全身性原因。

人体的正常平衡有赖平衡器官、全身乃至中枢等神经系统的综合协调，其中任一环节的病变均可发生平衡紊乱出现眩晕。临床依发病部位分为中枢性与周围性两类，中医认为属于脏腑虚损、痰湿中阻。周围性眩晕指前庭神经以外的前庭器官病变为主，见于耳部病灶感染、迷路炎、内淋巴水肿等。中枢性眩晕为中枢病变为主，多为心血管疾病、脑动脉硬化、结缔组织及免疫性疾病、脑肿瘤、脑血管病变等。

33. 为什么咽喉异物不宜所谓“中医化骨疗法”？

“化骨疗法”即以中药威灵仙泡水服，临床证实并无明确疗效，即使有效但未能看到异物的排出，仍不是一种安全疗法，应以“取出异物”为最安全的基本原则。

34. 简述支气管异物的临床症状特点。

支气管异物常为细小异物误吸进入支气管产生呛咳，由于异物细小常停留于某一小支气管，对肺的功能影响小，仅表现为轻咳或异物活动时产生刺激性咳嗽，当异物固定或金属异物亦可无症状。异物长期停留则形成反复不愈的慢性咳嗽，临床症状变化较大，主要依病史、反复咳嗽情况以及 X 线诊断。

35. 为什么咽异感症应需排除原发病灶后方能确诊？

咽异感症的临床特点以咽喉异物感为主要症状，为功能性疾病，其他咽喉病以及全身多种疾病等器质性病变均可产生咽异感症状，尤在某些早期肿瘤与此症状极为相似，故本病诊断应首先排除这些疾病后方能确诊。

36. 分析神经性失音的暗示疗法应由有经验的医师进行的原因。

神经性失音为心因性疾病，心理因素对治疗的反应起重要作用，患者对医师的信赖，医师胸有成竹的语言诱导是取得成功的关键，一但诱导失败，即失去患者的信赖，给后一步治疗带来较大的困难，故要求有经验医师进行并一次性成功。

37. 简述吸烟可能诱发喉癌的发病原因。

吸烟常刺激导致喉的慢性炎症，过度吸烟可使喉黏膜过度角化，进而导致喉黏膜鳞状上皮过度增生，形成癌变。

38. 简述鼻咽癌常致眼外展肌麻痹的原因。

鼻咽癌的原发部位位于鼻咽部的咽隐窝，其部位与颅底的破裂孔相邻，其上方适有三叉神经、外展神经经过，当鼻咽癌向颅内侵犯，病变即可波及上述神经而产生外展肌麻痹。

39. 为什么说保持耳道引流通畅是预防耳源性并发症的关键？

因中耳与颅脑相邻，血运丰富，与颅内存在解剖与生理上的联系，当耳道引流受阻，炎症易使骨质破坏，产生解剖与血行途径感染，向周围及颅内扩散。

40. 简述耳郭外伤易形成耳郭软骨膜炎的原因及后果。

耳郭组织薄弱，易受外伤撕裂感染，且软骨组织血运少，损伤后不易愈合，一旦感染常导致软骨坏死，其后果将致耳郭的畸形。

41. 从中医、西医两个角度说明为什么慢性化脓性中耳炎不易治愈的原因？

慢性化脓性中耳炎的主要症状表现为反复流脓，大量黏脓或恶臭脓，可知病在脾肾，常为脾虚正气不足而致邪毒滞留，或为邪毒易感，或肾虚，或虚火炎上，致邪毒腐骨成脓，由此正不胜邪，故不易治愈。由于慢性化脓性中耳炎遗留鼓膜的穿孔，使中耳易受细菌的感染，另一方面由于鼓室、乳突等为骨性腔隙，当炎症感染，黏膜的肿胀极易使中耳的引流受阻，发生鼓室及骨质的炎性坏死导致一般药物治疗不易达到控制炎症及改善局部引流的目的。因此一般中西医疗法均较难治愈。

42. 为什么耳源性并发病不宜中医药等保守治疗，而应首选手术治疗？

原因：基本发病特点为耳部引流不畅、鼓室及乳突存在病灶，保守治疗不能清除病灶并建立耳道的引流而改善病情，故应首选手术。

43. 为什么贝氏面瘫患者在评价其疗效时应持客观态度？

因85%以上的患者可以自愈，仅少部分患者不易恢复，由于贝氏面瘫患者的发病机制不明，自愈机制亦不清楚，不能区分自愈患者，故在研究其治疗时应严格设计，排除受试干扰因素，客观评价其疗效。

44. 什么是耵聍？

为外耳道耵聍腺所分泌，分油状与干性两种，可堵塞耳道形成外耳道炎，后者常形成耳道栓塞。

45. 什么是耳胀耳闭？

中医病名，是以耳内闷胀闭塞感不适为主要症状的疾病，相当于非化脓性中耳炎。

46. 什么是自听增强？

为咽鼓管阻塞后，患者听自己进食及说话的声音过响，产生耳内闷响不适感。

47. 什么是表皮样瘤胆脂瘤？

为鳞状上皮包裹、由上皮增生、脱落堆积及胆固醇结晶形成的类似肿瘤样改变的假瘤性病理产物，为慢性化脓性中耳炎的特殊病理改变。

48. 什么是耳根毒？

以耳后完骨高肿，相当于耳后骨膜下脓肿。

49. 什么是脓耳变症？

指脓耳脓毒壅盛变生的疾病，包括耳源性颅外及颅内并发症。

50. 什么是黄耳伤寒？

同脓耳变症，指脓耳脓毒壅盛变生的以高热寒战为主的疾病，包括耳源性颅外及颅内并发症。

51. 什么是疔疮走黄？

为疔疮误治或失治，热毒壅盛内陷心营的一种严重并发症，相当于颅内外并发症。

52. 什么是鼻疳？

为鼻孔内湿烂不易愈止的中医病名，相当于鼻前庭炎。

53. 什么是闭塞性鼻音？

为鼻阻塞不通所致的声音重浊不清的一种症状。

54. 为什么说儿童鼻窦炎常致呼吸道感染、消化功能紊乱、身体及智力发育障碍？

（1）慢性鼻窦炎致呼吸道形成病灶。

（2）长期鼻腔脓性分泌物咽下，刺激胃肠道致消化吸收障碍。

（3）鼻部长期的慢性刺激，使儿童注意力分散、学习成绩下降。

55. 什么是金破不鸣？

中医对声嘶类别的概括，与金实不鸣相对，前者为脏器虚损，肺金受伤而声嘶的虚证，后者指外感声嘶，邪实肺金未伤的声嘶的实证。

56. 什么是喉风？

中医病名，古代泛指急性咽喉病，现专指急性喉阻塞性疾病，名急喉风。

57. 试述中医耳鼻咽喉科学的定义和特点。

中医耳鼻咽喉科学是运用中医基本理论和方法研究人体耳、鼻、咽喉的生理、病理及其疾病防治一般规律的一门临床学科。中医学认为，人体是一个有机的整体，耳、鼻、咽喉虽位居人体上部，为外在可见的独立器官，但通过经络的沟通与内在的五脏六腑发生着密切的联系。另一方面，耳、鼻、咽喉俱为较深在的腔洞，必须借助于特殊的器械才能观察，这一切决定了中医耳鼻咽喉科学既具有中医学的一般共同特点，又具有自己的专科特点：它以中医整体观念为指导思想，以脏腑经络学说为理论基础，吸取了现代科学一些先进的诊疗方法，强调辨病与辨证相结合，局部辨证与整体辨证相结合，内治与外治相结合。

58. 耳病常用外治法有那些？

（1）清洁法：选用清热解毒、排脓除腐、收敛生肌类的药物制成液体制剂，洗涤患处，以除去外耳或外耳道的脓液、痂块、耵聍，以达到清洁局部的作用，多用于脓耳、耳疮、旋耳疮、耳瘘等。常用药物如板蓝根、鱼腥草、苦参、黄柏、蛇床子等，可单味煎水取液应用。或可选用生理盐水、过氧化氢溶液等。

（2）滴耳法：将药物制成滴耳药液，滴入耳窍，以达治疗目的。用于耳痛、耳内流脓者，如抗生素滴耳液类、鱼腥草注射液等。注意：滴耳药液应尽可能与体温接近，以免引起眩晕。

（3）吹药法：将药物研制成极细粉末，吹至外耳患处或耳内，以达治疗目的。注意：药物粉剂必须制成极细粉末，且易溶解者。耳内吹药前必须预先将脓液清除干净，或每次用药前均需清除尽上次吹入之剩留药物，以免积留结块而妨碍引流。每次用量不宜多，吹入药粉薄薄一层即可。穿孔小，脓液多者忌用本法，因粉剂可堵塞穿孔，妨碍引流，甚者引起危及生命的并发症。

（4）涂敷法：选用适当的药物制成粉散剂或膏、糊剂，涂敷于局部，以收清热解毒、消肿止痛之功。常用于旋耳疮、耳疖、耳疮等。如黄连解毒膏、或青黛散、紫金锭开水调敷。

59. 鼻病常用外治法有哪些？

（1）滴鼻法：将药物制成滴鼻药液，滴入鼻腔内，起到直接治疗的作用。

①仰卧法：仰卧，肩下垫枕或仰卧，头后仰并悬垂于床缘边，前鼻孔朝上。②坐位法：坐位，背靠椅背，头尽量后仰。③侧卧法：向病侧侧卧，头下垂（此法适用于单侧鼻窦炎或高血压患者），体位取定后，经前鼻孔向鼻腔滴液，每侧 3～5 滴。

（2）吹药法：将药物研至极细药末，吹入鼻腔，以达治疗目的。吹鼻药粉有不同治疗作用，如消肿通鼻窍、滋润鼻腔黏膜、止血等作用。吹药方法：用喷粉器或纸筒将药粉吹少量入鼻腔，吹药时嘱患者屏住呼吸，以免将药粉喷出或者吸入肺部，引起呛咳。每天 3～4 次。

（3）雾化吸入法：将选用的药物加工制成溶液，通过超声雾化器或雾化吸及器的作用变成微小雾滴吸入鼻腔内，起到清热解毒，消肿通鼻窍的作用。常选用苍耳子散煎剂、小柴胡注射液、香丹注射液等。

（4）塞鼻法：用薄绢包药末如枣核大，纳入鼻孔内，或用浸有药液的药纱条，或凡士林纱条，塞入鼻内，以达到治疗的目的。用于治疗鼻塞、嗅觉不灵、鼻衄等。

（5）涂敷法：将药物涂敷患处，起直接治疗作用，其治疗作用有多种，如鼻头红赤或鼻孔糜烂，常用清热解毒消肿药物涂敷，如四黄散、紫金锭调水涂敷；如鼻腔内黏膜糜烂，干裂渗血，宜用清热解毒、润燥生肌药物涂敷，如黄连膏、玉露膏；如鼻息肉或息肉术后预防复发，用干枯收敛、除湿消肿药物涂敷，用明矾散、硇砂散。

60. 咽喉病常用外治法有哪些？

（1）吹药法：药物制成极细粉末，将药末吹布于咽喉患处，以达到清热解毒，消肿止痛，祛腐生肌的治疗目的。常用的如喉风散、西瓜霜等。注意：咽喉部吹药时应避免吸气，以免将粉末吸入气管内而发生呛咳。吹药每天 6～7 次，吹药时用力要轻，要求药粉均匀撒布于患处周围。

（2）含漱法：选用适宜的药物煎水取液或配制溶液，以漱洗咽喉口腔局部，达到清热解毒、祛腐止痛、清洁局部的作用。适用于咽喉、口腔疾病见局部红肿、疼痛、化脓溃烂、臭秽不洁的。亦可做手术前后咽喉口腔漱洗之用，常用如漱口方、银花甘草等量煎水、稀白醋漱口液等。

（3）噙化法：选用适当的药物制成丸、片剂，含在口内慢慢噙化咽下，使药液较长时间浸润于咽喉口腔患处，以对咽喉、口腔病变起到内外综合治疗作用。可以收到清热解毒、消肿止痛、生津润燥、益气开音等效果。常用于乳蛾、喉痹、喉痛、口疮、咽喉部肿瘤等。常用药如六神丸、草珊瑚含片、健民咽喉片、铁笛丸、咽喉丸、银黄含片等。

（4）雾化吸入法：将选用的药物加工制成溶液，通过超声雾化器或雾化吸入器的作用变成微小雾滴吸入咽喉口腔内，起到清热解毒、消肿止痛、滋润咽喉的作用。常用于治疗乳蛾、喉痹、喉痈、口疮等病，常用药如银花甘草汤、鱼腥草液、甘桔汤等，以及抗生素水溶液、糜蛋白酶水溶液等。

（5）敷贴法：是用药物敷贴于患部或循经所取部位，用于治疗咽喉病而致的面部或颈部红肿痛，用清热解毒消肿止痛药物如四黄散、如意金黄散等外敷。如因于阳虚所致的咽喉病，用吴茱萸末或用附子捣烂敷足心，以引火归原达到治疗目的。

（6）烙治法：适用于虚火乳蛾、石蛾。用特制烙铁，烙铁头为0.5～1cm直径，大小不等，有纵长圆形、横长圆形、圆形，柄用0.1cm钢线焊接紧，或曲颈或直颈，柄长约20cm。用时放于酒精灯上，将烙铁头烧红经蘸香油后，迅速烙于扁桃体上，每次10～20烙，烙时注意慎勿触及其他部位，如扁桃体表面有烙后的白膜，应轻轻刮去再烙，一般隔天烙一次，共需烙20次，经烙后扁桃体缩小，至平复为止。

61. 什么是鸣天鼓？

用于防治耳聋耳鸣的方法。如《内功图说·十二段锦总诀》述：“左右鸣天鼓，二十四度闻。”“记算鼻息出入各九次，毕，即放所叉之手，移两手掌擦耳。以第二指叠在中指上，作力放下第二指，重弹脑后。要如击鼓之声，左右各二十四度，两手共弹四十八声，仍放手握固。”其方法是调整好呼吸，先用两手掌按摩耳郭，再用两手掌心紧贴两外耳道，两手示指、中指、无名指、小指对称地横按在枕部，两中指相接触，再将两示指翘起放在中指上，然后把食指从中指上用力滑下，重重地叩击脑后枕部。此时可闻洪亮清晰之声，响如击鼓。先左手24次，再右手24次，最后双手同时叩击48次。

自测试题（附参考答案）

【A型题】

1. 鼻的解剖分部确切的应是
   A. 鼻腔、鼻甲、鼻道　B. 外鼻、鼻前庭、固有鼻腔　C. 前组鼻窦、后组鼻窦　D. 外鼻、鼻腔、鼻窦　E. 以上都是
2. 鼻腔检查时常用麻黄碱的目的是
   A. 收缩鼻甲　B. 止鼻血　C. 改善鼻通气　D. 以上都是　E. 以上都不是
3. 十二经脉中不直接循入鼻的经脉有
   A. 手足少阳经　B. 手足少阴经　C. 手足太阳经　D. 手足太阴经　E. 以上都不是
4. 鼻属阳中之阳的说法是因为
   A. 鼻的属性为阳　B. 鼻居阳经会聚之处　C. 鼻在面部中央　D. 鼻独属阳经支配　E. 以上都不是

5. 鼻阻塞首选开窍药有

A. 石菖蒲　B. 辛夷　C. 白芷　D. 麝香　E. 郁金

6. 喉的软骨中对呼吸起重要保护作用的是

A. 甲状软骨　B. 环状软骨　C. 会厌软骨　D. 杓状软骨　E. 楔状软骨

7. 咽为“胃之系”，喉为“肺之系”的最早论述的是

A.《内经》　B.《难经》　C.《太平圣惠方》　D.《诸病源候论》　E.《外科大成》

8. “金实不鸣”与“金破不鸣”主要用来

A. 概括疾病的虚实　B. 反映疾病的病程　C. 说明病情的程度　D. 预测疾病的预后　E. 辨证选方的依据

9. 十二经脉中不直接循入咽喉的经脉是

A. 手少阴心经　B. 足太阴脾经　C. 足少阳胆经　D. 足太阳膀胱经　E. 手太阳三焦经

10. 耳郭的形态取决于

A. 耳郭的皮肤　B. 耳郭的脂肪　C. 耳郭的皮下组织　D. 耳郭的软骨　E. 耳轮脚的位置

11. 十二经脉均循于耳中，其关系最为密切的经脉是

A. 足少阴肾经　B. 足厥阴肝经　C. 足少阳胆经　D. 足太阳膀胱经　E. 足阳明胃经

12. “肾开窍于耳”的论述最早出自

A.《内经》　B.《难经》　C.《诸病源候论》　D.《医经》　E.《太平惠民和剂局方》

13. 急性鼻炎俗称“感冒”，直接的致病原因常为

A. 细菌　B. 病毒　C. 铜绿假单胞菌　D. 大肠埃希菌　E. 金黄色葡萄球菌

14. 萎缩性鼻炎的中医名称是

A. 臭鼻症　B. 鼻痔　C. 鼻窒　D. 鼻槁　E. 鼻渊

15. 鼻渊突出的临床症状是

A. 鼻塞头痛　B. 鼻塞鼻流浊涕　C. 鼻塞嗅觉减退　D. 头昏为主　E. 头痛为主

16. 鼻息肉的中医基本病理特征是

A. 热毒壅滞　B. 湿浊凝聚　C. 肺经素热　D. 脾气虚弱　E. 肾阳不足

17. 急性咽炎对应的中医学病名为

A. 急喉风　B. 急喉痹　C. 急喉暗　D. 急乳蛾　E. 急喉痈

18. 慢性咽炎的中医基本病理是

A. 血虚　B. 气虚　C. 气血两虚　D. 阳虚虚阳浮越　E. 阴虚虚火上炎

19. 慢性喉炎的中医病理特征最确切的描述是

A. 肺阴不足　B. 虚邪外感　C. 虚火痰凝　D. 肝郁气滞　E. 脏腑虚损

20. 导致外耳湿疹常见的原因是

A. 不良挖耳习惯　B. 细菌感染　C. 辛辣刺激　D. 寒冷刺激　E. 过敏因素

21. 耳源性颅内并发症出现高热头痛、烦躁不安、甚则恶心呕吐颈项强直等症状者，其代表方剂是

A. 五味消毒饮　B. 仙方活命饮　C. 清瘟败毒散　D. 清宫汤　E. 黄连解毒汤

22. 突发性耳聋是指

A. 突然发病的传音性聋　B. 突然发病的感音神经性聋　C. 突然发病的混合性聋　D. 炮震性聋　E. 外伤性聋

23. 患者，女，39 岁。反复右耳流脓 3 年，伴视物旋转，恶心呕吐 2 天，现耳痛加重，耳内流脓黄稠，眩晕剧烈，恶心呕吐，动则尤甚，耳鸣耳聋，口苦咽干，急躁易怒，便秘尿赤，或有发热头痛目赤，舌质红，苔黄，脉弦数。其证型是

A. 肺气虚寒，卫表不固　B. 肾精亏损，邪蚀耳窍　C. 肾阳不足，温煦失职　D. 肝胆热盛，扰乱清窍　E. 湿浊停聚，蒙蔽耳窍

24. 患者，女，35 岁。突起耳鸣听力下降 2 天，现耳鸣耳聋，耳中胀闷，头重头昏，胸脘满闷，咳嗽痰多，口苦或淡而无味，二便不畅，舌红，苔黄腻，脉滑数。其证型是

A. 风热侵袭　B. 痰火郁结　C. 肝火上扰　D. 气滞血瘀　E. 肾精亏损

25. 患者，男，36 岁。反复鼻塞，鼻痒，喷嚏，流清水样涕 6 年，鼻痒，喷嚏频作，流清涕，鼻塞，常在酷热暑天或由于热气引诱而发。全身或见咳嗽，咽痒，口干烦热，舌质红，苔白或黄，脉数。检查见鼻黏膜色红或暗红，鼻甲肿胀。其证型是

A. 肺气虚寒，卫表不固　B. 脾气虚弱，化生不足　C. 肾阳不足，温煦失职　D. 肺经伏热，上犯鼻窍　E. 风寒湿浊，凝聚鼻窍

26. 患者，女，40 岁。视物旋转耳鸣呕恶 3 小时，现眩晕时心下悸动，咳嗽痰稀白，恶心欲呕，频频呕吐清涎，耳鸣耳聋，腰痛背冷，四肢不温，精神委靡，夜尿频而清长。舌质淡胖，苔白滑，脉沉细弱。检查：眩晕发作时可见自发性水平型，快相向病侧或健侧，发作过后眼震逐渐消失。其证型是

A. 肺肾阴虚　B. 痰浊中阻　C. 肝阳上扰　D. 寒水上泛　E. 髓海不足

27. 患者，女，28 岁。鼻塞喷嚏流黏稠黄涕 5 天。现鼻塞较重，鼻流黏稠黄涕，鼻痒气热，喷嚏时作，发热，头痛，微恶风，口渴，咽痛，咳嗽痰黄，舌质红，苔薄黄，脉浮数。检查见鼻黏膜色红肿胀，鼻内有黄涕。其证型是

A. 肺肾阴虚　B. 风寒犯鼻　C. 风热犯鼻　D. 肺气虚寒　E. 脾气虚弱

28. 患者，女，60 岁。鼻内干燥，鼻涕黄绿腥臭 5 年。现鼻内干燥，鼻涕黄绿腥臭，头痛头昏，嗅觉失灵，伴纳差腹胀，倦怠乏力，面色萎黄，唇舌色淡，脉缓弱。

检查见鼻黏膜淡暗，干萎较甚，鼻腔宽大，涕痂积留。其证型是

A. 肺肾阴虚 B. 燥邪犯肺 C. 脾胃湿热 D. 肺气虚寒 E. 脾气虚弱

29. 患者，男，58岁。鼻中反复出血2天，现鼻中出血，渗渗而出，色淡红，量或多或少，鼻黏膜色淡。全身症见面色无华，少气懒言，神疲倦怠，食少便溏，舌淡苔白，脉缓弱。其证型是

A. 气不摄血 B. 肺经风热 C. 心火亢盛 D. 肝火上逆 E. 肺肾阴虚

30. 患者，女，35岁。反复咽痛，吞咽困难4年，现咽部干焮，微痒微痛，梗梗不利，午后症状加重。全身可见午后颧红，手足心热，失眠多梦，或干咳痰少而黏，耳鸣眼花，腰膝酸软，大便干，舌质干红少苔，脉细数。检查见喉核肿大或萎缩，色潮红，表面不平，或有细白星点，喉核被挤压时，有黄白色腐物自隐窝口内溢出。其证型是

A. 风寒湿浊，凝聚咽喉 B. 肺肾阴虚，虚火上炎 C. 邪热传里，肺胃热盛 D. 气阴耗损，余邪未清 E. 风热外袭，肺经有热

31. 患者，女，55岁。咽部的异物阻塞感1年，现见咽喉异物感，自觉喉间多痰，咳吐不爽，肢倦纳呆，脘腹胀满，舌淡胖，苔白腻，脉滑。其证型是

A. 痰气互结 B. 肝郁气滞 C. 火毒炽盛 D. 疫毒伤阴 E. 血虚化燥

32. 患者，女，48岁。反复右耳流脓4个月，现耳内流脓不畅，量不多，耳脓秽浊呈豆腐渣样，有恶臭气味，日久不愈，反复发作，听力明显减退。全身可见头晕，神疲，腰膝酸软，舌淡红，苔薄白或少苔，脉细弱。检查可见鼓膜松弛部穿孔，有豆腐渣样脓，听力检查呈传导性聋，颞部CT或X光乳突摄片多示骨质破坏有表皮样瘤阴影。其证型是

A. 肺经风热 B. 肾元亏损 C. 风热外侵 D. 肝胆火盛 E. 脾虚湿困

33. 患者，男，56岁。反复耳流脓6年伴脓血性分泌物2个月，反复耳流脓缠绵不愈，近见耳内有增生性肉芽，伴脓血性分泌物，秽臭，耳内闭胀，耳鸣耳聋，兼头重头晕，倦怠乏力，纳少腹胀，面色萎黄，唇淡。舌淡苔白，脉缓细弱。检查：①外耳道见菜花样肿物，质脆易出血，常合并有脓血性分泌物。②耳下或颈部淋巴结肿大，质硬。③乳突CT扫描，常提示肿块及骨质破坏。其证型是

A. 肺肾阴虚 B. 湿浊结聚 C. 风热犯鼻 D. 肺气虚寒 E. 脾气虚弱

34. 患者，女，35岁。右耳疼痛耳胀，听力减退4天，现患耳疼痛剧烈，痛引同侧头部及面颊，目赤，口苦咽干，大便秘结，尿黄。舌质红，苔黄，脉弦数。检查见外耳道内段及鼓膜充血，鼓膜后上方可见血疱。其证型是

A. 肺气虚寒，卫表不固 B. 肝胆火毒灼耳 C. 肾阳不足，温煦失职 D. 热毒壅里，蒸灼脉络 E. 风热时邪犯耳

35. 患者，男，47岁。反复左耳流脓4年，伴耳痛剧烈，口眼㖞斜3天，现耳内流脓，耳痛剧烈，口眼㖞斜。全身可见发热头痛，口苦咽干，尿赤便秘，舌红苔黄，脉弦滑数。检查见鼓膜充血、穿孔，流脓稠厚味臭，完骨叩痛压痛。其证

型是

A. 肺气虚寒，卫表不固　B. 脾气虚弱，化生不足　C. 肾阳不足，温煦失职　D. 热毒壅里，蒸灼脉络　E. 气血亏虚，湿毒阻络

【B 型题】

问题 1～3

A. 前鼻镜　B. 后鼻镜　C. 中鼻道　D. 下鼻道　E. 嗅裂

1. 欲观察腺样体等病变应选择
2. 前组鼻窦炎鼻腔积脓见于
3. 鼻腔检查时麻黄素收缩棉片一般应置于

问题 4～6

A. 手太阳经　B. 手阳明经　C. 足太阳经　D. 足阳明经　E. 督脉

4. 起于鼻外侧，上行至鼻根再向下入上齿龈中的经脉有
5. 左右交叉于人中，分布于鼻孔两侧的经脉是
6. 从巅顶循额至鼻小柱的经脉

问题 7～9

A. 鼻流清涕　B. 鼻流浊涕　C. 鼻流黄涕　D. 鼻流白涕　E. 久病嚏涕并作

7. 肺气虚寒的鼻病表现为
8. 气虚、卫表不固的症状是
9. 湿邪滞鼻的症状为

问题 10～12

A. 太阳经　B. 少阳经　C. 阳明经　D. 太阴经　E. 厥阴经

10. 头痛痛连面颊、上齿者为
11. 眉棱骨痛、痛连两颞常为
12. 枕后头痛为主者为

问题 13～15

A. 寒证　B. 热证　C. 虚证　D. 实证　E. 虚实夹杂证

13. 久病持续鼻塞多为
14. 新病鼻塞，鼻流清涕为
15. 鼻塞遇寒易感常为

问题 16～18

A. 心　B. 肝　C. 脾　D. 肺　E. 肾

16. 外感发热，鼻衄卒发，病脏在
17. 鼻衄鲜红，汹涌难止，病源之于
18. 衄血淋漓，量少不尽，常责之于

问题 19～21

A. 甲状软骨　B. 环状软骨　C. 声带、室带　D. 甲状舌骨膜　E. 环

甲膜

19. 划分喉腔分区的界限标志是
20. 紧急缓解呼吸困难的手术部位是
21. 维持并保证喉的呼吸通畅的结构是

问题 22～24

A. 足太阳膀胱经 B. 足少阳胆经 C. 足阳明胃经 D. 足少阴肾经 E. 足厥阴肝经

22. 不直接循行于咽喉的经脉是
23. “夹咽”的经脉是
24. 循喉咙、上于“颃颡”的经脉是

问题 25～27

A. 咽喉肿痛 B. 咽喉灼痛 C. 咽喉异物感 D. 咽喉秽臭 E. 咽喉腐烂

25. 痰火热毒困结的症状可表现为
26. 虚火内燔，上炽咽喉的突出症状为
27. 气滞痰凝的咽喉症状是

问题 28～30

A. 突然失音 B. 久病失音 C. 子喑 D. 肝喑 E. 产后喑

28. 与情绪因素的关的失音称之为
29. 妊娠失音谓之
30. 中医“金实不鸣”表现为

问题 31～33

A. 实火 B. 虚火 C. 痰火 D. 气火 E. 寒火

31. 咽喉疼痛、红肿高突者常为
32. 咽喉灼痛、焮红微肿者多为
33. 咽喉腐烂、溃而污秽兼有恶臭者为

问题 34～36

A. 肝郁 B. 痰凝 C. 气虚 D. 血瘀 E. 外感

34. 声嘶，语声低微易倦，兼咽喉阻塞感不适，病因为
35. 高歌引唱，突然声嘶，病因多为
36. 失音、时发即止，咽喉声带检查无异常，常见于

问题 37～39

A. 手足少阳经 B. 足阳明经 C. 足太阳经 D. 手太阳经 E. 手太阴经

37. 从耳后入耳中，出走耳前的经脉是
38. 自颊车至耳前的经脉是
39. 从巅顶至耳上角的经脉是

问题 40～42

A. 耳鸣耳聋　B. 耳胀耳闭　C. 耳眩晕　D. 耳溢脓　E. 耳湿烂

40. 肾元亏损的耳病常表现为
41. 痰湿中阻的耳病常表现为
42. 邪犯肝经，经气痞塞表现为

问题 43～45

A. 耳流黄脓　B. 耳流白脓　C. 耳流红脓　D. 耳流白腐臭脓　E. 耳流清稀脓

43. 肾元亏损，邪毒滞留多表现为
44. 肝胆湿热，邪毒壅盛多为
45. 脾虚湿热久留常表现为

问题 46～48

A. 行气活血　B. 行气通窍　C. 化湿通窍　D. 活血化瘀　E. 补益活血

46. 通气散的主要作用是
47. 通窍活血汤的作用是
48. 补阳还五汤的作用是

问题 49～51

A. 清洁法　B. 滴药法　C. 吹药法　D. 涂敷法　E. 填塞法

49. 耳道脓液痂皮阻塞最宜
50. 耳道流脓，耳膜穿孔最宜
51. 耳郭湿烂流水最宜

问题 52～54

A. 挖鼻等不良习惯　B. 疖肿不适当挤压或早期切开　C. 疖肿未加治疗　D. 早期热敷　E. 切开排脓

52. 鼻疖炎症扩散的常见原因多为
53. 鼻疖的发病原因多为
54. 鼻疖脓肿形成后的治疗可酌行

问题 55～57

A. 热毒侵袭　B. 气血亏虚　C. 热入营血　D. 阴虚火旺　E. 亡阴亡阳

55. 鼻疖的病因病机是
56. 鼻疔走黄常为
57. 久疔难愈多为

问题 58～60

A. 红肿湿烂　B. 红肿疼痛　C. 灼热疼痛　D. 灼热瘙痒　E. 形成脓肿

58. 鼻前庭炎的症状主要表现为局部
59. 鼻前庭湿疹的症状主要表现为局部
60. 鼻前庭疖的症状主要表现为局部

问题 61～63

A. 鼻阻塞　B. 鼻道流脓　C. 鼻腔干燥结痂　D. 鼻出血　E. 嗅觉障碍

61. 鼻槁的症状特征是
62. 鼻窒的症状特征是
63. 鼻渊的症状特征是

问题 64～66

A. 上颌窦　B. 额窦　C. 筛窦　D. 蝶窦　E. 除外鼻窦

64. 前额头痛，晨起后逐渐加重，午后减轻多为
65. 两颞头痛，午后加重常为
66. 头顶痛伴鼻根、眼球胀痛多为

问题 67～69

A. 胆府郁热　B. 肺经郁热　C. 脾肺气虚　D. 寒滞督脉　E. 肺脾肾虚

67. 鼻膜淡白、浊涕白黏，倦怠纳差，记忆力减退，辨证为
68. 鼻涕黏黄，鼻膜暗红而肿，咽燥头痛，病属
69. 鼻涕黄绿，鼻气热烘，鼻膜红赤，头昏脑胀，辨证为

问题 70～72

A. 改善通气、引流　B. 抗炎作用　C. 抗过敏、免疫调节作用　D. 溶解、稀释有利分泌物排出　E. 辅助性手术治疗

70. 慢性化脓性鼻窦炎鼻阻塞原因经治疗不解除者宜行
71. 麻黄碱滴鼻治疗鼻窦炎主要起
72. 糜蛋白酶的作用是

问题 73～75

A. 咽喉疼痛，喉核肿大为主　B. 咽喉疼痛，咽膜红肿为主　C. 咽喉疼痛，肌膜肿突为主　D. 咽喉阻塞，吞咽困难为主　E. 吞咽正常，咽喉阻塞为主

73. 急性咽炎主要表现为
74. 咽部肿瘤主要表现为
75. 急性扁桃体炎主要表现为

问题 76～78

A. 肺经风热　B. 肺胃有热　C. 肺胃热盛　D. 肝胆实热　E. 胃火上逆

76. 咽喉疼痛，肌膜红肿，吞咽困难，口气秽臭。辨证为
77. 咽喉疼痛，焮红微肿，发热汗出，脉浮数。辨证为

78. 咽喉疼痛，肌膜高肿，吞咽阻塞，高热汗出。辨证为

问题 79～81

A. 肺阴虚　B. 肾阴虚　C. 肺肾两虚　D. 脾肾阳虚（虚阳浮越）　E. 肺脾气虚

79. 咽喉干痛，咽膜淡白肿胀，黏膜增厚，兼腰膝酸冷。辨证为
80. 咽喉干燥灼痛，口咽干粘少津，喉底小瘰增生，兼虚烦不眠，头晕耳鸣。辨证为
81. 咽干少津，微痛养咳，咽膜干光，络脉隐隐，兼虚烦不眠，午后颧红。辨证为

问题 82～84

A. 咽白喉　B. 猩红热　C. 咽峡炎　D. 百日咳　E. 单核细胞增多症

82. 发热咽痛，全身淋巴结肿大，肝脾大，应考虑为
83. 咽痛低热，咽及扁桃体形成灰白色脓膜，不易拭去，应考虑为
84. 咽痛发热，咽及扁桃体充血，杨梅舌及皮疹，可诊断为

问题 85～87

A. 热毒壅盛　B. 痰火壅闭　C. 咽关　D. 喉底　E. 咽旁

85. 咽部脓肿的共同特征是
86. 喉关痈的发病部位是
87. 里喉痈的发病部位在

问题 88～90

A. 发热、拒食、声音改变　B. 呛咳、呼吸困难　C. 脓肿偏于一侧　D. 脓肿破裂　E. X线检查

88. 咽后脓肿最具特征的是
89. 咽后脓肿最易出现的并发症是
90. 咽后脓肿最危险的并发症是

问题 91～93

A. 抗炎、激素疗法　B. 液体疗法　C. 切开排脓法　D. 局部吹药疗法　E. 解热疗法

91. 咽后脓肿早期应尽早采取
92. 咽后脓肿最可靠的治疗应采取
93. 咽后脓肿最不宜的治疗应是

问题 94～96

A. 咽弓及扁桃体挤向中线　B. 单侧咽侧壁隆起　C. 咽后壁隆起并偏于一侧　D. 扁桃体肿胀有分泌物　E. 一侧颈部以下颌角为中心肿胀

94. 咽旁脓肿的咽部检查可见
95. 咽旁脓肿与扁桃体周围脓肿的共同特征是
96. 咽旁脓肿最显眼的症状是

【X 型题】

1. 直接影响鼻呼吸功能的组织与细胞成分有

A. 黏液毯　B. 黏膜中大量的腺体　C. 黏膜中丰富的血管窦样组织　D. 鼻黏液中分泌性抗体　E. 鼻黏膜中丰富的淋巴组织

2. 以下药物属于苍耳子散的成分有

A. 川芎　B. 白芷　C. 薄荷　D. 荆芥　E. 蔓荆子

3. 温肺止流丹的适应证是

A. 脾虚证　B. 肺虚证　C. 寒邪滞鼻证　D. 气弱不固证　E. 阳虚水泛证

4. “清窍”一词源于《内经》，清窍指

A. 鼻　B. 咽喉　C. 口　D. 耳　E. 眼

5. 下列药物属于敛肺开音的有

A. 木蝴蝶　B. 凤凰衣　C. 胖大海　D. 诃子　E. 芡实子

6. 咽鼓管检查法包括

A. 吞咽法　B. 捏鼻鼓气法　C. 鼓气球吹张法　D. 鼓室压测定法　E. 徒手检查法

7. 与眩晕相关的病因病机有

A. 肝阳上亢　B. 痰湿中阻　C. 气血不足　D. 肾元亏损　E. 瘀血阻闭

8. 肝火上炎的耳病症状常表现为

A. 耳鸣　B. 耳聋　C. 脓耳　D. 耳胀　E. 头痛

9. 通窍活血汤的药物组成是

A. 桃仁、红花、生姜　B. 川芎、赤芍、老葱　C. 红枣、麝香　D. 当归、枳壳　E. 柴胡、菖蒲

10. 下列药物中不属于清咽利膈汤的组成成分的是

A. 生地黄　B. 淡竹叶　C. 瓜蒌　D. 黄芩　E. 牡丹皮

11. 鼻疖疔疮走黄的临床特征是

A. 疮根漫肿　B. 疮头黑陷　C. 高热头痛　D. 眼球突出　E. 视物昏花

12. 下列症状属于萎缩性鼻炎的有

A. 咽喉干燥　B. 鼻腔结痂　C. 嗅觉减退　D. 鼻内瘙痒　E. 鼻涕带血

13. 依据教材，鼻鼽主要证型包括

A. 肺气虚弱　B. 脾肺气虚　C. 肺肾两虚　D. 脾肾阳虚　E. 寒热错杂

14. 化脓性鼻窦炎可表现的症状有

A. 鼻塞流脓涕　B. 伴有寒热　C. 伴规律性头痛　D. 伴头昏眩晕　E. 伴头痛呕吐、眼内胀痛

15. 以下属于同一疾病的是

A. 急喉风　B. 缠喉风　C. 急喉痹　D. 风热喉痹　E. 风热乳蛾

【是非判断题】

1. 上颌牙根尖炎症具有侵犯上颌窦的解剖基础。 ( )
2. 黏液毯具有清洁保护作用。 ( )
3. 鼻腔检查时用麻黄碱的目的主要用来止血。 ( )
4. 虚寒鼻病的病理机制是以体虚为关键，寒邪为条件。 ( )
5. 《内经》指出胆火上移则为鼻渊，故凡鼻渊鼻流黄浊涕皆为胆火上移。 ( )
6. 鼻病瘀血的症状可表现为头痛、鼻窒、鼻衄、鼻流黄浊涕。 ( )
7. 咽的吞咽功能具有调节中耳气压的作用。 ( )
8. 会厌溪及梨状窝异物，可在间接喉镜下看到。 ( )
9. 古人概称“咽喉诸病皆属于火”，说明咽喉发病均与火邪有关。 ( )
10. 久病声嘶，常见的病因多为肝郁所致。 ( )
11. 凡咽喉腐烂概为热毒炽盛至极而致。 ( )
12. 面神经的垂直段位于中耳的鼓室。 ( )
13. 冷热试验的目的是用来判断前庭功能的状态。 ( )
14. 肺金受邪可致耳窍闭塞。 ( )
15. 耳病痰湿中阻，其发病主要致耳聋。 ( )
16. 耳病流脓，黏丝不断，量多不止者多为肝肾不足。 ( )
17. 环甲膜可以作为紧急气管切开的手术部位。 ( )
18. 前庭的功能是接受角加速刺激，半规管的功能是接受直线加速刺激。 ( )

【填空题】

1. 外鼻炎症易向颅内扩散的原因是：一部分血液经________回流至颅内海绵窦，且面部静脉________，炎症时易向颅内扩散。
2. 鼻窦分前后两组，前组开口于________，后组开口于________。
3. 鼻与肺的关系中，《内经》指出：“西方________，________，开窍于鼻。”
4. 鼻涕辨证，虚寒鼻病常为________，热证鼻病多为________。
5. 扁桃体既具________又具________功能。
6. 环甲膜位于________之间，临床上常选作________。
7. 间接喉镜检查时让患者发“咿”的声音，目的是使________，以便________。
8. 《张氏医通》认为突然起病声音嘶哑，属________；久病声嘶，脏器虚损为________。
9. 咽喉与脏腑的关系中，中医认为咽为________，喉为________。
10. 咽喉疾病的病因病机，外因多由________，内因多为________。
11. 听力检查中，气传导指________，骨传导指________的传导过程。
12. 前庭功能检查中，前庭病变最具意义的眼震是________眼球震颤，冷热试验主要观察________。
13. 耳鸣暴发，鸣声大，多为________；耳鸣渐发，鸣声小，多为________。
14. 耳内剧痛，耳膜充血，兼两颞头痛，证属________，代表方剂是________。

15. 耳道流脓日久，脓液稀薄难尽多为________，脓液稠黄味臭常为________。
16. 破伤风抗毒素的应用原则是________，鼻骨复位的时间应控制在________天之内。
17. 鼻疖的基本病因病机是________，代表方剂是________。
18. 鼻前庭炎病在肺经，治宜________，代表方剂是________。
19. 急性鼻炎局部治疗的原则是________，常用药物有________。
20. 血管收缩剂鼻腔应用具有________作用，长期应用血管收缩剂可能导致________的产生。
21. 萎缩性鼻炎一般认为原发性多与________有关，继发性者常为________因素而引起。
22. 变应性鼻炎的发病机制常为________性抗原所致，为________介导的Ⅰ型变态反应。
23. 化脓性鼻窦炎的病因病理主要与________有关，其表现症状常为________之证。
24. 慢性鼻窦炎中医称之为________，《内经》指出“________”为其特征。
25. 慢性鼻窦炎的病机中医认为实症多为肺、胆________有关，虚症为肺脾肾虚，导致________邪毒滞留。
26. 鼻息肉的发病一般认为与________以及________等因素致鼻黏膜的极度水肿有关。
27. 慢性咽炎的病理分型分为________与________两型。
28. 急性扁桃体炎辨证分型分为________与________两型。
29. 扁桃体因具________功能，故慢性扁桃体炎的治疗重在控制病情发作，但对于________应强调手术治疗。
30. 扁桃体周围脓肿早期治疗宜解毒消肿，代表方剂有________，热毒壅盛者代表方剂有________。
31. 咽后脓肿发生于________部位，诊断需与________相鉴别。
32. 咽旁脓肿因脓肿位于________，故脓肿切开常选择于________部位。
33. 喉外伤一般分为________与________两类。
34. 急性会厌炎的中医分型主要分为________与________两型。
35. 急性喉炎风寒外袭治疗的代表方剂为________，风热袭肺的代表方剂为________。
36. 慢性喉炎的防治要点在于________。
37. 耳郭血肿的处理原则除抗感染外，局部应________，并做________处理。
38. 耳部湿疹西医治疗采用________口服，局部以________外涂。
39. 耳疖的治疗代表方剂是________，弥漫性外耳道炎的代表方剂是________。
40. 非化脓性中耳炎的脏腑归经属肝肺二经，其总的病理机制为________，治疗原则为________。

参考答案

【A型题】

1. D　2. A　3. A　4. B　5. B　6. B　7. C　8. A　9. D　10. D
11. C　12. A　13. B　14. D　15. B　16. B　17. B　18. E　19. E　20. E
21. C　22. B　23. D　24. B　25. D　26. D　27. C　28. E　29. A　30. B
31. A　32. B　33. E　34. B　35. D

【B型题】

1. B　2. C　3. C　4. D　5. B　6. E　7. A　8. E　9. D　10. C
11. B　12. A　13. E　14. A　15. C　16. D　17. B　18. C　19. C　20. E
21. B　22. A　23. B　24. E　25. D　26. E　27. C　28. D　29. C　30. A
31. A　32. B　33. C　34. C　35. D　36. A　37. A　38. B　39. C　40. A
41. C　42. B　43. D　44. A　45. C　46. B　47. D　48. E　49. A　50. B
51. D　52. B　53. A　54. E　55. A　56. C　57. B　58. A　59. D　60. E
61. C　62. A　63. B　64. B　65. A　66. C　67. C　68. B　69. A　70. E
71. A　72. D　73. B　74. D　75. A　76. B　77. A　78. C　79. D　80. B
81. A　82. E　83. A　84. B　85. A　86. C　87. D　88. B　89. C　90. D
91. A　92. C　93. D　94. B　95. A　96. E

【X型题】

1. BC　2. BC　3. BCD　4. ABCDE　5. DE
6. ABCD　7. ABCD　8. ACDE　9. ABC　10. ABCE
11. ABC　12. BCE　13. ABCE　14. ABCE　15. CD

【是非判断题】

1. ×　2. ×　3. ×　4. ×　5. ×　6. ×　7. ×　8. ×　9. ×　10. ×
11. ×　12. ×　13. √　14. √　15. ×　16. ×　17. ×　18. ×

【填空题】

1. 内眦静脉　无瓣膜　2. 中鼻道　蝶筛隐窝　3. 白色　入通于肺　4. 清白涕　黄浊涕　5. 细胞免疫　体液免疫　6. 甲状软骨与环状软骨　紧急气管切开手术　7. 会厌上抬　暴露喉腔　8. 金实不鸣　金破不鸣　9. 胃之系　肺之系　10. 风寒热疫毒侵袭　肺胃脾肝肾脏器失调　11. 声波通过空气振动传达内耳　声波经颅骨传达内耳　12. 具有快、慢相　眼震变化　13. 肝胆火旺　肝肾阴虚　14. 肝经火旺　龙胆泻肝汤　15. 肾虚　湿热熏蒸　16. 开放的不洁伤口　10　17. 热毒上犯　五味消毒饮　18. 疏风清肺、泄热利湿　黄芩汤　19. 通气引流　麻黄碱、滴鼻灵　20. 改善鼻腔通气引流　药物性鼻炎　21. 代谢　局部　22. 吸入　IgE　23. 细菌感染　实热　24. 鼻渊　浊涕下不止也　25. 郁热　寒湿积聚　26. 炎症刺激　变态反应　27. 单纯型　肥厚型　28. 肺经风热　肺胃热盛　29. 免疫功能　病灶扁桃体　30. 五味消毒饮　清咽利膈汤 31. 咽后壁 结核性脓肿 32. 咽旁隙 下颌角后方 33. 喉挫伤 喉切割伤 34. 热毒侵袭 热毒壅盛 35. 六味汤 疏风清热汤 36. 减少刺激，避免不适当用嗓 37. 清除血肿 加压包扎 38. 抗过敏药 激素类药膏 39. 五味消毒饮 龙胆泻肝汤 40. 肝经气滞，肺失宣降或邪郁肝肺，经脉气滞 宣肺利气 行气通窍

§2.8.3 中医口腔科学

基本知识问答

1. 甲骨文记载有哪些口腔疾病？分别指现代口腔医学的哪类疾病？

甲骨文，被认为是我国早期的文字，其中记载有“疾口”、“疾齿”、“疾舌”、“疾言”等多种口腔疾患。疾口，多指口腔黏膜方面的疾病；疾齿，即牙体、牙龈组织的疾病；疾舌，即舌部的疾病；口腔某些疾病常引起说话困难和言语不清的症状，这就是殷人所说的“疾言”。可见当时人们对几种常见的口腔疾病已有了初步的认识。

2.《五十二病方》对中医口腔医学的贡献有哪些？

1972年，在长沙马王堆三号汉墓中发掘出帛书《五十二病方》，据考证是我国现存最早的一部医籍，书中记述了治疗口腔疾病的“齿脉”及其循行路线，叙述了用榆皮、美桂及其他几种药物充填牙齿的方法，可以说是我国最早的牙齿充填术。亦有关于口腔疾病的其他记载，如“食齿”、“颐痈”等。前者指龋齿，后者为痈肿。

3.《黄帝内经》对恒牙的萌出是如何描述的？请简述之。

《黄帝内经》中《素问·上古天真论》篇根据人类恒牙萌出的一定规律，总结了人类牙齿萌出的年龄。其谓：“女子七岁，肾气盛，齿更发长；三七，肾气平均，故真牙生而长极。”“丈夫八岁，肾气实，发长齿更；三八，肾气平均，筋骨劲强，故真牙生而长极；五八，肾气衰，发堕齿槁；八八，则齿发去。”说明恒牙萌出时间，男在8岁，女在7岁。真牙即智齿，它的萌出时间，男在24岁，女在21岁。同时指出肾脏的盛衰，直接关系着牙齿的生长、坚固与脱落。

4. 简述《口齿类要》记载的口腔疾病种类及对口疮的病机概括。

明代著名医家薛己撰写了《口齿类要》一书，为我国现存最早的口腔专著。专门记载了“茧唇”、“口疮”、“齿痛”、“舌症”等口腔疾病，并对口疮的发病机制作了简明的概括：“口疮上焦实热，中焦虚寒，下焦阴火。”

5. 现代口腔医学取得了哪些方面的成就？

随着医学科学和生物学的发展，促使了口腔医学的进步，其成就可概括为

以下几个方面。

（1）口腔医学教育得到很大发展：几十年来，我国口腔医学教育得到很大的发展，目前已有 35 所高等医学院校设立了口腔医学专业（其中西医院校 34 所，中医院校一所），已培训了数万名高级口腔医学专业人才。据统计 1949 年全国口腔医师仅 400 余人，至 2000 年已达 40 000 余人，与新中国成立时比较增加 100 倍。全国流行病调查资料显示，约 90%以上的人需要口腔专业治疗，随着人们生活水平的提高，目前的口腔医师远远不能满足其需求，因此，口腔医师潜在需求很大，口腔医疗发展空间亦很大。

（2）龋齿的发病率有下降趋势：近年来龋齿患病率已有下降趋势。这主要是由：①逐步在建立口腔医疗保健制度。②进行了口腔卫生教育，国家确定每年 9 月 20 日为全国爱牙活动日，成立了各级牙病防治指导小组，并提出了牙病防治目标。③多种方式使用氟化物防龋，包括氟化水源，牙膏含氟等。④科研方面，发现龋的破坏从釉柱中心开始，掌握了分离和鉴定致龋菌的技术，成功地进行了龋病基因库的构建等，这是预防龋齿取得的重大成就。

（3）强调保存天然牙齿：1 个世纪以来，牙髓和根管治疗学不断发展，几乎能够保存患有各种牙髓及根尖炎症的牙齿。超速涡轮牙钻能在数十秒钟完成开髓和备洞工作，是划时代的进展。牙髓生物学及病理学的发展，使能针对各个不同阶段的牙髓根尖病选择恰当的治疗方法，包括盖髓、断髓、拔髓、牙髓塑化、根管治疗、根尖切除等，使大量龋坏牙得以保存，并恢复其功能和外观。再加以高铜银汞合金、复合树脂、光敏树脂等材料的进步，能使充填体坚固美观。细菌学和免疫学的研究，查明了牙周炎是由一些厌氧菌所引起的，因之有针对性地选择治疗药物，并用“缓释”法保留在牙龈沟内使其达到一定的浓度，从而达到防治牙周病的发生与发展。所以，因牙体、牙周病就要拔牙的时代已经过去。

（4）口腔黏膜病研究：在口腔黏膜病研究方面，用分子生物学和细胞生物学技术，对扁平苔藓的研究发现细胞介导的异常免疫反应是其重要的发病机制。对白斑应用甲苯胺蓝染色、局部贴敷血卟啉光敏检查和脱落细胞电镜观察 3 种方法进行综合分析，提高了诊断准确性。在探索复发性口腔溃疡的发病机制上，注意到免疫过程对其起到的重要作用，同时表明其发病与微循环、血液流变学状态以及微量元素有密切关系。

（5）口腔颌面外科的发展：口腔肿瘤、成型、颞颌关节病、外伤、正颌外科等外科学近二三十年发展很快。在基础研究方面建立了多种口腔及涎腺癌的癌株，开展了分子生物学的研究；在临床方面，发展了肿瘤保存器官的手术并结合使用放疗、化疗、激光等提高了治疗效果，减少了颌面部的伤残。还开展了显微外科血管吻合术和游离皮瓣的应用，以及人工种植体在软硬组织修复上的应用。颌面外科还与口腔修复与正畸科密切合作，通过手术方法恢复和改善了殆关系。

(6) 修复学的发展：近半个多世纪来，口腔修复学的发展主要是以生物力学和咀嚼生理学作为理论基础，以此理论对义齿进行合理的设计。再就是材料学的发展，选择性能良好的金属和高分子塑料，像目前使用的钴铬合金支架及卡环，丙烯酸树脂牙托，以及光固化树脂修复前牙能使色泽逼真。现在修复体的种类很多，几乎能适应各种情况的需要，包括嵌体、固定义齿、全口义齿以及种植义齿等。修复学的发展使假牙能够“巧夺天工”。

(7) 正畸学的发展：正畸学在我国起步较晚，但发展迅速，它不仅纠正许多患者的错殆畸形，并且对颞下颌关节病、牙周病的治疗也取得了良好的效果。目前，矫正牙齿主要采用方丝弓和 Begg 细丝技术，这种矫正器有高的效能，能使牙齿进行整体移动，并能克服矫正器支抗欠佳的缺点。正畸学不仅是大量错殆儿童所迫切需要的学科，而它又与有关学科合作，发展了外科正畸学。

(8) 口腔预防保健工作的逐步发展和成熟：我国预防保健工作在迅速发展，1981 年世界卫生组织预防牙医学研究与培训合作中心在北京成立，对预防龋病和牙周疾病方法以及口腔保健项目管理方面发挥了积极作用。1988 年卫生部批准成立了全国牙病防治指导组和顾问组。目前全国各省市都成立了牙病防治指导组。1989 年卫生部、国家教委等 9 个部委联合发文确定每年 9 月 20 日为全国爱牙日，我国口腔健康走上了有目标、有组织、有监测和评价的轨道。分别制定了“2000 年我国口腔卫生保健规划目标”和全国学生龋病与牙周病综合防治方案，形成了我国口腔卫生保健目标规划体系。

6. 简述口腔与脾的关系。

(1) 生理方面：①脾主口，在窍为口。②脾主运化，在液为涎。③脾气通于口。脾和则口能知五谷。④脾经连舌本、散舌下。

(2) 病理方面：①脾气虚弱，则水谷之精气无以上承，口唇淡白无光泽；无力摄血，可发齿衄。②脾经风热血燥，可致唇颊疾病，如唇风。③脾经湿热上蒸，灼伤口腔黏膜，则发口疮口糜等。

7. 简述口腔与肾的关系。

(1) 生理方面：①肾主骨，齿属骨，肾气充沛，则牙齿发育正常而牢固。②肾藏精，主唾主液，肾精足则口中津液充沛。③肾经循喉咙夹舌本。

(2) 病理方面：①肾虚骨弱，牙齿失却濡养，则齿迟、齿痛。②肾精不足或肾阴不足，虚火上炎，灼伤津液，则口干舌燥。③肾阴不足甚者，虚火上扰，则口舌生疮。

8. 简述口腔与心的关系。

(1) 生理方面：①心主舌，在窍为舌。②心主血脉，其华在面，面颊部之血脉丰富，有赖于心之功能正常。③心气通于舌，心和则舌能知五味矣。心气通于舌，舌知五味，转动自如，有赖于心气调和。

（2）病理方面：①心血不足，则面色㿠白，舌质淡白。②心火亢盛，上炎于口，则舌质红绛或舌尖赤。③火灼黏膜，则口舌糜烂生疮。

9. 循行于口齿唇舌的经脉有哪些？

循行于口的经脉有手阳明大肠经和足阳明胃经；循行于齿的经脉有手阳明大肠经和足阳明胃经；循行于唇的经脉有足阳明胃经、足厥阴肝经、冲脉和任脉；循行于舌的经脉有足太阴脾经和足少阴肾经。

10. 口腔病常见的病因病理有哪些？

（1）外因：是指风、寒、暑、湿、燥、火等六气的反常变化，亦称六淫。如风邪侵袭、外感寒邪、暑热侵袭、外感湿邪、外感燥邪和外感火热等。

（2）内因：主要是阐述脏腑、经络、气血、情志、饮食劳倦等其中与口腔关系密切的这些组织发生病变而导致口腔病症的病因病理现象。包括脾胃湿热、心火上炎、肾阴亏损、肝郁化火、气血不足、经络失调、气滞血瘀、情志内伤、饮食与劳倦等。

（3）其他因素：包括外伤和药物因素。前者主要是跌仆、坠堕、撞击、烧伤、雷击伤、虫螫伤或直接损伤口腔颌面部筋脉肌骨，使气血运行不畅而致病。后者常因误服或过服、久服含有毒性成分或毒性作用的药物所致。

11. 口腔科常规检查方法有哪些？

口腔科常规检查方法主要有：问诊、望诊、探诊、叩诊、触诊、嗅诊、咬诊、牙髓活力检测及牙科 X 线检查等。

12. 口腔病的症状辨证有哪些？

①辨疼痛：主要了解疼痛的部位、时间和性质，找出疼痛发生的原因。②辨红肿：检查红肿发生的部位，询问红肿发生的时间，以区别红肿的性质，分析推断红肿发生的可能因素。③辨溃烂：根据溃烂发生的部位、颜色及病程，辨明疾病之虚实性质。④辨脓血：鉴于脓液的色泽和黏稠度、出血量之多少和颜色，辨识疾病的性质。

13. 口腔病常用的内治法有哪些？

（1）疏风清热法：用于感受风热而致的口腔疾病。

（2）发散风寒法：用于感受风寒而致的口腔疾病。

（3）清热解毒法：适用于热毒壅盛，蒸灼口舌，或颌面部疖痈之中期阶段，症见红、肿、痛、发热、口渴引饮、溲黄、便结等症的口腔疾病。

（4）清脾泻热法：主要适用于脾胃积热、火热上蒸所致的口腔病变。

（5）清心泻火法：用于心火上炎、熏灼于口所致的口腔病变。

（6）清热利湿法：用于膀胱湿热，移于小肠，湿热上犯，或脾不化湿，湿热熏蒸所致的口腔病证。

（7）解郁化痰法：适用于肝气郁结，气机不畅，经络阻滞，聚液成痰的口腔病证。

（8）行气活血法：用于气血凝滞，经脉阻塞而致的口腔病证。

（9）清化痰浊法：用于痰浊停聚而致的口腔病证。

（10）滋阴降火法：用于肾阴不足，虚火上炎而致的口腔病证。

（11）补益气血法：用于气血亏损而致的口腔病证。

14. 口腔病常用的外治法有哪些？

（1）漱涤法：可用于一切口内疾病。

（2）洗涤法：用于因漱涤法不能达到治疗目的一些口腔疾病。

（3）敷贴法：是用药物敷贴患处或某些穴位，以达到治疗疾病的目的。

（4）涂药法：用清热解毒、消肿止痛、生肌收口的药物，研制成粉末，或制成膏剂、油剂，用棉签直接涂擦患处，以达到治疗目的的一种方法。

（5）吹药法：用于口内病变部位较深、范围较大、涂药难以散布均匀的某些疾病。

（6）噙化法：将药物含于口内，使其逐渐溶化，达到清洁口腔，消除臭秽，治疗疾患的目的。

（7）熏法：将药物燃烧后，用小竹筒或橡皮管引烟上熏，借着药力与热力的作用，使局部气血流畅而达到治疗目的。临床上常用于龋齿牙痛。

（8）补牙法：用补牙材料直接充填已经龋坏或缺损的牙齿的方法。

15. 面痛的病因病理如何？

（1）寒凝经脉：头面为诸阳之会，阳明脉虚，寒邪得以侵袭，积久不散，阻于经脉，致气血凝滞，不通则痛。

（2）肝阳上亢：多因郁怒焦虑，日久化火，火热上攻头面经络；或肝阴亏损，不能制约肝阳，以致亢逆于上，头面经络被灼所致。

16. 何为口疮？

口疮是指口腔黏膜发生表浅的、如黄豆、绿豆大小的溃疡点，局部灼热疼痛或刺激时痛为特征的病症。

17. 明代薛己对口疮的认识如何？

明代薛己在《口齿类要》中认为：“口疮，上焦实热，中焦虚寒，下焦阴火，各经传变所致。”

18. 简述牙周炎的诊断要点。

①牙龈肿胀出血。②牙周袋形成（正常不超过 3mm）。③牙周溢脓。④牙龈萎缩。⑤牙齿松动。⑥牙科 X 线片示：牙周间隙增宽，牙槽骨吸收。

19. 试述急性牙髓炎疼痛的特点和缓解疼痛的首选方法。

急性牙髓炎疼痛的特点：①自发性、阵发性剧烈疼痛。②夜间疼痛加剧。③温度刺激可使疼痛加剧。④疼痛不能定位，具有放射性。

缓解疼痛的首选方法：开髓减压。

20. 请从中西医两方面简述口疮的病因病理。

西医病因病理：本病病因病理十分复杂，目前还没有一个统一的标准，它具有明显的个体差异。主要认为与以下几个因素有关：①免疫因素。本病的发生主要是由于机体内免疫功能异常所形成，尤其是T淋巴细胞介导的免疫反应。有人应用单克隆抗体系统对患者外周血中的T淋巴细胞进行研究，虽然结果并不一致，但总的来说，在溃疡前期、溃疡期和间隙期，CD3（总T淋巴细胞）、CD4（T辅助细胞）、CD8（T毒性细胞）、CD4/ CD8比值均有不同程度的异常变化。在溃疡前期以CD4为主，溃疡期以CD8为主，间隙期和愈合期又以CD4为主。②心理因素。心理环境、生活工作环境、社会环境等与发病有关。如学生考前复发率高、工作环境变迁和社会压力增大可使发病率增高。③遗传因素。从流行病学调查数字来看，父母无此病，子女患病率为12%～29%；父母一方患病，子女患病率为30%～45%；父母双方患病，子女患病率为62%～67%。④感染因素。有人从病损中分离或培养出了病毒（单纯疱疹病毒）和细菌（L型链球菌），但未得到进一步证实。⑤营养缺乏。如铁、锌、铜、维生素B_{12}和叶酸等缺乏。同时，应用补充维生素的方法可取得一定疗效。⑥超氧化物歧化酶（SOD）活性下降。超氧自由基能与脂质发生过氧化反应，产生具有细胞毒性的过氧化脂质而引起疾病。在正常情况下，体内SOD有清除超氧自由基的作用。国内外研究表明RAU患者SOD活性有下降趋势，而过氧化脂质水平明显升高，说明体内超氧自由基的生成和清除率不平衡与本病有关。⑦与胃肠道功能紊乱（如便秘）、内分泌变化（如妇女月经期）、微循环改变（如血管内皮素）等有关。

中医病因病理：中医对本病的认识，现在多从虚、实两方面来论述。

（1）实证：①心火上炎。邪毒内蕴，心经受热或思虑过度，情志之火内郁，心火亢盛，或心火移于小肠，循经上攻于口所致。②胃肠积热。平素饮食不节，过食膏粱厚味、辛辣之品，以致运化失司，胃肠蕴热，热盛化火，循经上攻于口所致。③肝郁化火。内伤七情，情志不舒，肝失条达，导致冲任失调；经行之时，经气郁遏更盛，肝火旺盛，上灼口舌所致。

（2）虚证：①阴虚火旺。由于素体阴虚，或久病伤阴或思虑过度，睡眠不足，心肾不足，耗伤阴血，阴虚火旺，上炎于口所致。②脾虚湿盛。脾虚水湿不运，或湿邪困脾，脾失健运，导致脾阳不升，浊阴不降，化生湿热，上熏口腔所致。③脾肾阳虚。先天禀赋不足或久用寒凉，伤及脾肾，脾肾阳虚，阴寒内盛，寒湿上渍于口舌，寒凝血脉，肌膜失去濡养，口疮经久不愈。

21. 牙痛依据其病因可分为哪几种类型？

牙痛的病因很多，临床上最常见的有风火、风寒、胃火、虚火等四类，分别称之为风火牙痛、风寒牙痛、胃火牙痛和虚火牙痛。

22. “虫牙”之“虫”产生的原因是什么？

龋齿，俗称“虫牙”。虫产生的原因，多由毒气与湿热相搏而生。中医学认为嗜食甘甜、膏粱厚味，加之口腔卫生不良，以致胃腑积热，上冲口齿，湿气乘之，湿热相搏不散，困结口齿，郁久生腐，遂致牙体被蚀成洞。

23. 试述牙根宣露与胃火上蒸、肾阴亏损、气血不足的病理关系。

牙根宣露与胃火上蒸的病理关系是足阳明胃经循行于齿，平素饮食不节，嗜食膏粱厚味，致使胃腑积热，火热循经蒸灼齿龈，伤及龈肉血脉，久则必致龈萎根露。与肾阴亏损的病理关系是肾主骨，齿为骨之余，肾阴亏损，齿失濡养，引起骨质萎软，兼以阴虚火旺，虚火上炎于龈肉，久则牙根宣露。与气血不足的病理关系是气血不足，不能上输精微于牙龈，牙龈失养，以致龈肉萎缩，牙根宣露。

24. 简述成人牙周炎的四大主症。

成人牙周炎晚期的四大主症是：牙龈炎症、牙周袋形成、牙槽骨吸收及牙齿松动。

自测试题（附参考答案）

【A 型题】

1. 我国最早的口腔专著是
   A.《口齿类要》　B.《黄帝内经》　C.《证治准绳》　D.《口齿论》
   E.《金匮要略》
2. 下列哪项不是甲骨文中描述的疾病
   A. 疾口　B. 疾齿　C. 疾唇　D. 疾舌　E. 疾言
3. 下列哪项是《五十二病方》中描述的牙齿充填术的药物
   A. 榆皮、美桂　B. 榆皮、生姜　C. 生姜、美桂　D. 生姜、桂枝
   E. 桂枝、陈皮
4. 《素问·上古天真论》根据人类恒牙萌出的一定规律，总结了人类恒牙萌出的年龄。其中女子真牙萌出的年龄是
   A. 7 岁　B. 14 岁　C. 21 岁　D. 24 岁　E. 35 岁
5. 张仲景用砷剂治疗龋病见于下列哪本书
   A.《口齿类要》　B.《伤寒杂病论》　C.《证治准绳》　D.《口齿论》
   E.《金匮要略》
6. 关于唐代对医学成就的描述，下列哪项是错误的

A. 唐代设立了耳目口齿科等医学科室　B. 孙思邈对下颌关节脱位用手术复位已经有相当经验　C. 镶牙业已经相当普及　D. 唇裂修复术已经相当普遍　E. 出现了用银膏补牙

7.《口齿类要》的作者是

A. 张景岳　B. 张仲景　C. 王肯堂　D. 薛己　E. 陈实功

8. 关于舌背乳头，下列哪项是错误的

A. 沟状乳头　B. 丝状乳头　C. 菌状乳头　D. 轮廓乳头　E. 叶状乳头

9. 关于口腔局部阻滞麻醉的常用部位，下列哪项是错误的

A. 切牙孔　B. 前庭沟　C. 腭大孔　D. 上颌结节　E. 下颌孔

10. 下列哪项不是口腔内被覆黏膜

A. 舌　B. 颊　C. 牙槽　D. 舌下　E. 牙龈

11. 下列哪项不是上颌骨四突之一

A. 额突　B. 腭突　C. 颧突　D. 上颌突　E. 牙槽突

12. 下列哪项不是颞下颌关节的构成之一

A. 髁状突　B. 关节盘　C. 关节囊　D. 关节结节　E. 关节韧带

13. 下列哪项不是口腔颌面部的唾液腺

A. 腮腺　B. 甲状腺　C. 唇腺　D. 舌下腺　E. 颌下腺

14. 在临床上，口腔与下列哪一脏腑关系不甚紧密

A. 心　B. 脾　C. 肺　D. 肾　E. 肝

15. 在临床上，口腔与下列哪一经脉关系不甚紧密

A. 手阳明大肠经　B. 足太阴脾经　C. 手太阴肺经　D. 足少阴肾经　E. 足厥阴肝经

16. 下列哪一项是风热牙痛的症候

A. 遇风发作，患处得冷则痛减，受热则痛增　B. 患处得热则痛减，受冷则痛增　C. 牙痛剧烈，牙龈红肿较甚，常伴口渴饮冷、口臭等症　D. 牙齿隐痛，牙龈萎缩，牙齿松动，兼腰膝酸软、头晕眼花等症　E. 患处受冷受热均使疼痛增加

17. 下列哪一项不是口腔病的外部致病因素

A. 刀伤　B. 烧伤　C. 风邪侵袭　D. 心火上炎　E. 雷击伤

18. 按疼痛性质划分，疼痛得凉则减属于什么证

A. 实寒症　B. 虚寒症　C. 实热证　D. 虚热证　E. 气虚症

19. 下列哪一项不是清胃散的药物组成部分

A. 黄芩　B. 黄连　C. 升麻　D. 生地黄　E. 当归

20. 清胃散和清胃汤均含有的药物组成是

A. 黄芩、黄连　B. 黄连、石膏　C. 黄芩、升麻　D. 黄连、升麻　E. 黄芩、生地黄

21. 苏叶散的药物组成中，下列哪项不是

A. 紫苏叶　B. 防风　C. 桂枝　D. 生姜　E. 生地黄

22. 薄荷连翘方的药物组成中，下列哪项不是

A. 金银花　B. 防风　C. 绿豆衣　D. 淡竹叶　E. 生地黄

23. 下列关于牙“虫”产生的原因，正确的是

A. 自然界之虫　B. 多由毒气与湿热相搏而成　C. 多由毒气与寒湿相搏而成　D. 多由毒气与风湿相搏而成　E. 多由风湿热邪相搏而成

24. 下列关于龋病的论述，不正确的是

A. 俗称虫牙　B. 是一种多因素致病性疾病　C. 是一种口腔常见病和多发病　D. 可引起多种口腔并发症　E. 龋病一般都有疼痛发生

25. 下列哪一项与龋病的发生无关

A. 虫咬　B. 细菌　C. 食物　D. 宿主　E. 时间

26. 在恒牙列中，哪一牙的患龋病概率最高

A. 上颌第一磨牙　B. 上颌第二磨牙　C. 下颌第一磨牙　D. 下颌第二磨牙　E. 下前牙

27. 可产生自觉症状的是

A. 浅龋　B. 中龋　C. 浅龋和深龋　D. 中龋和深龋　E. 深龋

28. 关于龋病的预防和调护，下列哪一项是错误的

A. 氟化物防龋　B. 窝沟封闭防龋　C. 注意饮食和营养　D. 定期检查，早期治疗　E. 龋病充填术 8 小时后可适当咬硬物

29. 关于急性牙髓炎的描述，下列哪一项是错误的

A. 发病急　B. 多由牙髓充血和慢性牙髓炎急性发作而来　C. 自发性剧烈疼痛　D. 温度刺激可加剧疼痛　E. 疼痛可定位

30. 关于慢性根尖周炎的分型，下列哪一项是错误的

A. 根尖肉芽肿　B. 黏膜下脓肿　C. 慢性根尖脓肿　D. 根尖囊肿　E. 致密性骨炎

31. 下列哪一疾病有张口受限症状产生

A. 牙痈　B. 牙宣　C. 牙咬痈　D. 口疮　E. 骨槽风

32. 关于舌损伤的处理原则，下列哪项是错误的

A. 在清创处理中，不做组织切除　B. 缝合时要注意保持舌的纵向长度　C. 在清创时应避免与口底和牙龈粘连　D. 缝合时应细针细线　E. 10～12 天拆线

33. 关于颅面分离是指下列哪种情况

A. Le. fortⅢ型骨折　B. 颅底骨折　C. Le. fortⅡ型骨折　D. Le. fortⅠ型骨折　E. 眶骨骨折

34. 舌损伤清创缝合后须多少天才能拆线

A. 3～5 天　B. 5～7 天　C. 7～10 天　D. 10～12 天　E. 12～14 天

35. 在清胃汤组成中，下列哪味药不是其成分

A. 黄连　B. 黄芩　C. 丹参　D. 牡丹皮　E. 升麻

36. 牙龈炎的临床表现不包括下列哪一项

A. 牙龈出血　B. 牙龈红肿　C. 牙石堆积　D. 牙槽骨吸收，牙周袋形成　E. 点彩消失

37. 牙周炎的临床表现不包括下列哪一项

A. 牙龈炎症　B. 牙龈糜烂　C. 牙周袋形成　D. 牙槽骨吸收　E. 牙齿松动

38. 下列最早萌出的牙是哪一颗

A. 上中切牙　B. 下中切牙　C. 上第一磨牙　D. 下第一磨牙　E. 乳中切牙

39. 口腔颌面部的疾病在甲骨文中归属于下列哪一项

A. 疾齿　B. 疾舌　C. 疾口　D. 疾言　E. 疾面

40. 牙体和牙龈组织的疾病在甲骨文中归属于下列哪一项

A. 疾齿　B. 疾舌　C. 疾口　D. 疾言　E. 疾面

41. 舌部的疾病在甲骨文中归属于下列哪一项

A. 疾齿　B. 疾舌　C. 疾口　D. 疾言　E. 疾面

42. 说话困难和言语不清的口腔疾病在甲骨文中归属于下列哪一项

A. 疾齿　B. 疾舌　C. 疾口　D. 疾言　E. 疾面

43. 下列哪一项症状不是颌面外伤窒息的常见临床表现

A. 烦躁不安　B. 牙关紧闭　C. 出汗　D. 鼻翼煽动　E. 口唇发绀

44. 口腔颌面部恶性肿瘤发病率最高的是

A. 腺癌　B. 恶性淋巴瘤　C. 肉瘤　D. 鳞癌　E. 腺样囊性癌

45. 口腔颌面部创伤初期缝合的时限是

A. 6～12 小时　B. 12～24 小时　C. 48～72 小时　D. 24～48 小时　E. 72～96 小时

46. 在口腔黏膜病中，以哪个的发病率最高

A. 疱疹性口炎　B. 口腔扁平苔癣　C. 口腔假丝酵母菌病　D. 复发性口疮　E. 白塞病

47. 下列哪一项除外均是复发性口疮的临床特征

A. 好发于牙龈　B. 病情有自限性　C. 孤立圆形溃疡　D. 反复发作　E. 刺激痛明显

48. 下列哪一项除外均是复发性口疮的病因病机

A. 心火上炎　B. 阴虚火旺　C. 肺热壅盛　D. 胃肠积热　E. 肝郁化火

49. 下列哪一项除外均是口腔假丝酵母菌病的临床分型

A. 急性假膜型　B. 慢性假膜型　C. 急性萎缩型　D. 慢性萎缩型　E. 慢性增生型

50. 主要由于咀嚼槟榔引起的口腔疾病是

A. 复发性口疮　B. 口腔扁平苔癣　C. 口腔假丝酵母菌病　D. 口腔黏膜下纤维变性　E. 口腔白斑

51. 化脓性腮腺炎早期的代表方剂是

A. 连翘败毒散　B. 仙方活命饮　C. 清营汤　D. 黄芩滑石汤　E. 托里消毒散

52. 下列哪一个属于牙源性囊肿

A. 正中囊肿　B. 球上颌囊肿　C. 鼻腭囊肿　D. 角化囊肿　E. 甲状舌管囊肿

53. 单侧唇裂整复术最适合的手术年龄是

A. 生后 1～2 个月　B. 生后 2～4 个月　C. 生后 3～6 个月　D. 生后 6～10 个月　E. 生后 6～12 个月

54. 双侧唇裂整复术最适合的手术年龄是

A. 生后 3～6 个月　B. 生后 3～6 个月　C. 生后 4～8 个月　D. 生后 6～10 个月　E. 生后 6～12 个月

55. 患者，男，45 岁。右侧面部反复肿痛 1 年，进食后症状加重。检查：耳屏前肿大，轻压痛，右侧腮腺导管口轻度红肿，有脓性分泌物。你最先考虑的诊断是

A. 慢性阻塞性腮腺炎　B. 慢性复发性腮腺炎　C. 腮腺混合瘤　D. 流行性腮腺炎　E. 假性腮腺炎

56. 临床上常见的颞下颌关节脱位是

A. 后方脱位　B. 前方脱位　C. 侧方脱位　D. 上方脱位　E. 下方脱位

57. 下列哪一种疾病不是以口腔黏膜白色病损为主要临床表现

A. 白塞病　B. 口腔白斑　C. 口腔扁平苔藓　D. 口腔黏膜下纤维变性　E. 盘状红斑狼疮

58. 我国最早的记载有牙齿充填术的书见于下列哪一朝代

A. 春秋战国　B. 秦汉　C. 南北朝　D. 隋代　E. 唐代

59. 我国发明植毛牙刷最早记载于下列哪一朝代

A. 西晋　B. 明代　C. 唐代　D. 宋代　E. 辽代

60. 我国宋代著名诗人陆游的诗中有“染须种齿笑人痴”，反映了当时什么样的社会情况

A. 染发业　B. 镶牙业　C. 陶瓷业　D. 戏曲　E. 农业

61. 在临床上，如要拔除下颌阻生牙，须进行哪项麻醉

A. 腭大孔　B. 上颌结节　C. 切牙孔　D. 下颌孔　E. 以上都不是

62. 乳牙的数目为多少

A. 32 颗　B. 28 颗　C. 18 颗　D. 30 颗　E. 20 颗

63. 牙周组织主要是指下列那一项

A. 牙龈　B. 牙周膜　C. 牙槽骨　D. 牙骨质　E. 以上都是

64. 下列不属于上颌神经分支的是

A. 上牙槽前神经　B. 上牙槽中神经　C. 上牙槽后神经　D. 腭大神经　E. 以上都不是

65. 体位移动试验常用来诊断下列哪一种疾病

A. 毛细血管瘤　B. 海绵状血管瘤　C. 蔓状血管瘤　D. 淋巴管瘤　E. 以上都不是

66. 人类主要致龋的糖类是

A. 葡萄糖　B. 乳糖　C. 麦牙糖　D. 蔗糖　E. 果糖

67. 猛性龋特点是

A. 龋坏进展较快　B. 仅见于颌面部接受放射治疗的患者　C. 龋坏累及牙面广泛　D. 多数牙在短期内同时患龋，进展很快　E. 残冠

68. 能作为直接盖髓剂的材料是

A. 磷酸锌粘固粉　B. 氢氧化钙粘固粉　C. 聚羧酸锌粘固粉　D. 丁香油氧化锌粘固粉　E. 玻璃离子粘固粉

69. 继发龋发生的原因是

A. 备洞未去净龋坏组织　B. 洞的边缘在滞留区内　C. 存在微渗漏　D. 没有使用窝洞消毒剂　E. 以上都是

70. 深龋与牙髓炎鉴别的要点是

A. 有无激发痛　B. 有无自发痛　C. 有无夜间痛　D. 有无龋洞　E. 疼痛能否定位

【B 型题】

问题 1～2

A. 唇　B. 齿　C. 咽　D. 舌　E. 腭

1. 音声之扇为
2. 音声之机为

问题 3～4

A. 口　B. 唇　C. 舌　D. 齿　E. 腭

3. 脾之窍为
4. 心之窍为

问题 5～8

A. 胃火牙痛　B. 风热牙痛　C. 风寒牙痛　D. 虚火牙痛　E. 阳虚牙痛

5. 薄荷连翘方主治
6. 苏叶散主治
7. 清胃散主治
8. 知柏地黄丸主治

问题 9～10

A. 黄连 升麻 生地黄 牡丹皮 当归 B. 黄连 石膏 生地黄 牡丹皮 当归 C. 当归 黄芩 黄连 生地黄 牡丹皮 升麻 D. 石膏 黄芩 黄连 生地黄 牡丹皮 升麻 E. 石膏 当归 黄连 生地黄 牡丹皮 升麻

9. 清胃散的组成为
10. 清胃汤的组成为

问题 11～12

A.《口齿类要》 B.《口齿论》 C.《证治准绳》 D.《黄帝内经》 E.《金匮要略》

11. 我国最早的口腔专著
12. 我国现存最早的口腔专著

问题 13～16

A. 宋代 B. 唐代 C. 辽代 D. 明代 E. 汉代

13. 植毛牙刷最早见于
14. 镶牙业普及见于
15. 用银膏补牙见于
16. 用砷剂治疗牙齿见于

【X 型题】

1. 甲骨文记载的口腔疾病有
A. 疾口 B. 疾齿 C. 疾舌 D. 疾言 E. 以上都不是
2. 舌背乳头有哪些
A. 丝状乳头 B. 菌状乳头 C. 轮廓乳头 D. 沟状乳头 E. 叶状乳头
3. 下列哪些属于被覆黏膜
A. 舌 B. 颊 C. 口底 D. 唇 E. 软腭
4. 下列哪些属于口齿唇舌疾病的常见外治法
A. 吹药法 B. 敷药法 C. 含漱法 D. 刺割法 E. 补牙和拔牙法
5. 与龋病有关的发病因素有哪些
A. 细菌 B. 食物 C. 宿主 D. 时间 E. 病毒
6. 急性牙髓炎的疼痛特点有
A. 叩痛明显 B. 自发性阵发性剧烈疼痛 C. 夜间痛 D. 温度刺激诱发或加剧疼痛 E. 疼痛不能定位，放射痛
7. 下列哪些是成人牙周炎晚期的四大主症
A. 牙龈炎症 B. 牙周袋形成 C. 牙周溢脓 D. 牙槽骨吸收 E. 牙齿松动
8. 慢性牙髓炎的临床类型有
A. 慢性溃疡型牙髓炎 B. 慢性增生型牙髓炎 C. 牙髓变性 D. 牙髓坏死 E. 慢性闭锁型牙髓炎

9. 下列哪些属于口腔颌面部脓肿切开的要点
   A. 选择好脓熟时机　B. 注意切口位置　C. 掌握好切口的深浅　D. 注意切口方向　E. 掌握好切口的大小
10. 智齿拔除的适应证有哪些
    A. 牙位萌出不正　B. 冠周炎反复发作　C. 无对合牙　D. 已经或可能使邻牙龋坏　E. 无局部麻醉及拔牙禁忌证
11. 牙髓病变有哪些
    A. 牙髓充血　B. 急性牙髓炎　C. 慢性牙髓炎　D. 牙髓变性　E. 牙髓坏死
12. 颌骨骨折的治疗原则有
    A. 先抢救生命，治疗严重合并伤　B. 无论何种情况，止血为先　C. 正确处理软组织损伤　D. 正确复位，重建伤前咬合关系　E. 固定和早期活动相结合
13. 下列哪些是口疮的病因病机
    A. 心火上炎　B. 胃肠积热　C. 肝郁化火　D. 阴虚火旺　E. 脾肾阳虚
14. 下列哪些是口腔颌面部良性肿瘤或瘤样病变
    A. 口腔颌面部囊肿　B. 牙龈瘤　C. 成釉细胞瘤　D. 血管瘤　E. 淋巴管瘤

【是非判断题】

1. 《素问》中所称真牙的萌出时间在7岁。（　）
2. 我国最早的口腔专著是《口齿类要》。（　）
3. 心气通于舌，心和则口能知五谷。（　）
4. 循行于下齿的经脉是足阳明胃经。（　）
5. 病变仅仅局限于牙本质浅层的龋为浅龋。（　）
6. 急性根尖炎的应急处理措施是开髓引流。（　）
7. 雪口病宜用小苏打水漱口。（　）
8. 口腔白斑被公认为一种癌前病变。（　）
9. 腭裂手术年龄的选择一般越早越好。（　）
10. 四环素牙是由于饮水中含氟量过高所致。（　）
11. 东汉张仲景在所著的《金匮要略》中提出了使用砷剂来治疗龋齿的方法。（　）
12. 东晋葛洪所著《肘后备急方》中首次记载了下颌关节脱位复位法。（　）
13. 成年人大量服用含有过低的氟元素可致氟斑牙。（　）
14. 气血不足是疱疹性口炎发生的主要致病机制。（　）
15. 疾口，指口腔颌面部的疾病。（　）
16. 口腔与心的关系主要指与牙齿的关系。（　）
17. 肾阴亏损可致疱疹性口炎。（　）
18. 龋齿发病与宿主因素无关。（　）

19. 口腔假丝酵母菌是一种条件致病菌。（　）
20. 下颌关节脱位，按性质分为急性脱位、复发性脱位和陈旧性脱位，临床上多以复发性脱位多见。（　）
21. 《素问・上古天真论》说：“男子七岁，肾气盛，齿更发长。”（　）
22. 牙齿疼痛，遇热发作，得寒痛减，辨证为风寒所致。（　）
23. 口腔与肾的关系不密切。（　）
24. 苏叶散由紫苏叶、防风、桂枝、大枣、甘草组成。（　）
25. 镶牙业在唐代已很普遍。（　）
26. 《五十二病方》载有用“大黄，葶苈”治疗龋齿的方法。（　）
27. 《内经》中载有文章论述了口、齿、唇、舌的解剖及生理功能。（　）
28. 疾齿，多指牙体及牙周组织疾病。（　）
29. 牙体及牙周疾病与创伤因素无关。（　）
30. 口腔颌面部囊肿是口腔颌面部真性肿瘤的一种。（　）
31. 中医认为鹅口疮发病与内因和外因都有关。（　）
32. 慢性唇炎男女均可发病，但以老年人多见。（　）
33. 清胃汤由当归、黄芩、黄连、生地黄、牡丹皮、升麻组成。（　）
34. 颌面外伤患者中医的晚期治疗为止血活血。（　）

【填空题】

1. 《素问・上古天真论》谓：“女子________岁，肾气盛，齿更发长。……三七，肾七平均，筋骨劲强，故________。”
2. 甲骨文中记载了________、________、________、________等多种口腔疾病。
3. 《五十二病方》中叙述了用________、________及其他几种药物充填牙齿的方法，是我国最早的牙齿充填术。
4. 《灵枢》谓：“________，音声之扇也，________，音声之机也。”
5. 《素问・阴阳应象大论》谓：“心主________，其在天为热，在窍为________，脾主________，其在天为湿，在窍为________。”
6. 《口齿类要》曰：“口疮上焦________，中焦________，下焦阴火。”
7. 脾气通于________，脾和则口能知________。心气通于________，心和则口能辨________。
8. 痰包大多指现代医学之________，中医病因多是________。
9. 东汉________所著的________记载了现代医学所称的白塞病。
10. 我国最早的口腔专著是________，我国现存最早的口腔专著是________。
11. 在唐代的________记载了用________修复牙齿的记载。
12. 辨疼痛时，朝轻暮重，属________之证；朝重暮轻，属________之证。
13. 辨口臭时，如闻腥臭味，口腔内多有________疾病，是________的见证。
14. 中医认为口腔扁平苔藓的主要病因病机是________、________、阴虚内燥。
15. 中医口腔的外治法包括________、________、吹药、敷药、牙周洁治术、切开排脓、补牙、手术等。

16. 植毛牙刷是在我国________最先发明的，它比国外植毛牙刷的出现早 700 多年。
17. 《素问·气厥论》谓："膀胱移热于小肠，________不便，上为________。"
18. 著名诗人陆游的诗中有"染须________笑人痴"之句，可见当时________之兴盛。
19. 茧唇即现代医学之"________"。从病理学角度讲，以________多见。
20. 中医对口腔黏膜下纤维变性的病因病机的认识主要________和________。
21. 根尖周病急性化脓期的 3 个阶段分别为________、________及黏膜下脓肿。
22. 东晋葛洪所著________中，首次记载了下颌关节脱位复位法。
23. 口腔以牙列为界，可分为________和________两部分。
24. 在与上颌第二磨牙牙冠相对应的颊黏膜上有一个乳头状突起，为________的开口处。
25. 腭部由前 2/3 的________和后 1/3 的________两部分构成。
26. 舌以人字沟为界，舌前 2/3 为________，舌后 1/3 为________。
27. 舌乳头分为________、菌状乳头、轮廓乳头、叶状乳头 4 种。其中以________体积最大。
28. 每个牙齿的牙冠有 5 个面，分别为________、________、________、________、________。
29. 牙齿从外形上看可分为________、________、牙颈 3 部分。
30. 牙体组织包括三层硬组织和一层软组织，分别为________、________、________和________。
31. 牙周组织包括________、________、牙槽骨 3 部分。
32. 上颌骨的四突分别为________、________、颧突、牙槽突。
33. 口腔黏膜由________层、________层和________层组成。
34. 口腔黏膜根据其所在部位的结构和功能的差异在临床上可分为 3 类，分别为________、________和________。
35. ________是颌面部唯一具有转动和滑动的左右协同统一的联动关节，它由________、________、________、________和关节韧带构成。
36. 口腔颌面部肌肉可分为________和表情肌两大类，表情肌的运动主要由________神经支配。
37. 口腔颌面部咀嚼肌可分为________、________和翼外肌 3 组。
38. 口腔颌面部组织的血液供应主要来自于颈总动脉的分支即________动脉。
39. 支配舌运动的神经是________。
40. 在进行上颌结节注射时，容易刺破________而导致血肿形成。
41. 支配上颌第一磨牙的神经分别是________、________、上牙槽中神经。
42. 口腔颌面部三对大的唾液腺分别是________、________、舌下腺。
43. 龋病的病因是由________、________、________ 3 种主要因素外加________的影

响共同形成的。其中最重要的是细菌。

44. 龋病的致龋菌主要包括________、________和放线菌 3 种。
45. 在乳牙列中，以________的龋病发病率最高；在恒牙列中，以________的龋病发病率最高。
46. 龋病根据龋坏程度可分为浅龋、________和________ 3 种。
47. 龋病的 3 大并发症包括________、________和颌骨及颌周炎症 3 种。
48. 食物与龋病的关系十分密切，其中以________尤其是________为主要致龋食物。
49. 龋病中医称之为________，一个明显龋洞的形成大概需要________个月。
50. 病变仅仅局限于牙本质浅层的龋称之为________。
51. 肾主骨，齿属骨，乃________。
52. 在口腔与脏腑经络的关系中，连舌本，散舌下，贯舌中的经脉是________。
53. 药物也是导致口腔疾病发生的因素之一，其中矿物药最常见的是________，可出现牙龈出血，口中有金属味，牙齿松动脱落。
54. 在临床上，口腔科最常用的 3 大器械是________、________和________。
55. 诊断根尖周病最可靠的诊断方法是________。
56. 辨疼痛性质时，疼痛得凉则减，为________。受热痛减，为________。
57. 中医把牙痛主要分为________、________、________ 3 种牙痛。
58. 急性牙髓炎应急处理的首要措施是________；急性根尖周炎应急处理的首要措施是________。
59. 慢性牙髓炎临床上一般可分为________、________、________ 3 种。
60. 急性根尖周炎按其病变进展主要分为根尖脓肿、________、黏膜下脓肿 3 个阶段。其中以________阶段其疼痛最为明显。
61. 慢性根尖周炎按其病变性质不同主要分为________、________、根尖囊肿 3 种。
62. 风火牙痛的代表方剂是________；风寒牙痛的代表方剂是________；胃火牙痛的代表方剂是________。
63. 中医把牙周炎称之为________。中医病因主要有________、________、________ 3 个方面。
64. 牙周炎的 4 大主症包括牙龈炎症、________、________、________。
65. 复发性口疮主要分为轻型、________、________ 3 型。
66. 复发性口疮是口腔黏膜病的最常见的一种病，其发病年龄多在________岁；其典型表现为________溃疡；一般 7～14 天愈合。
67. 疱疹性口炎是感染________所引起；若为首次感染，临床上称之为原发性疱疹性口炎；若为再次感染或复发称之为________。
68. 口腔假丝酵母菌病的分型比较复杂，根据其临床表现可分为急性假膜型、________、慢性萎缩型和________ 4 种。其中雪口病、抗生素性口炎、义齿性口炎分别对应________、________、________。
69. 口腔扁平苔癣在临床上常分为________、________和萎缩型三种病变类型。

70. 口腔黏膜下纤维变性的中医病因病机是________和________。
71. 白塞病相当于中医的狐惑病。其病名首见于东汉末年________所著的________。本病以________、________、________反复发生溃疡及________为基本临床特征。
72. 中医把化脓性腮腺炎称之为________或________。治疗成脓期化脓性腮腺炎的中医代表方剂为________。
73. 颌骨骨髓炎感染的主要途径有________、________、________3种，其中最常见的感染途径是________。
74. 颌面部损伤时诊断颌骨骨折的主要体征是________和________。
75. 舌组织较为脆弱，缝合伤口时的针线要求是________，距离创缘5mm以上，拆线宜在术后________天。
76. 牙外伤包括________、________和________。
77. 口腔颌面部损伤后的中医治疗，宜在伤后病情稳定的情况下进行。一般早期宜________，中期宜________，后期宜________。
78. 血管瘤根据临床表现及组织结构的不同可分为3种，分别为________、________和________。
79. 单侧唇裂手术最佳年龄是________；双侧唇裂手术适宜年龄是________。

参考答案

【A型题】

1. D	2. C	3. A	4. C	5. E	6. C	7. D	8. A	9. B	10. E
11. D	12. D	13. B	14. C	15. C	16. A	17. D	18. C	19. A	20. D
21. E	22. B	23. B	24. E	25. A	26. C	27. E	28. E	29. E	30. B
31. C	32. D	33. A	34. D	35. C	36. D	37. B	38. E	39. C	40. A
41. B	42. D	43. B	44. D	45. D	46. D	47. A	48. C	49. B	50. D
51. B	52. D	53. C	54. E	55. A	56. B	57. A	58. C	59. E	60. B
61. D	62. E	63. E	64. E	65. B	66. D	67. B	68. E	69. B	70. B

【B型题】

1. A	2. D	3. A	4. C	5. B	6. C	7. A	8. D	9. A	10. D
11. B	12. A	13. C	14. A	15. B	16. E				

【X型题】

1. ABCD	2. ABCE	3. ABCDE	4. ABCDE	5. ABCD
6. BCDE	7. ABDE	8. ABE	9. ABCDE	10. ABCDE
11. ABCDE	12. ACDE	13. ABCDE	14. ABCDE	

【是非判断题】

1. ×	2. ×	3. ×	4. ×	5. ×	6. √	7. √	8. √	9. ×	10. ×
11. √	12. √	13. ×	14. ×	15. √	16. ×	17. ×	18. ×	19. √	20. √

21. × 22. × 23. × 24. √ 25. × 26. √ 27. √ 28. √ 29. × 30. × 31. √ 32. × 33. × 34. ×

【填空题】

1. 七　真牙生而长极　2. 疾口　疾齿　疾舌　疾言　3. 榆皮　美桂　4. 口唇　舌　5. 舌　舌　口　口　6. 实热　虚寒　7. 口　五谷　舌　五味　8. 口腔颌面部囊肿　痰湿凝聚　9. 张仲景　金匮要略　10.《口齿论》《口齿类要》　11.《新修本草》　银膏　12. 阴虚　阳虚　13. 化脓性疾病　肺胃火热　14. 湿热上蒸　肝郁气滞　15. 含漱　拔牙　16. 辽代　17. 鬲肠口糜　18. 种齿　镶牙业　19. 唇癌　下唇　20. 气滞血瘀　气血不足　21. 根尖脓肿　骨膜下脓肿　22.《肘后备急方》　23. 口腔前庭　固有口腔　24. 腮腺导管　25. 硬腭　软腭　26. 舌体　舌根　27. 丝状乳头　轮廓乳头　28. 合面　近中面　远中面　唇颊面　舌面　29. 牙冠　牙根　30. 牙釉质　牙骨质　牙本质　牙髓　31. 牙龈　牙周膜　32. 额突　腭突　33. 上皮　固有黏膜下　34. 特殊黏膜　被覆黏膜　咀嚼黏膜　35. 下颌关节　颞骨关节凹　髁状突　关节盘　关节囊　36. 咀嚼肌　面　37. 开口肌群　闭口肌群　38. 颈外　39. 舌下神经　40. 翼静脉丛　41. 上牙槽后神经　腭前神经　42. 腮腺　颌下腺　43. 细菌　食物　宿主　时间　44. 变形链球菌　乳酸杆菌　45. 下颌第二乳磨牙　下颌第一磨牙　46. 中龋　深龋　47. 牙髓炎　根尖周炎　48. 糖类　蔗糖　49. 虫牙　18　50. 中龋　51. 肾之标　52. 足太阴脾经　53. 慢性汞中毒　54. 口镜　探针　镊子　55. 叩诊　56. 实热证　虚寒证　57. 风寒牙痛　风火牙痛　胃火牙痛　58. 开髓减压　开髓引流　59. 慢性溃疡性牙髓炎　慢性增生性牙髓炎　慢性闭锁性牙髓炎　60. 骨膜下脓肿　骨膜下脓肿　61. 慢性根尖脓肿　根尖肉芽肿　62. 薄荷连翘方　苏叶散　清胃散　63. 牙宣　胃火上蒸　肾阴亏损　气血不足　64. 牙周袋形成　牙齿松动　牙槽骨吸收　65. 口炎型　重型　66. 10～30　圆形或椭圆型　67. 单纯疱疹病毒　复发性唇疱疹　68. 急性萎缩型　慢性增生型　急性假膜型　急性萎缩型　慢性萎缩型　69. 斑纹型　糜烂型　70. 气滞血瘀　气血不足　71. 张仲景　《金匮要略》　口　眼　生殖器　皮肤损害　72. 发颐　汗毒　仙方活命饮　73. 牙源性感染　损伤性感染　血行性感染　牙源性感染　74. 骨折段移位　咬合关系错乱　75. 粗针粗线　10～12　76. 牙挫伤　牙脱位　牙折　77. 止血　活血　养血　78. 毛细管型血管瘤　海绵状血管瘤　蔓状血管瘤　79. 3～6 个月　6～12 个月

§2.9 针灸推拿学

基本知识问答

1. 经络系统包括哪些内容?

经络系统包括十二经脉、奇经八脉、十二经别、十五络脉、十二经筋和十二皮部。十二经脉是经络系统的主干,“内属于府藏,外络于支节”,将人体内外联系成一个有机的整体。十二经别,是十二经脉在胸、腹及头部的内行支脉。十五络脉,是十二经脉在四肢部及躯干前、后、侧三部的外行支脉。奇经八脉,是具有特殊分布和作用的经脉。此外,经脉的外部筋肉也受经络支配分为十二经筋;皮部也按经络的分布分为十二皮部。

2. 如何理解十二经脉“内属于府藏”?

十二经脉“内属于府藏”,即指其内行部分。脏腑中,脏为阴,腑为阳。手三阴经联系于胸部,其内属于肺、心包、心;足三阴经联系于腹部,其内属于脾、肝、肾,这就是所谓的“阴脉营其藏”。阳经属于腑,足三阳经内属于胃、胆、膀胱;手三阳经内属于大肠、三焦、小肠,这就是所谓的“阳脉营其府”。

3. 试述躯干部侧线距正中线的距离及与经脉的对应关系。

部位	第一侧线	第二侧线	第三侧线
背腰	1.5寸(膀胱经)	3寸(膀胱经)	
腹部	0.5寸(肾经)	2寸(胃经)	4寸(脾经)
胸部	2寸(肾经)	4寸(胃经)	6寸(脾经)

4. 试述奇经八脉的分布部位与十二经脉的纵横交互关系。

督脉行于后正中线,任脉行于前正中线,任脉、督脉各有本经所属穴位,故与十二经脉相提并论,合称为“十四经”。其余的冲、带、跷、维六脉的穴位均交会于十二经和任脉、督脉中。冲脉行于腹部第一侧线,交会足少阴肾经穴。任脉、督脉、冲三脉皆起于胞中,同出会阴而异行,称为“一源三歧”。带脉横斜地行于腰腹,交会足少阳经穴。阳跷脉行于下肢外侧及肩、头部,交会足太阳等经穴。阴跷脉行于下肢内侧及眼,交会足少阴经穴。阳维脉行于下肢外侧、肩和头颈,交会足少阳等经及督脉穴。阴维脉行于下肢内侧、腹第三侧线和颈部，交会足少阴等经及任脉穴。

5. 试述奇经八脉的生理特点及功用。

奇经八脉是指十二经脉之外“别道奇行”的8条经脉，包括督脉、任脉、冲脉、带脉、阳跷脉和阴跷脉、阳维脉和阴维脉。奇经八脉与十二经不同，其不直接隶属于十二脏腑，也无表里配属关系。但与奇恒之腑（脑、髓、骨、脉、胆、女子胞）有密切联系，故称“奇经”。

奇经八脉的作用：沟通了十二经脉之间的联系，将部位相近、功能相似的经脉联系起来，起到统摄有关经脉气血，协调阴阳的作用。对十二经脉气血有蓄积和渗灌的作用，当十二经脉及脏腑气血旺盛时，奇经八脉能加以蓄积，当人体功能活动需要时，奇经八脉又能渗灌供应。

6. 简述十二经脉的表里属络及走向规律。

脏腑有表里相合关系，十二经脉内属于脏腑，亦有相应的表里相合关系。互为表里的阴经与阳经在体内有属络关系，阴经为里，属脏络腑，阳经为表，属腑络脏，如手太阴肺经属肺络大肠，手阳明大肠经属大肠络肺。十二经脉如此构成六对表里属络关系：肺经与大肠经，心包经与三焦经，心经与小肠经，脾经与胃经，肝经与胆经，肾经与膀胱经。

走向规律：手三阴经从胸走手，手三阳经从手走头，足三阳经从头走足，足三阴经从足走腹（胸）。

7. 十二经别的主要作用是什么？

十二经别有离入出合于表里之间的特点，不仅加强了十二经脉的内外关系，更加强了经脉所属络的脏腑在体腔深部的联系，补充了十二经脉在体内外循行的不足，由于十二经别通过表里相合的“六合”作用，使得十二经脉中的阴经与头部发生了联系，从而扩大了手足三阴经穴位的主治范围，加强了十二经脉对头面的联系，故而突出了头面部经脉和穴位的重要性及其主治作用。

8. 试述十二经筋的特点及作用。

十二经筋，是指与十二经脉相应的筋肉部分，其分布范围与十二经脉大体一致。经筋各起于四肢末端，结聚于骨骼和关节部，有的进入胸腹腔，但不像经脉那样属络脏腑。手足三阳之筋都到达头目，手三阴之筋到胸膈，足三阴之筋到阴部。经筋的作用是约束骨骼，活动关节，保持人体正常的运动功能，维持人体正常的体位姿势。

9. 简述四海与气街的关系。

四海与气街具有其一致性。从位置上讲，脑为髓海，与头气街相通；膻中为气海，与胸气街相通；胃为水谷之海，与腹气街相通；冲脉为血海，与腹气街和胫气街相通。可以说四海与气街着重于经络气血横向的联系与汇通。

10. 简述经络的作用及经络理论的临床应用。

经络的作用：沟通内外，网络全身；运行气血，协调阴阳；抗御病邪，反映证候；传导感应，调整虚实。

经络理论的临床应用：①诊断方面，包括经络诊法；分经辨证。②治疗方面，包括循经取穴；药物归经。

11. 为什么十二经脉气血循环由肺经开始？

经脉的主要生理功能是运行血气，而血气的运行有赖于肺气的推动，肺朝百脉，中焦所化生的血气，必先上注于肺，才能流注十二经脉，以营养五脏六腑、四肢百骸。所以十二经脉以肺经为首。

12. 如何理解督脉为"阳脉之海"？

督脉为"阳脉之海"是由它的循行部位所决定的。督脉主干行于背部正中，经脊里而入属于脑，与脑和脊髓均有密切联系。"脑为髓海"、"头为诸阳之会"、"背为阳"，督脉贯穿脊背上至颠顶的循行特点决定了它对全身阳气具有统率、督领作用。此外，手足三阳经均与督脉相交会于大椎穴，带脉出于第二腰椎，阳维脉交会于风府、哑门，阳跷脉通过足太阳与督脉风府相通，所以督脉与全身各阳经都有密切联系。故称为"阳脉之总督"或"阳脉之海"。

13. 简述任脉的生理功能。

①任脉为"阴脉之海"。②任脉为"生养之本"而"主胞胎"。

14. 在十二经脉中与口唇关系密切的有哪几条经脉？

足阳明胃经"挟口"、"环唇"；足厥阴肝经"环唇内"；手阳明大肠经"挟口"、"交人中"。

15. 常见骨度分寸中相距9寸的有哪几处？

前额两发角之间9寸，耳后两乳突之间9寸，天突至胸剑联合9寸，季肋以下至髀枢9寸，腋前纹头至肘横纹9寸。

16. 试述腧穴的分类及其治疗作用。

腧穴是人体脏腑经络气血输注于体表的特殊部位，也是疾病的反应点和针灸治病施术的刺激点。主要分为十四经穴、奇穴、阿是穴三类。

腧穴治疗作用主要有：①近治作用，是指腧穴可治疗其附近组织、器官的局部病症，这是一切腧穴的共同特点。②远治作用，是指十四经脉的腧穴，尤其是十四经脉肘膝关节以下的腧穴，不仅能治疗局部病症，而且还可治疗本经循行所及的远隔部位组织、器官、脏腑的病症，有的甚至具有影响全身的作用。③特殊作用，是指某些腧穴对机体某些疾病有相对特异性的治疗作用。对机体的不同病理状态具有双向的良性调整作用亦是腧穴的特殊作用。

17. 试述郄穴的作用及十六郄穴的名称及归经。

郄穴是各经脉在四肢部经气深聚的部位，临床上常用来治疗本经循行部位及所属脏腑的急性病症，阴经郄穴多治血症，阳经郄穴多治急性疼痛，此外当脏腑发生病变时，可按压郄穴进行检查，作协助诊断之用。

十六郄穴的名称及归经如下：手太阴肺经——孔最，手阳明大肠经——温溜，手厥阴心包经——郄门，手少阳三焦经——会宗，手少阴心经——阴郄，手太阳小肠经——养老，足太阴脾经——地机，足阳明胃经——梁丘，足厥阴肝经——中都，足少阳胆经——外丘，足少阴肾经——水泉，足太阳膀胱经——金门，阴维脉——筑宾（足少阴肾经），阳维脉——阳交（足少阳胆经），阴跷脉——交信（足少阴肾经），阳跷脉——跗阳（足太阳膀胱经）。

18. 试述背俞穴、募穴的治疗作用。

背俞穴是脏腑之气输注于背腰部的腧穴，位于背腰部足太阳膀胱经的第一侧线上，可以治疗五脏病症，除此之外背俞穴还可以治疗与其相应的脏腑病症，也可以治疗与五脏相关的五官九窍、皮肉筋骨等病症。

募穴是脏腑之气汇聚于胸腹部的腧穴，又称“腹募穴”。募穴可以反映相应脏腑的病症，从而用于相应脏腑病症的诊断与治疗。六腑病症多取募穴治疗。

临床治疗脏病、虚证多取背俞穴；腑病、实证多取腹募穴，此为“阴病引阳，阳病引阴”之意。俞募穴还可同时配合使用，即“俞募配穴”。同时俞募二穴也可相互诊察病症，作为协助诊断的一种方法，所谓“审募而察俞，察俞而诊募”。

19. 试述八会穴的名称。

脏会——章门，腑会——中脘，气会——膻中，血会——膈俞，筋会——阳陵泉，脉会——太渊，骨会——大杼，髓会——绝骨（悬钟）。

20. 何谓八脉交会穴？其治疗作用如何？

八脉交会穴是指四肢部流向奇经八脉的8个经穴。即公孙通冲脉，内关通阴维脉，后溪通督脉，申阳通阳跷脉，足临泣通带脉，外关通阳维脉，列缺通任脉，照海通阴跷脉。

由于八穴与八脉相通，所以此八穴既能治疗本经病，又能治疗奇经病，临床上可作为远道取穴单独选用，再配上头身部的邻近穴，成为远近配穴，又可上下配合应用，如公孙配内关治疗胃、心、胸部病症；后溪配申脉治疗内眼角、耳、项、肩胛部位病及发热恶寒等表证；外关配足临泣治疗眼外角、耳、颊、颈、肩部病及寒热往来证；列缺配照海治疗咽喉、胸膈、肺病和阴虚内热等症。

21. 试述手阳明大肠经的体表循行路线。

起于食指桡侧商阳穴，经手背第一、第二掌骨间到腕部，沿上肢外侧前缘、肩前、项、面颊，在水沟穴左右交叉到对侧鼻唇沟，终止于鼻旁迎香穴。

22. 试述足三阳经的五输穴。

足阳明胃经：厉兑（井）、内庭（荥）、陷谷（输）、解溪（经）、足三里

（合）。

足少阳胆经：足窍阴（井）、侠溪（荥）、足临泣（输）、阳辅（经）、阳陵泉（合）。

足太阳膀胱经：至阴（井）、足通谷（荥）、束骨（输）、昆仑（经）、委中（合）。

23. 试述腹部与脐在同一水平线的所有穴位的定位及归经。

神阙：任脉穴，位于腹中部，脐中央。

肓俞：肾经穴，位于腹中部，脐中旁开 0.5 寸。

天枢：胃经穴，位于腹中部，脐中旁开 2 寸。

大横：脾经穴，位于腹中部，脐中旁开 4 寸。

带脉：胆经穴，位于侧腹部，章门下 1.8 寸，当第 11 肋骨游离端下方垂线与脐水平线的交点上。

24. 试述睛明穴的定位及操作。

定位：睛明穴位于面部，目内眦角稍上方凹陷处。

操作：操作时嘱患者闭目，医者押手轻轻固定眼球，刺手持针，于眶缘与眼球之间缓慢直刺 0.5～1 寸，不宜提插捻转，以防刺破血管引起血肿；不宜灸。

25. 试述督脉的体表穴位分布线及相联系的脏腑器官。

体表分布线：起于尾骶的长强穴→沿脊背正中上行至头顶正中→向前下行于鼻柱→经人中→止于上唇内的龈交穴。

联系的脏腑器官主要有：胞宫、后阴、心、脑、鼻、目、咽喉、口唇。

26. 试述耳门、听宫、听会的定位及归经。

耳门（手少阳三焦经）：在面部，当耳屏上切迹的前方，下颌骨髁状突后缘，张口有凹陷处。

听宫（手太阳小肠经）：在面部，耳屏前，下颌骨髁状突的后方张口时呈凹陷处。

听会（足少阳胆经）：在面部，当耳屏间切迹的前方，下颌骨髁状突后缘，张口有凹陷处。

27. 写出任脉、足阳明胃经上的特定穴。

任脉：中极（膀胱募穴），关元（小肠募穴），石门（三焦募穴），中脘（胃募穴、腑会），鸠尾（络穴），巨阙（心募穴），膻中（心包募穴、气会）。

足阳明胃经：天枢（大肠募穴），梁丘（郄穴），足三里（合穴、下合穴），上巨虚（大肠下合穴），下巨虚（小肠下合穴），丰隆（络穴），解溪（经穴），冲阳（原穴），陷谷（输穴），内庭（荥穴），历兑（井穴）。

28. 试述手三阴经在腕掌侧横纹上的穴位的名称及定位。

太渊（手太阴肺经）：在腕掌侧横纹桡侧，桡动脉搏动处。

大陵（手厥阴心包经）：在腕掌横纹的中点处，当掌长肌腱与桡侧腕屈肌腱之间。

神门（手少阴心经）：在腕部，腕掌侧横纹尺侧端，尺侧腕屈肌腱的桡侧凹陷处。

29. 简述合谷穴的主治及其常见的临床配伍应用。

合谷穴主治：①头痛、齿痛、目赤肿痛、咽喉肿痛、鼻衄、耳聋、痄腮、牙关紧闭、口㖞。②热病、无汗、多汗。③滞产、经闭、腹痛、便秘。④上肢疼痛、不遂。

配太冲称四关穴，有镇惊安神、平肝熄风的作用，主治癫狂、头痛、眩晕、高血压；配三阴交有调经活血、催产作用，主治月经不调、痛经、经闭、滞产；配颊车、迎香主治牙痛、面瘫、面痛，“面口合谷收”。

30. 简述透穴刺法的分类及操作。

直透法：用直刺法进针，由一侧腧穴向其对侧相应腧穴透刺，针刺得气后，可施行相应手法。

斜透法：用斜刺法进针，针体与皮肤呈45°，从一穴向相邻经脉（或同一经脉）的另一腧穴透刺，针刺得气后，可施行相应手法。

横透法：用横刺法进针，针体与皮肤呈15°，紧贴皮表，由一穴向另一腧穴透刺，在得气基础上，施行相应手法。

31. 针刺过程中发生晕针该如何处理？

针刺过程中若出现晕针，应立即停止针刺，或停止留针，退出全部已刺之针，扶患者平卧，头部放低，松解衣带，注意保暖。轻者静卧片刻，给饮温茶或温开水，即可恢复。不能缓解者，在行上述处理后，可指按或针刺急救穴，如人中、素髎、合谷、内关、足三里、涌泉、太冲等。也可灸百会、关元、气海。若仍人事不省、呼吸细微、脉细弱者，可采取西医急救措施。在病情缓解后，仍需适当休息。

32. 试述隔姜灸、隔蒜灸、隔盐灸、附子饼灸的适应证。

隔姜灸适应证：因寒引起呕吐、腹痛、腹泻及风寒痹痛。

隔蒜灸适应证：瘰疬、肺痨、初起的肿疡。

隔盐灸适应证：伤寒阴证或吐泻并作，中风脱证。

隔附子饼灸适应证：命门火衰所致的阳痿、早泄或疮疡久溃不敛。

33. 拔罐应注意哪些事项？

（1）选择适当体位与肌肉丰满部位。

（2）根据所拔部位的面积大小而选择大小适宜的火罐。

（3）勿烫伤皮肤、烧坏衣服，水泡较大要处理，以防感染。

（4）皮肤有过敏、溃疡、水肿及大血管分布部位不宜拔罐，孕妇腰骶部及腹部不宜拔罐。

34. 试述三棱针的作用及适用范围。

本法具有行气活血、消肿止痛、泻热开窍等作用，临床主要用于气滞证、血瘀证、实热证所致，以疼痛、发热、肿胀等症状为主要表现的疾病，并常用于急症的治疗，采用三棱针法放出一定量的血液，有时对疑难杂症有特殊的疗效。

35. 简述皮内针的适用范围。

本法适用于一些慢性疾病以及经常发作的疼痛性疾病，如原发性高血压、偏头痛、神经衰弱、三叉神经痛、面肌痉挛、支气管哮喘、胃脘痛、胆绞痛、关节痛、软组织损伤、月经不调、痛经、小儿遗尿等病症。此外还常用于戒毒、减肥等。

36. 耳穴的刺激方法有哪些?

耳穴的刺激方法主要有毫针刺法、电针法、埋针法、压丸法、灸法、刺血法、水针法、磁疗法、按摩法。

37. 耳穴的选穴处方原则是什么?

耳穴的选穴处方原则是：按相应部位取穴；按经络辨证取穴；按现代医学理论取穴；按临床经验取穴；按脏腑辨证取穴。

38. 试述顶颞前斜线的定位及主治。

定位：顶颞前斜线在头部侧面，头顶至头颞部，自前神聪穴起至悬厘穴的连线。该治疗线贯穿督脉、足太阳膀胱经和足少阳胆经。

主治：运动功能障碍病症如瘫痪等。可将全线分为 5 等分，上 1/5 治下肢瘫痪，中 2/5 治上肢瘫痪，下 2/5 治面瘫、运动性失语、流涎。

39. 针灸临床辨证论治要点以及方法有哪些?

针灸临床辨证论治要点有：明辨病症性质；突出经络辨证；注重整体观念；分清标本缓急；做到三因制宜。

针灸临床辨证论治方法有：八纲证治、脏腑证治、气血证治、经络证治等。

40. 如何理解“不盛不虚以经取之”?

“不盛不虚以经取之”，并非病症本身无虚实可言，而是脏腑、经络的虚实表现不甚明显或虚实兼而有之。主要是由于病变脏腑、经络本身一时性的气血紊乱，而不涉及其他脏腑、经络，属本经自病。治疗应按本经循经取穴，以原穴和五输穴最为适宜。当针下得气后，再行均匀的提插捻转（即“平补平泻”）手法，使本经气血调和，脏腑功能恢复正常。

41. 简述针灸选穴原则，各举一例说明。

①局部选穴，如头痛取百会或太阳；邻近选穴，如目疾、耳病取风池；远端选穴，如脱肛灸百会。②辨证选穴，如失眠，若属心肾不交者，归心、肾二经，在心、肾二经选穴；若属心胆气虚，则在心、胆经选穴。③随症选穴（又称为经验选穴），如发热取大椎、曲池、合谷、外关。

42. 何谓子母补泻？并举例说明。

子母补泻法是根据疾病的虚实性质，结合脏腑、经脉和五输穴的五行属性，虚则补其母穴，实则泻其子穴。

（1）本经取穴法：病在某经，根据其虚实性质就在本经选取母子穴，如肺（经）五行属金，太渊五行属土而为其母穴，尺泽五行属水则为其子穴。因此，肺的虚证宜补太渊，肺的实证宜泻尺泽。

（2）异经取穴法：系按十二经脉之间的五行生克关系，根据“实则泻其子，虚则补其母”的治疗原则，分别在病变的母经或子经选穴施术。例如肺的虚证宜补足太阴经太白（母经本穴），肺的实证应泻足少阴经阴谷（子经本穴）。

43. 简述原络配穴法的临床运用？

原穴和络穴在临床上既可单独使用，也可相互配合应用。本经原穴与其表里经的络穴相互配合应用时，称为“原络配穴”。它的临床应用根据以下两点原则：①按表里经脉病变之先后次序定原络，表里经同时出现病变的情况下，以先病经脉的原穴配后病经脉的络穴。②以表里经脉病变的主次轻重定原络，即以主要病经的原穴（主）配次要病经的络穴（客）。

44. 何谓郄会配穴？举例说明。

郄穴与八会穴相互配用，称为“郄会配穴法”。如哮喘发作取手太阴肺经郄穴孔最配气之会穴膻中；咳血顿作取手太阴肺经郄穴孔最配血之会膈俞；急性胃痛取足阳明胃经郄穴梁丘配腑之会穴中脘；颈项强痛取手太阳小肠经郄穴养老配髓之会悬钟等。

45. 简述面瘫治疗的操作方法。

面部腧穴均行平补平泻法，恢复期可加灸法；在急性期，面部穴位手法不宜过重，肢体远端的腧穴行泻法且手法宜重；在恢复期，合谷行平补平泻法，足三里施行补法。

46. 多汗、无汗症为什么均可取合谷、复溜穴？

合谷穴是发汗、止汗的要穴，又是手阳明大肠经的原穴。肺与大肠相表里，肺属卫外合皮毛，主一身之表，汗不出泻合谷有开发腠理、宣通毛窍、解表发汗的作用。若汗出不止则补合谷，益气固表以止汗。复溜穴是足少阴肾经金穴，具有补肾益阴的作用。若无汗又属阴虚者，补复溜则滋阴增液以利发汗，若汗出过多时，则补复溜补阴敛阴，以防汗多亡阳。故多汗、无汗时均可取复溜、合谷穴。

47. 简述支沟穴治疗便秘的原理。

支沟为三焦经经穴，三焦经在体内的循行路线是入缺盆，布胸中络心包，向下过横膈，从胸至腹属上、中、下三焦。上焦有肺脏，中焦有脾、胃，下焦有肠腑。三焦又为水道。若三焦受邪，则气机不畅，腑气不通，津液不下，而成便秘。针刺支沟则能宣通三焦气机，通调水道，使三焦腑气得通，津液得下，便秘得除。所以支沟穴能通便。

48. 为什么涌泉穴能治头痛?

临床上用涌泉穴治疗肾虚头痛、肝阳头痛，均有良好的效果。这是因为肾经上贯肝膈，肝经上额交巅，肾脉贯脊通督脉，督脉入络脑。从生理上讲肾主藏精，肝主藏血，精血同源，二者相互资生。若肾阴不足，肝失滋养，则肝阳上亢，阳主升，循经上熏于头故巅顶头痛，此时针刺涌泉，滋肾水而降肝火，引热下行，上病治下，故涌泉穴可治头痛。

49. 中风中脏腑选哪些主穴? 简述操作方法。

主穴有：水沟、素髎、百会、内关。其操作为：内关用捻转泻法，持续运针 1～3 分钟；素髎、水沟用雀啄法，以患者面部表情出现反应为度，百会行捻转法。

50. 治疗乳腺疾病常取哪些经脉的腧穴为主? 为什么?

乳腺疾病与足阳明胃经和足厥阴肝经关系最为密切，因为足阳明经直接经过乳房，足厥阴经至乳下贯乳房，故治疗乳腺疾病常取胃经和肝经腧穴，如乳根、屋翳、丰隆、足三里、内庭、期门、太冲等穴，近取和远取相配合，可消除乳房部气血之瘀滞。

51. 试述用至阴穴矫正胎位的操作方法。

嘱孕妇排空小便，解松腰带，坐于靠背椅上，或半仰卧于床上，至阴穴以艾条温和灸或雀啄灸，每次 15～20 分钟，也可用小艾炷灸，每次 7～10 壮，每天 1～2 次，至胎位转正为止。

52. 何为推拿手法?

术者以医疗为目的，用手或肢体其他部分，或手持器械，在受术者身体特定部位进行的各种具有规范化动作结构的操作技术。

53. 简述手法作用的中医学原理。

平衡阴阳；调整经络、气血与脏腑的功能；恢复筋骨、关节的功能（舒筋通络，解痉止痛；理筋整复；剥离粘连，疏通狭窄）。

54. 试述推拿治疗的作用原理及治疗原则。

作用原理：疏通经络，行气活血；理筋整复，滑利关节；调整脏腑功能，增强抗病能力。

治疗原则：治未病；治病求本；扶正祛邪；调整阴阳；因时、因地、因人制宜。

55. 什么是运动关节类手法？有哪几种？

对关节作被动性活动的一类手法称运动关节类手法，有摇法、背法、扳法、拔伸法 4 种。

56. 简述推拿对运动系统的作用机制。

改善肌肉的营养代谢；促进组织修复；分离、松解粘连；纠正错位；改变突出物的位置；解除肌肉痉挛；促进炎症介质分解、稀释；促进水肿、血肿吸收。

57. 简要说出松解类手法的操作要求。

（1）持久：是指手法能够按照规定的技术要求与操作规范，持续操作一定的时间，保持动作的连贯性。

（2）有力：是指手法在应用时，从总体来讲必须有一定力量。当然力量的大小，要因人而异，要根据患者的年龄、性别、体质、施治部位、病症虚实等情况适当灵活掌握。

（3）均匀：是指手法的操作必须具有一定的节律性。动作速度要均匀，不可时快时慢；动作幅度要均匀，不可忽大忽小；力量要均匀，不可忽轻忽重。

（4）柔和：是指手法操作时，既要有一定的力量，又要舒适自然，应做到重而不滞，轻而不浮。

（5）深透：是指手法的刺激不能局限于体表，而要达到组织深处的筋脉、骨肉，功力也应达于脏腑，使手法的效应能传之于内。

58. 试述腰部斜扳法的操作。

患者侧卧，患侧下肢在上，屈髋屈膝，健侧下肢在下，自然伸直。术者用一肘或手抵住其肩前部，准备前推；另一肘或手按于臀部，准备向后下方按压。先小幅度扭转腰部数次，以求其腰部放松，趁其腰部放松之机，术者推肩压臀，使腰部扭转，至有明显阻力时，略停一下，然后施以巧力寸劲，做一个快速增大幅度的突发性扳动，常可听到“喀喀”的弹响声。

59. 试分析手法操作中，造成受术者皮肤损伤的原因。

一是手法不熟练，过于僵硬；二是用力过大，在一个位置停留过长；三是在骨突部等薄弱部位操作等。

60. 试述捏脊法的操作及其要领。

两手捏起脊柱中线两侧的皮肉，用拇指面抵住皮肉，食指中指在前，将皮肉捏起，或用食指桡侧面抵住皮肉，拇指在前，捏起皮肉。两手捏提捻转，并交替向前移动。在腰部捏移时可配合提扯操作。从骶部捏至大椎为 1 遍，一般捏 3～5 遍，以皮肤发红为度。捏提肌肤多寡及用力要适度，捏之过多，则动作呆滞不易向前推动，过少则滑脱；用力过大则疼痛，过小则刺激量不足。捏脊法包含了捏、捻、提、推等复合动作，动作宜灵活协调，若掌握得法，操作娴熟，在提拉时，常发出“嗒、嗒”声。

捏法用力要对称、均匀、柔和，动作要连贯而有节奏性。可在所施部位涂以润滑剂，以防损伤皮肤或造成难忍之皮肤锐痛。

61. 试述颈椎拔伸法的操作。

颈椎拔伸法有掌托拔伸法、肘托拔伸法和仰卧位拔伸法 3 种。

（1）掌托拔伸法：患者坐位，术者站于其后，以双手拇指顶按住其两侧风池穴处，两掌分置于两侧下颌部，然后掌指及臂部同时协调用力，拇指上顶，双掌上托，缓慢地向上拔伸，使颈椎得到持续牵引。

（2）肘托拔伸法：患者坐位，术者站于其后方，以一手扶托其枕后部以固定助力，另一侧上肢的肘弯部托其下颏部，手掌扶抱住对侧颜面以加强固定，托住其下颏部的肘臂与扶托枕后部一手协调用力，向上缓慢地拔伸，使颈椎在较短的时间内得到持续的牵引。

（3）仰卧位拔伸法：患者仰卧，术者坐其头端，以一手托扶其枕后，另一手托扶于其下颏部，双手臂协调施力，向头端缓慢拔伸一定的时间，使颈椎得到持续的水平位牵引。

62. 简述㨰法的临床应用。

㨰法是一指禅流派中的一种常用手法。其着力面积较大，属中、强刺激量手法，常用于头部、肩背部、腰骶部及四肢肌肉丰厚处。具有舒经活血、解痉止痛、滑利关节等作用，常用于治疗头痛、偏瘫、股外侧皮神经炎、肌肉关节疼痛等病症。

63. 试述点法的作用及临床应用。

点法具有着力点小、刺激强的特点，主要用于穴位及痛点，具有明显的“以痛止痛”的功效，在治疗操作中可起到开通闭塞、通经止痛、调整脏腑功能等作用，临床主要用以治疗脘腹挛痛、风湿顽痹、陈伤疼痛、肢痿瘫痪等病症。

64. 简述推法的分类。

推法可分为指推、掌推、拳推、肘推。指推又可分为拇指推、食中指推、食中环三指推、拇指指间关节推、食指指间关节推、中指指间关节推、食中指指间关节推、食指中节骨推、八字推；掌推可分为全掌推、大鱼际推、小鱼际推、掌根推。

65. 何为踩跷法？其注意事项有哪些？

踩跷法是用足尖、足掌或足跟在人体体表的不同部位、穴位及经络施以点、揉、推、搓等各种脚法，从而进行治病或保健的方法。踩跷法主要适用于慢性疾病和功能性疾病的治疗，对某些疾病的急性期也有良好疗效。对有较严重的心肺疾病、急性传染病、脓毒血症、出血性疾病、各种皮肤病、骨结核、肿瘤、骨折及肌腱断裂、孕妇等应禁用；对年老体弱、骨质疏松严重者应慎用。临证时，要详查病情、明确诊断，判断是否为踩跷法适应证，做到心中有数，治疗有方，切忌乱踩。操作时注意力度要适中，要根据受术者的身体情况和所踩的部位，通过握杠的双手来调整下踩的力量，以患者能耐受为度，忌用蛮力、暴力。踩踏部位以腰、骶、臀、大腿、上臂为主，在胸背踩踏时，尤其要注意脚的力度、位置、角度等，以免损伤胸廓。踩跷法治疗前 1 小时内患者不得过多饮水或进食。

66. 简述拿五经法的操作及适应证。

患者取仰卧位或坐位，取仰卧位时术者位于患者头顶方，取坐位时位于患者后方。术者五指分开五指指腹着力，单手或双手从患者前发际向后拿至后枕部 5～8 遍。

适应证：头痛、头胀、失眠等。

67. 简述小儿腹泻寒湿型和湿热型的推拿治则及推拿手法治疗处方。

（1）寒湿泻：

治则：温中散寒、化湿止泻。

处方：补脾经、推三关、补大肠、揉外劳宫、揉脐、推上七节骨、揉龟尾、按揉足三里。

（2）湿热泻：

治则：清热利湿、调中止泻。

处方：清脾胃、清大肠、清小肠、退六腑、揉天枢、揉龟尾。

68. 试述痛经的推拿治法。

（1）基本治法：

取穴：气海、关元。

手法：一指禅推法、摩法、揉法。

操作：患者取仰卧位，医者坐于右侧，用摩法按顺时针方向在小腹部治疗，时间约 6 分钟，然后用一指禅推法或揉法在气海、关元治疗，每穴约 2 分钟。

（2）腰背部操作：

取穴：肾俞、八髎。

手法：一指禅推法、㨰法、按法、擦法。

操作：患者取俯卧位，医者站于右侧，用滚法在腰部脊柱两旁及骶部治疗，时间约 4 分钟。然后用一指禅推法或按法治疗肾俞、八髎，以酸胀为度，再在骶部八髎穴用擦法治疗，以透热为度。

自测试题（附参考答案）

【A 型题】

1. 经脉所分出的小支是
A. 奇经八脉　B. 络脉　C. 皮部　D. 经筋　E. 气街
2. 气街是经气
A. 组成和来源　B. 聚集通行的共同道路　C. 布散的主要部位　D. 蓄积停留之处　E. 别道奇行路径
3. “联络脏腑，沟通肢窍”其意思指
A. 经络系统内容　B. 经络生理功能　C. 循经感传现象　D. 病候反应途径　E. 病邪传变规律
4. 位于手食指第 2 掌指关节后，桡侧凹陷处的穴位是
A. 阳溪　B. 合谷　C. 二间　D. 三间　E. 中渚
5. 下列经脉循行中“交人中”的是
A. 足阳明胃经　B. 手少阴心经　C. 手阳明大肠经　D. 手太阳小肠经　E. 足少阳胆经
6. 太渊穴是
A. 经穴　B. 八会穴中的气会　C. 络穴　D. 荥穴　E. 输穴
7. 合谷穴
A. 以治疗大肠的疾患见长　B. 在第 2 掌骨尺侧的中点处　C. 是输穴　D. 是八脉交会穴　E. 以治疗头面五官的疾患见长
8. 入上齿中，还出挟口的经脉是
A. 手阳明大肠经　B. 足阳明胃经　C. 督脉　D. 足厥阴肝经　E. 足太阳膀胱经
9. 大肠募穴位于
A. 手阳明太肠经上　B. 足阳明胃经上　C. 足太阴脾经上　D. 距前正中线 4 寸　E. 距前正中线 6 寸
10. 在八脉交会穴中，通冲脉的是
A. 列缺　B. 公孙　C. 内关　D. 商丘　E. 后溪
11. 内踝尖与阴陵泉的连线上，阴陵泉下 3 寸的穴位是
A. 漏谷　B. 阴市　C. 地机　D. 石门　E. 冲门
12. 足太阴脾经的起始穴位是
A. 隐白　B. 公孙　C. 大敦　D. 至阴　E. 至阳
13. 侧胸部腋中线上，当第 6 肋间隙处的穴位是
A. 章门　B. 期门　C. 府舍　D. 大包　E. 极泉
14. 起于本脏的经脉是

A. 手少阳三焦经 B. 足厥阴肝经 C. 手少阴心经 D. 足少阴肾经 E. 足太阳膀胱经

15. 手少阴心经的荥穴是

A. 少冲 B. 中冲 C. 关冲 D. 少府 E. 少泽

16. 支正位于

A. 阳池与少海的连线上，腕背横纹上 5 寸 B. 阳溪与曲池的连线上，腕背横纹上 5 寸 C. 阳谷与少海的连线上，腕背横纹上 5 寸 D. 阳池与小海的连线上，腕背横纹上 5 寸 E. 阳谷与小海的连线上，腕背横纹上 5 寸

17. 位于肩胛部冈上窝中央的穴位是

A. 肩外俞 B. 肩中俞 C. 天宗 D. 秉风 E. 曲垣

18. 下列井穴中，具有催乳作用的穴位是

A. 少商 B. 关冲 C. 中冲 D. 少泽 E. 隐白

19. 足三阳经腧穴主治病症相同的是

A. 神志病 B. 胃肠病 C. 咽喉病 D. 前阴病 E. 妇科病

20. 《灵枢·九针十二原》对五输穴的记载中，复溜为

A. 井 B. 荥 C. 输 D. 经 E. 合

21. 下列穴位除哪一个，其余均在一水平线上

A. 神阙 B. 归来 C. 大横 D. 带脉 E. 肓俞

22. 治疗急性病证常用下列各类特定穴中的

A. 原穴 B. 络穴 C. 募穴 D. 郄穴 E. 下合穴

23. 十二经脉中分支最多的经脉是

A. 足太阳膀胱经 B. 足少阳胆经 C. 足阳明胃经 D. 足厥阴肝经 E. 手太阴肺经

24. “耳前三穴”（耳门、听宫、听会）其归经由上至下分别是

A. 三焦经、小肠经、胆经 B. 小肠经、胆经、三焦经 C. 胆经、三焦经、小肠经 D. 三焦经、胆经、小肠经 E. 胆经、小肠经、三焦经

25. 以下八会穴中，哪个是错误的

A. 腑会，中脘 B. 脉会，太渊 C. 髓会，绝骨 D. 筋会，阳陵泉 E. 骨会，大椎

26. 下列穴位中，哪个不是特定穴

A. 足三里 B. 支沟 C. 犊鼻 D. 地机 E. 照海

27. 在腹部，循行距任脉旁开 2 寸的经脉是

A. 足少阴肾经 B. 手太阴肺经 C. 足太阴脾经 D. 足阳明胃经 E. 足厥阴肝经

28. 原穴大部分位于

A. 四肢腕踝关节附近 B. 肘、膝关节以下 C. 人体躯干部 D. 腕踝关节以上 E. 躯干部和四肢部

29. 曲池穴五行属性为

A. 木　B. 火　C. 土　D. 金　E. 水

30. 臂臑穴位于曲池与肩髃的连线上，当曲池上

A. 2寸　B. 3寸　C. 5寸　D. 7寸　E. 8寸

31. 针灸治疗面瘫经常采用地仓透

A. 颊车　B. 迎香　C. 水沟　D. 下关　E. 大迎

32. 两头维穴之间的距离是

A. 4.5寸　B. 6寸　C. 8寸　D. 9寸　E. 10寸

33. 在足内踝前下方，当舟骨结节与内踝尖连线中点的穴位是

A. 然谷　B. 行间　C. 中封　D. 商丘　E. 太白

34. 治疗崩漏，月经过多常选用

A. 厉兑　B. 至阴　C. 地机　D. 三阴交　E. 隐白

35. 下列哪组是心经的起止穴

A. 天池 少冲　B. 天池 中冲　C. 极泉 少泽　D. 极泉 中冲　E. 极泉 少冲

36. 属于原络配穴法是

A. 列缺配太渊　B. 腕骨配通里　C. 合谷配偏历　D. 巨阙配心俞　E. 合谷配太渊

37. 经脉循行中既行于目锐眦，又行于目内眦的经脉是

A. 手阳明大肠经　B. 足厥阴肝经　C. 手太阳小肠经　D. 手少阴心经　E. 手少阳三焦经

38. 手太阳小肠经与手少阴心经交结于

A. 拇指端　B. 食指端　C. 中指端　D. 小指端　E. 无名指端

39. 根据八脉交会穴上下相配原则，与后溪穴相配的是

A. 公孙　B. 足临泣　C. 列缺　D. 申脉　E. 照海

40. 小肠经经气深聚的部位是

A. 腕骨　B. 小海　C. 养老　D. 阳谷　E. 少泽

41. 两穴位之间相距2寸的是

A. 五处—承光　B. 通天—络却　C. 承光—通天　D. 合阳—委中　E. 外陵—归来

42. 手厥阴经起于

A. 胸中　B. 中焦　C. 心中　D. 上焦　E. 心包络

43. 手少阳经与足少阳经脉相交接的部位在

A. 鼻旁　B. 耳旁　C. 目下　D. 目内眦　E. 目外眦

44. 用灯火灸治疗小儿腮腺炎最宜选取的腧穴是

A. 百会　B. 角孙　C. 头维　D. 耳门　E. 肩井

45. “大人癫病，小人风痫”是何经病候

A. 冲脉 B. 督脉 C. 足太阳络脉 D. 阳跷脉 E. 阴跷脉

46. 关元为哪一经的募穴

A. 胆 B. 三焦 C. 胃 D. 小肠 E. 心

47. 足太阳结于“命门”，此命门是指

A. 左肾 B. 右肾 C. 眼目 D. 鼻咽 E. 耳窍

48. 行针的目的不包括

A. 激发经气 B. 防止晕针 C. 缓解滞针 D. 催气运速 E. 补虚泻实

49. 施灸顺序应该是

A. 先上后下，先阴后阳 B. 先上后下，先阳后阴 C. 先下后上，先阴后阳 D. 先下后上，先阳后阴 E. 先腹后背，先阴后阳

50. 下列疾病中除哪种疾病外均可采用拔罐法治疗

A. 风湿痹痛 B. 神经麻痹 C. 高热抽搐 D. 痛经 E. 痤疮

51. 斜刺法的进针角度是

A. 15°左右 B. 30°左右 C. 45°左右 D. 70°左右 E. 90°左右

52. 下列晕针处理方法，有错误的是

A. 患者平卧，头部垫高 B. 注意通风、保暖 C. 予饮温开水或糖开水 D. 可灸百会、关元、气海 E. 可指掐或针刺人中、素髎、内关、足三里等穴

53. 易出现痛感的组织层面是

A. 神经干 B. 肌肉 C. 骨膜 D. 血管 E. 肌腱

54. 《灵枢·官能》：“用针之要，勿忘其________。”

A. 气 B. 血 C. 精 D. 神 E. 针

55. 耳穴在耳郭的分布有一定规律，与子宫相应的穴位在

A. 耳垂 B. 耳舟 C. 耳甲腔 D. 对耳轮 E. 三角窝

56. 经穴本身是合穴，五行属土，所属经脉属木，该穴为

A. 足三里 B. 曲泉 C. 曲池 D. 阳陵泉 E. 委中

57. 据“经脉所过，主治所及”，头顶痛宜选何经穴治疗

A. 足厥阴肝经 B. 手少阳三焦经 C. 足阳明胃经 D. 足少阳胆经 E. 手阳明大肠经

58. 神门、太溪适用于治疗心悸

A. 心脾两虚型 B. 肝郁化火型 C. 心虚胆怯型 D. 阴虚火旺型 E. 心血瘀阻型

59. 血海、曲池、合谷、三阴交、风市最适宜治疗

A. 痛经 B. 荨麻疹 C. 胁痛 D. 中风 E. 痹症

60. 小儿脑瘫取悬钟穴治疗，是因其属八会穴的

A. 血会 B. 髓会 C. 骨会 D. 脉会 E. 筋会

61. 治疗风寒感冒选穴、方义错误的是

A. 风池疏风散邪 B. 合谷解表散寒 C. 尺泽调理益气 D. 列缺宣肺解

表　E. 外关疏风解表

62. 治疗腰痛取穴以何经穴为主

A. 督脉、足太阴经　B. 手太阳、足少阳经　C. 足太阳、足阳明经　D. 督脉、足太阳经　E. 足太阳、足少阳

63. 常用于治疗中风言语謇涩的穴位是

A. 通里　B. 百会　C. 内关　D. 神庭　E. 合谷

64. 周围性面瘫的针灸治疗原则是

A. 活血化瘀，通经活络　B. 补益气血，通经活络　C. 祛风化湿，通经活络　D. 祛风活血，通经活络　E. 舒筋通络，熄风止痉

65. 根据“子母补泻法”，肾经虚证可补

A. 阴谷　B. 涌泉　C. 复溜　D. 太溪　E. 水泉

66. 头痛取率谷、风池、足临泣在“按经配穴”中属

A. 本经配穴　B. 子母经配穴　C. 交会经配穴　D. 表里经配穴　E. 同名经配穴

67. 阴虚牙痛除取局部穴外，尚可取

A. 内关，太冲　B. 三阴交，隐白　C. 合谷，太溪　D. 合谷、太冲　E. 以上均是

68. 前发际至大椎的骨度分寸是

A. 14 寸　B. 15 寸　C. 12 寸　D. 13 寸　E. 10 寸

69. 位于第 2、3、4、5 指掌侧，近端指关节的中央的奇穴是

A. 四缝　B. 八邪　C. 八风　D. 二间　E. 四关

70. 大肠、小肠、三焦三腑的下合穴是

A. 足三里、上巨虚、下巨虚　B. 委中、足三里、阳陵泉　C. 上巨虚、下巨虚、委阳　D. 委阳、委中、阳陵泉　E. 足三里、上巨虚、阳陵泉

71. 翳风、听会、侠溪、中渚诸穴组成的处方，可用于治疗

A. 耳鸣、耳聋　B. 聤耳　C. 麦粒肿　D. 目赤肿痛　E. 近视眼

72. 督、任、冲脉皆起于胞中，同出会阴，故称

A. 循行走向　B. 离入出合　C. 奇恒之腑　D. 一源三歧　E. 别道奇行

73. 阴经是指

A. 六脏的经脉　B. 六腑的经脉　C. 督脉、带脉　D. 循行胸腹经脉　E. 循行背部经脉

74. 腕横纹尺侧，尺侧腕屈肌腱的桡侧凹陷中的穴位是

A. 大陵　B. 神门　C. 太渊　D. 解溪　E. 劳宫

75. 前正中线旁开 4 寸，平第 7 肋间隙的穴位是

A. 期门　B. 日月　C. 膻中　D. 大包　E. 京门

76. 下列穴位中不属郄穴的是

A. 会宗　B. 温溜　C. 梁丘　D. 跗阳　E. 大钟

77. 下列穴位中不适合治疗胁痛实证的是
A. 期门 B. 支沟 C. 阳陵泉 D. 肝俞 E. 太冲

78. 属三焦经的穴位是
A. 角孙 B. 听宫 C. 瞳子髎 D. 丘墟 E. 听会

79. 治疗胆道蛔虫症的经验穴是
A. 鸠尾透日月 B. 迎香透四白 C. 中脘透天枢 D. 足三里透丰隆 E. 阳陵泉透胆囊穴

80. “四关”穴是指
A. 合谷、曲池 B. 合谷、太冲 C. 内关、外关 D. 曲池、阳陵泉 E. 太冲、阳陵泉

81. 治疗消渴的经验效穴为
A. 脾俞 B. 隔俞 C. 胰俞 D. 肾俞 E. 肺俞

82. 用隐白穴治疗崩漏，其常用操作手法是
A. 点刺出血 B. 穴位注射 C. 灸法 D. 毫针刺补法 E. 毫针刺泻法

83. 治疗心脾两虚失眠的穴组是
A. 大陵、太溪、神门、心俞 B. 脾俞、心俞、神门、三阴交 C. 内庭、公孙、丰隆、神门 D. 行间、足窍阴、风池、神门 E. 内关、心俞、胆俞、丘墟

84. 针灸治疗退热的最佳穴组为
A. 曲池、身柱、太冲 B. 大椎、曲池、合谷 C. 大椎、身柱、太冲 D. 百合、风池、身柱 E. 合谷、内关、风池

85. 治疗“喘咳寒热”之证的“五输穴”为
A. 荥穴 B. 输穴 C. 经穴 D. 合穴 E. 井穴

86. 久泄、久痢以致脱肛宜用
A. 宛陈则除之 B. 陷下则灸之 C. 以经取之 D. 原络配穴 E. 俞募配穴

87. 化痰要穴为
A. 风府 B. 飞扬 C. 丰隆 D. 孔最 E. 尺泽

88. 急性腰痛取“人中”治疗，属何配穴法
A. 左右配穴法 B. 上下配穴法 C. 前后配穴法 D. 本经配穴法 E. 三步配穴法

89. 下列各项中不能治疗乳癖的是
A. 膻中 B. 期门 C. 孔最 D. 乳根 E. 太冲

90. 五输穴中位于掌指关节或跖趾关节之后的穴位是
A. 井穴 B. 荥穴 C. 输穴 D. 经穴 E. 合穴

91. 下列腧穴中，用简便方法取穴的是
A. 三阴交 B. 阳陵泉 C. 风市 D. 天池 E. 曲泽

92. 位于第 11 肋游离端下际的穴位是

A. 期门　B. 日月　C. 大包　D. 带脉　E. 章门

93. 下列哪种灸法用于治疗伤寒阴证、吐泻并作、中风脱证等

A. 瘢痕灸　B. 温和灸　C. 隔姜灸　D. 隔盐灸　E. 隔蒜灸

94. 应用头针治疗癫痫、精神失常、鼻病等的头穴线是

A. 颞前线　B. 颞后线　C. 顶中线　D. 额中线　E. 枕上下中线

95. 针对某些全身症状或病因病机而选穴的原则是

A. 近部选穴　B. 远部选穴　C. 辨证选穴　D. 前后部位选穴　E. 表里经选穴

96. 我国第一部按摩专著是

A.《保赤推拿法》　B.《小儿推拿表诀》　C.《小儿推拿方脉活要秘旨全书》　D.《黄帝内经》　E.《黄帝岐伯按摩十卷》

97. 下列哪种不是推拿的适应证

A. 桡骨小头半脱位　B. 痛经　C. 肩周炎　D. 胸椎结核　E. 颈椎病

98. 具有利尿作用的小儿穴位是

A. 揉二马　B. 退六腑　C. 推箕门　D. 揉板门　E. 开天门

99. 对肝阳头痛治疗不正确的叙述是

A. 推桥弓左右交替进行　B. 按、揉两侧太冲、行间　C. 用扫散法治头侧胆经循经部自前上向后下方操作　D. 推桥弓自下而上　E. 擦两涌泉，以透热为度

100. 小儿发热宜选用的介质是

A. 滑石粉　B. 蛋清　C. 凉水　D. 红花油　E. 姜汁

101. 脾虚泻的处方中不适宜的操作是

A. 推三关　B. 补大肠　C. 补脾经　D. 推下七节骨　E. 揉龟尾

102. 关于和法的叙述不正确的是

A. 和法即和解之法　B. 和法手法频率稍快　C. 和法手法平稳　D. 和法含有调和之意　E. 和即缓和紧张

103. 具有明显清热作用的是

A. 推脊　B. 揉右端正　C. 揉左端正　D. 揉二马　E. 推三关

104. 以下穴位中清热力最强的是

A. 清天河水　B. 退六腑　C. 揉内劳宫　D. 推天柱骨　E. 推坎宫

105. 关于振法叙述不正确的是

A. 有指振法和掌振法之分　B. 着力稍轻　C. 振动的频率较高　D. 操作时力量要集中于着力部位　E. 运用肌肉强力地静止性作用力

106. 一般不用于急性腰肌扭伤的方法是

A. 弹拨法　B. 腰部擦法　C. 腰部斜扳法　D. 牵引腰部　E. 腰部后伸被动运动

107. 滚法的操作要求是
A. 手握拳以指间关节处为着力点 B. 以腕关节屈伸带动前臂摆动 C. 抬肩屈肘动作协调 D. 要带动皮下组织运动 E. 以上都不是
108. 下列哪一组手法常用于胃下垂的腹部治疗
A. 一指禅推法、按法、揉法、托法 B. 一指禅推法、摩法、振法、托法 C. 一指禅推法、按法、揉法、摩法 D. 捏法、揉法、摩法、托法 E. 㨰法、按法、揉法、摩法
109. 脾胃虚弱型泄泻摩腹重点在
A. 胃脘部 B. 天枢 C. 神阙 D. 气海 E. 关元
110. 推太阳的作用是
A. 活血化瘀 B. 舒筋通络 C. 疏风解表 D. 调理脾胃 E. 益气生血
111. 小儿推拿推法的正确叙述是
A. 一般推法有直推法、横推法、旋推法 B. 操作时需用介质 C. 推动的频率为 100～120 次/min D. 推动方向与补泻关系不大 E. 用力以重为宜
112. 能产生明显温热效应的手法是
A. 揉法 B. 点法 C. 滚法 D. 擦法 E. 振法
113. 肱骨外上髁炎的操作手法主要选用
A. 按揉法 B. 推擦法 C. 弹拨法 D. 拿法 E. 以上都是
114. 开天门的作用是
A. 活血化瘀 B. 舒筋通络 C. 疏风解表 D. 调理脾胃 E. 以上都不是
115. 被动活动手法治疗肩周炎的作用是
A. 松解粘连 B. 活血化瘀 C. 益气养血 D. 舒筋活血 E. 理气活血
116. 推拿基本治法中，补法的操作要求是
A. 手法轻而柔，不宜过重刺激 B. 刚柔兼施 C. 手法稍重逐渐加强 D. 轻快柔和，频率逐渐加快 E. 以上都是
117. 以下哪种方法，既能止泻，又能通便
A. 按腰俞 B. 开天门 C. 揉风门 D. 推七节骨 E. 清小肠
118. 拔伸法操作要求是
A. 用力要大，动作快速 B. 用力要均匀、持久、动作缓和 C. 用力要小，动作要慢 D. 关节上下的一对拉伸力应一大一小 E. 以上都不是
119. 擦法操作时使用介质作用是
A. 增大擦动幅度 B. 加快操作速度 C. 防止擦破皮肤 D. 增加摩擦阻力 E. 以上都是
120. 下列哪种疾病可用捻转法治疗

A. 高血压　B. 痹证　C. 癃闭　D. 胃脘痛　E. 以上都不是

121. 下列正确的叙述是

A. 推下七节骨能温阳止泻　B. 天河水用食指、中指指面自肘推向腕，称清天河水　C. 肾经穴由指尖向指根方向直推为补，称补肾经　D. 用拇指面自腕推向肘，称退六腑　E. 用推法自大指根推向腕横纹，称板门推向横纹

122. 小儿推法的操作要求，以下哪项错误

A. 推动要有节律　B. 注意推动方向　C. 频率 200～300 次/min　D. 勿用介质　E. 用力要柔和

123. 运法的操作，以下哪项不正确

A. 宜轻不宜重　B. 在体表施绕摩擦推动　C. 宜缓不宜急　D. 不带动深层肌肉组织　E. 以拇指或中指螺纹面着力

124. 小儿推拿中，哪种方法可醒神开窍

A. 掐人中　B. 揉太阳　C. 开天门　D. 揉迎香　E. 揉大椎

125. 以下哪组可用于小儿外感风寒发热

A. 补脾经、补肺经、揉太阳、推涌泉　B. 清肺经、清胃经、清大肠、退六腑　C. 推攒竹、推坎宫、揉太阳、推三关　D. 运内八卦、清天河水、清胃经、退六腑　E. 清小肠、运外八卦、揉太阳、推涌泉

126. 治疗腰椎小关节功能紊乱症的首选手法是

A. 击法　B. 斜扳法　C. 拍法　D. 挠法　E. 按法

127. 肩关节周围炎疼痛期的推拿手法是

A. 重手法　B. 轻柔手法　C. 点按类手法　D. 拔伸类手法　E. 扳动类手法

128. 拿法可以看成一种复合手法，以下除哪项外皆可用拿法

A. 颈项部　B. 头部　C. 四肢部　D. 胸胁部　E. 肩部

129. 具有祛风散寒、降逆止呕作用的操作是

A. 揉一窝风　B. 拿风池　C. 推天柱骨　D. 分腹阴阳　E. 推三关

130. 寒热往来，以寒为主，宜重推

A. 推三关　B. 推脾经　C. 分手阴阳阳池重推　D. 分手阴阳阴池重推　E. 和阴阳

【B 型题】

问题 1～3

A. 三焦经的同名经　B. 心包经的同名经　C. 小肠经的同名经　D. 肾经的同名经　E. 大肠经的同名经

1. 胆经是
2. 肝经是
3. 胃经是

问题 4～6

A. 髓海 B. 气海 C. 水谷之海 D. 血海 E. 少海

4. 宗气所聚之处为
5. 气血生化之处为
6. 涵蓄十二经气血之处为

问题 7～9

A. 督脉 B. 阴维脉 C. 冲脉 D. 任脉 E. 带脉

7. “阴脉之海”指
8. “十二经之海”指
9. “阳脉之海”指

问题 10～12

A. 痰多取丰隆 B. 腰背疼痛取委中 C. 面瘫取太冲 D. 目赤肿痛针刺太阳 E. 视物昏花取风池

10. 循经取穴治疗举例有
11. 局部取穴治疗举例有
12. 邻近取穴治疗举例有

问题 13～15

A. 12 寸 B. 15 寸 C. 18 寸 D. 19 寸 E. 13 寸

13. 前发际正中至后发际正中的骨度分寸是
14. 肘横纹至腕横纹的骨度分寸是
15. 股骨大转子至腘横纹的骨度分寸是

问题 16～18

A. 井穴 B. 荥穴 C. 输穴 D. 经穴 E. 合穴

16. 然谷是
17. 商丘是
18. 曲泉是

问题 19～21

A. 大陵 B. 神门 C. 内关 D. 足临泣 E. 外关

19. 位于腕掌侧横纹尺侧端，尺侧腕屈肌腱的桡侧凹陷处的穴位是
20. 属手少阴心经的穴位是
21. 通于带脉的穴位是

问题 22～24

A. 腕横纹上 3 寸 B. 腕横纹上 5 寸 C. 腕横纹上 10 寸 D. 腕横纹上 2 寸 E. 腕横纹上 8 寸

22. 偏历位于
23. 温溜位于
24. 手三里位于

问题 25～27

A. 手阳明大肠经　B. 手少阴心经　C. 足少阴肾经　D. 足阳明胃经　E. 足厥阴肝经

25. "还出挟口，交人中"的经脉是
26. "上挟咽，系目系"的经脉是
27. "还出挟口环唇，下交承浆"的经脉是

问题 28～30

A. 入脑，上巅，循额　B. 交人中，左之右，右之左，上挟鼻孔　C. 其直者，从缺盆下乳内廉，下挟脐，入气街中　D. 其支者，从肺出络心，注胸中　E. 其直者，下腋，循胸，过季胁，下合髀厌中

28. 手阳明大肠经的循行是
29. 足阳明胃经的循行是
30. 足少阳胆经的循行是

问题 31～33

A. 石门　B. 冲阳　C. 蠡沟　D. 中封　E. 解溪

31. 三焦的募穴是
32. 肝经的经穴是
33. 胃经的原穴是

问题 34～36

A. 金　B. 水　C. 土　D. 火　E. 木

34. 商阳穴的五行属性为
35. 太白穴的五行属性为
36. 昆仑穴的五行属性为

问题 37～38

A. 髓海　B. 气海　C. 水谷之海　D. 血海　E. 少海

37. 手少阴经的合穴为
38. 脑为

问题 39～40

A. 目内眦相衔接　B. 足大趾内侧端相衔接　C. 足大趾外侧端相衔接　D. 胸中相衔接　E. 无名指外侧端相衔接

39. 足少阳胆经与足厥阴肝经在
40. 手厥阴心包经与手少阳三焦经在

问题 41～43

A. 两眉头的中间　B. 眉毛中的中点　C. 眉弓中点，眶上缘上　D. 当眉梢与目外眦之间，向后约一横指的凹陷中　E. 眶下缘外 1/4 与内 3/4 交界处

41. 鱼腰位于
42. 太阳位于

43. 球后位于

问题 44～46

A. 第 2 肋间隙　B. 第 3 肋间隙　C. 第 4 肋间隙　D. 第 5 肋间隙　E. 第 6 肋间隙

44. 膻中平第几肋间隙
45. 期门在第几肋间隙
46. 大包在第几肋间隙

问题 47～49

A. 90°　B. 70°左右　C. 45°左右　D. 30°左右　E. 15°左右

47. 针刺膻中穴的进针角度是
48. 针刺关元穴的进针角度是
49. 针刺印堂穴的进针角度是

问题 50～52

A. 分刺、合刺及浮刺　B. 毛刺、直针刺和半刺法　C. 恢刺和关刺　D. 短刺和输刺　E. 以上都不是

50. 出于《灵枢·官针》，刺骨之法是
51. 出于《灵枢·官针》，刺筋之法是
52. 出于《灵枢·官针》，刺肉之法是

问题 53～54

A. 晕针　B. 滞针　C. 针后异常感　D. 损伤脑脊髓　E. 弯针

53. 在针刺过程中，轻者感觉精神疲倦，头晕目眩，恶心欲吐是
54. 出现头痛、恶心、呕吐、抽搐、呼吸困难、休克和神志昏迷是

问题 55～57

A. 生姜片　B. 蒜片　C. 黄土　D. 附子饼　E. 食盐

55. 患者由于遗精、阳痿而施间接灸法，局部应放置
56. 若疮疡初起，在施灸时局部应放置
57. 若呕吐泄泻，大汗淋漓，需回阳救逆固脱，在神阙施灸时，应放置

问题 58～60

A. 温肾壮阳　B. 解表散寒、温中止呕　C. 消肿拔毒　D. 行气活血　E. 回阳固脱

58. 隔姜灸具有
59. 隔盐灸具有
60. 隔蒜灸具有

问题 61～63

A. 神阙、血海、曲池、阿是穴　B. 大椎　C. 肾俞、大肠俞、腰阳关、委中　D. 脾俞、胃俞、大肠俞、天枢、气海、足三里、下巨虚　E. 大椎、肺俞、孔最

61. 用拔罐法治疗感冒、咳嗽、哮喘等呼吸系统疾患时宜选用的穴位为
62. 用刺络拔罐方法治疗痤疮时宜选用的穴位为
63. 用拔罐法治疗腰痛宜选择的穴位为

问题 64～65

A. 行气法　B. 调气法　C. 催气法　D. 守气法　E. 候气法

64. 留针等待经气而至的方法为
65. 按截法属于

问题 66～67

A. 颤法　B. 摄法　C. 弩法　D. 刮法　E. 搓法

66. 以上何法可诱导针下水波样感
67. 以上何法主要用于守气行气

问题 68～69

A. 透天凉　B. 烧山火　C. 白虎摇头　D. 青龙摆尾　E. 赤凤迎源

68. 临床较常用的复式补法是
69. 临床较常用的复式泻法是

问题 70～71

A. 耳垂　B. 耳舟　C. 对耳轮体部　D. 对耳轮上、下脚　E. 耳轮脚周围

70. 与上肢相对应的耳穴分布在
71. 与消化道相对应的耳穴分布在

问题 72～73

A. 心、肺等上焦疾病　B. 脾、胃、肝、胆等中焦疾病　C. 肾、膀胱等下焦疾病　D. 腰腿足病症　E. 肩臂手病症

72. 额旁 1 线主治
73. 顶旁 1 线主治

问题 74～75

A. 点刺法　B. 割治法　C. 深刺血络法（结扎泻血法）　D. 散刺法　E. 挑刺法

74. 三棱针法治疗咽喉肿痛可选取少商，采用
75. 三棱针法治疗中暑选取曲泽、委中，采用

问题 76～78

A. 风寒束肺　B. 痰浊阻肺　C. 邪热壅肺　D. 肺阴虚　E. 肺气虚

76. 宜取手太阴和手阳明经腧穴为主，针用泻法的是
77. 宜取手太阴、足少阴经腧穴和背俞穴为主，针用补法的是
78. 宜取手、足太阴经腧穴和背俞穴为主，针用补法的是

问题 79～80

A. 复溜　B. 太溪　C. 风府　D. 劳宫　E. 气海

79. 治疗阳脱，可在基础方上再加
80. 治疗虚脱汗出多者，可在基础方上再加

问题 81～83

A. 牙痛取颊车、合谷 B. 足三里补气血 C. 大肠俞止腹泻 D. 印堂、太阳治头痛 E. 天突平喘

81. 局部治疗
82. 整体治疗
83. 整体与局部同治

问题 84～85

A. 丰隆 B. 关元 C. 膻中 D. 气海 E. 足三里

84. 具有宽胸理气作用的腧穴是
85. 能豁痰平喘的腧穴是

问题 86～87

A. 只针不灸，泻法 B. 针灸并用，平补平泻 C. 只针不灸，补法 D. 只针不灸，平补平泻 E. 针灸并用，补法

86. 血热内扰型崩漏的治则是
87. 肾阳亏虚型崩漏的治则是

问题 88～89

A. 翳风、风池 B. 太溪、照海 C. 尺泽、少商 D. 厉兑、二间 E. 足三里、三阴交

88. 治疗胃火牙痛，可在基本处方的基础上再加
89. 治疗虚火牙痛，可在基本处方的基础上再加

问题 90～91

A. 推囟门 B. 揉百会 C. 推涌泉 D. 摩丹田 E. 开天门

90. 具有升阳举陷功效的穴位为
91. 具有引火归元功效的穴位为

问题 92～93

A. 100～150 次 B. 120～160 次 C. 160～180 次 D. 150～200 次 E. 大于 200 次

92. 一指禅推法的操作频率每分钟是
93. 弹拨法的操作频率每分钟是

问题 94～96

A. 一指禅推法 B. 搓法 C. 抖法 D. 拍法 E. 捏法

94. 属于摆动类手法的是
95. 属于摩揉类手法的是
96. 属于按拿类手法的是

问题 97～101

A. 摇法　B. 点法　C. 肘揉法　D. 扳法　E. 掌揉法

97. 治疗范围较广者选用
98. 关节错位者选用
99. 治疗范围较小者选用
100. 形体健壮肥胖者选用
101. 关节功能障碍者选用

问题 102～103

A. 颤动幅度小，频率快　B. 颤动频率高，着力稍重　C. 前臂边抖动边用力下击　D. 短时间屏气操作　E. 可与滚法结合使用

102. 振法的特点是
103. 抖法的特点是

问题 104～106

A. 腕部放松　B. 适用于肌肉丰厚处　C. 作为结束手法　D. 可以没有吸定点　E. 可产生摩擦感

104. 一指禅推法
105. 揉法
106. 肘压法

问题 107～112

A. 摩法　B. 擦法　C. 抹法　D. 搓法　E. 振法

107. 推拿时必须透热的手法为
108. 活血祛瘀作用较强的是
109. 在上肢部操作，作为推拿治疗结束手法的是
110. 具有开窍镇静、醒脑明目作用的手法是
111. 为推拿手法中最早手法之一的是
112. 操作时需充分暴露治疗部位的是

问题 113～114

A. 近侧指间关节　B. 拇指指尖关节突起　C. 前臂尺侧　D. 小鱼际　E. 拇指指端

113. 跪推法的着力部位是
114. 滚法的着力部位是

问题 115～117

A. 操作时手指自然并拢，掌指关节微屈　B. 操作时用力快速而短暂　C. 操作时用力均匀，每分钟 120～160 次　D. 操作时幅度小，频率快　E. 操作时频率稍快，着力稍重

115. 击法
116. 抖肩关节及上肢时

117. 拍法

问题 118～119

A. 头部　B. 腹部　C. 肩背部　D. 四肢部　E. 颈项部

118. 扫散法主要适用于
119. 托摩法主要适用于

问题 120～122

A. 推桥弓法　B. 按揉风池　C. 揉环跳法　D. 腰部扳法　E. 抖下肢法

120. 可用于治疗梨状肌综合征的手法
121. 可用于治疗颈椎病的手法
122. 可用于治疗原发性高血压的手法

问题 123～124

A. 颈枕部隐痛　B. 四肢麻木　C. 位置性眩晕　D. 头痛　E. 心跳加快

123. 椎动脉型颈椎病的主要症状为
124. 脊髓型颈椎病的主要症状为

问题 125～126

A. 俯卧位　B. 仰卧位　C. 侧卧位　D. 坐位　E. 站位

125. 操作腰部后伸法时，患者的体位一般为
126. 操作扩胸扳法时，患者的体位一般为

【X 型题】

1. 经络的生理功能包括
A. 联系脏腑，沟通内外　B. 运行气血，营养全身　C. 抗御病邪，保卫机体　D. 传导感应，调整气血　E. 周流全身，如环无端
2. 描述经络感应传导现象的是
A. 针已出，气独行　B. 刺之要，气至而有效　C. 内景隧道，惟返观者能照察之　D. 内属于府藏，外络于支节　E. 行气血而营阴阳
3. 十二经脉“外络于支节”是指
A. 四肢　B. 皮肉　C. 筋骨　D. 有穴通路　E. 十二经别
4. 奇经八脉的综合作用有
A. 统领作用　B. 联络作用　C. 抗御作用　D. 调节作用　E. 传导作用
5. 经络系统的组成有
A. 十二经脉　B. 络脉　C. 十二经别　D. 奇经八脉　E. 皮部
6. 下列描述正确的有
A. 脏腑原气经过和留止的部位为俞穴　B. 络脉从经脉分出的部位为络穴　C. 脏腑之气输注于背腰部的腧穴为募穴　D. 各经经气深聚的部位为郄穴　E. 奇经八脉与十二经脉之气交会的八个腧穴为八脉交会穴

7. 下列对十二经别描述正确的有

A. 是正经别行深入体腔的分支　B. 与内脏有直接联系　C. 有循环流注规律　D. 只进入体腔但不与脏腑联系　E. 循行分布具有“离、入、出、合”的特点

8. 腧穴的治疗作用有

A. 双向良性调节作用　B. 特殊作用　C. 远治作用　D. 反应病症　E. 近治作用

9. 十二经脉命名的依据是

A. 根据五行学说　B. 根据阴阳学说　C. 根据经脉循行部位　D. 根据脏腑功能　E. 根据脏腑相络属关系

10. 冲脉可称之为

A. 气海　B. 五脏六腑之海　C. 髓海　D. 血海　E. 十二经之海

11. 分布于四肢肘膝关节以下的是

A. 募穴　B. 五输穴　C. 原穴　D. 八会穴　E. 下合穴

12. 根据骨度分寸法，以下正确的是

A. 耻骨联合上缘至股骨内侧髁上缘为 19 寸　B. 胫骨内侧髁下方至内踝尖为 13 寸　C. 肘横纹至腕横纹为 12 寸　D. 耳后两乳突之间为 8 寸　E. 腋窝顶点至第 11 肋游离端为 12 寸

13. 属特定穴的是

A. 孔最　B. 经渠　C. 鱼际　D. 太渊　E. 间使

14. 肺经上的穴位可治疗

A. 咳嗽　B. 胸痛　C. 咽喉肿痛　D. 手臂内侧前缘痛　E. 胁肋痛

15. 足太阴脾经的病候有

A. 舌本强　B. 食则呕　C. 心胁痛　D. 胃脘痛　E. 腹胀善噫

16. 属小肠经的穴位是

A. 天宗　B. 肩贞　C. 肩髃　D. 耳门　E. 阳谷

17. 十二募穴中分布在任脉上的有

A. 中府　B. 膻中　C. 石门　D. 天枢　E. 关元

18. 既是络穴，又是八脉交会穴的是

A. 后溪　B. 支正　C. 公孙　D. 外关　E. 列缺

19. 手太阳小肠经的腧穴可治疗

A. 耳聋　B. 少腹痛　C. 胸痛　D. 目黄　E. 发热

20. “一源三歧”是指

A. 冲脉　B. 带脉　C. 任脉　D. 督脉　E. 阴维脉

21. 隔蒜灸可以治疗

A. 未溃疮疡　B. 阳痿　C. 吐泻　D. 痿证　E. 瘰疬

22. 下列穴位可施直接灸的是

A. 印堂　B. 关元　C. 命门　D. 人迎　E. 颊车

23. 可选用化脓灸治疗保健的是

A. 糖尿病患者 B. 支气管哮喘缓解期 C. 肠易激综合征 D. 孕妇 E. 慢性浅表性胃炎

24. “四海”是指

A. 胃为水谷之海 B. 膻中为气海 C. 脑为髓海 D. 任脉为阴脉之海 E. 冲脉为十二经之海

25. 经气的组成包括

A. 原气 B. 卫气 C. 肾气 D. 宗气 E. 营气

26. 针灸的治疗原则包括

A. 调和阴阳 B. 清热温寒 C. 扶正祛邪 D. 治神守气 E. 补虚泻实

27. 络穴治疗作用可归纳为

A. 能治疗本经脉的病证 B. 能治疗本络脉的病证 C. 能治疗腧穴所在局部病证 D. 能治表里两经的病证 E. 治疗急性病

28. 属俞募配穴的是

A. 肺俞、中府 B. 胃俞、章门 C. 肾俞、中极 D. 心俞、膻中 E. 天枢、大肠俞

29. 治疗痢疾的处方天枢、曲池、大肠俞、上巨虚、阴陵泉体现了什么配穴方法

A. 上下 B. 俞募 C. 同名 D. 本经 E. 表里

30. 头针治疗痴呆用穴可取

A. 颞后线 B. 额旁线 C. 颞前线 D. 额中线 E. 顶中线

31. 行痹的针灸治疗原则是

A. 通经活络 B. 活血祛风 C. 健脾除湿 D. 泻法 E. 针灸并用

32. 治疗脏腑病症可选用

A. 原穴 B. 荥穴 C. 募穴 D. 俞穴 E. 下合穴

33. 陷下则灸之适宜于

A. 久泄 B. 脉沉伏无力 C. 阳气暴脱 D. 血络空虚 E. 内脏下垂

34. 治疗胎位不正的常规针灸操作方法有

A. 针刺补法 B. 针刺泻法 C. 雀啄灸法 D. 小艾炷灸法 E. 温和灸法

35. 拿五经法是用五指分别拿住头部的哪几条经脉

A. 督脉 B. 少阳经 C. 太阳经 D. 任脉 E. 阳明经

36. 运动关节类手法包括

A. 摇法 B. 推法 C. 扳法 D. 拔伸法 E. 弹拨法

37. 下列特定穴中，具有疏风解表功效的有

A. 推攒竹 B. 推坎宫 C. 推、揉太阳 D. 推耳后高骨 E. 按揉百会

38. 下列能治疗妇科、前阴病的经脉有

A. 足少阴肾经 B. 任脉经 C. 足太阴脾经 D. 足阳明胃经 E. 足厥

阴肝经

39. 可用于治疗呕吐的耳穴有

A. 胃　B. 交感　C. 肾　D. 神门　E. 肝

40. 针灸治疗痰火扰神型狂病可选下列哪些穴位组方

A. 太溪　B. 水沟　C. 劳宫　D. 中脘　E. 丰隆

41. 公孙穴具有以下哪些特性

A. 八脉交会穴，通于阴维脉　B. 足太阴经络穴　C. 主治胃脘痛，吐泻等　D. 脾经第四个穴　E. 位于第一跖骨基底部的前下方，赤白肉际

42. 膀胱俞配中极可治疗下列哪些病证

A. 热淋　B. 石淋　C. 气淋　D. 血淋　E. 劳淋

43. 虚火牙痛常选用

A. 太溪　B. 合谷　C. 行间　D. 内庭　E. 颊车

44. 下列病证中，可以用三棱针在病变局部刺入治疗的有

A. 腱鞘囊肿　B. 丹毒　C. 扭伤瘀肿　D. 乳癖　E. 痤疮

45. 可采用《灵枢·经脉》“热则疾之”法则治疗的病证有

A. 咽喉肿痛　B. 胃痛　C. 遗尿　D. 风热感冒　E. 痛经

46. 下列表述正确的是

A. 脾俞、章门相配属俞募配穴　B. 化痰要穴是飞扬　C. 着痹治疗宜重用灸法　D. 哮喘可用化脓灸治疗　E. 麦粒肿不可用穴位挑治法治疗

47. 可用于治疗呃逆的方法有

A. 指压天突穴　B. 按压眼球　C. 按压攒竹穴　D. 温灸外关　E. 按压翳风穴

48. 下列表述错误的是

A. 小儿脑瘫针灸治疗配合语言、肢体功能锻炼可提高疗效　B. 乳根、少泽为通乳的常用穴　C. 痤疮针刺多选用泻法　D. 哮喘患者不宜施行瘢痕灸　E. 针灸治疗不寐，时间以上午为佳

49. 在十二经脉的交接部位中

A. 手太阴肺与手阳明大肠经在食指的末端交接　B. 手厥阴心包经与手少阳三焦经在中指交接　C. 手少阴心经与手太阳小肠经在手小指交接　D. 手阳明大肠经与足阳明胃经在鼻旁交接　E. 足阳明胃与足太阴脾经在足大趾内侧端交接

50. 下列哪些穴位归属于手少阳三焦经

A. 中渚　B. 外关　C. 翳风　D. 角孙　E. 听会

51. 下列两穴间距为 3 寸的有

A. 阳溪→偏历　B. 神阙→关元　C. 命门→志室　D. 阴陵泉→地机　E. 太溪→复溜

52. 位于第 7 颈椎棘突下的穴位主要治疗

A. 热病，咳嗽、气喘 B. 项强、脊痛 C. 骨蒸潮热 D. 癫狂痫、小儿惊风 E. 风疹、痤疮

53. 下列哪项因素与晕针的发生有关

A. 医师的手法不熟练 B. 患者精神紧张 C. 针刺手法太重 D. 饥饿、疲劳 E. 大汗、大泻、大出血

54. 治疗中风中脏腑的闭证主穴是

A. 内关 B. 水沟 C. 十二井穴 D. 太冲 E. 合谷

55. 在面瘫急性期面部穴位针刺时，应

A. 采用透刺法 B. 手法不宜过重 C. 针刺不宜过深 D. 不宜用灸法 E. 不宜药物贴敷

56. 下列哪项是足少阴肾经的病候

A. 咳唾 B. 心痛 C. 喘 D. 缺盆中痛 E. 肠僻

57. 下列表述正确的是

A. 目赤肿痛可在耳尖放血治疗 B. 针刺治疗小儿遗尿多用泻法 C. 阳陵泉可治漏肩风 D. 足三阴经与任脉交会于中极、关元 E. 合谷、太冲称为“四关”

58. 既是募穴又是八会穴的是

A. 章门 B. 中府 C. 中脘 D. 膻中 E. 膈俞

59. “飞经走气”四法是指

A. 苍龟探穴 B. 白虎摇头 C. 龙虎交战 D. 青龙摆尾 E. 赤凤迎源

60. 三棱针疗法适用于

A. 实证 B. 寒证 C. 痛证 D. 瘀证 E. 阴证

61. 与周围性面瘫口角㖞斜相关的经筋有

A. 手太阳经筋 B. 手少阳经筋 C. 手阳明经筋 D. 足阳明经筋 E. 足太阳经筋

62. 下列治疗正确的是

A. 三棱针点刺上星治鼻出血 B. 太溪、照海治阴虚咽痛 C. 温灸治疗天行赤眼 D. 大椎拔罐治疗痤疮 E. 合谷、内庭治牙痛

63. 针刺治疗三叉神经痛

A. 宜先取面部穴位 B. 面部穴位均宜透刺 C. 局部穴位应重刺不留针 D. 可配合刺络拔罐 E. 发作时远端穴位宜行持续强刺激手法

64. 既是合穴又是下合穴的是

A. 曲泉 B. 足三里 C. 委阳 D. 阳陵泉 E. 上巨虚

65. 下列表述正确的是

A. 后溪配申脉治头项、腰背、目外眦病症 B. 大椎为督脉与六阳经的交会穴 C. 阳池配偏历为原络配穴法 D. 膀胱经实证泻足临泣属子母补泻异经取穴法 E. 咳嗽气喘前取膻中，后配肺俞，属前后配穴法

66. 明代形成了小儿推拿的独特体系，出现的著作有
A.《小儿推拿广意》 B.《小儿推拿方脉活婴秘旨全书》 C.《保赤推拿法》 D.《小儿推拿秘诀》 E.《小儿推拿直录》
67. 推拿“动”的作用包括
A. 胃肠蠕动 B. 促进肢体组织的运动 C. 促进气血的流动 D. 肢体关节的被动运动 E. 津液的流通
68. 推拿手法的治疗作用取决于
A. 手法作用的性质和量 B. 散法、汗法 C. 作用部位的特异性 D. 补法、和法 E. 清法、泻法
69. 膝关节内侧副韧带损伤时推拿治疗宜
A. 新鲜损伤、肿痛明显者手法宜重 B. 手法先点按血海、阴陵泉等穴 C. 损伤部位上、下方施摩法、擦法 D. 随着肿胀消退，手法可逐渐减轻 E. 治疗时伤肢伸直并外旋
70. 胃脘痛的基本治疗中，胃脘部操作方法有
A. 一指禅推法作用于胃脘部 B. 摩法作用于胃脘部 C. 按、揉中脘、气海、天枢等穴 D. 配合按、揉足三里 E. 轻弹拨压痛点
71. 桡骨茎突狭窄性腱鞘炎的推拿治疗是
A. 治法是补血温阳 B. 可配合湿热敷 C. 选用滚、按、揉手法 D. 拔伸摇动腕关节 E. 擦局部
72. 推拿对气血生成的作用表现为
A. 疏通经络 B. 加强疏泄功能 C. 手法直接推动气血循行、活血化瘀 D. 健脾胃 E. 补肝肾
73. 闭经的推拿基本治法，宜选用
A. 顺时针移动方向摩腹 B. 按揉血海、三阴交、足三里 C. 㨰法作用于腰脊柱两旁 D. 拿肩井，以酸胀为度 E. 自上而下推桥弓
74. 肩周炎肩关节疼痛较重，活动功能严重障碍，适宜的方法有
A. 滚、按、揉施于肩前、肩后部 B. 托肘摇肩 C. 握手摇肩 D. 拿捏手法作用于肩部周围 E. 搓抖上肢
75. 推拿的禁忌证有
A. 腰椎结核 B. 腰椎后关节紊乱症 C. 风湿腰痛 D. 腰椎侧弯畸形 E. 腰椎肿瘤
76. 属于按拿类手法的有
A. 按、点、拿 B. 滚、揉、推 C. 捏、捻、挤 D. 搓、摩、压 E. 振、抹、擦
77. 下列哪些有止泻的作用
A. 横纹推向板门 B. 板门推向横纹 C. 补脾经 D. 推上七节骨 E. 逆时针摩腹

78. 成人推拿手法的要求包括

A. 持久　B. 有力　C. 均匀　D. 柔和　E. 深透

79. 一指禅推法操作时下列哪些说法是正确的

A. 沉肩　B. 垂肘　C. 悬腕　D. 指实　E. 掌虚

80. 下列哪几项是补益穴位

A. 补脾经　B. 推三关　C. 推脊　D. 退六腑　E. 擦脾胃区

81. 小儿寒湿腹泻的推拿处方是

A. 推三关、揉外劳　B. 补脾经、补大肠　C. 揉脐、推上七节骨　D. 揉龟尾、揉足三里　E. 清天河水、清胃经

82. 清天河水的作用是

A. 清热解表　B. 泻心火　C. 凉血　D. 通大便　E. 除烦躁

83. 踝关节扭伤的治疗手法有

A. 摩揉法　B. 按法　C. 拔伸法　D. 摇法、擦法　E. 拍击法

84. 叩击类手法包括

A. 击法　B. 拍法　C. 踩跷法　D. 振法　E. 叩法

85. 平面用力类手法包括

A. 擦法　B. 推法　C. 摩法　D. 运法　E. 刮法

【是非判断题】

1. 足太阴脾经的经穴可治疗脾胃病、妇科病、前阴病等。（　）
2. 针刺部位出现大面积血肿，宜局部热敷，促使局部瘀血消散吸收。（　）
3. 提插补泻以先深后浅，重插轻提，提插幅度大，频率慢，时间短为泻法。（　）
4. 亡阴亡阳证的治疗，取任脉、膀胱经穴为主，针用补法，并灸。（　）
5. “肩似拔，臑似折”为手阳明大肠经病候。（　）
6. 从前正中线由内向外的经脉排列顺序为：任脉，足少阴肾经，足阳明胃经，足太阴脾经。（　）
7. 腧穴分为经穴和经外奇穴两类。（　）
8. 郄穴共有 12 个。（　）
9. 手太阴肺经起于肺，联络大肠。（　）
10. 手阳明大肠经的循行贯颊，入上齿中。（　）
11. 合谷可治疗咽喉肿痛、发热、头痛等病证。（　）
12. 手阳明大肠经的经穴可治疗牙痛，尤其以治疗下齿痛为主。（　）
13. 足临泣是八脉交会穴，通于带脉。（　）
14. 八会穴中的骨会是大椎。（　）
15. 肺俞平第 3 胸椎，旁开 1.5 寸。（　）
16. 胆俞平第 9 胸椎，旁开 1.5 寸。（　）
17. 第 7 胸椎棘突下，旁开 1.5 寸的穴位是督俞。（　）
18. 委中是膀胱的下合穴。（　）

19. 三焦的下合穴在膀胱经上。（ ）
20. 飞扬在昆仑直上 8 寸。（ ）
21. 十二经脉中，本经腧穴最多的是足太阳膀胱经，有 67 个穴位，左右对称。（ ）
22. 间使位于曲泽与神门的连线上，腕横纹上 3 寸。（ ）
23. 风池与风府相平。（ ）
24. 阳陵泉位于腓骨头后下方的凹陷中。（ ）
25. 胆经的起始穴是足窍阴。（ ）
26. 太冲既是原穴，又是输穴。（ ）
27. 关元是小肠的募穴。（ ）
28. 中脘是胃的募穴。（ ）
29. 冲、任、督三脉同出于外阴，故称为一源三歧。（ ）
30. 至阳位于第 9 胸椎棘突下。（ ）
31. 鸠尾是任脉的络穴。（ ）
32. 化脓灸操作时，每壮艾炷在燃尽之前必须换炷，所产生的灸疮不具有治疗疾病的作用。（ ）
33. 针灸具有调节阴阳、疏通经络、扶正祛邪的作用。（ ）
34. 治疗胃腑病证采用俞募配穴常选取胃俞、天枢相配合。（ ）
35. 拍法拍打胸背部时，应嘱患者闭口屏气。（ ）
36. 拍法常作为推拿治疗的主要治疗手法。（ ）
37. 运用推拿治疗梨状肌综合征急性期先用柔和而深沉的手法，缓解期用较重、渗透力较强的手法。（ ）
38. 金代张从正把推拿列为汗法之一。（ ）
39. 一般摩擦类手法起清法的作用。（ ）
40. 推拿治疗颈椎病手法须轻柔和缓，力量大的手法不可应用。（ ）
41. 小儿推拿穴位，有“点”状，“线”状，但一般无“面”状穴位。（ ）
42. 中医推拿辨证施治的基本原则之一是调整阴阳。（ ）
43. 一指禅推法操作时，腕部放松，在摆动时桡侧要低于尺侧，使产生的“力”持续作用于治疗部位。（ ）
44. 成人推法包括掌推、指推、肘推法 3 种。（ ）
45. 擦法中的小鱼际擦法在临床上常应用于肩背腰臀及下肢部。（ ）
46. 小儿推拿手法中运法的操作频率是每分钟 80～120 次。（ ）
47. 按揉百会、推揉囟门二穴相配有祛风散寒的作用。（ ）
48. 推攒竹、推坎宫、揉太阳、揉背部膀胱经、拿风池五法均为治疗外感表证所常用。（ ）
49. 一指禅最佳作用层次为浅层。（ ）
50. 㨰法多用于肩背、腰臀及四肢部。（ ）
51. 推拿练功强度的安排应由小到大。（ ）

52. 揉龟尾有治疗腹泻的作用。（　）
53. 保健推拿仅是针对亚健康状态的人而施行的一种推拿方法。（　）
54. 揉法揉动时要带动皮下组织一起运动。（　）
55. 推法操作时要单向直线推进。（　）
56. 腹部摩法操作时，顺摩为补，逆摩为泻。（　）
57. 扫散法是自风池向前发际方向摩擦。（　）
58. 摩法时带动皮下组织，随手的运动而滑动。（　）
59. 颈椎拔伸法多宜保持颈椎后倾位。（　）
60. 椎动脉型颈椎病可作颈椎拔伸法。（　）
61. 肩关节周围炎后期活动受限可用拔伸、摇等手法。（　）
62. 推拿治疗痛经适宜的时间是经前1周。（　）

【填空题】

1. 人耳中的经脉是足少阳胆经、________经和________经。
2. 刺法和灸法都是通过刺激人体一定的部位，以起到疏通经络、________、________的作用，从而达到扶正祛邪、治疗疾病的目的。
3. 行针的基本手法有________、________。
4. 表证治宜取督脉、________、手阳明和________经腧穴为主。
5. 急性病证多取________穴治疗，该类穴共计有________个。
6. 针灸临床常用辨证论治方法有________证治、________证治、________证治和________证治。
7. 肝病取期门、太冲、阳陵泉，在“按经配穴法”中属________配穴法。
8. “合治内府”之“合”指________穴和________穴，意指________。
9. “八脉交会穴”中________、________相配用于治疗耳、目内眦、头项、腰背病证。
10. 后溪治疗落枕的理由是________。
11. 太阳穴治疗目赤肿痛，常采用________（刺法）。
12. 十二井穴中，常用于治疗咽喉肿痛的穴位有________、________及少泽。
13. 秩边透水道常用于治疗淋证中的________淋。
14. 痫病是一种发作性神志异常的疾病，针灸治疗除主穴外，夜间发作加________穴，白昼发作加________穴。
15. “俞募配穴法”，如胃病则前取________，后取________。
16. 至阴纠正胎位的最佳刺灸法是________。
17. 大陵穴是治疗________病的“十三鬼穴”之一。
18. 少商、商阳治疗急性咽喉肿痛的常用刺法是________。
19. ________、________穴分别是胃经的郄穴和下合穴，是治疗胃痉挛的常用配伍。
20. 针刺治疗行痹，除主穴外，还常取________、________等穴，含“治风先治血，血行风自灭”之意。

21. 三部配穴就是在病变的________、________、________同时选穴配伍成方。
22. 针灸治疗失眠的最佳时机是________。
23. “荥主身热”意指________。
24. 《灵枢・根结》篇曰：“用针之要，在于知调________。”
25. 内关配公孙常治疗________、________、________疾病。
26. 目疾取睛明、风池、光明属________配穴法。
27. 奇经八脉除________横向循行外，其余七脉均为________循行。
28. 募穴的分布位置与其________相近。
29. 十二经脉中“联系舌根，分散舌下”的经脉是________。
30. 胫骨内侧髁下方凹陷中的腧穴是________。
31. 皮肤针叩刺的部位一般分为________叩刺、________叩刺、________叩刺3种。
32. 穴位选择的是否精当直接关系着针灸的________。
33. 邻近选穴和远端选穴是主要针对________而确定腧穴的选穴原则。
34. 当某一脏腑经脉发生病变时选取该脏腑、经脉的腧穴配成处方的方法是________。
35. 从经络辨证看，坐骨神经痛可划分为________型及________型两类。
36. 《医宗金鉴》中提到正骨八法包括：“________、________、端、提、________、________、按、摩。”
37. 推拿对伤筋的治疗原理有________、________、________。
38. 推拿散法，一般以________及________类手法为主，手法要求________。
39. 小儿推拿常用穴板门的位置在________。
40. 推拿八法中和法的手法操作要求是________、________。
41. 挤压类手法包括________、________、________、________、________、________6种。
42. 小儿手法中的推法包括________、________、________3种。
43. 摩擦类手法包括________、________、________、________、________。
44. 擦法操作要求是________、________、________、________，频率________。
45. 推上七节骨能________，推下七节骨能________。
46. 推脊的作用是________。
47. 推拿临床以治疗________泄泻为主。
48. 把能使肢体振颤或抖动的手法归结为________类手法。其主要包括________、________和________。
49. 用拇指端等部位着力，对所施部位筋腱等条索状组织进行横行拨动的一种手法，称之为________法。
50. 搓法主要用于________，具有调和气血，理顺组织、舒筋通络与放松肌肉的作用。临床常与________法联合使用，作为治疗的结束手法。
51. 按手法的运动形态可将手法分为________、________、________、________、

________、________等 6 类。

参考答案

【A 型题】

1. B	2. B	3. B	4. D	5. C	6. E	7. E	8. B	9. B	10. B
11. C	12. A	13. D	14. C	15. D	16. E	17. D	18. D	19. A	20. D
21. B	22. D	23. C	24. A	25. E	26. C	27. D	28. A	29. C	30. D
31. A	32. D	33. D	34. E	35. E	36. B	37. C	38. D	39. D	40. C
41. D	42. A	43. E	44. B	45. B	46. D	47. C	48. B	49. B	50. C
51. C	52. A	53. D	54. D	55. E	56. D	57. A	58. D	59. B	60. B
61. C	62. D	63. A	64. D	65. C	66. A	67. C	68. B	69. A	70. C
71. A	72. D	73. A	74. B	75. B	76. E	77. D	78. A	79. B	80. B
81. C	82. C	83. B	84. B	85. C	86. B	87. C	88. D	89. C	90. C
91. C	92. E	93. D	94. D	95. C	96. E	97. D	98. C	99. D	100. C
101. D	102. B	103. A	104. B	105. B	106. D	107. E	108. B	109. A	110. C
111. B	112. D	113. E	114. C	115. A	116. A	117. D	118. B	119. C	120. B
121. E	122. D	123. B	124. A	125. C	126. B	127. B	128. D	129. C	130. C

【B 型题】

1. A	2. B	3. E	4. B	5. C	6. D	7. D	8. C	9. A	10. B
11. D	12. E	13. A	14. A	15. D	16. B	17. D	18. E	19. B	20. B
21. D	22. A	23. B	24. C	25. A	26. B	27. D	28. B	29. C	30. E
31. A	32. D	33. B	34. A	35. C	36. D	37. E	38. A	39. C	40. E
41. B	42. D	43. E	44. C	45. E	46. E	47. E	48. A	49. E	50. D
51. C	52. A	53. A	54. D	55. D	56. B	57. E	58. B	59. E	60. C
61. E	62. B	63. C	64. E	65. A	66. D	67. E	68. B	69. A	70. B
71. E	72. A	73. D	74. A	75. C	76. C	77. D	78. E	79. E	80. A
81. D	82. B	83. A	84. C	85. A	86. A	87. E	88. D	89. B	90. B
91. C	92. B	93. D	94. A	95. B	96. E	97. E	98. D	99. B	100. C
101. A	102. B	103. A	104. A	105. A	106. B	107. B	108. B	109. D	110. C
111. A	112. B	113. B	114. A	115. B	116. D	117. A	118. A	119. B	120. C
121. B	122. A	123. C	124. B	125. A	126. D				

【X 型题】

1. ABCD	2. ABC	3. AD	4. ABD	5. ABCDE
6. BDE	7. ABE	8. ABCE	9. BCE	10. BDE
11. BCE	12. BCE	13. ABCDE	14. ABCD	15. ABDE
16. ABE	17. BCE	18. CDE	19. ADE	20. ACD
21. AE	22. BC	23. BCE	24. ABCE	25. ABDE

26. BDE　27. ABCD　28. AE　29. ABCDE　30. ACDE
31. ABDE　32. ACDE　33. ABCDE　34. ACDE　35. ABC
36. ACD　37. ABCD　38. ABCE　39. ABDE　40. BCDE
41. BCDE　42. ABCDE　43. ABDE　44. ABC　45. AD
46. AD　47. ABCE　48. DE　49. ACDE　50. ABCD
51. ABCD　52. ABCDE　53. ABCDE　54. ABCDE　55. BC
56. ABCE　57. ACDE　58. ACD　59. ABDE　60. ACD
61. ACD　62. ABDE　63. BDE　64. BD　65. BDE
66. BD　67. CD　68. AC　69. BCE　70. ABCD
71. BCDE　72. ABCD　73. ABC　74. ABCDE　75. AE
76. AC　77. BD　78. ABCDE　79. ABCDE　80. ABE
81. ABCD　82. ABE　83. ABCD　84. ABE　85. ABCDE

【是非判断题】

1. √　2. ×　3. ×　4. ×　5. ×　6. √　7. ×　8. ×　9. ×　10. ×
11. √　12. √　13. √　14. ×　15. √　16. ×　17. ×　18. √　19. √　20. ×
21. √　22. ×　23. √　24. ×　25. ×　26. √　27. √　28. √　29. ×　30. ×
31. √　32. ×　33. √　34. ×　35. ×　36. ×　37. √　38. √　39. √　40. ×
41. ×　42. √　43. ×　44. √　45. √　46. √　47. ×　48. √　49. ×　50. √
51. √　52. √　53. ×　54. √　55. √　56. √　57. ×　58. ×　59. ×　60. √
61. √　62. √

【填空题】

1. 手少阳三焦经　手太阳小肠经　2. 调节脏腑　行气活血　3. 提插法　捻转法　4. 手太阴　足太阳　5. 郄　16　6. 八纲　脏腑　经络　气血　7. 表里经　8. 合穴　下合穴　治疗六腑病应取合穴、下合穴　9. 后溪　申脉　10. 后溪通督脉　11. 点刺出血法　12. 少商　商阳　13. 石　14. 照海　申脉　15. 中脘　胃俞　16. 灸法　17. 癫狂　18. 点刺出血　19. 梁丘　足三里　20. 血海　膈俞　21. 局部　邻近　远端　22. 睡前 1～2 小时　23. 荥穴可用来治疗热病　24. 阴与阳　25. 胃　心　胸　26. 三部　27. 带脉　纵向　28. 相关脏腑所在部位　29. 足太阴脾经　30. 阴陵泉　31. 循经　穴位　局部　32. 治疗效果　33. 病变部位　34. 本经配穴法　35. 足太阳经　足少阳经　36. 摸　接　推　拿　37. 舒筋通络　理筋整复　活血祛瘀　38. 摆动　摩擦　轻快柔和　39. 手掌大鱼际平面　40. 平稳而柔和　频率稍慢　41. 按法　点法　捏法　拿法　捻法　踩跷法　42. 直推法　分推法　旋推法　43. 摩法　擦法　推法　搓法　抹法　44. 用力要稳　动作要均匀连续　呼吸自然不可屏气　每分钟 100～120 次　45. 温阳止泻　泻热通便　46. 清热　47. 慢性　48. 振动类手法　振法　颤法　抖法　49. 拨　50. 四肢及腰部　抖　51. 摆动类　摩擦类　挤压类　振动类　叩击类　运动关节类

§3　基本技能问答与自测试题

§3.1　体格检查

基本知识问答

1. 生命体征的定义及检查内容?

生命体征是评价生命活动存在与否及其质量的指标，包括体温、脉搏、呼吸和血压。

2. 腋温的测量方法及出现误差的常见原因?

方法：患者解开外衣，擦干腋下汗液；医师将体温计水银甩至36℃以下，将水银柱置于患者腋窝顶部，紧贴皮肤；患者夹紧温度计，保持10分钟后取出，准确读数并记录。

误差原因：测量前未将体温计的汞柱甩到36℃以下；肢体未能将体温计夹紧；检测局部存在有冷热物品或刺激。

3. 脉搏检查的内容包括哪些?

①脉率。②脉律。③强弱。④血管紧张度。⑤心跳和呼吸的关系。⑥有无条索状、迂曲或结节状。

4. 观察生命体征中呼吸这一项所涉及的内容有哪些？正常人的呼吸频率是多少？

呼吸运动强弱、呼吸频率、节律、是否存在快慢、深浅不一、有无潮式呼吸、呼吸暂停及叹息样呼吸。正常人的呼吸频率为12～20次/min。

5. 成年人血压正常范围是多少？何种情况下应测双上肢血压和/或双下肢血压？

安静状态下成人正常血压＜120/80mmHg；正常高值为120～139/80～89mmHg；当血压≥140/90mmHg时为高血压。双上肢血压正常相差≤10mmHg，下肢血压较上肢血压高20～40mmHg，怀疑大动脉炎、动脉夹层、桡动脉或者足背动脉搏动减弱时应分别测双上肢和下肢血压并进行比较。

6. 水肿如何分度？

水肿分为3度。

（1）轻度水肿：仅见于眼睑、眶下软组织、胫骨前、踝部皮下组织，指压后可出现组织轻度下陷，平复较快。

（2）中度水肿：全身组织均可见明显水肿，指压后可出现明显的较深的组织下陷，平复较慢。

（3）重度水肿：全身组织严重水肿，身体低位皮肤紧张发亮，甚至有液体渗出。此外，胸腔、腹腔等浆膜腔内可见积液，外阴部亦可见严重水肿。

7. 什么是Virchow淋巴结？

胃癌多向左侧锁骨上窝淋巴结群转移，因此处系胸导管颈静脉入口，这种肿大的淋巴结称为Virchow淋巴结，常为胃癌、食管癌转移的标志。

8. 头面部检查包括哪些内容？

头面部检查包括头发和头皮，颅形态和大小，眼、眼睑、眼球运动，结膜、角膜、虹膜、瞳孔，外耳、中耳、乳突、口腔、唇、舌、牙齿、腮腺等。

9. 上睑下垂常见于哪些情况？

双侧睑下垂见于先天性上睑下垂、重症肌无力；单侧上睑下垂见于蛛网膜下腔出血、白喉、脑脓肿、脑炎、外伤等引起的动眼神经麻痹。

10. 甲状腺功能亢进症可见哪些眼部体征？

①眼球突出：双侧眼球突出。②Stellwag征：瞬目（即眨眼）减少。③Graefe征：眼球下转时上睑不能相应下垂。④Mobius征：表现为集合运动减弱，即目标由远处逐渐移近眼球时，两侧眼球不能适度内聚。⑤Joffroy征：上视时无额纹出现。

11. 简述瞳孔大小变化的临床意义。

（1）生理情况：婴幼儿和老年人瞳孔较小，在光亮处瞳孔较小，青少年瞳孔较大，兴奋或在暗处瞳孔扩大。

（2）病理情况：瞳孔缩小，见于虹膜炎症、中毒（有机磷类农药）、药物反应（毛果芸香碱、吗啡、氯丙嗪）等。瞳孔扩大见于外伤、颈交感神经刺激、青光眼绝对期、视神经萎缩、药物影响（阿托品、可卡因）等。双侧瞳孔散大并伴有对光反射消失为濒死状态的表现。一侧眼交感神经麻痹，产生霍纳综合征，出现瞳孔缩小，眼睑下垂和眼球下陷，同侧结膜充血及面部无汗。

（3）双侧瞳孔大小不等：常提示有颅内病变，如脑外伤、脑肿瘤、中枢神经梅毒、脑疝等。双侧瞳孔不等，且变化不定，可能是中枢神经和虹膜的神经支配障碍；如双侧瞳孔不等且伴有对光反射减弱或消失以及神志不清，往往是中脑功能损害的表现。

12. 在平静时，患者颈动脉搏动明显增强应考虑什么病？机制是什么？

（1）见于主动脉瓣关闭不全，甲状腺功能亢进症，原发性高血压等。

（2）主要是由于脉压增大所致。

13. 试述胸骨角的位置及其临床意义。

胸骨角又称 Louis 角。位于胸骨上切迹下约 5cm，由胸骨柄与胸骨体的连接处向前突起而成，其两侧分别与左右第 2 肋软骨连接。

临床意义：①为计数前肋骨和肋间隙顺序的主要标志。②标志支气管分叉、心房上缘和上下纵隔交界。③相当于第 5 胸椎的水平。

14. 简述桶状胸的临床特征及其意义。

桶状胸为胸廓前后径增加，有时与左右径几乎相等，甚或超过左右径，故呈圆桶状。肋骨的斜度变小，其与脊柱的夹角常大于 45°。肋间隙增宽且饱满。腹上角增大，且呼吸时改变不明显。见于严重肺气肿，老年或矮胖体形者。

15. 简述语音震颤增强或减弱的临床意义。

（1）语音震颤增强，主要见于：①肺泡内有炎症浸润，如大叶性肺炎实变期和肺梗死等。②接近胸膜的肺内巨大空腔，如空洞型肺结核和肺脓肿等。

（2）语音震颤减弱或消失，主要见于：①肺泡内含气量过多，如肺气肿。②支气管阻塞，如阻塞性肺不张。③大量胸腔积液或气胸。④胸膜高度增厚粘连。⑤胸壁皮下气肿。

16. 简述干性啰音的发生机制和特点。

干啰音亦称哮鸣，系由气管、支气管或细支气管狭窄或部分阻塞，空气吸入或呼出时发生湍流所产生的声音。呼吸道狭窄或不完全阻塞的病理基础有炎症引起的黏膜充血水肿和分泌物增加；支气管平滑肌痉挛；管腔内肿瘤或异物阻塞；以及管壁被管外肿大的淋巴结或纵隔肿瘤压迫引起的管腔狭窄等。其特点有：①持续时间较长带乐性的呼吸附加音，音调较高。②吸气及呼气时均可听见，以呼气相较明显。③强度和性质易改变，部位易变换，在瞬间内数量可明显增减。

17. 心左界与心右界分别由哪些解剖结构组成？

（1）心左界由肺动脉段、左心耳、左心室组成。

（2）心右界由升主动脉、上腔静脉和右心房组成。

18. 列表比较器质性与功能性收缩期杂音的鉴别要点。

鉴别要点	功能性	器质性
年龄	儿童、青少年多见	不定
部位	肺动脉瓣和/或心尖区	不定
性质	柔和，吹风样	粗糙，吹风样，常呈高调
持续时间	短促	较长，常为全收缩期
强度	一般为 3/6 级以下	常在 3/6 级以上
震颤	无	3/6 级常伴有
传导	局限，传导不远	沿血流方向传导较远而广

19. 怎样诊断高血压？高血压分级标准是什么？

血压测值受多种因素的影响，如情绪激动、紧张、运动等；若在安静、清醒的条件下采用标准测量方法，至少 3 次非同日血压值达到或超过 140/90mmHg 或舒张压超过 90mmHg，即可认为有高血压。如果仅收缩压达到标准则称为单纯收缩期高血压。

1 级高血压：收缩压 140～159mmHg，舒张压 90～99mmHg。

2 级高血压：收缩压 160～179mmHg，舒张压 100～109mmHg。

3 级高血压：收缩压≥180mmHg，舒张压≥110mmHg。

如收缩压与舒张压水平不在一个级别中，按其中较高的级别分类。

20. 周围血管征包括哪些体征？其临床意义是什么？

周围血管征包括水冲脉、枪击音、Duroziez 双重杂音、毛细血管搏动征，见于主动脉瓣关闭不全、甲状腺功能亢进症、严重贫血、先心病动脉导管未闭。

21. 试述腹部四区分法。

通过脐划一水平线与一垂直线，两线相交将腹部分为四区，即左、右上腹部和左、右下腹部，各区所包含主要脏器如下。

（1）右上腹部：肝、胆囊、幽门、十二指肠、小肠、胰头、右肾上腺、右肾、结肠肝曲、部分横结肠、腹主动脉、大网膜。

（2）右下腹部：盲肠、阑尾、部分升结肠、小肠、右输尿管、胀大的膀胱、淋巴结、女性右侧卵巢和输卵管、增大的子宫、男性右侧精索。

（3）左上腹部：肝左叶、脾、胃、小肠、胰体、胰尾、左肾上腺、左肾、结肠脾曲、部分横结肠、腹主动脉、大网膜。

（4）左下腹部：乙状结肠、部分降结肠、小肠、左输尿管、胀大的膀胱、淋巴结、女性左侧卵巢和输卵管、增大的子宫、男性左侧精索。

22. 简述腹部常用的触诊法及适应证。

（1）浅触诊法：用以检查腹壁的紧张度及有无压痛、肿块、搏动感。

（2）深部滑行触诊法：用以检查腹腔脏器或肿块，触诊肝脾时尤其注意与呼吸运动的配合。

（3）双手触诊法：主要用于肾的触诊，也可用于脾触诊。

（4）深压触诊法：用于检查压痛及反跳痛。

（5）冲击触诊法：用于有腹水的患者检查腹腔内肿大的脏器或肿块。

（6）钩指触诊法：适于腹壁薄软者和儿童。

23. 如何辨别腹壁静脉曲张的来源。

为辨别腹壁静脉曲张的来源，需要检查其血流方向。正常时脐水平线以上的腹壁静脉血流自下向上经胸壁静脉和腋静脉而进入上腔静脉，脐水平以下的腹壁静脉自上向下经大隐静脉而流入下腔静脉。

（1）门静脉阻塞有门静脉高压时，腹壁曲张静脉常以脐为中心向四周伸展，血液经脐静脉（胚胎时的脐静脉于胎儿出生后闭塞而成圆韧带，此时再通）脐孔而入腹壁浅静脉流向四方。

（2）下腔静脉阻塞时，曲张的静脉大都分布在腹壁两侧，有时在臀部及股部外侧，脐以下的腹壁浅静脉血流方向也转流向上。

（3）上腔静脉阻塞时，上腹壁或胸壁的浅静脉曲张血流方向均转流向下，借简单的指压法即可鉴别。

24. 简述急性腹膜炎的体征。

急性弥漫性腹膜炎患者多呈急性危重病容，全身冷汗，表情痛苦，为减轻腹痛常被迫采取两下肢屈曲仰卧位，呼吸浅速。在病程后期因高热，不能进食、呕吐、失水、酸中毒等，使患者出现精神委靡，面色灰白，皮肤和口舌干燥，眼球及两颊内陷，脉搏频数无力，血压下降等征象。

腹部检查可发现典型的腹膜炎三联征——腹肌紧张、压痛和反跳痛。局限性腹膜炎时，腹肌紧张、压痛、反跳痛局限于腹部的病变局部。

（1）望诊时可见腹式呼吸明显减弱或消失，当腹腔内炎性渗出液增多或肠管发生麻痹明显扩张时，可见腹部膨隆。

（2）触诊时全腹弥漫均可触及腹肌紧张，压痛和反跳痛，胃溃疡穿孔由于腹膜受胃酸强烈刺激。腹肌强烈收缩可呈现板状腹。

（3）叩诊时由于胃肠穿孔游离气体积聚于膈下，可出现肝浊音界缩小或消失，腹腔有多量渗液时，可叩出移动性浊音。

（4）听诊时肠鸣音减弱或消失。如局限性腹膜炎局部形成脓肿，或炎症与周围大网膜和肠管粘连成团时，触诊时可在局部扪及有明显压痛的肿块。

25. 简述脾大的测量法及临床分度。

（1）测量法：第一测量（又称甲乙线）：指锁骨中线左肋缘至脾下缘的距离，以厘米表示，脾轻度肿大只作第一测量。第二和第三测量：脾明显肿大时，加测第二线（甲丙线）和第三线（丁戊线）。

（2）第二线指左锁骨中线与左肋缘交点至脾最远点的距离（应大于第一测量）。

（3）第三线指脾右缘与前正中线的距离。如脾大向右越过正中线，测量脾右缘至正中线的最大距离，以“+”表示，未超过正中线，则测量脾右缘至正中线的最短距离，以“-”表示。

临床将脾大分为轻、中、高三度，深吸气时，脾缘不超过肋下 2cm，为轻度肿大；超过 2cm 至脐水平线以上，为中度肿大，超过脐水平线或前正中线则为高度肿大，即巨脾。

26. 简述腹部肿块体格检查的内容及要点。

（1）全身检查：应注意一般情况，营养状况，有无贫血，黄疸等。还应注意身体其他部位有无相似的肿块，如有无锁骨上窝、腋窝、直肠膀胱窝的淋巴结肿大和恶性肿瘤转移征象等。

（2）腹部肿块的位置：首先应区别肿块来自腹壁或腹腔内，可做屈颈抬肩动作，使腹肌收缩紧张，肿块更明显则位于腹壁上，如肿块变得不清楚，则位于腹腔内。其次应区别肿块来自腹腔内或腹膜后，可用肘膝位进行检查，如肿块更为清楚，且活动度增加有下垂感，则提示肿块位于腹腔内；如肿块不如仰卧位清楚，肿块位置深而固定，无下垂感觉，则提示肿块位于腹膜后，如胰腺等。腹部肿块的位置与腹部各区分布的相应脏器的病变有一定关系。

（3）肿块的大小、形态、质地、压痛、活动度、搏动、震颤和数目：肿块边缘清楚，表面光滑无明显压痛、质地柔软、中等、可活动的多为良性肿瘤、脏器肿大或囊肿。肿块外形不规则，表面呈结节状，质地坚硬，位置较固定者，多为恶性肿瘤。边缘不清的有轻度压痛的肿块，可能为炎性肿块。多个结节，互相粘连则多见于腹腔结核。炎性肿块常有腹肌紧张、压痛、发热、外周血白细胞计数增高，肿块位于肝、脾、胆、肾、胃、横结肠、大网膜者可随呼吸运动而活动。小肠和肠系膜的肿块可随体位左右移动，活动度较大。血管瘤、三尖瓣关闭不全至肝淤血肿大时，可扪及扩张性搏动。右心功能不全肝淤血肿大时，肝质地稍韧，边缘圆钝，表面光滑，有压痛，肝-颈静脉回流征阳性。肝包虫病时，肝震颤试验阳性，即用右手手指的掌面按在肿大的肝脏囊肿表面，稍用力按压片刻可有一种特殊的震颤感。

27. 简述前列腺的触诊方法及正常前列腺与病变前列腺的触诊特点。

（1）检查时患者取肘膝卧位，跪卧于检查台上，也可采用右侧卧位或站立弯腰位。医师示指戴指套（或手套），指端涂以润滑剂，徐徐插入肛门，向腹侧触诊。

（2）正常前列腺质韧而有弹性，左、右两叶之间可触及正中沟。良性前列腺肥大时正中沟消失，表面光滑有韧感，无压痛及粘连，多见于老年人。前列腺肿大且有明显压痛，多见于急性前列腺炎；前列腺肿大、质硬、无压痛，表面有硬结节者多为前列腺癌。

28. 简述肛门与直肠检查时常用体位。

（1）肘膝位：患者两肘关节屈曲，置于检查台上，胸部尽量靠近检查台，两膝关节屈曲成直角跪于检查台上，臀部抬高。此体位最常用于前列腺、精囊及内镜检查。

（2）左侧卧位：患者取左侧卧位，右腿向腹部屈曲，左腿伸直，臀部靠近检查台右边。医师位于患者背后进行检查。该体位适用于病重、年老体弱或女性患者。

（3）仰卧位或截石位：患者仰卧于检查台上，臀部垫高，两腿屈曲、抬高并外展。适用于重症体弱患者或膀胱直肠窝的检查，亦可进行直肠双合诊，即右手示指在直肠内，左手在下腹部，双手配合，以检查盆腔脏器的病变情况。

（4）蹲位患者下蹲呈排大便的姿势，屏气向下用力。适用于检查直肠脱出、内痔及直肠息肉等。

29. 直肠指检常见的异常改变及可能提示的临床意义有哪些？

①直肠剧烈触痛，常因肛裂及感染引起。②触痛伴有波动感见于肛门、直肠周围脓肿。③直肠内触及柔软、光滑而有弹性的包块常为直肠息肉。④触及坚硬凹凸不平的包块，应考虑直肠癌。⑤指诊后指套表面带有黏液、脓液或血液，应取其涂片镜检或做细菌学检查。

30. 试述直腿抬高试验的检查方法及其临床意义。

直腿抬高试验：患者仰卧，双下肢平伸，检查者一手握患者踝部，一手置于大腿伸侧，分别做双侧直腿抬高动作，腰与大腿正常可达 80°～90°。若抬高不足 70°，且伴有下肢后侧的放射性疼痛，则为阳性。见于腰椎间盘突出症，也可见于单纯性坐骨神经痛。

31. 什么是杵状指？简述其发生机制及临床意义。

（1）手指或足趾末端增生、肥厚、增宽、增厚，指甲从根部到末端拱形隆起呈杵状。

（2）其发生机制可能与肢体末端慢性缺氧、代谢障碍及中毒性损害有关，缺氧时末端肢体毛细血管增生扩张，因血流丰富软组织增生，末端膨大。

（3）杵状指（趾）常见于：①呼吸系统疾病，如慢性肺脓肿、支气管扩张和支气管肺癌。②某些心血管疾病，如发绀型先天性心脏病，亚急性感染性心内膜炎。③营养障碍性疾病，如肝硬化。

32. 简述体格检查浅反射、深反射的内容。

（1）浅反射系刺激皮肤、黏膜或角膜等引起的反应。浅反射包括有角膜反射、腹壁反射、提睾反射、肛门反射以及跖反射。

（2）刺激骨膜、肌腱经深部感受器完成的反射称深反射，又称腱反射。深反射包括有肱二头肌反射、肱三头肌反射、桡骨膜反射、膝反射、跟腱反射、踝阵挛以及髌阵挛。

33. 简述脑膜刺激征的内容。

（1）颈强直：患者仰卧，检查者以一手托患者枕部，另一只手置于胸前作屈颈动作。如这一被动屈颈检查时感觉到抵抗力增强，即为颈部阻力增高或颈强直。在除外颈椎或颈部肌肉局部病变后，即可认为有脑膜刺激征。

（2）克氏征（Kernig 征）：患者仰卧，一侧下肢髋、膝关节屈曲成直角，检查者将患者小腿抬高伸膝。正常人膝关节可伸达 135°以上。如伸膝受阻且伴疼痛与屈肌痉挛，则为阳性。

（3）巴宾斯基征（Brudzinski 征）：患者仰卧，下肢伸直，检查者一手托起患者枕部，另一手按于其胸前。当头部前屈曲时，双髋与膝关节同时屈曲为阳性。

自测试题（附参考答案）

【A 型题】

1. 测量体温时，下列方法错误的是
   A. 腋温法测量 10 分钟后读数　B. 腋温法测量时需将水银柱置于患者腋窝顶部，紧贴皮肤　C. 口温法测量 3 分钟后方可读数　D. 肛温法测量 5 分钟后读数　E. 肛温法多用于婴幼儿及神志不清者
2. 下列不属于生命体征的是
   A. 体温　B. 心率　C. 呼吸　D. 脉搏　E. 血压
3. 右锁骨上淋巴结收集下列哪些区域的淋巴液
   A. 食管、胃　B. 躯干上部、乳腺、胸壁处淋巴结　C. 右侧鼻咽部淋巴结　D. 气管、胸膜、肺等处淋巴结　E. 口底、颊黏膜、齿龈等处淋巴结
4. 下列哪项除外均是导致体温过低的因素
   A. 甲状腺功能减退症　B. 休克　C. 严重的营养不良　D. 过久暴露于低温条件下　E. 创伤
5. 某女性患者，面色晦暗，双颊紫红，口唇轻度发绀，该患者为何种面容

A. 肾病面容　B. 肝病面容　C. 二尖瓣面容　D. 慢性面容　E. 贫血面容

6. 体格检查时，通过检查皮肤巩膜判断黄疸，下列正确的是

A. 巩膜黄染仅出现在角膜缘周围　B. 皮肤黄染仅在手掌、足底　C. 皮肤有黄染肯定是黄疸　D. 巩膜均匀黄染时考虑为黄疸　E. 巩膜有黄染肯定为黄疸

7. 淋巴结结核好发部位

A. 颈部淋巴结　B. 腋窝淋巴结　C. 锁骨上窝淋巴结　D. 乳突淋巴结　E. 腹股沟淋巴结

8. 下列哪些疾病常出现非凹陷性水肿

A. 营养不良　B. 丝虫病　C. 肺结核　D. 急性肾炎　E. 全心衰

9. 瞳孔正常直径为

A. 2～3mm　B. 3～4mm　C. 4～5mm　D. 2～5mm　E. 4～6mm

10. 能导致双侧瞳孔等大缩小的原因是

A. 青光眼绝对期　B. 阿托品药物作用　C. 脑疝　D. 有机磷类农药中毒　E. 颈交感神经刺激

11. 蝶窦的物理检查方法正确的是

A. 紧压双眼内眦处　B. 拇指置于左右颧部向后按压　C. 压按两眉之间　D. 深压眼眶上缘内侧　E. 因解剖位置较深，不能在体表进行检查

12. 扁桃体增大一般分为三度，其中Ⅲ度肿大是指

A. 不超过咽腭弓者　B. 超过咽腭弓伴有脓性渗出　C. 超过咽腭弓者　D. 达到或超过咽后壁中线者　E. 以上都不是

13. 某女性患者，嗜睡，口腔内可闻及烂苹果味，考虑诊断

A. 乙醇中毒　B. 尿毒症患者　C. 糖尿病酮症酸中毒　D. 肝性脑病　E. 有机磷农药中毒

14. 甲状腺肿大分为3度，其中Ⅲ度指

A. 能看到又能触及的Ⅱ度　B. 不能看到仅能触及　C. 甲状腺上有结节　D. 甲状腺肿大有脓性分泌物　E. 超过胸锁乳突肌

15. 下列哪种疾病气管向患侧移位

A. 肺不张　B. 胸腔积液　C. 大叶性肺炎　D. 肺气肿　E. 气胸

16. 当两上肢自然下垂时，肩胛下角一般位于

A. 第5肋间水平　B. 第6肋水平　C. 第7肋间水平　D. 第8肋水平　E. 第9肋间水平

17. 下列哪项位置判断与胸骨角无关

A. 支气管分叉　B. 心房上缘　C. 上下纵隔交界　D. 上下肺分界　E. 第5胸椎的水平

18. 一小孩在吃果冻时突然出现呛咳、气促，神情紧张而就医。急诊时发现患儿吸气

极度困难，吸气时可见锁骨上窝、胸骨上窝及肋间隙凹陷。请问该患儿最可能的诊断是什么

A. 癫痫大发作 B. 先天性心脏病全心衰 C. 支气管哮喘急性发作 D. 喘息性毛细支气管炎 E. 气管异物

19. Kussmaul 呼吸见于

A. 支气管哮喘 B. 大叶性肺炎 C. 高热 D. 糖尿病酮症酸中毒 E. 以上都不是

20. 胸膜摩擦感在胸部何处最容易触及

A. 前胸上部 B. 肺尖部 C. 前胸下部 D. 腋窝下部 E. 肩胛间区

21. 肺下界移动度减弱不见于

A. 肺气肿 B. 肺上钩癌 C. 肺不张 D. 肺纤维化 E. 肺水肿

22. 肺实变时不能听到下列哪种改变

A. 肺泡呼吸音增强 B. 支气管语音 C. 胸语音 D. 羊鸣音 E. 耳语音

23. 关于皮下气肿哪项是错误的

A. 胸部皮下组织有气体积存 B. 只见于肺、气管或胸膜受损 C. 触诊可出现握雪感或捻发感 D. 严重时可向颈部、腹部蔓延 E. 偶见于局部产气荚膜梭菌感染

24. 气胸时不会出现的体征是

A. 气管移向对侧 B. 患侧呼吸运动减弱 C. 患侧语颤增强 D. 病变侧变为鼓音 E. 病变侧呼吸音消失

25. 患者，女，22 岁。低热 1 周，左侧胸痛，深呼吸时加剧。体格检查：左肺呼吸音稍减弱，并闻及胸膜摩擦音。最可能的诊断为

A. 肋间神经痛 B. 肺炎球菌性肺炎 C. 胸膜间皮瘤 D. 渗出性胸膜炎 E. 纤维素性胸膜炎

26. 胸腔积液患者喜患侧卧位是因为

A. 此体位能减弱呼吸运动度而减轻疼痛 B. 此体位能减少积液生成 C. 此体位能减轻对心脏的压迫 D. 此体位能增加淋巴回流 E. 此体位能减少气管，支气管压迫而减轻气促

27. 心前区隆起提示

A. 心包积液 B. 右心房增大 C. 右心室增大 D. 左心房增大 E. 左心室增大

28. 患者坐位时心相对浊音界呈烧瓶形的是

A. 风湿性心脏病二尖瓣狭窄 B. 冠心病 C. 高血压心脏病 D. 大量心包积液 E. 先心病法洛四联症

29. 心尖搏动左下移位常提示

A. 左心室增大 B. 右心室增大 C. 右位心 D. 左心房增大 E. 右心

房增大

30. 胸骨左缘第2肋间触及收缩期震颤提示

A. 肺动脉瓣狭窄　B. 主动脉瓣狭窄　C. 主动脉瓣关闭不全　D. 动脉导管未闭　E. 室间隔缺损

31. 下列哪种情况心律绝对不齐

A. 第二心音分裂　B. 窦性心动过速　C. 心房纤颤　D. 第四心音　E. 开瓣音

32. 单纯二尖瓣狭窄时，第一心音亢进是因为

A. 二尖瓣及腱索增厚　B. 心脏收缩时，二尖瓣前叶处于低位置　C. 心肌收缩力提高　D. 心脏收缩时，二尖瓣后叶关闭延迟　E. 心室收缩时间延长

33. 心脏听诊的规范顺序是

A. 主动脉瓣区开始→肺动脉瓣区→主动脉瓣第二听诊区→二尖瓣区→三尖瓣区
B. 三尖瓣区开始→主动脉瓣区→肺动脉瓣区→主动脉瓣第二听诊区→二尖瓣区
C. 二尖瓣区开始→主动脉瓣第二听诊区→主动脉瓣区→肺动脉瓣区→三尖瓣区
D. 二尖瓣区开始→肺动脉瓣区→主动脉瓣区→主动脉瓣第二听诊区→三尖瓣区
E. 二尖瓣区开始→三尖瓣区→主动脉瓣第二听诊区→肺动脉瓣区→主动脉瓣区

34. 第四心音的产生与下列哪项有关

A. 心室收缩　B. 心室快速充盈　C. 心房收缩　D. 心室舒张　E. 血流加速

35. S_2固定分裂的常见原因是

A. 左前分支阻滞　B. 主动脉瓣狭窄　C. 完全性右束支传导阻滞　D. 房间隔缺损　E. 室间隔缺损

36. 听到开瓣音常提示

A. 二尖瓣轻、中度狭窄，瓣膜弹性和活动性较好　B. 二尖瓣严重狭窄，瓣膜钙化　C. 二尖瓣狭窄伴左心衰　D. 二尖瓣狭窄分离术的禁忌证　E. 二尖瓣狭窄伴二尖瓣关闭不全

37. 关于心脏杂音传导方向的叙述，下列哪项是错误的

A. 二尖瓣狭窄舒张期杂音向胸骨左缘上传导　B. 主动脉瓣关闭不全舒张期杂音沿胸骨左缘下传可达心尖　C. 二尖瓣关闭不全收缩期杂音向左腋下左肩胛下区传导　D. 三尖瓣关闭不全收缩期杂音可传至心尖部　E. 主动脉瓣狭窄收缩期杂音向颈部、胸骨上窝传导

38. 上腹部出现明显胃蠕动波，常见于下列哪种情况

A. 急性胃炎　B. 溃疡病　C. 慢性胃炎　D. 胃癌　E. 幽门梗阻

39. 腹部检查下列哪项错误

A. 振水音见于幽门梗阻　B. 正常人剑突下可触及肝下缘　C. 正常人可触到腹主动脉搏动　D. 肠鸣音消失可见于急性腹膜炎　E. 正常人能扪及脾脏

40. 腹部揉面感常多见于

A. 溃疡性结肠炎　B. 严重脱水　C. 急性弥漫性腹膜炎　D. 结核性腹膜炎　E. 急性阑尾炎

41. 检查一腹壁静脉曲张患者，脐以上血流方向由下至上，脐以下血流由上至下。该患者符合下列哪项

A. 上腔静脉阻塞　B. 下腔静脉阻塞　C. 门静脉高压或门静脉阻塞　D. 髂内静脉阻塞　E. 髂外静脉阻塞大叶性肺炎

42. 下列哪种病变可使肝浊音界下移

A. 肺不张　B. 阻塞性肺气肿　C. 右膈肌膨隆　D. 肝脓肿　E. 肝硬化晚期

43. 关于腹部膨隆的叙述，下列哪项是正确的

A. 成年人平卧时，前腹壁大致处于肋缘至耻骨联合平面　B. 坐起时脐以下部分稍前凸　C. 小儿腹部高于肋缘及耻骨水平　D. 平卧时前腹壁明显高于肋缘及耻骨水平　E. 肥胖者腹部高于肋缘及耻骨水平

44. 局限性肝大见于

A. 肝肿瘤　B. Budd-Chiari 综合征　C. 白血病　D. 血吸虫病　E. 华支睾吸虫病

45. 腹部移动性浊音阳性，游离腹水量至少达

A. 300mL　B. 500mL　C. 800mL　D. 1000mL　E. 3000mL

46. 感到液波震颤时，游离腹水量至少需达

A. 500mL　B. 1000～1500mL　C. 2000mL　D. 2500mL　E. 3000～4000mL

47. 患儿，女，10 岁。持续高热 5 天。体格检查：心前区隆起，可见心脏搏动，胸骨左缘第 3、第 4 肋间可触及收缩期震颤，肝未扪及，脾左肋下 3 cm，质软，无压痛。该患者脾大最可能的病因是

A. 亚急性感染性心内膜炎　B. 大叶性肺炎　C. 伤寒　D. 粟粒结核　E. 败血症

48. 患者，男，26 岁。腹部剧烈阵发性绞痛 3 小时，伴呕吐。腹部检查发现肠鸣音 10 次/min，伴金属音。该患者最可能的诊断为

A. 急性胃肠炎　B. 血管性肠梗阻　C. 机械性肠梗阻　D. 急性下消化道出血　E. 溃疡性结肠炎

49. 听诊时，在上腹部听到持续的嗡鸣声，常提示

A. 肾动脉狭窄　B. 辅助动脉瘤　C. 门静脉高压侧支循环建立　D. 腹主动脉狭窄　E. 肝囊肿

50. 患者，男，55 岁。腹部体格检查：肝剑突下 5cm，边缘不整，坚硬，有压痛，表面有结节感，可闻及血管杂音。该患者最可能拟诊为

A. 腹主动脉瘤　B. 肝血管瘤　C. 肝血吸虫病　D. 肝左叶癌　E. 胰腺囊肿

【B 型题】

问题 1～5

A. 局部皮肤发红，一般不凸出皮肤表面　B. 鲜红色圆形斑疹，直径 2～3mm 发生　C. 局部颜色改变，病灶凸出皮肤表面　D. 丘疹周围有皮肤发红的底盘　E. 稍隆起皮肤表面的苍白色或红色的局限性水肿

1. 玫瑰疹
2. 斑疹
3. 斑丘疹
4. 丘疹
5. 荨麻疹

问题 6～10

A. 收集气管、胸膜、肺等处　B. 收集鼻咽部的淋巴液　C. 收集食管、胃等器官的淋巴液　D. 收集咽喉、气管、甲状腺等处　E. 收集乳腺等处淋巴液

6. 腋窝淋巴结
7. 颈深部淋巴结上群
8. 颈深部淋巴结下群
9. 左锁骨上窝淋巴结
10. 右锁骨上窝淋巴结

问题 11～15

A. 平卧位时看不到颈静脉充盈　B. 颈静脉搏动　C. 颈静脉明显充盈、怒张或搏动　D. 坐位时颈外静脉常不显露　E. 颈动脉的明显搏动

11. 主动脉瓣关闭不全
12. 缩窄性心包炎
13. 三尖瓣关闭不全
14. 正常人
15. 低血容量

问题 16～18

A. 气管移向健侧　B. 气管拉向患侧　C. 气管居中　D. 气管下 1/3 向左侧移位　E. 气管固定

16. 大量胸腔积液
17. 一侧肺不张
18. 中央型肺癌伴纵隔颈部淋巴结转移

问题 19～21

A. 扁平胸　B. 桶装胸　C. 心前区隆起　D. 胸壁压痛　E. 鸡胸

19. 先心病
20. 严重肺气肿

21. 白血病

问题 22～24

A. 前正中线　B. 胸骨线　C. 锁骨中线　D. 肩胛线　E. 后正中线

22. 为沿胸骨边缘与前正中线平行的垂直线
23. 为双臂下垂时通过肩胛下角与后正中线平行的垂直线
24. 为通过椎骨棘突，或沿脊柱正中下行的垂直线

问题 25～28

A. 呼吸与脉搏之比为 1∶4　B. 气管异物　C. 糖尿病酮症酸中毒　D. 胸膜恶性肿瘤　E. 慢性阻塞性肺疾病

25. 吸气性呼吸困难出现于
26. 呼气性呼吸困难出现于
27. 正常成人静息状态下
28. 抑制性呼吸出现于

问题 29～30

A. 肺动脉段　B. 左心房显著增大　C. 升主动脉和上腔静脉　D. 右心房　E. 左心室

29. 胸骨左缘第 3 肋间
30. 胸骨右缘第 2 肋间

问题 31～33

A. 递增递减型　B. 递增型　C. 一贯型　D. 递减型　E. 连续型

31. 二尖瓣关闭不全的收缩期杂音
32. 二尖瓣狭窄的舒张期杂音
33. 主动脉瓣关闭不全的舒张期杂音

问题 34～38

A. 水冲脉　B. 重搏脉　C. 交替脉　D. 奇脉　E. 脱落脉

34. 二度房室传导阻滞
35. 左心功能不全
36. 缩窄性心包炎
37. 长期发热
38. 主动脉瓣关闭不全

问题 39～41

A. 肝轻度肿大，表面光滑，边缘钝，质稍韧，有压痛　B. 肝明显肿大，表面光滑，边缘钝，质韧，有压痛，肝-颈静脉回流征阳性　C. 早期肝大，晚期缩小，质较硬，表面可触到小结节，无压痛　D. 肝逐渐增大，质地坚硬，表面高低不平，有大小不等结节，边缘不整　E. 肝大，表面光滑，质软或稍韧，无压痛

39. 肝淤血

40. 肝硬化
41. 肝癌

问题 42～45

A. McBurney 点　B. 肋腰点　C. 肋脊点　D. 上输尿管点　E. 中输尿管点

42. 脐与右髂前上棘连线中、外 1/3 交界处为
43. 脐水平线上腹直肌外缘处为
44. 背部第 12 肋与脊柱的夹角的顶点为
45. 背部第 12 肋与腰肌外缘的夹角顶点为

【X 型题】

1. 下列哪些疾病常导致发热
A. 颅内出血　B. 急性细菌感染　C. 恶性肿瘤　D. 创伤　E. 各种体腔内出血
2. 全身性淋巴结肿大可见于
A. 慢性白血病　B. 淋巴瘤　C. 艾滋病　D. 传染性单核细胞增多症　E. 钩端螺旋体病
3. 局限性淋巴结肿大可见于
A. 急性化脓性扁桃体炎　B. 淋巴结结核　C. Virchow 淋巴结　D. 钩端螺旋体病　E. 艾滋病
4. 甲状腺功能亢进症患者可能出现下列哪些体征
A. 眼球突出　B. Stellwag 征　C. Graefe 征　D. Mobius 征　E. Joffroy 征
5. 双侧瞳孔扩大见于
A. 颈交感神经刺激　B. 青光眼绝对期　C. 视神经萎缩　D. 可卡因中毒　E. 吗啡中毒
6. 口唇疱疹多为单纯疱疹病毒感染，其常伴发于哪些疾病
A. 疟疾　B. 肺结核　C. 大叶性肺炎　D. 流行性脑脊膜炎　E. 胃溃疡
7. 引起甲状腺肿大的常见疾病有
A. 桥本甲状腺炎　B. 甲状腺腺瘤　C. 甲状腺功能亢进　D. 甲状腺癌　E. 单纯性甲状腺肿
8. 胸骨角水平标志着
A. 上、下纵隔交界水平　B. 主支气管分叉　C. 第 2 肋软骨水平　D. 第 2 胸椎水平　E. 第 5 胸椎水平
9. 下列哪些呼吸音在正常人可以听到
A. 肺泡呼吸音　B. 气管呼吸音　C. 支气管肺泡呼吸音　D. 支气管呼吸音　E. 支气管语音
10. 扁平胸可见于下列哪些情况
A. 佝偻病　B. 瘦长体形　C. 严重消耗性疾病　D. 严重肺气肿　E. 肺

结核

11. 可导致肺下界降低的情况有

A. 腹腔肿瘤　B. 肺气肿　C. 腹腔内脏下垂　D. 肝大　E. 肺萎缩

12. 下列哪些疾病可以引起肺泡呼吸音减弱或消失

A. 肺气肿　B. 肺梗死　C. 贫血　D. 重症肌无力　E. 酸中毒

13. 左侧大量气胸患者下列哪些体征是错误的

A. 气管向左移位　B. 左侧胸廓饱满　C. 左侧呼吸音消失　D. 左侧叩诊呈浊音　E. 左侧语颤减弱

14. 符合阻塞性肺气肿患者体征的是

A. 胸廓呈桶状　B. 呼吸活动度减弱　C. 语音共振增强　D. 肺下界移动度变小　E. 呼气相延长

15. 心前区隆起可见于

A. 风湿性心脏瓣膜病　B. 先天性心脏病　C. 粘连性心包炎　D. 急性心肌梗死　E. 大量心包积液

16. 心右界由哪些部分组成

A. 升主动脉　B. 肺动脉段　C. 上腔静脉　D. 右心房　E. 右心室

17. 心脏听诊检查包括哪些内容

A. 心率、心律　B. 心音　C. 额外心音　D. 心脏杂音　E. 心包摩擦音

18. 下列哪些因素参与心脏杂音的形成

A. 心腔内漂浮物　B. 瓣膜口狭窄或关闭不全　C. 异常通道或血管腔扩大或狭窄　D. 血液黏稠度降低　E. 血流加速

19. 下列哪些疾病心脏相对浊音界可呈靴形

A. 二尖瓣关闭不全　B. 三尖瓣关闭不全　C. 主动脉瓣关闭不全　D. 肺动脉瓣关闭不全　E. 缩窄性心包炎

20. 腹式呼吸增强可见于

A. 癔症性呼吸　B. 胸腔积液　C. 足月妊娠　D. 急性腹痛　E. 膈麻痹

21. 急性阑尾炎患者可出现哪些腹部体征

A. 直肠指诊可有明显的局部触痛　B. 阑尾周围脓肿时 可触及压痛明显的包块　C. McBurney 点有显著而固定的压痛及反跳痛　D. 肠鸣音减弱　E. 盲肠后位的阑尾炎腰大肌征（+）

22. 急性弥漫性腹膜炎的体征有

A. 腹肌紧张　B. 腹部压痛　C. 反跳痛　D. 腹式呼吸减弱或消失　E. 肠鸣音增多

【是非判断题】

1. 腋测法测量体温是指把体温计头端置于腋窝深处，嘱患者用上臂将体温计夹紧，5 分钟后读数。（　）

2. 某患者起步后小步急速趋行，身体前倾，有难以止步之势，该步态为慌张步态。（　）

3. 右锁骨上窝淋巴结肿大常见于食管癌、胃癌。　（　）
4. 肝硬化患者水肿最先出现在双侧眼睑及颜面部。　（　）
5. 检查乳突时，若压迫乳突时患者感觉疼痛要考虑有乳突炎或化脓性脑膜炎。　（　）
6. 氯丙嗪反应发生时瞳孔扩大。　（　）
7. 颈静脉明显搏动时要考虑主动脉瓣关闭不全。　（　）
8. 气管推向健侧，多由于对侧巨大肿块压迫或大叶肺不张所致。　（　）
9. 甲状腺上可触及震颤或听到血管杂音对甲状腺功能亢进症有诊断意义。　（　）
10. 上腔静脉梗阻所致的胸壁静脉曲张其血流方向自下而上。　（　）
11. 胸腔积液、肺不张、气胸时，患侧呼吸活动度减弱，健侧代偿性增强。　（　）
12. 阻塞性肺气肿患者呼吸动度减弱，语音震颤增强，叩诊呈清音，听诊可闻及湿性啰音。　（　）
13. 肺部听不到哮鸣音可以排除支气管哮喘诊断。　（　）
14. 心尖搏动减弱表示心脏收缩功能不全。　（　）
15. 2 级收缩期杂音是指较响亮的杂音，常伴有震颤。　（　）
16. 胸骨左缘 2～3 肋间持续性杂音提示病变在二尖瓣狭窄。　（　）
17. 主动脉瓣关闭不全患者，由于舒张期血流由主动脉反流入左心室，将二尖瓣前叶冲起，造成相对性二尖瓣狭窄的舒张期隆隆样杂音，称为 Austin-Flint 杂音。　（　）
18. 肋脊角是指背部两侧第 12 肋骨与脊柱的交角。　（　）

【填空题】

1. 生命体征包括________、________、________、________。
2. 体温测量方法有________、________、________。
3. 皮肤弹性检查部位，常选择________或________。
4. 发现淋巴结肿大时，应注意其________、________、________、________、________、________、________、________、________、________等。
5. 单侧上睑下垂，可见于________、________、________、________、________。
6. 瞳孔大小不等常见于________、________、________、中枢神经性梅毒等。
7. 颈动脉搏动在安静下增强，多见于________、________、________以及________。
8. 气管移向患侧见于________、________。
9. 正常成人胸廓前后径较左右径________；前后径与左右径之比是________。
10. 肺上界即肺尖的上界，正常人肺尖区叩诊有一________带，其平均宽度为________。肺气肿时，肺上界________。
11. 干啰音是由于气管、支气管或细支气管________或________，空气吸入或呼出时发生湍流所产生的声音。
12. 羊鸣音的存在常在中等量________的上方肺受压的区域听到，亦可在肺实变伴有少量________的部位听及。
13. 胸腔积液时，气管移向________，患侧语音震颤________；叩诊________；听诊呼吸音________，语音共振________。

14. 严重代谢性酸中毒时，________，常见于糖尿病酮症酸中毒和尿毒症酸中毒等，此种深长的呼吸又称为________。
15. 正常心尖搏动位于________。
16. 心房颤动的听诊特点有：________，________，________。
17. 第一心音出现标志________开始，第二心音出现标志________开始。
18. 心房纤颤时脉率少于心率称________，房室传导阻滞时有脉搏脱漏称________。
19. 收缩压与舒张压之差值为________，舒张压加 1/3 脉压为________。
20. 节律规则而强弱交替的脉搏称之为________，为________的重要体征之一。
21. 腹部视诊的主要内容有：________、________、________、________、腹部的皮疹、疝、腹纹、瘢痕、上腹部搏动等。

参考答案

【A 型题】

1. C	2. B	3. D	4. E	5. C	6. D	7. A	8. B	9. B	10. D
11. E	12. D	13. C	14. E	15. A	16. A	17. D	18. E	19. D	20. C
21. A	22. A	23. B	24. C	25. E	26. E	27. C	28. D	29. A	30. B
31. C	32. B	33. D	34. C	35. B	36. A	37. A	38. E	39. E	40. D
41. C	42. B	43. D	44. A	45. B	46. C	47. A	48. C	49. C	50. D

【B 型题】

1. B	2. A	3. D	4. C	5. E	6. E	7. B	8. D	9. C	10. A
11. E	12. C	13. B	14. D	15. A	16. A	17. B	18. E	19. C	20. B
21. D	22. B	23. D	24. E	25. B	26. E	27. A	28. D	29. B	30. C
31. D	32. B	33. D	34. E	35. C	36. D	37. B	38. A	39. B	40. C
41. D	42. A	43. D	44. C	45. B					

【X 型题】

1. ABCDE	2. ABCDE	3. ABC	4. ABCDE	5. ABCD
6. ABCD	7. ABCDE	8. ABCE	9. ABCD	10. BCE
11. BC	12. ABD	13. AD	14. ABDE	15. ABE
16. ACD	17. ABCDE	18. ABCDE	19. AC	20. AB
21. ABCDE	22. ABCD			

【是非判断题】

1. ×	2. √	3. ×	4. ×	5. √	6. ×	7. ×	8. ×	9. √	10. ×
11. √	12. ×	13. ×	14. ×	15. ×	16. ×	17. √	18. √		

【填空题】

1. 体温　脉搏　呼吸　血压　2. 口测法　腋测法　肛测法　3. 手背　上臂内侧部位　4. 部位　大小　数目　硬度　压痛　活动度　有无粘连　局部皮肤有

无红肿　瘢痕　瘘管　5. 蛛网膜下腔出血　白喉　脑脓肿　脑炎　外伤　6. 脑外伤　脑肿瘤　脑疝　7. 主动脉瓣关闭不全　高血压　甲状腺功能亢进症　严重贫血患者　8. 肺不张　广泛肺纤维化　9. 短　1∶1.5　10. 清音　5cm　变宽　11. 狭窄　部分阻塞　12. 胸腔积液　胸腔积液　13. 健侧　减弱或消失　实音　减弱或消失　减弱　14. 出现深而慢的呼吸　Kussmaul 呼吸　15. 第5肋间，左锁骨中线内 0.5～1.0cm　16. 心律绝对不规则　第一心音强弱不等且无规律　脉搏短绌　17. 心室收缩　心室舒张　18. 脉搏短绌　脱落脉　19. 脉压　平均动脉压　20. 交替脉　左侧心室衰竭　21. 腹部外形　呼吸运动　腹壁静脉　胃肠型及蠕动波

§3.2　临床诊断理化检查

基本知识问答

1. 如何判定红细胞、血红蛋白增多及临床意义？

多次检查成年男性红细胞＞6.0×10^{12}/L，血红蛋白＞170g/L；成年女性红细胞＞5.5×10^{12}/L，血红蛋白＞160g/L 时即认为增多。可分为相对性增多和绝对性增多两类。

（1）相对性增多：是因血浆容量减少，使红细胞容量相对增加。见于严重呕吐、腹泻、大量出汗、大面积烧伤、慢性肾上腺皮质功能减退、尿崩症、甲状腺功能亢进危象、糖尿病酮症酸中毒。

（2）绝对性增多：临床上称为红细胞增多症，按发病原因可分为继发性和原发性两类，后者称为真性红细胞增多症，前者是血中红细胞生成素增多所致。红细胞生成素增多又可分两种情况。①红细胞生成素代偿性增加，多因血氧饱和度减低所引起。红细胞增多的程度与缺氧程度成正比。生理性红细胞生成素代偿性增加见于胎儿及新生儿、高原地区居民。病理性增加则见于严重的慢性心、肺疾患如阻塞性肺气肿、肺源性心脏病、发绀型先天性心脏病等。②红细胞生成素非代偿性增加。红细胞生成素增加是与某些肿瘤或肾脏疾患有关，如肾癌、肝细胞癌、卵巢癌、肾胚胎瘤、肾上腺皮质腺瘤、子宫肌瘤以及肾盂积水、多囊肾等。

真性红细胞增多症是一种原因未明的红细胞增多为主的骨髓增殖性疾病，其特点为红细胞持续性显著增多，可高达（7～10）$\times10^{12}$/L，血红蛋白达180～240g/L，全身总血容量也增加，白细胞和血小板也不同程度增多。本病属慢性和良性增生，部分患者可转变为白血病等。

2. 什么是 MCV、MCH、MCHC 及其意义？

MCV 系指每个红细胞的平均体积。MCH 系指每个红细胞内所含血红蛋白的平均量。MCHC 系指每升血液中平均所含血红蛋白浓度（克数）。根据上述3项红细胞平均值可进行贫血的形态学分类。

3. 简述中性粒细胞核象改变的临床意义。

（1）核左移常见于感染，尤其是急性化脓性感染、急性中毒、急性溶血、急性失血等。白血病和类白血病反应，也可出现核极度左移现象。

（2）核右移主要见于巨幼细胞贫血及造血功能衰退，也可见于应用抗代谢药物，如阿糖胞苷或巯嘌呤等。在炎症的恢复期，可出现一过性核右移。如在疾病进展期突然出现核右移的变化，则表示预后不良。

4. 类白血病反应如何与慢性粒细胞性白血病区别？

类白血病反应常见于急性感染、外伤、大面积烧伤、急性溶血或出血，有原发病症状，白细胞计数中度增高，多$<100\times10^9/L$，以分叶核及杆状核粒细胞为主，少见原粒细胞，常有明显粒细胞中毒改变，嗜酸性、嗜碱性粒细胞不增多，血红蛋白和血小板及骨髓象多无明显改变，中性粒细胞碱性磷酸酶积分明显升高，无 Ph 染色体，治疗以控制原发病为主。

慢性粒细胞性白血病常表现为消瘦、乏力，脾大明显，白细胞计数明显升高，常$>100\times10^9/L$，外周血可见各阶段粒细胞，嗜酸、嗜碱粒细胞常增多，粒细胞无明显中毒改变。早期病例轻或中度贫血，血小板数可增高，晚期均减少，骨髓增生极度，粒系常占 90%以上，以晚幼、中幼粒为主，原粒＋早幼粒<10%，中性粒细胞碱性磷酸酶积分显著减低甚至为 0，绝大多数患者 Ph 染色体阳性，治疗以羟基脲、干扰素为主，亦可行联合化疗或造血干细胞移植。

5. 简述红细胞沉降率测定的临床意义。

参考值：男性 0～15/1h 末；女性 0～20/1h 末。

（1）生理性增快：12 岁以下的儿童、60 岁以上的高龄者、妇女月经期、妊娠 3 个月以上。

（2）各种炎症性疾病：急性细菌性炎症、风湿热、结核病时；组织损伤及坏死：急性心肌梗死时红细胞沉降率增快；恶性肿瘤：增长迅速的恶性肿瘤红细胞沉降率增快。部分贫血患者红细胞沉降率也增快。

6. 显示红细胞破坏增加的依据有哪些？

①红细胞寿命缩短。②红细胞形态改变，如出现球形细胞、盔形细胞、裂细胞、红细胞碎片等。③血浆乳酸脱氢酶增高。④血浆游离血红蛋白明显增高。⑤血清结合珠蛋白减低。⑥血红蛋白尿出现。⑦含铁血黄素尿试验（＋）。⑧血清非结合胆红素增高。⑨尿胆原强阳性。

7. 简述粪便检查的主要目的。

①了解消化道及通向肠道的肝、胆、胰等器官有无炎症、梗阻、出血、寄生虫感染等。②了解消化状况，粗略地判断胰腺外分泌功能。③隐血试验可作为消化道恶性肿瘤诊断的筛选。④检查粪便中有无病菌。

8. 尿液的化学检验常用内容有哪些？

（1）尿蛋白：正常人尿内仅有少量蛋白，常规定性检查阴性。正常人尿蛋白＜80mg/24h尿，当尿内蛋白质含量＞150mg/24h或常规定性方法阳性时，称为蛋白尿。蛋白尿多数为病理性的，最常见于肾小球疾病。

（2）酮体：是体内脂肪代谢的中间产物，正常人尿中酮体含量极微，定性试验为阴性。尿中酮体过多称为酮尿症，可见于糖尿病酮症酸中毒、高热、剧烈呕吐、腹泻、饥饿、肝硬化等。

（3）尿糖：正常人尿内含糖量为0.56～5.0mmol/24h，定性试验阴性。若定性方法测定尿糖为阳性，称为尿糖，一般指葡萄糖尿。葡萄糖在尿中排出过多主要是由于血糖浓度过高和肾小管重吸收葡萄糖的能力降低所致。

（4）尿胆红素及尿胆原：①尿胆红素阳性见于急性黄疸性肝炎、阻塞性黄疸、门脉周围炎及药物所致的胆汁淤滞等。②尿胆原阳性见于肝细胞性黄疸。

（5）尿亚硝酸盐试验：大肠埃希菌感染时可呈阳性反应。

9. 痰液标本的正确采集方法有哪些？

①留痰前应先漱口，然后用力咳出气管深部痰液。②做常规检查、癌细胞检查和细菌学检查时，应留取清晨第1口痰。③观察痰量，留24小时痰。④痰做集菌法找结核分枝杆菌留12～24小时痰。⑤做厌氧菌培养必须经环甲膜穿刺取痰。⑥若采用纤维支气管镜直接从病灶处采集标本，质量最佳。

10. 简述浆膜腔积液分类和发生机制。

正常人浆膜腔内有少量液体，主要来自壁浆膜毛细血管内的血浆滤出，并通过脏浆膜的淋巴管和小静脉的回吸收，当液体的产生和回吸收不平衡时，引起积液。根据浆膜腔积液的产生原因及性质不同，将其分为漏出液和渗出液两大类。

（1）漏出液：为非炎性积液。其形成的主要原因有：①血浆胶体渗透压降低，当血浆清蛋白低于25g/L时，导致血管与组织间渗透压平衡失调，水分进入组织或潴留在浆膜腔而形成积液。常见于晚期肝硬化、肾病综合征、重度营养不良等。②毛细血管内流体静脉压升高，使过多的液体滤出，组织间液增多并超过代偿限度时，液体进入浆膜腔形成积液。常见于慢性充血性心力衰竭、静脉栓塞。③淋巴管阻塞，常见于丝虫病或肿瘤压迫等，此时积液可以是乳糜样的。前两种原因形成的漏出液常为多浆膜腔积液，同时伴有组织间液增多引起的水肿。

（2）渗出液：为炎性积液。炎症时由于病原微生物的毒素、组织缺氧以及炎症介质作用使血管内皮细胞受损，导致血管通透性增加，以致血液中大分子物质如清蛋白、球蛋白、纤维蛋白原等及各种细胞成分都能渗出血管壁。渗出液形成主要原因有：①感染性，如化脓性细菌、分枝杆菌、病毒或支原体等。②非感染性，如外伤、化学性刺激（血液、尿素、胰液、胆汁和胃液）；此外恶性肿瘤、风湿性疾病也可引起类似渗出液的积液。渗出液常表现为单一浆膜腔积液，甚至是一侧胸膜腔积液，如结核性胸膜炎。

11. 肾小球性蛋白尿和肾小管性蛋白尿的区别如何？

（1）肾小球性蛋白尿：这是最常见的一种蛋白尿。各种原因导致肾小球滤过膜通透性及电荷屏障受损，血浆蛋白大量滤入原尿，超过肾小管重吸收能力所致。常见于肾小球肾炎、肾病综合征等原发性肾小球损害性疾病；糖尿病、高血压、系统性红斑狼疮、妊娠期高血压疾病等继发性肾小球损害性疾病。

（2）肾小管性蛋白尿：炎症或中毒等因素引起近曲小管对低分子量蛋白质的重吸收减弱所致，常见于肾盂肾炎、间质性肾炎、肾小管性酸中毒、重金属（如汞、镉、铋）中毒、药物（如庆大霉素、多黏菌素 B）及肾移植术后。

12. 什么是内生肌酐清除率及其有何临床意义？

（1）严格控制饮食条件和肌肉活动相对稳定的情况下，血肌酐的生成量和尿的排出量较恒定，其含量的变化主要受内源性肌酐的影响，而且肌酐分子量为 113，大部分从肾小球滤过，不被肾小管重吸收，排泌量很少，故肾单位时间内把若干毫升血液中的内在肌酐全部清除出去，称为内生肌酐清除率（GFR）。

（2）临床意义：判断肾小球损害的敏感指标，GFR 下降至 50%，血肌酐测定值可低至 50mL/min；评估肾功能损害程度；指导治疗。

13. 简述丙氨酸氨基转移酶（ALT）、天冬氨酸氨基转移酶（AST）的临床意义。

（1）急性病毒性肝炎：ALT 与 AST 均显著升高，可达正常上限的 20～50 倍，甚至 100 倍，但 ALT 升高更明显。通常 ALT＞300U/L、AST＞200U/L，ALT/AST＞1，是诊断急性病毒性肝炎重要的检测手段。在肝炎病毒感染后 1～2 周，转氨酶达高峰，在第 3 周到第 5 周逐渐下降，ALT/AST 比值逐渐恢复正常。但转氨酶的升高程度与肝脏损伤的严重程度无关。在急性肝炎恢复期，如转氨酶活性不能降至正常或再上升，提示急性病毒性肝炎转为慢性。急性重症肝炎时，病程初期转氨酶升高，以 AST 升高显著，如在症状恶化时，黄疸进行性加深，酶活性反而降低，即出现“胆酶分离”现象，提示肝细胞严重坏死，预后不佳。

（2）慢性病毒性肝炎：转氨酶轻度上升或正常，ALT/AST＞1。AST 升高，即 ALT/AST<1，提示慢性肝炎进入活动期。

（3）非病毒性肝病（乙醇性、药物性、脂肪肝、肝癌）：ALT/AST<1。

（4）肝硬化：转氨酶活性取决于肝细胞进行性坏死程度，终末期活性正常或降低。

（5）肝内外胆汁淤积：转氨酶通常正常或轻度上升。

（6）心肌梗死：急性心肌梗死后 6～8 小时，AST 增高，18～24 小时达高峰，其值可达参考值上限的 4～10 倍，与心肌坏死范围和程度有关，4～5 天后恢复，若再次增高提示梗死范围扩大或新的梗死发生。

（7）其他疾病：肺梗死、肾梗死、胰梗死、休克及传染性单核细胞增多症，转氨酶轻度上升（50～200U/L）。

14. 简述黄疸的分类及其鉴别诊断。

（1）胆汁淤积性黄疸：ALP 和血清胆红素明显升高，转氨酶仅轻度增高。

（2）肝细胞性黄疸：血清胆红素中等度增加，转氨酶活性很高，ALP 正常或稍高。

（3）肝内局限性胆道阻塞（如原发性肝癌、转移性肝癌、肝脓肿等）：ALP 明显增高，ALT 无明显增高，血清胆红素大多正常。

15. 简述测定血钾的临床意义。

（1）血钾增高：血钾超过 5.5mmol/L 时称为高钾血症。①摄入过多。高钾饮食、静脉输注大量钾盐、输入大量库存血液等。②排出减少。急性肾衰竭少尿期、肾上腺皮质功能减退症，导致肾小球排钾减少；长期使用螺内酯、氨苯蝶啶等潴钾利尿药；远端肾小管上皮细胞泌钾障碍，如系统性红斑狼疮、肾移植术后、假性低醛固酮血症等。③细胞内钾外移增多。组织损伤和血细胞破坏，如严重溶血、大面积烧伤、挤压综合征等；缺氧和酸中毒；β-受体阻滞药、洋地黄类药物可抑制 Na^+-K^+-ATP 酶，使细胞内钾外移；家族性高血钾性麻痹；血浆晶体渗透压增高，如应用甘露醇注射液、高渗葡萄糖氯化钠注射液等静脉输液，可使细胞内脱水，导致细胞内钾外移增多。

（2）低钾血症：血清钾低于 3.5mmol/L 时称为低钾血症。其中血钾在 3.0～3.5mmol/L 者为轻度低钾血症；2.5～3.0mmol/L 为中度低钾血症；<2.5mmol/L 为重度低钾血症。①分布异常。细胞外钾内移，如应用大量胰岛素、低钾性周期性麻痹、碱中毒等；细胞外液稀释，如心功能不全、肾性水肿或大量输入无钾盐液体时，导致血钾减低。②丢失过多。频繁呕吐、长期腹泻、胃肠引流等；肾衰竭多尿期、肾小管性；酸中毒、肾上腺皮质功能亢进症、醛固酮增多症等使钾丢失过多；长期应用呋塞米（速尿）、依他尼酸（利尿酸）和噻嗪类利尿药等排钾利尿药。③摄入不足。长期低钾饮食、禁食和厌食等。

16. 常用脂蛋白测定的项目有哪些?

脂蛋白是血脂在血液中存在、转运及代谢的形式，利用超高速离心法和电泳法可将其分为不同的类型，检查脂蛋白不仅可以了解血脂的质与量，也能对其生理功能进行分析。

常用测定项目为乳糜微粒（CM)、极低密度脂蛋白（VLDL)、低密度脂蛋白（LDL)、高密度脂蛋白（HDL）和 VLDL 的代谢产物中间密度脂蛋白(IDL）以及脂质成分与 LDL 相似脂蛋白 a。

17. 肌酸激酶（CK）等在诊断心肌梗死有何应用?

急性心肌梗死（AMI）时 CK 水平在发病 3～8 小时即明显增高，其峰值出现在发病 10～36 小时，3～4 天恢复正常。如果在 AMI 病程中 CK 再次升高，提示心肌再次梗死。因此，CK 为早期诊断 AMI 的灵敏指标之一，但诊断时应注意 CK 的时效性。发病 8 小时内 CK 不增高，不可轻易排除 AMI，应继续动态观察；发病 24 小时的 CK 检测价值最大，此时的 CK 应达峰值，如果 CK 小于参考值的上限，可排除 AMI。但应除外 CK 基础值极低的患者和心肌梗死范围小及心内膜下心肌梗死等，此时即使心肌梗死，CK 也可正常。

18. 叙述常用的肿瘤标志物的临床意义。

(1) 甲胎蛋白（AFP)：原发性肝细胞性肝癌，AFP 增高，生殖腺胚胎肿瘤（睾丸癌、卵巢癌、畸胎瘤等)、胃癌或胰腺癌时，AFP 也升高，病毒性肝炎、肝硬化，AFP 有不同程度升高，妊娠 3～4 个月，AFP 开始升高，7～8 个月，达到高峰，以后下降。

(2) 癌胚抗原（CEA)：CEA 明显增高，见于 90%的胰腺癌、74%的结肠癌、60%的乳腺癌，动态观察一般病情好转时，CEA 浓度下降，病情加重时可升高，结肠炎、胰腺炎、肝脏疾病、肺气肿及支气管哮喘，CEA 轻度升高。

(3) 前列腺特异性抗原测定（PSA)：前列腺癌 60%～90% PSA 水平明显升高，良性前列腺癌、前列腺肥大或急性前列腺炎 14%PSA 水平升高。

(4) 癌抗原 125 测定（糖脂）(CA125)：卵巢癌患者血清 CA125 水平明显升高，60%～90%宫颈癌、乳腺癌、胰腺癌、胆道癌、肝癌、胃癌、结肠癌、肺癌等也有一定的阳性反应，良性卵巢瘤、子宫肌瘤，CA125 明显升高，肝硬化失代偿期，血清 CA125 也明显升高。

(5) 神经元特异性烯醇化酶测定（NSE)：小细胞性肺癌，NSE 水平高出其他类型肺癌 5～10 倍（80%～90%)，其他组织型肺癌仅 10%～20%的患者 NSE 升高。NSE 是神经母细胞瘤的标志物，其灵敏度可达 90%以上，发病时 NSE 水平明显升高，正常 RBC 中存在 NSE，标本溶血影响结果。

19. 简述正常心电图中P波、PR段、QRS波群、ST段、T波和QT间期的意义。

正常心电活动始于窦房结，兴奋心房的同时经结间束传导至房室结（激动传导在此处延迟0.05～0.07秒），然后循希氏束→左、右束支→浦肯野纤维顺序传导，最后兴奋心室。这种先后有序的电激动的传播，引起一系列电位改变，形成了心电图上的相应的波段。临床心电学对这些波段规定了统一的名称：①最早出现的幅度较小的P波，反映心房的除极过程。②PR段（实为PQ段，传统称为PR段）反映心房复极过程及房室结、希氏束、束支的电活动；P波与PR段合计为PR间期，反映自心房开始除极至心室开始除极的时间。③幅度最大的QRS波群，反映心室除极的全过程。④除极完毕后，心室的缓慢和快速复极过程分别形成了ST段和T波。⑤QT间期为心室开始除极至心室复极完毕全过程的时间。

20. 试述心肌梗死各期的心电图表现。

心肌梗死的心电图呈规律性演变。①早期（超急性期）：心电图上产生高大的T波，以后迅速出现ST段斜型抬高，尚未出现异常Q波，仅持续数小时。②急性期：高耸T波开始降低，出现异常Q波，ST段呈弓背向上抬高，继而下降；直立的T波开始倒置，并逐渐加深，持续数小时至数周。③近期（亚急性期）：抬高的ST段基本恢复至基线，Q波持续存在，倒置T波逐渐变浅。持续数周至数月。④陈旧期（愈合期）：心肌梗死后3～6个月或更久。ST段和T波恢复正常或T波持续倒置、低平，趋于恒定不变，留下坏死的Q波。

21. 运动试验的适应证和禁忌证是什么?

适应证：对不典型胸痛或可疑冠心病患者进行鉴别诊断；评估冠心病患者的心脏负荷能力；评价冠心病的药物或介入手术治疗效果；进行冠心病易患人群流行病学调查筛选试验。

禁忌证：急性心肌梗死或心肌梗死合并室壁瘤；不稳定型心绞痛；心力衰竭；中、重度瓣膜病或先天性心脏病；急性或严重慢性疾病；严重高血压患者；急性心包炎或心肌炎；肺栓塞；严重主动脉瓣狭窄；严重残疾不能运动者。

22. 血气分析测定标本采集的基本要求。

①合理的采血部位（桡动脉、肱动脉、股动脉）。②严格地隔绝空气，在海平面大气压、安静状态下，采集肝素抗凝血。③标本采集后立即送检，若血标本不能及时送检，应将其保存在4℃环境中，但不得超过2小时。④吸氧者若病情许可应停止吸氧30分钟后再采血送检，否则应标记给氧浓度与流量。

自测试题（附参考答案）

【A 型题】

1. 正常成年男性红细胞、血红蛋白、白细胞的正常参考值的描述，下列哪项是正确的

A. 3.5×10^9/L～5.0×10^9/L、110～150g/L、4×10^9/L～10×10^9/L

B. 4.0×10^9～5.5×10^9/L、120～160g/L、4×10^9/L～10×10^9/L

C. 4.0×10^9/L～5.0×10^9/L、120～160g/L、4×10^9/L～10×10^9/L

D. 4.0×10^9/L～5.5×10^9/L、110～150g/L、4×10^9/L～10×10^9/L

E. 4.0×10^9～5.5×10^9/L、110～160g/L、4×10^9～10×10^9/L

2. 在周围血白细胞的分类（中性粒细胞、嗜酸性粒细胞、嗜碱性粒细胞、淋巴细胞和单核细胞）中哪一种组合是正常值

A. 0.51～0.75、0.005～0.05、0～0.01、0.3～0.4、0.03～0.08

B. 0.4～0.6、0.02～0.08、0.01～0.03、0.4～0.6、0.05～0.1

C. 6～0.8、0.01～0.04、0.03～0.05、0.1～0.2、0.03～0.08

D. 0.51～0.75、0.05～0.5、0～0.01、0.1～0.3、0.1～0.2

E. 0.51～0.75、0.01～0.05、0.05～0.5、0.2～0.4、0.03～0.08

3. 周围血中血小板计量正常值是

A. 20×10^9/L～59×10^9/L　B. 10×10^9/L～30×10^9/L　C. ＞10×10^9/L　D. ＜30×10^9/L　E. 上述都正常

4. 正常成人男性周围血红细胞计数下列哪项是正确的

A. 3.0×10^{12}/L～5.0×10^{12}/L　B. 3.5×10^{12}/L～5.5×10^{12}/L　C. 5.5×10^{12}/L～7.0×10^{12}/L　D. 4.0×10^{12}/L～5.5×10^{12}/L　E. 4.5×10^{12}/L～6.0×10^{12}/L

5. 患者，女，24 岁。体格检查：贫血貌，MCV 66 fL，MCH 24 pg，MCHC 30％，问根据形态学分类特点属于那种贫血

A. 再生障碍性贫血　B. 巨幼细胞贫血　C. 缺铁性贫血　D. 肾性贫血　E. 慢性感染性贫血

6. 下列哪项属于正常细胞性贫血

A. MCV 90 fL，MCH 32 pg，MCHC 33％　B. MCV 110 fL，MCH 38 pg，MCHC 34％　C. MCV 70 fL，MCH 24 pg，MCHC 29％　D. MCV 66 fL，MCH 23 pg，MCHC 32％　E. MCV 80 fL，MCH 24 pg，MCHC 28％

7. 关于正常红细胞的半衰期下列哪项是正确的

A. 20～30 天　B. 25～32 天　C. 28～40 天　D. 30～35 天　E. 32～38 天

8. 重度贫血的血红蛋白含量为

A. ＜90g/L　B. ＜40g/ L　C. ＜50g/L　D. ＜60g/L　E. ＜70g/L

9. 下列哪种疾病不引起白细胞总数增多
A. 急性心肌梗死 B. 慢性肾炎尿毒症 C. 百日咳 D. 伤寒 E. 急性溶血

10. 引起绝对性红细胞增多的原因是
A. 脱水血液浓缩 B. 严重的心肺疾患 C. 严重的组织损伤 D. 急性大出血 E. 以上均是

11. 淋巴细胞增多见于
A. 化脓菌感染 B. 寄生虫感染 C. 病毒性感染 D. 血清病 E. 放射病

12. 急性化脓菌感染时，如白细胞数明显增多，并伴有明显核左移，提示
A. 感染局限，机体反应性良好 B. 感染局限，机体反应性较差 C. 感染严重，机体反应性良好 D. 感染严重，机体反应性较差 E. 感染严重，机体反应性极差

13. 在疾病进行期突然出现核右移，往往提示
A. 机体反应性良好 B. 预后不好 C. 预后良好 D. 机体反应性差 E. 正常现象

14. 血常规示中性粒细胞增多常见于
A. 化脓性感染 B. 伤寒 C. 系统性红斑狼疮 D. 脾功能亢进 E. 病毒感染

15. 周围血液酸性粒细胞增多常见于
A. 结核病 B. 伤寒 C. 严重细菌感染 D. 风湿热 E. 寄生虫病

16. 关于红细胞体积分布宽度的描述，正确的是
A. 反映外周血红细胞数目的参数 B. 指红细胞在外周血所占比容的比值 C. 提示血红蛋白浓度 D. 提示血红蛋白的质量 E. 反映红细胞体积异质性

17. 哪项不是引起中性粒细胞减少原因
A. 再生障碍性贫血 B. 病毒感染 C. 脾功能亢进 D. 甲状腺功能亢进症 E. 急性溶血

18. 下列哪一项不属于中性粒细胞的中毒性形态改变
A. 卡-波环 B. 中毒性颗粒 C. 空泡形成 D. 细胞大小不均 E. 核变性

19. 以下不符合有关缺铁性贫血血涂片叙述的是
A. 以小红细胞为主 B. 红细胞大小不均 C. 有核红细胞多见 D. 红细胞中央淡染区扩大 E. 可出现环形红细胞

20. 溶血性贫血时红细胞半衰期为
A. 10～25天 B. 20～30天 C. 25～35天 D. <10天 E. <15天

21. 粪便镜检有大量白细胞常见于
A. 肠炎 B. 细菌性痢疾 C. 阿米巴痢疾 D. 溃疡性结肠炎 E. 克

隆病

22. 下列何者为肾性糖尿

A. 甲状腺功能亢进症并尿糖阳性　B. 肢端肥大症并尿糖阳性　C. 肝硬化并尿糖阳性　D. 空腹血糖增高，尿糖阳性　E. 血糖正常，尿糖阳性

23. 脓血便常见于

A. 阿米巴痢疾　B. 细菌性痢疾　C. 溃疡性结肠炎　D. 直肠癌　E. 以上都对

24. 正常成人每昼夜尿量通常为

A. 1500～2500mL　B. 1500～3000mL　C. 1000～2000mL　D. 2000～3000mL　E. 以上都不对

25. 镜下血尿的诊断标准，应为尿沉渣镜检，每高倍视野大于多少个红细胞

A. >5 个　B. >4 个　C. >10 个　D. >3 个　E. 满视野

26. 镜下脓尿的论断标准指

A. WBC > 5 个/HP　B. WBC > 20 个/HP　C. WBC > 100 个/HP　D. WBC >10 个/HP　E. WBC >50 个/HP

27. 尿细菌培养时，下列操作哪项是不正确的

A. 用无菌试管留取标本　B. 最好留取中段尿　C. 外阴部消毒后留取标本　D. 最好留取晨尿　E. 标本放置数小时后方可送检

28. 下列检测结果哪项不正常

A. 尿沉渣镜检 RBC 2 个/HP　B. 尿沉渣镜检 WBC 4 个/HP　C. 尿内偶见透明管型　D. 尿胆红素定性试验阳性　E. 尿胆原定性试验阳性

29. 膀胱炎患者出现

A. 假性蛋白尿　B. 溢出性蛋白尿　C. 混合性蛋白尿　D. 组织蛋白尿　E. 肾小管性蛋白尿

30. 管型尿是指

A. 尿蛋白定量>150mg/24h　B. 新鲜尿沉渣镜检红细胞>3 个/HP　C. 尿中含血量达 1 mL/L 时，外观呈洗肉水样　D. 12 小时尿沉渣计数管型>5000 个　E. 新鲜尿沉渣镜检白细胞>5 个/HP

31. 尿液中出现何种管型多提示早期肾小球病变可能

A. 红细胞管型　B. 白细胞管型　C. 宽幅管型　D. 蜡样管型　E. 透明管型

32. 正常粪便中不应该有的是

A. 白细胞　B. 红细胞　C. 植物纤维　D. 淀粉颗粒　E. 脂肪小滴

33. 脑脊液采集的第一管用做下列哪项检查

A. 细菌培养　B. 化学分析　C. 免疫学检查　D. 一般性状检查　E. 显微镜检查

34. 引起脑脊液中蛋白含量显著增高的疾病是

A. 结核性脑膜炎　B. 病毒性脑炎　C. 化脓性脑膜炎　D. 脑肿瘤　E. 新型隐球菌性脑膜炎

35. 患者，女，20 岁。胸腔积液检查结果为：外观淡红色混浊，相对密度 1.022，Rivalta 试验阳性，细胞计数 1400×10^6/L，LDH 活性为 450U/L。该患者诊断考虑为

A. 结核性胸膜炎　B. 肾病综合征　C. 癌性胸水　D. 化脓性胸膜炎　E. 全心衰

36. 痰液中发现 Curschman 螺旋体见于

A. 大叶性肺炎　B. 支气管哮喘　C. 急性肺水肿　D. 支气管扩张　E. 支气管肺癌

37. 反应肝癌最敏感的指标是

A. 丙氨酸氨基转移酶（ALT）　B. 甲胎蛋白（AFP）　C. 碱性磷酸酶（ALP）　D. 门冬氨酸氨基转移酶（AST）　E. 乳酸脱氢酶

38. 胆红素在血液中主要与哪一种血浆蛋白质结合而运输

A. γ球蛋白　B. α_1 球蛋白　C. β球蛋白　D. α_2 球蛋白　E. 白蛋白

39. 醋酸纤维薄膜电泳可把血清蛋白分成五条带，由正极数起它们的顺序是

A. 白蛋白、α_1 球蛋白、β球蛋白、γ球蛋白、α_2 球蛋白　B. 白蛋白、β球蛋白、α_1 球蛋白、α_2 球蛋白、γ球蛋白　C. 白蛋白、α_1 球蛋白、α_2 球蛋白、β球蛋白、γ球蛋白　D. 白蛋白、α_1 球蛋白、α_2 球蛋白、γ球蛋白、β球蛋白　E. α_1 球蛋白、α_2 球蛋白、β球蛋白、γ球蛋白、白蛋白

40. 下列提示乙型病毒性肝炎传染性最强的是

A. HBsAg(＋)、HBeAg(－)、Anti-HBe(＋)、Anti-HBc(＋)、Anti-HBs(－)

B. HBsAg(＋)、HBeAg(－)、Anti-HBe(－)、Anti-HBc(＋)、Anti-HBs(－)

C. HBsAg(＋)、HBeAg(＋)、Anti-HBe(－)、Anti-HBc(＋)、Anti-HBs(－)

D. HBsAg(－)、HBeAg(－)、Anti-HBe(－)、Anti-HBc(＋)、Anti-HBs(－)

E. HBsAg(－)、HBeAg(－)、Anti-HBe(＋)、Anti-HBc(＋)、Anti-HBs(－)

41. 下列哪项提示早期肾功能不全

A. 夜尿＞750mL　B. 蛋白尿＞3.5g/L　C. 内生肌酐清除率 60mL/min　D. 血清肌酐 870mmol/L　E. 血清尿素氮 25mmol/L

42. 正常人内生肌酐清除率为

A. ＜70mL/min　B. 40～70mL/min　C. 80～120mL/min　D. 60～100mL/min　E. 50～90mL/min

43. 正常成人男性的血清肌酐是

A. 88.4～176.8μmol/L　B. 44.0～97.0μmol/L　C. 53.0～106.0μmol/L　D. 80.0～100.0μmol/L　E. 50.0～90.0μmol/L

44. 下列哪项是反映肝损害的最敏感的检查指标

A. AFP（甲胎蛋白）　B. ALP（碱性磷酸酶）　C. AST（天门冬酸氨基

转移酶）　D. γ-GT（γ-谷氨酰转移）　E. ALT（丙氨酸氨基转移酶）

45. 下列哪项对诊断肝纤维化最有意义

A. MAO（单胺氧化酶）　B. GGT　C. ALT　D. AFP　E. ALP

46. 下列哪种疾病胆固醇降低

A. 阻塞性黄疸　B. 肝硬化　C. 肾病综合征　D. 冠心病　E. 脑动脉硬化

47. 下列哪种器官是合成胆固醇的主要脏器

A. 肝脏　B. 脾脏　C. 肾脏　D. 肌肉　E. 脑

48. 高钠血症是指血钠高于

A. 142mmol/L　B. 145mmol/L　C. 150mmol/L　D. 148mmol/L
E. 152mmol/L

49. 低钙血症见于

A. 阻塞性黄疸　B. 急性白血病　C. 长期制动　D. 多发性骨髓瘤
E. 甲状腺功能亢进症

50. 高钠血症见于

A. 严重烧伤　B. 肾上腺皮质功能减退　C. 大量输入库存血　D. 渗透性利尿　E. 糖尿病酮症酸中毒

【B 型题】

问题 1～2

A. 中性粒细胞　B. 单核细胞　C. 嗜酸性粒细胞　D. 嗜碱性粒细胞
E. 淋巴细胞

1. 在血中停留 3～6 天后即转入组织，演变为巨噬细胞的是
2. 人体主要的免疫活性细胞是

问题 3～5

A. 月经期　B. 脓毒血症　C. 粒细胞白血病　D. 病毒性肝炎　E. 脾功能亢进

3. 中性粒细胞反应性增多的是
4. 中性粒细胞生理性增多的是
5. 中性粒细胞异常增生性增多的是

问题 6～9

A. 红细胞渗透脆性试验　B. 酸溶血试验　C. 抗球蛋白试验　D. 高铁血红蛋白还原试验　E. 血红蛋白电泳分析

6. 阵发性睡眠性血红蛋白尿应做
7. 珠蛋白生成障碍性贫血应做
8. G-6-PD 缺乏症应做
9. 遗传性球形细胞增多症应做

问题 10～13

A. 大细胞性贫血　B. 正常细胞性贫血　C. 单纯小细胞性贫血　D. 小细胞低色素性贫血　E. 再生障碍性贫血

10. 慢性感染性贫血为
11. 珠蛋白生成障碍性贫血为
12. 缺铁性贫血为
13. 巨幼细胞性贫血为

问题 14～17

A. 网织红细胞高于正常　B. 外周血靶形红细胞＞20％　C. 外周血椭圆形红细胞占 20％　D. 外周血出现球形红细胞大于 20％　E. 外周血涂片成熟红细胞缗钱状形成

14. 珠蛋白生成障碍性贫血
15. 多发性骨髓瘤
16. 遗传性球形细胞增多症
17. 严重贫血

问题 18～20

A. 血清中为抗 B 抗体　B. 血清中为抗 A 抗体　C. 血清中为抗 A 及抗 B 抗体　D. 血清中为抗 O 抗体　E. 血清中无抗 A 及抗 B 抗体

以下不同血型分别属于上述哪种情况：

18. O 型血
19. A 型血
20. B 型血

问题 21～25

A. 黏液、脓血便　B. 稀糊状便　C. 米泔样便　D. 白陶土样便　E. 柏油样便

下列疾病大便性状为：

21. 霍乱、副霍乱
22. 消化道出血
23. 阻塞性黄疸
24. 细菌性痢疾
25. 急性肠炎

问题 26～28

A. Gram 染色　B. 抗酸染色　C. Wright 染色　D. Papanicolaou 染色　E. H-E 染色

26. 痰液涂片找癌细胞最好选用的染色法为
27. 痰液细菌检查常用染色法为
28. 痰液涂片找结核分枝杆菌最常选用的染色法为

问题 29～31

A. 多尿，相对密度固定 1.010　B. 少尿，高相对密度尿　C. 夜尿增多，相对密度正常　D. 多尿，相对密度 1.035　E. 24 小时尿量＜400mL，相对密度 1.018

29. 血容量不足引起的少尿会出现
30. 慢性肾衰竭会出现
31. 糖尿病会出现

问题 32～36

A. ALT 明显升高　B. 血氨明显升高　C. ALP 明显升高　D. MAO 明显升高　E. GGT 明显升高

32. 急性肝炎
33. 阻塞性黄疸
34. 肝纤维化
35. AFP 阴性的肝癌
36. 肝性脑病

【X 型题】

1. 以下属于生理性贫血的有

A. 老年人　B. 妊娠中后期　C. 慢性阻塞性肺疾病患者　D. 高原地区居民　E. 慢性肾疾病

2. 下列哪些指标支持巨幼细胞贫血

A. MCH＞58 pg　B. MCHC 29％　C. MCV 142 fL　D. 红细胞直径＞15μm　E. 成熟红细胞中央淡然区消失

3. 以下哪些疾病可导致中性粒细胞增多

A. 化脓菌感染　B. 急性心肌梗死　C. 急性溶血　D. 消化道大出血　E. 病毒感染

4. ESR 增快可见于

A. 风湿热活动期　B. 手术创伤　C. 心绞痛　D. 多发性骨髓瘤　E. 恶性肿瘤

5. 缺铁性贫血时

A. 红细胞是小细胞低色素性　B. 治疗前网织红细胞计数正常或轻度升高　C. 铁剂治疗有效时，用药 3～5 天后网织红细胞开始上升　D. 铁剂治疗 1 周时，血红蛋白开始上升　E. 铁剂治疗无效，说明患者不是缺铁性贫血

6. 急性肾炎患者可以出现哪些尿液改变

A. 可见透明管型及细胞颗粒管型　B. 尿蛋白定性实验阳性　C. 可见红细胞　D. 尿相对密度 1.015～1.025　E. 尿糖阳性

7. 阿米巴痢疾患者粪便检查可发现

A. 外观呈暗红色稀果酱样　B. 镜检红细胞少于白细胞　C. 镜检红细胞成堆

D. 镜检可见大量脂肪小滴　E. 镜检可见阿米巴滋养体及其包囊

8. 脓血便可见于

A. 痢疾　B. 结肠癌　C. 肛裂　D. 溃疡性结肠炎　E. 局限性肠炎

9. 粪便镜检有大量嗜酸粒细胞可见于

A. 细菌性痢疾　B. 过敏性肠炎　C. 直肠癌　D. 钩虫病　E. 阿米巴痢疾

10. 正常痰液镜检可见

A. 少量白细胞　B. 肺泡巨噬细胞　C. 少量红细胞　D. 少量上皮细胞　E. 色素细胞

11. 痰液检查有以下哪些临床用途

A. 明确肺部寄生虫病的诊断　B. 明确肺部感染病原菌　C. 观察开放性肺结核的疗效　D. 痰液中找到 Curschmann 螺旋体可确诊支气管哮喘　E. 痰液中找到癌细胞可确诊肺癌

12. 下列符合渗出液特点的是

A. 蛋白含量＞30g/L　B. 相对密度＞1.018　C. 黏蛋白定性试验阳性　D. 细胞计数＞500×10^6/L　E. 淡黄色透明液体

13. 符合正常脑脊液结果的是

A. 压力 100cmH_2O　B. 细胞计数 30×10^6/L 以中性粒细胞为主　C. 蛋白质 0.30g/L　D. 葡萄糖 3mmol/L　E. 脑脊液静置 24 小时后，液面有纤维薄膜形成

14. 关于血清谷丙转氨酶测定的叙述，下列哪些是正确的

A. 谷丙转氨酶（GPT）经 WHO 命名为谷丙氨酸氨基转氨酶（ALT）　B. 主要存在于肝细胞核中　C. ALT 主要存在于肝细胞的线粒体内　D. 只有在大量肝细胞坏死时，血清 ALT 才可能增高　E. ALT 是最敏感的肝功能检查指标之一

15. 关于血清谷草转氨酶的叙述，下列哪项是正确的

A. 谷草转氨酶（GOT）现命名为天门冬酸氨基转氨酶（AST）　B. AST 在心肌含量最高　C. AST 主要分布于肝细胞胞浆内　D. AST 属非特异性细胞内功能酶　E. AST 反应肝细胞损伤灵敏度最高

16. 尿胆原增多见于

A. 肝功能受损　B. 体内胆红素生成亢进且胆管通畅者　C. 肠管吸收尿胆原增加　D. 胆管梗阻　E. 肾小管对尿胆原的重吸收增加

17. 下列关于糖化血红蛋白的描述，哪些是正确的

A. 红蛋白合成以后与葡萄糖类进行缩合反应形成的酮胺化合物　B. 电泳法正常值为 6.0%～11.0%　C. 可反映患者抽血前 1 个月内血糖的平均综合值　D. 一旦形成不再解离　E. 可反映患者抽血前 2 周内血糖的平均综合值

18. 脂蛋白主要是由以下哪些物质组成

A. 蛋白质　B. 甘油三酯　C. 胆固醇及其酯　D. 磷脂　E. 脂肪酸

19. 低氯血症见于

A. 尿崩症　B. 急性肾炎　C. 低盐疗法　D. Adsion 病　E. 呼吸性酸中毒

20. 高钠血症见于

A. 甲状旁腺功能减退症　B. 渗透性利尿　C. 摄入水过少　D. 长期应用糖皮质激素　E. 甲状腺功能亢进症患者

【是非判断题】

1. 正常成人红细胞中 90%以上的血红蛋白是 HbA。（ ）
2. Ham 试验反应阳性常见于自身免疫性溶血性贫血。（ ）
3. 恶性淋巴瘤患者常出现嗜酸性粒细胞增多。（ ）
4. 血管内溶血的主要原因是红细胞被单核吞噬细胞系统吞噬而破坏。（ ）
5. 周围血网织红细胞 75%支持溶血性贫血时红细胞代偿增生。（ ）
6. 怀疑厌氧菌感染时，应留取清晨第一口痰做厌氧培养。（ ）
7. 免疫法大便隐血试验阳性表明有消化道出血。（ ）
8. 肾衰竭管型可大量出现在急性肾衰竭患者多尿的早期，在慢性肾衰竭，出现此管型，提示预后不良。（ ）
9. 黏性痰常见于肺脓肿。（ ）
10. 肝硬化患者腹水常为渗出液。（ ）
11. 内生肌酐清除率测定是检验肾单位远曲小管功能的方法之一。（ ）
12. A/G 倒置可以是清蛋白降低亦可以因球蛋白增高引起，可见于严重肝功能损伤。（ ）
13. 凝血酶原时间测定可以判断肝病预后。（ ）
14. 阴离子间隙是指血清中被测的阳离子与阴离子之差。（ ）
15. 缺铁性贫血和慢性感染性贫血都可是小细胞性贫血。（ ）

【填空题】

1. 循环血液中的白细胞包括中性粒细胞、嗜酸性粒细胞、淋巴细胞、________和________等 5 种，正常成人白细胞数正常参考值为________。
2. 红细胞沉降率是指红细胞在一定条件下沉降的速率。其参考值为：________。
3. 血常规检验中，MCV 的中文名称是________，MCH 的中文名称是________，________是平均红细胞血红蛋白浓度，根据上述三项红细胞平均值，可对贫血进行形态学分类。
4. 中性粒细胞病理性增多常见于________、________、________、急性中毒和白血病、骨髓增殖性疾病及恶性肿瘤。
5. Ham 试验又称________，正常人红细胞于自身血清中，在弱酸性 pH 6.6～6.8 条件下经 37℃ 孵育 1 小时不发生溶血现象，而________患者经孵育后可发生________现象。

6. 正常人尿蛋白定量小于________/24h，成人上限是________/24h。
7. 尿白细胞管型常提示________。
8. 酮体是由________、________、________组成。
9. 粪便检查是临床常规检验项目，在临床上它主要应用于________、________、________、肠道寄生虫病，消化吸收功能过筛试验的诊断与鉴别诊断。
10. 呼吸系统化脓性感染时，大量脓痰静置后分3层，上层为________，中层为________，下层为________。
11. 肾脏同时也兼有内分泌功能，如产生________、________、________等，调节血压、钙磷代谢和红细胞生成。
12. 1型糖尿病患者空腹胰岛素浓度________，服糖后呈________曲线；2型糖尿病患者空腹胰岛素水平可正常、稍低或稍高，服糖后胰岛素呈________释放反应。
13. 高密度脂蛋白胆固醇与冠心病发病呈________，低密度脂蛋白胆固醇与冠心病发病呈________。
14. 血清中主要的阳离子是________，________，主要阴离子是________，________。细胞内主要的阳离子是________，________，主要阴离子是________，________。
15. CK有MM、MB及BB 3种同工酶。CK-MM主要分布于________和________中，脑组织中只有________，________为心肌细胞所特有。因此，早期检测血清________对诊断急性心肌梗死有较高的敏感性和特异性。

参考答案

【A型题】

1. B	2. D	3. B	4. D	5. C	6. A	7. B	8. D	9. D	10. B
11. C	12. C	13. B	14. A	15. E	16. E	17. C	18. A	19. E	20. E
21. B	22. E	23. B	24. C	25. D	26. A	27. E	28. D	29. A	30. D
31. A	32. B	33. A	34. C	35. D	36. B	37. B	38. E	39. C	40. C
41. C	42. C	43. C	44. B	45. A	46. B	47. A	48. B	49. A	50. D

【B型题】

1. B	2. E	3. B	4. A	5. C	6. B	7. E	8. D	9. A	10. C
11. D	12. D	13. A	14. B	15. E	16. D	17. C	18. C	19. A	20. B
21. C	22. E	23. D	24. A	25. B	26. D	27. A	28. B	29. B	30. A
31. D	32. A	33. C	34. D	35. E	36. B				

【X型题】

1. AB	2. ABCD	3. ABCD	4. ABE	5. ABC
6. BCD	7. ACE	8. ABDE	9. BDE	10. ABD
11. ABCE	12. ABCD	13. ACD	14. AE	15. AD
16. ABCE	17. AD	18. ABCD	19. ABCDE	20. BCDE

【是非判断题】

1. √　2. ×　3. ×　4. ×　5. √　6. ×　7. √　8. √　9. ×　10. ×
11. √　12. ×　13. ×　14. ×　15. √

【填空题】

1. 嗜碱性粒细胞　单核细胞　$4\times10^9/L\sim10\times10^9/L$　2. 男＜15mm/h，女＜20mm/h　3. 平均红细胞容积　平均红细胞血红蛋白量　MCHC　4. 急性感染　严重的组织损伤及大量血细胞破坏　急性大出血　5. 酸化溶血试验　PNH 溶血　6. 40mg　150～200mg　7. 肾实质有活动性感染　8. β-羟丁酸　乙酰乙酸　丙酮　9. 肠道感染性疾病　消化道肿瘤过筛试验　黄疸　10. 泡沫和黏液　浆液　脓细胞及坏死组织　11. 肾素　活性维生素 D_3　红细胞生成素　12. 明显降低　低平　延迟性　13. 负相关　正相关　14. Na^+　Ca^{2+}　Cl^-　P^{2-}　K^+　Mg^{2+}　蛋白　有机磷盐　15. 骨骼肌　心肌　CK-BB　CK-MB　CK-MB

§3.3　中医诊疗基本技能

基本知识问答

1. 怎样准确判断主诉？

主诉是患者就诊时最感痛苦的症状、体征及其持续时间。主诉往往是疾病的主要矛盾所在，一般只有一两个症状，即是主症，抓准主症后，然后围绕主症，进一步深入询问有关兼症和病史，再结合其他三诊全面诊察。问诊时还要将主诉所述的症状或体征的部位、性质、程度、时间等情况询问清楚，不能笼统、含糊。在描述主诉时，不能用诊断术语，而只能用具体症状、体征进行描述。

2. 怎样询问现病史？

（1）发病情况：主要包括发病的时间，是突然发作，还是缓慢发生；发病的原因或诱因；最初的症状及其性质、部位，当时曾做何处理等。

（2）病变过程：医师了解患者的病变过程，一般可按疾病发生的时间顺序进行询问。如某一阶段出现哪些症状，症状的性质、程度；何时病情好转或加重；何时出现新的病情，病情有无变化规律等。

（3）诊治经过：有些患者，尤其是患病较久者，在就诊前已经在其他医院进行过诊断和治疗。所以对初诊者，有必要询问曾作过哪些检查，结果怎样；做过何种诊断，诊断的依据是什么；经过哪些治疗，治疗的效果及反应如何等。

（4）现在症状：现在症状是问诊的主要内容。

3. 怎样询问既往史？

（1）既往健康状况：如素体健壮、素体虚弱、素体阴虚、素体阳虚等。

（2）既往患病情况：患者过去曾患过何种疾病，是否接受过预防接种，有无药物或其他物品的过敏史，做过何种手术治疗等，小儿应当注意询问预防接种、传染病和传染病接触史。

4. 请写出“十问歌”的内容。临床上怎样灵活运用“十问歌”？

一问寒热二问汗，三问头身四问便，五问饮食六胸腹，七聋八渴俱当辨，九问旧病十问因，再兼服药参机变，妇女尤必问经期，迟速闭崩皆可见，再添片语告儿科，天花麻疹全占验。

“十问歌”的内容言简意赅，目前仍具有一定的指导意义，但是在临床实际运用时，要根据患者的具体病情，灵活而有主次地进行询问，不能千篇一律地机械套问。

5. 问寒热应注意什么？

问寒热，首先应该询问患者有无怕冷或发热的症状。如有寒热的症状，必须询问怕冷和发热是否同时出现，还应注意询问寒热的新久、轻重程度、持续时间的长短，寒热出现有无时间或部位特点，寒热与体温的关系，寒热消长或缓解的条件及其兼症等。

6. 问汗应注意什么？

应首先询问患者汗出与否。若有汗，则应进一步询问汗出的时间、多少、部位及其主要兼症；若无汗，则应重点询问其兼症。

7. 望诊时应注意哪些事项？

（1）光线充足，避免干扰：应尽量在充足的自然光线下进行，如无天然光线，也应在日光灯下进行，必要时白天再进行复诊，要避开有色光线及室温高低的干扰。

（2）充分暴露，排除假象：诊察时要充分暴露受检部位，以便能清楚地进行观察。对于个别与整体病情不符的征象，应认真分析，排除非病理原因所致的假象。

（3）熟悉生理，以常衡变：为了更好地识别病理体征，必须熟悉各部位组织的正常表现和生理特点，将病理体征与生理体征相比较；并要熟悉各部位组织与内在脏腑经络的联系，运用整体观念进行分析，动态观察，从病情发展角度判断病理体征所提示的临床意义。

（4）四诊合参，综合判断：不能以望诊代替四诊，单纯望诊的信息不够，资料不全，要注意将望诊与其他诊法密切结合，四诊合参，进行综合判断。

8. 望神应从哪些方面观察？

（1）两目：望神重点是观察两目。

（2）色泽：是指人体周身皮肤（以面部为主）的色泽。

（3）神情：指人的精神意识和面部表情。

（4）体态：指人的形体动态。

除重点观察上述几方面外，还要结合神在其他方面的表现，如语言、呼吸、舌象、脉象等，进行综合判断。

9. 望色应注意哪些事项？

（1）知常达变，综合判断：望色时须把患者的面色（或肤色等）与其所处人群的常色作比较来加以判断。如患者属某一局部色泽改变，还可与其自身对应部位的正常肤色进行比较。当患者因原来肤色较深不易发现其他病色，或因病情复杂，面色与病性不符时，则须观察患者体表其他部位组织（如舌体）的色泽，并结合其他诊法进行综合判断，以免造成误诊。

（2）整体为主，荣枯为要：临床望色，应将五色主病、望色十法、五色善恶、面部分候脏腑等各种望色方法相参运用。望色应以患者的整体面色（或肤色）为主，并以面色的荣润含蓄或晦暗枯槁作为判断病情轻重和估计预后的主要依据。但实际应用时不可机械刻板，必须四诊合参，灵活运用。

（3）排除干扰，辨别假象：面部色泽除可因疾病而发生异常改变外，还可因气候、光线、昼夜、情绪、饮食等非疾病因素的影响而发生变化，故望色诊病时还要注意排除上述因素的干扰，以免造成误诊。

10. 试述诊察小儿指纹的方法。

诊察小儿指纹时，令家长抱小儿面向光亮，医师用左手拇指和食指握住小儿食指末端，再以右手拇指的侧缘蘸少许清水后在小儿食指掌侧前缘从指尖向指根部推擦几次，用力要适中，使指纹显露。

11. 舌诊的方法有哪些？

（1）望舌的体位和伸舌姿势：望舌时，医者姿势可略高于患者，以便俯视口舌部位。患者可以采用坐位或仰卧位，面向自然光线，头略扬起，自然地将舌伸出口外，舌体放松，舌面平展，舌尖略向下，尽量张口使舌体充分暴露。

（2）诊舌的方法：望舌的顺序是先看舌尖，再看舌中、舌边，最后看舌根部。先看舌质，再看舌苔，再根据舌质、舌苔的基本特征，分项察看。望舌质，主要观察舌质的颜色、光泽、形态及动态等；察舌苔，重点观察舌苔的有无、色泽、质地及分布状态等。在望舌过程中，既要迅速敏捷，又要全面准确，尽量减少患者伸舌的时间，以免口舌疲劳。若一次望舌判断不准，可让患者休息片刻后，再重新望舌。根据临床需要，还可察看舌下静脉。

除了通过望诊了解舌象特征之外，为了使诊断更加准确，必要时还应配合其他诊察方法。如刮舌验苔的方法进行舌诊，刮舌可用消毒压舌板的边缘，以适中的力量，在舌面上由舌根向舌尖刮三五次。如需揩舌，可用消毒纱布卷在食指上，蘸少许清洁水在舌面上揩抹数次。这两种方法可用于鉴别舌苔有根无根，以及是否属于染苔。

此外，还可以询问舌上味觉的情况，舌体是否有疼痛、麻木、灼辣等异常感觉，舌体运动是否灵活等，以协助诊断。

12. 试述脉诊的操作方法。

（1）诊脉之前，先让患者在比较安静的环境中休息片刻，使呼吸调匀，气血平静。

（2）诊脉体位：患者取坐位或正卧位，手臂放平与心脏近于同一水平，直腕，手心向上，并在腕关节背垫上脉枕。

（3）布指：医师和患者应侧向坐，以左手切按患者的右手脉，以右手按其左手，先用中指定关，接着用食指按关前的寸脉部位，无名指按关后的尺脉部位。三指呈弓形，指头平齐，以指尖与指腹交界处的指目按触脉体。布指疏密合适，身高臂长者，布指宜疏，身矮臂短者，布指宜密。小儿寸口部位甚短，一般多用拇指统按寸关尺三部脉。

（4）运指：①总按。三指平布，同时用大小相等的指力诊脉。②单诊。分别用一指单按其中一部脉象，重点体会某一部脉象特征。③举法。手指用较轻的力按在寸口脉搏动部位上。④按法。手指用力较重，甚至按到筋骨以体察脉象。⑤寻法。手指指力适中，用力不轻不重，按至肌肉并适当调节指力以体察脉象。

（5）平息：医师的呼吸要自然均匀，用自己一呼一吸的时间去计算患者脉搏的次数。此外，医师必须思想集中，全神贯注，仔细体会。

（6）诊脉不少于“五十动”，以每手不少于 1 分钟为宜，两手以 3 分钟左右为宜。

13. 试述诊小儿脉方法。

常采用一指总候三部诊法，简称一指定三关。操作方法是用左手握小儿手，对 3 岁以内婴幼儿，医师可用右手拇指或食指按于掌后高骨处诊得脉动，不分三部，以定至数为主；对 3～5 岁患儿，以高骨中线为关，向高骨的前后两侧（掌端和肘端）滚转寻三部，对 6～8 岁患儿，可以向高骨的前后两侧（掌端和肘端）挪动拇指，分别诊寸、关、尺三部；对 9～10 岁患儿，可以次第下指，依寸、关、尺三部诊脉；对 10 岁以上的患儿，则可按诊成人脉的方法取脉。

14. 按诊时应采取何种体位?

根据按诊的目的和准备检查的部位不同，应采取不同的体位。诊前首先需选择好适当的体位，然后充分暴露按诊部位。一般患者应取坐位或仰卧位或侧卧位。患者取坐位时，医师应面对患者而坐或站立进行。用左手稍扶病体，右手触摸按压某一局部。这种体位多用于皮肤、手足、腧穴的按诊。按胸腹时，患者须采取仰卧位，全身放松，两腿自然伸直，两手臂放在身旁，医师站在患者右侧，用右手或双手对患者胸腹某些部位进行切按。在切按腹内肿块或腹肌紧张度时，可让患者屈起双膝，使腹肌松弛或做深呼吸，以便于切按。

必要时可采取侧卧位。右侧位按诊时，患者右下肢伸直，左下肢屈髋、屈膝；左侧位按诊时，患者左下肢伸直，右下肢屈髋、屈膝，进行触摸推寻。此种方法，常用于仰卧位触摸不清或难以排除时，换位后再进一步确诊。另外，对腹部肿瘤的按诊，必要时亦可采取肘膝位，患者用两肘、两膝趴在检查床上，医师站在患者左侧，用右手稍抚患者腰背部，左手按摸推寻患者腹部。

15. 试述按诊各种手法的具体方法及适用范围。

主要有触、摸、按、叩四法。

（1）触法：是医师将自然并拢的第 2、第 3、第 4、第 5 手指掌面或全手掌轻轻接触或轻柔地进行滑动触摸患者局部皮肤，如额部、四肢及胸腹部的皮肤，以了解肌肤的凉热、润燥等情况，用于分辨病属外感还是内伤，是否汗出，以及阳气津血的盈亏。

（2）摸法：是医师用指掌稍用力寻抚局部，如胸腹、腧穴、肿胀部位等，探明局部的感觉情况，如有无疼痛和肿物，肿胀部位的范围及肿胀程度等，以辨别病位及病性的虚实。

（3）按法：是以重手按压或推寻局部，如胸腹部或某一肿胀或肿瘤部位，了解深部有无压痛或肿块，肿块的形态、大小，质地的软硬、光滑度，活动程度等，以辨脏腑虚实和邪气的痼结情况。

（4）叩法：即叩击法。是医师用手叩击患者身体某部，使之震动产生叩击音、波动感或震动感，以此确定病变的性质和程度的一种检查方法。叩击法有直接叩击法和间接叩击法两种。①直接叩击法：是医师用中指指尖或并拢的第 2、第 3、第 4、第 5 指的掌面轻轻地直接叩击或拍可按诊部位，通过听音响和叩击手指的感觉来判断病变部位的情况。例如，对臌胀患者腹部可进行直接叩诊，医师根据叩击音及手感，来辨别气臌或水臌。若叩之音如击鼓者为气臌，叩之音实而浊者为水臌。也可将手放于患者腹部两侧对称部位，用一侧手叩击，若对侧手掌感到有震动波者，是有积水的表现。②间接叩击法：有拳掌叩击法和指指叩击法。拳掌叩击法是医师用左手掌平贴在患者的诊察部位，右手握成空拳叩击左手背，边叩边询问患者叩击部位的感觉，有无局部疼痛，医师根据患者感觉以及左手震动感，以推测病变部位、性质和程度。临床常用以诊察腹部和腰部疾病。指指叩击法是医师用左手中指第二指节紧贴病体需诊察的部位，其他手指稍微抬起，勿与体表接触，右手指自然弯曲，第 2、第 4、第 5 指微翘起，以中指指端叩击左手中指第 2 指节前端，叩击方向应与叩击部位垂直，叩时应用腕关节与掌指关节活动之力，指力要均匀适中，叩击动作要灵活、短促、富有弹性，叩击后右手中指应立即抬起，以免影响音响。此法患者可采取坐位或仰卧位，常用于对胸背腹及肋间的诊察。

16. 怎样对胸部进行按诊？

胸部按诊患者多采取坐位，若患者不能坐时，可先仰卧位诊察前胸，然后侧卧位诊察侧胸及背部。方法多采用触法、摸法和指指叩击法，采取指指叩击法叩击时，左手中指应沿肋间隙滑行（与肋骨平行），右手指力应适中。顺序应由上而下地按前胸、侧胸和背部进行，并应注意两侧对称部位的比较。

17. 如何诊虚里？

诊虚里时，一般患者采取坐位和仰卧位，医师位于患者右侧，用右手全掌或指腹平抚于虚里部，并调节压力。按诊内容包括有无搏动、搏动部位及范围、搏动强度和节律、频率、聚散等，以了解宗气之强弱、疾病之虚实、预后之吉凶，尤其当危急病证寸口脉不明显时，诊虚里更具重要的诊断价值。

18. 脘腹如何分区？

脘腹各部位的划分：膈以下统称腹部。大体分为心下、胃脘、大腹、小腹、少腹等部分。剑突的下方，称为心下；心下的上腹部，称胃脘部；脐以上的部位为大腹；有称脐周部位为脐腹者；脐以下至耻骨上缘称小腹；小腹的两侧称少腹。

19. 怎样对脘腹进行按诊？

诊区目标确定后再考虑按诊应采取的体位和方法。通常采用仰卧位或侧卧位。取坐位时，医师应在患者右侧，左手稍扶患者肩背部，右手第 2、第 3、第 4、第 5 指自然并拢，用指腹或食指桡侧按腹；取仰卧位时，患者两腿稍屈曲，以免局部肌肉紧张，医师应在患者右侧，右手第 2、第 3、第 4、第 5 指自然并拢，用指腹或食指桡侧按寻。无论采取何种体位，按时皆从脐水平线处开始逐渐移向上腹部剑突下方，如果有明显痞块，应从健康部位逐渐移向病变部位。按时应由浅入深，由轻而重，指力适中。边按边询问，边观察患者表情。注意了解局部手感情况，有无胀满、痞块、软硬程度，以及有无压痛、压痛程度等。

肝的按诊，患者宜取仰卧位，两腿屈起，医师位于患者右侧，以左手掌及四指置于患者右腰部并向上托，大拇指固定于右肋下缘，以右手平放于脐部右侧，用并拢的四指尖部或食指桡侧对着肋缘，并压向深部，在患者吸气时，右手手指稍向肋缘方向推进，但勿随腹壁抬起，如此，逐渐向肋缘按摸。

脾的按诊，患者可采取仰卧或右侧卧位，两腿稍屈曲，医师以左手掌置于患者左胸外侧第 7～10 肋处，固定胸廓，右手平放于腹部，与肋弓成垂直方向，以稍弯曲的手指末端轻压向腹深部，并随患者腹式呼吸运动逐渐由下向上接近左肋弓，以寻摸有无肿大的脾脏。

肾脏按诊时，一般采取仰卧位，必要时亦可采取立位。诊右肾时，医师在患者右侧，右手放在右季肋部，以微曲的指端置于肋缘下方，左手平放于右后腰部肾区，随患者呼吸将右手逐渐压向腹深部，同时以左手将后腹壁推向前方，前后两手相互配合寻按肾脏。诊左肾时，医师位于患者左侧，两手相对地更换位置，如上法进行寻按。

20. 试述按肌肤的方法。

按肌肤时，可根据病变部位不同，选择适宜体位，以充分暴露按诊部位为原则，医师位于患者右侧，右手手指自然并拢，掌面平贴诊部肌肤之上轻轻滑动，以诊肌肤的寒热、润燥、滑涩，有无皮疹、结节、肿胀、疼痛等。若患者有疼痛时，医师应在局部进行轻重不同程度的按压，以找准疼痛的部位、范围、程度和性质。若发现有结节时，应对结节进一步按诊，可用右手拇指与食指寻其结节边缘及根部，以确定结节的大小、形态、软硬程度、活动情况等。若诊察有肿胀时，医师应用右手拇指或食指在肿胀部位进行按压，以掌握肿胀的范围、性质等。疮疡按诊，医师可用两手拇指和食指自然伸出，其余三指自然屈曲，用两食指寻按疮疡根底及周围肿胀状况，未破溃的疮疡，可用两手食指对应夹按，或用一食指轻按疮疡顶部，另一食指置于疮疡旁侧，诊其软坚，有无波动感，以了解成脓的程度。

21. 基本行针手法有哪几种？如何操作？

基本行针手法主要有提插和捻转两种。

（1）提插法：针尖进入皮肤一定深度后，施行上下、进退的行针动作，即将针从浅层插入深层，再由深层提到浅层，如此反复地上提下插的纵向行针手法。

（2）捻转法：针尖进入皮肤一定深度后，施行前后、左右的行针动作，即将针向前向后来回旋转捻动，反复多次行针手法。捻转的幅度一般为 180°～360°。必须注意捻转时不能单向转动，造成肌纤维缠绕，导致出针困难。

22. 常用的灸法有哪些？

（1）直接灸：是把艾炷直接放在皮肤上施灸。

（2）隔物灸：是在艾炷与皮肤之间隔垫某种药物如生姜、大蒜、食盐、附子、胡椒而施灸的一种方法。药物可因证因病不同，治疗时可发挥艾灸和药物的双重作用。

（3）艾条灸：点燃一端艾卷，在穴位和患处熏灸。

23. 试述拔罐法各种吸拔方法的操作方法？

（1）闪火法：用止血钳夹住95%乙醇棉球，在罐内闪火排去空气，迅速将罐罩在应拔部位。

（2）投火法：用小纸条点燃后，投入罐内并迅即将罐罩在应拔部位。

（3）架火法：用一直径2～3cm不易燃烧及传热的块状物上置乙醇棉球，点燃后将火罐扣上。

自测试题（附参考答案）

【A型题】

1. 下列哪项不属望诊的内容
A. 面色晦暗 B. 形体羸瘦 C. 腹部膨隆 D. 肌肤甲错 E. 胸闷心悸
2. 观察舌苔辨别病邪的深浅主要是依据
A. 舌苔的有无 B. 舌苔的润燥 C. 舌苔的厚薄 D. 舌苔的颜色 E. 舌苔有根无根
3. 不属正常舌象的是
A. 舌质淡红 B. 舌体柔软 C. 舌体灵活 D. 舌体胖嫩 E. 舌苔薄白
4. 进行问诊正确的做法是
A. 向患者或陪诊者有目的地询问 B. 询问现病史 C. 询问既往史 D. 询问家族史 E. 向患者家属或陪诊者广泛询问
5. 主诉是指患者就诊时最感痛苦的症状、体征及其下列哪一项
A. 持续时间 B. 发病时间 C. 治疗经过 D. 发病过程 E. 就诊时间
6. 下列主诉中最正确的是
A. 患糖尿病6个月 B. 头痛2个月，加重半天 C. 诊为肺炎而来就诊 D. 头痛、发热、咳嗽 E. 腹胀、肝大1个月
7. 下列哪项不属于现病史范畴
A. 发病情况 B. 病变过程 C. 诊治情况 D. 现在症状 E. 药物过敏情况
8. 不列属既往史内容的是
A. 既往所患疾病 B. 既往健康状况 C. 既往生活环境 D. 既往有无药物过敏史 E. 既往有无手术输血史
9. 中医辨证主要内容不包括
A. 病名 B. 病性 C. 病因 D. 病位 E. 病势
10. 不属按诊考察内容的是
A. 局部的冷热 B. 皮肤的润燥 C. 局部的颜色 D. 是否有肿块 E. 是否有压痛
11. 不属按诊内容的是
A. 脉象之浮沉迟数 B. 大便的润燥 C. 肿块之软硬 D. 疼痛喜按或拒

按 E. 肌肤之冷热

12. 观察患者面色的关键在于区分

A. 主色与客色 B. 常色与病色 C. 客色与病色 D. 善色与恶色 E. 主色与病色

13. 隔姜灸不能用于治疗

A. 呕吐 B. 腹泻 C. 遗精 D. 腹痛 E. 未溃疮疡

14. 适用于3寸以上的长毫针针刺入肌肉丰厚处的穴位的进针法是

A. 爪切进针法 B. 夹持进针法 C. 舒张进针法 D. 提捏进针法 E. 管针进针法

15. 用三棱针针法治疗急性吐泻、中暑发热时，多选用

A. 点刺法 B. 散刺法 C. 刺络法 D. 挑刺法 E. 埋针法

16. 捏脊在小儿推拿临床上常用于

A. 发热 B. 疳积 C. 腹泻 D. 遗精 E. 呕吐

17. 气滞所致的疼痛一般不见

A. 头胀痛 B. 胸胀痛 C. 胁胀痛 D. 胃脘胀痛 E. 少腹胀痛

18. 深部脓肿切开排脓的特征是

A. 局部红肿热痛 B. 全身发热，血白细胞增高 C. 局部有压痛及水肿 D. 局部穿刺有脓液 E. 患部运动功能障碍

19. 胃脘剧痛暴作，出现压痛及反跳痛者，可能是

A. 寒邪犯胃 B. 瘀阻胃络 C. 气滞胃脘 D. 食积胃脘 E. 胃穿孔

20. 舌尖生点刺，多提示

A. 中焦有热 B. 肝火亢盛 C. 胃肠热盛 D. 心火亢盛 E. 下焦湿热

21. 清醒时精液流出，称为

A. 早泄 B. 遗精 C. 滑精 D. 阳痿 E. 梦遗

22. 患者昏昏入睡，呼之难醒，称为

A. 但欲寐 B. 多眠睡 C. 嗜睡 D. 昏睡 E. 昏迷

23. 属神气不足表现的是

A. 精神不振 B. 两目晦暗 C. 面色无华 D. 形体羸瘦 E. 反应灵敏

24. 属阳证、热证、实证表现的是

A. 卧时面常向内，身重不能转侧 B. 卧时面常向外，身轻自能转侧 C. 但卧不得坐，坐则昏眩 D. 蜷卧缩足，喜加衣被 E. 喜静懒动，动之觉舒

25. 发黄干枯，稀疏易落，多属

A. 精血不足 B. 血虚受风 C. 肾虚或血热 D. 疳积病 E. 禀赋所致

26. 颧下颌上耳前发红肿起，伴有寒热、疼痛者，多属

A. 抱头火丹 B. 发颐 C. 痄腮 D. 阳水 E. 阴水

27. 危重症患者瞳孔散大，多属

A. 脾虚水肿　B. 肾精耗竭　C. 肝胆火炽　D. 气血不足　E. 脾胃虚衰

28. 小儿耳背有红络、耳根发凉，多属

A. 肾气不足　B. 肾精亏耗　C. 出麻先兆　D. 气血亏虚　E. 肝胆湿热熏蒸

29. 血瘀患者的唇色是

A. 淡白　B. 樱红　C. 深红　D. 青紫　E. 青黑

30. 患者口频繁开合，不能自禁者，称为

A. 口噤　B. 口撮　C. 口僻　D. 口振　E. 口动

31. 牙齿燥如枯骨者，多属

A. 胃阴已伤　B. 阳明热甚，津液大伤　C. 肾阴枯槁，精不上荣　D. 肾虚，虚火上炎　E. 热极动风

32. 不符合水痘临床表现的是

A. 呈椭圆形水泡　B. 大小不等　C. 晶莹明亮　D. 一齐出现　E. 愈后不留痘痕

33. 疮疡漫肿无头，肤色不变，疼痛不已，诊断为

A. 痈　B. 疽　C. 疔　D. 疖　E. 癣

34. 诊脉时三指平齐，略呈弓形倾斜，与受诊者体表角度约呈

A. 30°　B. 45°　C. 60°　D. 75°　E. 90°

35. 神识不清，语言重复，时断时续，语声低弱模糊，属

A. 谵语　B. 独语　C. 郑声　D. 错语　E. 呓语

36. 咳声短促，咳后有鸡啼样回声者，属于

A. 顿咳　B. 白喉　C. 肺痨　D. 肺痿　E. 肺痈

37. 病室有烂苹果样气味，常提示为

A. 水肿病晚期　B. 消渴病危重期　C. 失血重证　D. 脏腑败坏　E. 患瘟疫病

38. 呼吸微弱而声低，气少不足以息，言语无力，属

A. 少气　B. 短气　C. 太息　D. 喘气　E. 嗳气

39. 舌体比正常舌大而厚，伸舌满口，称为

A. 胖大舌　B. 瘦薄舌　C. 肿胀舌　D. 苍老舌　E. 娇嫩舌

【B 型题】

问题 1～2

A. 肺胀　B. 饮停胸胁　C. 真心痛　D. 心气虚　E. 胸部外伤

1. 前胸高起，呼吸气喘，叩之膨膨然音清者，为
2. 胁肋部饱满，疼痛，叩之音实者，为

问题 3～4

A. 宗气内虚　B. 心阳不足　C. 心肺气绝　D. 心气充盛　E. 热甚

3. 虚里动高，聚而不散者，为

4. 虚里按之弹手，洪大而搏者，为

问题 5～6

A. 隔姜灸　B. 隔盐灸　C. 隔蒜灸　D. 隔附子灸　E. 隔胡椒灸

5. 有回阳、救逆、固脱之功效的是
6. 用治痈疽肿毒、未溃疮疖的是

问题 7～8

A. 寒痰　B. 热痰　C. 燥痰　D. 湿痰　E. 老痰

7. 痰少而黏，难于咳出者，多属
8. 痰白滑量多，易于咳出者，多属

问题 9～10

A. 痿病　B. 痹证　C. 痉病　D. 中风　E. 痫病

9. 肢体软弱，行动不便，多属
10. 关节拘挛，屈伸不利，多属

问题 11～12

A. 胀痛　B. 冷痛　C. 刺痛　D. 隐痛　E. 掣痛

11. 气滞作痛的特点是
12. 瘀血作痛的特点是

问题 13～14

A. 痈　B. 疽　C. 疔　D. 疖　E. 疹

13. 患处红肿高大，根盘紧束，焮热疼痛，称为
14. 患处漫肿无头，皮色不变者，称为

问题 15～16

A. 舌苔的有无　B. 舌苔的润燥　C. 舌苔的厚薄　D. 舌苔的颜色
E. 舌苔有根无根

15. 观察舌苔辨别病位的深浅主要是依据
16. 观察舌苔辨别津液的存亡主要是依据

问题 17～18

A. 仰卧位　B. 侧卧位　C. 仰靠坐位　D. 俯伏坐位　E. 侧俯坐位

17. 针刺环跳时，体位宜为
18. 针刺双侧风池时，体位宜为

问题 19～20

A. 晕针　B. 滞针　C. 弯针　D. 断针　E. 血肿

19. 出针后局部青紫或肿胀疼痛
20. 留针后行针时或出针时感到涩滞困难

问题 21～22

A. 爪切进针法　B. 夹持进针法　C. 舒张进针法　D. 提捏进针法
E. 管针进针法

21. 适用于皮肤松弛或有皱纹的部位的是
22. 适用于皮肉浅薄的部位的是

问题 23～24

A. 温病火邪上攻，脑髓有病　B. 吐泻伤津，或气血不足　C. 肾气不足，发育不良　D. 肾阴不足，虚火上炎　E. 脾胃气虚，营养不良

23. 小儿囟门突起，多属
24. 小儿囟门迟闭，多属

问题 25～26

A. 气虚　B. 血虚　C. 阳虚　D. 阳虚水泛　E. 阳气暴脱

25. 面色淡白无华，唇舌色淡，多属
26. 面色苍白多见于

问题 27～28

A. 脾胃气虚　B. 脾虚湿蕴　C. 肝郁脾虚　D. 阳黄　E. 阴黄

27. 面黄虚浮多属
28. 面目一身俱黄，皮色鲜明如橘，属

问题 29～30

A. 恶寒重发热轻　B. 发热重恶寒轻　C. 发热轻而恶风　D. 寒热往来　E. 寒热俱重

29. 半表半里证的寒热特点是
30. 风热表证的寒热特点是

问题 31～32

A. 日晡发热，热势较高　B. 自觉发热，渴欲饮水　C. 午后低热，骨蒸发热　D. 发热恶寒，头身疼痛　E. 身热不扬，头身困重

31. 阴虚发热的特点是
32. 阳明潮热的特点是

问题 33～34

A. 胸胁胀痛　B. 痛如针刺　C. 关节冷痛　D. 空虚隐痛　E. 游走作痛

33. 血瘀的疼痛特点是
34. 气滞的疼痛特点是

问题 35～36

A. 热结便秘　B. 寒凝便秘　C. 阴虚便秘　D. 气虚便秘　E. 血虚便秘

35. 大便秘结，唇舌淡白，脉细者，为
36. 便秘，排便无力，神疲，舌淡脉弱者，为

问题 37～38

A. 神志清楚，面色荣润，两目精彩　B. 重病本已失神，突然神识清醒，颧赤

如妆 C. 壮热烦躁，神昏谵语，四肢抽搐 D. 精神不振，面色少华，倦怠无力 E. 精神委靡，面色无华，形体羸瘦

37. 假神的表现是
38. 虚证失神的表现是

问题 39～40

A. 瘿瘤 B. 瘰疬 C. 痰核 D. 急喉风 E. 梅核气

39. 颈侧颌下肿块如豆，累累如串珠者，称为
40. 颈前结喉处有肿物如瘤，可随吞咽移动者，称为

问题 41～42

A. 病色 B. 主色 C. 客色 D. 善色 E. 恶色

41. 随季节气候不同而发生轻微改变的面色，称为
42. 患者面色枯槁晦暗，称为

问题 43～44

A. 面色㿠白浮肿 B. 面萎黄虚浮 C. 面色青黄 D. 身黄色鲜明 E. 身黄色晦暗

43. 阳虚水泛患者多见
44. 肝郁脾虚患者多见

问题 45～46

A. 面色淡青或青黑 B. 面色萎黄，面睑虚浮 C. 面青灰唇青紫，肢厥脉微 D. 面色青黄 E. 眉间、鼻柱、唇周发青

45. 寒盛剧痛，气血凝滞患者多见
46. 小儿惊风多见

问题 47～48

A. 动风之兆 B. 气血不足 C. 中风 D. 癫病 E. 狂病

47. 卒倒神昏，口眼㖞斜，半身不遂者，是
48. 唇、睑、指、趾颤动者，多属

问题 49～50

A. 鼻塞流清涕 B. 鼻塞流浊涕 C. 鼻塞流脓涕腥臭 D. 鼻出血或齿出血 E. 息灼，鼻翼煽动

49. 鼻渊患者可见
50. 感风热患者可见

问题 51～52

A. 癥积 B. 瘕聚 C. 虫积 D. 恶候 E. 内痈

51. 肿块推之不移，痛有定处者，多属
52. 肿块推之可移，或痛无定处，聚散不定者，为

问题 53～54

A. 寒痰 B. 热痰 C. 燥痰 D. 湿痰 E. 肺痈

53. 痰少而黏，难于咳出者，多属
54. 痰黄稠有块者，多属

问题 55～56

A. 寒湿　B. 湿热　C. 脾虚　D. 痢疾　E. 霍乱

55. 大便如溏，含未消化食物，多属
56. 新起腹泻，大便清稀水样，多属

问题 57～58

A. 舌尖　B. 舌中　C. 舌边　D. 舌根　E. 舌面

57. 五脏六腑中，脾胃在舌上分属部位是
58. 五脏六腑中，肝胆在舌上分属部位是

问题 59～60

A. 水肿　B. 气肿　C. 新病　D. 久病　E. 臌胀

59. 诊肌肤肿胀时，按之凹陷，举手不能即起者，为
60. 诊肌肤肿胀时，按之凹陷，举手即起者，为

问题 61～62

A. 乳癖　B. 乳癌　C. 乳痨　D. 乳疬　E. 乳核

61. 乳房有鸡卵大硬结，边界清楚，表面光滑，推之活动而不痛者，多为
62. 乳房肿块质硬，高低不平，边界不清，腋窝可触及肿块者，多为

问题 63～64

A. 心　B. 肝　C. 脾　D. 肺　E. 肾

63. 在《素问·刺热论》中，左颊候
64. 在《素问·刺热论》中，右颊候

问题 65～66

A. 声低而浊　B. 声高而清　C. 声尖利而清脆　D. 声浑厚而低沉　E. 声舒畅而和暖

65. 男性语声特点多为
66. 女性语声特点多为

问题 67～68

A. 实热证　B. 实寒证　C. 虚热证　D. 虚寒证　E. 真热假寒证

67. 仰卧伸足，掀去衣被者，多属
68. 蜷卧缩足，喜加衣被者，多属

问题 69～70

A. 血虚或失血后　B. 胃火上炎，灼伤龈络　C. 胃阴不足　D. 脾虚不能摄血　E. 肾阴虚，虚火上炎

69. 齿龈红肿疼痛出血，口渴，脉滑数，多属
70. 齿龈不红不痛微肿出血，舌淡，脉弱，多属

【X 型题】

1. 下列诊大便的内容，属问诊范畴的是

A. 排便次数　B. 便量多少　C. 大便性状　D. 颜色气味　E. 排便感觉

2. 属于排尿感异常的是

A. 小便涩痛　B. 余沥不尽　C. 尿量减少　D. 遗尿失禁　E. 癃闭不通

3. 望神重点观察的内容是

A. 神情　B. 目光　C. 色泽　D. 体态　E. 呼吸

4. 喘证的临床特点有

A. 呼吸困难　B. 短促急迫　C. 喉中哮鸣　D. 张口抬肩　E. 鼻翼煽动

5. 与脉象的产生直接相关的因素有

A. 心脏的搏动　B. 心气的盛衰　C. 脉管的通利　D. 津液的盈亏　E. 脏腑的协调

6. 患者取坐位时，适宜哪些部位按诊

A. 皮肤　B. 腹部肿瘤　C. 手足　D. 胸部　E. 腧穴

7. “触法”可了解患者

A. 肿块大小　B. 肌肤凉热　C. 肿块活动程度　D. 肌肤润燥　E. 肿块形态

8. 不适宜指指扣击法的部位是

A. 额部　B. 胸部　C. 四肢　D. 肋间　E. 背部

9. 指指扣击法患者采取的最佳体位有

A. 侧卧位　B. 仰卧位　C. 俯卧位　D. 坐位　E. 肘膝位

10. 诊虚里的意义在于可以了解

A. 宗气之强弱　B. 疾病之虚实　C. 津液之盈亏　D. 预后之吉凶　E. 证候之表里

11. 血瘀证的表现有

A. 肌肤甲错　B. 唇甲青紫　C. 舌色紫暗　D. 痛处固定　E. 脉细涩

12. 徐疾补泻法中补法的操作要点有

A. 徐徐刺入，少捻转　B. 疾速出针　C. 疾速刺入，多捻转　D. 徐徐刺入，多捻转　E. 徐徐出针

13. 下列属于不宜拔罐的情况有

A. 皮肤过敏、溃疡　B. 皮肤上有疮疡化脓　C. 大血管部位　D. 高热抽搐者　E. 孕妇的腰骶部

14. 影响针刺补泻的因素有

A. 腧穴特性　B. 施术手法　C. 施术时间　D. 针具的种类　E. 患者功能状态

15. 下列哪些是对问诊的要求

A. 环境安静适宜　B. 态度严肃和蔼　C. 不用医学术语　D. 资料完全准

确 E. 及时进行检查

16. 下列哪些属问诊的内容

A. 气色 B. 疼痛 C. 腹胀 D. 心悸 E. 胸闷

17. 下列哪些属问一般情况的内容

A. 姓名、性别、年龄 B. 婚否、现住址 C. 民族、籍贯 D. 工作简历 E. 职业、工作单位

18. 触诊乳房正确的做法是

A. 触诊乳房内半侧时，嘱患者举臂 B. 触诊乳房外半侧时，嘱患者垂臂 C. 应用手指掌循序轻轻触按乳房 D. 乳房下部肿块，采取平卧位举臂触诊 E. 抓捏乳房以利于鉴别良恶性肿块

19. 属精亏神衰的失神表现的是

A. 面色无华 B. 呼吸气微 C. 肌肉瘦削 D. 神昏谵语 E. 动作艰难

20. 对诊脉的选指，下列说法，正确的是

A. 选用左或右手的示指、中指、无名指 B. 三指指端平按 C. 手指略呈弓形倾斜 D. 手指与受诊者体表呈 45° E. 以指目紧贴于脉搏处

21. 对喘与哮的认识，下列说法不对的是

A. 喘以气促呼吸困难为主 B. 哮以喉间哮鸣有声为主 C. 喘属虚证，哮属实证 D. 哮与喘常同时出现 E. 喘不兼哮，哮必兼喘

22. 个人生活史应包括

A. 曾患疾病 B. 生活经历 C. 精神情志 D. 饮食嗜好 E. 婚姻生育

23. 属于阴脏人表现的是

A. 身体矮胖 B. 头长颈细 C. 肩窄胸平 D. 体多后仰 E. 喜热恶凉

24. 面色发黑的主病有

A. 肾虚 B. 寒证 C. 水饮 D. 瘀血 E. 剧痛

25. 属肝风内动表现的是

A. 颈项强直 B. 四肢抽搐 C. 角弓反张 D. 牙关紧闭 E. 口眼㖞斜

26. 绛舌的主病有

A. 里热亢盛 B. 阴虚火旺 C. 气血两虚 D. 心血充足 E. 血气瘀滞

27. 属重病表现的是

A. 指纹色鲜红 B. 指纹色紫黑 C. 指纹显于风关 D. 指纹达于命关 E. 指纹透关射甲

28. 属斑的表现的是

A. 色红或紫 B. 点小如粟 C. 高出肤面 D. 抚之不碍手 E. 压之不褪色

29. 肺下界上移可见于

A. 肺胀 B. 肺痿 C. 臌胀 D. 腹腔脏器下垂 E. 腹内肿瘤

30. 运用介质，适用于小儿推拿的手法为

A. 推法　B. 拿法　C. 运法　D. 摩法　E. 捣法

31. 小儿腹泻，推拿时主要取穴为

A. 脾经　B. 大肠　C. 肚角　D. 龟尾　E. 七节骨

32. 正常情况下属按腧穴不会出现的是

A. 酸胀感　B. 压痛　C. 结节　D. 条索状物　E. 敏感反应

33. 小儿囟门凹陷多见于

A. 温病火邪上攻　B. 吐泻伤津，气血不足　C. 颅内水液停聚　D. 肾精亏虚，脑髓失充　E. 肾阴不足，虚火上炎

34. 瞳孔散大可见于

A. 五风内障　B. 杏仁中毒　C. 毒蕈中毒　D. 川乌中毒　E. 脏腑功能衰竭

35. 瞳孔缩小可见于

A. 五风内障　B. 杏仁中毒　C. 毒蕈中毒　D. 川乌中毒　E. 有机磷农药中毒

36. 目睛凝视可见于

A. 肝风内动　B. 脏腑精气耗竭　C. 痰热内闭　D. 瘿气　E. 脾气亏虚

37. 舌苔由润变燥，表示

A. 热重津伤　B. 津失疏布　C. 热退津复　D. 饮邪始化　E. 津液未伤

38. 裂纹舌常提示

A. 邪热炽盛　B. 阴液亏虚　C. 脾胃湿热　D. 血虚不润　E. 气血壅滞

【是非判断题】

1. 由于"有一分恶寒便有一分表证"，所以恶寒发热仅见于表证。（　）
2. 肝阳上亢既能引起头胀痛，又能导致头重痛。（　）
3. 胁部按诊，除在胸侧腋下至肋弓部进行按、叩外，还应从上腹部中线向两侧肋弓方向轻循，并按至肋弓下。（　）
4. 脾的按诊，患者应采取仰卧位或右侧卧位。（　）
5. 颜面五官、阴部和有大血管的部位不宜施用直接灸。（　）
6. 凡属实证、热证及阴虚发热者，不宜用灸法。（　）
7. 关节活动处不宜化脓灸。（　）
8. 望神的重点是观察体态。（　）
9. 《伤寒指掌·察舌辨证法》提出"舌尖属上脘，舌中属中脘，舌根属下脘"的说法。（　）
10. 肾脏按诊时，一般采取俯卧位。（　）
11. 针刺选择体位的原则以患者自然舒适、医师操作方便、便于正确取穴、持久留针为度。尽可能采用卧位以防止晕针。（　）
12. 迎随补泻法中进针时针尖随着经脉循行的方向刺入为泻法；针尖迎着经脉循行的方向刺入为补法。（　）

13. 针刺得气与否，是疗效的关键，故针感越强越好。（　）
14. 天灸又称为发泡灸。（　）
15. 哮在发作期每与喘促相兼，而喘则未必兼哮。（　）
16. 施灸壮数的大小、数量可根据病性、病势、体质、年龄及治疗部位而定。在肌肉浅薄处宜小壮少灸，在肌肉深厚处宜大壮多灸；久病体虚者宜小艾炷，新病体壮者宜大艾炷。（　）
17. 临床上一般是先灸上部，后灸下部，先灸阴部，后灸阳部。（　）
18. 由于㨰法的接触面较大，压力也大，适应于肩背、腰臀及四肢等肌肉较丰厚部位的按摩。（　）
19. 推拿手法的运用，需要明确指征，脊柱和四肢关节运动类手法不可滥用，以免造成该组织的稳定性下降，而影响临床疗效。（　）
20. 肝浊音界消失多见于急性胃肠穿孔，反之，肝浊音界正常可排除急性胃肠穿孔。（　）
21. 阳脏人的特点是体型偏于瘦长，头长颈细，肩窄胸平，身体姿势多前屈，平时喜凉恶热。（　）
22. 对危急患者应扼要地询问，不必面面俱到，以便迅速抢救。（　）
23. 在望舌过程中，应尽量延长患者伸舌的时间以全面准确的观察舌象。（　）
24. 揩舌和刮舌可用于鉴别舌苔有根无根，以及是否属于染苔。（　）
25. 小儿寸口部位甚短，一般多用一指定关法诊脉，即用拇指统按寸关尺三部脉。（　）
26. 临床望色，应将五色主病、望色十法、五色善恶、面部分候脏腑等各种望色方法相参运用。（　）
27. 身灼热而肢厥，为阳热内闭，不得外达，属真寒假热证。（　）
28. 因肝属木，味酸，所以口酸只见于肝胃郁热。（　）
29. 针刺方向一般根据经脉循行方向、腧穴分布部位和所要求达到的组织结构等而定。（　）
30. 穴位贴敷治疗一般选取离病变器官、组织最近、最直接的穴位贴敷药物。（　）
31. 指纹浮而显露为病邪在表，见于外感表证。（　）
32. 触按疮疡局部的凉热、软硬，可以判断证之阴阳寒热。（　）
33. 观察温病患者齿与龈的变化，可诊察胃津和肾液的盛衰。（　）
34. 患者出现失神表现，即为正气大伤，精气亏虚。（　）
35. 小儿指纹紫红，主外感表证。（　）
36. 咽部深红，肿痛明显，属肾阴虚，虚火上炎。（　）
37. 面黑干焦为虚火灼阴；面黑而浅淡为肾虚水寒。（　）
38. 沉细无力而软的脉称为弱脉。（　）
39. “望诊八法”的辨证意义一般是：动者、强者、仰者、伸者，多属阳证、热证、实证：静者、弱者、俯者、屈者，多属阴证、寒证、虚证。（　）

40. 小便黄赤混浊，有臊臭味者，多属膀胱湿热。 ( )

41. 临床见弦脉一定都是病脉。 ( )

【填空题】

1. 正常声音的特点是发声自然，________，言语清楚，________等。
2. 寸口诊法时，左寸可候________；右关可候________。
3. 按诊的手法有触、摸、________、________等法。
4. 按诊的顺序，一般是先________、后________。
5. 诊脉的指法有总按、________、________、________、________5种。
6. 常见的进针方法有________、________、________、________、________5种。
7. 基本的行针手法有________和________，循法、________、________、________、________5种手法为辅助行针手法。
8. 胸腹部按诊时，患者最宜采取的体位是________。
9. 按诊时以手指稍用力寻抚局部的诊法，称为________。
10. 针刺的角度可以分为________、________、________。其中________适用于肌肉丰厚处的穴位，________适用于皮肉浅薄处的穴位。
11. ________是患者就诊时最感痛苦的症状、体征及其持续时间。
12. 望神应从两目、________、神情、________方面观察。
13. 拔罐法有________、________、________3种吸拔方法。其中用一直径2～3cm不易燃烧及传热的块状物上置乙醇棉球，点燃后将火罐扣上的拔罐方法称为________。
14. 用中小艾炷直接灸之，烫时即取走，灸后不起泡或不成灸疮者称为________。
15. 望胸胁主要可以诊察心、肺的病变和________的盛衰，以及肝胆、乳房疾病。
16. ________是指患者在针刺过程中，突然出现面色苍白、头晕目眩、心慌气短、出冷汗、恶心欲呕、精神萎倦、脉沉细，甚者四肢厥冷、神志昏迷、二便失禁。
17. 望排出物总的规律是：凡色白、质稀者，多属________、________；凡色黄、质稠者，多属________、________。
18. 根据神的盛衰和病情的轻重一般可分为________、________、________、________和神乱5类。
19. 常色之特点是________、________。病色之特点是________、________。
20. 观察小儿病理指纹的要点可概括为________测轻重，________分表里，红紫辨________，淡滞定________。
21. 双睑下垂者，多为先天不足，________；单睑下垂者，多属________或外伤所致。
22. 捻转补泻法中针下得气后，捻转角度________，用力________，频率________，操作时间________者为补法。
23. 拔罐时若需留罐，其留罐时间一般为________。
24. 如手足心与手足背比较，若手足背热甚者，多为________发热；手足心热甚者，多为________发热。手心与额上比较，若额上热甚于手心热者为________；手心热甚于额上热者为________。

25. ________是指医者用手背及小指侧部分，或小指、无名指、中指的掌指关节部分，附着于一定的治疗部位上，以前臂作主动摆动，通过腕关节的曲伸外旋的连续活动，使手背或掌指关节产生的“力”持续地作用在治疗部位上的按摩手法。
26. 做㨰法操作时，手掌背侧的具体位置是以________为轴，也以________为轴，两轴相交的手掌背三角区即是。
27. 运用推拿治疗时，应遵循一________，二________的原则。
28. ________法是指将一些带有刺激性的药物涂敷于穴位和患部，使局部皮肤充血潮红或皮肤起泡，以治疗疾病的一种外治法。
29. 点燃一端艾卷，在穴位和患处上方反复旋转熏灸的灸法是________。
30. ________是指用双手拇指桡侧缘顶住脊中线皮肤，食、中指前按，三指同时用力提拿皮肤，双手交替捻动向前或食指屈曲，用食指中节桡侧顶住皮肤，拇指前按，两指同时用力提拿皮肤，双手交替捻动向前的手法。
31. 推法包括________、________、________和________ 4 种手法。
32. 手法作用层次分三步骤完成。第一步手法力的发动，第二步手法力的________，第三步组织接受力后产生的________。
33. 推拿的复合手法，包括按揉法、________和________。
34. 骨蒸潮热，多见于________；渴不多饮，身热不扬，多属________；长期低热，劳累则甚，少气乏力多为________。
35. 患者恶寒战栗而后汗出，称为________；温病或伤寒邪正剧争阶段，病变发生转折时，可表现为________。
36. 醒时经常汗出，活动尤甚，称为________；睡则汗出，醒则汗止，称为________。
37. 淡漠寡言，闷闷不乐，神识痴呆，喃喃自语，哭笑无常，多属于________。
38. 突然昏倒，口吐涎沫，四肢抽搐，醒后如常，多属于________。
39. 在《素问·刺热论》中，额部候________；颏部候________。
40. 根据目部分属五脏理论，瞳仁属________；白睛属________。
41. 舌尖所候的脏腑一般是________；舌边所候的脏腑一般是________。
42. 咳吐脓血腥臭痰者，属于________。
43. 舌苔质致密，颗粒细小，融合成片，属________；舌苔质颗粒大而疏松，形如豆腐渣者，为________。
44. 气从胃中逆上，出咽喉而发声短频者，称________。
45. 胃中气体上出咽喉所发出的长而缓的声音，称________。
46. 望舌的顺序是先看________，再看舌中、舌边，最后看________。
47. 脘腹各部位的划分：剑突的下方，称为心下；心下的上腹部，称________部；脐以上的部位为________；脐以下至耻骨上缘称________；小腹的两侧称________。

48. 正常胸（肺）部叩诊呈清音，但胸肌发达者、肥胖者或乳房较大者叩诊稍________，背部较前胸音________，上方较下方音________。
49. 针身弯曲，在肌肉内改变了进针时刺入的方向和角度，行针及出针困难，患者感疼痛，此现象称为________。
50. 腹满有虚实之别，凡脘腹部按之手下充实饱满而有弹性、有压痛者，多为________；按之手下虚软而缺乏弹性，无压痛者，多属________。
51. ________即通过触摸患者肘部内侧至掌后横纹处的肌肤，以了解疾病虚实寒热性质的方法。
52. 局部病变通过按肌肤之寒热可以辨别证之________；皮肤不热，红肿不明显者，多为________；皮肤灼热而红肿疼痛者，多为________。
53. 通过触摸肌肤疼痛的情况，可以分辨疾病的虚实。一般肌肤濡软，按之痛减者为________；硬痛拒按者为________。
54. 小儿指纹是指________以内小儿两手食指掌侧前缘部的浅表络脉。
55. 破伤风的特殊面容是________。
56. 汗液形成的基本条件是________和________。
57. 舌苔干燥，扪之无津，甚则舌苔干裂，称为________；舌苔全部剥脱，舌面光洁如镜者，称为________。
58. 针刺部位产生的经气感应，称为________。

参考答案

【A型题】

1. E	2. C	3. D	4. A	5. A	6. B	7. E	8. C	9. A	10. C
11. B	12. D	13. E	14. B	15. C	16. B	17. A	18. D	19. E	20. D
21. C	22. D	23. A	24. B	25. A	26. B	27. B	28. C	29. D	30. E
31. C	32. D	33. B	34. B	35. C	36. A	37. B	38. A	39. A	

【B型题】

1. A	2. B	3. E	4. C	5. B	6. C	7. C	8. D	9. A	10. B
11. A	12. C	13. A	14. B	15. C	16. B	17. B	18. D	19. E	20. B
21. C	22. D	23. A	24. C	25. B	26. E	27. B	28. D	29. D	30. B
31. C	32. A	33. B	34. A	35. E	36. D	37. B	38. E	39. B	40. A
41. C	42. E	43. A	44. C	45. A	46. E	47. C	48. A	49. C	50. B
51. A	52. B	53. C	54. B	55. C	56. A	57. B	58. C	59. A	60. B
61. E	62. B	63. B	64. D	65. A	66. B	67. A	68. D	69. B	70. D

【X型题】

1. ABCE	2. ABD	3. ABCD	4. ABDE	5. ABCE
6. ACE	7. BD	8. AC	9. BD	10. ABD

11. ABCDE	12. AB	13. ACDE	14. ABE	15. ABCD
16. BCDE	17. ABCE	18. ABCD	19. ABCE	20. ACDE
21. CE	22. BCDE	23. ADE	24. ABCDE	25. ABCD
26. AB	27. BDE	28. ACDE	29. BCE	30. AC
31. ABDE	32. BCDE	33. BD	34. ABE	35. CDE
36. ABCD	37. AB	38. ABD		

【是非判断题】

1. ×	2. √	3. √	4. √	5. √	6. ×	7. √	8. ×	9. √	10. ×
11. √	12. ×	13. ×	14. √	15. √	16. √	17. ×	18. √	19. √	20. ×
21. √	22. √	23. ×	24. √	25. √	26. √	27. ×	28. ×	29. √	30. √
31. √	32. √	33. √	34. ×	35. ×	36. ×	37. √	38. √	39. √	40. √
41. ×									

【填空题】

1. 音调和畅　言与意符　2. 心　脾与胃　3. 按　叩　4. 触摸　按压　5. 单诊　举法　按法　寻法　6. 爪切进针法　夹持进针法　舒张进针法　提捏进针法　管针进针法　7. 提插法　捻转法　弹法　刮法　摇法　震法　8. 仰卧位　9. 摸法　10. 直刺　斜刺　平刺　直刺　平刺　11. 主诉　12. 色泽　体态　13. 闪火法　投火法　架火法　架火法　14. 非化脓灸　15. 宗气　16. 晕针　17. 虚证　寒证　实证　热证　18. 得神　少神　失神　假神　19. 明润　含蓄　晦暗　暴露　20. 三关　浮沉　寒热　虚实　21. 脾肾亏虚　脾气虚衰　22. 小　轻　慢　短　23. 10～15 分钟　24. 外感　内伤　表热　里热　25. 㨰法　26. 第 3、第 4、第 5 掌指关节　手掌小鱼际侧　27. 松解　调整　28. 穴位贴敷　29. 回旋灸　30. 捏脊法　31. 直推　分推　旋推　合推　32. 传递　生物效应　33. 拿揉法　牵抖法　34. 阴虚发热　湿热内蕴　气虚发热　35. 战汗　战汗　36. 自汗　盗汗　37. 癫病　38. 痫病　39. 心　肾　40. 肾　肺　41. 心肺　肝胆　42. 肺痈　43. 腻苔　腐苔　44. 呃逆　45. 嗳气　46. 舌尖　舌根　47. 胃脘　大腹　小腹　少腹　48. 浊　浊　浊　49. 弯针　50. 实满　虚满　51. 诊尺肤　52. 阴阳　阴证　阳证　53. 虚证　实证　54. 3 岁　55. 苦笑貌　56. 津液　阳气　57. 燥苔　镜面舌　58. 得气

§3.4　西医诊疗基本技能

基本知识问答

1. 青霉素过敏试验的注意事项有哪些?

①停药超过24小时以上或药物批号有更换时必须重新做过敏试验。②试剂要新鲜，不得超过4～6个小时。③试验前备好急救药盒内有注射器及0.1%肾上腺素。④防止迟发反应，继续观察10～15分钟，并在注射药物前再观察1次。⑤皮试结果阳性者需做生理盐水对照，确为阳性者做好记录，并告知患者。

2. 肌内注射怎样进行定位?

一般选择肌肉较厚，离神经、血管较远的部位。常用臀大肌，其次臀中肌、臀小肌、股外侧肌及上臂三角肌。

(1) 臀大肌注射定位法：注射时应避免刺伤坐骨神经。①十字法。从臀裂顶点向左或右侧划一水平线，然后从髂嵴最高点上作一垂直平分线，在外上方1/4处作为注射部位。②连线法。取髂前上棘和尾骨连线的外上1/3处作为注射部位。

(2) 臀中肌、臀小肌注射定位法：①食指尖与中指尖分别置于髂前上棘和髂嵴下缘处，使髂嵴、食指、中指构成一个三角形，注射部位在食指和中指构成的角内。②髂前上棘外侧三横指处（小儿以自己的手指宽度为标准）。

(3) 股外侧肌注射定位法：部位为大腿中段外侧，大约7.5cm宽，位于膝上10cm，髋关节下10cm左右。

(4) 上臂三角肌注射定位法：部位为上臂外侧肩峰下2～3指。

3. 测量中心静脉压有何临床意义?

中心静脉压是指右心房及上、下腔静脉胸腔段的压力，是反映右心功能和血容量的常用指标。因此，连续测定中心静脉压的改变，可动态了解血容量的变化及判断心脏对补液的耐受能力，是调节输液治疗的一个重要参考指标：①血压低、中心静脉压低于5cmH_2O，提示有效血容量不足，可快速补液或补血浆。②血压低、中心静脉压高于10cmH_2O，应考虑有心功能不全的可能。③中心静脉压高于15～20 cmH_2O提示有明显的心力衰竭，且有发生肺水肿可能，需采用快速利尿药与洋地黄制剂。④低中心静脉压也可见于败血症、高热所至的血管扩张。必须指出，评价中心静脉压高低的意义，应当从血容量、心功能及血管状态3方面考虑。当血容量不足而心功能不全时，中心静脉压可正常。故需结合临床综合判断。

4. 胸腔穿刺时出现胸膜反应有何临床表现？怎样处理？

胸膜反应主要表现为连续咳嗽、头晕、出汗、面色苍白、心悸、脉细、四肢发凉、血压下降、胸部压迫感或剧痛、虚脱甚至意识障碍等症状。

一旦出现胸膜反应，立即停止胸穿，取平卧位，注意保暖，观察脉搏、血压、神志的变化。症状轻者，经休息或心理疏导即能自行缓解。对于出汗明显、血压偏低的患者，给予吸氧及静脉注射葡萄糖液。必要时皮下注射0.1%肾上腺素0.3～0.5mL，防止休克。

5. 脑脊液的正常压力是多少？从脑脊液外观如何区别穿刺损伤？

侧卧位腰椎穿刺时脑脊液的正常压力为70～180mmH_2O，或40～50滴/min，超过200 mmH_2O时提示颅内压增高。

正常脑脊液为无色透明液体，血色或粉红色脑脊液常见于穿刺损伤或出血性病变。区别方法是：连续用3根试管接取脑脊液，如果管中颜色依次变淡，最后转清，则为穿刺损伤出血；如每管皆为均匀一致的血色，则一般为出血性病变。

6. 骨髓穿刺的注意事项有哪些？

①术前应检查凝血功能，有出血倾向时要特别注意。②穿刺针和注射器必须干燥，以免发生溶血。③穿刺针头进入骨质后应避免大摆动，以免折断穿刺针。④骨髓液抽出后立即涂片，避免凝固。

7. 氧疗的常见并发症有哪些？

氧疗的并发症主要发生于高浓度持续吸氧的患者，其主要表现为：①呼吸抑制，加重二氧化碳潴留。②肺氧中毒：持续吸入60%以上高浓度氧24～48小时后，可造成肺损伤，出现肺氧中毒，患者表现为胸痛、咳嗽、进行性呼吸困难、发绀、烦躁不安等。

8. 怎样判断气管导管是否在气管内？

①导管口端有呼出气流。②能听到呼吸气流声。③两肺呼吸音对称，左、右、上、下均匀一致。④挤压呼吸球囊或上呼吸机时两侧胸廓同时均匀抬起，无上腹部隆起现象，提示导管位置合适，否则表示导管插入过深进入一侧支气管或误入食管。

9. 普通气管切开术有哪些常见并发症？

常见并发症主要有皮下气肿、气胸、纵隔气肿、出血不止、急性肺水肿、呼吸、心跳骤停以及气管食管瘘等。

10. 胸外心脏按压的常见错误有哪些？

（1）按压前未检查呼吸道是否通畅：未清除口腔内异物，造成窒息，使抢救失败。

（2）操作不及时或操作时间过短：在心脏停止跳动后的5分钟内，由于某种原因而未及时实施有效的心脏按压而延误了宝贵的抢救时间，致使抢救失败。少于30分钟而又未掌握有效的按压指征，过早放弃也是错误的。特别是对于电击与溺水者。

（3）操作不规范：由于抢救床过高或过软而使操作者两臂不能伸直，肘部弯曲。下压时肩部及躯干的力量不能传导于掌根部，造成力度不够，不能使胸骨下陷3～5cm而造成胸骨、肋骨骨折或气胸等并发症。另外，按压部位不准确，盲目地将整个手掌置于前胸大面积地按压。

（4）对有广泛肋骨骨折、血气胸、心脏压塞使用此法者，均为错误实施。

11. 胸外心脏按压的注意事项有哪些？

（1）首先检查患者呼吸道是否阻塞：口腔内如有异物应及时清除（包括义齿），为人工呼吸或气管插管打下基础。

（2）准确、及时判断心跳停止，果断有效地进行胸外心脏按压，是保障抢救成功的关键。在胸外按压的同时建立良好的静脉通路，以保障复苏药物及时有效地发挥作用。

（3）操作者准确、熟练、动作要到位：对于抢救床过高者将患者放低，抢救床过软可于患者背部垫硬木板。如在现场则可于地上抢救。按压的正确部位应是胸骨下1/3处，或将食指、中指两指横放在剑突上方，手指上方的胸骨正中部位为按压区。婴幼儿应按压胸骨中部，即两乳头连线与胸骨高界处下移患者的一横指，用力不可过大，深度为1.5～2.5cm，100次/min，术者将手掌根部放在按压区而不是整个手掌，手掌要与患者胸骨长轴方向平行，另一手掌重叠放在前一手背上，并保持平行，手指应上翘，速率为80～100次/min。按压应平稳、均匀、有规律。按压时手掌不得离开胸壁，并配合人工呼吸，以30∶2的比例进行，按压和放松时间大致相等。

（4）掌握有效按压指征，为复苏打下良好的基础：①能摸到颈动脉或股动脉搏动。②收缩压在60mmHg以上。③口唇发绀逐渐转为红润。④散大的瞳孔开始缩小。⑤自主呼吸恢复。

12. 临床应用呼吸机的适应证是什么？

（1）严重通气不足：如慢性阻塞性肺部疾患引起的呼吸衰竭、哮喘持续状态、各种原因引起的中枢性呼吸衰竭和呼吸肌麻痹等。

（2）严重换气功能障碍：急性呼吸窘迫综合征、严重的肺部感染或内科治疗无效的急性肺水肿。

（3）减少呼吸功耗：胸部和心脏外科手术后、严重胸部创伤等。

（4）心肺复苏。

13. 应用呼吸机的指征是什么？

（1）临床指征：呼吸浅、慢，不规则，极度呼吸困难，呼吸欲停或停止，意识障碍，呼吸频数，呼吸频率＞35 次/min。

（2）血气分析指征：pH＜7.20～7.25；$PaCO_2$＞70mmHg；PaO_2 在吸入 FiO_2 为 0.40，30 分钟后仍＜50mmHg。

14. 呼吸机的治疗作用有哪些？

改善通气功能；改善换气功能；减少呼吸功耗；用于提高肺内局部药物浓度达到治疗目的。

15. 行腹腔穿刺时，一般穿刺点怎样进行定位？

①左下腹脐与髂前上棘连线中、外 1/3 交点。②脐与耻骨联合中点上方 1cm 偏左或偏右 1.5cm。③侧卧位可取脐水平线与腋前线或腋中线相交处。少量或包裹性腹水，须 B 超指导下定位。

16. 骨髓穿刺一般取哪些部位？

①髂前上棘穿刺点：位于髂前上棘后 1～ 2cm 处。②髂后上棘穿刺点：位于骶椎两侧，臀部上方突出处。③胸骨穿刺点：位于胸骨柄或胸骨体相当于第 1～2 肋间处。④腰椎棘突穿刺点：位于腰椎棘突突出处。

17. 胸膜腔穿刺的注意事项有哪些？

（1）操作前应向患者说明穿刺目的，消除顾虑。对精神紧张者，可术前半小时给地西泮（安定）10mg，或可待因 30mg 镇静止咳。

（2）操作中应密切观察患者的反应，如发生连续咳嗽或出现头晕、出汗、心悸等胸膜反应时，应立即停止抽液，并皮下注射肾上腺素或做相应处理。

（3）一次抽液不可过多、过快。诊断性抽液 50～100mL；减压抽液，首次不超过 600mL，以后每次不超过 1000mL；脓胸应尽量抽尽；做细胞学检查至少需 100mL，并应立即送检。

（4）严格无菌操作，操作中要防止空气进入胸腔，始终保持胸腔负压。

18. 简述压颈试验的意义和方法。

腰椎穿刺时行压颈试验的意义是可了解蛛网膜下腔有无阻塞。方法是：在初测压后，由助手先压迫一侧颈静脉约 10 秒，再压另一侧，最后同时按压双侧颈静脉。正常压迫颈静脉后，压力立即迅速升高 1 倍左右，解除压迫后 10～20 秒，迅速降至原水平，为梗阻试验阴性，提示蛛网膜下腔通畅；若压迫颈静脉后，脑脊液压不升高，为梗阻试验阳性，提示蛛网膜下腔完全阻塞；若施压后压力缓慢上升，放松后又缓慢下降，提示不完全阻塞。颅内压增高者禁做此项试验。

自测试题（附参考答案）

【A 型题】

1. 胸腔穿刺抽液引起急性肺水肿是由于
A. 穿刺损伤肺组织　B. 抽液过多、过快，胸膜腔内压突然下降　C. 胸膜过敏反应　D. 穿刺损伤肺血管　E. 空气栓塞

2. 2 岁以下的小孩骨髓穿刺的部位最好选择在
A. 髂前上棘　B. 髂后上棘　C. 脊椎棘突　D. 胸骨中线第 2 肋间水平　E. 胫骨粗隆前下方

3. 环甲膜穿刺针保留时间一般不超过
A. 6 小时　B. 12 小时　C. 24 小时　D. 48 小时　E. 72 小时

4. 心包穿刺抽液首次最多不应超过
A. 100mL　B. 200mL　C. 300mL　D. 400mL　E. 500mL

5. 现场心肺复苏的禁忌证，不包括
A. 胸壁开放性损伤　B. 肋骨骨折　C. 胸廓畸形　D. 心脏压塞　E. 心室纤颤

6. 关于心肺复苏，下列不正确的是
A. 轻拍或轻轻摇动患者的肩部，高声喊叫或呼喊患者来判断患者有无神志　B. 把患者平放仰卧，撤去枕头及一切垫于头部的衣物　C. 用手清除口中的异物，除去义齿　D. 松开患者衣领，操作者一手置于患者额部加压，一手食指、中指托起下颌，使颈部过度伸展　E. 用耳贴近患者口鼻，头部侧向患者胸部，眼睛观察胸部有无起伏；面部感觉患者呼吸道有无气体排出；耳听患者呼吸道有无气流通过的声音

7. 下列不属洗胃适应证的是
A. 患者口服毒物，凡无禁忌证者均应进行洗胃　B. 如催吐法无效或不彻底，估计胃内仍有毒物者　C. 急性乙醇中毒者　D. 外院转来的口服中毒者　E. 需采集胃内容物进行毒物鉴定者

8. 下列不属于洗胃禁忌证的是
A. 腐蚀性胃炎（服入强酸或强碱）　B. 食管或胃底静脉曲张　C. 不完全性幽门梗阻　D. 食管或贲门狭窄或梗死　E. 严重心肺疾患

9. 止血带一般适用于四肢大动脉的出血，下述位置正确的是
A. 上臂上 1/3　B. 上臂中下 1/3　C. 股上 1/3　D. 股中段　E. 上臂中段

10. 气管切开术后出现广泛皮下气肿，最简单的处理方法是
A. 抽吸气体　B. 松解伤口缝线　C. 让其自行吸收　D. 更换气管套管　E. 拉紧伤口缝线

11. 深部脓肿切开排脓的指征是

A. 局部有红肿、热痛　B. 全身发热，血白细胞数增高　C. 患部运动功能障碍　D. 局部有压痛及水肿　E. 局部穿刺有脓液

12. 有关胸腔穿刺的方法，下列哪项不正确

A. 穿刺抽液时，穿刺点取浊音明显部位，一般取肩胛线 7～9 肋间隙或腋中线 6～7 肋间隙　B. 穿刺抽气时，穿刺点取患侧锁骨中线第 2 肋间　C. 穿刺时应沿肋骨下缘进针　D. 抽液量每次不超过 1000mL　E. 抽气量每次可不大于 1000mL

13. 导尿操作，下列哪项不正确

A. 导尿管前端插入部分应涂抹足够润滑剂　B. 男性消毒从尿道口开始　C. 女性消毒从大腿内侧开始，由外向内顺序进行　D. 导尿管插入深度，男性为 15～20cm，女性为 6～18cm　E. 膀胱过度充盈，导尿时尿液放出速度不能过快

14. 下列情况不属于腰椎穿刺禁忌证的是

A. 颅内占位性病变，尤其颅后窝占位性病变　B. 脑疝或疑有脑疝者　C. 腰椎穿刺处局部感染或脊柱病变　D. 休克、衰竭或濒危状态　E. 早期颅内高压的诊断性穿刺

15. 污染伤口是指

A. 伤口被刀等锐器割伤　B. 伤口有致病菌存在，但尚未发生感染　C. 伤口有致病菌存在，已发生感染　D. 伤口分泌物多，但炎症不明显　E. 伤口已化脓

16. 下列哪项禁做骨髓穿刺

A. 显著血小板减少　B. 血友病　C. 粒细胞缺乏症　D. 重度贫血　E. 恶性组织细胞病

【B 型题】

问题 1～2

A. 温水　B. 高锰酸钾　C. 茶叶水　D. 食盐水　E. 碳酸氢钠

1. 对硫磷中毒时，最不宜用的洗胃液是
2. 敌百虫中毒时，最不宜用的洗胃液是

问题 3～4

A. 3～5 天 1 次　B. 每天 1 次　C. 隔 1～2 天 1 次　D. 每天 1～2 次　E. 2～3 天 1 次

3. 感染伤口换药为
4. 新鲜肉芽创面换药为

问题 5～6

A. 锁骨中线第 2 肋间　B. 腋前线第 5 肋间　C. 胸骨中线第 2 肋间　D. 锁骨中线第 5 肋间　E. 腋前线第 2 肋间

5. 气胸患者行胸腔闭式引流放置引流管的部位是

6. 胸骨骨髓穿刺的部位是

问题 7～9

A. 甲状腺大部分切除术后切口愈合良好　B. 胃次全切除术后伤口愈合良好　C. 胆囊术后伤口有硬结，但未化脓　D. 阑尾穿孔切除术后伤口化脓　E. 横结肠癌根治术后切口裂开

与下列关于切口的分类和愈合分级相符合的是：

7. Ⅰ-甲
8. Ⅱ-甲
9. Ⅲ-丙

【X 型题】

1. 以下深静脉穿刺部位正确的有

A. 股静脉穿刺点在腹股沟韧带下方紧靠股动脉外侧 0.5cm 处　B. 颈内静脉穿刺在颈部中段，颈总动脉外侧刺入　C. 颈内静脉穿刺，在胸锁乳突肌锁骨头、胸骨头与锁骨形成的三角区顶部刺入　D. 锁骨下静脉穿刺，在右锁骨下缘中点或内中 1/3 或外、中 1/3 交界处刺入　E. 动脉穿刺常选用股动脉、肱动脉或桡动脉

2. 下列属于闭式引流适应证的有

A. 血胸　B. 气胸　C. 脓胸　D. 肺水肿　E. 开胸手术后

3. 有关成人胸外心脏按压，下列操作不正确的是

A. 按压部位在胸骨下段，剑突下 2.5～5cm 处　B. 按压时以使胸骨下陷 2cm 为度　C. 应用冲击或猛压，下压时间与放松时间比为 2∶1　D. 按压频率以 60 次/min 为宜　E. 放松时手掌根离开胸骨

4. 以下拆线时间正确的是

A. 面颈部 4～5 天拆线　B. 四肢 10～12 天拆线　C. 胸背部 7～9 天拆线　D. 下腹部、会阴部 14 天拆线　E. 上腹部 7～9 天拆线

5. 下列情况可以采用雾化吸入治疗的是

A. 痰黏不易咳出　B. 支气管哮喘　C. 纤维支气管镜检查术前麻醉　D. 抗过敏或脱敏治疗　E. 气胸严重呼吸困难

6. 关于胃插管术，下列正确的有

A. 在胃扩张、幽门梗阻及食物中毒者可插管进行必要的治疗　B. 肠梗阻患者可插管进行胃肠减压　C. 对昏迷者，可插管行营养治疗　D. 对食管静脉破裂出血者，可插管观察有无活动性出血　E. 插管抽吸胃液进行分析

7. 下列常规需要做皮试的药物有

A. 氨苄西林　B. 破伤风抗毒素　C. 细胞色素 C　D. 链霉素　E. 庆大霉素

8. 防止腹水沿穿刺针路外渗所采用的方法正确的有

A. 迷路穿刺　B. 蝶形胶布固定弥合针路　C. 穿刺部位局部热敷　D. 术

后按摩局部 1～2 分钟　E. 涂火棉胶封闭

9. 行肝脏穿刺术时可能出现的并发症有

A. 穿刺局部疼痛　B. 内出血　C. 肠梗阻　D. 胆汁性腹膜炎　E. 气胸、胸膜休克

10. 下列不适合胃插管术的情况有

A. 重度食管、胃底静脉曲张　B. 腐蚀性胃炎　C. 幽门狭窄　D. 贲门狭窄　E. 严重呼吸困难

11. 下列中毒洗胃时选用洗胃液正确的有

A. 不明原因急性中毒选用淡盐水　B. 对硫磷中毒选用高锰酸钾溶液　C. 甲胺磷中毒选用碳酸氢钠　D. 重金属中毒选用茶叶水　E. 误服汽油选用液状石蜡

12. 呼吸机吸气压力或潮气量过大对循环的影响有

A. 静脉回心血量减少　B. 心脏舒张末期充盈减少　C. 低血压　D. 肺循环阻力增加　E. 体循环阻力增加

13. 机械通气时常见的并发症有

A. 呼吸性碱中毒　B. 肺气压伤　C. 呼吸性酸中毒　D. 肺部感染　E. 呼吸窘迫综合征

14. 胸腔穿刺抽液常选用的穿刺部位有

A. 肩胛下线 7～9 肋间　B. 腋后线 7～8 肋间　C. 腋中线 6～7 肋间　D. 腋前线 5～6 肋间　E. 锁骨中线第 2 肋间隙

15. 胸腔插管引流后，水封瓶内液柱无波动，可能的原因有

A. 引流管扭曲　B. 血块或脓块堵塞　C. 胸壁切口狭窄压迫引流管　D. 肺膨胀或膈肌上升将引流管口封闭　E. 包扎创口时折压引流管

【是非判断题】

1. 皮下注射是将小剂量药液注射于表皮和真皮之间。（　）
2. 人工呼吸机通气影响心脏循环的原因是正压通气。（　）
3. 止血带压力不足可加重出血。（　）
4. 口服磷化锌中毒应服用鸡蛋、牛奶、油类解毒。（　）
5. 胸外心脏按压的主要目的是造成胸腔内压力的变化，促使血液循环。（　）
6. 检查如发现桡动脉搏动消失，应立即心内注射肾上腺素及胸外心脏按压。（　）
7. 锁骨下静脉输液时，为防止空气进入血管，不能使输液瓶滴空或使一段输液管低于患者心脏水平。（　）
8. 腹腔穿刺抽出迅速凝固的血样液体，说明腹腔内出血。（　）
9. 肝脏穿刺活检术，进针深度不应超过 6cm。（　）
10. 骨髓穿刺取材做细胞学检查，抽吸骨髓要求 0.1～0.2mL。（　）
11. 决定中心静脉压高低的主要因素是血容量和心脏排血功能。（　）
12. 清创缝合术适用于新鲜创伤的伤口。（　）

13. 胸腔穿刺抽液量一般每次不应超过 600～1000mL。（ ）
14. 患者行腰椎穿刺术后一般去枕平卧 2 小时。（ ）
15. 留置导尿管一般每 2 周需更换 1 次。（ ）
16. 脾脏破裂出血时腹腔穿刺不一定能抽到血液，此时应予进一步相关检查。（ ）
17. 气胸抽气常选患侧锁骨中线 2～3 肋间或腋前线 4～ 5 肋间隙进针。（ ）
18. 气管导管前端套囊，一般注气 5mL 左右，每 6 小时应放气一次，持续 5～10 分钟后再注气。（ ）
19. 慢性支气管炎、阻塞性肺气肿、肺心病、严重呼吸衰竭，宜采用持续高浓度上氧。（ ）
20. 深部脓肿既可采用凡士林纱布引流，又可以采用橡皮膜条引流。（ ）

【填空题】

1. 气胸患者做闭式引流时，通常放置引流管的部位是________。
2. 成人行胸腔闭式引流时，胸腔引流管插入胸腔的适宜长度是________。
3. 心包穿刺抽液，一般每次不宜超过________，如抽液过多可能导致________。
4. 心包穿刺应遵循________的原则，若发现抽出液体为鲜血应________。
5. 腹腔穿刺放液一次不宜超过________ mL。
6. 骨髓穿刺最常选用的部位是________。
7. 2 岁以下的小孩，骨髓穿刺部位最好选择在________。
8. 耻骨上膀胱穿刺引流术，穿刺部位应选择在________。
9. 动脉穿刺的常用部位有________、________、________、________。
10. 环甲膜穿刺点位置在________。
11. 环甲膜穿刺针留置时间最长不能超过________小时。
12. 正常脑脊液压力是________ mmH_2O，超过________ mmH_2O 为颅内压增高。
13. 压颈试验的目的是________。
14. 鼻导管或鼻塞法吸氧吸入氧浓度的计算方法是________。
15. 高浓度给氧是指吸入氧浓度为________；低浓度给氧是指吸入氧浓度为________。
16. 高压灭菌后物品，超过________天不能使用。
17. 成人胃管插入深度一般为________ cm。
18. 鼻饲流质，每次不宜超过________ mL，间隔时间为________小时。
19. 放止血带后可引起________。
20. 止血带的持续时间最长不能超过________小时。
21. 手术人员洗手消毒时，化学消毒剂需浸泡至肘上________ cm。
22. 影响中心静脉压变化的因素有________、________、________、________、________等，其中以________和________最为重要。
23. 中心静脉压的正常值为________ cmH_2O。
24. 心内注射药物，一般选择________处垂直刺入________ cm。

25. 脓肿切开排脓的目的是________、________。

26. 动脉输血（输液）的速度，一般为________ mL/min，通常一次输入量为________ mL。

参考答案

【A 型题】

1. B　2. E　3. C　4. B　5. E　6. D　7. C　8. C　9. A　10. B
11. E　12. C　13. C　14. E　15. B　16. B

【B 型题】

1. B　2. E　3. B　4. C　5. A　6. C　7. A　8. B　9. D

【X 型题】

1. CD　2. ABCE　3. ABCDE　4. ABCE　5. ABCD
6. ABCE　7. ABCD　8. ABDE　9. ABDE　10. ABDE
11. ACDE　12. ABCD　13. ABD　14. ABCD　15. ABCDE

【是非判断题】

1. ×　2. √　3. √　4. ×　5. √　6. ×　7. √　8. ×　9. ×　10. √
11. √　12. √　13. √　14. ×　15. ×　16. √　17. √　18. √　19. ×　20. ×

【填空题】

1. 锁骨中线第 2 肋间　2. 3cm　3. 500mL　急性肺水肿　4. 见血即停　立即停止抽吸　5. 3000　6. 胫骨粗隆前下方　7. 髂前上棘后 1～2cm 处　8. 耻骨联合上 2 横指中线处　9. 桡动脉　锁骨下动脉　肱动脉　股动脉　10. 颈中线甲状软骨下缘与环状软骨弓上缘之间　11. 24　12. 70～180　200　13. 判断椎管有无阻塞　14. 吸入氧浓度（%）＝21＋4×氧流量（L/min）　15. 50%～60%　24%～35%　16. 7　17. 45～55　18. 200　2　19. 再灌注损伤　20. 3　21. 6　22. 血容量　静脉回心血量　右心室舒张期压力　肺循环阻力　胸内压　血容量　右心室排血功能　23. 5～12　24. 第 4 肋间胸骨左缘　1～2　25. 防止炎症扩散　促使炎症消退　26. 80～100　300～800

§3.5　中医、中西医结合病历书写规范

基本知识问答

1. 简述病历及病历书写的含义。

病历是指医务人员在医疗活动过程中形成的文字、符号、图表、影像、切

片等资料的总和，包括门（急）诊病历和住院病历。病历书写是指医务人员通过问诊、体格检查、辅助检查、诊断、治疗、护理等医疗活动获得有关资料，并进行归纳、分析、整理形成医疗活动记录的行为。

2. 简述病历书写的基本原则。

病历书写应当客观、真实、准确、及时、完整、规范。

3. 简述病历书写文字的基本要求。

除病案首页的过敏物名称及上级医师阅改病历处用红色墨水笔外，其他病历书写应当使用蓝黑墨水、碳素墨水，需复写的病历资料可以使用蓝色或黑色油水的圆珠笔。计算机打印的病历应当符合病历保存的要求。病历书写应当使用中文，通用的外文缩写和无正式中文译名的症状、体征、疾病名称等可以使用外文。病历书写一律使用阿拉伯数字书写日期和时间，采用24小时制记录。病历书写应规范使用医学术语，文字工整，字迹清晰，表述准确，语句通顺，标点正确。

4. 病历阅改的注意事项有哪些?

病历书写过程中出现错字时，应当用双线画在错字上，保留原记录清楚、可辨，并注明修改时间，修改人签名。不得采用刮、黏、涂等方法掩盖或去除原来的字迹。上级医务人员有审查修改下级医务人员书写的病历的责任。实习医务人员、试用期医务人员书写的病历，应当经过本医疗机构注册的医务人员审阅、修改并签名。进修医务人员由医疗机构根据其胜任本专业工作实际情况认定后书写病历。

5. 病历中有关患者方签署同意书有何规定?

对需取得患者书面同意方可进行的医疗活动，应当由患者本人签署知情同意书。患者不具备完全民事行为能力时，应当由其法定代理人签字；患者因病无法签字时，应当由其授权的人员签字；为抢救患者，在法定代理人或被授权人无法及时签字的情况下，可由医疗机构负责人或者授权的负责人签字。因实施保护性医疗措施不宜向患者说明情况的，应当将有关情况告知患者近亲属，由患者近亲属签署知情同意书，并及时记录。患者无近亲属的或者患者近亲属无法签署同意书的，由患者的法定代理人或者关系人签署同意书。

6. 门（急）诊病历首页内容应当包括哪些内容?

门（急）诊病历首页内容应当包括患者姓名、性别、出生年月日、民族、婚姻状况、职业、工作单位、住址、药物过敏史等项目。门诊手册封面内容应当包括患者姓名、性别、年龄、工作单位或住址、药物过敏史等项目。

7. 门（急）诊病历记录的初诊病历记录和复诊病历记录有什么区别?

初诊病历记录书写内容应当包括就诊时间、科别、主诉、现病史、既往史，阳性体征、必要的阴性体征和辅助检查结果，诊断及治疗意见和医师签名等。复诊病历记录书写内容应当包括就诊时间、科别、主诉、病史、必要的体格检查和辅助检查结果、诊断、治疗处理意见和医师签名等。急诊病历书写就诊时间应当具体到分钟。

8. 急诊留观记录的书写应当注意什么？

急诊留观记录是急诊患者因病情需要留院观察期间的记录，重点记录观察期间病情变化和诊疗措施，记录简明扼要，并注明患者去向。抢救危重患者时，应当书写抢救记录。急诊抢救记录书写内容及要求按照住院病历抢救记录书写内容及要求执行。

9. 住院病历内容包括哪些？

住院病历内容包括住院病案首页、入院记录、病程记录、手术同意书、麻醉同意书、输血治疗知情同意书、特殊检查（特殊治疗）同意书、病危（重）通知书、医嘱单、辅助检查报告单、体温单、医学影像检查资料、病理资料等。

10. 何谓入院记录？其可分为几种书写形式？

入院记录是指患者入院后，由经治医师通过问诊、体格检查、辅助检查获得有关资料，并对这些资料归纳分析书写而成的记录。可分为入院记录、再次或多次入院记录、24 小时内入出院记录、24 小时内入院死亡记录。

11. 入院记录的书写时限要求是什么？

入院记录、再次或多次入院记录应当于患者入院后 24 小时内完成；24 小时内入出院记录应当于患者出院后 24 小时内完成，24 小时内入院死亡记录应当于患者死亡后 24 小时内完成。

12. 入院记录包含哪些主要要求？

入院记录应该包含住院患者的患者一般情况、主诉、现病史、既往史、个人史、婚育史（女性患者月经史）、家族史、体格检查、专科情况、辅助检查，以及住院医师所做的初步诊断（包括中医诊断和西医诊断），中医诊断应分别记录疾病诊断和证候，记录医师签全名。

13. 入院记录的一般情况包括哪些内容？

患者一般情况包括姓名、性别、年龄、民族、婚姻状况、出生地、职业、入院时间、记录时间、发病节气及病史陈述者。

14. 何谓主诉？

主诉是指促使患者就诊的主要症状（或体征）及持续时间。

15. 何谓现病史？

现病史是指患者本次疾病的发生、演变、诊疗等方面的详细情况，应当按时间顺序书写。内容包括发病情况、主要症状特点及其发展变化情况、伴随症状、发病后诊疗经过及结果、睡眠和饮食等一般情况的变化，以及与鉴别诊断有关的阳性或阴性资料等。

16. 现病史的主要内容有哪些?

现病史主要包括发病情况、主要症状、伴随症状、发病以来诊治经过及结果和发病以来一般情况。

17. 现病史的各项内容应当如何书写?

(1) 发病情况：记录发病的时间、地点、起病缓急、前驱症状、可能的原因或诱因。

(2) 主要症状特点及其发展变化情况：按发生的先后顺序描述主要症状的部位、性质、持续时间、程度、缓解或加剧因素，以及演变发展情况。

(3) 伴随症状：记录伴随症状，描述伴随症状与主要症状之间的相互关系。

(4) 发病以来诊治经过及结果：记录患者发病后到入院前，在院内、外接受检查与治疗的详细经过及效果。对患者提供的药名、诊断和手术名称需加引号（“ ”）以示区别。

(5) 发病以来一般情况：简要记录患者发病后的精神状态、睡眠、食欲、大小便、体重等情况（可结合中医“十问歌”）。与本次疾病虽无紧密关系、但仍需治疗的其他疾病情况，可在现病史后另起一段予以记录。

18. 何谓既往史？其包括哪些主要内容?

既往史是指患者过去的健康和疾病情况。内容包括既往一般健康状况、疾病史、传染病史、预防接种史、手术外伤史、输血史、食物或药物过敏史等。

19. 个人史的主要内容有哪些?

个人史患者的记录出生地及长期居留地，生活习惯及有无烟、酒、药物等嗜好，职业与工作条件及有无工业毒物、粉尘、放射性物质接触史，有无冶游史。

20. 婚育史的主要内容有哪些?

婚育史：婚姻状况、结婚年龄、配偶健康状况、有无子女等。月经史：女性患者记录初潮年龄、行经期天数、间隔天数、末次月经时间（或闭经年龄），月经量、痛经及生育等情况。

21. 家族史的记录要点有哪些?

家族史：父母、兄弟、姐妹健康状况，有无与患者类似疾病，有无家族遗传倾向的疾病。

22. 入院记录中体格检查的主要内容有哪些?

体格检查应当按照系统循序进行书写。重点记录体格检查的阳性体征和有鉴别意义的阴性体征。内容包括体温、脉搏、呼吸、血压，一般情况（包括中医四诊的神色、形态、语声、气息、舌象、脉象等），皮肤、黏膜，全身浅表淋巴结，头部及其器官，颈部，胸部（胸廓、肺部、心脏、血管），腹部（肝、脾等），直肠肛门，外生殖器，脊柱，四肢，神经系统等。

23. 简述辅助检查的含义及注意事项。

辅助检查指入院前所作的与本次疾病相关的主要检查及其结果。应分类按检查时间顺序记录检查结果，如系在其他医疗机构所作检查，应当写明该机构名称及检查号。

24. 初步诊断是指什么?

初步诊断是指经治医师根据患者入院时情况，综合分析所作出的诊断。如初步诊断为多项时，应当主次分明。对待查病例应列出可能性较大的诊断。

25. 再次或多次入院记录与入院记录有什么异同?

再次或多次入院记录，是指患者因同一种疾病再次或多次住入同一医疗机构时书写的记录。要求及内容基本同入院记录。主诉是记录患者本次入院的主要症状（或体征）及持续时间；现病史中要求首先对本次住院前历次有关住院诊疗经过进行小结，然后再书写本次入院的现病史。

26. 24小时内入出院记录包括什么?

入院不足24小时出院的，可以书写24小时内入出院记录。内容包括患者姓名、性别、年龄、职业、入院时间、出院时间、主诉、入院情况、入院诊断、诊疗经过、出院情况、出院诊断、出院医嘱、医师签名等。

27. 24小时内入院死亡记录的主要内容有哪些?

患者入院不足24小时死亡的，可以书写24小时内入院死亡记录。内容包括患者姓名、性别、年龄、职业、入院时间、死亡时间、主诉、入院情况、入院诊断、诊疗经过（抢救经过）、死亡原因、死亡诊断、医师签名等。

28. 病程记录的含义和主要内容是什么?

病程记录是指继入院记录之后，对患者病情和诊疗过程所进行的连续性记录。内容包括患者的病情变化情况、重要的辅助检查结果及临床意义、上级医师查房意见、会诊意见、医师分析讨论意见、所采取的诊疗措施及效果、医嘱更改及理由、向患者及其近亲属告知的重要事项等。

29. 首次病程记录的内容大致包括哪些?

首次病程记录是指患者入院后由经治医师或值班医师书写的第一次病程记录，应当在患者入院8小时内完成。首次病程记录的内容包括病例特点、拟诊讨论（诊断依据及鉴别诊断）、诊疗计划等。

30. 首次病程记录具体应当如何书写?

（1）病例特点：应当在对病史、体格检查和辅助检查进行全面分析、归纳和整理后写出本病例特征，包括阳性发现和具有鉴别诊断意义的阴性症状和体征等。

(2) 拟诊讨论（诊断依据及鉴别诊断）：根据病例特点，提出初步诊断和诊断依据；对诊断不明的写出鉴别诊断并进行分析；并对下一步诊治措施进行分析。

(3) 诊疗计划：提出具体的检查及治疗措施安排。

31. 日常病程记录指的是什么？

日常病程记录是指对患者住院期间诊疗过程的经常性、连续性记录。由经治医师书写，也可以由实习医务人员或试用期医务人员书写，但应有经治医师签名。

32. 书写日常病程记录时有什么注意事项？

书写日常病程记录时，首先标明记录时间，另起一行记录具体内容。对病危患者应当根据病情变化随时书写病程记录，每天至少 1 次，记录时间应当具体到分钟。对病重患者，至少 2 天记录一次病程记录。对病情稳定的患者，至少 3 天记录一次病程记录。

33. 上级医师查房记录包括哪些？

上级医师查房记录是指上级医师查房时对患者病情、诊断、鉴别诊断、当前治疗措施疗效的分析及下一步诊疗意见等的记录。包括主治医师首次查房记录、主治医师日常查房记录和科主任或具有副主任医师以上专业技术职务任职资格医师查房记录。

34. 上级医师查房记录的具体书写要求和内容是什么？

主治医师首次查房记录应当于患者入院 48 小时内完成。内容包括查房医师的姓名、专业技术职务、补充的病史和体征、诊断依据与鉴别诊断的分析及诊疗计划等。主治医师日常查房记录间隔时间视病情和诊疗情况确定，内容包括查房医师的姓名、专业技术职务、对病情的分析和诊疗意见等。科主任或具有副主任医师以上专业技术职务任职资格医师查房的记录，内容包括查房医师的姓名、专业技术职务、对病情的分析和诊疗意见等。

35. 疑难病例讨论记录的含义及其内容？

疑难病例讨论记录是指由科主任或具有副主任医师以上专业技术任职资格的医师主持、召集有关医务人员对确诊困难或疗效不确切病例讨论的记录。内容包括讨论日期、主持人、参加人员姓名及专业技术职务、具体讨论意见及主持人小结意见等。

36. 什么叫交（接）班记录的含义及书写注意事项？

交（接）班记录是指患者经治医师发生变更之际，交班医师和接班医师分别对患者病情及诊疗情况进行简要总结的记录。

37. 交（接）班记录的书写注意事项有哪些？

交班记录应当在交班前由交班医师书写完成；接班记录应当由接班医师于

接班后24小时内完成。交（接）班记录的内容包括入院日期、交班或接班日期、患者姓名、性别、年龄、主诉、入院情况、入院诊断、诊疗经过、目前情况、目前诊断、交班注意事项或接班诊疗计划、医师签名等。

38. 转科记录的内容主要包括哪些?

转科记录是指患者住院期间需要转科时，经转入科室医师会诊并同意接收后，由转出科室和转入科室医师分别书写的记录，包括转出记录和转入记录。

39. 转出记录和转入记录的内容有什么异同?

转出记录由转出科室医师在患者转出科室前书写完成（紧急情况除外）；转入记录由转入科室医师于患者转入后24小时内完成。转科记录内容包括入院日期、转出或转入日期，转出、转入科室，患者姓名、性别、年龄、主诉、入院情况、入院诊断、诊疗经过、目前情况、目前诊断、转科目的及注意事项或转入诊疗计划、医师签名等。

40. 阶段小结的主要内容是什么?

阶段小结是指患者住院时间较长，由经治医师每月所作病情及诊疗情况总结。阶段小结的内容包括入院日期、小结日期，患者姓名、性别、年龄、主诉、入院情况、入院诊断、诊疗经过、目前情况、目前诊断、诊疗计划、医师签名等。

41. 抢救记录的含义和内容包括哪些?

抢救记录是指患者病情危重，采取抢救措施时作的记录。因抢救急危患者，未能及时书写病历的，有关医务人员应当在抢救结束后6小时内据实补记，并加以注明。内容包括病情变化情况、抢救时间及措施、参加抢救的医务人员姓名及专业技术职称等。记录抢救时间应当具体到分钟。

42. 如何计算患者的抢救次数、成功次数?

抢救次数是指对具有生命危险患者的抢救次数，每一次抢救都要求记录。成功次数计算：①急、危重症患者经连续抢救而缓解者，按第一次计算。②若抢救成功后患者在24小时以上再次需抢救，且抢救成功者，按第二次计算。③若患者有数次抢救，最后抢救无效而死亡，则前几次计为抢救成功，最后一次为抢救失败。④慢性消耗性疾病的临终前救护不按照抢救计算。

43. 有创诊疗操作记录有哪些注意事项?

有创诊疗操作记录是指在临床诊疗活动过程中进行的各种诊断、治疗性操作（如胸腔穿刺、腹腔穿刺等）的记录。应当在操作完成后即刻书写。内容包括操作名称、操作时间、操作步骤、结果及患者一般情况，记录过程是否顺利、有无不良反应，术后注意事项及是否向患者说明，操作医师签名。

44. 试述会诊记录（含会诊意见）的含义?

会诊记录（含会诊意见）是指患者在住院期间需要其他科室或者其他医疗

机构协助诊疗时，分别由申请医师和会诊医师书写的记录。会诊记录应另页书写。

45. 会诊记录（含会诊意见）的内容主要包括哪些？

主要包括申请会诊记录和会诊意见记录。申请会诊记录应当简要载明患者病情及诊疗情况、申请会诊的理由和目的、申请会诊医师签名等。常规会诊意见记录应当由会诊医师在会诊申请发出后 48 小时内完成，急会诊时会诊医师应当在会诊申请发出后 10 分钟内到场，并在会诊结束后即刻完成会诊记录。会诊记录内容包括会诊意见、会诊医师所在的科别或者医疗机构名称、会诊时间及会诊医师签名等。申请会诊医师应在病程记录中记录会诊意见执行情况。

46. 术前小结的主要含义和内容是什么？

术前小结是指在患者手术前，由经治医师对患者病情所作的总结。内容包括简要病情、术前诊断、手术指征、拟施手术名称和方式、拟施麻醉方式、注意事项，并记录手术者术前查看患者相关情况等。

47. 术前讨论记录主要包括哪些内容？

术前讨论记录是指因患者病情较重或手术难度较大，手术前在上级医师主持下，对拟实施手术方式和术中可能出现的问题及应对措施所作的讨论。讨论内容包括术前准备情况、手术指征、手术方案、可能出现的意外及防范措施、参加讨论者的姓名及专业技术职务、具体讨论意见及主持人小结意见、讨论日期、记录者的签名等。

48. 书写麻醉术前访视记录时应注意什么？

麻醉术前访视记录是指在麻醉实施前，由麻醉医师对患者拟施麻醉进行风险评估的记录。麻醉术前访视可另立单页，也可在病程中记录。内容包括姓名、性别、年龄、科别、病案号，患者一般情况、简要病史、与麻醉相关的辅助检查结果、拟行手术方式、拟行麻醉方式、麻醉适应证及麻醉中需注意的问题、术前麻醉医嘱、麻醉医师签字并填写日期。

49. 麻醉记录应当如何书写？

麻醉记录是指麻醉医师在麻醉实施中书写的麻醉经过及处理措施的记录。麻醉记录应当另页书写，内容包括患者一般情况、术前特殊情况、麻醉前用药、术前诊断、术中诊断、手术方式及日期、麻醉方式、麻醉诱导及各项操作开始及结束时间、麻醉期间用药名称、方式及剂量、麻醉期间特殊或突发情况及处理、手术起止时间、麻醉医师签名等。

50. 手术记录的书写应当注意哪些问题？

手术记录是指手术者书写的反映手术一般情况、手术经过、术中发现及处理等情况的特殊记录，应当在术后 24 小时内完成。特殊情况下由第一助手书写时，应有手术者签名。手术记录应当另页书写，内容包括一般项目（患者姓名、性别、科别、病房、床位号、住院病历号或病案号)、手术日期、术前诊断、术中诊断、手术名称、手术者及助手姓名、麻醉方法、手术经过、术中出现的情况及处理等。

51. 手术安全核查记录主要指哪些内容?

手术安全核查记录是指由手术医师、麻醉医师和巡回护士三方，在麻醉实施前、手术开始前和患者离室前，共同对患者身份、手术部位、手术方式、麻醉及手术风险、手术使用物品清点等内容进行核对的记录，输血的患者还应对血型、用血量进行核对。应有手术医师、麻醉医师和巡回护士三方核对、确认并签字。

52. 手术清点记录主要指的什么?

手术清点记录是指巡回护士对手术患者术中所用血液、器械、敷料等的记录，应当在手术结束后即时完成。手术清点记录应当另页书写，内容包括患者姓名、住院病历号（或病案号)、手术日期、手术名称、术中所用各种器械和敷料数量的清点核对、巡回护士和手术器械护士签名等。

53. 术后首次病程记录的定义及内容有哪些?

术后首次病程记录是指参加手术的医师在患者术后即时完成的病程记录。内容包括手术时间、术中诊断、麻醉方式、手术方式、手术简要经过、术后处理措施、术后应当特别注意观察的事项等。

54. 简述麻醉术后访视记录的主要内容。

麻醉术后访视记录是指麻醉实施后，由麻醉医师对术后患者麻醉恢复情况进行访视的记录。麻醉术后访视可另立单页，也可在病程中记录。内容包括姓名、性别、年龄、科别、病案号，患者一般情况、麻醉恢复情况、清醒时间、术后医嘱、是否拔除气管插管等，如有特殊情况应详细记录，麻醉医师签字并填写日期。

55. 出院记录的定义和内容是什么?

出院记录是指经治医师对患者此次住院期间诊疗情况的总结，应当在患者出院后 24 小时内完成。内容主要包括入院日期、出院日期、入院情况、入院诊断、诊疗经过、出院诊断、出院情况、出院医嘱、医师签名等。

56. 书写死亡记录时应当注意什么?

死亡记录是指经治医师对死亡患者住院期间诊疗和抢救经过的记录，应当在患者死亡后 24 小时内完成。内容包括入院日期、死亡时间、入院情况、入院诊断、诊疗经过（重点记录病情演变、抢救经过)、死亡原因、死亡诊断等。记录死亡时间应当具体到分钟。

57. 死亡病例讨论记录应当如何书写?

死亡病例讨论记录是指在患者死亡 1 周内，由科主任或具有副主任医师以上专业技术职务任职资格的医师主持，对死亡病例进行讨论、分析的记录。内容包括讨论日期、主持人及参加人员姓名、专业技术职务、具体讨论意见及主持人小结意见、记录者的签名等。

58. 手术同意书包括哪些内容？

手术同意书是指手术前，经治医师向患者告知拟施手术的相关情况，并由患者签署是否同意手术的医学文书。内容包括术前诊断、手术名称、术中或术后可能出现的并发症、手术风险、患者签署意见并签名、经治医师和术者签名等。

59. 麻醉同意书的基本书写要求有哪些？

麻醉同意书是指麻醉前麻醉医师向患者告知拟施麻醉的相关情况，并由患者签署是否同意麻醉意见的医学文书。内容包括患者姓名、性别、年龄、病案号、科别、术前诊断、拟行手术方式、拟行麻醉方式，患者基础疾病及可能对麻醉产生影响的特殊情况，麻醉中拟行的有创操作和监测，麻醉风险、可能发生的并发症及意外情况，患者签署意见并签名、麻醉医师签名并填写日期。

60. 输血治疗知情同意书的定义和主要内容有哪些？

输血治疗知情同意书是指输血前，经治医师向患者告知输血的相关情况，并由患者签署是否同意输血的医学文书。输血治疗知情同意书内容包括患者姓名、性别、年龄、科别、病案号、诊断、输血指征、拟输血成分、输血前有关检查结果、输血风险及可能产生的不良后果、患者签署意见并签名、医师签名并填写日期。

61. 特殊检查、特殊治疗同意书应当如何书写？

特殊检查、特殊治疗同意书是指在实施特殊检查、特殊治疗前，经治医师向患者告知特殊检查、特殊治疗的相关情况，并由患者签署是否同意检查、治疗的医学文书。内容包括特殊检查、特殊治疗项目名称、目的、可能出现的并发症及风险、患者签名、医师签名等。

62. 简述病危（重）通知书的含义及其内容？

病危（重）通知书是指因患者病情危、重时，由经治医师或值班医师向患者家属告知病情，并由患方签名的医疗文书。内容包括患者姓名、性别、年龄、科别，目前诊断及病情危重情况，患方签名、医师签名并填写日期。一式两份，一份交患方保存，另一份归病历中保存。

63. 医嘱的定义及应当如何分类？

医嘱是指医师在医疗活动中下达的医学指令。医嘱单分为长期医嘱单和临时医嘱单。

64. 长期医嘱单的主要内容有哪些？

长期医嘱单内容包括患者姓名、科别、住院病历号（或病案号）、页码、起始日期和时间、长期医嘱内容、停止日期和时间、医师签名、执行时间、执行护士签名。

65. 临时医嘱单的主要内容有哪些?

临时医嘱单内容包括医嘱时间、临时医嘱内容、医师签名、执行时间、执行护士签名等。医嘱内容及起始、停止时间应当由医师书写。医嘱内容应当准确、清楚，每项医嘱应当只包含一个内容，并注明下达时间，应当具体到分钟。医嘱不得涂改。需要取消时，应当使用红色墨水标注“取消”字样并签名。

66. 辅助检查报告单的定义和主要内容有哪些?

辅助检查报告单是指患者住院期间所做各项检验、检查结果的记录。内容包括患者姓名、性别、年龄、住院病历号（或病案号)、检查项目、检查结果、报告日期、报告人员签名或者印章等。

67. 什么叫打印病历?

打印病历是指应用字处理软件编辑生成并打印的病历（如 Word 文档、WPS 文档等)。打印病历应当按照本规定的内容录入并及时打印，由相应医务人员手写签名。

68. 打印病历的主要注意事项有哪些?

医疗机构打印病历应当统一纸张、字体、字号及排版格式。打印字迹应清楚易认，符合病历保存期限和复印的要求。打印病历编辑过程中应当按照权限要求进行修改，已完成录入打印并签名的病历不得修改。

69. 住院病案首页和特殊检查、特殊治疗的书写标准是什么?

住院病案首页按照《卫生部关于修订下发住院病案首页的通知》（卫医发〔2001〕286 号）的规定书写。特殊检查、特殊治疗按照《医疗机构管理条例实施细则》（1994 年卫生部令第 35 号）有关规定执行。

自测试题（附参考答案）

【A 型题】

1. 日常病程记录是指对患者住院期间诊疗过程的经常性、连续性记录。一般书写的医师为
   A. 经治医师　B. 实习医师　C. 试用期医师　D. 进修医师　E. 以上都可
2. 书写日常病程记录时，对病情稳定的患者，至少多少天记录一次病程记录
   A. 1 天　B. 2 天　C. 3 天　D. 5 天　E. 7 天
3. 主治医师首次查房记录应当于患者入院多少小时内完成
   A. 24 小时　B. 48 小时　C. 36 小时　D. 72 小时　E. 12 小时

4. 抢救记录是指患者病情危重，采取抢救措施时作的记录。因抢救急危患者，未能及时书写病历的，有关医务人员应当在抢救结束后几小时内据实补记，并加以注明

A. 5小时　B. 6小时　C. 7小时　D. 8小时　E. 9小时

5. 新的《病历书写基本规范》施行起始于2010年

A. 1月1日　B. 2月1日　C. 3月1日　D. 4月1日　E. 5月1日

6. 死亡病例讨论记录是指在患者死亡几周内，由科主任或具有副主任医师以上专业技术职务任职资格的医师主持，对死亡病例进行讨论、分析的记录

A. 1周　B. 2周　C. 3周　D. 4周　E. 6周

7. 书写病历的基本要求，哪项不正确

A. 内容真实完整系统　B. 禁用医学术语　C. 字迹整洁文笔精练　D. 不滥造简体字及外文缩写　E. 记录结束用正体字签全名

8. 下列哪项“主诉”写得最佳

A. 昨起胸痛，咳嗽，发热，咳痰多　B. 发作性气喘史8年，本次气喘发作2天　C. 左下腹痛伴腹泻，发热　D. 浮肿3天　E. 右小腿膝盖痛，但不红不肿，遇天冷时厉害

9. 下列哪项符合主诉的要求

A. 上月感冒，咳嗽，食欲尚好　B. 上腹部隐痛，气候变化或精神紧张时病情加剧　C. 呼吸困难，开始在劳动时出现，休息后很快好转，近几天加重　D. 全身发痒，皮肤红疹1天，在医院服药减轻，今又复发　E. 以上都不符合

10. 以风湿性心脏病为例，下列主诉的描写哪项是正确的

A. 游走性关节痛，劳累后心慌，气喘2年，加重5天　B. 加重5天，心慌，闷气10年　C. 反复性心慌，气喘　D. 反复发作气喘，咽痛，出汗，食欲减退10年　E. 心悸，喘气，加重5天

11. 现病史是指

A. 起病时间原因诱因　B. 主要症状特点　C. 患者患病后的全过程　D. 病情演变的过程　E. 症状体征的主要特点

12. 现病史内容不包括

A. 起病日期形式　B. 主要症状特点及伴随症状　C. 诊疗经过及效果　D. 有意义的阴性病史　E. 习惯与嗜好

13. 以下病史提供者，一般情况下哪项最可靠

A. 陪护人　B. 患者家属　C. 患者本人　D. 转诊资料　E. 目击者

14. 对危重患者，下述哪项是对的

A. 应该仔细检查后再治疗　B. 应该详细问病史后再处理　C. 应做多种化验后再抢救　D. 应重点检查，积极抢救　E. 以上都不对

15. 一个完整的诊断名称应包括

A. 主诉和体格检查　B. 现病史和既往病史　C. 病变的部位，性质和范围

D. 个人史和家族史　E. 病因，病理形态和病理生理

16. 住院时间较长的患者，每过多长时间应写阶段病历小结

A. 1～2周　B. 2～4周　C. 4～8周　D. 2～3个月　E. 每季度

17. 内科住院病历的特点，拟诊一般为

A. 以1个为限　B. 不超过2个　C. 2～3个　D. 最多3个　E. 不限

18. 外科病历的特点

A. 外科情况另列一段　B. 详述代偿、失代偿、发作、缓解各期　C. 系统询问四大症状　D. 注意不同年龄病史特点　E. 注意询问病因特效治疗

19. 下列哪项是传染科病历书写时应注意询问并扼要记录的治疗

A. 抗毒素　B. 抗生素　C. 维生素　D. 干扰素　E. 肝素

20. 下列哪项是传染科病历应特别注意描述的重要体征

A. 色素沉着　B. 蜘蛛痣　C. 肿块　D. 皮疹　E. 瘢痕

21. 一般会诊应在多长时间内完成

A. 不限　B. 48小时　C. 24小时　D. 12小时　E. 立即

22. 复查患者的特殊检查申请单填写时要特别注意写明

A. 姓名、性别、年龄　B. 病室、床号、住院号　C. 原检查号　D. 有关病史及阳性体征　E. 必要的实验室资料

23. ①特殊检查报告单；②临时医嘱单；③长期医嘱单；④诊疗计划单；⑤三测单。在住院病历中的排列顺序从前向后哪项正确

A. ①②③④⑤　B. ⑤③②④①　C. ②③⑤①④　D. ①③⑤②④　E. ⑤④③②①

24. 住院病历中，住院病历首页应排在

A. 第1页　B. 护理记录与住院证之间　C. 住院病历之前　D. 完全病历之后　E. 最后1页

25. 患者死亡，出院病历的最后一项是

A. 门诊病历　B. 住院病历首页　C. 住院病历末页　D. 完全病历末页　E. 住院证

26. 病种或病情复杂，或有复杂的合并症、病情较重的急、慢性病，诊断治疗均有很大难度，预后又较差的患者属于

A. A型　B. B型　C. C型　D. D型　E. 混合型

27. 病例分型以何时的诊断和病情为根据

A. 入院时　B. 住院中发生变化时　C. 住院中主治医师同意改变时　D. 病理检查证实时　E. 出院时

28. 门诊病历记录患者的就诊时间应具体到

A. 年、月　B. 年、月、日　C. 年、月、日、时　D. 年、月、日、时、分　E. 年、月、日、时、分、秒

29. 急诊病历记录患者的就诊时间应具体到

A. 年、月 B. 年、月、日 C. 年、月、日、时 D. 年、月、日、时、分 E. 年、月、日、时、分、秒

30. 长期医嘱指医嘱开出后常规执行到

A. 患者痊愈时 B. 患者出院时 C. 患者死亡时 D. 执行完毕时 E. 医师写出停止使用医嘱时

31. 以下门诊医嘱部分项目，哪项不正确

A. 姓名：李学芳 B. 性别：女 C. 年龄：成年 D. 处方日期：2003年6月16日 E. 医师签名：王文山

32. 病程记录的书写下列哪项不正确

A. 症状及体征的变化 B. 检查结果及分析 C. 各级医师查房及会诊意见 D. 每天均应记录1次 E. 临床操作及治疗措施

33. 病历书写不正确的是

A. 入院记录需在24小时内完成 B. 出院记录应转抄在门诊病历中 C. 接收（转入）记录由接受科室医师书写 D. 转科（转出）记录由转出科的住院科室医师书写 E. 手术记录由参加手术者均可书写

34. 首次病程记录的完成时限是

A. 12小时 B. 24小时 C. 36小时 D. 8小时 E. 6小时

35. 手术记录的应当在多少小时内完成

A. 12小时 B. 24小时 C. 36小时 D. 8小时 E. 6小时

36. 不能公开的主观资料是

A. 特殊检查同意书 B. 会诊记录 C. 护理记录 D. 体温单 E. 医嘱单

37. 发生医疗纠纷时，申请者可以复印的资料是

A. 护理记录 B. 术前讨论记录 C. 主治医师查房记录 D. 主任医师查房记录 E. 死亡病例讨论记录

38. “体格检查”部分应当书写的内容是

A. 一般情况 B. 生命体征 C. 皮肤黏膜 D. 淋巴结 E. 头部及其器官

39. 正确修改书写错误的病历的方法是

A. 刀刮 B. 液体涂改 C. 胶布粘贴 D. 红笔修改 E. 双线画在字上

40. 每张处方不得超过几种药品

A. 1 B. 2 C. 3 D. 4 E. 5

41. 处方药物的用量不得超过几天

A. 1天 B. 3天 C. 5天 D. 7天 E. 9天

42. 急诊CT、MRI、介入放射学诊断报告发出的时间不能超过

A. 1小时 B. 2小时 C. 3小时 D. 4小时 E. 5小时

43. 下列描述错误的是

A. 手术患者病历中缺手术记录、麻醉记录、知情同意书属于丙级病历 B. 上级医师首次查房应于患者入院 48 小时内完成 C. 门诊、急诊诊断应包括中医、西医双重诊断 D. 住院病历质量评价标准中丙级病历＜70 分 E. 长期医嘱内容超过两张时应当及时调整

44. 以下内容说法正确的是

A. 病历书写过程中出现错字时，应当用双线画在错字上，保留原记录清楚、可辨，并注明修改时间 B. 实习医务人员、试用期医务人员书写的病历，可以不用经过本医疗机构注册的医务人员审阅、修改并签名 C. 患者因病无法签字时，可以由其主治医师签字 D. 急诊病历书写就诊时间应当具体到小时 E. 医嘱内容及起始、停止时间可以由护士书写

45. 发生医疗事故纠纷时，封存的病历资料应当由什么机构或人保管

A. 医疗机构 B. 患者 C. 当地卫生行政机构 D. 当地医学会 E. 当地高级人民法院

46. 以下各种记录需要具体到分钟的是

A. 首次病程记录 B. 日常病程记录 C. 临时医嘱 D. 转入记录 E. 转出记录

47. 以下各项记录不需要具体到分钟的是

A. 首次病程记录 B. 急诊病历记录 C. 急诊抢救记录 D. 长期医嘱 E. 临时医嘱

48. 交班记录由交班医师在何时完成

A. 交班后 B. 交班前 C. 交班时 D. 交班后 1 小时内 E. 以上都可

49. 在住院病历首页中见到栏目有“□”而又没有可填写内容的应用何表示

A. × B. • C. — D. √ E. ○

50. 下列各种病历资料哪项不允许复印

A. 手术及麻醉记录单 B. 医学影像检查报告 C. 特殊检查（治疗）同意书 D. 会诊记录 E. 手术同意书

51. 阶段小结是指患者住院时间较长而由经治医师所做的病情及诊疗情况总结，一般进行阶段小结的周期为

A. 1 个月 B. 2 个月 C. 3 个月 D. 4 个月 E. 5 个月

52. 慢性消耗性疾病患者的临终前救护，应当计算为

A. 一次抢救次数 B. 按一般抢救次数计算 C. 不予计算抢救次数 D. 按抢救成功次数计算 E. 按抢救成功次数折半计算

53. 对按照有关规定须取得患者书面同意方可进行的医疗活动（如特殊检查、特殊治疗、手术、实验性临床医疗等），应当签字的为

A. 近亲属 B. 患者本人 C. 法定代理人 D. 患者关系人 E. 被授权的负责人

54. 因实施保护性医疗措施不宜向患者说明的，而患者又无近亲属的或者患者近亲属

无法签署同意书的，应当签字的为

A. 患者本人　B. 患者的法定代理人　C. 经治医师　D. 被授权的负责人　E. 科主任

55. 术前小结的记录者应当为

A. 主治医师　B. 科主任　C. 手术医师　D. 巡回护士　E. 经治医师

56. 下列为“Ⅰ/丙”级的切口及愈合等级的是

A. 无菌切口/切口愈合良好　B. 感染切口/切口愈合良好　C. 污染切口/切口愈合欠佳　D. 无菌切口/切口化脓　E. 污染切口/切口化脓

57. 手术护理记录由巡回护士在何时完成

A. 手术结束前　B. 术后即时完成　C. 术后 6 小时内完成　D. 术后 24 小时内完成　E. 术后 12 小时内完成

58. 术后首次病程记录由参加手术的医师在何时完成

A. 术后即时完成　B. 术后 2 小时内完成　C. 术后 6 小时内完成　D. 术后 12 小时内完成　E. 术后 24 小时内完成

59. 临时医嘱的有效期一般为

A. 2 小时以内　B. 6 小时以内　C. 12 小时以内　D. 18 小时以内　E. 24 小时以内

60. 以下具有权限书写各种检查、治疗申请及报告单的为

A. 主治医师　B. 进修医师　C. 试用期医务人员　D. 实习医师　E. 见习医师

【B 型题】

问题 1～2

A. A 型病例　B. B 型病例　C. C 型病例　D. D 型病例　E. E 型病例

1. 病情危重，随时有生命危险，又有循环、呼吸、肝、肾、中枢神经等功能病变之一者，可以判断为
2. 需要紧急处理，但病种单纯的病例可以判断为

问题 3～4

A. 病程记录　B. 首次病程记录　C. 会诊记录　D. 专科记录　E. 出院记录

3. 真实客观地记录患者住院期间全部病情经过的是
4. 提出初步诊断及依据，并拟定近期诊疗计划的是

问题 5～6

A. 1 年　B. 2 年　C. 3 年　D. 4 年　E. 5 年

5. 儿科处方保存的年限为
6. 第二类精神药品处方保存年限为

问题 7～8

A. 1 小时　B. 2 小时　C. 3 小时　D. 4 小时　E. 5 小时

7. 急诊X线诊断报告发出的时限是
8. 普通平片X线诊断报告发出的时限是

问题9～10

A. ＞95　B. 70～85　C. 75～89　D. ≥90　E. ＜90

9. 甲级病历质量评价标准为
10. 乙级病历质量评价标准为

问题11～13

A. 主诉　B. 现病史　C. 既往史　D. 个人史　E. 家族史

11. 急性胰腺炎患者，既往有糖尿病、乳腺纤维腺瘤，已行乳腺纤维腺瘤摘除手术。有关胰腺炎的治疗情况，应当记入
12. 急性胰腺炎患者，既往有糖尿病、乳腺纤维腺瘤，已行乳腺纤维腺瘤摘除手术。有关糖尿病的治疗情况，应当记入
13. 急性胰腺炎患者，既往有糖尿病、乳腺纤维腺瘤，已行乳腺纤维腺瘤摘除手术。有关乳腺纤维腺瘤的治疗情况，应当记入

问题14～16

A. 蓝黑色　B. 红色　C. 黑色　D. 黄色　E. 以上都可

14. 当病历书写出现错别字时，书写医师修改时所用笔颜色为
15. 当医嘱需要取消时，医师修改所用的笔颜色为
16. 书写日常病程记录一般用笔颜色为

问题17～18

A. 治愈　B. 好转　C. 未愈　D. 死亡　E. 其他

17. 疾病经过治疗后，疾病症状减轻，功能有所恢复称为
18. 入院后未行治疗自动出院、转院以及因为个人原因而离院的患者称为

问题19～20

A. 分钟　B. 秒钟　C. 小时　D. 分钟或秒钟　E. 以上都可

19. 急诊病历书写就诊时间应当具体到
20. 抢救记录时间应当具体到

【X型题】

1. 编写病历必须具备

A. 真实性　B. 完整性　C. 准确性　D. 独立性　E. 系统性

2. 病史内容主要有

A. 主诉　B. 现病史、既往史　C. 个人史、婚姻史　D. 一般资料　E. 家族史

3. 询问既往史的主要点有

A. 与现病史有关的要详细询问　B. 按系统问，以防遗漏　C. 要了解预防注射，过敏史　D. 要了解冶游史、性病史　E. 有烟酒嗜好时要问明用量及持续时间

4. 不另立专页的记录是

A. 入院记录　B. 转科记录　C. 接班记录　D. 出院记录　E. 死亡记录

5. 妇产科病历的询问重点是

A. 局灶病史　B. 个人史　C. 月经史　D. 婚姻生育史　E. 家族史

6. 新生儿的病历应注意询问易患的疾病有

A. 败血症　B. 窒息　C. 颅内出血　D. 风湿热　E. 低钙抽搐

7. 住院病历中可有多页，应该按日期倒排的有

A. 三测单　B. 会诊单　C. 临时医嘱单　D. 长期医嘱单　E. 诊疗计划单

8. 以下哪些为儿科的特殊病史

A. 喂养史　B. 生长发育史　C. 预防接种史　D. 生产史　E. 生活史

9. 下列哪些是既往史的内容

A. 家族遗传史　B. 传染病史　C. 预防接种史及药物过敏史　D. 手术外伤史　E. 局灶病史

10. 在书写病历时哪些时候要用到红色墨水笔

A. 会诊记录　B. 上级医师阅改病历处　C. 首页过敏药物　D. 首次病程记录　E. 病历中写错字时

11. 以下各种病历书写的时限为 24 小时的是

A. 首次病程记录　B. 死亡记录　C. 入院记录　D. 主治医师首次查房记录　E. 主任医师首次查房记录

12. 住院志的书写形式包括

A. 再次入院记录　B. 入院记录　C. 24 小时入出院记录　D. 多次入院记录　E. 24 小时内入院死亡记录

13. 以下哪些为个人史内容

A. 月经史　B. 烟酒嗜好程度　C. 性格特点　D. 传染病史　E. 其他重要个人史

14. 以下医疗文书书写过程中需要将时间具体到分钟的是

A. 急诊初诊记录　B. 出院记录　C. 入院记录　D. 日常病程记录　E. 医嘱

15. 以下关于复印病历说法正确的是

A. 只能复印病历公开部分　B. 医疗机构应提供患者复印服务　C. 患者拥有复印病历的权力　D. 复印时双方在场，复印和核对无误　E. 医疗机构在复印病历的每一页上加盖医疗机构公章

16. 以下病历资料中不允许患者复印的有

A. 上级医师查房记录　B. 手术同意书　C. 其他医疗讨论记录　D. 会诊记录　E. 疑难、死亡病例讨论记录

17. 以下各项描述中错误的是

A. 处方一般不得超过3天用量　B. 急诊处方一般不得超过3天用量　C. 麻醉药品每张处方注射剂不得超过1天常用剂量　D. 毒性药品每张处方不得超过1天极限　E. 第一类精神药品处方每张处方不得超过3天常用剂量

18. 以下各项属于病历资料主观部分的有

A. 上级医师查房记录　B. 其他医疗讨论记录　C. 护理记录　D. 会诊记录　E. 疑难、死亡病例讨论记录

19. 以下情形哪些属于丙级病历

A. 主诉与第一诊断不符　B. 诊断与治疗脱节　C. 病历质量评价<75分　D. 首次病程记录未在规定时间内完成　E. 病历质量评价<80分

20. 急诊会诊时对应邀医师应该有哪些方便的要求

A. 24小时内到达　B. 随请随到　C. 12小时内到达　D. 及时作答　E. 12小时内作答

21. 以下为特殊检查申请单的注意事项，其中正确的有哪些

A. 写明患者的姓名，性别，年龄，病室，床号　B. 复查者需要将原检查老号写出　C. 写明检查目的，申请检查的脏器，部位及范围　D. 可以不用书写临床诊断　E. 可以由实习医师代为签名

22. 主诉的书写原则应当为

A. 尽量全面　B. 规范正确　C. 重点突出　D. 简明扼要　E. 使用日常用语

23. 手术安全核查记录需要由以下哪几方共同核查

A. 手术医师　B. 经治医师　C. 麻醉医师　D. 实习医师　E. 巡回护士

24. 科主任或具有副主任医师以上专业技术职务任职资格医师查房记录内容应当包括

A. 查房医师的姓名　B. 查房医师的专业技术职务　C. 查房医师对患者病情的分析　D. 查房医师对患者诊断的意见　E. 查房医师对患者治疗方案的意见

25. 实习医务人员、试用期医务人员书写的病历，应当经过哪些人员的审阅、修改并签名

A. 主管护师　B. 经本医疗机构注册的主治医师　C. 本医疗机构的进修医师　D. 经本医疗机构注册的主任医师　E. 本医疗机构的护士长

26. 对需取得患者书面同意方可进行的医疗活动，为抢救患者，以下可以代替患者签字的是

A. 进修医师　B. 法定代理人　C. 被授权人员　D. 医疗机构负责人　E. 实习医师

27. 门诊手册封面内容应当包括患者哪些项目

A. 姓名与年龄　B. 性别　C. 工作单位与住址　D. 药物过敏史　E. 婚育史

28. 疑难病例讨论记录的内容包括

A. 讨论日期　B. 诊疗排班计划　C. 参加人员姓名及专业技术职务　D. 器械使用报告　E. 具体讨论意见及主持人小结意见

29. 以下被称作有创诊疗操作的是

A. 电子计算机X射线断层扫描技术　B. 胸腔穿刺　C. 腹腔穿刺　D. 心电图　E. 浅表静脉穿刺输液

30. 以下各项叙述说法正确的是

A. 麻醉同意书是指麻醉后，麻醉医师向患者告知拟施麻醉的相关情况　B. 输血治疗知情同意书是指输血时，经治医师向患者告知输血的相关情况，并由患者签署是否同意输血的医学文书　C. 医嘱是指医师在医疗活动中下达的医学指令　D. 体温单为表格式，以医师填写为主　E. 打印病历编辑过程中应当按照权限要求进行修改，已完成录入打印并签名的病历不得修改

【是非判断题】

1. 病历书写一律使用阿拉伯数字书写日期和时间，采取24小时制记录。（ ）
2. 门诊病历可以使用蓝或黑色油水的圆珠笔书写。（ ）
3. 入院记录现病史中对患者提供的药名、诊断和手术名称需加引号（“ ”）以示区别。（ ）
4. 抢救记录是指患者病情危重，采取抢救措施时作的记录。因抢救急危患者，未能及时书写病历的，有关医务人员应当在抢救结束后8小时内据实补记，并加以注明。（ ）
5. 常规会诊意见记录应当由会诊医师在会诊申请发出后48小时内完成，急会诊时会诊医师应当在会诊申请发出后10分钟内到场。（ ）
6. 手术记录是指手术者书写的反映手术一般情况、手术经过、术中发现及处理等情况的特殊记录，应当在术后12小时内完成。特殊情况下由第一助手书写时，应有手术者签名。（ ）
7. 病志中的大会诊意见包括各科会诊及有关领导、家属等人的意见。（ ）
8. 出院记录应完整抄写在门诊病历上，并记录重要的检查号以备门诊医师参考。（ ）
9. 住院病历中的病程记录、术前讨论记录、麻醉记录、手术记录、术后记录应按日期倒排。（ ）
10. 出院病历中长期医嘱单、临床医嘱单、三测单均应按日期顺排。（ ）
11. 病历书写应当使用蓝黑墨水、碳素墨水，需复写的病历资料可以使用蓝色或红色油水的圆珠笔。（ ）
12. 进修医务人员由医疗机构根据其胜任本专业工作实际情况认定后书写病历。（ ）
13. 为抢救患者，在法定代理人或被授权人无法及时签字的情况下，可由医疗机构负责人或者授权的负责人签字。（ ）
14. 门（急）诊抢救记录书写内容及要求按照门诊病历抢救记录书写内容及要求执行。（ ）

15. 入院记录是指患者入院后，由经治医师通过问诊、体格检查、辅助检查获得有关资料，并对这些资料归纳分析书写而成的记录。（　）
16. 既往史是指患者过去和现在的健康和疾病情况。（　）
17. 主诉是记录患者本次入院的主要症状（或体征）。（　）
18. 对病危患者应当根据病情变化书写病程记录，每天至少 1 次。对病重患者，至少 2 天记录一次病程记录。（　）
19. 有创诊疗操作记录是指在临床诊疗活动过程中进行的各种诊断、治疗性操作。（　）
20. 麻醉术前访视记录是指在麻醉实施前，由经治医师对患者拟施麻醉进行风险评估的记录。（　）
21. 术前讨论记录是手术前在主治医师主持下所作的讨论。（　）
22. 麻醉记录是指麻醉医师在麻醉实施中书写的麻醉经过及处理措施的记录，可当页书写。（　）
23. 手术记录应当在术后 24 小时内完成。（　）
24. 手术安全核查记录是指由手术医师、麻醉医师两方共同核查。（　）
25. 手术清点记录应当在手术结束后 2 小时内完成。（　）
26. 术后首次病程记录是指参加手术的医师在患者术后即时完成的病程记录。（　）
27. 出院记录是指经治医师对患者此次住院期间诊疗情况的总结。（　）
28. 病重患者护理记录是指医师根据医嘱和病情对病重患者住院期间护理过程的客观记录。（　）
29. 病危（重）通知书一式两份，一份交患方保存，另一份归当地医疗机构保存。（　）
30. 打印病历由相应医务人员手写签名。（　）

【填空题】

1. 医疗文书完成时限：首次病程记录________小时内、主治医师首次查房记录________小时内。
2. 死亡记录应在________内完成，死亡病例讨论的完成时限为________。
3. 交班记录由交班医师________完成，接班记录由接班医师于接班后________内完成。
4. 术后首次病程记录应该在术后________完成，手术记录应当在术后________内完成。
5. 儿科处方用纸颜色应该为________，普通处方用纸颜色应该为________。
6. 住院病历应当用________、________书写。
7. 上级医师在修改病历时应当使用________色笔，并注明________。
8. 特检、特治的签字原则上应当为________，患者不具备完全民事行为能力时，应当由________签字。
9. ________或________手术需要术前讨论。

10. 麻醉药品处方的保存年限为________，普通处方保存的年限为________。
11. 医师开具处方时，必须注明________，开具麻醉药品处方时，应有________。
12. 医疗机构保管的门（急）诊病历，不得少于________年，住院病历自患者出院之日算起，不得少于________年。
13. 死亡病例讨论需要由________或________的医师主持。
14. 若在一份病历中发现特殊检查缺知情同意书，则可被判定为________。
15. 书写主诉的最主要原则是________、________、________。
16. 专科会诊记录由________在病程记录上或专用会诊单上书写，院外专家会诊或院内大会诊，由________如实记录。
17. 经抢救成功的患者，如病情平稳________以上再次出现危急情况需要抢救，且抢救成活者，按第________次抢救成功计算。
18. 医嘱不得涂改，需要取消时，应当使用________色墨水笔从医嘱第________个字开始标注“取消”字样并签名。
19. 处方开具为________有效，特殊情况下需延长有效期的，由开具处方的医师注明有效时限，但有效期最长不得超过________天。
20. 病历书写应当使用中文，通用的外文缩写和无正式中文译名的________、________、________等可以使用外文。
21. 入院记录是指患者入院后，由经治医师通过问诊、体格检查、辅助检查获得有关资料，并对这些资料归纳分析书写而成的记录。可分为________、________、________、________。
22. 辅助检查指________所做的与本次疾病相关的主要检查及其结果，应分类按________顺序记录检查结果。
23. 主治医师日常查房记录间隔时间视________和________确定，内容包括查房医师的姓名、专业技术职务、________和________等。
24. 交（接）班记录是指患者经治医师发生变更之际，________和________分别对患者病情及诊疗情况进行简要总结的记录。
25. 抢救记录内容包括________、________、参加抢救的医务人员姓名及专业技术职称等。
26. 麻醉术前访视记录是指在麻醉实施前，由麻醉医师对患者拟施麻醉进行________的记录。
27. 手术安全核查记录是指由手术医师、麻醉医师和巡回护士三方，在________、________和________，共同对患者身份、手术部位、手术方式、麻醉及手术风险、手术使用物品清点等内容进行核对的记录。
28. 一般情况下，医师不得下达________。因抢救急危患者需要时，护士应当复诵一遍。抢救结束后，医师应当即刻据实补记医嘱。

参考答案

【A型题】

1. E	2. C	3. B	4. B	5. C	6. A	7. B	8. B	9. E	10. A
11. C	12. E	13. C	14. D	15. E	16. C	17. B	18. A	19. A	20. D
21. B	22. C	23. B	24. B	25. A	26. C	27. A	28. B	29. D	30. E
31. C	32. D	33. E	34. D	35. B	36. B	37. A	38. B	39. E	40. E
41. D	42. B	43. D	44. A	45. A	46. C	47. A	48. B	49. C	50. D
51. A	52. C	53. B	54. B	55. E	56. D	57. D	58. A	59. E	60. A

【B型题】

1. D	2. B	3. A	4. B	5. A	6. B	7. A	8. B	9. D	10. C
11. B	12. B	13. C	14. A	15. B	16. A	17. B	18. E	19. A	20. A

【X型题】

1. ABCE	2. ABCE	3. ABCD	4. BC	5. CD
6. ABCE	7. ACD	8. ABCDE	9. BCDE	10. BC
11. ABC	12. ABCDE	13. BCDE	14. AE	15. ABCDE
16. ACDE	17. ACD	18. ABDE	19. ABCD	20. BD
21. ABC	22. BCD	23. ACE	24. ABCDE	25. BD
26. BCD	27. ABCD	28. ACE	29. BC	30. CE

【是非判断题】

1. √	2. ×	3. √	4. ×	5. √	6. ×	7. √	8. ×	9. ×	10. √
11. ×	12. √	13. √	14. ×	15. √	16. ×	17. ×	18. √	19. √	20. ×
21. ×	22. ×	23. √	24. ×	25. ×	26. √	27. √	28. ×	29. ×	30. √

【填空题】

1. 8　48　2. 24小时　死亡后1周内　3. 交班前　24小时　4. 即时　24小时　5. 淡绿色　白色　6. 蓝黑墨水　碳素墨水　7. 红　修改日期　8. 患者本人　被授权人　9. 病情较重　手术难度较大　10. 3年　1年　11. 临床诊断　病历记录　12. 15年　30年　13. 科主任　具有副主任医师以上专业技术职务资格　14. 丙级　15. 规范正确　重点突出　简明扼要　16. 会诊医师　经治医师　17. 24小时　2　18. 红　2　19. 当天　3　20. 症状体征　疾病名称　21. 入院记录　再次或多次入院记录　24小时内入出院记录　24小时内入院死亡记录　22. 入院前　检查时间　23. 病情　诊疗情况　对病情的分析　诊疗意见　24. 交班医师　接班医师　25. 病情变化情况　抢救时间及措施　26. 风险评估　27. 麻醉实施前　手术开始前　患者离开前　28. 口头医嘱

§4　医疗法规基本知识问答与自测试题

基本知识问答

1. 什么条件下可以参加执业医师资格考试?

（1）具有高等学校医学专业本科以上学历，在执业医师指导下，在医疗、预防、保健机构中工作满1年的。

（2）取得执业助理医师执业证书后，具有高等学校医学专业学历，在医疗、预防、保健机构中工作满2年的；具有中等专业学校医学专业学历，在医疗、预防、保健机构中工作满5年的。

（3）具有高等学校医学专科学历或者中等专业学校医学专业学历，在执业医师指导下，在医疗、预防、保健机构中试用满1年的，可以参加执业助理医师资格考试。

（4）以师承方式学习传统医学满3年或者经多年实践医术确有专长的，经县级以上卫生行政部门确定的传统医学专业组织或医疗、预防、保健机构考核合格并推荐，可以参加执业医师资格或者执业助理医师资格考试。

2. 哪些情况不能申请医师执业注册?

有下列情形之一的，不予注册：①不具有完全民事行为能力的。②因受刑事处罚，自刑罚执行完毕之日起至申请注册之日止不满2年的。③受吊销《医师执业证书》行政处罚，自处罚决定之日起至申请注册之日止不满2年的。④甲类、乙类传染病传染期、精神病发病期以及身体残疾等健康状况不适宜或者不能胜任医疗、预防、保健业务工作的。⑤重新申请注册，经卫生行政部门指定机构或组织考核不合格的。⑥卫生部规定不宜从事医疗、预防、保健业务的其他情形的。

3. 医师在执业活动中享有的权利和必须履行的义务有哪些?

（1）医师在执业活动中享有下列权利：在注册的执业范围内，进行医学诊查、疾病调查、医学处置、出具相应的医学证明文件，选择合理的医疗、预防、保健方案；按照国务院卫生行政部门规定的标准，获得与本人执业活动相当的医疗设备基本条件；从事医学研究、学术交流，参加专业学术团体；参加专业培训，接受继续医学教育；在执业活动中，人格尊严、人身安全不受侵犯；获取工资报酬和津贴，享受国家规定的福利待遇；对所在机构的医疗、预防、保健工作和卫生行政部门的工作提出意见和建议，依法参与所在机构的民主管理。

（2）医师在执业活动中履行下列义务：遵守法律、法规，遵守技术操作规范；树立敬业精神，遵守职业道德，履行医师职责，尽职尽责为患者服务；关心、爱护、尊重患者，保护患者的隐私；努力钻研业务，更新知识，提高专业技术水平；宣传卫生保健知识，对患者进行健康教育。

4. 医师在执业活动中，出现哪些行为可由县级以上人民政府卫生行政部门给予警告或者责令暂停6个月以上1年以下执业活动；情节严重的，吊销其执业证书；构成犯罪的，依法追究刑事责任?

违反卫生行政规章制度或者技术操作规范，造成严重后果的；由于不负责任延误急危患者的抢救和诊治，造成严重后果的；造成医疗责任事故的；未经亲自诊查、调查，签署诊断、治疗、流行病学等证明文件或者有关出生、死亡等证明文件的；隐匿、伪造或者擅自销毁医学文书及有关资料的；使用未经批准使用的药品、消毒药剂和医疗器械的；不按照规定使用麻醉药品、医疗用毒性药品、精神药品和放射性药品的；未经患者或者其家属同意，对患者进行实验性临床医疗的；泄露患者隐私，造成严重后果的；利用职务之便，索取、非法收受患者财物或者牟取其他不正当利益的；发生自然灾害、传染病流行、突发重大伤亡事故以及其他严重威胁人民生命健康的紧急情况时，不服从卫生行政部门调遣的；发生医疗事故或者发现传染病疫情，患者涉嫌伤害事件或者非正常死亡，不按照规定报告的。

5. 没有正规医学学历的人员是否可以参加执业医师资格考试?

可以参加。以师承方式学习传统医学满3年或者经多年实践医术确有专长的，经县级以上卫生行政部门确定的传统医学专业组织或医疗、预防、保健机构考核合格并推荐，可以参加执业医师资格或者执业助理医师资格考试。

6. 申请参加医师资格考试的人员提交材料有哪些?

申请参加医师资格考试的人员，应当在公告规定期限内，到户籍所在地的考点办公室报名，并提交下列材料：二寸免冠正面半身照片两张；本人身份证明；毕业证书复印件；试用机构出具的试用期满一年并考核合格的证明；执业助理医师申报执业医师资格考试的，还应当提交《医师资格证书》复印件、《医师执业证书》复印件、执业时间和考核合格证明；报考所需的其他材料。试用机构与户籍所在地跨省分离的，由试用机构推荐，可在试用机构所在地报名参加考试。

7. 医疗机构中从事负责实施医疗美容项目的主诊医师必须同时具备的条件有哪些？

医疗机构中从事负责实施医疗美容项目的主诊医师必须同时具备下列条件：具有执业医师资格，经执业医师注册机关注册；具有从事相关临床学科工作经历。其中，负责实施美容外科项目的医师应具有6年以上从事美容外科或整形外科等相关专业临床工作经历；负责实施美容牙科项目的医师应具有5年以上从事美容牙科或口腔科专业临床工作经历；负责实施美容中医科和美容皮肤科项目的医师应分别具有3年以上从事中医专业和皮肤专业临床工作经历；经过医疗美容专业培训或进修并合格，或已从事医疗美容临床工作1年以上。省级人民政府卫生行政部门规定的其他条件。未取得主诊医师资格的执业医师，可在主诊医师的指导下从事医疗美容临床技术服务工作。

8. 孕产期保健服务包括哪些内容？

（1）母婴保健指导：对孕育健康后代以及严重遗传性疾病和碘缺乏病等地方病的发病原因、治疗和预防方法提供医学意见。

（2）孕妇、产妇保健：为孕妇、产妇提供卫生、营养、心理等方面的咨询和指导以及产前定期检查等医疗保健服务。

（3）胎儿保健：为胎儿生长发育进行监护，提供咨询和医学指导。

（4）新生儿保健：为新生儿生长发育、哺乳和护理提供的医疗保健服务。

9. 孕妇出现哪些情形的，医师应当对其进行产前诊断？

孕妇有下列情形之一的，医师应当对其进行产前诊断：羊水过多或者过少的；胎儿发育异常或者胎儿有可疑畸形的；孕早期接触过可能导致胎儿先天缺陷的物质的；有遗传病家族史或者曾经分娩过先天性严重缺陷婴儿的；初产妇年龄超过35周岁的。

10. 经产前诊断，出现哪些情形时，医师应当向夫妻双方说明情况，并提出终止妊娠的医学意见？

①胎儿患严重遗传性疾病的。②胎儿有严重缺陷的。③因患严重疾病，继续妊娠可能危及孕妇生命安全或者严重危害孕妇健康的。

11. 输血时的注意事项有哪些？

（1）输血前由两名医护人员对交叉配血报告单及血袋标签各项内容，核实检查血袋有无破损渗漏，血液颜色是否正常，准确无误方可输血。

(2) 输血时，由两名医护人员带病历共同到患者床旁核对患者姓名、性别、年龄、病案号、门急诊/病室、床号、血型等，确认与配血报告相符，再次核对血液后，用符合标准的输血器进行输血。

(3) 取回的血应尽快输用，不得自行储血。输用前将血袋内的成分轻轻混匀，避免剧烈震荡。血液内不得加入其他药物，如需稀释只能用静脉注射生理盐水。

(4) 输血前后用静脉注射生理盐水冲洗输血管。连续输用不同供血者的血液时，前一袋血输尽后，用静脉注射生理盐水冲洗输血器，再接下一袋血继续输注。

(5) 输血过程中应先慢后快，再根据病情和年龄调整输注速度，并严密观察受血者有无输血不良反应，如出现异常情况应及时处理：减慢或停止输血，用静脉注射生理盐水维护静脉通路；立即通知值班医师和输血科（血库）值班人员，及时检查、治疗和抢救，并查找原因，做好记录。疑为溶血性或细菌污染性输血反应，应立即停止输血，用静脉注射生理盐水维护静脉通路，及时报告上级医师，在积极治疗抢救的同时，做核对检查。

(6) 输血完毕，医护人员对有输血反应的应逐项填写患者输血反应回报单，医护人员将输血记录单（交叉配血报告单）贴在病历中。

12. 医务人员进行交叉配血时的注意事项有哪些？

凡输注全血、浓缩红细胞、红细胞悬液、洗涤红细胞、冰冻红细胞、浓缩白细胞、手工分离浓缩血小板等患者，应进行交叉配血试验；受血者配血试验的血标本必须是输血前3天之内的；输血科（血库）要逐项核对输血申请单、受血者和供血者血样，复查受血者和供血者血型，正确无误时可进行交叉配血；交叉配血不合时或对有输血史、妊娠史或短期内需要接收多次输血者作抗体筛选试；两人值班时，交叉配血试验由两人互相核对，一人值班时，操作完毕后自己复核，并填写配血试验结果。

13. 血袋具有哪些情形一律不得发出？

凡血袋有下列情形之一的，一律不得发出：标签破损、字迹不清；血袋有破损、漏血；血液中有明显凝块；血浆呈乳糜状或暗灰色；血浆中有明显气泡、絮状物或粗大颗粒；未摇动时血浆层与红细胞的界面不清或交界面上出现溶血；红细胞层呈紫红色；过期或其他须查证的情况。血液发出后，受血者和供血者的血样保存于2℃～6℃冰箱，至少7天，以便对输血不良反应追查原因。血液发出后不得退回。

14. 依据《麻醉药品和精神药品管理条例》医师和药师出现哪些情形时，由县级以上卫生行政部门按照第七十三条的规定予以处罚？

(1) 未取得麻醉药品和第一类精神药品处方资格的医师擅自开具麻醉药品

和第一类精神药品处方的。

（2）具有麻醉药品和第一类精神药品处方医师未按照规定开具麻醉药品和第一类精神药品处方，或者未按照卫生部制定的麻醉药品和精神药品临床应用指导原则使用麻醉药品和第一类精神药品的。

（3）药师未按照规定调剂麻醉药品、精神药品处方的。

15. 各类传染病的报告时限分别是如何规定的？

（1）对甲类传染病、传染性非典型肺炎和乙类传染病中艾滋病、肺炭疽、脊髓灰质炎的患者、病原携带者或疑似患者，城镇应于2小时内、农村应于6小时内通过传染病疫情监测信息系统进行报告。

（2）对其他乙类传染病患者、疑似患者和伤寒副伤寒、痢疾、梅毒、淋病、乙型肝炎、白喉、疟疾的病原携带者，城镇应于6小时内、农村应于12小时内通过传染病疫情监测信息系统进行报告。

（3）对丙类传染病和其他传染病，应当在24小时内通过传染病疫情监测信息系统进行报告。

16. 法定传染病中甲类、乙类、丙类传染病具体包括哪些疾病？

法定的传染病的分为甲类、乙类和丙类。

甲类传染病是指：鼠疫、霍乱。

乙类传染病是指：传染性非典型肺炎、艾滋病、病毒性肝炎、脊髓灰质炎、人感染高致病性禽流感、麻疹、流行性出血热、狂犬病、流行性乙型脑炎、登革热、炭疽、细菌性和阿米巴性痢疾、肺结核、伤寒和副伤寒、流行性脑脊髓膜炎、百日咳、白喉、新生儿破伤风、猩红热、布鲁菌病、淋病、梅毒、钩端螺旋体病、血吸虫病、疟疾。

丙类传染病是指：流行性感冒、流行性腮腺炎、风疹、急性出血性结膜炎、麻风病、流行性和地方性斑疹伤寒、黑热病、包虫病、丝虫病，除霍乱、细菌性和阿米巴性痢疾、伤寒和副伤寒以外的感染性腹泻病。

其中乙类传染病中的传染性非典型肺炎、炭疽中的肺炭疽和人感染高致病性禽流感，采取甲类传染病的预防、控制措施。

上述规定以外的其他传染病，根据其暴发、流行情况和危害程度，需要列入乙类、丙类传染病的，由国务院卫生行政部门决定并予以公布。

17. 简述医院感染的定义。

医院感染是指住院患者在医院内获得的感染，包括在住院期间发生的感染和在医院内获得而于出院后发病的感染，但不包括入院前已存在或入院时已处于潜伏期的感染。医院工作人员在医院内获得的感染也属医院感染。

18. 医院感染分为哪些类型？

根据患者在医院中获得病原体的来源不同，医院感染可分为外源性和内源性两大类。

（1）内源性医院感染：病原体来自患者自身的体内或体表，大多数为在人体定植、寄生的正常菌群，在正常情况下对人体无感染力，并不致病；当它们与人体之间的平衡在一定的条件下被打破时，可造成各种内源性感染。

（2）外源性医院感染：是指患者遭受医院内非本人自身存在的各种病原体侵袭而发生的感染。这种感染包括从患者到患者、从患者到医院职工和从医院职工到患者的直接感染，或通过物品对人体的间接感染。病原体来自患者身体以外的地方，如其他患者、医务人员、外环境等。因此，来自医院内环境的感染（如通过空气的感染），亦应属于外源性感染。

19. 什么是医院感染的散发、暴发与流行？

医院感染散发：是指医院感染在某医院或某地区住院患者中历年的一般发病率水平。历年是指情况大致相同的年份。历年的一般发病率水平可因医院、时间、感染部位的不同而有所差异。

医院感染暴发：是指在某医院、某科室的住院患者中，短时间内突然发生许多医院感染或 3 例以上的同种同源感染病例的现象。

医院感染流行：是指某医院、某科室医院感染发病率显著超过历年散发发病率水平。医院感染流行趋势是指在某医院、某科室的医院感染病例数增加快，短期内不能控制。

20. 抗菌药物合理应用的原则是什么？

（1）严格掌握抗菌药物使用的适应证、禁忌证，密切观察药物效果和不良反应，合理使用抗菌药物。

（2）严格掌握抗菌药物联合应用和预防应用的指征。

（3）制定个体化的给药方案，注意剂量、疗程和合理的给药方法、间隔时间、给药途径。

（4）密切观察患者有无菌群失调，及时调整抗菌药物的应用。

（5）注重药物经济学，降低患者抗菌药物费用支出。

21. 各类人员医院感染专业知识培训内容、培训时间有哪些要求？

（1）医院各类人员的共同培训内容：①职业道德规范。国家有关医院感染管理的法律、法规、规章、制度和标准等；预防和控制医院感染的目的、意义；医院废弃物管理，锐器伤及其所致血液、体液传播疾病的预防；传染病医院内感染的预防。②专业知识。应根据专业/职业的特点决定。各级管理人员应了解医院感染管理工作内容及其理论的进展和本院、本管辖领域医院感染管理的要点及相关管理知识；医务人员应掌握无菌技术操作规程、医院感染诊断标准、抗菌药物合理应用、消毒药械正确使用和标准预防等相关知识。工勤人员应掌握预防、控制医院感染的基础卫生学和相关消毒药械的正确使用等基本知识。

（2）各级各类人员医院感染专业知识培训时间分别如下：①院、部（处）领导等行政管理人员每年在职培训至少6学时。②医院感染管理专职人员每年在职培训至少15学时。③各类医务人员（特别是科室主任、高级技术职称人员）每年在职培训至少6学时。④新上岗工作人员及进修生、实习生岗前培训时间至少3学时，经考试合格后方能上岗。⑤后勤及相关人员岗前培训时间至少2学时，经考试合格后方能上岗。

22. 根据《医院感染管理办法》，医务人员必须遵守哪些消毒灭菌原则？

①进入人体组织、无菌器官的医疗器械、器具和物品必须达到无菌水平。②接触皮肤、黏膜的医疗器械、器具和物品必须达到消毒水平。③各种用于注射、穿刺、采血等有创操作的医疗器具必须一用一灭菌。

23. 洗手与卫生手消毒应遵循的原则及指征有哪些？

原则：

（1）当手部有血液或其他体液等肉眼可见的污染时，应用肥皂（皂液）和流动水洗手。

（2）手部没有肉眼可见污染时，宜使用速干手消毒剂消毒双手代替洗手。

指征：

（1）在下列情况下，医务人员应根据以上的原则选择洗手或使用速干手消毒剂：①直接接触每个患者前后，从同一患者身体的污染部位移动到清洁部位时。②接触患者黏膜、破损皮肤或伤口前后，接触患者的血液、体液、分泌物、排泄物、伤口敷料等之后。③穿脱隔离衣前后，摘手套后。④进行无菌操作、接触清洁、无菌物品之前。⑤接触患者周围环境及物品后。⑥处理药物或配餐前。

（2）医务人员在下列情况时应先洗手，然后进行卫生手消毒：①接触患者的血液、体液和分泌物以及被传染性致病微生物污染的物品后。②直接为传染病患者进行检查、治疗、护理或处理传染患者污物之后。

24. 外科手消毒应遵循的原则、方法及要求有哪些？

（1）原则：①先洗手，后消毒。②不同患者手术之间、手套破损或手被污染时，应重新进行外科手消毒。

（2）洗手方法与要求：①洗手之前应先摘除手部饰物，并修剪指甲，长度应不超过指尖。②取适量的清洁剂清洗双手、前臂和上臂下1/3，并认真揉搓。清洁双手时，应注意清洁指甲下的污垢和手部皮肤的皱褶处。③流动水冲洗双手、前臂和上臂下1/3。④使用干手物品擦干双手、前臂和上臂下1/3。

（3）外科手消毒方法：①冲洗手消毒方法。取适量的手消毒剂涂抹至双手的每个部位、前臂和上臂下1/3，并认真揉搓2～6分钟，用流动水冲净双手、前臂和上臂下 1/3，无菌巾彻底擦干。流动水应达到 GB5749 的规定。特殊情况水质达不到要求时，手术医师在戴手套前，应用醇类手消毒剂再消毒双手后戴手套。手消毒剂的取液量、揉搓时间及使用方法遵循产品的使用说明。②免冲洗手消毒方法。取适量的免冲洗手消毒剂涂抹至双手的每个部位、前臂和上臂下 1/3，并认真揉搓直至消毒剂干燥。手消毒剂的取液量、揉搓时间及使用方法遵循产品的使用说明。

25. 无菌技术操作原则是什么？

（1）操作区域环境要清洁、宽敞，进行无菌操作前半小时，须停止清扫地面等工作。避免不必要的人群流动，防止尘埃飞扬。

（2）进行无菌操作前，操作者衣帽穿戴整洁，戴口罩，并修剪指甲、洗手，必要时穿无菌衣、戴无菌手套。每操作及护理一人次后用速干手消毒剂进行手卫生消毒。若无菌包破损、潮湿、可疑污染时应视为有菌，不得使用。

（3）操作时，操作人员应面向无菌区域，手臂应保持在腰部水平以上，不可跨越无菌区域；操作中，不可面对无菌区讲话、咳嗽、打喷嚏。

（4）无菌物品与非无菌物品应分别放置。无菌物品不可暴露在空气中，必须放于无菌包或无菌容器内，无菌物品一经使用后，必须再经灭菌处理后方可使用。从无菌容器中取出的无菌物品，虽未使用，也不可放回无菌容器内。

（5）无菌包应注明物品的名称、打包者姓名、灭菌器编号、批次、灭菌日期、失效日期，并按灭菌日期先后顺序排放置于无菌区域的柜内或货架上，以便取用。若无菌包过期应重新清洗包装灭菌。

（6）取拿非独立包装的无菌物品时，必须用无菌持物钳（镊）夹取。未经消毒的用物不可触及无菌物或跨越无菌区。

（7）进行无菌操作时，如器械、用物疑有污染或已被污染，即不可使用，应更换或重新灭菌。

（8）一份无菌物品，只能供一个病员使用，以免发生交叉感染。

26. 简述医院用品的危险性分类及处理原则。

（1）高度危险性物品：这类物品是穿过皮肤或黏膜而进入无菌的组织或器官内部的器材，或与破损的组织、皮肤黏膜密切接触的器材和用品，或血液流经其中的器材和用品。例如，手术器械和用品、穿刺针、输血器材、输液器材、注射的药物和液体、透析器、血液和血液制品、导尿管、膀胱镜、脏器移植物和活体组织检查钳等。凡是高度危险的物品，必须使用灭菌法灭菌。灭菌方法首选压力蒸汽灭菌。

（2）中度危险性物品：这类物品仅和破损皮肤，黏膜相接触，而不进入无菌的组织内。例如，体温表、呼吸机管道、胃肠道内镜、气管镜、麻醉机管道、压舌板、喉镜、口罩、便器、餐具、茶具等。凡中度危险性物品，一般情况下达到消毒即可，可选用中效消毒法或高效消毒法。各类中度危险性物品的消毒要求并不相同，有些要求严格，例如部分内镜，体温表等必须达到高效消毒，需采用高效消毒方法消毒；而有一些则要求低一些，例如便器、卫生洁具等用中效消毒方法即可。

（3）低度危险性物品：指虽有微生物污染，但一般情况下无害，只有当受到一定量致病菌污染时才造成危害的物品，例如生活卫生用品毛巾、面盆、痰盂（杯）、地面、墙面、桌面、床面、被褥、一般诊断物品（听诊器、听筒、血压计）等。凡低度危险性物品，一般可用低效消毒方法或只作一般的清洁处理即可，仅在特殊情况下，才作特殊的消毒要求。例如，当传染病病原体污染时，必须针对污染微生物的种类选用有效的消毒方法。例如地面应湿式清扫，保持清洁，当有血迹、粪便、体液等污染时，即应以含氯消毒剂拖洗。

27. 当医疗卫生机构发生医疗废物流失、泄露、扩散和意外事故时，应当及时采取紧急处理措施有哪些？

（1）确定流失、泄漏、扩散的医疗废物的类别、数量、发生时间、影响范围及严重程度。

（2）组织有关人员尽快按照应急方案，对发生医疗废物泄漏、扩散的现场进行处理。

（3）对被医疗废物污染的区域进行处理时，应当尽可能减少对患者、医务人员、其他现场人员及环境的影响。

（4）采取适当的安全处置措施，对泄漏物及受污染的区域、物品进行消毒或者其他无害化处置，必要时封锁污染区域，以防扩大污染。

（5）对感染性废物污染区域进行消毒时，消毒工作从污染最轻区域向污染最严重区域进行，对可能被污染的所有使用过的工具也应当进行消毒。

（6）工作人员应当做好卫生安全防护后进行工作。

处理工作结束后，医疗卫生机构应当对事件进行调查，并采取有效的防范措施预防类似事件的发生。

28. 医疗卫生机构及时分类收集医疗废物应当遵守哪些规范？

医疗卫生机构应当按照以下要求，及时分类收集医疗废物。

（1）根据医疗废物的类别，将医疗废物分置于符合《医疗废物专用包装物、容器的标准和警示标识的规定》的包装物或者容器内。

（2）在盛装医疗废物前，应当对医疗废物包装物或者容器进行认真检查，确保无破损、渗漏和其他缺陷。

（3）感染性废物、病理性废物、损伤性废物、药物性废物及化学性废物不能混合收集。少量的药物性废物可以混入感染性废物，但应当在标签上注明。

（4）废弃的麻醉、精神、放射性、毒性等药品及其相关的废物的管理，依照有关法律、行政法规和国家有关规定、标准执行。

（5）化学性废物中批量的废化学试剂、废消毒剂应当交由专门机构处置。

（6）批量的含有汞的体温计、血压计等医疗器具报废时，应当交由专门机构处置。

（7）医疗废物中病原体的培养基、标本和菌种、毒种保存液等高危险废物，应当首先在产生地点进行压力蒸汽灭菌或者化学消毒处理，然后按感染性废物收集处理。

（8）隔离的传染病患者或者疑似传染病患者产生的具有传染性的排泄物，应当按照国家规定严格消毒，达到国家规定的排放标准后方可排入污水处理系统。

（9）隔离的传染病患者或者疑似传染病患者产生的医疗废物应当使用双层包装物，并及时密封。

（10）放入包装物或者容器内的感染性废物、病理性废物、损伤性废物不得取出。

29. 在突发公共卫生事件时医疗卫生机构应当采取的措施有哪些？

医疗卫生机构应当对因突发事件致病的人员提供医疗救护和现场救援，对就诊患者必须接诊治疗，并书写详细、完整的病历记录；对需要转送的患者，应当按照规定将患者及其病历记录的复印件转送至接诊的或者指定的医疗机构。医疗卫生机构内应当采取卫生防护措施，防止交叉感染和污染。医疗卫生机构应当对传染病患者密切接触者采取医学观察措施，传染病患者密切接触者应当予以配合。医疗机构收治传染病患者、疑似传染病患者，应当依法报告所在地的疾病预防控制机构。接到报告的疾病预防控制机构应当立即对可能受到危害的人员进行调查，根据需要采取必要的控制措施。

30. 各级各类医疗机构承担责任范围内突发公共卫生事件和传染病疫情监测信息报告任务，具体职责有哪些？

（1）建立突发公共卫生事件和传染病疫情信息监测报告制度，包括报告卡和总登记簿、疫情收报、核对、自查、奖惩。

（2）执行首诊负责制，严格门诊工作日志制度以及突发公共卫生事件和疫情报告制度，负责突发公共卫生事件和疫情监测信息报告工作。

（3）建立或指定专门的部门和人员，配备必要的设备，保证突发公共卫生事件和疫情监测信息的网络直接报告。

门诊部、诊所、卫生所（室）等应按照规定时限，以最快通讯方式向发病地疾病预防控制机构进行报告，并同时报出传染病报告卡。报告卡片邮寄信封应当印有明显的“突发公共卫生事件或疫情”标志及写明某某疾病预防控制机构收的字样。

（4）对医师和实习医师进行有关突发公共卫生事件和传染病疫情监测信息报告工作的培训。

（5）配合疾病预防控制机构开展流行病学调查和标本采样。

31. 对于出现哪些情形医疗卫生机构应当在2小时内向所在地的人民政府卫生行政主管部门报告？

①发生或者可能发生传染病暴发、流行的。②发生或者发现不明原因的群体性疾病的。③发生传染病菌种、毒种丢失的。④发生或者可能发生重大食物和职业中毒事件的。

32. 全国突发事件应急预案应包括哪些主要内容？

①突发事件应急处理指挥部的组成和相关部门的职责。②突发事件的监测与预警。③突发事件信息的收集、分析、报告、通报制度。④突发事件应急处理技术和监测机构及其任务。⑤突发事件的分级和应急处理工作方案。⑥突发事件预防、现场控制，应急设施、设备、救治药品和医疗器械以及其他物资和技术的储备与调度。⑦突发事件应急处理专业队伍的建设和培训。

33. 《医疗事故处理条例》关于医疗事故的概念是如何定义的？

医疗事故是指医疗机构及其医务人员在医疗活动中，违反医疗卫生管理法律、行政法规、部门规章和诊疗护理规范、常规，过失造成患者人身损害的事故。

34. 《医疗事故处理条例》将医疗事故分为哪几级？

根据对患者人身造成的损害程度，医疗事故分为四级。

一级医疗事故：造成患者死亡、重度残疾的。

二级医疗事故：造成患者中度残疾、器官组织损伤导致严重功能障碍的。

三级医疗事故：造成患者轻度残疾、器官组织损伤导致一般功能障碍的。

四级医疗事故：造成患者明显人身损害的其他后果的。

35. 患者住院后申请复印病历，由医疗机构哪个部门受理，患者可复印哪些资料？

医疗机构应当由负责医疗服务质量监控的部门或者专（兼）职人员负责受理复印复制病历资料的申请。

患者可以复印的病历部分：其门（急）诊病历和住院病历的住院志（即入院记录）、体温单、医嘱单、化验单（检验报告）、医学影像检查资料、特殊检查（治疗）同意书、手术同意书、手术及麻醉记录单、病理报告、护理记录、出院记录。

36. 发生医疗事故争议时，哪些病历资料应当在医患双方在场的情况下封存和启封？

发生医疗事故争议时，死亡病例讨论记录、疑难病例讨论记录、上级医师查房记录、会诊意见、病程记录应当在医患双方在场的情况下封存和启封。封存的病历资料可以是复印件，由医疗机构保管。

37. 发生医疗事故争议时，《医疗事故处理条例》关于尸检的时限是如何规定的？

患者死亡，医患双方当事人不能确定死因或者对死因有异议时，应当在患者死亡后48小时内进行尸检；具备尸体冷冻条件的，可以延长至7天。

38.《中华人民共和国侵权责任法》规定什么情况下患者有损害，医疗机构不承担赔偿责任？

患者有损害，因下列情形之一的，医疗机构不承担赔偿责任：①患者或者其近亲属不配合医疗机构进行符合诊疗规范的诊疗。②医务人员在抢救生命垂危的患者等紧急情况下已经尽到合理诊疗义务。③限于当时的医疗水平难以诊疗。

39.《中华人民共和国侵权责任法》规定医务人员在诊疗活动中应当向患者说明哪些内容？

医务人员在诊疗活动中应当向患者说明病情和医疗措施。需要实施手术、特殊检查、特殊治疗的，医务人员应当及时向患者说明医疗风险、替代医疗方案等情况，并取得其书面同意；不宜向患者说明的，应当向患者的近亲属说明，并取得其书面同意。

40.《中华人民共和国侵权责任法》规定哪些情况下推定医疗机构有过错？

患者有损害，因下列情形之一的，医疗机构有过错：①违反法律、行政法规、规章以及其他有关诊疗规范的规定。②隐匿或者拒绝提供与纠纷有关的病历资料。③伪造、篡改或者销毁病历资料。

自测试题（附参考答案）

【A型题】

1. 执业医师因受刑事处罚，自刑罚执行完毕之日起至申请注册之日止不满几年不予注册

A. 半年　B. 1年　C. 2年　D. 3年　E. 4年

2. 医师定期考核每几年为一个周期

A. 半年　B. 1年　C. 2年　D. 3年　E. 4年

3. 中止医师执业活动几年以上应当重新申请注册

A. 半年　B. 1年　C. 2年　D. 3年　E. 4年

4. 医师在执业活动中，有下列行为之一的，由县级以上人民政府卫生行政部门给予警告或者责令暂停执业活动的时间是

A. 6个月以下　B. 6个月以上　C. 3个月以下　D. 3个月以上6个月以下　E. 6个月以上1年以下

5. 医师定期考核时对考核不合格的医师，卫生行政部门可以责令其暂停执业活动的时间是

A. 1个月　B. 2个月　C. 3～6个月　D. 1年　E. 3年

6. 血液发出后，受血者和供血者血样保存于冰箱的时间是至少

A. 1天　B. 2天　C. 3天　D. 5天　E. 7天

7. 血站对献血者每次采集血液量一般及最多量分别为

A. 100mL　200mL　B. 150mL　250mL　C. 200mL　350mL　D. 200mL　300mL　E. 200mL　400mL

8. 发生或者发现放射事故的单位和个人，必须尽快向卫生行政部门、公安机关报告，时间最迟不得超过多少小时

A. 1　B. 2　C. 3　D. 4　E. 5

9. 放射工作人员必须接受放射防护培训，上岗前的培训时间和上岗后每2年复训一次，复训时间分别不少于

A. 5天　3天　B. 3天　1天　C. 10天　3天　D. 10天　5天　E. 15天　10天

10. 根据《母婴保健法》规定，下面哪项不正确

A. 除医学上确有需要外，严禁采用技术手段对胎儿进行性别鉴定　B. 医师根据《母婴保健法》提出医学意见，当事人必须无条件执行　C. 医师依法施行终止妊娠手术或者结扎手术需经当事人同意并签署意见　D. 有产妇死亡及新生儿出生缺陷情况应向卫生行政部门报告

11. 《母婴保健法实施办法》第十九条规定的严重疾病指

A. 妊娠合并严重的心、肝、肺、肾疾病　B. 严重精神性疾病　C. 妊娠期高血压疾病　D. 省级以上卫生行政部门规定的严重影响生育的其他疾病　E. 妊娠合并严重糖尿病

12. 《母婴保健技术服务执业许可证》、《母婴保健技术考核合格证》、《家庭接生员技术合格证》有效期为

A. 1年　B. 2年　C. 3年　D. 4年　E. 5年

13. 下列哪项不是《母婴保健法》第十八条第二项规定的严重缺陷

A. 无脑畸形、脑积水、脊柱裂、脑脊膜膨出等　B. 内脏膨出或内脏外翻　C. 缺少右耳郭　D. 四肢短小畸形　E. 兔唇

14. 非法行医，造成患者人身损害，不属于医疗事故，触犯刑律的，依法追究刑事责任，有关赔偿由受害人向哪个部门提起诉讼

A. 人民检察院　B. 人民法院　C. 卫生行政部门　D. 仲裁机构　E. 卫生行政执法部门

15. 任用两名以上非卫生技术人员从事诊疗活动或任用的非卫生技术人员给患者造成伤害的医疗机构 责令其立即改正或可以吊销其《医疗机构执业许可证》或并处罚款

A. 3000元以上5000元以下　B. 1000元　C. 2000元　D. 1000元以上3000元以下　E. 3000元

16. 在目前麻醉药品管理中，还需特别注意的问题不包括

A. 麻醉药品不准采用电子处方　B. 处方内容中增加患者家庭住址　C. 麻醉药品针剂批号与收回空安瓿批号登记核对的准确性　D. 重视知情同意书的签定　E. 麻醉药品一律要用手写处方

17. 按《药品管理法》规定，国家对下列药品实行特殊管理，其中不包括

A. 麻醉药品　B. 诊断药品　C. 放射性药品　D. 第一类精神药品　E. 第二类精神药品

18. 关于麻醉药品出入库管理，以下说法错误是

A. 入库验收必须货到即验　B. 三人开箱　C. 清点验收到最小包装　D. 验收记录双人签字　E. 双人验收

19. 根据规定，以下哪级医师可在其医疗机构开处麻醉药品和第一类精神药品处方

A. 主治医师　B. 住院医师　C. 执业医师　D. 负责医师　E. 经考核合格并授权的执业医师

20. 根据《麻醉药品和精神药品管理条例》，抢救患者急需第一类精神药品而本医疗机构无法提供时，可以

A. 从其他医疗机构紧急借用药　B. 从定点生产企业紧急借用　C. 请求药品监督管理部门紧急调用药　D. 请求卫生行政部门紧急调用　E. 从定点药品批发企业紧急调用

21. 医疗机构需要使用麻醉药品和第一类精神药品的

A. 应当取得《麻醉药品、精神药品购用印鉴卡》　B. 应当取得《麻醉药品、精神药品购用印鉴卡》，并凭其卡向定点批发企业购买麻醉药品和第一类精神药品　C. 应当取得《麻醉药品、第一类精神药品购用印鉴卡》　D. 应当取得《麻醉药品、第一类精神药品购用印鉴卡》，并凭其卡向本省、自治区、直辖市范围内的定点批发企业购买麻醉药品和第一类精神药品　E. 应当取得《麻醉药品、第一类精神药品购用印鉴卡》，并凭其卡向全国性或区域性定点批发企业购买麻醉药品和第一类精神药品

22. 药品所含成分的名称与国家药品标准或者省、自治区、直辖市药品标准规定不符合的；以非药品冒充药品或者以他种药品冒充此种药品是

A. 药品　B. 新药　C. 非处方药　D. 假药　E. 劣药

23. 耐高温、耐湿物品及器材首选的消毒灭菌方法是

A. 干热灭菌　B. 压力蒸汽灭菌　C. 环氧乙烷　D. 戊二醛浸泡　E. 等离子体

24. 下列哪项具有穿透力强、杀菌谱广的特点，可杀灭各种微生物，是目前和在今后一段时间最主要的低温灭菌剂。

A. 戊二醛　B. 环氧乙烷　C. 过氧乙酸　D. 等离子体　E. 压力蒸汽

灭菌

25. 戊二醛浸泡消毒灭菌应当隔多长时间进行一次浓度检测

A. 每月　B. 每2周　C. 每周　D. 每天　E. 每季度

26. 医院感染暴发是指某医院、某科室医院感染发病率显著超过历年散发发病率是指在某医院、某科室的住院患者中，短时间内，突然发生许多医院感染或多少例以上的同源感染病例的现象

A. 2例　B. 3例　C. 4例　D. 5例　E. 6例

27. 住院床位总数在多少张以上的医院应当设立医院感染管理委员会和独立的医院感染管理部门

A. 60　B. 80　C. 100　D. 150　E. 120

28. 各类医务人员（特别是科室主任、高级技术职称人员）每年医院感染专业知识培训时间在职培训学时数为

A. 4学时　B. 5学时　C. 6学时　D. 10学时　E. 12学时

29. 禽流感的主要传播途径是

A. 密切接触传播　B. 空气飞沫传播　C. 粪-饮水-口传播　D. 虫媒传播　E. 血液传播

30. 执行职务的医护人员均为责任疫情报告人，责任报告人在首次诊断传染病患者后，应立即填写传染病报告卡。传染病报告卡由录卡单位保留几年

A. 1年　B. 2年　C. 3年　D. 4年　E. 5年

31. 下列选项中属于甲类传染病的是

A. 鼠疫　B. 乙型肝炎　C. 风疹　D. 麻风病　E. 猩红热

32. 《中华人民共和国传染病防治法》由中华人民共和国第七届全国人民代表大会常务委员会第六次会议于1989年2月21日通过，自何日起施行

A. 1989年9月1日　B. 1990年8月1日　C. 1992年9月1日　D. 1989年8月1日　E. 1990年9月1日

33. 根据《医疗机构发热门（急）诊设置指导原则（试行）》规定，以下说法不正确的是

A. 医疗卫生人员可以将传染病患者及其家属的姓名、住址和个人病史以任何形式向社会公开　B. 发热门（急）诊应当设在医疗机构内独立的区域，与普通门（急）诊相隔离，避免发热患者与其他患者相交叉；通风良好，有明显标识。普通门（急）诊显著位置也要设有引导标识，指引发热患者抵达发热门（急）诊就诊　C. 发热门（急）诊严格实行首诊负责制，不得拒诊、拒收发热患者；对诊断为传染性非典型肺炎的患者或疑似患者，应按照有关规定登记、报告和处理，不得擅自允许其自行转院或离院　D. 发热门（急）诊和隔离留观室的消毒、隔离、医务人员防护等，要按照《传染性非典型肺炎医院感染控制指导原则（试行）》有关规定执行，发热门诊按本文规定设置　E. 发热门（急）诊需转运传染性非典型肺炎患者和疑似患者时，均按照《卫生部办公厅关于做好传染性

非典型肺炎患者和疑似患者转运工作的通知》有关规定执行

34. 下列乙类传染病中哪一种是要求按甲类传染病进行管理
A. 狂犬病　B. 肺结核　C. 传染性非典型肺炎　D. 流行性乙型脑炎
E. 猩红热

35. 医疗卫生机构应当建立医疗废物的暂时储存设施、设备，不得露天存放医疗废物，医疗废物暂时储存的时间不得超过几天
A. 1天　B. 2天　C. 3天　D. 4天　E. 5天

36. 根据对患者人身造成的损害程度，医疗事故分为几级
A. 二级　B. 三级　C. 四级　D. 五级　E. 六级

37. 凡发生医疗事故或事件，临床诊断不能明确死亡原因的，在有条件的地方必须进行尸检，并告知家属，尸检应在死后几小时以内，具备冻存条件的，可以延长至7天
A. 24小时　B. 36小时　C. 48小时　D. 72小时　E. 86小时

38. 内科医师王某，在春节探家的火车上遇到一位产妇临产，因车上无其他医务人员，王某遂协助产妇分娩，在分娩过程中，因牵拉过度，导致新生儿左上臂丛神经损伤，王某的行为性质为
A. 属于违规操作，构成医疗事故　B. 属于非法行医，不属于医疗事故
C. 属于超范围执业，构成医疗事故　D. 属于见义勇为，不构成医疗事故
E. 虽造成不良后果，但不属医疗事故

39. 属于医疗事故赔偿的，精神损害抚慰金按照医疗事故发生地居民平均生活费计算，造成患者死亡的，赔偿最长不超过几年；造成患者残疾的，赔偿年限最长不超过3年
A. 5年　B. 6年　C. 7年　D. 8年　E. 10年

40. 属于医疗事故赔偿的，患者住院期间需要专人陪护的，其陪护费按照医疗事故发生地职工年平均工资的多长周期计算
A. 上一年度　B. 半年度　C. 下一年度　D. 本季度　E. 上半年

【B型题】

问题1～2

A. 满1年　B. 满2年　C. 满3年　D. 满4年　E. 满5年

1. 取得执业助理医师执业证书后，具有高等学校医学专业学历，可以参加执业医师资格考试的条件是必须在医疗、预防、保健机构中工作的年限是
2. 取得执业助理医师执业证书后，具有中等专业学校医学专业学历，可以参加执业医师资格考试的条件是必须在医疗、预防、保健机构中工作的年限是

问题3～4

A. 1年　B. 2年　C. 3年　D. 4年　E. 5年

3. 《母婴保健技术服务执业许可证》每隔几年需校验一次
4. 放射工作人员必须接受放射防护培训，上岗后每几年复训一次

问题 5～6

A. 1 年　B. 2 年　C. 3 年　D. 4 年　E. 5 年

医疗机构应当对麻醉药品和精神药品处方进行专册登记，加强管理。

5. 麻醉药品处方至少保存
6. 精神药品处方至少保存

问题 7～8

A. 2 小时内　B. 12 小时内　C. 24 小时内　D. 48 小时内　E. 72 小时内

7. 5 例以上医院感染暴发时，医疗机构向所在地的县级地方人民政府卫生行政部门及所在地疾病预防控制机构报告的时限是
8. 对丙类传染病和其他传染病，通过传染病疫情监测信息系统进行报告的时限是

问题 9～10

A. 霍乱　B. 流行性出血热　C. 风疹　D. 鼠疫　E. 普通感冒

9. 属于乙类传染病的是
10. 属于丙类传染病的是

问题 11～12

A. ≥5cm　B. ≥10cm　C. ≥15cm　D. ≥20cm　E. ≥25cm

一次性使用的无菌医疗用品存放于阴凉干燥、通风良好的物架上。

11. 距地面的距离是
12. 距墙壁距离是

问题 13～14

A. 1 天　B. 2 天　C. 5 天　D. 7 天　E. 15 天

13. 医疗废物暂时储存的时间不得超过几天
14. 血液发出后，受血者和供血者的血样保存于冰箱至少几天

问题 15～16

A. 废弃被服　B. 医学实验动物的组织、尸体　C. 医用针头、缝合针　D. 可疑致癌性药物　E. 废弃的戊二醛

15. 属于感染性废物的是
16. 属于化学性废物的是

问题 17～18

A. 麻醉药品　B. 第一类精神药品　C. 第二类精神药品　D. 盐酸二氢埃托啡　E. 盐酸哌替啶

17. 仅限于二级以上医院内使用的是
18. 仅限于医疗机构内使用的是

问题 19～22

A. 1 次用量　B. 1 天用量　C. 3 天用量　D. 5 天用量　E. 7 天用量 4 个月复诊或者随诊 1 次

19. 盐酸二氢埃托啡处方为
20. 盐酸哌替啶处方为
21. 为癌痛，慢性中、重度非癌痛患者开具的麻醉药品，第一类精神药品注射剂处方不得超过
22. 为癌痛，慢性中、重度非癌痛患者开具的麻醉药品，第一类精神药品非注射剂处方不得超过

问题 23～24

A. 由药品监督管理部门责令限期改正，给予警告，并没收违法所得和违法销售的药品；逾期不改正的，责令停业，并处 5000 元以上 2 万元以下的罚款；情节严重的，取消其第二类精神药品零售资格　B. 由药品监督管理部门没收违法购买的麻醉药品和精神药品，责令限期改正，给予警告逾期不改正的，责令停产或者停止相关活动，并处 2 万元以上 5 万元以下的罚款　C. 由设区的市级人民政府卫生主管部门责令限期改正，给予警告；逾期不改正的，处 5000 元以上 1 万元以下的罚款；情节严重的，吊销其印鉴卡；对直接负责的主管人员和其他直接责任人员，依法给予降级、撤职、开除的处分　D. 由其所在医疗机构取消其麻醉药品和第一类精神药品处方资格；造成严重后果的，由原发证部门吊销其执业证书　E. 由原发证部门吊销其执业证书

23. 取得印鉴卡的医疗机构违反本规定未依照规定保存麻醉药品和精神药品专用处方，或者未依照规定进行处方专册登记的
24. 取得印鉴卡的医疗机构违反本规定未依照规定报告麻醉药品和精神药品的进货、库存、使用数量的

问题 25～26

A. 由药品监督管理部门责令限期改正。给予警告，并没收违法所得和违法销售的药品；逾期不改正的，责令停业，并处 5000 元以上 2 万元以下的罚款；情节严重的，取消其第二类精神药品零售资格　B. 由药品监督管理部门没收违法购买的麻醉药品和精神药品，责令限期改正，给予警告；逾期不改正的，责令停产或者停止相关活动，并处 2 万元以上 5 万元以下的罚款　C. 由设区的市级人民政府卫生主管部门责令限期改正，给予警告；逾期不改正的，处 5000 元以上 1 万元以下的罚款；情节严重的，吊销其印鉴卡；对直接负责的主管人员和其他直接责任人员，依法给予降级、撤职、开除的处分　D. 由其所在医疗机构取消其麻醉药品和第一类精神药品处方资格；造成严重后果的，由原发证部门吊销其执业证书　E. 由原发证部门吊销其执业证书

25. 具有麻醉药品和第一类精神药品处方资货、库存、使用数量的资格的执业医师，违反规定开具麻醉药品和第一类精神药品处方
26. 执业医师未按照临床应用指导原则的要求使用第二类精神药品或者未使用专用处方开具第二类精神药品，造成严重后果的

问题 27～28

A. 10 年　B. 10 年　C. 30 年　D. 15 年　E. 5 年

27. 残疾生活补助费，60 周岁以上，不超过
28. 残疾生活补助费，70 周岁以上，不超过

问题 29～30

A. 一级甲等　B. 一级乙等　C. 二级甲等　D. 二级乙等　E. 二级丙等

29. 医疗事故造成患者死亡属几级医疗事故
30. 医疗事故造成患者重度智障属于几级医疗事故

【X 型题】

1. 医师注册后有下列哪些情形者，注销注册
A. 死亡　B. 受刑事处罚　C. 中止医师执业活动满 3 年的　D. 受吊销医师执业证书行政处罚的　E. 有国务院卫生行政部门规定不宜从事医疗业务的
2. 医疗机构或医务人员出具虚假证明文件可处以 500 元以上 1000 元以下的罚款
A. 出具虚假证明文件造成延误诊治的　B. 出具虚假证明文件给患者精神造成伤害的　C. 出具虚假证明文件造成其他危害后果的　D. 出具虚假证明文件，情节轻微的　E. 出具虚假证明文件未给患者造成任何伤害的
3. 医师在执业活动中，有下列行为之一的，由县级以上人民政府卫生行政部门给予警告或者责令暂停 6 个月以上 1 年以下执业活动
A. 违反卫生行政规章制度或者技术操作规范，造成严重后果的　B. 由于不负责任延误急危患者的抢救和诊治，造成严重后果的　C. 造成医疗责任事故的　D. 未经亲自诊查、调查，签署诊断、治疗、流行病学等证明文件或者有关出生、死亡等证明文件的　E. 隐匿、伪造或者擅自销毁医学文书及有关资料的
4. 医师定期考核包括
A. 业务水平测评　B. 工作成绩　C. 职业道德评定　D. 工作能力评定　E. 医院管理能力评定
5. 医师定期考核可以执行简易程序的情形有
A. 具有 10 年以上执业经历　B. 具有 12 年以上执业经历　C. 具有 5 年以上执业经历，考核周期内有良好行为记录的　D. 具有 12 年以上执业经历，在考核周期内无不良行为记录的　E. 省级以上卫生行政部门规定的其他情形
6. 医师考核周期内考核机构应当认定为考核不合格情况有
A. 在发生的医疗事故中负有完全或主要责任的　B. 未经所在机构或者卫生行政部门批准，擅自在注册地点以外的医疗、预防、保健机构进行执业活动的；跨执业类别进行执业活动的　C. 代他人参加医师资格考试的　D. 在医疗卫生服务活动中索要患者及其亲友财物或者牟取其他不正当利益的；索要或者收受医疗器械、药品、试剂等生产、销售企业或其工作人员给予的回扣、提成或者谋取其他不正当利益的　E. 通过介绍患者到其他单位检查、治疗或者购买药品、医疗器械等收取回扣或者提成的
7. 医疗保健机构应当为孕产妇提供的医疗保健服务为

A. 为孕产妇建立保健手册（卡），定期进行产前检查 B. 为孕产妇提供卫生、营养、心理等方面的医学指导与咨询 C. 对高危孕妇进行重点监护、随访和医疗保健服务 D. 为孕产妇提供安全分娩技术服务 E. 定期进行产后访视，指导产妇科学喂养婴儿

8. 医疗广告内容仅限于以下项目

A. 医疗机构地址 B. 诊疗科目 C. 床位数 D. 接诊时间 E. 诊疗方法

9. 国家对医疗广告的表现形式不得含有以下情形

A. 涉及医疗技术、诊疗方法、疾病名称、药物的 B. 保证治愈或者隐含保证治愈的 C. 宣传治愈率、有效率等诊疗效果的 D. 淫秽、迷信、荒诞的；贬低他人的 E. 利用患者、卫生技术人员、医学教育科研机构及人员以及其他社会社团、组织的名义、形象作证明的

10. 从事产前诊断的卫生专业技术人员应符合的条件有

A. 从事临床工作的，应取得执业医师资格 B. 从事医技和辅助工作的，应取得相应卫生专业技术职称 C. 符合《从事产前诊断卫生专业技术人员的基本条件》 D. 经省级卫生行政部门批准，取得从事产前诊断的《母婴保健技术考核合格证书》 E. 完成了执业医师注册

11. 根据《放射性同位素与射线装置放射防护条例》的有关规定，下列行为之一的单位可由卫生行政部门可根据情节轻重给予处以 100 元以上 10000 元以下罚款的行政处罚

A. 未经培训或未取得《放射工作人员证》从事放射工作的 B. 未经上岗前健康检查而上岗的 C. 岗后未进行定期健康检查，没有建立健康档案的 D. 上岗后未按规定进行个人剂量监测，没有建立个人剂量档案的 E. 弄虚作假的

12. 医疗机构中从事负责实施医疗美容项目的主诊医师必须同时具备的条件有

A. 负责实施美容外科项目的医师应具有 6 年以上从事美容外科或整形外科等相关专业临床工作经历 B. 负责实施美容牙科项目的医师应具有 5 年以上从事美容牙科或口腔科专业临床工作经历 C. 负责实施美容中医科和美容皮肤科项目的医师应分别具有 3 年以上从事中医专业和皮肤专业临床工作经历 D. 经过医疗美容专业培训或进修并合格，或已从事医疗美容临床工作 1 年以上 E. 未取得主诊医师资格的执业医师，可在主诊医师的指导下从事医疗美容临床技术服务工作

13. 下列说法正确的是

A. 开具麻醉药品、精神药品使用专用处方 B. 麻醉药品注射剂仅限于医疗机构内使用，或者由医疗机构派医务人员出诊至患者家中使用 C. 医疗机构应当要求使用麻醉药品非注射剂剂型和第一类精神药品的患者每 4 个月复诊或者随诊一次 D. 具有处方权的医师在为患者首次开多麻醉药品、第一类精神药品

处方时应当亲自诊查患者，为其建立相应病历，留存患者身份证明复印件，至求其签署《知情同意书》，病历由医疗机构保管 E. 麻醉药品非注射剂剂型和第一类精神药品需要带出医疗机构外使用时，有处方权的医师在患者或者其代办人出示有关证明材料后方可开具麻醉药品、第一类精神药品处方

14. 具有处方权的医师在患者或者其代办人出示哪些材料后方可开具在医疗机构外使用的麻醉药品、第一类精神药品处方

A. 医院开具的诊断证明 B. 二级以上医院开具的诊断证明 C. 三级以上医院开具的诊断证明 D. 患者户籍簿、身份证或者其他相关身份证明 E. 代办人员身份证明

15. 下列说法正确的是

A.《麻醉药品、第一类精神药品购用日鉴卡》的审批部门是设区的市级卫生行政部门 B. 对于首次申请印鉴卡的医疗机构，市级卫生行政部门在作出是否批准决定前，还应当组织现场检查，并留存现场检查记录 C. 省级卫生行政部门将取得印鉴卡的医疗机构名单向本行政区域内的定点批发企业通报 D. 市级卫生行政部门将取得印鉴卡的医疗机构名单向本行政区域内的定点批发企业通报 E.《麻醉药品、第一类精神药品购用印鉴卡》有效期满需换领新卡的医疗机构，还应当提交原印鉴卡有效期间内麻醉药品、第一类精神药品使用情况的资料

16.《中华人民共和国药品管理法实施条例》规定，药品在销售前或者进口时，应当按照国务院药品监督管理部门的规定进行检验或者审核批准的是

A. 疫苗类制品 B. 血液制品 C. 用于血源筛查的体外诊断试剂 D. 抗生素 E. 国务院药品监督管理部门规定的其他生物制品

17. 医疗机构发生以下情形时，应当按照《国家突发公共卫生事件相关信息报告管理工作规范（试行）》的要求进行报告

A. 10例以上的医院感染暴发事件 B. 发生特殊病原体或者新发病原体的医院感染 C. 可能造成重大公共影响或者严重后果的医院感染 D. 5例以上医院感染暴发 E. 由于医院感染暴发直接导致患者死亡

18. 洗手的指征包括

A. 接触患者前后 B. 摘除手套后 C. 进行侵入性操作前 D. 接触患者的体液、排泄物、黏膜、破损的皮肤或伤口敷料后 E. 从患者污染部位到清洁部位

19. 根据《医疗机构发热门（急）诊设置指导原则（试行）》规定，以下说法正确的是

A. 发热门（急）诊应当分设候诊区、诊室、治疗室、检验室、放射检查室等，放射检查室可配备移动式X光机，有独立卫生间，发热门（急）诊应定时消毒 B. 发热门（急）诊入口处有专人发放一次性口罩和就诊须知，负责发热患者及其陪同人员的导诊和宣传基本防护知识 C. 发热门（急）诊应当配备有一定

临床经验的高年资内科医师，并经过传染性非典型肺炎知识培训，负责传染性非典型肺炎与其他发热疾病的诊断与鉴别诊断 D. 发热门（急）诊严格实行首诊负责制，不得拒诊、拒收发热患者 E. 对诊断为传染性非典型肺炎的患者或疑似患者，应按照有关规定登记、报告和处理，不得擅自允许其自行转院或离院

20. 传染性非典型肺炎防治医疗机构履行职责有
A. 及时、如实报告疫情 B. 承担责任范围内的传染性非典型肺炎的预防、诊断、治疗任务，改善服务质量，提高治疗水平 C. 对医疗机构内患者或者疑似患者污染的场所、物品、排泄物进行严格的卫生处理 D. 负责对医疗机构内死亡的患者或者疑似患者的尸体进行消毒处理 E. 对医护人员进行专门的业务培训；宣传疾病防治科学知识

21. 医院感染的病原特点有
A. 90%为条件致病微生物，少数为致病微生物 B. 病原菌多重耐药 C. 免疫功能低下患者的病原谱广，包括细菌、真菌、病毒、寄生虫等，病原随抗生素应用或免疫功能缺损程度而有变迁 D. 一种病原引起多部位感染或一个部位有多种菌感染（复数菌感染） E. 近年来 G^- 杆菌中非发酵菌和 G^+ 球菌中的表皮葡萄球菌以及真菌有增多趋势

22. 患者有权复印或复制病历资料包括
A. 门诊病历 B. 住院志 C. 体温单 D. 医嘱单 E. 化验单

23. 医疗事故技术鉴定书应当包括下列主要内容
A. 双方当事人的基本情况及要求 B. 对鉴定过程的说明 C. 医疗行为是否违反医疗卫生管理法律、行政法规、部门规章和诊疗规范 D. 医疗事故等级 E. 医疗过失行为与人身损害后果之间是否存在因果关系

24. 医学会对专家库成员聘用期为4年。在聘用期间出现下列哪些情况，应当由专家库成员所在单位及时报告医学会，医学会应根据实际情况及时进行调整
A. 因健康原因不能胜任医疗事故技术鉴定的 B. 变更受聘单位或被解聘的 C. 不具备完全民事行为能力的 D. 受刑事处罚的 E. 省级以上卫生行政部门规定的其他情形

25. 卫生行政部门违反《医疗事故处理条例》规定，有下列哪些情况的，由上级卫生行政部门给予警告并责令限期改正，情节严重的，对负有责任的主管人员和其他直接负责人依法给予行政处分
A. 接到医疗机构关于重大医疗过失行为的报告后，未及时组织调查的 B. 接到医疗事故争议处理申请后，未在规定时间内审查或者移送上一级人民政府卫生行政部门处理的 C. 未将应当进行医疗事故技术鉴定的重大医疗过失行为或者医疗事故争议移交医学会组织鉴定的 D. 未按照规定逐级将当地发生的医疗事故以及依法对发生医疗事故的医疗机构和医务人员的行政处理情况上报的 E. 未按照本条例规定审核医疗事故技术鉴定书的

【是非判断题】

1. 具有高等学校医学专业本科以上学历，在执业医师指导下，在医疗、预防、保健机构中工作满 2 年的，可以参加执业医师考试。（ ）
2. 以师承方式学习传统医学或者经多年传统医学临床实践医术确有专长、不具备医学专业学历的人员，参加医师资格考试，师承人员应当具有高中以上文化程度或者具有同等学力，并连续跟师学习满 3 年。（ ）
3. 医师执业证书遗失的，原持证人应当于 15 天内在当地指定报刊上予以公告。（ ）
4. 发生或者可能发生重大食物和职业中毒事件的。医疗卫生机构应当在 8 小时内向所在地的人民政府卫生行政主管部门报告。（ ）
5. 在突发事件中需要接受隔离治疗，医学观察措施的患者、疑似患者和传染病患者密切接触者在卫生行政主管部门或者有关机构采取医学措施时应当予以配合；拒绝配合的，由公安机关依法协助强制执行。（ ）
6. 执业医师取得麻醉药品和第一类精神药品的处方资格后，方可在本医疗机构开具麻醉药品和第一类精神药品处方，但不得为自己开具该种处方。（ ）
7. 医院加强抗菌药物临床应用的管理、监督与控制，将医院住院患者抗菌药物的临床使用率控制在 70%以下。（ ）
8. 进入人体无菌组织、器官或血流系统的物品一旦污染感染的危险很高，这类高度危险物品一定要达到灭菌要求。（ ）
9. 内镜和体温表属于中度危险性物品，要求采用中水平消毒法处理。（ ）
10. 快速压力蒸汽灭菌器灭菌的物品存放有效期为 7 天。（ ）
11. 产房更衣室是清洁区，此区应经常消毒保持清洁。（ ）
12. 特殊感染症污染的医疗器械清洗消毒程序是先消毒灭菌后清洗，再进行消毒或灭菌处理。（ ）
13. 《药品不良反应报告和监测管理办法》其中新的或严重的药品不良反应死亡病例须 2 小时内报告。（ ）
14. 隔离的传染病患者或者疑似传染病患者产生的医疗废物应当使用单层包装物，并及时密封。（ ）
15. 《医疗事故处理条例》是由卫生部发布并自 2002 年 9 月 1 日起实施的。（ ）

【填空题】

1. 《中华人民共和国献血法》从________年________月________日起施行。
2. 医师资格考试成绩合格，取得________资格或________资格。
3. ________和________应当重新申请注册。
4. 医师应当使用经国家有关部门批准使用的药品、消毒药剂和医疗器械。除正当诊断治疗外，不得使用________、________、________和________。
5. 凡从事婚前医学检查、遗传病诊断、产前诊断、施行结扎手术和终止妊娠手术的人员，必须符合________的有关规定，经考核合格，取得________。
6. 临床用血应当遵照________的原则，制订用血计划，不得________血液。

7. 输血科（血库）要逐项核对________，复查________，正确无误时可进行交叉配血。
8. 凡是严格保护性隔离患者拟用的物品均需________。
9. 患者死亡，医患双方当事人不能确定死因或者对死因有异议的，应当在患者死亡后________进行尸检，具备尸体冻存条件的，可以延长至________。尸检应当经死者近亲属同意并签字。
10. 医院感染可分为________ 和________ 两大类。
11. 医院感染监测的内容包括 3 个方面：________ 监测、________ 监测和 ________ 监测，分别了解医院感染病例的发生，分布情况和医院感染的危险因素。
12. 医院消毒是清除或杀灭医院环境中和物体上污染的________ 的过程。
13. 医疗卫生机构应当建立消毒管理组织，制定消毒管理制度，定期开展________效果检测工作。
14. 医疗卫生机构购进消毒产品必须建立并执行进货________制度。
15. 消毒产品的标签（含说明书）和宣传内容必须真实，不得出现或暗示对疾病的________。

参考答案

【A 型题】

1. C	2. C	3. C	4. E	5. C	6. E	7. E	8. B	9. C	10. B
11. C	12. C	13. D	14. B	15. A	16. B	17. B	18. B	19. E	20. A
21. D	22. D	23. B	24. B	25. C	26. B	27. C	28. C	29. B	30. C
31. A	32. A	33. A	34. C	35. B	36. C	37. C	38. D	39. B	40. A

【B 型题】

1. B	2. E	3. C	4. B	5. C	6. B	7. B	8. C	9. B	10. C
11. D	12. A	13. B	14. D	15. A	16. E	17. D	18. E	19. A	20. A
21. C	22. E	23. C	24. C	25. D	26. E	27. D	28. E	29. A	30. D

【X 型题】

1. ABDE	2. ABC	3. ABCDE	4. ABC	5. CDE
6. ABCDE	7. ABCDE	8. ABC	9. ABCDE	10. ABC
11. ABCDE	12. ABCDE	13. ABCDE	14. BDE	15. ABCDE
16. ABCE	17. ABC	18. ABCDE	19. ACDE	20. ABCDE
21. ABCDE	22. ABCDE	23. ABCDE	24. ABCDE	25. ABCDE

【是非判断题】

1. ×	2. √	3. √	4. ×	5. √	6. √	7. ×	8. √	9. ×	10. ×
11. ×	12. √	13. ×	14. ×	15. ×					

【填空题】

1. 1998　10　1　　2. 执业医师　执业助理医师　　3. 中止医师执业活动 2 年

以上　不予注册的情形　　4. 麻醉药品　医疗用毒性药品　精神药品　放射性药品　5.《母婴保健专项技术服务基本标准》“母婴保健技术考核合格证书”　　6. 合理、科学　浪费和滥用　　7. 输血申请单、受血者和供血者血样　受血者和供血者血型　8. 灭菌　　9. 48小时内　7天　　10. 内源性医院感染　外源性医院感染　　11. 医院感染病例　消毒灭菌效果　环境卫生学　　12. 病原微生物　　13. 消毒与灭菌　14. 检查验收　　15. 治疗效果

图书在版编目（CIP）数据

中医临床“三基”训练 医师分册 / 陈新宇，瞿岳云主编. —长沙:湖南科学技术出版社,2009.6(2023.7 重印)

ISBN 978-7-5357-6748-6

Ⅰ. ①中… Ⅱ. ①陈… ②瞿… Ⅲ. ①中医学临床—医药卫生人员—资格考核—习题集 Ⅳ. ①R24-44

中国版本图书馆 CIP 数据核字(2011)第 113341 号

医院分级管理参考用书

医学继续教育参考用书

ZHONGYI LICHUANG “SANJI” XUNLIAN YISHI FENCE

中医临床“三基”训练 医师分册

主审单位：国家中医药管理局

主编单位：中华中医药学会　湖南中医药大学

总 主 编：何清湖　李俊德

主　　编：陈新宇　瞿岳云

出 版 人：潘晓山

策划编辑：梅志洁

责任编辑：周　妍

出版发行：湖南科学技术出版社

社　　址：长沙市芙蓉中路一段 416 号泊富国际金融中心

网　　址：http://www.hnstp.com

邮购联系：本社直销科 0731-84375808

印　　刷：长沙市宏发印刷有限公司

（印装质量问题请直接与本厂联系）

厂　　址：长沙市开福区捞刀河大星村 343 号

邮　　编：410153

版　　次：2009 年 6 月第 1 版

印　　次：2023 年 7 月第 20 次印刷

开　　本：880mm×1230mm　1/32

印　　张：20.5

字　　数：763 千字

书　　号：ISBN 978-7-5357-6748-6

定　　价：42.00 元